U0268706

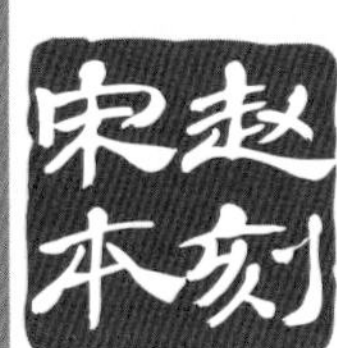

伤寒论疏证

李心机 著

人民卫生出版社

图书在版编目（CIP）数据

赵刻宋本伤寒论疏证 / 李心机著 .—北京：人民卫生出版社，2020
ISBN 978-7-117-29865-0

Ⅰ. ①赵…　Ⅱ. ①李…　Ⅲ. ①《伤寒论》- 研究
Ⅳ. ①R222.29

中国版本图书馆 CIP 数据核字（2020）第 038702 号

人卫智网	www.ipmph.com	医学教育、学术、考试、健康，购书智慧智能综合服务平台
人卫官网	www.pmph.com	人卫官方资讯发布平台

版权所有，侵权必究！

赵刻宋本伤寒论疏证

著　　者：李心机
出版发行：人民卫生出版社（中继线 010-59780011）
地　　址：北京市朝阳区潘家园南里 19 号
邮　　编：100021
E - mail：pmph @ pmph.com
购书热线：010-59787592　010-59787584　010-65264830
印　　刷：北京铭成印刷有限公司
经　　销：新华书店
开　　本：787 × 1092　1/16　印张：38　插页：4
字　　数：832 千字
版　　次：2020 年 5 月第 1 版　2020 年 5 月第 1 版第 1 次印刷
标准书号：ISBN 978-7-117-29865-0
定　　价：128.00 元
打击盗版举报电话：010-59787491　E-mail：WQ @ pmph.com
质量问题联系电话：010-59787234　E-mail：zhiliang @ pmph.com

内容提要

《赵刻宋本伤寒论疏证》是作者在《伤寒论通释》的基础上对自己55年来学习、研究《伤寒论》的思考与体会所做出的再总结，具有原创性、系统性与完整性。其中对近百年来《伤寒论》学界的定见提出了许多不同的见解，为认识《伤寒论》文本的原典本旨，回归、传承《伤寒论》文本精神，提供了新的思路。

本书考辨探微，钩沉索隐，不落窠臼，论述独到，以点面结合的方式，深入地挖掘阐释《伤寒论》中的难点、疑点、重点，同时对《伤寒论》展开全面铺叙，突出其历史性、传承性与学术性，其主旨是回归原典。

本书具有五个方面的原创性特色。

一、版本特色。本书以人民卫生出版社2013年出版，刘渡舟主编《伤寒论校注》重刊本为底本，与日本东洋医学会伤寒金匮编刊小委员会2009年5月据中国台北“故宫博物院”所藏赵开美辑印《仲景全书》中翻刻宋板《伤寒论》之影印本《善本翻刻　伤寒论》、中国中医科学院藏赵刻宋本影印本对校，对《伤寒论校注》重刊本进行重校、优化。

二、多书校读。本书六病诸篇逐条附列《脉经》《金匮玉函经》《千金翼方》《太平圣惠方》相对应的条文，以便进行校读。这些“相对应的条文”在不同传本中或为一条，或为数条。通过不同传本的校读，可以开阔视野和研究思路，从一个侧面了解林亿等宋臣校勘前的版本概况。

三、完整疏证。本书一改明代以来对《伤寒论》斩头去尾，只解析三阳三阴六病与霍乱、阴阳易差后劳复诸篇的状况，首次对赵刻宋本拓展至包括卷前各篇序文，卷后跋文以及国子监牒文，全书十卷二十二篇的全部卷篇章节文字，依原顺序对《辨脉法》《平脉法》《伤寒例》《辨痓湿暍脉证》以及“诸可”与“诸不可”各篇，逐篇、逐条释论。本书是自赵开美翻刻400年来，乃至林亿校定950年来，首次对赵开美翻刻宋本乃至林亿等校定本的全部文字做出完整、全面、系统的阐释。

四、主张鲜明。本书坚持作者率先倡导的，“让《伤寒论》自己诠解自己，让张仲景自己为自己作注释”的学术主张，寻绎仲景思路，对“误读传统”进行疏理、考辨与阐释，对《伤寒论》的理、法、方、药等方面存在的问题辨疑解惑释义，提出全新的论述与见解。

五、信息量大。本书与《金匮玉函经》《金匮要略方论》《脉经》等有关仲景遗论，前后纵横印证、贯通、融会，力求在比较中鉴别，在求证中探索文本还原，追寻、发现、阐释

《伤寒论》原典本意。

本书具有原创性、全面性、系统性、完整性特色，内容丰富，信息量大，观点新颖、独到，具有版本价值、收藏价值、传世价值、临床应用价值。广泛适用于中医教学、临床、科研人员与在读本科生、研究生以及中医爱好者借鉴参考。

作者简介

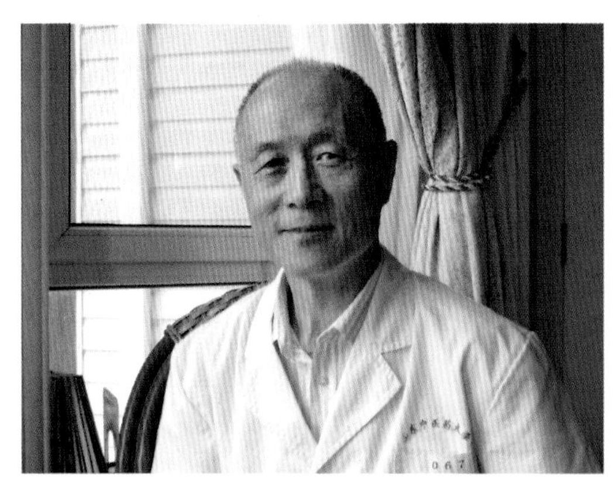

李心机，山东中医药大学教授。1942年生于山东省蓬莱市，1962年考入山东中医学院（现为山东中医药大学）六年制本科，1968年毕业，从事医疗工作10年后，于1978年考入国内著名中医学家李克绍先生门下，攻读伤寒论专业研究生。1981年毕业，获医学硕士学位，留校从事教学、研究与临床工作。曾担任《伤寒论》《中医学导论》《系统中医学导论》等课程的教学。致力于《伤寒论》理论与临床思路研究，1988年首次提出把《伤寒论》置于中国传统文化大背景和医学文献背景中研究的新思路；率先倡导"让《伤寒论》自己诠解自己，让张仲景自己为自己作注释"的学术主张，引入人类文化学方法对《伤寒论》进行深入地考辨与阐释，运用人类文化学考察资料，在比较与文化、学术背景的还原分析中寻求《伤寒论》的本义。退休前曾任山东中医药大学中医文献研究所所长，历任山东省第七、八、九届政协委员。2002年入选山东科技创新人才。

独立或合作承担完成省部级科研课题4项。在国内外发表学术论文近百篇，出版个人学术研究专著《伤寒论疑难解读》《伤寒论通释》《伤寒论图表解》等，其中《伤寒论疑难解读》与《伤寒论图表解》已再版。主校和参校中医学古籍2部，参编教材和著作8部。《伤寒论疑难解读》获山东省教育厅科学技术进步一等奖，获山东省科学技术进步三等奖；《伤寒论通释》获山东省高等学校优秀科研成果三等奖，获中华中医药学会科学（著作）优秀奖。

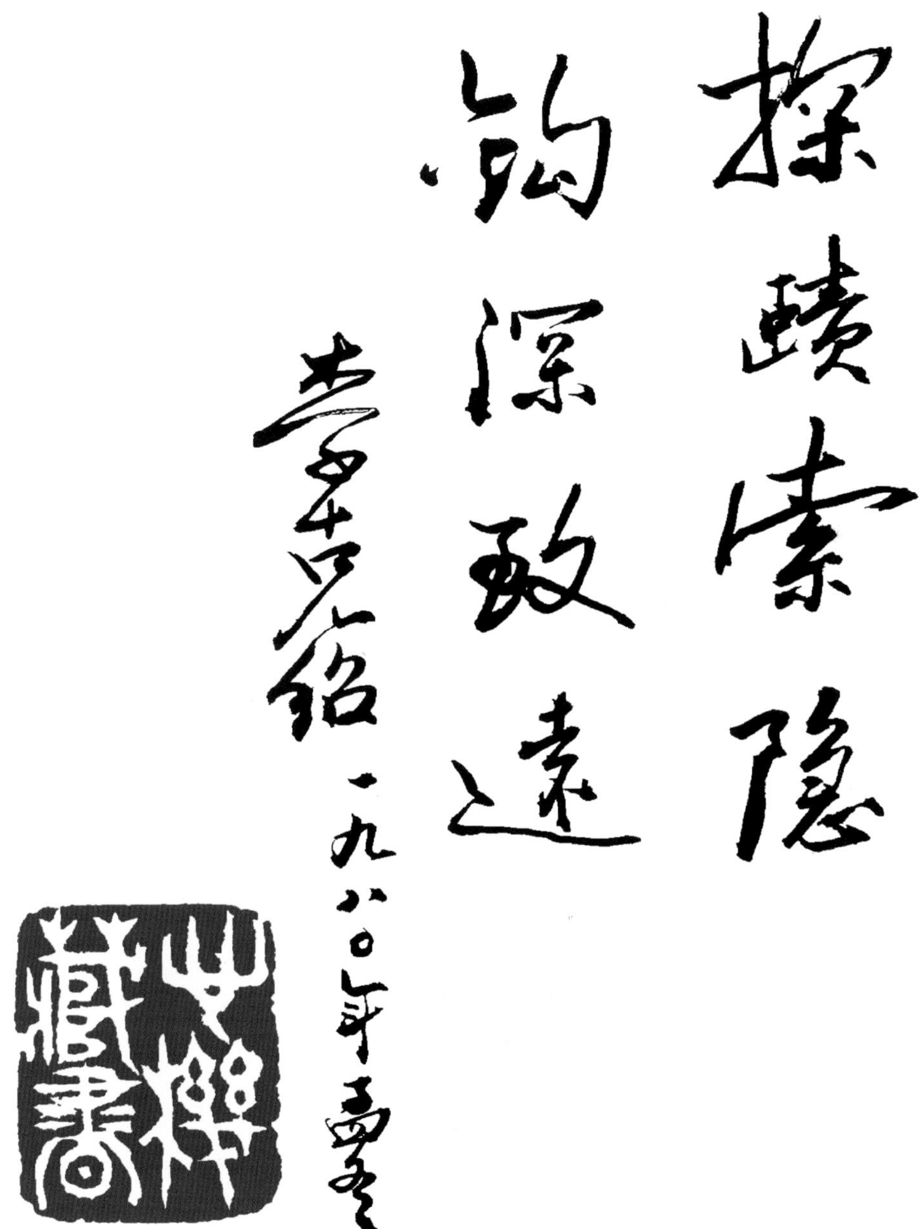

先师李克绍先生题辞

与恩师李克绍教授合影

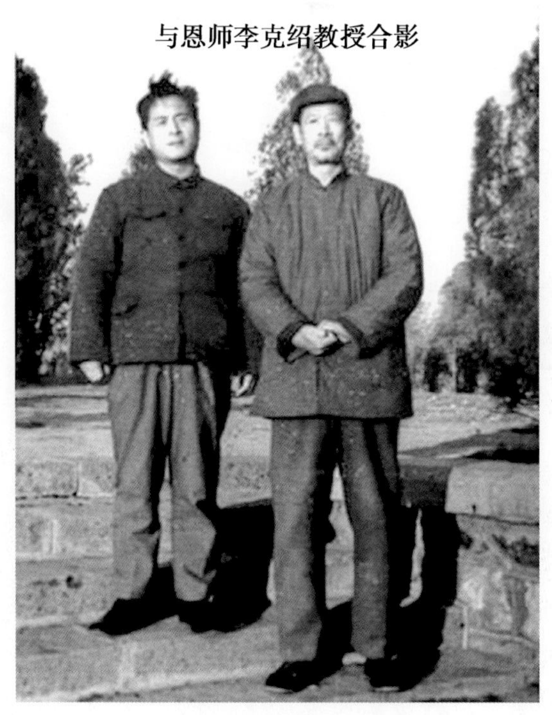

作者与导师李克绍先生

（1980 年 11 月作者陪同导师赴山东省卫生厅在德州举办的临床医师经典提高班讲座时拍摄）

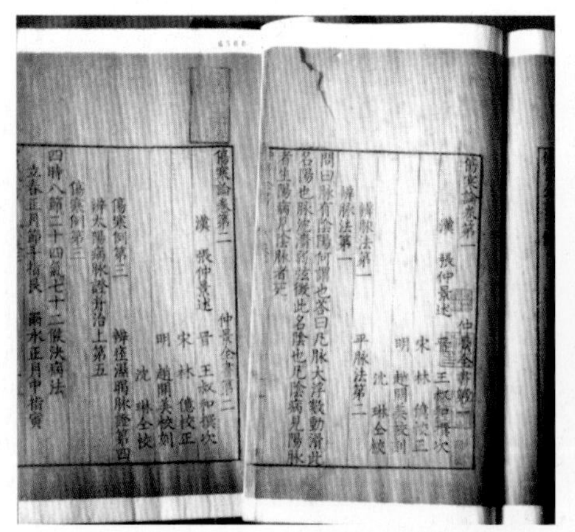

傷寒論卷第一　仲景全書第一
漢　張仲景述　晉　王叔和撰次
宋　林　億校正
明　趙開美校刻
沈　琳仝校
辨脉法第一　平脉法第二
辨脉法第一
問曰：脉有陰陽，何謂也？荅曰：凡脉大浮數動滑，此
名陽也；脉沉濇弱弦微，此名陰也。凡陰病見陽脉
者生，陽病見陰脉者死。

傷寒論卷第二　仲景全書第二
漢　張仲景述　晉　王叔和撰次
宋　林　億校正
明　趙開美校刻
沈　琳仝校
傷寒例第三　辨痓濕暍脉證第四
辨太陽病脉證并治上第五
傷寒例第三
四時八節二十四氣七十二候決病法
立春正月節斗指艮　雨水正月中指寅

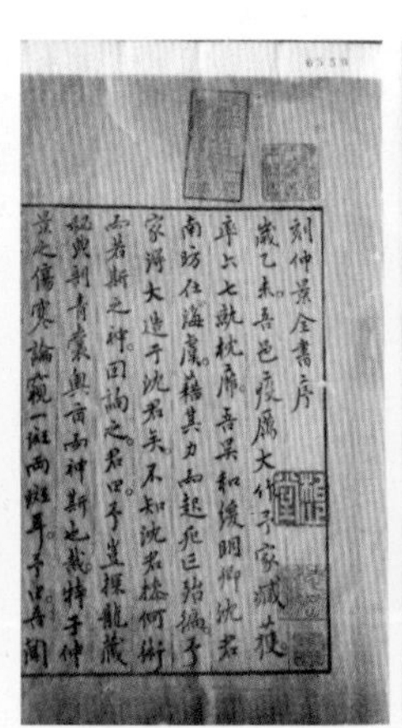

刻仲景全書序
歲乙未，吾邑疫厲大作，予家臧獲
率六七就枕席。吾吳和緩明卿沈君
南昉在海虞，藉其力而起死亡殆徧，予
家得大造于沈君矣。不知沈君操何術
而若斯之神，因詢之。君曰：予豈探龍藏
秘典，剖青囊奧旨而神斯也哉？特于仲
景之傷寒論窺一斑兩斑耳。予曰：吾聞

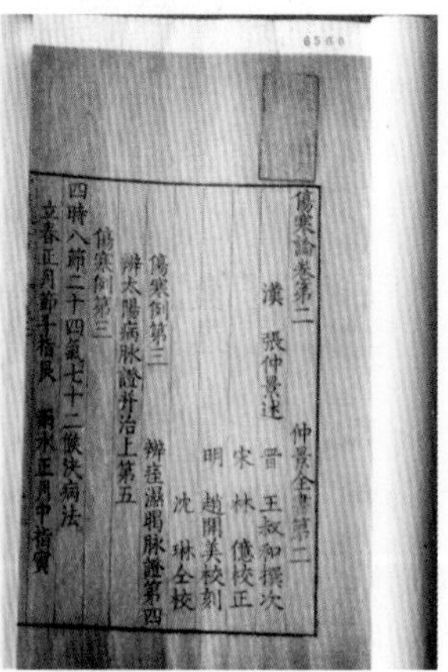

傷寒論卷第二　仲景全書第二
漢　張仲景述　晉　王叔和撰次
宋　林　億校正
明　趙開美校刻
沈　琳仝校
傷寒例第三　辨痓濕暍脉證第四
辨太陽病脉證并治上第五
傷寒例第三
四時八節二十四氣七十二候決病法
立春正月節斗指艮　雨水正月中指寅

中国中医科学院藏珍本赵开美翻刻宋板《伤寒论》书影

序

正像一首歌唱的那样“时日如飞”，“转眼老了十年”。《伤寒论通释》2003年11月由人民卫生出版社出版已经14年了。在这14年中间，2004年出版了《伤寒论图表解》；1999年《伤寒论疑难解读》初版之后，时隔10年，于2009年又出版了增订第二版；2011年《伤寒论图表解》又增订出了第二版。时光匆匆催人老，屈指算来，从20岁时《伤寒论》启蒙，至近40岁时《伤寒论》专业研究生毕业获医学硕士学位，至今已经是五个十年而有余了。

朱自清先生曾感叹人生匆匆：“在逃去如飞的日子里，在千门万户的世界里的我能做些什么呢？只有徘徊罢了，只有匆匆罢了。”而在徘徊、匆匆的日子里，让我一直搁不下的，而且能激发起我的兴趣与激情的，便是对《伤寒论》原典的解读了。

对于《伤寒论》，我的兴趣主要在文本回归与理论思路、临床辨证与方药运用的研究上。几十年来，我内心中最想做的，并且一直坚持在做的就是追求《伤寒论》原典文本更全面、更系统、更符合仲景思路，更符合文理、医理、事理、义理的诠释，从文本的字里行间寻求更符合仲景思路的原典解读，其宗旨是回归原典。

我在2003年出版的《伤寒论通释》的自序中曾说：“本书名曰《伤寒论通释》，意在力求按赵开美影刻的宋板《伤寒论》六病诸篇，逐条进行疏理、诠解，尽量把赵开美影刻的宋板《伤寒论》六病诸篇的概貌和条文的原本含义展示出来。其诠解的原则是“让《伤寒论》自己诠解自己，让张仲景自己为自己作注释。”10多年前，在那个条件下，我是非常地尽力了。近10年来，在版本学家的努力下，有关仲景书传本、版本的研究，特别是对赵开美翻刻宋本《伤寒论》版本研究取得了很大的突破。这为我的《赵刻宋本伤寒论疏证》提供了全文疏证的新基点。

我在版本方面的学问是非常欠缺的。

1978年，人生有幸，国家恢复研究生招生制度，我六年制本科毕业工作10年后，36岁时成为李克绍先生的开门研究生，主要是学习、继承先生的治学方法与学术思想，而先生的研究方向、研究成果与精力专注也并不在传本、版本方面，所以我在《伤寒论》传本与版本学问方面只是略有涉猎，并没有下过大的功夫。

接触并直接面对版本学问，还得从1985年夏秋以后跟随张灿玾先生校注《松峰说疫》说起，在校注《松峰说疫》的过程中，第一次具体地了解到《松峰说疫》的诸多版本，如嘉庆四年本衙本、道光二十年三让堂本、道光二十六年九皇宫本以及咸丰五年敦厚堂本、咸丰十年近文堂本等不同的版本。面对不同的版本，有些眼花瞭乱了。在一个字一个字地对勘与校注过程中，虽极有枯燥之感，却逐渐领略到不同版本之差异所蕴涵的奥妙与玄机，宛若“食甘蔗，自尾至本”，渐觉滋味，豁然开朗，心底泛出无穷的乐趣。

由于版本方面学问的欠缺，在青年时期读本科阶段，我对林亿等宋臣校定的宋本《伤寒论》只是有一种朦胧感和神秘感。心目中的“宋本”与“赵刻宋本”宛若海市蜃楼一样虚无缥缈。1989年李克绍先生在为本科1963年级李华安、蔡建前二位学弟编著的《康平伤寒论评注》写的序文中说：“据此版本形式推想，则宋本、成本，是否全是仲景之文，是否后人有所追加，并混入了后人的注解之文，值得怀疑。有了这样一种版本做参考，给研究《伤寒论》者带来一些好处，如有些本来难以解释的字句，可作为自注而得到解释。便也为《伤寒论》的版本、沿革，谁是谁非，带来一些困惑。不管怎样，参考书多总比少好，它可以把研究者从狭窄的思路引入新的境界，使学者更易发挥其判断力。”先生的这段平白直述的话，对我有很大的启发，促使我对《伤寒论》的不同版本更加用心留意了，我开始对康平本、康治本、桂林本以及《千金翼方》本、《太平圣惠方》本等略有关注。1991年我还写了一篇短文对《康平伤寒论评注》做了几点评论，发表在当时的《山东中医学院学报》上，无形中对康平本的印象更加深了一些。

我在2003年出版的《伤寒论通释》的凡例中，曾言“本书以1991年人民卫生出版社出版，刘渡舟主编的《伤寒论校注》为底本，并对照恽铁樵先生1923年影赵刻宋本《伤寒论》、1955年重庆人民出版社出版的重庆市中医学会新辑宋本《伤寒论》”一一对勘。恽铁樵本是我1989年读硕士研究生时，在学校图书馆线装书库中发现的，当时心中着实高兴了好几天。但是，未曾料想，经钱超尘先生考证，重庆市中医学会新辑宋本《伤寒论》与恽铁樵本均不是以赵开美翻刻宋本为底本。用钱超尘先生的话说，恽铁樵本“冒称宋本《伤寒论》误导读者80余年”。

我初步见识到赵刻宋本《伤寒论》的面貌，还是通过人民卫生出版社1991年出版的，刘渡舟先生领衔校注的《伤寒论校注》排印本。作为一名研究《伤寒论》的学者，比起我的众多前辈，我幸运地见识到了赵开美翻刻宋本原版的概貌。

我曾在《伤寒论疑难解读》第二版的后记中说过，本书意在凸显疑难，重心是“点”，力在难度；《伤寒论通释》意在凸显系统，重心是“面”，力在广度；《伤寒论图表解》意在凸显直观，重心是“简”，力在通俗。有学者评论称其为《伤寒论》研究三部曲，亦无不可。但，我心里总觉得，虽称《伤寒论通释》是凸显系统，重心是“面”，但其“面”的广度还不够，尚属名不符实，因为当时只是诠解阐释了六病诸篇与《辨霍乱病脉证并治》《辨阴阳易劳复差后病脉证并治》，并没有涉及《辨脉法》《平脉法》《伤寒例》《辨痓湿暍脉证》以及“诸可”与“诸不可”各篇。这几篇的内容，有学者称其为“半部《伤寒论》”，是赵刻宋本不可分割的一部分，所以《伤寒论通释》“通”得并不完整。

从10年前，我开始关注赵开美翻刻宋本《伤寒论》版本研究的进展，通过钱超尘、真柳诚（日）等先生的努力，有关赵开美翻刻宋本《伤寒论》版本的研究取得了前所未有的突破。我开始有意识地搜罗赵开美翻刻宋本《伤寒论》的不同版本，包括影印本与复印本。本次再起炉灶，在2003年出版的《伤寒论通释》的基础上，对现今所见赵开美翻刻宋本《伤寒论》的十卷二十二篇以及卷前文翰进行全文阐释，故命曰《赵刻宋本伤寒论疏证》。版本研究的突破，为我的《赵刻宋本伤寒论疏证》增加了底气。

本书强化版本意识，优化底本，选用经钱超尘先生改正了“少量排印讹字”后的刘渡舟先生主校的《伤寒论校注》2013年重刊本为底本。我又再次与日本东洋医学会伤寒金匮编刊小委员会2009年5月据台北“故宫博物院”所藏赵开美辑印《仲景全书》中翻刻宋板《伤寒论》之影印本《善本翻刻　伤寒论》，中医古籍出版社1997年6月依中国中医科学院馆藏赵刻本之影印本对勘，仍发现几处瑕疵。但，瑕不掩瑜，经过钱超尘先生勘正的刘渡舟本，又经过我的再次优化，作为此次《赵刻宋本伤寒论疏证》的底本。

大约从2010年春节过后，我开始反复校勘我所能搜罗到的赵开美翻刻宋本的各种复印本、影印本，在现有条件下，尽可能地优化，并反反复复绎读文本。其中有时断断续续地进行，至2016年春节过后，总算完成了对赵刻宋本《伤寒论》正文十卷二十二篇，以及卷前各篇叙记、牒符与题记的自认为尽可能全面的，系统的诠解与阐释。

《辨脉法》《平脉法》《伤寒例》《辨痓湿暍脉证》以及“诸可”与“诸不可”等各篇，尽管在《伤寒论》研究史上，有学者提出过这些文字出自何人之手的问题，且纷争不息，但这些文字却是实实在在地出现在宋本《伤寒论》正文之中，且成为其不可分割的一部分。本《疏证》是以赵开美翻刻宋本为底本，为基点，为起点，故关于林亿等校勘前有关《伤寒论》的流传多不牵涉。《辨脉法》《平脉法》《伤寒例》以及“诸可”与“诸不可”等各篇出自何人之手的话题已超出本《疏证》之范围，在此不宜妄说，不再辞费。

《赵刻宋本伤寒论疏证》所运用的方法仍然是我在2003年出版的《伤寒论通释》中所运用的方法，即分三个层次：一是文本研究，在文理上弄明白原典文本的文义，一字一字，一句一句地疏理，从逻辑上理顺。二是医理研究，在医理上搞清楚文本所表达的理论、病机、症状、诊断、治疗与方药思路。三是义理研究，找出卷篇、章节、条文之间的内在呼应与联系，贯通全文，做到在文本内互相印证，意在凸显其整体性与系统性，从而挖掘其深层的蕴意。把这三条归纳起来，就是实践我在1999年出版《伤寒论疑难解读》时，所率先倡导的“让《伤寒论》自己诠解自己，让张仲景自己为自己作注释”的学术主张。

本《疏证》意在以真正的赵刻宋本为底本，“让《伤寒论》自己诠解自己，让张仲景自己为自己作注释”，回归原典，从《伤寒论》“误读传统”中走出来，构建《伤寒论》诠解新体系框架，在今后的三十年至五十年，通过一代一代学人的努力，破除门户壁垒，坚持正确，择其善而传承，逐渐发展与完善赵刻宋本《伤寒论》全新的诠解阐释话语体系。

读经典要选善本，读《伤寒论》应当选赵刻宋本。读经典要读懂原文，读《伤寒论》应当读懂原典本意。这些应当是读书人或学习《伤寒论》的人都明白的道理，但实践起来，却并不是那么容易。学《伤寒论》往往被旧注牵着鼻子走，陷入误读的歧路。汉字的特点之一，就是一字多义，古今异义。必须在不同的语境下，用心一字一字地琢磨。所以研究文本非常重要，既要合乎文理，又要合乎医理，还要合乎事理，最后必须合乎义理，即便是如此也难免纰漏，正确的做法应当是一旦发现问题就认真地改正，不应当坚持错误，这才是真性学人的真诚态度。

通过本书，一方面展显了我自己的可能性，我愿意做这个全新诠解话语体系建设的基石，愿意为发展与完善这个诠解话语体系的后来者做垫脚石。同时另一方面也显示出我自己的有限性，“让《伤寒论》自己诠解自己，让张仲景自己为自己作注释”的实践仅仅只是开始，还有许多需要进一步勘定、垦凿的领地，需要几代人继续努力拓展，我只能在现有条件下尽可能做好基础工作。有一位著名的记者说“一个人一辈子只能做好一件事”，对我来说，我这一辈子，只是一个学习、琢磨、思考、运用《伤寒论》的医生。

《赵刻宋本伤寒论疏证》的书稿是完成了，但思绪还仍在延续着。当我在校读定稿的时候，一缕诚惶诚恐之感袭上心头，赵刻宋本《伤寒论》文字虽然不算多，但十卷二十二篇则是中医学术中的一部大书，以我个人之力通而释之，疏而证之，心存敬畏，不敢懈怠。孔夫子说：“知之为知之，不知为不知。”对于赵刻宋本《伤寒论》来说，我不知道的东西还是太多太多，版本方面的学问就是一个例子。另外一个例子，就是对《国子监为雕印伤寒论等医书事上呈朝廷的奏章》的诠解，此本应是研究宋史的学者来做的事情，但是此短文夹在专业性极强的赵刻宋本《伤寒论》中，或者未能引起宋史学者的关注，或者宋史学者无暇疏理此等不起眼的短文。本书对此文的诠解，勉为其难，实在有些力不从心，诚恐见笑于大方之家。所以，对我来说，我的“知”永远是有限的。虽小心翼翼，努力避免，但本《疏证》中肯定还是会存在章句阐释遗漏与谬误之处，出版后总会留下些许遗憾，冀望同行方家教正。

李心机　时年七十又五

谨识于历下感佩居　2017 年 3 月 18 日

凡例

一、本书分为上篇、下篇与附篇。上篇为《导论》，重点是为学习下篇的赵开美翻刻宋本《伤寒论》原典文本，做知识、方法上的铺垫。

二、下篇为注疏考证《赵开美翻刻宋本〈伤寒论〉》。本书以 2013 年 6 月人民卫生出版社出版的刘渡舟主编《伤寒论校注》重刊本为底本，复与日本东洋医学会伤寒金匮编刊小委员会 2009 年 5 月据台北“故宫博物院”所藏赵开美辑印《仲景全书》中翻刻宋板《伤寒论》之影印本《善本翻刻　伤寒论》，中医古籍出版社 1997 年 6 月据中国中医科学院馆藏明万历二十七年己亥赵开美翻刻《仲景全书》之《伤寒论》影印本对勘，去其微瑕，取为底本。根据对条文原典文意的理解，重新做出句读。原文改用简化字体。原文方后“右 × 味”，“右”字，按本书横排形式应改为“上”，为了保持原貌，不予改动。

三、为凸显赵开美翻刻“宋本”特征，本书保留了极少量的古今字、通假字，如畜血，用“畜”，不用“蓄”；旋覆花汤，用“覆”，不用“复”；病差，用“差”，不用“瘥”等；又如《辨脉法》第 2 条中用“鞕”不用“硬”，太阳病篇第 12 条桂枝汤方后注中“如水流漓”之“漓”与《辨可发汗病脉证并治》第 2 条“如水流离”之“离”并存等。

四、本书按赵刻宋板原顺序进行诠释。赵刻本原文无序号，为顺应读者检索习惯，六病诸篇 398 条之条文序号仍顺承旧例，悉依 1955 年重庆人民出版社出版、重庆市中医学会“新辑宋板《伤寒论》”之序号；以“[　]”标记于条文末行之尾列。

五、本书六病诸篇前之《辨脉法》《平脉法》《伤寒例》《辨痓湿暍脉证》以及六病诸篇后之“诸可”与“诸不可”各篇，依赵刻宋本之自然段落，各自单独编列序号，以“[　]”标记于条文末行之尾列。根据内容，个别地方略有调整。

六、本书六病诸篇原文之后，附列《脉经》《金匮玉函经》《千金翼方》《太平圣惠方》“相对应的条文”，以便于进行校读。这些“相对应的条文”，在不同的传本中，或为一条，或为数条，或缺如。各传本相对应的方剂不录。唯增录《金匮玉函经》“柴胡加大黄芒硝螵蛸汤”“又大陷胸汤”。

七、本书六病诸篇原文后附列的《脉经》选用 1956 年人民卫生出版社影印元代广勤书堂刊本；《金匮玉函经》选用 1955 年人民卫生出版社据清初本衙藏版影印本；《千金翼方》选用 1955 年人民卫生出版社影印清刻元大德梅溪书院本；《太平圣惠方》选用 1962 年人民卫生出版社排印本。均改用简体字。本书引用的《金匮要略方论》，选用中医古籍出版社 1997 年 6 月影印中国中医科学院藏明万历二十七年己亥（1599 年）赵开美刻《仲景全书》第四种。

八、本书对原文进行的诠释，包括释义、阐发、书证、前后联贯、比较、互相印证；解词是以按语的形式贯串于其中；根据不同的条文，形式多样，不拘一格。

九、在赵刻宋本中，自卷二《辨太阳病脉证并治上第五》至卷十《辨发汗吐下后病脉证并治第二十二》(《辨不可吐第十八》《辨可吐第十九》两篇除外)，每卷的篇目与正文之间有若干条文，这些条文比正文低一格以示与正文的区别；同时，这些条文与正文相比，缺少了修饰辞语，使条文显得更加简练。本书此类条文用不同的字体与正文加以区别，条文后的(　)内编号与同篇正文条文后[　]内的编号相对应。

十、附篇含词语、药物、方剂索引与《伤寒类方歌纂》：

(一) 词语索引(按首字汉语拼音字母顺序，词目后是条文序号)

(二) 药物索引(按首字汉语拼音字母顺序，方名后是条文序号)

(三) 方剂索引(按首字汉语拼音字母顺序，方名后是条文序号)

(四)《伤寒类方歌纂》(本方歌系清代耿刘霦编次，为适应当代读者阅读习惯，作者在内容和形式上略做修订)

目录

上篇 导 论

下篇　赵开美翻刻宋本《伤寒论》

附　篇

上篇 导论

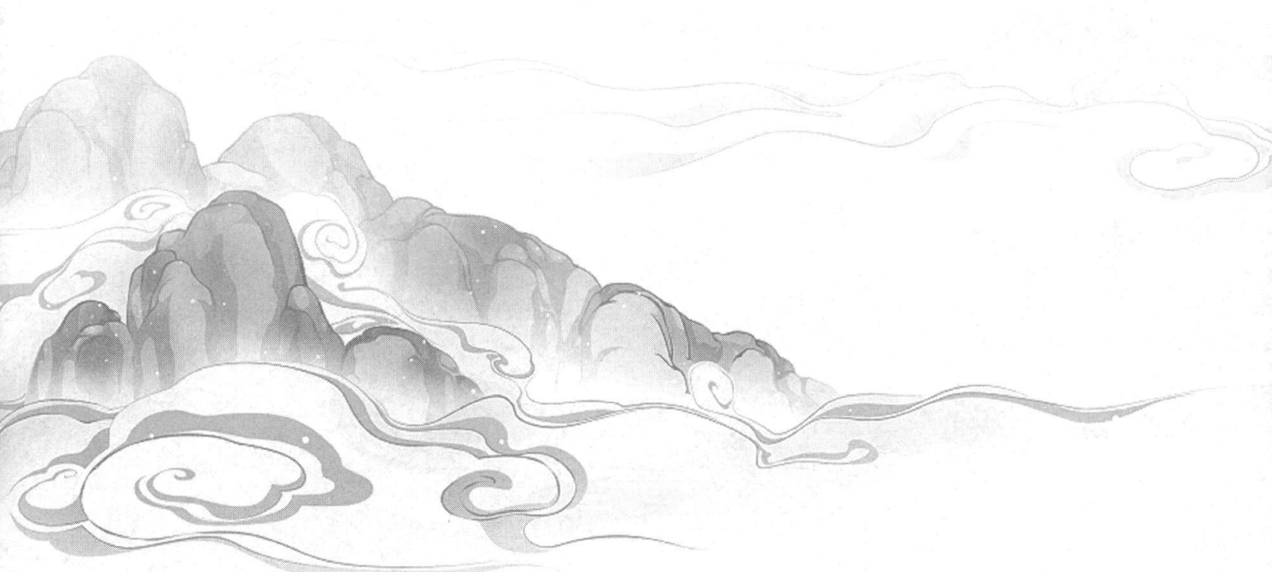

一、《伤寒论》的成书过程及其分合流传

（一）作者张仲景事略

作者张机，字仲景，东汉南阳郡（约今河南省邓县）人氏，具体出生地，学界尚有不同意见，然均乏文献依据，故诸说并存；生卒年已不可确考，章次公先生认为，仲景生于桓帝时期（147年），历经灵帝（168年）、献帝（190年）三朝，此正是著名的党锢和黄巾起义、董卓迁都等天下大乱、民弃农业、诸军并起的时代，而卒于建安末年。综合诸说，大约生活于2世纪中叶，可能生于148—152年期间，卒于211—219年期间。比华佗稍晚。

张机其人，《三国志》《后汉书》不载，正史无可稽考。西晋皇甫谧（215—282年）在其所撰之《针灸甲乙经》序中说“汉有华佗、张仲景”，“仲景论广伊尹《汤液》，为数十卷，用之多验”。葛洪（284—363年）在其所撰之《抱朴子》中有“仲景开胸纳赤饼”之说。宋代，《太平御览》载：“《何颙别传》曰：同郡张仲景，总角造颙，谓曰：君用思精而韵不高，后将为良医。卒如其言。”宋臣林亿等校定《伤寒论》，在其序中说“张仲景，《汉书》无传，见《名医录》，云，南阳人，名机，仲景乃其字也。举孝廉，官至长沙太守。始受术于同郡张伯祖，时人言，识用精微过其师。所著论，其言精而奥，其法简而详，非浅闻寡见者所能及。”明人李廉著《医史》云：“张机，字仲景，南阳人也，学医于同郡张伯祖，尽得其传，工于治疗，尤精经方，遂大有时誉”，其术“精于伯祖”。

20世纪80年代初，在今河南省南阳医圣祠内，发现刻有“咸和五年”的石碑，碑文：“汉长沙太守医圣张仲景之墓”。学术界对此碑真伪有不同认识。

咸和五年当为晋成帝时，适在330年。在中国古代典籍中，被尊称为圣人者主要有：伏羲、黄帝、炎帝、颛顼、帝喾、尧、皋陶、舜、禹、伊尹、傅说、商汤、伯夷、周文王、周武王、周公等。而尊孔子为圣人，则是后来的事情，当始于北魏孝文帝。493年孝文帝迁都洛阳后，下诏修建孔庙祭孔，改谥孔子为“文圣”。“这是中世纪王朝在首都造庙祭孔和授予孔子‘圣人’称号的开端。”[①] 只有比照“圣人”，才有可能衍生出诸圣。晋代葛洪（约284—364年）在《抱朴子内篇·辨问》中，将善围棋者称为“棋圣”，善书者尊为“书圣”，善图画者奉为“画圣”，善制木器者尊为“木圣”，并誉跗、扁、和、缓，为治疾之圣。故咸和五年，仲景早于孔子160多年被追尊为“圣”，这完全是没有可能的事情。

孙思邈曾感叹，“江南诸师，秘仲景要方不传”，仲景之学至宋代治平二年林亿等校定刊行之后，才得到较短时间的流通、传播，至金元以后才渐成显学，故称张仲景为医圣，当是宋代以后的追尊。宋代以前，仲景书传本歧出，张仲景其人尚没有特别地位，在学术上虽有盛誉，但尚与他人并列。据可查文献，自朱肱（1050—1125年）、许叔微（1079—1154年）始尊仲景为圣人。严器之在《注解伤寒论》序中称仲景为“后圣”，成无

① 朱维铮．中国经学史十讲[M].上海：复旦大学出版社，2002

已在《伤寒明理药方论》序中赞仲景为“大圣”，刘完素在《素问玄机原病式》序中尊仲景为“亚圣”。最早尊称仲景为“医圣”者，可能首见《古今医统大全·卷之一》历世圣贤名医姓氏篇。是书成于明嘉靖三十五年（1556年），次年刊行。其后，万历二十一年（1593年）方有执《伤寒论条辨》引中，称仲景“古今治伤寒者未有能出其外者也。其书为诸方之祖，时人以为扁鹊、仓公无以加之，故后世称为医圣。夫扁鹊、仓公，神医也，神尚矣，人以为无以加于仲景，而称仲景曰圣。”故此碑“咸和五年”（330年）称仲景为“医圣”与史实难以符合。

（二）成书背景

战乱 作者所生活的时代，正是东汉末年社会动乱时期，当时社会矛盾日益尖锐，农民战争此起彼落，中国历史上著名的黄巾起义，就发生在这个时期（184年）。为了镇压黄巾起义，军阀武装纷纷割据，战乱频仍，史载在当时的南阳地区，一次即屠杀黄巾军两万余人。军阀战争，烽火连天，历史小说《三国演义》中的描述，可谓是那个时代的缩影。

灾害 史载，东汉末年自然灾害肆虐，连续发生地震、洪水、大旱、蝗灾。军阀的连年混战和频发的自然灾害，使民不聊生，饥寒交贫，民众的体质下降。

疫病流行 前辈历史学家范文澜先生曾指出“疫病是暴政、战乱的自然产物”。

史料记载，在东汉共195间，其中有119年均有疫病流行。自151年京师、九江大疫以来，30余年间均有大疫流行，民众死亡惨重。文学家曹植（192—232年）著文《说疫气》，记述了那个时代疫疠流行的状况：“建安二十二年（217年），疠气流行，家家有僵尸之痛，室室有号泣之哀，或阖门而殪，或复族而丧。”可见当时疫病的流行是何等严重。

作者具有仁爱济世的忧患意识 张仲景生活的年代正是疫疠流行的盛期，面对民众死亡的惨重状况及其亲历不幸的遭遇，十分伤感。在今本仲景书《伤寒论》序中自云：“余宗族素多，向余二百，建安纪年（196年）以来，犹未十稔，其死亡者，三分有二，伤寒十居其七。”

自序的字里行间流露出作者仁爱济世的医学伦理思想。作者身处疫病流行的生存环境，目睹“当今居世之士”，“不留神医药，精究方术”，而是“竞逐荣势，企踵权豪，孜孜汲汲，唯名利是务”，“进不能爱人知人，退不能爱身知己”，作者发出感叹曰：“哀乎！趋世之士，驰竞浮华，不固根本，忘躯徇物，危若冰谷，至于是也。”

作者对当时墨守成规、空疏浮浅的不良医学风气进行了抨击：“观今之医，不念思求经旨，以演其所知，各承家技，始终顺旧，省疾问病，务在口给，相对斯须，便处汤药，按寸不及尺，握手不及足，人迎、趺阳，三部不参，动数发息，不满五十。短期未知决诊，九候曾无仿佛，明堂阙庭，尽不见察，所谓窥管而已。”

张仲景生长、生活在这样的历史与环境中，又具有强烈的忧患意识及仁爱济世的人生抱负，所以他才能够发出“感往昔之沦丧，伤横夭之莫救”这样的感慨；他才能够“勤求古训，博采众方”，全身心地投入到仁爱济世活人的临证实践活动；他才能够发奋总结前人的医学成就和自己的医疗实践经验；从而撰写出影响了中医学千年发展的，旷世的医学经典《伤寒杂病论》一十六卷。

这大约是在建安十年至建安十五年期间（205—210年）。

（三）《伤寒杂病论》的流传与分合隐显叙略

张仲景撰著《伤寒杂病论》已时至晚年，是书完成之后，由于社会动荡、兵燹相接和其他条件的限制，在其生前，惜未能得到较广泛的流传，在其卒后不久，即流于散乱。皇甫谧《针灸甲乙经》序中说："近代太医令王叔和，撰次仲景遗论甚精。"按：皇甫谧，《晋书》有传，生于东汉建安二十年（215年），卒于晋太康三年（281年），与仲景生活年代相差半个世纪左右。与王叔和（201—280年）算是同时代人。王叔和在《伤寒例》中亦云："今搜采仲景旧论，录其证候、诊脉、声色，对病真方，有神验者，拟防世急也。"有研究者认为，王叔和至迟于235年完成对张仲景遗论的整理，从仲景撰著《伤寒杂病论》至王叔和搜采整理完毕，其间相隔大约30年。[①]经过王叔和搜采整理的仲景遗论，已不再称为《伤寒杂病论》，而称为《张仲景方》或《张仲景药方》，此在隋、唐时的书目著录中可见。而今名《伤寒论》有可能为南北朝或隋唐间人所取。[②]

晋永嘉之乱（291—306年），生产、经济、文化受到严重破坏。其间，经过王叔和搜集整理的《张仲景方》也未能得到广泛的流传，只是在民间辗转传抄。如此，分合隐显，历经了南北朝、隋唐、五代。唐代孙思邈在其撰著《备急千金要方》时，虽耳闻仲景其书，但尚未能目睹其全貌，因此他把自己所仅见到的仲景书片断内容收入卷九，故在今本《备急千金要方》卷九中，仅能见到49条后世"宋本"所载的三阴三阳条文，为此，孙氏曾无奈地发出"江南诸师秘仲景要方不传"之感叹。至孙氏晚年，始得目睹仲景书《伤寒论》"全貌"，遂收入《千金翼方》卷九、卷十。

孙思邈晚年所见到的《伤寒论》传本，其原貌是"条证"与"方药"分列为前后两部分，此对于阅读学习与临床应用多有不便。故孙氏在《千金翼方》卷九引言中有云："旧法方正，意义幽隐。乃令近智所迷，览之者造次难悟；中庸之士，绝而不思。故使闾里之中，岁致夭枉之痛，远想令人慨然无已。"孙氏慨然之余即有所为，为方便"须有检讨，仓促易知"，故把相关方药与所论之条证，用"方证同条，比类相附"之方法连缀在一起。从中可知，在《伤寒论》流传史与研究史上，是孙思邈首先把方药附列在相应的条证之后，同时又把同类的条、证、方、药汇集在一起，从而形成"太阳病用桂枝汤法""太阳病用麻黄汤法""太阳病用青龙汤法""太阳病用柴胡汤法""太阳病用承气汤法""太阳病用陷胸汤法""太阳病杂疗法""阳明病状""少阳病状""太阴病状""少阴病状""厥阴病状"等这样的格局。孙氏在"方证同条，比类相附"的整理过程中，根据自己对条文的理解，把"方"列在相关条文之后，把相关条文按前后顺序汇集在一起。在这个过程中，孙氏具

① 钱超尘．伤寒论文献通考[M]．北京：人民卫生出版社，1993

② 张灿玾．中医古籍文献学[M]．北京：人民卫生出版社，1998

有一定的自由度与自主性，具有一定的构思与创造性。经过孙思邈整理过的格局影响到400多年之后宋代林亿等校定本《伤寒论》的条文结构和序列。从此一斑，可窥见今本仲景书，在形式与结构上与仲景原作之《伤寒杂病论》之差异。

宋代仁宗嘉祐二年（1057年），朝廷在编修院设置校正医书机构。以掌禹锡、林亿校理，张洞校勘，苏颂等并为校正；后又命孙奇、高保衡、孙兆同校正。校正自《黄帝内经》以下至唐代的大量医书。宋英宗治平二年（1065年）由高保衡、孙奇、林亿等校正《伤寒论》并镂板印行。治平二年镂板刊印本系大字，后至元祐三年（1088年）国子监奉朝廷圣旨刊刻者为小字本。

林亿等校定的《伤寒论》，后世人称之为"宋本"《伤寒论》。宋本的刊行，结束了自晋代以降《伤寒论》传本歧出的局面，使《伤寒论》得到真正意义上的流传。从而形成了金元时期的《伤寒论》研究热潮，极大地促进了《伤寒论》学术的发展。

由于宋室南渡，金元入侵中原，历史的沧桑、社会的变迁，再加上北宋林亿等校勘的宋板《伤寒论》，不论大字本或是小字本均既无句读亦无注释，故阅读起来颇有晦涩之感，与金代成无己所撰之《注解伤寒论》相比，流传日稀，至南宋时已流传不广，至明代万历年间，几成绝迹。

由于张仲景所撰著的《伤寒杂病论》原貌已不可见，由王叔和搜采整理的《张仲景方》原貌也不可见，故林亿等校勘所依据的底本是哪一个传本，此在学术界曾有不同的认识，传统的看法是以北宋开宝时，荆南节度史高继冲进献本。对此观点，在2003年出版的《伤寒论通释》导论中载，钱超尘先生曾提出不同见解，认为林亿等所依之底本是《新唐书·艺文志》著录的《伤寒论》十卷本。①认为高继冲进献的《伤寒论》传本，因"其文理舛错，未尝考正，历代虽藏之书府，亦阙于仇校"，故未被采用为底本，而是用作为校本，其文被编在《太平圣惠方》卷八。马继兴先生也认为《太平圣惠方》卷八为收录高继冲所进献的《伤寒论》。②《太平圣惠方》镌刻于宋淳化三年（992年），今所见之《太平圣惠方》系由人民卫生出版社1958年之排印本。此即所谓"《太平圣惠方》本"或"淳化本"。

近10年来，《伤寒论》版本研究有了很大的突破，钱超尘先生经过详尽的考证，修正、完善了自己的观点，复又认为林亿校定本是"以高继冲本为底本"。"荆南国末主高继冲（942—973年），于北宋开宝（968—976年）中进献并经编录的《伤寒论》，北宋校正医书局选为底本。据今所掌握的历史资料考知，此本传自隋本，隋本上承南朝阮孝绪《七录》之张仲景《辨伤寒》十卷，阮孝绪《辨伤寒》十卷本上承陈延之《小品方》之张仲景《辨伤寒》九卷本，阮本与陈本皆来自同一祖本——《张仲景方十五卷》。《小品方》据东晋初李充《晋元帝四部书目》而成，则高继冲本可追踪至王叔和编次之《张仲景方》十五卷，其来源堪称悠久矣。此书历代藏于书府，至北宋治平元年选为底本。"③

至于今人所说的"宋本"《伤寒论》，实系明代万历二十七年（1599年），赵开美以宋

① 钱超尘．伤寒论文献通考［M］．北京：学苑出版社，1993

② 马继兴．中医文献学［M］．上海：上海科学技术出版社，1990

③ 钱超尘．北宋校正医书局校定《伤寒论》情况简考［J］．山西中医，2013，29（4）：38

本《伤寒论》为底本之复刻本。关于赵开美其人和其刻书过程，可以从赵氏《刻仲景全书序》中了解一斑。序中言："岁乙未（1595年），吾邑疫疠大作，予家臧获率六七就枕席。吾吴和缓明卿沈君南昉在海虞，藉其力而起死亡殆徧，予家得大造于沈君矣。不知沈君操何术而若斯之神，因询之。君曰：'予岂探龙藏秘典，剖青囊奥旨而神斯也哉？特于仲景之《伤寒论》窥一斑二斑耳！'予曰：'吾闻是书于家大夫之日久矣，而书肆间绝不可得。'君曰：'予诚有之。'予读而知其为成无己所解之书也。然而鱼亥不可正，句读不可离矣。已而购得数本，字为之正，句为之离，补其脱略，订其舛错。"赵开美阅读之后才知道此非宋板《伤寒论》，而是成无己注解的《伤寒论》。于是赵氏把成无己注解的《伤寒论》和已经得到的《金匮要略》一并合刻，命之曰《仲景全书》。既刻成，复得宋板《伤寒论》，"予曩固知成注非全文，及得是书，不啻拱璧，转卷间而后知成之荒也，因复并刻之。"

在2003年出版的《伤寒论通释》中曾载，"今人较常见到的所谓赵刻'宋本'《伤寒论》，一是1923年由恽铁樵先生影印的摹刻宋板《伤寒论》，二是1955年由重庆市中医学会校注的《新辑宋本伤寒论》，三是1958年上海科学技术出版社出版，由南京中医学院（现为南京中医药大学）伤寒论教研组编著第一版，1990年由陈亦人先生主持修订的第三版《伤寒论译释》。"钱超尘先生考证指出，上述《新辑宋本伤寒论》《伤寒论译释》使用的底本实际上均不是赵开美翻刻的宋板《伤寒论》本，而是以1923年由恽铁樵先生影印的摹刻宋板《伤寒论》为底本。而恽铁樵影印本则源于日本安政三年堀川济本，唯将安政本返点符号削去而已。①故恽氏影印本也不是以赵开美《仲景全书·伤寒论》为底本。如此说来，恽氏影印本、重庆市中医学会校注的《新辑宋本伤寒论》，以及《伤寒论译释》均不是以赵开美翻刻本为底本，均不是林亿等校定宋本之原貌。

赵开美翻刻林亿等校定宋本《伤寒论》，至今似已绝少于世。

《金匮玉函经》是《伤寒杂病论》另一个古本。是从王叔和搜采整理的《张仲景方》中逐渐离析出来的，据钱超尘先生考证，《金匮玉函经》这个名称最早可能出现于东晋。

林亿等在1065年校毕《伤寒论》之后，于次年，即宋治平三年（1066年）正月十八日，《金匮玉函经》八卷校正完毕之后，撰写《校正金匮玉函经疏》文曰："《金匮玉函经》与《伤寒论》同体而别名，欲人互相检阅而为表里，以防后世之亡逸，其济人之心，不已深乎！细考前后，乃王叔和撰次之书，缘仲景有《金匮录》，故以《金匮玉函》名，取宝而藏之之义也。王叔和，西晋人，为太医令，虽博好经方，其学专于仲景，是以独出于诸家之右，仲景之书，及今八百余年不坠于地者，皆其力也。但此经自晋以来，传之既久，方证讹谬，辩论不伦，历代名医虽学之，皆不得彷彿，惟孙思邈，粗晓其旨，亦不能修正之，况其下者乎！国家诏儒臣校正医书，臣等先校定《伤寒论》，次校成此经，其文理或有与《伤寒论》不同者，然其意义皆通，圣贤之法，不敢臆断，故并两存之。凡八卷，依次旧目，总二十九篇，一百一十五方。恭惟主上大明抚运，视民如伤，广颁其书，为天下生生之具，直欲跻斯民于寿域者矣。治平三年正月十八日。太子右赞善大夫臣高保衡、尚书员外郎臣孙奇、

① 钱超尘. 20世纪四本《伤寒论》所据底本揭秘[J]. 河南中医，2006，26（11）：1-3

尚书司封郎中秘书阁校理臣林亿等谨上。”

从林亿的上疏中所言“同体而别名，欲人互相检阅而为表里，以防后世之亡逸，其济人之心，不已深乎”，可见在那个时代，人们已经非常重视《金匮玉函经》的临床价值和文献价值了。但经过金、元两朝，林亿等校勘的《金匮玉函经》至明代，虽民间尚有极少珍藏，然已不流通了。

《金匮玉函经》一个显著特点是条证与方药分开，其前半部分是条文，其卷七以下集中分列方药。另一个显著特点是卷四“辨厥阴病形证治第九”只列四条，其后又列“辨厥利呕哕病形证治第十”。从中可见，在仲景的原典文本中，“厥利呕哕”根本不属于厥阴病。

今人所见之《金匮玉函经》，系人民卫生出版社1955—1956年据康熙五十五年（1716年）陈世杰刊本之影印本。其中有陈世杰所作的《重刻张仲景金匮玉函经序》，文曰：“此经盖自元时，而不行于世矣，岁壬辰（按：康熙五十一年，1712年），义门何内翰（按：何焯），以予粗习张书句读，手抄宋本见授，拜受卒业，喜忘寝食，惜其讹脱者多，甚或不能以句，既无他本可校，乃博考众籍，以相证佐，补亡灭误，十得八九，稿凡数易，而始可读。”

1144年（按：严器之《序》中曰甲子年），当南宋高宗绍兴十三年，金熙宗皇统四年，成无已对《伤寒论》的全文注解首刊。这是《伤寒论》研究史上第一次对其进行全面系统的注释，其影响深远。传统的认识是成无已以宋本《伤寒论》为祖本，近代张灿玾先生认为：“综观此书全文，与宋臣校定本不同处颇多，决非皆为成氏校改。故成无已注解本所据祖本，必系另有所本。”[①]

成氏《注解伤寒论》原板刊本，今已不可见，现在常见到的是由商务印书馆1955年之排印本、人民卫生出版社1956年据赵开美《仲景全书》之影印本、人民卫生出版社1963年据明嘉靖二十四年（1545年）汪济川刻本之排印本，以及流通比较少的中国古籍出版社1997年6月影印中国中医科学院藏明万历二十七年已亥（1599年）赵开美刻《仲景全书》第四种。

综上所述，张仲景所撰著的《伤寒杂病论》的原貌已不可确定，据钱超尘先生考证，王叔和撰次整理的《张仲景方》最接近其原貌，其原始结构可能如下：[②]

1.《伤寒论》

2.《杂病论》

3. 药方部分

（1）《伤寒论》112方居前

（2）《杂病论》262方居后

林亿等校定的《伤寒论》，其底本似不甚可能是王叔和整理的原貌。

由于林亿等校定之原刻本没有流传下来，至明代已罕见于世，据现有文献，亦未见

---

① 张灿玾. 中医古籍文献学［M］. 北京：人民卫生出版社，1998

② 钱超尘. 伤寒论文献通考［M］. 北京：学苑出版社，1993

详尽描述，故林亿等校定之真正宋本《伤寒论》原貌究竟有什么特征、特点、印记，明代以后无人知晓。而赵开美翻刻宋本《伤寒论》，其底本虽是宋本，但是，是否就是林亿等校定的原刻版本，此只有推论，却无凿凿考证。由于目前尚做不到与林亿等校定之原刻本做比照，故过分强调赵开美翻刻本“逼真”于宋本，“逼真”二字似无文献依据。尽管如此，赵刻宋本仍是当今可见到的无与伦比的最佳传本与版本。可以肯定，今本《伤寒论》的内核和精髓出自张仲景，而其外壳和框架结构恐已非仲景书原貌。

二、现今所见赵刻宋本《伤寒论》之概貌

如前所述，赵开美翻刻的宋本《伤寒论》，至清初也已很少见，亲眼见到过的人如凤毛麟角。虽然版本学家的考证取得了重大突破，现代信息技术为赵开美翻刻宋本《伤寒论》的流传提供了前所未有的条件，但今人所学习应用的《伤寒论》，尽管多美言是以宋本为底本，其实际上，仍沿用以恽铁樵影印本为底本的重庆市中医学会校注的《新辑宋本伤寒论》与《伤寒论译释》。研究认为此均不是以赵开美翻刻本为底本。20 世纪 50 年代以来，我们学习、研究的《伤寒论》底本，实际上并不是真正的赵开美翻刻本。①

1991 年由刘渡舟先生主编，由人民卫生出版社出版的《伤寒论校注》是第一次向世人展示赵刻宋本的概貌。惜此版《伤寒论校注》中有个别的误讹字，如平脉法中，把“卫气”误为“胃气”，桂枝汤方后注中，“温覆”误作“温服”等。2013 年钱超尘先生对《伤寒论校注》，以台北“故宫博物院”复印本为底本校勘，经“仔细校读发现刘渡舟本有少量排印讹字”，据台北“故宫博物院”本复印件改正，由人民卫生出版社出版重刊本。

笔者以钱超尘先生重校过的刘渡舟主编，人民卫生出版社 2013 年出版的《伤寒论校注》重刊本为底本，与日本东洋医学会 2009 年 5 月据台北“故宫博物院”所藏赵刻《伤寒论》之影印本《善本翻刻　伤寒论》，中医古籍出版社 1997 年 6 月依中国中医科学院馆藏赵刻《伤寒论》影印本对校，仍发现几处瑕疵如下：

如第 60 页，葛根黄芩黄连汤方中之黄连作“黄逹”。

第 35 页中间，“概而论之”至“经筋失濡而成”一节文字，当是按语，依该书体例，本应是五号楷体字，却被误用为与《伤寒论》原文相同的四号宋体字，使之与正文混淆。

第 62 页，“大青龙汤方，八。”依第 97 页之“大陷胸汤。方二。”第 107 页之“赤石脂禹余粮汤。方二十二。”例，当作“大青龙汤。方八。”

第 111 页桂枝附子汤方中，“生姜二两”，当是“生姜三两”。

第 188 页小柴胡汤方中，“半夏半斤”，当是“半夏半升”。

第 201 页生姜泻心汤方中“半夏半斤，洗”，当是“半夏半升，洗”。

另外，卷前序文的顺序有误。台北“故宫博物院”藏本与中国中国科学院藏本中的《医林列传》均排在《国子监牒符》之前，而刘渡舟校注本则是《国子监牒符》排在《医林列传》之前。其原因可能是刘渡舟校注本“所用底本为北京图书馆（今国家图书馆）所收藏之《仲景全书·伤寒论》缩微胶卷本”，② 不知道是王重民先生 20 世纪 40 年代末在美国国会图书馆拍摄时把顺序搞错了，还是今人在从缩微胶卷上影印复制时搞错了顺序，本作者所见到的缩微胶卷影印本之复印件也是《国之监牒符》排在《医林列传》之前。为此，我曾委托台湾朋友、医师学者林倡苇先生专程赴台北“故宫博物院”对藏本考察、勘对，发现《医林列传》确实排在《国子监牒符》之前，此与真柳诚先生《台湾訪書志 I 故

① 钱超尘 . 20 世纪四本《伤寒论》所据底本揭秘［J］. 河南中医，2006，26（11）：1-3

② 刘渡舟 . 伤寒论校注（重刊）［M］. 北京：人民卫生出版社，2013

宫博物院所蔵の医薬古典籍》一文中的描述是一致的(见后文《刻仲景全书序》诠解)。缩微胶卷本之复印件的卷前序文顺序错误,可能是正反双面复印的操作过程导致的。惜刘渡舟校注本在2013年6月重刊时未能发现并改正。

瑕不掩瑜,刘渡舟校注本仍是目前所容易见到的比较好的排版本,为研究、学习《伤寒论》提供了非常方便的版本条件。

由于此《伤寒论校注》是排印版,故在形式上尚未能全面展示赵刻宋本的真实面貌。1997年6月中医古籍出版社据明万历二十七年己亥赵开美刻《仲景全书》中翻刻的宋板《伤寒论》影印出版,此影印本,则全面展示出真正赵刻宋本的原貌。

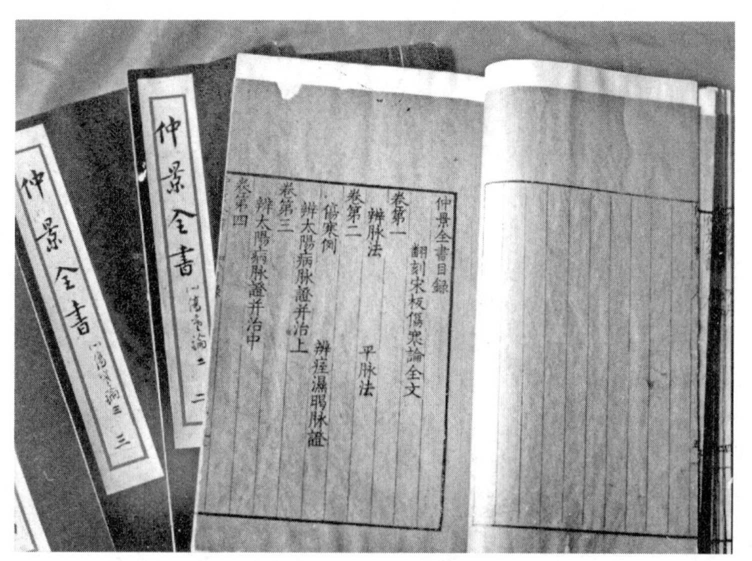

中国中医科学院藏赵刻宋本《伤寒论》书影

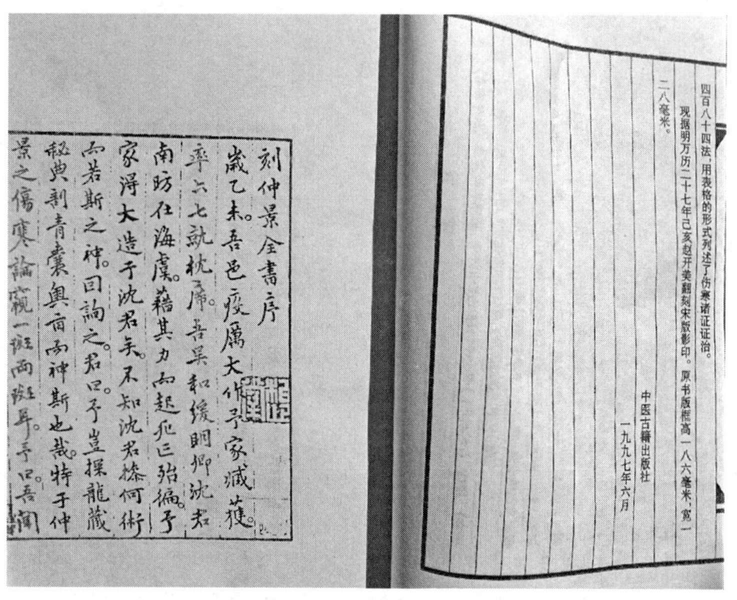
四百八十四法,用表格的形式列述了伤寒诸证证治。

现据明万历二十七年己亥赵开美翻刻宋版影印。原书版框高一八六毫米,宽一二八毫米。

中医古籍出版社

一九九七年六月

刻仲景全書序

歲乙未。吾邑疫厲大作,予家臧獲率六七就枕席。吾吴和緩明卿沈君南昉在海虞,藉其力而起死亡殆徧,予家得大造于沈君矣。不知沈君操何術而若斯之神。因詢之。君曰:予豈探龍藏秘典,剥青囊奥,而神斯也哉。特于仲景之傷寒論窺一斑兩斑耳。予曰:吾

1997年中医古籍出版社影印中国中医科学院藏宋板《伤寒论》

赵刻宋本《伤寒论》(中国中医科学院藏本)展卷,首见赵开美作《刻仲景全书序》,次见高保衡、孙奇、林亿等作《伤寒论序》,再见张仲景原序名曰《伤寒卒病论集》。其概貌如下:

刻仲景全书序

伤寒论序

伤寒卒病论集

医林列传

国子监牒符

仲景全书目录

翻刻宋板伤寒论全文

辨不可吐

辨可吐

卷第九

辨不可下病脉证并治

辨可下病脉证并治

卷第十

辨发汗吐下后病脉证并治

伤寒论后序

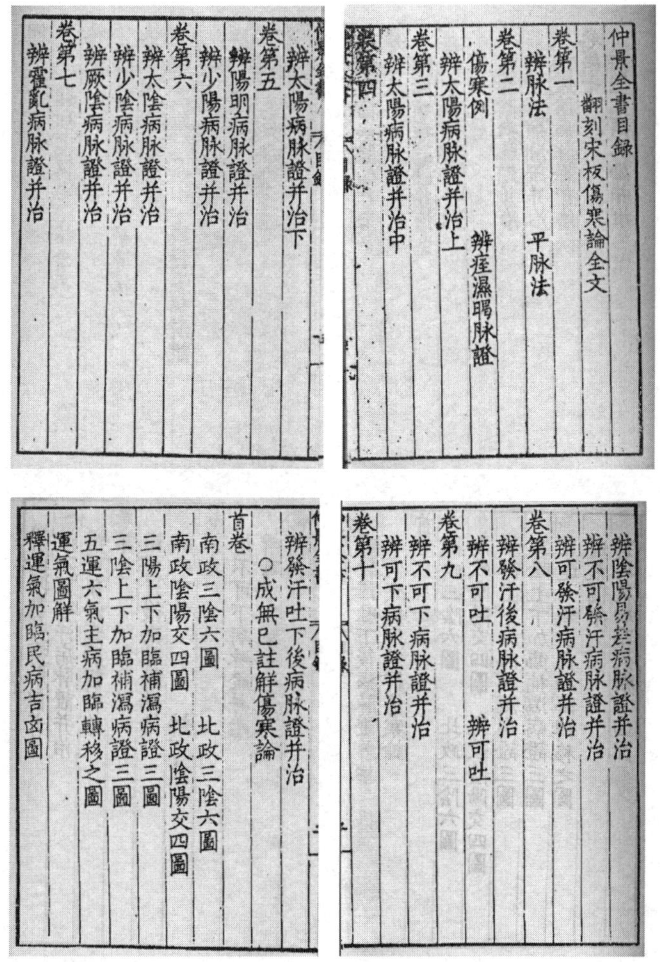

仲景全書目錄

翻刻宋板傷寒論全文

卷第一

辨脉法　平脉法

卷第二

傷寒例　辨痓濕暍脉證

辨太陽病脉證并治上

卷第三

辨太陽病脉證并治中

卷第四

辨太陽病脉證并治下

卷第五

辨陽明病脉證并治

辨少陽病脉證并治

卷第六

辨太陰病脉證并治

辨少陰病脉證并治

辨厥陰病脉證并治

卷第七

辨霍亂病脉證并治

辨陰陽易差病脉證并治

辨不可發汗病脉證并治

辨可發汗病脉證并治

卷第八

辨發汗後病脉證并治

辨不可吐　辨可吐

卷第九

辨不可下病脉證并治

辨可下病脉證并治

卷第十

辨發汗吐下後病脉證并治

○成無已註解傷寒論

首卷

南政三陰六圖　北政三陰六圖

南政陰陽交四圖　北政陰陽交四圖

三陽上下加臨補瀉病證三圖

三陰上下加臨補瀉病證三圖

五運六氣主病加臨轉移之圖

運氣圖解

釋運氣加臨民病吉凶圖

《仲景全书》翻刻宋板《伤寒论》之目录书影(中国中医科学院藏本)

全书共十卷,二十二篇,其卷内文字体例举凡如下:

辨太阳病脉证并治上第五合一十六法。方一十四首

太阳中风,阳浮阴弱,热发汗出恶寒,鼻鸣干呕者,桂枝汤主之。第一。五味,前有太

阳病一十一证。

太阳病，头痛发热，汗出恶风者，桂枝汤主之。第二。用前第一方。

太阳病，项背强几几，反汗出恶风者，桂枝加葛根汤主之。第三。七味

太阳病，下之后，其气上冲者，桂枝汤主之。第四。用前第一方，下有太阳坏病一证。

桂枝本为解肌，若脉浮紧，发热汗不出者，不可与之。第五。下有酒客不可与桂枝一证。

喘家作桂枝汤，加厚朴杏子。第六。下有服汤吐脓血一证。

太阳病，发汗，遂漏不止，恶风，小便难，四肢急，难以屈伸，桂枝加附子汤主之。第七。六味。

……………………………

……………………

伤寒脉浮，自汗出，小便数，心烦，微恶寒，脚挛急，与桂枝，得之便厥，咽干，烦躁，吐逆，作甘草干姜汤与之。厥愈，更作芍药甘草汤与之，其脚伸。若胃气不和，与谓胃承气汤。若重发汗，加烧针者，四逆汤主之。第十六。甘草干姜汤、芍药甘草汤并二味。谓胃承气汤、四逆汤并三味。

太阳之为病，脉浮，头项强痛而恶寒。

太阳病，发热，汗出，恶风，脉缓者，名为中风。

太阳病，或已发热，或未发热，必恶寒，体痛，呕逆，脉阴阳俱紧者，名为伤寒。

……………………………………

………………………………………

台北“故宫博物院”藏本的卷前叙记与中国中医科学院藏本略有不同。台北“故宫博物院”藏本的卷前叙记概况如下：

1. 封笺

2. 坊记

3. 矩菴又记

4. 刻仲景全书序

5. 伤寒论序

6. 医林列传

7. 国子监牒符

8. 仲景全书目录

《伤寒卒病论集》未列在《全书》卷前，也未列在《伤寒卒病论》卷前而是列在第三册《注解伤寒论》卷前。从台北“故宫博物院”藏本卷前叙记与题记中，可以看到此藏本流传史的印记。

综观现今所见赵开美翻刻宋本《伤寒论》之概貌，从形式上主要突出如下特征：

1. 中国中医科学院藏本与台北“故宫博物院”藏本中之正文是顶格，除了《辨脉法第一》《平脉法第二》《伤寒例第三》《辨痓湿暍脉证第四》《辨不可吐第十八》《辨可吐第

十九》之外，其他各篇在篇目与正文之间，均有比正文低一格以示区别的条文式文字。这些文字绝大部分能与正文相对应，但表述简练，多删除修饰、分析辞藻。条文后依次排列，曰“第一”“第二”等。这是赵刻宋本所独有的印记之一。

2. 赵刻宋本卷第六“辨厥阴病脉证并治第十二厥利呕哕附”。“厥利呕哕附”五个小字是赵刻宋本又一所独有印记之二。

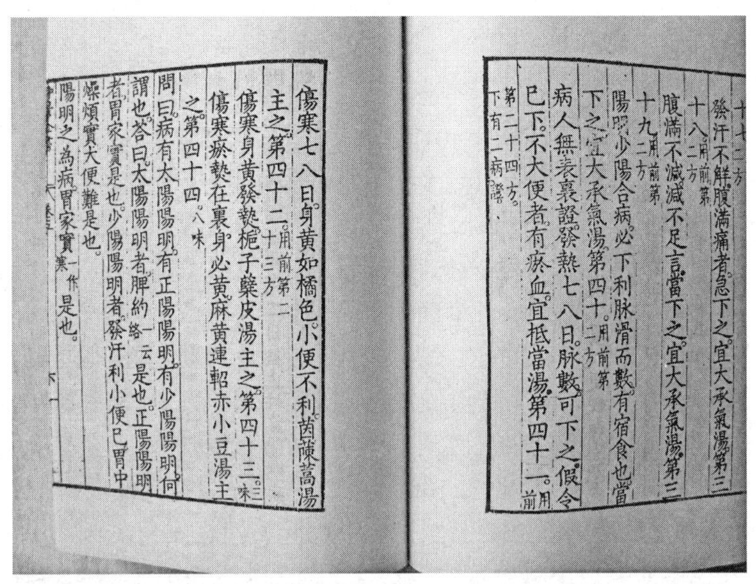

十七。二方

發汗不解腹滿痛者急下之宜大承氣湯第三十八。用前第二方

腹滿不減減不足言當下之宜大承氣湯第三十九。用前第二方

陽明少陽合病必下利脉滑而數有宿食也當下之宜大承氣湯第四十。用前第二方

病人無表裏證發熱七八日脉數可下之假令已下不大便者有瘀血宜抵當湯第四十一。用前第二十四方。

下有二病證。

傷寒七八日身黄如橘色小便不利茵蔯蒿湯主之第四十二。用前第二十三方

傷寒身黄發熱梔子蘗皮湯主之第四十三。三味

傷寒瘀熱在裏身必黄麻黄連軺赤小豆湯主之第四十四。八味

問曰病有太陽陽明有正陽陽明有少陽陽明何謂也答曰太陽陽明者脾約一云絡是也正陽陽明者胃家實是也少陽陽明者發汗利小便已胃中燥煩實大便難是也

陽明之為病胃家實一作寒是也

中医古籍出版社影印中国中医科学院藏本，阳明病篇正文前之低一格文字

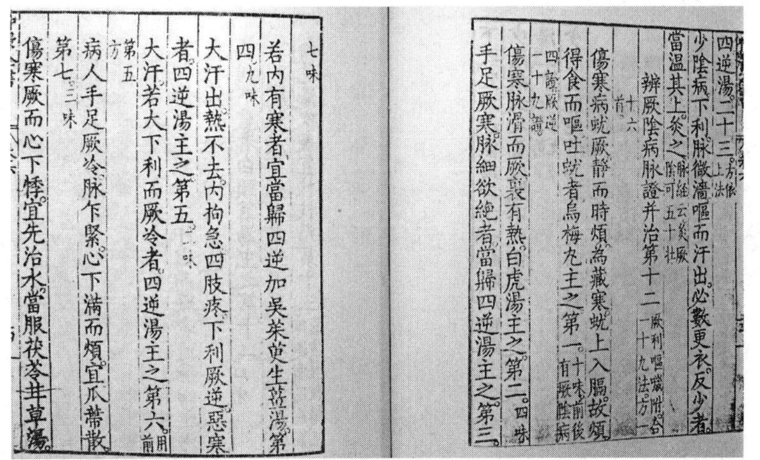

四逆湯二十三。方依上法

少陰病下利脉微濇嘔而汗出必數更衣反少者當温其上灸之。脉經云灸厥陰可五十壯

辨厥陰病脉證并治第十二厥利嘔噦附。合一十九法方一十六首

傷寒病蚘厥靜而時煩為藏寒蚘上入膈故煩得食而嘔吐蚘者烏梅丸主之第一。十味。前後有厥陰病四證厥逆一十九證

傷寒脉滑而厥裏有熱白虎湯主之第二。四味

手足厥寒脉細欲絶者當歸四逆湯主之第三。七味

若内有寒者宜當歸四逆加吴茱萸生薑湯第四。九味

大汗出熱不去内拘急四肢疼下利厥逆惡寒者四逆湯主之第五。三味

大汗若大下利而厥冷者四逆湯主之第六。用前第五方

病人手足厥冷脉乍緊心下滿而煩宜瓜蔕散第七。三味

傷寒厥而心下悸宜先治水當服茯苓甘草湯

中医古籍出版社影印中国中医科学院藏本厥阴病篇篇目后低一格之文字及篇目下有厥利呕哕附五个小字

三、近60年来《伤寒论》版本述要及赵刻宋本与成注本差异的影响

近10年来，经过钱超尘先生、小曾户洋先生（日）、真柳诚先生（日）等学者对有关仲景书传本、版本的研究，特别是对赵开美翻刻宋本《伤寒论》版本研究取得了很大的进展，成果斐然。[①②③④] 赵开美翻刻宋本《伤寒论》版本研究的突破，为《伤寒论》研究，提供了新基点。

学术界凡是研究《伤寒论》的人，虽然人人都说宋本是最好的版本，但谁都没有见过真正的宋本，同时又说赵开美翻刻的《伤寒论》逼真于宋本，但赵开美翻刻本也几近绝迹，近百年来，研究《伤寒论》的学者中几乎没有几个人见过真正的赵开美翻刻本。早年跟随李克绍先生读研究生时，偶有一次与先生说起赵刻本之事，先生说，据说范行准先生有这东西，但秘不示人。后来，一个偶然机会读到叶橘泉先生1955年上海千顷堂书局重刊的《古本康平伤寒论》。叶先生在自序中说："明万历间，虞山赵开美得宋本，遂覆刊之，文字端好，颇存治平之旧。赵刊至今又三四百年，其书已稀如星凤，除东国枫山秘府藏有一部外，国内惟吾友范行准先生有其书。"叶先生所言为范先生本人所证实，范先生在这本书的序中说："戊寅（作者按，1938年）之冬，书友以会稽沈氏鸣野山房所藏《仲景全书》求鬻，乃明赵开美原刊，其中之一为《伤寒论》，即赵氏翻宋刊者，亦即日本森立之《经籍访古志》中所载枫山秘府藏本也。森氏称此为人间绝无仅有之本。故予得赵刊之本，已溢初愿。"读到这里，我又想起李克绍先生此前所言"据说范行准先生有这东西"，果不其然（按，鸣野山房藏书阁，系清代山阴东浦人沈复粲（1779—1850年，字霞西）与两兄所创，收藏书籍数万卷）。

尽管日本学者真柳诚先生在《台湾访书志》中考证，枫山秘府藏本不是赵开美原刻本，而是明清期间在赵开美翻刻本的基础上的坊刻本（属现代意义的盗版），认为《经籍访古志》以来的结论，必须修改。那么，历史沧桑，范老先生珍藏之本，是否肯定就是与枫山秘府藏本相同的版本？同时，范老先生所藏之本流落到哪里去了呢？又可能为何处何人收藏？

据黑龙江中医药大学主办的《中医药信息》1985年第2期载《范行准研究员献出珍贵图书》一文云："1984年范先生最近将其珍藏的《栖芬室架书目录》图书全部献给了中医研究院。据悉其中六百六十种，二千一百余册中医著作中，仅北宋、明、清刻本及十四至十八世纪的日本、朝鲜等国善本书290余种，1 500余册，其中也不乏海内孤本、名人

---

① 钱超尘．宋本《伤寒论》版本简考［J］．河南中医，2010，30（1）：1-8

② 真柳誠．《宋板傷寒論》系諸版の検討［J］．日本医史学雑誌，2008，54（2）：157

③ 游文仁，苏美彰．台北故宫馆藏赵开美本《仲景全书》护页题记作者考［J］．中华医史杂志，2007，37（4）：98-103

④ 林大勇．3种不同版本的翻刻宋本《伤寒论》比较研究［J］．吉林中医药，2011，31（2）：173

手迹。”“仅元、明刻本、写本即有90多种,现珍藏于中国中医科学院图书馆。”① 由此推测,范老收藏之赵刻宋本《伤寒论》是否可能珍藏在中国中医科学院?

又,据钱超尘先生考证,上海图书馆藏赵刻宋本《伤寒论》一部,“卷一首页《刻仲景全书序》第一行下端签盖‘栖芬室图书’,在《仲景全书目录》行下签盖‘行准’朱章及‘汤溪范氏栖芬室所备医史参考图书’长方朱章”,由此似可以联想或疑问,范行准先生珍藏本到底收藏在哪一家?

既然林亿、孙奇、高保衡等人校注的宋本与赵开美翻刻的宋本都不可见,那么近百年来或六十多年来学人所写的有关《伤寒论》的书和供学生学习的《伤寒论》教材、讲义,都说是依宋本或赵刻宋本为底本,他们是怎么见得到的?这个问题直到2006年看到钱超尘先生的一篇文章才解除了我心头几十年的疑惑。这篇文章是发表在《河南中医》2006年第11期的《20世纪四本<伤寒论>所据底本揭秘》。钱先生经过详尽的考证指出,1912年12月柯继文武昌医馆刊印《伤寒论》是“柯继文依杨守敬提供的影抄本翻刻的,不是据赵开美本翻刻的,这正是武昌医馆本不说明底本来源、翻刻缘起的原因”;1923年恽铁樵影印本也不是依赵开美翻刻本影印,而是以日本安政三年堀川济本为底本,削去返点符号而影印的;1955年重庆市中医学会《新辑宋本伤寒论》底本也非赵开美本,而是源于恽铁樵本;1959年南京中医学院伤寒论教研室编撰的《伤寒论译释》所据底本也非赵开美本,而是以恽铁樵本为底本无疑。文中举出第385条为例,“恶寒,脉微一作□而复利。译释本、恽本皆如此;北图本、台北本、中医古籍出版社影印本墨钉处作“缓”字。此例极富启发,若用赵本,断然不会出现墨钉”。钱先生的文章又说,恽铁樵本“在我国影响非常巨大,国内各大图书馆均有收藏,此后国内不少《伤寒论》研究著作称所据底本为赵开美本,实为恽铁樵本也”。读了钱先生这篇文章之后,才了解到恽氏本与重庆本以及《伤寒论译释》所据底本的真实根底。据钱先生考证,恽铁樵于1923年“据日本1856年安政三年本削去返点符号后而影印,却冒称宋本《伤寒论》误导读者80余年”。《全国中医图书联合目录》沿其误导著录云:“恽铁樵据明万历赵开美刻本影印。”② 日本学者小曽户洋与真柳诚先生对此亦有较详细论述。③

由上述中可见,20世纪50年代以来,我们所学习、研究的《伤寒论》,实际上并不是真正的赵开美翻刻宋本。同时,数百年来“一些注释家曾采用(所谓的)赵开美《仲景全书》中的《伤寒论》作为底本进行校注,大都只取其中的三阴三阳篇进行注释阐发,对于辨脉法、平脉法、伤寒例、辨痓湿暍脉证及“诸可”与“诸不可”等篇均予以删除。所以许多读者看到的并不是《仲景全书》中的全本《伤寒论》,而是节本《伤寒论》。”④

1991年刘渡舟先生领衔以国家图书馆收藏的,王重民先生据现存藏台北“故宫博

① 伊广谦.范行准与栖芬室藏书[J].江西中医药,2003,34(8):47

② 钱超尘.读《伤寒论》当选善本[N].中国中医药报,2008-01-18(4)

③ 真柳诚.《宋板伤寒论》书志[M]// 日本东洋医学会《伤寒》《金匮》编刊小委员会.善本翻刻·伤寒论 金匮要略.东京:蔦友印刷株式会社,2009:423

④ 刘渡舟.伤寒论校注(重刊)[M].北京:人民卫生出版社,2013

物院”的赵开美翻刻宋本《伤寒论》拍摄胶卷①本为底本校注的《伤寒论校注》排印本问世之后，赵刻宋本《伤寒论》才第一次得以广泛流传于当代。1997年6月，中医古籍出版社影印出版的中医科学院馆藏赵开美辑印《仲景全书》二函十二册，线装本宣纸印刷，内有依林亿等宋臣校定的《伤寒论》翻刻本，此书印量较少，只是在《伤寒论》学术界少量流通。日本东洋医学会2009年出版台北“故宫博物院”藏本之影印本《善本翻刻 伤寒论》，此版本在国内流传更少。2015年，邱浩先生以日本东洋医学会影印台北“故宫博物院”藏赵开美翻刻宋本为底本，以中国中医科学院藏本等十余种传本或版本为对校本、他校本与参校本，重校《伤寒论》问世（见《医道传承丛书》）。如此以来，研究《伤寒论》的人终于可以有机会从不同的角度，不同的背景见识赵刻宋本原版的格局与真实原貌。从而使赵开美翻刻林亿校定之宋本《伤寒论》的真实原貌，得以逐渐展示于世人。

近10年来，经过钱超尘、小曾户洋（日）、真柳诚（日）、游文仁等先生的努力，林亿等校勘的宋板《伤寒论》的流传状况以及赵开美翻刻的宋本存世状况越来越显得清晰。

据钱超尘、小曾户洋、真柳诚诸先生考证，目前世存赵刻宋本5部，中国中医科学院、上海图书馆、上海中医药大学、沈阳中国医科大学、台北“故宫博物院”各藏一部。其中中国中医科学院藏本、上海图书馆藏本、上海中医药大学藏本是初印本，内有少许讹字，而沈阳中国医科大学藏本、台北“故宫博物院”藏本是赵氏后来对《仲景全书》中翻刻的宋板《伤寒论》初印本的讹字进行了修刻后之重印本，因此赵刻《宋板伤寒论》有第一版和第二版两种或称A版、B版。②③④

为什么如此重视赵刻宋本？因为宋代治平二年，林亿等校正镂板原刻宋本可能已经绝迹了，今人只能通过赵开美翻刻宋板的本子来间接地了解林亿等校正的宋本。宋本《伤寒论》影响了中国医学史的变迁，它的学术价值在于重塑了《伤寒论》的形象，通过其载体形式把张仲景塑造与构建的中医临床结构化思维与所造就的面对病人所陈述的一堆症状，通过望闻问切，思考病因、病机、辨证、治疗法则以及处方用药的范式和套路传承下来。由于《伤寒论》宋本的问世，才结束了孙思邈感叹的“江南诸师秘仲景要方不传”的历史，才开创了金元时期的医学繁荣与名家辈出的局面，才有了明清时期的医学昌盛发展，才有了屹立于当今这个时代的中医学的学术形象。尽管历史不能假设，但是如果没有林亿等校正后的宋本整合，《伤寒论》仍若隐若现，仍处于离析纷杂的传承中，传本多歧，“山头”各立，那么张仲景的学说就得不到广泛的主流传承，其后来的局面是可想而知的。

由于林亿等校定的宋本与赵开美翻刻宋本《伤寒论》长期得不到广泛流传，客观上致使成无已《注解伤寒论》从元明以后即主导了《伤寒论》诠解的话语权，从而形成了

① 胶卷：此胶卷系王重民先生于1939年受聘于美国国会图书馆，整理馆藏中国善本古籍时所制做，其间赵刻宋本《伤寒论》在抗日战争时期曾暂转藏在美国国会图书馆。

② 真柳誠.趙開美の《仲景全書》と《宋板傷寒論》[J].日本医史学雜誌，2006，52(1)：144-145

③ 钱超尘.读《伤寒论》当选善本[N].中国中医药报，2008-01-18(4)

④ 真柳誠.《宋板傷寒論》系諸版の検討[J].日本医史学雜誌，2008，54(2)：157

《伤寒论》顽固的误读传统。欲从误读传统中走出来，就必须先识别《注解伤寒论》的误导，只有这样才能够回归赵刻宋本《伤寒论》原典本意。

从框架结构看，赵刻宋本《伤寒论》与成无己《注解伤寒论》各有若干个非常重要的标志性显迹。

其一，赵刻宋本《伤寒论》的鲜明特征是在《辨厥阴病脉证并治第十二》篇目之下，有至关重要的五个小字"厥利呕哕附"。这五个小字，决定了林亿、孙奇、高保衡等在校勘时，他们所见到的底本中厥阴病篇只有4条，此4条之后的条文均属"厥利呕哕"诸内容，所以只是附在《辨厥阴病脉证并治》之后。这就明白无误地表明，"厥利呕哕"的内容不属于厥阴病，而是"附"在厥阴病篇。

"厥利呕哕"在《伤寒论》的另一个传本《金匮玉函经》中，是与《辨霍乱病形证治第十一》《辨阴阳易差后劳复病形证治第十二》并列的《辨厥利呕哕病形证治第十》，而列在《辨厥阴病脉形证治第九》之后。这更印证了在林亿等校勘的底本中，更重要的是在他们的认识中，"厥阴病"与"厥利呕哕"根本就是两篇不同的内容。故在赵开美翻刻的宋本中，"厥利呕哕"只是"附"在"辨厥阴病脉证并治"篇之后，并标注在篇目之下。

而在成无己的《注解伤寒论》中，"辨厥阴病脉证并治"篇目之下无"厥利呕哕附"这五个小字，从而使"厥利呕哕"诸内容，混入了厥阴病篇。所以"厥利呕哕附"这五个小字成为赵开美翻刻宋本《伤寒论》鲜明的标志性显迹。

因此，那些没有这五个小字的，并把"厥利呕哕"的内容混淆在厥阴病篇中的有关《伤寒论》著述、教材，虽自称是以赵刻宋本为底本，那只能算是没有根据的美言，或属妄称。同时，那些想方设法把厥阴病篇的内容与"厥利呕哕"的内容捏合在一起的论述，对于赵刻宋本来说，只是荒谬的篡改。

其二，第385条"恶寒，脉微一作缓而复利，利止，亡血也，四逆加人参汤主之"。中国中医科学院与台北"故宫博物院"所藏赵刻本均如此，这是赵刻宋本的又一个标志。但是，在成无己《注解伤寒论》的同一条中，没有"一作缓"三个小字注文。稍用心读书，略加勘对，便会发现，现在正在使用的教材或讲义，几乎都是以成无己的《注解伤寒论》作底本。

其三，在赵刻宋本中，条文分合排列与《注解伤寒论》亦有明显的不同。如宋本的第16条在《注解伤寒论》被分拆为两条，宋本的21条与22条在《注解伤寒论》中被合并为一条，又如宋本第75条、第174条，在《注解伤寒论》中被分拆为两条等。这些条文的分合也同时铸就了《注解伤寒论》的标志性特征。

其四，成无己运用自己的诠解语言篡改了赵刻宋本《伤寒论》的原典本旨，并且为后世人所承袭。

①成无己运用诠解语言杜撰出赵刻宋本《伤寒论》中所不存在的术语——"经证"与"腑证"。成无己在解释第106条时说："太阳，膀胱经也。太阳经邪热不解，随经入腑，为热结膀胱。"在第124条又说："太阳，经也。膀胱，腑也。此太阳随经入腑者也"。如此，成氏创立出太阳经证与太阳腑证的概念。成氏在解释宋本中的阳明病篇第179条、第202条、第206条、第208条时，创立出阳明经证与阳明腑证概念。其影响深远，成为

当今《伤寒论》教材或讲义脱离不开的分证提纲。

②成无己运用诠解语言杜撰出赵刻宋本《伤寒论》中所不存在的术语——“半表半里”。这个所谓的“半表半里”，不是来自赵刻宋本《伤寒论》原典，而是首见于成无己在解析太阳病篇第 96 条时所言“病有在表者，有在里者，有在表里之间者，此邪在表里之间，谓之半表半里证”。在解析第 148 条时又进一步强化了“半表半里”的认识。其实赵刻宋本第 148 条讲的是“半在里，半在外”，其本意是“必有表，复有里”，是表与里同病，亦表亦里。而成氏的解析是非表非里，是表里之间。这是误读谬妄。

但是，成氏创立的“半表半里”术语却成为后世人尤其是当今《伤寒论》教材离不开的拐棍。在“半表半里”术语的基础上，当今《伤寒论》教材把太阳病篇中的有关小柴胡汤条文移到少阳病篇内讨论，这是当今教材、讲义明显背离赵刻宋本《伤寒论》原典的标志。

我们可以设想，林亿等在校勘《伤寒论》时，在其所选用的底本中，今本太阳病篇中的若干小柴胡汤条文肯定不在少阳病篇；如果是在少阳病篇，那么林亿等人决不可能移到太阳病篇中；同时，林亿等人在校勘时，并不认为这些有关小柴胡汤的条文有移到少阳病篇的根据或理由，假若他们认为小柴胡汤证就是少阳病，那么在整合、校勘的过程中，肯定会把相当数量的有关小柴胡汤条文，从具有 178 条的太阳病篇中移到只有 10 条的少阳病篇。所以，得出的结论是，通过“半表半里”这个术语的勾连，把小柴胡汤有关条文混编于少阳病篇的思路与做法，不是宋本或赵刻宋本的原典本意。

问题是，当今《伤寒论》教材离开了成氏的经证腑证、半表半里术语，即难以构建解说的框架。如果从现有的解说体系中抽出“经证腑证”“半表半里”等术语，把有关小柴胡汤的条文从少阳病篇中抽出来，那么这个体系就会随即塌陷。这就注定了，当今教学、学习、研究《伤寒论》的主流仍是承袭成无己《注解伤寒论》的衣钵。尽管都在美言依宋本或赵刻宋本为底本，但是与“宋本”原典差距甚远。

由于 20 世纪 50 年代以来，我们学习、研究的《伤寒论》所用的底本，实际上并不是真正的赵开美刻本。这就决定了在诠解体系上，主要传承的是成无己的《注解伤寒论》，这种状况是有其一定的历史根源的。

20 世纪 60 年代初，中医高等教育处于刚刚起步阶段，其时原卫生部曾委托成都中医学院（现为成都中医药大学）举办全国中医院校《伤寒沦》师资培训班，由邓绍先先生主持。在此基础上，成都中医学院主编，全国中医教材会议审定，上海科学技术出版社 1964 年出版了由邓绍先先生主持编写的“中医学院试用教材重订本”《伤寒论讲义》，后来的《伤寒论》教材多以此为蓝本。本教材在“修订凡例”中说：“原文根据赵开美复刻本《伤寒论》为主，并参考《脉经》《千金》《注解伤寒论》等书，将原文作了部分修订，并另行顺序编号。”从条文分拆与排列顺序看，本教材明显是按《注解伤寒论》的顺序排列的，并以此顺序编号。此编号与几乎同时代，也自称以赵刻宋本为底本的重庆市中医学会《新辑宋本伤寒论》的序号明显不同，凸显地印记着《注解伤寒论》的标志性特征。通过本讲义培养造就的几代人的传承，带有《注解伤寒论》印记的学术思想与诠释体系，渗透到后来几乎所有的《伤寒论》教材或讲义，其结果是我们教的与学的，实质上是《注解伤寒论》。

诠释经典，首先要尊重原典，敬畏原典，回归原典，不能随心所欲。在这里举个例子，互联网上有载，某副教授写过一本关于老子《道德经》的读本，其中把“众人熙熙，如享太牢，如春登台”一语，解释为“(心理）好像坐大牢一样痛苦”“如春天登上高台那样孤独”，让海内外华人学界一片哗然、叽笑。此“太牢”“少牢”之“牢”是指古代祭祀或宴享时用的牲畜。牛羊豖各一曰太牢，羊豖各一曰少牢。把“享太牢”解成“坐大牢”，确是谬误。这个例子看起来，像是一个笑话，其实一点也不可笑。在《伤寒论》教材与教学中，也不乏这种现象。比如第143条中的“膈内拒痛”，教材硬硬地把它讲成是“胸膈部疼痛拒按”，这个讲法是错误的，是望文生义。“拒”这个字，在这里，不是格拒的意思，而是应当训为“支”，可引申为支撑、拄妨，“拒痛”，应当讲成是撑痛，胀痛，这样才合乎文理与医理。又如“懊侬”这个症状，“懊侬”这个词，有多种解释，但在《伤寒论》中的《辨不可发汗病脉证并治》篇中说“心懊侬如饥”，此语亦见于《金匮玉函经》和《脉经》。这一句“心懊侬如饥”讲清楚了两个问题，一是能引发饥饿感的当是胃，所以此处之“心”是指“胃”而言。二是“懊侬”的感觉是“如饥”。胃脘部的“懊侬如饥”，只能是后世所言“嘈杂”感，而不可能是所谓的烦躁不宁或其他什么症状。但是，长期以来，编教材的人不是从仲景书中找诠解的依据，只是承袭成无己在《伤寒明理论》中的解析“懊者，懊恼之懊，侬者，郁闷之貌，即心中懊懊恼恼，烦烦侬侬，郁郁然不舒畅，愦愦然无奈，比之烦闷而甚者”。

赵刻宋本《伤寒论》原版的格局与真实原貌的展现，为当代人深入研究《伤寒论》，回归原典，脱离《注解伤寒论》的窠臼创造了条件，也为本书——《赵刻宋本伤寒论疏证》奠定了扎实的新基点。

四、《伤寒论》对中医学术发展的影响

《黄帝内经》从阴阳、五行、藏象、经络、腧穴、诊法、治则等方面对中医学理论的基本内容，进行了今人所能见到的最早的全面论述，从而奠定了中医学的理论基础。而《伤寒论》的问世和流传，对中医学的发展则具有里程碑的意义，它把《黄帝内经》的理论与临床结合起来，从而开中医临床医学之先河；它总结了汉代和汉代以前的医学成就，传承了大量的有效方剂，它对中医学的发展起到了承前启后的作用。

（一）奠定了中医学辨证论治的基础

中医学之所以形成现有的理论体系和以现有的疾病诊疗程序呈现于世人面前，这与《伤寒论》所奠定的辨证论治的基础是分不开的。试看1972年出土的《武威汉墓医简》、1973年出土的以《五十二病方》为代表的长沙马王堆汉墓医书，以及1984年江陵张家山汉墓出土的汉简《脉书》，从中大体可以窥见从战国时期至秦代、西汉以及东汉早期，中医学理论与临床概貌之一斑，其特点反映出早期医学的原始和幼稚；从隋代巢元方撰著的《诸病源候论》、唐代孙思邈在感叹"江南诸师秘仲景要方不传"的情况下撰写的《备急千金要方》和即使目睹了仲景书之后所撰著的《千金翼方》以及唐代王焘所撰著的《外台秘要》等这一历史时期的医学文献中，可以清楚地了解到隋唐期间在仲景书广泛流传之前的中医学理论与实践的概貌，其特点仍是对病名和症状进行治疗，反映出那个时代医学的朴素和简单。

《黄帝内经》虽然从不同方面论述了辨证论治的若干思想、方法、内容，如阴阳、表里、寒热、虚实、标本等，但从理论与临床的关系上看，《黄帝内经》更偏重于理论上的阐述和思辨，而疏于理论、方药具体应用的示范。纵观今本《伤寒论》和《金匮要略》理法方药之融会贯通，从理论与临床相结合的角度看，真正奠定中医学辨证论治基础的是不容争辩的《伤寒杂病论》。

"辨证论治"一词，虽源于近代人的概括，但它概括出了《伤寒杂病论》的精髓。所谓辨证论治，就是针对病机进行治疗的基本理论；它区别于早期医学的孤立、静止地以完全针对具体症状的治疗行为；它是根据病变的阴阳、表里、虚实、寒热、标本等不同病机、病情、病势等，决定治疗原则的理论。今本《伤寒论》第16条所说的"观其脉症，知犯何逆，随证治之"，确切地勾勒出《伤寒杂病论》辨证论治思想的基本轮廓。

自《伤寒杂病论》问世和流传以来，经过千余年间的发展、完善，现今的中医学辨证论治理论是建立在整体观基础之上；离开了整体观的所谓辨证，只能是静态的症状分析。今本《伤寒论》是以条文的形式，描述了机体感受外邪之后的整体反应。它一方面以三阳三阴辨病分证、因证立法、依法用药为基本方法认识疾病和治疗疾病，强调诊治用药的原则性；从这个意义上说，是"病有常形，治有常法，医有常方"，此属其常。另一方面，由于病因有风、寒、湿、热之不同，病机有表里、虚实、寒热之差异，病情有动、静、

隐、显之变化，所以病与证是动态的、是变化的；张仲景在变化中认识疾病，治疗疾病，因其变而立其法，因其变而制其方，因此又强调诊治用药的灵活性；从这个意义上说，是“病有变形，治有变法，医有变方”，此属其变。

但是，病是过程的复合，证也是过程的复合，即病是由若干个证表征出来的，而证则由变化中的脉象和症状显现出来的。因此病和证无时不在变化着，在千变万化中，任何常法、常方，任何变法、变方都不可能完全恰切对证，因此，张仲景在论中反复告诫：必须“观其脉症，知犯何逆，随证治之”。从这个意义上说，则是“病无常形，治无常法，医无常方，药无常品，惟变所适”。

这就是辨证论治的基本含义，这是《伤寒杂病论》对中医学理论与临床最重要的贡献。

（二）应用和发展了《黄帝内经》中的诊病、辨证方法，构建了中医学诊病、辨证规范

中医学的诊病和辨证方法，虽在《黄帝内经》中有较详尽的论述，但是对于其具体的实践应用，今人所能见到的最早的示范，则是出自于以《伤寒论》为代表的仲景书。

如关于望诊，《黄帝内经》有云：“察其形气色泽”（《素问·玉机真脏论》）；“头者，精明之府，头倾视深，精神将夺矣；背者，胸中之府，背曲肩随，府将坏矣”（《素问·脉要精微论》）；“肝病者，眦青；脾病者，唇黄；心病者，舌卷短，颧赤；肾病者，颧与颜黑”（《灵枢·五阅五使》）等。

关于问诊，《黄帝内经》有云：“临病人问所便”（《灵枢·师传》）；“凡未诊病者，必问尝贵后贱，虽不中邪，病从内生”（《素问·疏五过论》）；“诊病不问其始，忧患饮食之失节，起居之过度，或伤于毒，不先言此，卒持寸口，何病能中”（《素问·徵四失论》）。

关于闻诊，《黄帝内经》有云：“听音声而知所苦”。关于切诊，《黄帝内经》以大量篇幅论及切脉包括独取寸口和三部九候之法；同时还论及触诊尺肤、腹部、四肢之法。

上述之诊法怎样结合应用，则在《伤寒论》中得到具体的示范。如《伤寒论》第6条，“太阳病，发热而渴，不恶寒者为温病。若发汗已，身灼热者，名风温。风温为病，脉阴阳俱浮，自汗出，身重，多眠睡，鼻息必鼾，语言难出。若被下者，小便不利，直视失溲。若被火者，微发黄色，剧则如惊痫，时瘛疭，若火熏之。一逆尚引日，再逆促命期。”在本条中，“发热而渴，不恶寒，自汗出，身重，小便不利”等症状主要是通过问诊而得。“鼻息必鼾，语言难出”主要是通过闻诊而得。“直视失溲，微发黄色，如惊痫，时瘛疭”主要是通过望诊而得。“灼热”主要通过触诊而得。“脉阴阳俱浮”是切诊的结果。

又如第12条，“太阳中风，阳浮而阴弱，阳浮者，热自发，阴弱者，汗自出，啬啬恶寒，淅淅恶风，翕翕发热，鼻鸣干呕者，桂枝汤主之。”在本条中，恶寒、恶风、发热是病人的感觉，主要通过问诊而得；同时可以通过其“啬啬”“淅淅”之蜷缩怕冷的样子，望诊而得；也可以通过触诊而知道病人发热。病人“鼻鸣、干呕”是通过闻诊而得；而“阳浮而阴弱”反映在脉象上则是浮缓或浮弱。当然许多症状的搜集必须通过四诊互相印证，比如“发

热”“手足冷”既需要问诊，也需要触诊。

通过望诊、闻诊、问诊、切诊，张仲景积累了大量的临证第一手资料，不仅极大地丰富和发展了《黄帝内经》提出的诊病方法，而且创立和发展了中医学的症状学；同时运用这些方法，极深入地了解和认识伤寒、杂病的临床表现及发病规律。从而对怎样正确地综合运用望闻问切的方法诊病，为后世人做出了示范。

明万历十三年（1585年）张三锡著《医学六要》云：“锡，家世业医，致志三十余年，仅得古人治病大法：曰阴曰阳，曰表曰里，曰寒曰热，曰虚曰实，而气血痰火尽该于中。”这是中国医学史上较早地对今人所说的“八纲辨证”的归纳。

39年之后，1624年张景岳又归纳曰：“医之临证，必期以我之一心，洞病者之一本，以我之一，对彼之一，既得一真，万疑俱悉，岂不甚易。一也者，理而已矣。苟吾心之理明，则阴者自阴，阳者自阳，焉能相混！阴阳既明，则表与里对、虚与实对、寒与热对，明此六变，明此阴阳，则天下之病，固不能出此八者”（《景岳全书·传忠录》）。这就是后世人所说的张景岳之“两纲六变”。

至清代雍正年间，程钟龄著《医学心悟》，其中专列一篇《寒热、虚实、表里、阴阳辨》。于是经过200多年的总结，“八纲辨证”的概念遂成雏形。

从16世纪至18世纪总结出来的，被今人称之为“八纲辨证”的理论，其内核，实际上肇始于1、2世纪之交的张仲景之《伤寒杂病论》。在今本《伤寒论》中，处处蕴涵着丰富的“八纲辨证”思想。

如第7条“病有发热恶寒者，发于阳也，无热恶寒者，发于阴也”，用“阴”与“阳”把复杂的伤寒发病疏理为两端，从而以三阳概括伤寒发病之热证，以三阴概括伤寒发病之寒证。

如第269条“伤寒六七日，无大热，其人躁烦者，此为阳去入阴故也”，此以阴阳的变化勾勒出伤寒病情发展的趋势。

如第148条“伤寒五六日，头汗出，微恶寒，手足冷，心下满，口不欲食，大便硬，脉细者，此为阳微结，必有表，复有里也。脉沉，亦在里也。汗出为阳微，假令纯阴结，不得复有外证，悉入在里，此为半在里半在外也”，在此，仲景用“表”与“里”来揭示复杂病机的变化。

又如第70条“发汗后，恶寒者，虚故也；不恶寒，但热者，实也”，在此，仲景又用“虚”与“实”概括出发汗后恶寒与不恶寒的病机。

如第11条云，“病人身大热，反欲得衣者，热在皮肤，寒在骨髓也；身大寒，反不欲近衣者，寒在皮肤，热在骨髓也。”如第225条，“脉浮而迟者，表热里寒，下利清谷者，四逆汤主之。”第317条，“少阴病，下利清谷，里寒外热”等，在这些条文中，仲景是用“寒”与“热”来概括复杂病机的变化。

可以毫不夸张地说，在今本《伤寒论》中的每一条，都蕴涵着伤寒发病的阴阳表里寒热虚实的病机信息。离开这八个字，张仲景无以表述伤寒发病的症状、病机、规律以及诊治和方药的运用；离开这八个字，“伤寒杂病”则无从“论”起；离开这八个字，后人则无法理解仲景书之真谛。

一部《伤寒论》既是以“八纲”为支柱的理论大厦，又是以八纲为根基的实践丰碑。从某种意义上说，是《伤寒论》造就了今人心目中的中医学。

（三）全面、系统地发展和丰富了中医学的治疗方法

《黄帝内经》奠定了中医学的治疗大法，它在有关的篇章中提出并反复论述了关于治疗的若干原则及大法。如“因其轻而扬之，因其重而减之，因其衰而彰之。形不足者，温之以气；精不足者，补之以味（按：因其衰而彰之之法）。其高者，因而越之（按：因其重而减之之法）；其下者，引而竭之（按：如利小便）；中满者，泻之于内（按：如通大便）。其有邪者，渍形以为汗；其在皮者，汗而发之（按：因其轻而扬之之法）；其慓悍者，按而收之（按：因病情躁动而按摄镇纳）；其实者，散而泻之（按：如麻杏石甘汤之宣透清泄，防风通圣散之表里双解）”（《素问·阴阳应象大论》）。又如，“寒者热之，热者寒之，微者逆之，甚者从之，坚者削之，客者除之，劳者温之，结者散之，留者攻之，燥者濡之，急者缓之，散者收之，损者益之，逸者行之，惊者平之，上之下之，摩之浴之，薄之劫之，开之发之，适事为故”（《素问·至真要大论》）。再如，“逆者正治，从者反治”；“热因热用，寒因寒用，塞因塞用，通因通用，必伏其所主，而先其所因，其始则同，其终则异”等。

《伤寒论》撰用《素问》《九卷》，在临证应用中，实践并发展了《黄帝内经》所提出的治疗大法。

汗法：如以麻黄汤、桂枝汤、葛根汤为代表的辛温解表法；以大青龙汤、桂枝二越婢一汤为代表的辛凉解表法；以麻黄细辛附子汤为代表的温阳解表法，以防己黄芪汤为代表的益气除湿解表法等。

下法：以大承气汤、小承气汤、调胃承气汤为代表的寒下法；以大黄附子汤（《金匮要略·腹满寒疝宿食病脉证并治》）为代表的温下法，以麻子仁丸为代表的润下法；以及以蜜煎导法为代表的外导通便法；另外还有以十枣汤、大陷胸汤、白散等为代表的逐水法。

和法：如第230条，“阳明病，胁下硬满，不大便而呕，舌上白胎者，可与小柴胡汤。上焦得通，津液得下，胃气因和，身濈然汗出而解。”本证运用小柴胡汤意在调节气机。如第387条，“吐利止而身痛不休者，当消息和解其外，宜桂枝汤小和之。”本证运用桂枝汤，意在和表气以调营卫。如第29条，“若胃气不和谵语者，少与调胃承气汤”，其服用方法是“少少温服之”；又如第251条，“得病二三日，脉弱，无太阳柴胡证，烦躁，心下硬。至四五日，虽能食，以小承气汤，少少与微和之，令小安”。在此虽用调胃承气汤或小承气汤，但在用法上是“少少温服之”或“少少与微和之”，其意在“微和”胃气。和法在《伤寒论》中，不仅表现在用药上，而且还体现在服药方法上。

温法：以理中汤（丸）、吴茱萸汤为代表的温中祛寒法；以四逆汤、白通汤、通脉四逆汤为代表的回阳救逆法；以附子汤、桂枝附子汤、甘草附子汤为代表的温经益气散寒法；以当归四逆汤为代表的温经养血散寒法等。

清法：以麻杏石甘汤、白虎汤、栀子豉汤等为代表的清宣透热法；以黄芩汤、白头翁汤为代表的苦寒清热法；以黄连阿胶汤为代表的养阴清热法；以猪苓汤、茵陈蒿汤为代

表的清热利湿法。

消法:以桃核承气汤、抵当汤(丸)为代表的活血消瘀法(仲景列属为下法);以半夏泻心汤、生姜泻心汤、枳实栀子汤为代表的消痞导滞和胃法。

补法:以桂枝加芍药生姜各一两人参三两新加汤为代表的养血益气法;以小建中汤、黄芪建中汤为代表的温阳益气建中法;以炙甘草汤为代表的气阴双补法;以芍药甘草附子汤为代表的阴阳双补法;以桂枝甘草汤为代表的温补心阳法等。

吐法:以瓜蒂散为代表的吐法。

降逆法:如以桂枝加桂汤为代表的平冲降逆法;以旋覆代赭汤为代表的和胃降逆法。

重镇安神法:如以桂枝去芍药加蜀漆牡蛎龙骨救逆汤、柴胡加龙骨牡蛎汤、桂枝甘草龙骨牡蛎汤为代表的镇惊安神定志法。

固涩法:如以赤石脂禹余粮汤、桃花汤为代表的涩肠固脱法。

张仲景在《伤寒杂病论》中,所广泛实践且行之有效的治疗方法,垂范后世,为后世医家所宗。其后虽也有所发展,但终未能超越其基本大法,至于清代程钟龄所言之“八法”,尽管被今人所接受,但那却不是创新,而只不过是一种归纳与整理罢了。

自今本《黄帝内经》的13方(按:《素问·汤液醪醴论》之汤液醪醴,《灵枢·寿夭刚柔》之醇酒蜀椒干姜桂心熨寒痹方,《灵枢·经筋》之马膏白酒和桂桑炭熨颊治卒口僻方,《灵枢·邪客》之半夏秫米汤,《灵枢·痈疽》之豕膏冷食治猛疽方,《灵枢·痈疽》之剉薐翘草根煮饮治败疵方,《素问·腹中论》之鸡矢醴治鼓胀方,《素问·奇病论》之脾瘅兰草方,《素问·腹中论》之四乌鲗骨一藘茹治血枯方,《素问·病能论》之生铁落饮治阳厥方,《素问·病能论》之泽泻术麋衔治酒风方,《素问·缪刺论》之鬄其左角之发燔治饮酒治尸厥方,《素问·刺法论》小金丹治五疫方),至今本《伤寒杂病论》所载之千余年来仍被广泛应用的250余方(今本《伤寒论》载113方名),使用药物290余种(今本《伤寒论》用药90余种),透视出秦汉以前至仲景时代医学发展的基本脉络。张仲景在自序中说“勤求古训,博采众方”,从中可以知道,《伤寒杂病论》所出之方,既有仲景心悟自创之方,也有相当数量是“博采”之方,这些方剂,诸如名垂医史的麻黄汤,大、小青龙汤,桂枝汤,五苓散,大、小柴胡汤,十枣汤,苓桂术甘汤,三承气汤,真武汤,四逆汤,理中汤等,若没有仲景书,便不会有对这些方剂千年来的应用。

今本仲景书(《伤寒论》和《金匮要略》)中的方剂,组方严谨,讲究法度:

有缜密的组方结构,如桂枝汤包含桂枝甘草结构,芍药甘草结构。如小青龙汤、真武汤、苓甘五味姜辛汤等都用干姜、细辛、五味子。

有稳定的药物配伍,如附子配干姜,在回阳救逆的方中多用;如桂枝配茯苓在多数化气利水的方中应用等。

有确定的药物用量,如桂枝汤与桂枝加桂汤及桂枝加芍药汤,小承气汤与厚朴三物汤及厚朴大黄汤虽仅是药物用量上的差别,但主治却有明显的不同等;如大青龙汤与麻杏石甘汤,虽然都用麻黄与石膏,但因其用量比例不同,所以其作用有明显差异等。

药物讲究炮制方法,如甘草之生用与炙用,附子的炮用与生用,大黄酒洗与蒸用,生姜切用与取汁,麻黄去节,桂枝去皮。论中计有捣、擘、研、破、炮、炙、熬、烧、洗、去节、切片、㕮咀等不同的炮制方法。

有灵活的药物加减，如小青龙汤、小柴胡汤、真武汤、四逆散、通脉四逆汤、理中汤、防己黄芪汤(《金匮要略》)、厚朴七物汤(《金匮要略》)等方后都有精细的药物加减法。

方剂有不同的剂型，如除大量使用汤剂之外，还有丸、散、膏、酒、栓剂等。作为治疗方法，还运用针刺与艾灸、温熨、药摩、洗浴等。

有不同的煎药方法，如先煮(麻黄汤先煮麻黄去沫，大承气汤先煮枳实、厚朴)、后下(大承气汤"去滓，内大黄，更煮取二升")、去滓再煎(小柴胡汤)，阿胶烊化(炙甘草汤、黄连阿胶汤)，鸡子黄兑服(黄连阿胶汤)等。

仲景方是组方之祖，是众方之母，为后世孕育出无以计数的有效方剂。宋代苏颂说："张仲景治伤寒，有大小柴胡汤，及柴胡加龙骨、柴胡加芒消(硝)等汤，故后人治寒热，此为最要之药。"又如，有了麻黄汤才有三拗汤(《太平惠民和剂局方》)、华盖散(《博济方》)；有了瓜蒂散才有了张从正的三圣散(《儒门事亲》)；有了十枣汤才有了陈言的控涎丹(《三因极一病证方论》)；有了小承气汤、黄芩汤才有了张元素的三化汤、芍药汤(《素问病机气宜保命集》)；有了五苓散、麻黄汤、大承气汤才有了刘完素的桂苓甘露饮、防风通圣散、三一承气汤。有了四逆散才有了逍遥散(《太平惠民和剂局方》)；有了承气汤才有吴瑭的宣白承气汤、导赤承气汤、牛黄承气汤、增液承气汤；有了炙甘草汤才有了加减复脉汤(《温病条辨》)；有了小柴胡汤、小陷胸汤才有了俞根初的柴胡陷胸汤(《通俗伤寒论》)；有了乌梅丸才有了俞根初的连梅安蛔汤(《通俗伤寒论》)和吴瑭的椒梅汤(《温病条辨》)等。后世医家或以仲景方为范例组成有效新方，从而流传于世；或从仲景方中领悟到"法"的启示而创制新方，从而成为中医方剂学典藏的重要内容。

中医学辨证论治的基础与框架以及理法方药之融于一体，实肇始于《伤寒杂病论》的问世及其广泛流传。从金元时期的学术争鸣到明清时期温病学说的形成与发展，乃至今天中医学的继承和创新都离不开《伤寒论》基础的支撑，理论的孕育和思路、方法的启示。

五、《伤寒论》对伤寒的基本认识及认识方法

（一）张仲景对伤寒的基本认识

关于“伤寒”，早在《黄帝内经》就有论述。如《素问·热论》有云：“今夫热病者，皆伤寒之类也。”这就是说，在那个时代，凡是发热的病，都属于伤寒一类的病。而发热的病又是怎样发生的呢？《素问·热论》又云：“人之伤于寒也，则为病热。”《素问·水热穴论》亦云：“人伤于寒而传为热”，意即“人伤于寒”，寒束于表，肤表之阳气郁而不得宣泄，故令生热。因其病以发热为特点，故又称为“热病”，而热病是因寒而得，故又泛属于“伤寒”之类。在这里，“伤寒”具有更宽泛的含义，包括了各种不同表现的“热病”，这是那个时代一种普遍的认识。如仲景在其所撰用的《八十一难》（《难经》）中有云：“伤寒有几？其脉有变不？然，伤寒有五，有中风，有伤寒，有湿温，有热病，有温病，其所苦各不同。中风之脉，阳浮而滑，阴濡而弱；湿温之脉，阳浮而弱，阴小而急；伤寒之脉，阴阳俱盛而紧涩；热病之脉，阴阳俱浮，浮之而滑，沉之散涩；温病之脉，行在诸经，不知何经之动也，各随其经所在而取之。”从中可见：伤寒有五之“伤寒”，其中还包含一个与中风、湿温、热病、温病并列的“伤寒”。在这里，虽然都是“伤寒”，但其内涵和外延不同，是两个不同的概念。

在今本《伤寒论》序中，仲景自云：“余宗族素多，向余二百，建安纪年（196年）以来，犹未十稔，其死亡者，三分有二，伤寒十居其七。”结合曹植的《说疫气》，从中似可以明确两点：一是仲景生活的年代，“伤寒”肆虐，其病染易；二是“伤寒”属于“疫气”的一种，病情变化快，死亡率较高。那么仲景所经历过的“伤寒”，其具体病情都有哪些表现呢？

仲景虽不能超越时代，但却超越了同代人对伤寒的认识，仲景不同于其他同代人的特点，在于其具有“感往昔之沦丧，伤横夭之莫救”的忧患意识和“思求经旨，以演其所知”，勤于观察，善于总结的实践精神。

在仲景看来，伤寒发病急，有易染性，其病虽类同，但却各有特点。其中有发热恶寒，或壮热不寒，谵语，狂躁，抽风，口渴，大便不通，或死于阴竭的；有发热短暂，旋即恶寒肢冷，泻利无度，腹痛体厥，蜷卧昏睡，或死于亡阳的；有病势由轻而重，又由重而微，邪衰正复，九死一生而自愈者；有热病发作，宿疾夹杂，热病与杂病交错而成痰、水、血、气，病情迁延日久不愈者等。

由于机体的状况不同，其对外邪侵袭的反应不同，所以不同的外邪侵袭机体，机体对外邪的反应大致可分三种情况：一是机体感受不同的外邪，可有不同的反应，产生不同的疾病，这是机体对外邪反应的特异性的一面；二是不同的外邪引发的疾病，在某一特定的过程中，可有相同的表现；三是同一性质的外邪侵袭不同的机体，由于体质条件不同，以及体内诸多潜在因素的影响，可有不同的反应，疾病的最终结果不同。[①] 由此，

① 李心机．伤寒论疑难解读［M］．第2版．北京：人民卫生出版社，2009

今人所见到的仲景书中，可以看到书中所论述的包括伤寒、中风、温病、中湿、中暍等多种不同的热病，这些外感病在发病、病机、症状等方面，既又共性，又有自身的特点。

张仲景的高明之处，在于他通过观察和思考，认识到伤寒发病的错综复杂，从发病群体表现出的各种不同的过程、各种不同的症状中，寻找共性，运用异中求同的方法，对其进行比较和分类，其中有发病急，见症早，反应剧烈者；有发病迟，见症晚，反应和缓者；有发热恶寒者，有无热恶寒者；有壮热、口渴、大便硬，或狂躁、谵语、发黄，或阴竭者；有腹满、腹痛，自利益甚，或小便不利、身黄者；有口苦，咽干，目眩者；有自利而渴，畏寒肢冷，精神萎靡者；有气上撞心，心中疼热，饥不欲食者；有脉浮，发热，头痛者；有脉大，身热，汗出者；有脉弦细，头痛，发热者；有脉浮而缓，手足自温者；有脉微细，但欲寐者；有脉沉，口渴者等。仲景对伤寒发病的这些过程和表现，进行了归纳和分类，以寻求其规律性。

仲景认识到，伤寒发病过程中最常见、最突出的症状是恶寒和发热，尤其是“恶寒”这个症状，不论发热，还是不发热；不论是大热，还是无大热；不论其恶寒的程度严重或不严重、其发生的时间是早或是迟、其持续的过程是长或是短，而“恶寒”则是必有的症状。因此，仲景第一步的归纳是用“发热恶寒者，发于阳也；无热恶寒者，发于阴也”（第7条），首先把伤寒发病分为两大类：即阳证和阴证。

阳证是邪气盛，阴证是精气夺。

阳证虽然都发热恶寒，但其表现形式和程度却有明显的不同。有的表现为发热，恶寒，脉浮，这些症状在一定时间内持续存在；有的表现为始虽恶寒，但二日自止，三日即脉大，不恶寒反恶热；有的表现为发热，恶寒，头痛，脉弦细，或往来寒热。阳证以发热为特点，这是邪气盛，邪气盛则实。

阴证以不发热为特点，而突出了恶寒这个症状，且多见自利、呕吐。有的表现为恶寒、腹痛、呕吐、自利、不渴。有的表现为恶寒、倦怠、恶心、呕吐、自利而渴。有的表现为恶寒、消渴、呕吐等。阴证以无热恶寒为特点，常伴见下利呕吐，这是精气夺，精气夺则虚。

张仲景对伤寒的认识是那个时代的最高水平。其所以能达到这样的高度，一个重要的因素是他正确、娴熟地运用了比较和分类的方法。比较和分类是人类认识事物最基本的方法之一，比较是分类的前提。仲景援用了《素问·热论》对热病的三阴三阳分类方法，并对其进行了提炼，以对他在临证中所认识和理解的“伤寒”（热病）进行分类。

（二）三阳病与三阴病以及合病

在中国古代哲学典籍中，虽然有大量的关于阴阳的论述，但尚未见到关于三阴三阳的论述。而三阴三阳术语的出现，目前似首见于马王堆汉墓出土帛书《足臂十一脉灸经》和《阴阳十一脉灸经》。学术界认为这两部灸经早于《黄帝内经》。而在《黄帝内经》中，“三阴三阳”作为分类方法，被广泛地运用于认识发病、病机与症状等。这是因为医学理论的发展已经不满足于对人体、对疾病简单的一阴一阳对立的认识，于是把一阳分为三阳，把一阴分为三阴。

《素问·天元纪大论》云："阴阳之气，各有多少，故曰三阴三阳也。"按阴阳之气各有多少的不同，把一阳分为三阳，即太阳、阳明、少阳；把一阴分为三阴，即太阴、少阴、厥阴，这种命名是以观物取象为方法，以阴阳之气的多少为底蕴，对阴阳进行原始的粗线条的定量。

《素问·阴阳离合论》云："日为阳，月为阴。"以日月定阴阳，这是最原始、最直观的阴阳。就阳来说，太阳宛若日丽中天，阳明则象征日蒸而盛，少阳有如旭日初升。就阴来说，太阴蕴皓月当空之象，少阴涵弦月高悬之意，而厥阴则为下弦月隐，拟诸朔晦交互之形容。太阳意指阳气较多，少阳意指阳气较少，太与少是两极对立，而阳明则是两阳合明，意象阳气盛大之状，包含阳气主进之意。太阴泛指阴气较多，少阴泛指阴气较少，而厥阴则是两阴交尽，意象阴气衰变之状，与少阴相比，厥阴只能算是微阴，包含阴气退，物极必反，阴中有阳之意。从思维的层面理解，三阴三阳理论的建构是以观物取象的认识方法为基础，用"象"来婉转含蓄地表征时空事物，包括发病、病机、症状等，因此，以太阳、阳明、少阳、太阴、少阴、厥阴作为一种分类模式来认识所表征的对象即发病、病机、症状时，可以联想到事物的原初形象及其属性和某些引申含义。

张仲景通过对大量发病群体的观察，对发病、病机、症状等进行比较，运用三阴三阳方法对其进行分类。根据伤寒发病见症时间之迟速，症状之寒热，反应程度之剧缓，创造性地把伤寒分为既有相对独立性，又有联系的六个临床类型：即太阳病、阳明病、少阳病、太阴病、少阴病、厥阴病，如，寒邪侵袭不同的人体，机体会发生不同的反应，或患太阳病，或患阳明病，或患少阳病，或患太阴病，或患少阴病，或患厥阴病等。

但是，任何分类，都是一定条件下的分类，都具有一定的局限性。仲景从自身的临床体悟中，认识到三阴三阳分证自不能斠然划一，六个类型不足以概括伤寒发病的全部，临床上总是存在一些亦此亦彼，非此非彼的混合类型，仲景对此命之曰"合病"。合病从一个方面补述了伤寒发病的复杂性。

三阳病与三阴病各自具有特异的典型症状，这与人体的脏腑、经络、气血的活动有着根本的关系。在仲景那里，三阴三阳不仅是对病证的分类和概括，而且也是对人体脏腑、经络、气血、虚实的分类与概括。

《伤寒论》强调内因，又不惟内因，它以三阴三阳分证把伤寒发病的病因学内容、症状学内容融于一体寓于三阴三阳之中，从而确立了三阴三阳在中医学理论和方法论中不可替代的地位。

需要指出的是，在今本《伤寒论》中，只有太阳病、阳明病、少阳病、太阴病、少阴病、厥阴病这样的术语或概念，这就是《伤寒论》的三阳病与三阴病；应当明确，在今本《伤寒论》中，只有"三阴三阳"六病。自从宋代庞安时和金代成无己用"传经"来解释《伤寒论》的"三阳三阴"，之后，"传经"说在《伤寒论》研究史上得到了广泛的蔓延，从而又把"三阴三阳"讹化为"六经"；尔后，又把《伤寒论》中的"三阴三阳"之"六病辨证"，讹化为"六经辨证"。如此以来，"六经辨证"则成为约定俗成的"术语"，这就像"鲸"不是鱼，但世俗人仍把鲸称"鲸鱼"，"直升机"不是一般飞机，但世俗人仍称其为"直升飞机"一样，此属误讹。这里所谓的“术语”或“名称”，其外壳与内核已经分离了。

（三）伤寒的发病与传化

外邪致病是通过机体的反应表现出来的，有什么样的反应，就有什么病因，就有什么病证。伤寒发病的不同表现，虽含有不同性质的外邪因素，但更多体现出机体的不同反应。“传化”见于《素问·生气通天论》：“故病久则传化，上下不并，良医弗为。”意指疾病发展过程中的种种变化。在此用其表述伤寒发病后的各种变化。

《伤寒论》中的三阳病与三阴病，不论太阳病、阳明病、少阳病，还是太阴病、少阴病、厥阴病，尽管它们的症状表现不同，但它们却有共同的过程，有共同的变化规律，即早期——典型症状期——转归期。在其早期，症状表现为周身违和，酸懒乏力，发热恶寒或无热恶寒，张仲景通过观察，发现“发热恶寒者，发于阳也；无热恶寒者，发于阴也”。从机体早期出现的基本症状，可以判断发热恶寒者，将发展为三阳病，无热恶寒者，将发展为三阴病。①

伤寒发病急，变化快，临床症状表现，因时而异，时间反映出病情的变化。所以在《伤寒论》中，处处可见到在一二日、三四日、五六日、六七日等不同的时间内，病情发生的不同变化。

平素正气比较充盛的机体，感受了外邪，机体气血趋向于肤表以抗邪，反应剧烈，发病急速，主要表现为经络阻滞和气化紊乱。此即论中所言“伤寒一日，太阳受之”（第4条）。太阳病经过短暂的早期过程，即进入典型症状期过程，出现脉浮、头项强痛等典型症状。其进入转归期，或自愈，如“头痛至七日以上自愈者，以行其经尽故也”（第8条）；“太阳病，十日已去，脉浮细而嗜卧者，外已解也（第37条）”；或出现不同的变证，如五苓散证、小柴胡汤证、大陷胸汤证等。

素体阳亢，或素蕴内热之机体，阳盛而阴液暗耗，或肠道有留邪宿食，感受外邪后，反应激化，阳热炽盛，充斥内外。此即论中所言“阳明之为病，胃家实是也”。其发病，始虽恶寒，二日自止（第184条），三日阳明脉大（第186条）。经过二、三日之早期过程，即进入典型症状期过程，或表现为身热，汗自出，不恶寒反恶热（第182条），或表现为大便必硬，硬则谵语（第213条），腹满而喘，有潮热（第208条）等。进入转归期，或愈或死（第203条、第212条），决定于阴津的存亡。

素体少火郁而失于条达者，复感外邪以激荡，则郁而火壮，上窜空窍。此即论中所言“少阳之为病，口苦，咽干，目眩也”（第263条）。论中又云：“伤寒三日，少阳脉小者，欲已也”（第271条），此间接地表述了伤寒三日，若脉不小，则即将发展为典型的少阳病。少阳病进入典型症状期，出现口苦，咽干，目眩（第263条），在少阳伤寒则“脉弦细，头痛发热”（第265条）；在少阳中风，则“两耳无所闻，目赤、胸中满而烦”（第264条）等。

素体脾阳不足，运化无能者，感受外邪之后，阳虚益甚。此即论中所言“伤寒四五日，

① 李克绍．伤寒解惑论［M］．济南：山东科学技术出版社，1978

腹中痛，若转气下趋少腹者，此欲自利也”（第358条）。太阴病，经过四五日早期过程，即进入典型症状期，出现，“自利，不渴”（第277条），“腹满而吐，食不下，自利益甚，时腹自痛”（第273条）。进入转归期，下利止，而能食则病愈；或“虽暴烦下利，日十余行，必自止”（第278条）。在太阴中风，则“四肢烦疼，阳微阴涩而长者，为欲愈”（第274条）等。

素体少阴水火不足者，机体抗病能力低下，当外邪侵袭时，反应为一派虚寒衰惫之象。此即论中所言“少阴病，欲吐不吐，心烦，但欲寐，五六日自利而渴者，属少阴也（第282条）。”少阴病，经过五六日之早期过程，即进入典型症状期，出现自利而渴，“脉微细，但欲寐”（第281条），形成典型少阴病。进入转归期，“虽烦，下利，必自愈”（第287条），此属病势向愈的一面。但，少阴病是水火俱虚，全身性衰惫，因此少阴病多危笃，死证较多。

厥阴寓阴中有阳之象，阴阳之间的关系趋于不稳定状态，机体感受外邪，激化浮动之虚火而发为厥阴病，火灼津液，病发消渴，此即论中所言：“厥阴之为病，消渴，气上撞心，心中疼热，饥而不欲食”（第326条）。其转归则“渴欲饮水者，少少与之愈”（第329条）；在厥阴中风，则“脉微浮为欲愈，不浮为未愈”（第327条）。

伤寒三阳三阴六病进入转归期，系伤寒六病的最后阶段。在转归期，由于正邪纷争，或正胜邪衰，而病愈；或邪猖正溃，而危笃；或正邪相持，而病情迁延。

机体感受外邪，罹患伤寒，虽然因人因时而异，或有发为太阳病者，或有发为阳明病者，或有发为少阳病者，或有发为三阴病者，但是，不论体质强弱，性别长幼，天时地域，大抵有共同的发病规律：即早期——典型症状期——转归期。从具有非特异性症状的早期，到具有病证特点的典型症状期，继而到病情好转自愈，或转剧恶化乃至死亡的转归期，这是伤寒发病的一般规律。

三阳病、三阴病各自由早期——典型症状期——转归期构成了伤寒六病发病的纵向发展过程。这种纵向的发展，是伤寒发病过程中固有的、稳定的、必然的变化，所以它反映了伤寒发病的一般规律。仲景在《伤寒论》中，把这种纵向的发展称之为“传”。

《伤寒论》第4条云：“伤寒一日，太阳受之，脉若静者，为不传；颇欲吐，若躁烦，脉数急者，为传也。”第5条云：“伤寒二三日，阳明、少阳证不见者，为不传也。”第8条云：“太阳病，头痛至七日以上自愈者，以行其经尽故也，若欲作再经者，针足阳明，使经不传则愈。”等等。在这几条中，“传”和“不传”都是表述伤寒发病的这种纵向发展。

后世研究《伤寒论》，几乎无不言“传经”者，清代程应旄说：“观其标篇，只云太阳、阳明等，太阳、阳明字下并无‘经’字，何复言传？”虽然《伤寒论》六病诸篇有若干条文论及“传”“行”“经”“作再经”“过经”“到后经”“复过一经”等，但终究没有“传经”一辞。

“传经”不是《伤寒论》固有的内容，而是宋代庞安时、朱肱，金代成无己在诠解《伤寒论》时，逐渐演化、“创造”出的一个所谓的“术语”。成无己在解释第23条：“太阳病，得之八九日，如疟状，发热恶寒，热多寒少，清便欲自可……”时说：“伤寒八九日，则邪传再经又遍，三阳欲传三阴之时也。传经次第，则三日传遍三阳，至四日阳去入阴，不入阴者为欲解。其传阴经，第六日传遍三阴，为传经尽而当解。其不解，传为再经者，至九日又遍三阳,阳不传阴则解"[①]云云。成无已开全面注解《伤寒论》之先河,对仲景学说的传播和发扬贡献尤大,但他"创造"的这个"传经"说,则是谬误流传。对此,清代人闵庆芝曾有评论曰:"成氏释仲景书,阐明奥旨,惠及后世多矣,独于'传经'少达,乃致穿凿之甚。"魏荔彤对此亦驳正曰:"仲景焉有此语!是以成注为经矣。"成无己所"创造"的"传经"说,既歪曲了仲景书的原意,又不符合临床,但对后世的影响却是极大,致使谬讹流传。

在伤寒发病过程中,由太阳病发展为阳明病,或由太阳病发展为少阳病,或由阳明病发展为少阳病,或由少阳病发展为太阴病等,这在《伤寒论》中是存在的,但论中不称"传经",而称之为"并病""转属"或"转入",如第48条:"二阳并病,太阳初得病时,发其汗,汗先出不彻,因转属阳明。"第266条:"本太阳病不解,转入少阳者,胁下硬满……"

"并病",仲景用以表述伤寒从一种病发展变化为另一种病的量变过程;"转属"或"转入"则是仲景用以表述伤寒从一种病发展变为另一种病的质变过程。"并病"可能的最终结果是"转属"或"转入"。"并病"是"转属"或"转入"的过程或中间状态;而"转属"或"转入"则是并病的结果。"并病"和"转属"在伤寒的发病过程中,可以发生,也可以不发生,可以这样发生,也可以那样发生。在伤寒发病的整体过程中,只是一种具体的可能性,而不具有普遍的、稳定的、固有的必然性。

伤寒的"并病"和"转属"及"转入"是三阳三阴六病之间的横向关系,这种关系反映了伤寒发病的复杂性。在伤寒发病过程中,三阳三阴各自受邪,其纵向的发展——传,即早期——典型症状期——转归期的过程,这是伤寒发展变化的必然规律;而三阳三阴病之间横向的发展,即"并病"或"转属""转入",则是一种不稳定的可能。

(四)《伤寒论》对温病的认识及与后世温病学说的异同

伤寒与温病这两个术语均见于《黄帝内经》,尤其是《素问·热论》中一段著名的论断:"今夫热病者,皆伤寒之类也。"几为业内人所共知。如前所述,这里的"伤寒"是泛指各种发热的外感疾病。在大约早于《伤寒论》、学术界普遍认为也是由汉代人撰著的《难经》中,对"伤寒"又做出了进一步的解释:"伤寒有五,有中风、有伤寒、有湿温、有热病、有温病。"从中可见,在这一历史时期,中风、伤寒、湿温、热病、温病等热病都属于伤寒的范围。晚于张仲景一百多年的晋代葛洪亦曾有云:"伤寒、时行、温疫,三名同一种耳。而源本小异,其冬月伤于暴寒,或疾行力作,汗出得风冷,至春夏发,名为伤寒。其冬月不甚寒,多暖气及西南风,使人骨节缓堕受邪,至春发,名为时气。其年岁月中,有疠气,兼夹鬼毒相注,名为温病。如此诊候并相似,又贵胜雅言,总名伤寒,世俗因号为时行。"[②]其曰总名"伤寒",意在说明这里之"伤寒"是对当时的多种时行病的概括。

几乎与《肘后方备急》同时代的陈延年《小品方》,对此又有不同的看法:"古今相传,

① 成无已.注解伤寒论[M].北京:人民卫生出版社,1963

② 葛洪.肘后备急方·卷二[M].北京:人民卫生出版社,1956

称伤寒为难疗之病，天行温疫是毒病之气，而论疗者不别伤寒与天行温疫为异气耳，云伤寒是雅士之辞，云天行温疫是田舍间号耳，不说病之异同也。考之众经，其实殊矣，所宜不同，方说宜辨。"①

王叔和在《伤寒例》中云："今世人伤寒，或始不早治，或治不对病，或日数久淹，困乃告医。医人又不依次第而治之，则不中病。皆宜临时消息制方，无不效也。今搜采仲景旧论，录其证候诊脉声色，对病真方，有神验者，拟防世急也。"在王叔和所搜采的仲景旧论中，对伤寒发病是怎样论述的呢？《伤寒例》云："中而即病者，名曰伤寒；不即病者，寒毒藏于肌肤，至春变为温病，至夏变为暑病。暑病者，热极重于温也。"又云："是以辛苦之人，春夏多温热病，皆由冬时触寒所致，非时行之气也。凡时行者，春时应暖，而复大寒，夏时应大热，而反大凉；秋时应凉，而反大热，冬时应寒，而反大温。此非其时而有其气，是以一岁之中，长幼之病多相似者，此则时行之气也。"

从这些关于伤寒、温病、暑病等发病的讨论中，可见这些认识都是源于《黄帝内经》，说明从《黄帝内经》时代到《伤寒杂病论》时代，在相当长的一个时期，人们就已经开始关注和探索伤寒与温病之间的异同。

张仲景认识到伤寒与温病的相同之处，即都是发热的外感性疾病，所以在太阳病篇集中论述了太阳伤寒与太阳温病。同时，张仲景也认识到太阳伤寒与太阳温病之间的不同，认为"中而即病者，名曰伤寒，不即病者，寒毒藏于肌肤，至春变为温病，至夏变为暑病。暑病者，热极重于温也。""病伤寒而成温者，先夏至日为温病，后夏至日为病暑。"说明虽然温病、暑病、伤寒都属于伤寒的范围，但发病时节不同，且表现也各有特点，即太阳伤寒是发热、恶寒、无汗，而太阳温病则是发热而渴、不恶寒反恶热。其治疗方法也不尽相同，在伤寒，"未有温覆而当，不消散者"；而"凡治温病，可刺五十九穴"。这种认识历经了魏、晋、南北朝、隋、唐、五代之漫长的历史时期。

也许正如清代杨栗山所言："数经兵燹，人物两空。""伤寒十卷，温病副之，想已遗亡过半。"也许是由于张仲景实践的条件和认识上的局限，不论什么原因，在今本《伤寒论》六病诸篇中，仅有第6条明确论及温病的证治，这在后世人看来，《伤寒论》确是详于寒而略于温。

面对几乎历年都发生的疫疠和多发的温病，历代医家都不可回避地面临着怎样诊治温病、温疫的抉择，要么遵循《伤寒论》的理论、原则与方法，要么在临证实践中探索新理论、新原则、新方法。只有临证行之有效的理论和方法才有存在的空间和发展的前景。

至金、元时期，刘完素极力反对用辛温药治疗温病，指出"若以温热药解表，不惟不解，其病反而危殆矣"，他在《太平惠民和剂局方》凉膈散的基础上加味组成防风通圣散和双解散等凉性方剂，用以治疗外感热病。刘完素的实践和学术主张，在明代王安道的《医经溯洄集》中得到发展，他说："伤寒即发于天令寒冷之时，而寒邪在表，闭其腠理，故非辛甘温之剂，不足以散之，此仲景桂枝、麻黄等汤之所以必用也；温病、热病后发于天令暄热之时，怫热自内而达于外，郁其腠理，无寒在表，故非辛凉或苦寒或酸苦之剂，不

① 陈延之．小品方·卷四[M]．天津：天津科学技术出版社，1986

足以解之,此仲景桂枝、麻黄等汤,独治外者之所以不可用,而后人所处水解散、大黄汤、千金汤、防风通圣散之类,兼治内外者之所以可用也。”又云:“余每见世人治温热病,虽误攻其里,亦无大害,误发其表,变不可言。”

自明代以后,至清代,温病与伤寒在理论、原则、方法等方面逐渐走向两歧。清初,由于温疫流行,社会需求,临证需要,此极大地促进了温病学理论的形成和发展。其时出现了一大批擅长治疗温病的医家,如叶桂、薛生白、陈平伯、吴瑭、杨栗山等,他们著书立说,提出自己的学术主张或创见,从而造就了中国医学史上珍贵的温病学经典之作。

他们在实践中提出了温病的发病学理论,逐渐认识了温病的发病规律及脉症特点,总结出温病的辨证治疗原则,创制出治疗温病的大量有效方剂。

如叶桂(约1666—1745年)提出“温邪上受,首先犯肺,逆传心包”,“辨营卫气血虽与伤寒同,若论治法则与伤寒大异。”“伤寒之邪留连在表,然后化热入里;温邪则热变最速。”叶氏首创卫气营血辨证之法,对温病的发病、传变、病机、辨舌辨齿、辨斑疹白痦、治法等都提出独到见解,其所撰著的《外感温热论》被后世奉为温病学之圭臬。

如吴瑭(1736—1820年)撰著《温病条辨》,创立三焦辨证。其自云:“是书虽为温病而设,实可羽翼伤寒,若真能识得伤寒,断不致疑麻桂之法不可用;若真能识得温病,断不致以辛温治伤寒之法治温病。”

如杨璿(1705—?)云:“余于此道中,抱膝长吟,细玩《伤寒论·平脉篇》曰清邪中上焦,浊邪中下焦,阴中于邪等语,始翻然顿悟曰,此非伤寒外感常气所有事,乃杂气由口鼻入三焦,怫郁内炽,温病之所由来也,因此以辨温病与伤寒异,辨治温病与治伤寒异,为大关键。”又云:“温病初起,原无感冒之因,天地之杂气,无形无声,气交流行,由口鼻入三焦,人自不觉耳。不比风寒感人,一着即病,及其郁久而发也,忽觉凛凛,以后但热而不恶寒,或因饥饱劳碌,焦思气郁,触动其邪,是促其发也。不因所触,内之郁热自发者居多。伤寒之邪,自外传内;温病之邪,由内达外。伤寒多表证,初病发热头痛,未即口燥咽干;温病皆里证,一发即口燥咽干,未尝不发热头痛。伤寒外邪,一汗而解;温病伏邪,虽汗不解,病且加重。伤寒解以发汗,温病解以战汗。伤寒汗解在前,温病汗解在后。伤寒投剂,可使立汗,温病下后,里清表透,不汗自愈,终有得汗而解者。”①

像杨璿一样,每一位温病学家都有自己的实践体验,都有自己的临证感悟,都有自己的理论建树。中医学对温病的认识经过了1 500年的实践—认识—再实践—再认识,终于认识了温病的脉象、症状特点,总结出温病的发病规律,形成了崭新的发病学理论,提出了符合病机、病情变化规律的治疗原则,筛选并创制出大量的用之有效的方剂。

从温病学的发展来看,温病学当是源于《伤寒论》,从《伤寒论》研究史看,温病学又补充了《伤寒论》关于温病的理论与方法的不足,从而又羽翼于《伤寒论》。薛伯寿先生在《蒲辅周学术经验　继承心悟》中记载,近贤蒲辅周先生曾治朱姓病人,男,29岁。某医院确诊为“流行性乙型脑炎”,发病后曾服大剂辛凉苦寒及犀角(现已禁用,以水牛角代)、羚羊角、牛黄、至宝等品,而高烧持续不退,神识如蒙,时清时昏,目能动,口不能言,

① 杨璿.伤寒瘟疫条辨·卷一[M].北京:人民卫生出版社,1986

胸腹痞满，大便稀溏，口唇干，板齿燥，舌质淡、苔白，脉象尺寸弱、关沉弦。证属湿温。分析脉症，属虚实互见，邪陷中焦之象，与邪入心包不同，用吴鞠通“湿热上焦未清，里虚内陷”的治法，主以人参泻心汤，去枳实加半夏，辛通苦降为法。白人参、炮干姜、川黄连、枯黄芩、法半夏、白芍药。

服药后，尿多利止，胸腹满减，周身得微汗而热退。但此时邪热虽却，元气大伤，而见筋惕肉瞤，肢厥汗凉，脉微欲绝，有阳脱之危，急以参麦散加附子、龙牡回阳固阴。台党参、麦门冬、五味子、熟川附子、生龙骨、生牡蛎。浓煎徐服，不拘时，渐见安睡，肢厥渐回，战栗渐止，神识略清，汗亦减少，舌齿转润，阳回阴生，脉搏徐复，后以养阴益胃法缓缓调养而愈。

此例本暑湿为病，因寒凉过甚，由热中变为寒中，邪热被遏，格拒中焦，故取泻心法。辛通苦降，病机一转，邪热顿折而大虚之候尽露，急用回阳固阴之剂，中阳以复，阴赖以存。综观治疗法度，方宗仲景，法取鞠通，伤寒、温病学说共存，经方、时方并用。对于伤寒与温病的发病及治疗，蒲辅周先生提出“始异中同终仍异”说，认为伤寒初起，其病在表，治法以辛温解表为主；温病初起，温邪首先犯卫，其病亦在表，但治法以辛凉透邪为主。可见二者之始，病因异，病症异，法则也异，绝对不可混同。若伤寒入里，证属阳明，寒邪化热，治宜白虎汤、承气汤；温病顺传，证属气分热邪益炽，治法自然一致。故二者之中，证治均相同，无需寻求其异。至于伤寒邪入三阴，虚寒已见，则宜温宜补；温病热入营血，阴伤灼津，则宜清宜润。故二者之终，又见证治迥异，理应细加区别。

六、关于学习《伤寒论》方法的建议

（一）遵照《伤寒论》的原文，不能以己意篡改原文

学习《伤寒论》只能以现在所能见到的各个传本为依据，研究其固有的内容，不能随意篡改内容。在《伤寒论》研究史上，以己见对《伤寒论》的内容进行改动，几成风气，如喻昌随意窜移条文，尤其是把有关柴胡汤的条文悉归并入少阳病篇，其影响及今。又如柯韵伯，对条文进行删改、合并，更不可取。今人则妄把有关四逆散的条文窜移到厥阴病篇或少阳病篇，并无视《伤寒论》原文称四逆散证为“少阴病”这样一基本事实。自从成无己删除厥阴病篇标题下“厥利呕哕附”五个小字，后世有人以管窥之见对厥阴病篇，妄加臆测以自得，随意编排，从而扰乱了现存的厥阴病篇的内容。恩格斯有一句至理名言，他说：“一个人如想研究科学问题，最要紧的是对于他所要利用的著作，学会照著者写这部著作的本来的样子去研读，并且最要紧的是不把著作中原来没有的东西塞进去。”这句话虽然是一个 19 世纪的大胡子欧洲人在为《资本论》写的序言中说的，但对于 20 世纪和 21 世纪亚洲大陆关于古老的《伤寒论》的研究，似也有颇多启示，也能说明一些问题。

（二）学习前人的注释，但不能囿于或盲从前人的注释

初学《伤寒论》者，借鉴前人的注释，作为入门的向导，本无不可，但初学《伤寒论》的人，由于没有鉴别能力，往往会把前人错误的理解，当成正确的结论而接受。如成无己“创造”的“传经说”，张志聪及其传人“创造”的“标本中气说”等被历代不少人奉为“学问”去研究。事实已经说明，在前人的大量注释中，不乏谬误之处。如：

1. 句读误断而释误者 第 86 条，“衄家，不可发汗，汗出必额上陷脉急紧，直视不能眴。”其中“汗出必额上陷脉急紧”，柯韵伯作“汗出必额上陷，脉急紧”。柯氏此解，影响及今。对此，钱潢曾驳正曰：“额骨坚硬，岂得即陷。”钱氏所言有理，此节句读当作“额上陷脉急紧”，额上陷脉，指额上两侧凹陷处搏动之经脉。按：陷脉，见于《灵枢》九针十二原和小针解篇，文曰“针陷脉，则邪气出”；“针陷脉，则邪气出者，取之上”，张介宾释之曰：“诸经孔穴，多在陷者之中，如《刺禁论》所谓刺缺盆中内陷之类是也，故凡欲去寒邪，须刺各经陷脉。”① 阴亏血虚的病人，误汗后，阴血骤然陡虚，反映在局部，额上两侧之经脉，搏动急剧劲紧，属亡阴之象。

2. 不明体例而释误者 第 15 条，“太阳病，下之后，其气上冲者，可与桂枝汤，方用前法。若不上冲者，不得与之。”方有执释之曰：“气上冲者，阳主气而上升，风属阳，所以

① 张介宾．类经·二十二卷［M］．北京：人民卫生出版社，1965

乘下后里虚，入里而上冲也。但上冲而不他变，则亦有可下之机，而不足为大误。然，终以不先解表，致有上冲之逆，故曰可与桂枝汤方用前法。言以桂枝汤与前番所下之汤法合汤，再行表里两解之，如桂枝加大黄之类是也。若不上冲，则非阳邪可知，故曰不可与之。"[①] 方有执把"方用前法"讲成是"言以桂枝汤与前番所下之汤法合汤"，这是错误的。"方用前法"在《伤寒论》中，和"如前法"同，论中多见，在有关桂枝汤及加减方的方后注中多出现，此指第 12 条桂枝汤方后注所要求的服桂枝汤后，啜热稀粥，温覆等。对此，柯韵伯曾驳正曰："用前法是啜热稀粥法，与后文'依前法''如前法'同。若谓汤中加下药，大谬。"[②]

3. 未详词义而释误者　第 216 条："阳明病，下血、谵语者，此为热入血室。但头汗出者，刺期门，随其实而泻之，濈然汗出则愈。"本证阳明病，仲景诊断"此为热入血室"。张志聪认为"无分男妇而为热入血室，下血者，便血也"[③]，柯韵伯认为"血室者肝也，肝为藏血之脏，故称血室"，"阳明热盛，侵及血室，血室不藏，溢出前阴，故男女俱有是证"[④] 按："热入血室"，前见于太阳病篇第 143 条、第 144 条、第 145 条，属妇人特有病证。又，本条另见于《脉经·卷第九》，按：卷第九系由妇人妊娠、产后、杂病及小儿杂病等九篇组成；本条还见于《金匮要略·妇人杂病脉证并治》。本篇又云："妇人少腹满如敦状，小便微难而不渴，生后者，此为水与血俱结在血室也"，本证之"少腹满如敦状"就是水与血结于血室的局部症状。就本条本证而言，"少腹满如敦状"，只能发生在子宫而不可能发生于冲脉、肝或血海。由此可见，在仲景的理论思路中，血室就是子宫而不是其他；第 216 条之"阳明病，下血"当属阴道下血无疑，"热入血室"特属妇人病。张志聪、柯韵伯之解说，未详其义，故其说非是。

4. 未详义理而释误者　第 104 条"伤寒十三日不解，胸胁满而呕，日晡所发潮热"，"潮热者实也"，潮热，成无已解释曰："若潮水之潮，其来不失其时也，一日一发，指时而发者，谓之潮热。若日三五发者，即是发热，非潮热也。"[⑤]"潮热"这个术语在《伤寒论》中约出现 10 次，从中可见：①潮热不等同于发热。即发热时不一定有潮热现象，故《伤寒论》中有"其热不潮"之说。②不论有无潮热现象，这些病证都有发热症状。即潮热是在发热症状持续存在的状况下的一种特殊发热现象。③虽《伤寒论》中多处提到日晡所发潮热，但日晡所发热并非都是潮热。同时，潮热也并非都发于日晡所。归纳起来，潮热不含有发热与时间的关系，而是表述病人发热的感觉，即在特续发热的同时，一阵阵地有如潮水上涌的烘热感，其时病人发热加重，反映出里热外蒸之势。这种发热现象，可以不定时地出现，而由于天人相应关系的影响，以午后四时前后尤为明显。在杂病，上午也可出现潮热，在阴虚火旺的病人，也可以于夜间潮热，并伴有盗汗。对于成无已

① 方有执．伤寒论条辨·卷一［M］．北京：人民卫生出版社，1957

② 柯韵伯．伤寒来苏集·伤寒论注·卷一［M］．上海：上海科学技术出版社，1959

③ 张志聪．伤寒论集注·卷第三［M］．上海：锦章书局，1954

④ 柯韵伯．伤寒来苏集·伤寒论注·卷三［M］．上海：上海科学技术出版社，1959

⑤ 成无已．伤寒明理论·卷一［M］．上海：上海科学技术出版社，1959

的解释，日人伊藤凤山驳之曰：“此说非也，《阳明病篇》曰‘阳明病，脉浮而紧者，必潮热，发作有时。’果若如成氏所说，一日一发，指时而发者，谓之潮热，则‘发作有时’一句属蛇足。其说之非，可以知矣。”①

在前人的大量注释中，正确的东西肯定是主要方面，但也不乏谬误之处，而且许多错误的东西，往往被后世人大量引证、承袭，从而形成“误读传统”，一代一代地误导初学者。

（三）让《伤寒论》自己诠解自己

学习《伤寒论》一方面要审慎地借鉴前人的注释，另一方面还须谨防被谬说误导。在《伤寒论》研究史上，因因相袭的思维定势尤为突出，注家们往往不求甚解地承袭前人注释，从而形成比较顽固的“误读传统”，它阻碍了对《伤寒论》的正确理解。

学习《伤寒论》，要学会运用校读的方法。这里所谓的校读法，如邵冠勇先生所说：“乃是一种读书的方法，即寓校于读中，将有关资料，进行比较研究的读书方法。”② 与一般阅读方法比起来，这是一种深入扎实的读书方法，是带研究性质的读书方法。比较是认识事物性质的重要方法，认识事物如此，读书，认识书中的内容也是如此。要想对古籍中的一些问题，获得较深入的研究，而不是想当然的臆测，就必须把一些有关资料拿来进行比较研究。

学习和研究《伤寒论》，要学会利用本证本训的方法。所谓本证本训，是指原著固有之证据和训释。此类内容，有的出自著者本人之手笔，有的出自其同时代或相近时代人的手笔，这是解释《伤寒论》中有关疑点、难点的重要依据。与今本《伤寒论》相关的资料，莫过于各个不同的传本，如现今学习《伤寒论》，主要是以赵刻宋本为蓝本，因此《脉经》《金匮玉函经》《千金翼方》以及《太平圣惠方》中有关《伤寒论》的内容等都是校读的相关资料；同时赵刻宋本《伤寒论》中的《平脉法》《辨脉法》《伤寒例》以及“诸可”“诸不可”各篇，都是研读《伤寒论》不可少的校读资料。另外，在药物和方剂方面，要与几乎和《伤寒论》同时代的《神农本草经》及稍晚于《伤寒论》的《名医别录》中的相关资料进行校读。

校读是弄明白、读通《伤寒论》的重要方法。

比如，第 35 条中，麻黄汤方后注云：“先煮麻黄减二升，去上沫。”论中大凡方中有麻黄者，多要求去“沫”。为什么要去沫？如果没有陶弘景的一句话，“去沫”也许不会引起后世人的关注。陶先生解释说：“先煮麻黄一两沸，去上沫，沫令人烦。”可谓一石激起千层浪，此后关于“去沫”，果真成为问题，而为历代人所关注。柯韵伯臆说为“去沫者，止取其清阳发腠理之义也”，近人张锡纯则臆测为“麻黄发汗之力甚猛烈，先煮之去其沫，因其沫中含有发表之猛力，去之所以缓麻黄发表之力也”云云。自陶弘景以降 1 500 年

① 郭秀梅，岡田研吉．日本医家伤寒论注解辑要[M]．北京：人民卫生出版社，1996

② 邵冠勇．中医古籍校读法例析[M]．济南：齐鲁书社，2012

来，对麻黄先煮去沫的认识，一直停留在毫无根据的臆测之上。此属不明事理而释误。

其实在今本《金匮玉函经》卷七“方药炮制”中早已有合乎情理的解释。据钱超尘考证，《方药炮制》一节为南朝人所作。文曰：“凡煎药，皆去沫，沫浊难饮，令人烦。”“沫浊难饮”，一句浅显的道理，把问题讲清楚了。因为“沫浊难饮”，所以，“令人烦”。此处之“烦”是指胃脘中“搅扰纠结”的感觉，胃脘搅扰纠结、翻腾难忍，此乃是恶心欲吐之状。归纳起来，就明白了，原来“沫浊难饮”，令人恶心，所以要去其沫。在今人看来，不仅是麻黄沫，“沫浊难饮”，恐怕凡是“沫”，都会有令人恶心之感。

又如，今人讲“结胸证”时，都把“结胸证”的主要症状讲成是心下与脘腹部的症状，而导致“结胸证”反而没有“胸”部症状，这种讲法是不对的。关于结胸，论中第134条云：“太阳病，脉浮而动数，浮则为风，数则为热，动则为痛，数则为虚。头痛发热，微盗汗出，而反恶寒者，表未解也。医反下之，动数变迟，膈内拒痛，胃中空虚，客气动膈，短气躁烦，心中懊憹，阳气内陷，心下因硬，则为结胸。”这一段讲的是结胸证的成因之一及病机和主要症状。其中一句“膈内拒痛”，方有执解释为：“拒，格拒也，言邪气入膈，膈气与邪气相格拒，而为痛也。”[①] 喻昌亦云：“膈中之气与外入之邪气相格斗，故为拒痛。”[②] 今人则把“膈内拒痛”讲成“胸膈部疼痛拒按”云云。**此属不辨通文而释误。**

按拒，推而向外之意。《韩非子·杨权》：“数披其木，无使木枝外拒。”注曰：“拒，谓枝之旁生者也。”在“膈内拒痛”中，拒，当训为支，可引申为撑、胀。拒痛即是表述由内向外的支痛、撑痛或胀痛。《素问·六元正纪大论》云：“厥阴所至，为支痛。”王冰注曰：“支，柱妨也。”按：柱，通拄。拄妨，支撑也。《伤寒论》之“拒痛”犹《素问·六元正纪大论》之支痛。又《伤寒论》第146条“心下支痛”，支痛即撑胀而痛。

又，前文“膈内拒痛，胃中空虚，客气动膈，短气躁烦，心中懊憹，阳气内陷，心下因硬，则为结胸”。其“心中懊憹”之“懊憹”，是一个什么样的症状？成无己注解谓：“懊憹者，懊恼之懊，憹者，郁闷之貌。即心中懊懊恼恼，烦烦憹憹，郁郁然不舒畅，愦愦然无奈，比之烦闷而甚者。”[③] 方有执则释之曰：“胸膈壅滞不得舒快也。”[④] 这些解释对后世影响很大，今人仍沿袭其说，或曰：“心中烦郁至甚，扰乱不宁，莫可言喻之状。”或曰：“心里烦郁特甚，使人有无可奈何之感。”或谓“烦乱不宁”“心中烦乱不安至甚”云云。这些解释都没有根据，都是想当然的臆说。**此属未详词义而释误。**

《伤寒论》第238条有云：“懊憹而烦。”在这里特别突出地把“懊憹”与“烦”对举并列，说明“懊憹”不同于“烦”，即在仲景的理论思路中，懊憹并无烦意。因此，可以得出结论：懊憹不是烦乱不宁。那么，懊憹是一种什么样的感觉呢？在第221条中“心中懊憹”与“胃中空虚”并列，在第228条中“心中懊憹”与“饥不能食”并列，反映出在仲景的理论思路中，懊憹和胃关系密切。《金匮要略·黄疸病脉证并治》云：“心中懊憹而热，不

① 方有执．伤寒论条辨·卷一［M］．北京：人民卫生出版社，1957

② 喻昌．尚论篇［M］．上海：上海古籍出版社，1991

③ 成无己．伤寒明理论·卷二［M］．上海：上海科学技术出版社，1959

④ 方有执．伤寒论条辨·卷二［M］．北京：人民卫生出版社，1957

能食，时欲吐，名酒疸”，又云，酒疸下之“心中如噉蒜虀状”，从中可以领悟，“心中懊憹而热”是言胃脘部的感觉，而不是“心脏”懊憹而热，与“不能食，时欲吐”并见，显而易见，此“懊憹”是胃脘的症状，即仲景所言“心中如噉蒜虀状”。那么，“心中如噉蒜虀状”又是一种什么感觉呢？以今人容易理解的话说，就是“大蒜辣‘心’的感觉”，这是胃脘部的热辣感或烧灼感。

对这种感觉，其实在《伤寒论》中早有本证，惜为后世人所未闻。《辨不可发汗病脉证并治》有云：“伤寒头痛，翕翕发热，形象中风，常微汗出，自呕者，下之益烦，心懊憹如饥……”本条亦见于《金匮玉函经·卷五》，又见于《脉经》：“下之益烦，心懊憹如饥”。如此一句“心懊憹如饥”，讲清楚了两个问题，一是能引发饥饿感的只能是“胃”，所以此处之“心”是指“胃”而言。二是胃脘部“懊憹如饥”，即似饥非饥，只能是嘈杂感，而不可能是烦躁不宁或其他什么症状。

又如，《伤寒论》中多见“烦躁”这个词，同时也偶见“躁烦”一词。烦和躁，词义不同，表现不同。而两种不同的连接关系“烦躁”和“躁烦”却成为《伤寒论》研究史上的难点之一。问题缘于对第309条和第296的理解。第309条云：“少阴病，吐利，手足逆冷，烦躁欲死者，吴茱萸汤主之。”第296条：“少阴病，吐利，躁烦，四逆者死。”这两条表述的都是少阴病，都有吐利，都有手足逆冷，所不同者，一个是“烦躁”，一个是“躁烦”，一个是用吴茱萸汤治疗，一个是死证。于是有注家认为，第296条之证之所以是死证，是因为其人躁烦；第309条之证之所以不是死证，是因其人烦躁。成无己说：“所谓烦躁者，谓先烦渐至躁也；所谓躁烦者，谓先发躁而迤逦复烦也。”[①]成氏之说影响很大，后世人多从其说。此说非是。**此属不明语言特点而释误。**

第48条：“若发汗不彻，不足言，阳气怫郁不得越，当汗不汗，其人躁烦，不知痛处……”本条在《辨发汗后病脉证并治》中复出时，“其人躁烦”作“其人烦躁”。又第239条：“病人不大便五六日，绕脐痛，烦躁发作有时，此有燥屎，故使不大便也。”其中“烦躁发作有时”在《金匮玉函经·卷三》中作“躁烦发作有时”；而恰恰是第296条：“少阴病，吐利，躁烦，四逆者死。”其中“躁烦”二字，在《金匮玉函经·卷四》同一条中作“烦躁”。这种一个词前后两个字相互置换使用的现象，不仅仅见于烦躁和躁烦，在今本仲景书中还见于“眩冒”与“冒眩”，“手叉”与“叉手”，“疼烦”与“烦疼”等。这可谓是仲景时代地域性的语言习惯或特点。

通过以上举例，可以举一反三，掌握正确的学习方法，以提高研读《伤寒论》的能力和水平。

对《伤寒论》中的疑点、难点，若不下功夫，仅靠臆测、妄断，必谬误百出，而要做出正确的理解，得出正确的结论，其正确的方法，只能是充分利用本证本训，对《伤寒论》进行校读，进行还原分析，“让《伤寒论》自己诠解自己”。在这里特别推荐彭铎《古籍校读法》中的一段话：“所谓古籍校读，并不是什么新东西，它不过是汉代刘向、刘歆、杨雄等人古籍整理法的推广应用。按照他们的方式，‘一人读书，校其上下得谬误为校；一人持本，

① 成无己．伤寒明理论·卷二[M]．上海：上海科学技术出版社，1959

一人读书，若怨家相对为仇(《别录》)。清代汉学家就学会了前一种做法，并把范围扩大到校正误字、衍文、脱文、错简以外的词义、句式、古字通假等方面来。我们现在可以再拓广一些，什么虚词用法、成分省略、语序颠倒、说话的逻辑、文章的繁简，乃至表现技巧，只要能比较的都一一悉心比较。”

“让《伤寒论》自己诠解自己”，既是研究《伤寒论》的方法论基础，又是学习和研读《伤寒论》重要的不可替代的具体方法。

(四)以《神农本草经》和《名医别录》为依据，从仲景书中求索用药思路

仲景书中的方，一是“博采”而来，一是心悟独创。其对药物的应用，反映了那个时代对药物的认识水平。仲景用药的依据一是《神农本草经》，一是自身和同时代人的临证经验。因此，要理解《伤寒论》中的方与药，首先必须弄明白张仲景选方用药的思路，即对论中的方药进行理论上的还原分析。

自《伤寒杂病论》问世，其所载方剂历经1 800余年的临证应用，其功效除了论中所表述的之外，经过历代医家的临证探索，其应用范围大大的扩展了。经过后世人开发出的新功效，是《方剂学》研究的重要内容，它反映的是后世人在《伤寒杂病论》的启示下，在对药物认识不断深入的基础上，对仲景书原有方剂的持续开发应用。

如桂枝汤，张仲景的应用大体可以分为三个方面：一是以第12条的应用为代表，调和营卫，解肌发汗；二是以第387条的应用为代表，调和营卫，小和之。三是《金匮要略·妇人妊娠病脉证并治》：“妇人得平脉，阴脉小弱，其人渴，不能食，无寒热，名妊娠，桂枝汤主之。”此妊娠恶阻，以桂枝汤化气调阴阳。而后世人乃至今人对本方进行加减，其治疗范围扩展及内伤头痛、哮喘、心悸、口眼㖞邪，中风昏迷、偏瘫、痢疾、肠痈、皮肤疮疡、湿疹、红斑等，这些应用，是后世人的认识或发明，这是方剂学研究的内容。因此不能用后世人的开发应用来解说《伤寒论》的用药特点或规律。

又如，理解葛根汤，必须以《神农本草经》和《名医别录》为依据，葛根，《神农本草经》称其“味甘平，无毒，主消渴，身大热，呕吐，诸痹，起阴气，解诸毒”。《名医别录》谓：“疗伤寒、中风头痛，解肌发表出汗，开腠理，疗金疮止痛、胁风痛。生根汁大寒，疗消渴，伤寒壮热。”这是理解葛根汤中用葛根的惟一合理的依据，葛根在方中的作用应当是“解肌发表出汗，开腠理”，“起阴气”，生津液，舒筋脉。

后世有诠解《伤寒论》者，以葛根入阳明经解说葛根汤中之葛根，其说有误。葛根入阳明经之说源于仲景之后1 000余年的金元时代的李东垣、张元素。

又如四逆散，论中第318条：“少阴病，四逆，其人或咳，或悸，或小便不利，或腹中痛，或泄利下重者，四逆散主之。”组成四逆散的药物，除了柴胡、芍药、枳实、甘草之外还有加减药物干姜、五味子、附子、桂枝、薤白等。其主要的药物柴胡，《神农本草经》谓：“味苦平，主心腹，去肠胃中结气，饮食积聚，寒热邪气，推陈致新。”《名医别录》云：“除伤寒心下烦热，诸痰热结实，胸中邪逆，五脏间游气，大肠停滞水胀，及湿痹拘挛。”从中可以领悟，仲景在四逆散中用柴胡意在发越被寒湿郁遏之阳气，四逆散功在消阴霾，畅

阳气，升清降浊。后世人讲四逆散为疏肝理气，是建立在后世人对柴胡的理解上，此属后世人的开发应用，不是张仲景的想法。若依据《神农本草经》和《名医别录》并连同加减法解说四逆散，则“疏肝理气”无从说起。柴胡入肝经，这是李东垣、张元素以后的认识。“平肝胆三焦包络相火”这是李时珍的认识。同样是四逆散，在《伤寒论》中和在《方剂学》中应有不同的讲法。《伤寒论》讲的是“源”，《方剂学》讲的是“流”，侧重面不同。以后世人对药物的理解为依据，解说《伤寒论》的用药，可以说是《伤寒论》研究中的误区之一。

在今本仲景书中，有不少“方”特别注明药物加减法，这在很大程度上反映出仲景对药物的理解和应用思路。如第117条桂枝加桂汤更加桂二两以治“必发奔豚，气从少腹上冲心者”，其在方后注明言，“所以加桂者，以能泄奔豚气也”。第386条理中丸方后注云：“若脐上筑者，肾气动也，去术加桂四两。”仲景用桂枝降逆，还见于《金匮要略》防己黄芪汤方后注：“气上冲者，加桂枝三分。”《金匮要略·痰饮咳嗽病脉证并治》云：“与茯苓桂枝五味甘草汤治其气冲。”服汤已，“冲气即低”，则桂苓五味甘草汤去桂。在仲景书中，对气逆上冲者，几乎都用桂枝。从中可见仲景用桂枝，除解肌之外，还善用于平冲降逆，这是仲景的创新。通过这样的校读，从仲景书之“本证”中，可以了解仲景用桂枝平冲降逆的思路。

又如，小青龙汤、小柴胡汤方后注云：渴去半夏。后世人认为半夏化痰涤饮，尤其“伤寒表不解，心下有水气”用小青龙汤，若渴去半夏，将何以化饮？实际上，渴去半夏是仲景刻意地加减。那么为什么在这里要去半夏呢？因为半夏有麻辣味。《灵枢·邪客》中半夏秫米汤用的是“洗半夏”，这里所谓的洗半夏，只不过是“用水洗令滑尽”而已。在仲景书中，方中用半夏只要求“洗”，这里的“洗”是什么含义？《名医别录》做出解释：“用之皆汤洗十过许，令滑尽，不尔戟人咽喉。”可想而知，仅仅“洗”过的半夏其麻辣味之甚。从中可见，仲景所用的“洗半夏”与今人所习用的“制半夏”是不可同日而言的。因此尽管仲景用半夏化饮治水，但只用其止呕，而决不用其止渴。试想，若“渴”不去麻、辣、涩之半夏，岂不犹火上浇油、饮鸩止渴欤？运用校读之法，可以知道仲景为什么“渴去半夏”。

又如第279条，“本太阳病，医反下之，因尔腹满时痛者，属太阴也，桂枝加芍药汤主之”。要理解仲景此处之用芍药，当与有关条文对勘。如第96条小柴胡汤方后注“腹中痛者”，“加芍药三两”；第317条通脉四逆汤方后注“腹中痛者”，“加芍药二两”；《金匮要略·痉湿暍病脉证并治》之防己黄芪汤，“风湿，脉浮，身重，汗出恶风者”用之，“胃中不和者，加芍药三分”，在《水气病》篇“风水，脉浮，身重，汗出恶风者”用之，“腹痛加芍药”。从中可以领悟，仲景用芍药治腹痛，意在用其开破之性，以破寒湿凝结之滞，通络以止痛。

又如第30条云：“附子温经”，关于“附子温经”的作用，可以通过对仲景书中的有关条文的校读，得以领略。第20条云：“太阳病，发汗，遂漏不止，其人恶风，小便难，四肢微急，难以屈伸者。”方用桂枝汤再加附子，名曰桂枝加附子汤。第22条接续第21条云：“太阳病，下之后，脉促，胸满者。”“若微寒者，桂枝去芍药加附子汤主之。”第155条：“心下痞，而复恶寒汗出者。”方用大黄黄连泻心汤加附子，名曰附子泻心汤。《金匮要略·水气病脉证并治》之越婢汤方后注云：“恶风者加附子一枚。”上述诸证之所以用附子，均缘于其证或是恶寒或是恶风，或是恶寒、汗出，其用附子，意在温经、扶阳、止汗。从对这些条文的校读，可以了解仲景对附子温经扶阳的认识。

这种方法对研究仲景用药规律具有重要的意义，也是不可替代的学习和研读《伤寒论》的重要方法。

（五）不要把后世人的诠解混同为《伤寒论》的内容

《伤寒论》自成无己开全面注释之先河，其后，全文注解诠释者代有其人，这些诠解，极大地促进了《伤寒论》的研究和传播。与此同时，注家们在诠解过程中，无不把自己的理解掺杂进去，从而在《伤寒论》研究史上，不乏违背历史与逻辑的现象，即把后世人的想法强加于《伤寒论》，尤其把金元以后的思想强加于张仲景，围绕《伤寒论》演绎出一些所谓的“理论”“学说”“术语”等，这些内容泛滥于《伤寒论》的解说或教材中，从而误导后学。于是《伤寒论》的注疏之作，虽汗牛充栋，但急功近利，空疏之风而导致之鱼目混珠者亦大有之。关于这一点，清代柯韵伯曾尖锐批评，他说：“何前此注疏诸家，不将仲景书始终理会，先后合参，但随文敷衍，故彼此矛盾，黑白不辨，令碔砆与美璞并登，鱼目与夜光同珍，前次之疑辨未明，继此之迷途更远，学者将何赖焉！”

后世人，尤其明清以后，不少注疏之作多以自己的理解对赵刻宋板《伤寒论》的内容进行切割，对条文重新进行组合。

如以病证分类者：有明末清初医家林澜《伤寒折衷》，他按自己的理解，把太阳病分列为：

中风表证、伤寒表证、风寒两伤证、表不解水停心下证、汗后余邪证、汗后坏证、误下表邪未解证、误下坏证、吐下汗下坏证、误与桂枝厥证、火劫坏证、误吐证、邪客胸中证、太阳桂枝加葛根证、太阳葛根证、太阳白虎证、太阳半表里证、半表里坏证、半表里支结证、半表里兼下证、太阳下证、结胸证、痞证、热结膀胱蓄血证、太阳传本证、太阳饮证、太阳腹痛证、悸烦悸动证、太阳四逆证、刺期门证、温病证、风温证等。

与这种切割分类方法相似的还有清代沈金鳌的《伤寒论纲目》、钱潢的《伤寒溯源集》等，它们更多的是以症状为纲对原来的条文进行分类。这种分类方法含有较多的主观成分，其分列的标题，其中虽然也有《伤寒论》中的术语，如结胸、脏结、痞、协热利、惊、狂等，但更多的则是按作者们自己的想法拟定的。

有以方为纲分证、分类者，如柯韵伯的《伤寒论注》，对“赵刻宋板”《伤寒论》进行切割，以桂枝汤证、麻黄汤证、葛根汤证、大青龙汤证等为纲。又如徐大椿的《伤寒论类方》，以“方”为标题，对“赵刻宋板”《伤寒论》进行分类。这种分类“证以方聚，条以方分”，有什么方就有什么证，客观性比较大。

有以法分证者，如吴人驹的《医宗承启》，把《伤寒论》的全部内容以发表、渗利、涌吐、攻下、和解、救内、清热、温里、针灸等，进行分类。又如尤在泾《伤寒贯珠集》，把太阳病篇的内容分列为：辨太阳病条例大意、太阳病正治法、太阳病权变法、太阳病斡旋法、太阳病救逆法、太阳病类证法。在每一法内，又分列若干证，每一证内，又分列若干方或条文。

在现代中医教育中，1964 年由上海科学技术出版社出版的《伤寒论讲义》(第 2 版)，自述是“根据赵刻宋板为主，并参考《脉经》《千金》《注解伤寒论》等书，将原文作了部分修订，并另行顺序编号”。尽管现在看来这本教材不是以真正的赵刻宋本为底本，但其按原顺序的体例则是可取的，其优点是避免了编者以己见设置的小标题所架构起的先入为主的框架。

自 1979 年《伤寒论选读》以后的各版《伤寒论》教材，都是按照编书人自己的理解设置章节，编列体现编书人自己想法的小标题，于是把编书人自己的想法与见解硬硬地强加给学生或初学者，造成《伤寒论》教学中出现了大量的原本不是《伤寒论》固有内容的术语，如太阳经证、太阳腑证、太阳病本证、太阳病变证、太阳病兼证、太阳病轻证、太阳病类似证，热扰胸膈证、阳明经证、阳明腑证、阳明病变证、阳明病本证、阳明病兼证、阳明病类似证等。于是一代一代学生经过学习、考试，最后对《伤寒论》的理解和印象只是一些以这样的标题术语架构起来的若干零乱知识点的集合，而这些学生成长为教师以后，又把这些夹杂着后世人“创造”的“术语”的零乱知识点，又传授给下一代。这些标题术语，在极大的程度上干扰了《伤寒论》的固有面貌和固有内容的传播。而《伤寒论》正是以这样的内容，这样的形象或面貌，通过各种教学途径（包括本专科教学、研究生教学、成人教学和自学考试）而流传于世。

《伤寒论》是中医学经典，学习经典只能是原原本本地用心教，原原本本地用心学。低头需要深耕细作，抬头需要有广阔的研究视野。应当站在更宏观的角度上，对其进行更全面的微观分析，通过对十卷二十二篇的认真校读，从而走出“误读传统”。

下篇

赵开美翻刻宋本《伤寒论》

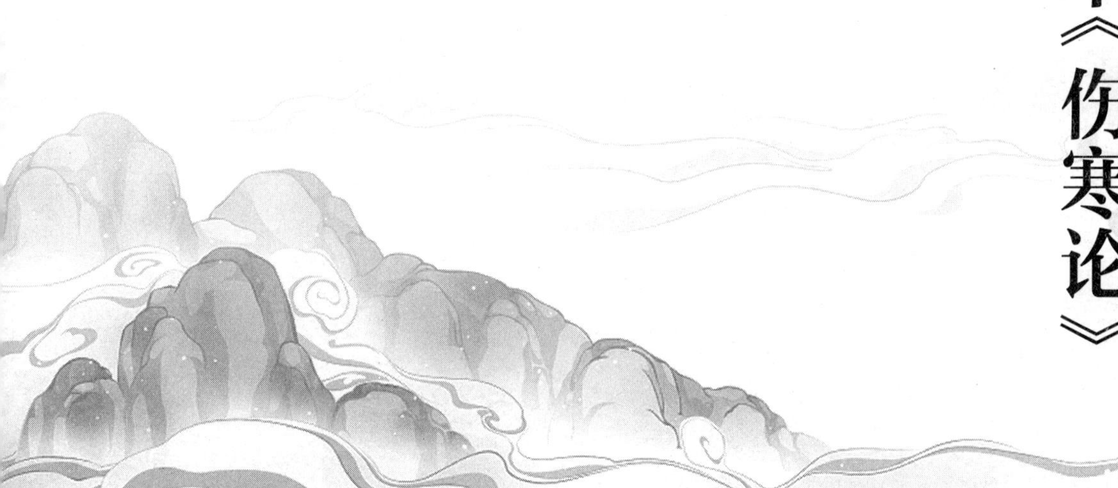

藏书家徐坊题记①

（题记二　矩菴又记）　　　　（题记一　坊记）

徐坊题记书影（引用自日本东洋医学会伤寒金匮小委员会编《善本翻刻　伤寒论》）

《伤寒论》世无善本，余所藏治平官刊大字景写本而外，唯此赵清常本耳。亡友宗室伯兮祭酒，曾悬重金购此本不可得，仅得日本安政丙辰覆刻本（近蜀中又有刻本，亦从日本本出）。今夏从厂贾魏子敏得此本，完好无缺，惜伯兮不及见矣！　坊记　时戊申中秋日戊辰 **（印记“椝翁”）**

北宋人官刻经注皆大字，单疏皆小字，所以别尊卑也。治平官本《伤寒论》乃大字，经也；《千金方》《外台秘要》皆小字，疏也。林亿诸人深于医矣，南宋已后乌足知此！矩菴又记。**（印记“大徐”）**

此上行书墨迹题记，见于台北“故宫博物院”藏本《仲景全书》护页内，“仲景全书目录“翻刻宋本伤寒论全文”卷前，中国中医科学院藏本无。此题记原无标题，本书作者据文意试拟。按：矩菴（1864—1916年），徐姓名坊，字士信，又字梧生，号矩菴，别号止园

① 徐坊题记：见台北“故宫博物院”藏本，中国中医科学院藏本无，据钱超尘考证，其他三部藏本亦无。

居士，世称徐梧生，山东临清人。藏书楼名曰“归朴堂”，藏书雄富，多罕见珍本。[①②] 此手书题记，曾被收录在王重民《善本医籍经眼录》中，王氏在提要中有云：“《仲景全书》二十六卷，明万历间刻本，十行，十九字。汉张机撰，明赵开美辑刻。辑刻旨意，均详序文。全书凡四种：张仲景伤寒论十卷、成无已批注伤寒论十卷，又伤寒类证、金匮要略方论各三卷。其《伤寒论》据宋本翻刻，尤足宝贵，卷端有矩菴题记两则，专论宋本之善。”[③]

又按：伯兮，清代宗室文人、藏书家爱新觉罗·盛昱（1850—1899年），字伯熙（又作伯希、伯羲、伯兮）、伯蕴、韵莳，号韵莳，一号意园，满洲镶白旗人。《中国藏书家通典》载，光绪三年（1877年）二甲进士，授编修、文渊阁校理、国子监祭酒。性喜典籍，购藏以版本第一。藏书楼有“意园”“郁华阁”等名。

本《题记》传扬出一则重要信息，即北宋治平二年（1065年）校正医书所[④] 林亿等宋臣校勘的《伤寒论》至徐坊写本题记时（1908年）或已不存世。文曰：“《伤寒论》世无善本，余所藏治平官刊大字景写本而外，唯此赵清常本耳。”表达出徐坊先生，一是藏有“治平官刊大字景写本”《伤寒论》，而不是“治平官刊大字本”《伤寒论》。按：景，古同“影”。所谓“景写本”，原意就是用薄纸覆在原板书上，依照原样描写本，此处表达的应当不是原刻本。二是藏有赵开美翻刻宋本《伤寒论》。同时，“景写本”是大字本，赵刻本是小字本。

① 游文仁，苏美彰．台北故宫馆藏赵开美本《仲景全书》护页题记作者考［J］．中华医史杂志，2007，37（2）：98-103

② 钱超尘．台湾故宫宋本《伤寒论》古今谈［J］．江西中医学院学报，2010，22（6）：15-16

③ 丁福保．四部总录医药编 附王重民辑《善本医籍经眼录》［M］．北京：文物出版社，1984

④ 张效霞．医海探骊［M］．北京：中医古籍出版社，2012

赵开美撰《刻仲景全书》序

刻仲景全书序

岁乙未[1]，吾邑疫厉[2]大作，予家臧获[3]率六七[4]就枕席。吾吴和缓[5]明卿沈君南昉在海虞[6]，藉其力而起死亡殆遍，予家得大造[7]于沈君矣。不知沈君操何术而若斯之神，因询之。君曰："予岂探龙藏[8]秘典，剖青囊[9]奥旨而神斯也哉？特于仲景之《伤寒论》窥一斑两斑耳！"予曰："吾闻是书于家大夫[10]之日久矣，而书肆间绝不可得。"君曰："予诚有之。"予读而知其为成无己所解之书也。然而鱼亥[11]不可正，句读不可离矣。已而搆[12]得数本，字为之正，句为之离，补其脱略，订其舛错。沈君曰："是可谓完书，仲景之忠臣也。"予谢不敏。先大夫命之："尔其板行，斯以惠厥[13]同胞。"不肖孤[14]曰："唯！唯！"沈君曰："《金匮要略》，仲景治杂证之秘也，盍并刻之，以见古人攻击补泻，缓急调停之心法。"先大夫曰："小子识[15]之！"不肖孤曰："敬哉！既合刻，则名何从？"先大夫曰："可哉！命之名《仲景全书》。"既刻已，复得宋板《伤寒论》焉。予曩[16]固知成注非全文，及得是书，不啻[17]拱璧[18]，转卷间而后知成之荒也。因复并刻之，所以[19]承先大夫

---

① 岁乙未：明万历乙未年是公元1595年。

② 厉：古同"疠"。

③ 臧获：泛指奴婢；男奴曰臧，女婢曰获。

④ 率六七：率，大约；六七，言十之六七，俗称六七成。

⑤ 和缓：和，医和；缓，医缓；均是春秋时期秦国名医，典出《左传》。后以和缓泛指名医。

⑥ 海虞：今常熟市域内。

⑦ 大造：犹大恩德。

⑧ 龙藏：典出唐代段成式《酉阳杂俎》卷二；孙思邈曰："我知昆明龙宫有仙方三千首，尔传与予。"后衍绎为龙王赠与孙思邈"龙宫奇方三千首"，孙复著《千金方》三千卷。

⑨ 青囊：医家存放医书的布袋，喻指医书；《三国演义》第七十八回：华佗"恨有青囊书未传於世"；刘禹锡诗云"案头开缥帙，肘后检青囊"。

⑩ 家大夫：犹对任职官之父尊称。按：赵开美父，明代隆庆五年进士，官至吏部左侍郎。

⑪ 鱼亥："鲁鱼亥豕"之略语；犹言文字形似误写；泛指书籍传写刊印中的文字错误。

⑫ 搆：同购。

⑬ 厥：《尔雅·释言》：其也。

⑭ 不肖孤：不肖，本意谓子不似父也，此处系自谦之称；孤，无父也。

⑮ 识（zhì）：记住。

⑯ 曩（nǎng）：久也；以往。

⑰ 不啻（chì）：无异于。

⑱ 拱璧：大璧，泛指珍贵的物品。

⑲ 所以：所为；以，作也，为也。

之志欤。又，故纸中检得《伤寒类证》三卷，所以檃括[①]仲景之书，去其烦[②]而归之简，聚其散而汇之一。其于病证脉方，若标月指之明且尽，仲景之法，于是粲然[③]无遗矣，乃并附于后。予因是哀夫[④]世之人，向故不得尽命而死也。夫仲景殚心思于轩岐，辨证候于丝发，著为百十二方，以全民命。斯何其仁且爱，而跻一世于仁寿之域也！乃今之业医者，舍本逐末，超者曰东垣，局者曰丹溪已矣；而最称高识者，则《玉机微义》[⑤]是宗，若《素问》，若《灵枢》，若《玄珠密语》[⑥]，则嗒焉[⑦]茫乎而不知旨归。而语之以张仲景、刘河间，几不能知其人与世代，犹靦然曰："吾能已病足矣，奚高远之是务？"且于今之读轩岐书者，必加诮曰："是夫也，徒读父书耳，不知兵变已。"[⑧]夫不知变者，世诚有之，以其变之难通而遂弃之者，是犹食而咽[⑨]也，去食以求养生者哉，必且不然矣。则今日是书之刻，乌[⑩]知不为肉食者[⑪]大嗤[⑫]乎！说者谓："陆宣公达而以奏疏医天下，穷而聚方书以医万民[⑬]，吾子[⑭]固悠然[⑮]有世思[⑯]哉？"予曰："不，不！是先大夫之志也！先大夫固尝以奏疏医父子之伦，医朋党[⑰]之渐，医东南之民瘼[⑱]，以直言敢谏，医谄谀者之膏肓，故踬[⑲]之日多，达之日少。而是书之刻也，其先大夫、宣公之志欤！今先大夫殁，垂四年而书成，先大夫处江湖退忧之心，盖与居庙堂进忧之心[⑳]同一无穷矣。"客曰："子实为之，而以为先公之志，殆所谓善则称亲[㉑]欤？"不肖孤曰："不，不！是先大

---

① 檃(yǐn)括：对原有的文章、著作加以剪裁、编辑。

② 烦：通"繁"。

③ 粲然：鲜亮发光的样子。

④ 夫：犹于也。

⑤ 玉机微义：明徐彦纯撰，对明代的赵开美而言属近代著作。

⑥ 玄珠密语：唐王冰撰，对明代的赵开美而言属古代著作。

⑦ 嗒焉：犹怅然若失貌。

⑧ 是夫也，徒读父书耳，不知兵变已：典出《史记·廉颇蔺相如列传》："王以名使括，若胶柱而鼓瑟耳。括徒能读其父书传，不知合变也。"此处是讥讽死读书，不会应变。

⑨ 咽：同噎。

⑩ 乌：疑问词；哪。

⑪ 肉食者：在此犹谓饱食终日，"不念思求经旨，以演其所知，各承家技，始终顺旧"，目光狭陋短浅之辈。

⑫ 嗤：讥笑。

⑬ 陆宣公达……方书以医万民：典出《新唐书·列传·陆贽》，陆贽(754—805年)，字敬舆，拜兵部侍郎，迁中书侍郎、同平章事。为相时，指陈弊政，废除苛税，论谏数十百篇，讥陈时病。曾贬谪僻地，仍心念黎民，居地气候恶劣，疾疫流行，遂编录《陆氏集验方》50卷，佚。

⑭ 吾子：尊称；犹您也。

⑮ 悠然：犹深远也。

⑯ 世思：有关世务的思考，借喻入仕情怀。

⑰ 朋党：排斥异己的派别、团伙。

⑱ 瘼(mò)：病也。

⑲ 踬(zhì)：犹遭受挫折之意。

⑳ 处江湖退忧之心……居庙堂进忧之心：意出《岳阳楼记》。

㉑ 善则称亲：语出《礼记·坊记》："善则称亲，过则称己，则民作孝。"

夫之志也！”

万历己亥[①]三月谷旦[②]海虞清常道人赵开美序

赵开美（1563—1624年），又名琦美，字玄度，又字如白，号清常道人，明海虞（今常熟市域内）人。誉称藏书家、刻书家。明万历朝以父荫授刑部郎中，官太仆丞。其父赵用贤，字汝师，号定宇，生于明世宗嘉靖十四年（1563年），卒于神宗万历二十四年（1624年）。史载用贤长身耸肩，议论风发。天启初，赠太子少保、礼部尚书，谥文毅。家藏珍本秘书著称，设书馆名曰“脉望馆”。赵开美继承父业，编订《脉望馆书目》，刊书、抄校了大量秘本，以精校刊刻著称于史。

明神宗万历二十七年（1599年），赵开美时年36岁，《仲景全书》刻成并作序。内含翻刻林亿校定之宋本《伤寒论》，后世学界认为接近于宋板。宋治平二年林亿等人校定之《伤寒论》历时不久，即遭佚失，今人已不可见，唯从赵刻宋本可窥寻宋本之一斑，故赵刻宋本《伤寒论》学术价值极大。赵氏虽在医学专业方面没有建树，但以其翻刻宋本《伤寒论》，使濒临佚失的宋本《伤寒论》学术信息得以保存流传下来，而誉闻医门，名垂医史。从序文中其对成无己《注解伤寒论》的校勘与评价以及与宋本《伤寒论》的比较中，似可以看出赵氏尚粗通医理。

从赵开美为《仲景全书》所作的序中，可见赵氏刻书镌镂底板的过程。

首先，序文中言及，关于《伤寒论》其书，赵开美虽然“吾闻是书于家大夫之日久矣”，但未见其真面目，首次是从沈南昉处借到阅读，但“予读而知其为成无己所解之书也”。赵开美读后方知沈南昉读的不是《伤寒论》而是《注解伤寒论》，是书“鱼亥不可正，句读不可离矣”。于是赵氏“购得数本”，对其校勘补脱、辨正疑误、明晰句读。

其次，赵开美校勘了《注解伤寒论》后，沈南昉建议：“《金匮要略》，仲景治杂证之秘也，盍并刻之。”以让世人“见古人攻击补泻，缓急调停之心法”。赵开美之父当即明示：“合刻之”，并命之名《仲景全书》。这就是说，最初的《仲景全书》只涵括《注解伤寒论》与《金匮要略》。而且“既刻已”，即底板已雕镌镂刻完毕。从此处看，当是《注解伤寒论》最后一卷末页后当接《金匮要略》。

再次，“又，故纸中检得《伤寒类证》三卷”，“乃并附于后”。

归纳上述过程，是“既刻已，复得宋板《伤寒论》焉”。于是把新发现的“不啻拱璧”的宋本《伤寒论》凸显在《全书》卷首，后接原“既刻已”之《注解伤寒论》与《金匮要略》，再把从“故纸中检得《伤寒类证》三卷”“并附于后”。

但是，中国中医科学院馆藏本《仲景全书》中的目录则是：

翻刻宋本伤寒论全文　十卷　　　（仲景全书卷第一至卷第十，第一至第五册）

成无己注解伤寒论　十卷　　　（仲景全书卷第十一至卷第二十，第六至第八册）

---

① 万历己亥：万历，明代神宗朱翊钧的年号（1573年9月4日—1620年8月18日）；己亥，1599年。

② 谷旦：吉日，良辰。

伤寒类证　上中下三卷　　　　　（仲景全书卷第二十一至卷第二十三，第九册）

金匮要略方论　上中下三卷　　　（仲景全书卷第二十四至卷第二十六，第十至第十二册）

此目录的特点是《伤寒类证》列在《金匮要略方论》之前，《注解伤寒论》之后。与赵氏在序文中的表述似略有差异，反映出赵氏在先刻成无己《注解伤寒论》《金匮要略方论》并"既刻已"之后，在陆续发现其后两部书时，其思路已有所变化。

从中国中医科学院藏赵刻《仲景全书》可见，本书是合上述四部书而名之《仲景全书》，并统一卷次，自第一卷至第二十六卷计十二册。但四部书之底板各自独立，互不牵连，并各自单列卷次如上，每卷卷首下有"仲景全书第 × 卷"。而《全书》卷前目录，则是自第一卷至二十六卷连续排列，栏内行格没有空白间隙。

比较赵开美序中的雕板过程与今见之目录，似可以推测，赵氏《全书》序文完成并雕板之后，又根据"伤寒"与"杂病"分类，把上述四本书分为两大部分，即伤寒类在前，属杂病类之《金匮要略方论》排在后，调整了四部书底板顺序，并调整、镌刻目录，在早期"既刻已"之《注解伤寒论》《金匮要略方论》卷首补刻"仲景全书第 × 卷"。

本文名曰《刻仲景全书序》，故文中内容虽然重点言及宋本《伤寒论》的发现过程，但，总体内容则是针对《仲景全书》，从全书的总体结构上看，属于《仲景全书》的序文，故称为《刻仲景全书序》。

台北"故宫博物院"藏赵刻《仲景全书》全书469页，二十六卷五册。第一、二册是《伤寒论》，第三册是《注解伤寒论》，第四册是《注解伤寒论》与《伤寒论类证》，第五册是《金匮要略》。第一册卷前之《仲景全书》护页上有矩菴题记，其后依次是万历己亥年赵开美《刻仲景全书序》，无纪年之林亿等"伤寒论序""医林列传"，治平二年（作者按：当是元祐三年）朝廷关于小字版《伤寒论》镂板施行文件（国子监牒符），最后是"仲景全书目录"一十九页。第三册有甲子年洛阳严器之的"注解伤寒论序"，（仲景）"伤寒卒病论集"，运气论图，图后有娄东仁宇杨士成校图之校记。①

中国中医科学院藏赵刻《仲景全书》之卷前叙记，依次排列顺序与台北"故宫博物院"藏本略有不同，中国中医科学院藏本在林亿等"伤寒论序"与"医林列传"之间有仲景序"伤寒卒病论集"。

比对上述两种版本，可发现台北"故宫博物院"藏本在卷前的叙记中少"伤寒卒病论集"，此仲景原序"伤寒卒病论集"列在第三册卷前严器之的"注解伤寒论序"之后。

此排列顺序及差异当是赵开美在辑印《仲景全书》时所为，细究其顺序，亦有失允当。把"医林列传"与"国子监牒符"列在仲景《伤寒杂病论》原序"伤寒卒病论集"之后，是明显的失次。"医林列传"中载有成无己事略，此明显属于明代赵开美编辑刻印《仲景全书》的卷前叙记，故当列在赵开美所撰"刻仲景全书序"之后。"国子监牒符"属于宋代元祐三年关于雕印小字版《伤寒论》的公文，故当列在林亿等宋臣所撰写的"伤寒论序"之后。台北"故宫博物院"藏本第一册卷前叙记中无"伤寒卒病论集"，钱超尘先生

① 真柳诚．台湾訪書志Ⅰ故宫博物院所蔵の医薬古典籍［J］．漢方の臨床，2006，53（12）：2169

认为此是赵开美刊刻《仲景全书》时，误订在《注解伤寒论》内[1]。

对比中国中医科学院与台北“故宫博物院”所藏《仲景全书》中之四部书，可发现《伤寒论》《注解伤寒论》《伤寒类证》《金匮要略方论》正文前之序文位置之异同。四部书均无单独的目录，《注解伤寒论》中严器之的序列在正文之前，《伤寒类证》作者宋公云的自序亦列在正文之前，《金匮要略方论》正文前，列宋臣高保衡、孙奇、林亿等《金匮要略方论序》与邓珍序，唯《伤寒论》正文前无序。而仲景原序“伤寒卒病论集”与林亿等“伤寒论序”均列在《仲景全书目录》之前。

据上述三部书正文前序文之序列格局以及古文献中古籍卷前附录之通例，可以推知，赵开美刻印《仲景全书》时，所见到的林亿等校定宋本《伤寒论》与成无己的《注解伤寒论》等四部书之正文前，当各自列有目录，目录前各列有序文。赵开美在编辑《仲景全书》时，把四部书各自的目录，合编为《仲景全书》总目录而列在《全书》正文之前，从而使四部书失去了各自原有的目录。故在今所见到的《仲景全书》中，《注解伤寒论》《伤寒类证》《金匮要略方论》正文前只留下原有的序文，而无目录。

日本学者真柳诚在《台湾訪書志 I 故宫博物院所蔵の仲景全書》[2]一文中有详细考察。《仲景全书》第三册《注解伤寒论》正文前，列有严器之的序、伤寒卒病论集、运气论图。第四册《伤寒类证》正文前列有宋云公“伤寒类证序”“伤寒活人略例”。第五册《金匮要略方论》正文前列有邓珍所撰写的“金匮要略序”、林亿等“金匮要略方论序”（按：中国中医科学院所藏《仲景全书》，《金匮要略方论》正文前序文排列顺序与台北“故宫博物院”藏本正相反，林亿等宋臣序在前，邓珍序在后）。

依上述三部书的正文卷前序列，那么，宋臣林亿等校定《伤寒论》的序文与国子监牒符以及仲景原序“伤寒卒病论集”，应当列在《伤寒论》卷一正文前，而不是现在所见到的列在《仲景全书》目录之前。据此，本《疏证》依中国中医科学院藏本，并按汉代仲景成书、宋代林亿等校定、明代赵开美翻刻之顺序予以调整。把赵开美所撰“刻仲景全书序”与《名医列传》列在《仲景全书目录》之前，把林亿等“伤寒论序”“国子监牒符”依次列在《仲景全书目录》之后，而仲景序“伤寒卒病论集”列《伤寒论》正文之前。

---

① 钱超尘．台湾故宫宋本《伤寒论》古今谈[J]．江西中医学院学报，2010，22（6）：14-18

② 真柳诚．台湾訪書志 I 故宫博物院所蔵の医薬古典籍[J]．漢方の臨床，2006，53（12）：2169

医林列传

张机

张机，字仲景，南阳人也，受业于同郡张伯祖。善于治疗，尤精经方。举孝廉，官至长沙太守。后在京师为名医。于当时为上手。以宗族二百余口，建安纪年以来，未及十稔，死者三之二，而伤寒居其七。乃著《论》二十二篇，证外合三百九十七法，一百一十二方。其文辞简古奥雅，古今治伤寒者，未有能出其外者也。其书为诸方之祖，时人以为扁鹊、仓公无以加之，[①]故后世称为医圣。

王叔和

王叔和，高平人也。性度沉静，博好经方，尤精诊处，洞识养生之道，深晓疗病之源。采摭群论，撰成《脉经》十卷，叙阴阳表里，辨三部九候，分人迎、气口、神门。条十二经、二十四气、奇经八脉、五脏六腑、三焦四时之疴，纤悉备具，咸可按用，凡九十七篇。又次《张仲景方论》为三十六卷，大行于世。[②]

成无己

成无己，聊摄人。家世儒医，性识明敏，记问该博，撰述《伤寒》[③]义，皆前人未经道者。指在定体分形析证，若同而异者明之，似是而非者辨之。[④]古今言伤寒者祖张仲景，但因其证而用之，初未有发明其意义。成无己博极研精，深造自得，本《难》《素》《灵枢》诸书，以发明其奥。因仲景方论，以辨析其理。极表里、虚实、阴阳死生之说，究药病轻重，去取加减之意，[⑤]真得长沙公之旨趣。所著《伤寒论》[⑥]十卷，《明理论》[⑦]三卷，《论方》[⑧]一卷，大行于世。

本篇文字名曰《医林列传》，除了列有东汉之张仲景、魏、晋间之王叔和之外，还有

---

① 此节文字见张杲《医说》卷一，又见方有执《伤寒论条辨引》。

② 此节文字见张杲《医说》卷一，略有增减。

③ 伤寒：此指《注解伤寒论》

④ 此节文字见成无己《伤寒明理论》卷前严器之序。

⑤ 此节文字见成无己《伤寒明理论》卷后张孝忠跋。

⑥ 伤寒论：此指《注解伤寒论》。

⑦ 明理论：此指《伤寒明理论》。

⑧ 论方：此指《伤寒明理药方论》，见《伤寒明理论·卷四》。

宋、金年代之成无己，说明此文非出自宋臣之手，当是明代赵开美辑刊《仲景全书》时所作。在《仲景全书中》中，此篇文字列在仲景《伤寒卒病论集》之后，明显不合理。此文本属《仲景全书》卷前叙记，故当列在《刻仲景全书序》之后并紧随之。本《疏证》予以调整。

按：《医林列传》称仲景为“医圣”。据现有文献，仲景称“医圣”当始见于徐春甫于明嘉靖三十五年（1556 年）撰《古今医统大全》；继见于方有执于明万历十七年（1589 年）撰《伤寒论条辨》。至赵开美辑刻《仲景全书》时，值明万历二十七年（1599 年），其时仲景之“医圣”称号已始流行。参见本书《导论》介绍仲景事略相关内容。

宋臣林亿等撰《伤寒论》序

《伤寒论》序

夫《伤寒论》,盖祖述[①]大圣人[②]之意,诸家莫其伦拟[③]。故晋·皇甫谧[④]序《甲乙针经》云:“伊尹[⑤]以元圣之才,撰用《神农本草》以为《汤液》,汉·张仲景论广《汤液》为十数卷,用之多验。近世太医令王叔和,撰次仲景遗论甚精,皆可施用。”是仲景本伊尹之法,伊尹本神农之经,得不谓祖述大圣人之意乎?张仲景《汉书》无传,见《名医录》[⑥]云:“南阳人,名机,仲景乃其字也。举孝廉[⑦],官至长沙太守,始受术于同郡张伯祖,时人言,识用精微过其师。所著《论》,其言精而奥,其法简而详,非浅闻寡见者所能及。”自仲景于今八百余年,惟王叔和能学之。其间如葛洪、陶景[⑧]、胡洽[⑨]、徐之才、孙思邈辈,非不才也,但各自名家,而不能修明[⑩]之。开宝[⑪]中,节度使[⑫]高继冲[⑬]曾编录进上,其文理舛错,未尝考正。历代虽藏之书府,亦缺于雠校[⑭],是使治病之流,举天下无或知者。国家诏儒臣校正医书,臣奇续被其选。以为百病之急,无急于伤寒,今先校定张仲景《伤寒论》十卷,总二十二篇,证外合三百九十七法,除复重,定有一百一十二方。今请颁行。

太子右赞善大夫[⑮]臣高保衡　尚书屯田员外郎[⑯]臣孙奇　尚书司封郎中[⑰]秘阁校理[⑱]

---

① 祖述:效法、阐述、发扬。

② 大圣人:原意是指道全德高之人,此处是指对医学理论构建,对治疗经验总结有建树的人。

③ 伦拟:犹类比、比较。

④ 皇甫谧:生于东汉建安二十年(215年),卒于西晋太康三年(282年),幼名静,字士安,自号玄晏先生。安定朝那(安定郡,今宁夏固原,朝那位于今固原东南)人;在文学、史学、医学等诸方面颇有建树,编撰《针灸甲乙经》并序。

⑤ 伊尹:相传夏末商初助汤伐桀的商代大臣。生于空桑(今河南嵩县),其母居伊水之上……故命之曰伊尹。

⑥《名医录》:指《名医传》:佚;唐·甘伯宗撰;见《唐书·艺文志》。

⑦ 孝廉:汉代选拔、任用官员的科目;孝与廉分列两科。

⑧ 陶景:即陶弘景,字通明(456—536年),南朝·梁朝人;著《本草经集注》七卷,《补阙肘后百一方》六卷。

⑨ 胡洽:原名道洽,南朝刘宋时代人,著《百病方》二卷,佚。见《隋书·经籍志》。

⑩ 修明:阐明也。

⑪ 开宝:北宋太祖赵匡胤之年号,968年11月—976年10月。

⑫ 节度史:宋代设立的没有实权,近似于荣誉的职务。

⑬ 高继冲:字成和,五代十国时南平王,南平亡后,归宋任荆南节度使。

⑭ 雠(chóu)校:校勘也;雠,对也。

⑮ 太子右赞善大夫:名义上教授太子,正五品;实际上无职事,用作迁转阶官之非职务品级。

⑯ 尚书屯田员外郎:宋代前期属文官迁转寄禄官阶,从六品,无职事。

⑰ 尚书司封郎中:宋代尚书省下设尚书左、右司,号称“都司”,置左、右司郎中、员外郎,掌受六部之事及纠察六部文书之违失(见龚延明《宋代官职辞典》总论)。治平二年时,此属文官迁转官阶,从六品上,无职事。

⑱ 秘阁校理:秘阁,昭文馆、史馆、集贤院择出真本书图墨迹藏之,召名儒供职管理;校理,馆职职名;馆职分四等,最高、高、次、末,秘阁校理属次等,职责是管理皇帝阅读书籍,点检抄写秘籍等。

臣林亿等谨上

此文是宋臣高保衡、孙奇、林亿为本次校注所作的序，从“臣奇续被其选”一句中，似可推知此序是孙奇执笔。此序内容上可分为三个部分。序文首先用几句话概述从远古以来，至张仲景撰著《伤寒杂病论》这一历史阶段，医学源流之主线。医学的创始不是一个人的天才，而是众人的历史智慧。因此，所谓“大圣人”，在此不是指称哪一个具体的人，而是泛称。句首指出《伤寒论》继承、发扬了前人的医学成就，此句寓“勤求古训，博采众方”之意。

医药源于远古，并且是多源头的逐渐过程。地球上自从有了人类，也就有了疾病，随之而来，人类就有了早期的原始医疗行为。亚洲的黄河流域，中原地区概莫能外。人类运用草药治病可以追溯到久远的历史，从世界范围看，可追溯到公元前 13 000 至公元前 25 000 年。在华夏大地，用草药治病可追溯到新石器时期，《世本·作》篇有云“神农和药济人”，当是那个时代的写实。先民最初期治病是用一种药，后来发展为用两种或多种药，这时就出现了“方”的概念，只是一种药虽也可称之为单方，但严格意义上说，不能算是一个完整的，具有典型意义的“方”。一种药与另一种药合用，是从偶然开始，随着经验的积累而成为必然，这就是所谓“经验方”。

从初始的一种药的单方到后来的多种药组合的复方，从无名方到有名方，是先民智慧与思维发展的结果，此当始于新石器时期后期，传说中的伏羲、神农、黄帝当先后属于这一时期的人物，此是一个漫长的历史演进过程。

思维的发展与心理上的需求，推动了寻求为什么是这几种药草的合和，而不是其他几种药草的合和的未知道理，要说明这个道理，就得找出合理的说辞，以论说其中的“理”。这些药、方、理，在有文字之前是人们之间口耳相传，保持在脑子里，这是“记忆”，有了文字后，刻在贝壳上就是“录”。从无文字记载的“记忆”到有文字记载的“录”，此又经历过一个漫长的历史时期。由于地域的差异，因此会有多元、多歧的发展，由此决定了医药是多源头的起源。同时由于人群的迁徙，这种差异又会得到互补与融汇。先民不会长久满足于盲目用药用方，故解说用药用方道理的说辞越来越丰富，越来越合理，越来越系统、全面，于是各种用药说义经数千年的过程，陆续地应运问世。

通过夏商周近 2 000 年的认识与积累，到秦汉时期的文字总结，把用药的经验以及对人与人体的认识上升为理论，这是一个融合交汇，发展丰富的过程。此时才先后有了总结药物的《本草经》，《本草经》只是用药经验的总结，在总结之前已使用了万年以上。用药物组合成方的《汤液》，虽然皇甫谧有云，商人伊尹“撰用《神农本草》，以为《汤液》”，但《汤液》也只是文字形式的总结，在文字总结之前早已长期存在于一代人一代人的口耳之间了。关于《汤液》，《汉书·艺文志·方技略》“经方类”著录有“《汤液经法》三十二卷”，不著撰人，且汉以后史志书目不见著录。皇甫谧所言之《汤液》是否就是《汉书·艺文志·方技略》所著录之《汤液经法》，仍需进一步确考。不论《汤液》是否是商代伊尹所作，但“方”的起源却远远早于《汤液》的问世。

经过先秦诸子的辩论，哲学从古朴、简易逐渐走向抽象、精致，天地人无所不及。究天人之际，通古今之变，推动了天地人整体思维的发展，促进了医学中整体观念的凸显，“医经”与“经方”日渐走向融汇。“术”需要“学”的升华，“学”需要“术”的支持，在医学实践中，“术”与“学”日渐走向合聚。

医经与经方本不是所谓“派别”或“流派”，而是汉书《艺文志·方技略》中对宫内秘府所藏“方技类”书籍的分类。被列为医经者《黄帝内经》等医经七家，二百一十六卷。被列为经方者《五脏六腑痹十二病方》等十一家，二百七十四卷。《方技略》有云“侍医李柱国校方技”，颜师古注曰：“医药之书。”此点明了“医经”与“经方”只是侍医李柱国在校“方技”类书籍时的分类。分类的标准是：“医经者，原人血脉、经落（络）、骨髓、阴阳、表里，以起百病之本、死生之分，而用度针石汤（烫）火所施、调百药齐（剂）和之所宜。”“经方者，本草石之寒温，量疾病之浅深，假药味之滋，因气感之宜，辩（辨）五苦六辛，致水火之齐，以通闭解结，反之于平。”从“医经者”亦“调百药齐和之所宜”，“经方者”亦“量疾病之浅深”来看，汉代或汉代以前的医生，不可能只掌握医经而不熟稔经方，或只熟稔经方而不研究医经。因此，此“医经”与“经方”并不是所谓的“流派”，而只是侍医李柱国把宫内秘府所藏“方技类”书籍分成的两大类。

至东汉张仲景，社会客观上疫病流行，有现实之需求，个体主观中，具“感往惜之沦丧，伤横夭之莫救”之情怀，于是下大力气，勤求医经之古训，博采经验之众方，“撰用《素问》《九卷》《八十一难》《阴阳大论》《胎胪药录》，并《平脉辨证》”；同时“论广伊尹《汤液》为十数卷”。在此不能孤立地看待皇甫谧所言仲景之“论广伊尹《汤液》”，更不能与仲景“撰用《素问》《九卷》《八十一难》《阴阳大论》《胎胪药录》并《平脉辨证》”对立起来。

“论广”《汤液》，“论”寓“经验方”之理论化，运用《素问》《九卷》《八十一难》《阴阳大论》之天人合一、阴阳五行、脏腑经络、气血营卫的理论，内辨杂病，外论伤寒，论说“经验方”亦即伊尹所“撰用《神农本草》以为《汤液》”之原理。“广”，大也，大以配天，广以配地。蕴“经验方”配天地、阴阳、表里、虚实、寒热之理，从“经验方”以经验为用方依据，走向“平脉辨证”，以“观其脉症，知犯何逆，随证治之”与“但见一症便是”为用“方”依据。仲景撰著《伤寒杂病论》一十六卷体现出理论与实践的结合，医经与经方的融合，此是历史与逻辑走向统一的过程。

其次，序文简述了仲景其人其事，指出仲景书于今八百余年，未能广而传之，唯王叔和能学之，其他各家自成体系，未能阐明。

序文最后详述了校定《伤寒论》的前因后果、来龙去脉。明白无误地说明，本次校定是以开宝年间，荆南节度史高继冲编录进上之《伤寒论》传本为底本，校定为张仲景《伤寒论》十卷，总二十二篇，成为“于今八百余年”来的定型本，一改宋代以前的传本多歧的状况，此即明清乃至今人所推崇之“宋本”《伤寒论》。

从“今请颁行”“臣林亿等谨上”可推论，此篇文字虽称之为“伤寒论序”，但高保衡、孙奇、林亿以“臣”自称，可见此文不是面向平民读者，当是上奏朝廷的表章即“工作报告”。从文意看，“臣林亿等谨上”一语之下，似当续接下文《国子监牒符》中，“治平二年二月四日，进呈，奉圣旨镂板施行……食实封三千八百户臣韩琦”一段文字。

国子监为雕印《伤寒论》等医书事上呈朝廷的奏章

国子监[①]

准[②]尚书[③]礼部元祐[④]三年八月八日符[⑤]:“元祐三年八月七日酉时,准都省[⑥]送下当月六日敕[⑦]:中书省[⑧]勘会[⑨],下项医书,册数重大,纸墨价高,民间难以买置。八月一日奉

圣旨,令国子监别作小字雕印。内有[⑩]浙路小字本[⑪]者,令所属官司[⑫]校对,别无差错,即摹印雕板,并候了日[⑬]广行印造。只收官纸工墨本价,许民间请买,仍送诸路[⑭]出卖。奉敕如右,牒到奉行[⑮]。前批[⑯]八月七日未时,付[⑰]礼部施行。”续准礼部符:“元祐三年九月二十日准

都省送下当月十七日

敕:中书省、尚书省送到国子监状。据书库[⑱]状:准

朝旨雕印小字《伤寒论》等医书出卖。契勘[⑲]工钱,约支用五千余贯[⑳],未委于[㉑]是何官钱

---

① 国子监:宋代国子监是置礼部之下的国家最高教育行政机构、最高学府、国家图书刻印刊行机构,执掌各地图书刻印等职责。

② 准:依,按照。

③ 尚书:此指尚书省,宋代元丰改制后的中央机构之一,系政令颁行部门,礼部属其下设机构。按:宋神宗赵顼元丰三年(1080年)对职官改制后,元祐三年(1088年)与前治平二年(1065年)时的机构设置、职能与官制名称、品级有所差异。本文注释中的宋代官阶品级,参考宋代李焘《续资治通鉴长编》《宋史》《宋会要》与龚延明《宋代官制辞典》相关篇章。

④ 元祐:宋代哲宗皇帝赵煦的年号(1086—1094年)。

⑤ 符:此指尚书省六部下发的公文。

⑥ 都省:此指尚书省。

⑦ 敕:朝旨经过中书省颁降者曰敕。皇帝经中书省下达的命令,不同于诏书,属皇帝处理一般政务的指示。

⑧ 中书省:宋代元丰改制后,中书省主管朝廷行政事务,“掌进拟庶务,宣奉命令、行台谏章疏,群臣奏请”等。

⑨ 勘会:犹审查也。

⑩ 内有:此处意指开封国子监内藏有。

⑪ 浙路小字本:浙路也称两浙路,是宋初十五个行政区之一;北宋刻书以浙、蜀、闽为最盛,其中以两浙路本为最优。

⑫ 官司:此指国子监下属机构。

⑬ 了日:完毕之时日。

⑭ 路:宋代行政区名称,直属朝廷;每路设四个司:转运使司、提点刑狱司、提举常平司、经略安抚司,此四个司都属朝廷的派出机构。

⑮ 奉敕如右,牒到奉行:此句属宋代官场公文套语,意指三省奉圣旨,由门下省将“敕命”牒送达尚书省,尚书省再交付礼部执行。牒,同级官司间之公文。

⑯ 前批:即指前文哲宗皇帝批示。

⑰ 付:予也,交付。

⑱ 书库:《宋史·职官五》有载“掌印经史群书,以备朝廷宣索赐予之用,及出鬻而收其直以上于官。”

⑲ 契勘:犹查核也。

⑳ 贯:千钱为一贯。

㉑ 委于:犹授权也。

支给应副[①]使用。本监比[②]欲依雕《四子》[③]等体例，于书库卖书钱内借支。又缘所降
朝旨，候雕造了日，令只收官纸工墨本价，即别不收息。虑日后难以拨还，欲乞
朝廷特赐应副上件钱数支使。候指挥[④]尚书省勘当[⑤]，欲用本监见在[⑥]卖书钱，候将来成书出卖，每部只收息壹分，余依元[⑦]降指挥。奉
圣旨：依[⑧]。国子监主者，一依
勅命指挥施行。"

治平二年二月四日

进[⑨]呈，奉
圣旨镂板施行。[⑩]

朝奉郎[⑪]、守[⑫]太子右赞善大夫[⑬]、同校正医书[⑭]、飞骑尉[⑮]、赐绯鱼袋[⑯]，臣　高保衡。

---

① 应副：支付、供应。

② 比：比照。

③《四子》：即《四子书》，简称为《四书》。

④ 指挥：指示、命令。

⑤ 勘当：犹审核也。

⑥ 见在：尚存。

⑦ 元：始也，首也。

⑧ 依：犹同意、照办也。

⑨ 进：奉上。

⑩ 治平二年……镂板施行：此句以下至"食实封三千八百户臣韩琦"一段文字，当属国子监元祐三年九月行文中的附件，其文意当上承前文《伤寒论序》文末。

⑪ 朝奉郎：此处是元丰三年改制前，高保衡、林亿治平二年的文散官官阶。此时属文散官二十九阶之十四阶，正六品上。按：宋代早期，文散官五品以上为"大夫"，六品以下称"郎"。文散官标记官品，并决定章服，三品以上服紫，五品以上服绯，九品以上服绿，此外别无意义。又按：治平二年时的朝奉郎与本文后面元丰三年改制后的朝奉郎含义不同（见龚延明《宋代官制辞典》第十一编）。

⑫ 守：宋代早期官价品级低于职务一品称"守"，低二品以下为"试"，高于职务一品曰"行"，官阶与职务同品不带"守、试、行"。

⑬ 太子右赞善大夫：宋初文臣迁转官阶，正五品，无职事。

⑭ 同校正医书：宋代早期朝廷置校正医书所，召知医儒臣专职校勘医书，特设专门"校正医书官"，官阶职位与原置校书郎、正字相类。同，示资浅序次。按：《直斋书录解题》卷十三载："以直集贤院掌禹锡、林亿校理、张洞校勘、苏颂等并为校正。后又命孙奇、高保衡、孙兆同校正。"

⑮ 飞骑尉：勋级名，十二转之第三转，从六品上。按：宋代早期，定勋官十二转，上柱国、柱国、上护军、护军、上轻车都尉、轻车都尉、上骑都尉、骑都尉、骁骑尉、飞骑尉、云骑尉、武骑尉。又按："转"是授予勋官时，以战果定"转"，以"转"定功绩，以功绩授勋。

⑯ 鱼袋：本是盛"符"的袋子。"符"本是官员上朝的凭证，后以"袋"代替。又，不同的官阶规定不同的服饰（见朝奉郎条），阶官不及三品，特许改服色换紫，"赐"佩金鱼袋；阶官不及五品，特许改服色换绯，"赐"佩绯鱼袋。按：鱼袋有紫者，饰以金；有绯者，饰以银；赐金紫或银绯者，成为荣誉标志。见《宋史·卷一四九·舆服一》。

宣德郎[①]、守尚书都官员外郎[②]、同校正医书、骑都尉[③]，臣　孙奇。

朝奉郎、守尚书司封郎中、充秘阁校理[④]、判登闻检院[⑤]、护军[⑥]、赐绯鱼袋，臣　林亿。

翰林学士[⑦]、朝散大夫[⑧]、给事中[⑨]、知制诰[⑩]、充史馆修撰[⑪]、宗正寺修玉牒官[⑫]、兼判太常寺[⑬]兼礼仪事、兼判秘阁秘书省[⑭]、同提举[⑮]集禧观公事[⑯]、兼提举校正医书所、轻车都尉[⑰]、汝南郡开国侯[⑱]、食邑[⑲]一千三百户、赐紫金鱼袋，臣　范镇。

---

① 宣德郎：文散官二十九阶之十九级，正七品下。见朝奉郎条。

② 尚书都官员外郎：全称为尚书省刑部都官司员外郎。治平二年时期都官司无职事，都官员外郎亦无职事，属文臣迁转寄禄官阶，从六品上。

③ 骑都尉：勋级名，十二转之第五转，从五品；见飞骑尉条。

④ 充秘阁校理：馆职，以他官所兼之贴职，“凡馆职以他官兼者，谓之贴职”（见《宋史》卷一六二《职官二》）。按：秘阁设修撰、直阁、校理三级，馆职有似现代学术头衔以定声望。“国朝馆阁之选……皆天下英俊，一经此职，遂为名流。”

⑤ 判登闻检院：差遣官名，委任之实职，主管登闻检院。按：登闻检院，通下情，达冤抑，收接对官员的举报。又按：《宋史·职官志》：仕人“不以官之迟速为荣滞；以差遣要剧为贵途，而不以阶、勋、爵、邑有无为轻重”。

⑥ 护军：勋级名，从三品；见飞骑尉条。

⑦ 翰林学士：起草宫内各种文书，侍从皇帝以备顾问。掌管内制者必带“知制浩”，正三品。按：范镇带“知制浩”（见《宋会要辑稿·职官》六）。

⑧ 朝散大夫：文散官二十九阶之十三阶，从五品下。见朝奉郎条。

⑨ 给事中：此处是治平二年范镇的迁转寄禄官阶，正五品上，俸禄依据，非实职，不参与封驳事宜，其含义与元丰改制后不同。

⑩ 知制诰：差遣名，主持草拟诰命（见《宋会要辑稿·职官》六）。参见翰林学士条。

⑪ 史馆修撰：馆职名，五品以上，撰修日历、国史。见秘阁校理条。

⑫ 宗正寺修玉牒官：宗正寺掌管宗室名籍，修纂牒、谱、图、籍，宗室赐名定名等。按：玉牒，皇族族谱；修玉牒官多系兼职。

⑬ 判太常寺：主管太常寺事务，管理社稷、斋宫及习乐等。按：此属范镇兼任实职之一；判、主、掌、监等在宋代公文中，多指差遣。

⑭ 判秘阁秘书省：主持秘阁事务，兼掌管秘书省事务。按：秘阁，馆阁名，自昭文馆、史馆、集贤院择出珍本书及内庭古画、墨迹万卷珍藏之；秘书省，官署名，宋代早期，其事务归前述三馆秘阁，掌管祭祀祝文撰写。

⑮ 同提举：宋代创置提举官制度，责权合一，目标明确，专门主管特种事物。同，若提举官并置二人，位次或资浅者带“同”字。下同。

⑯ 同提举集禧观公事：兼职主持集禧观事务；按：集禧观供祀五岳帝。又按：宋代前期是官、职、差遣分离，官不任事，职为职名荣衔，差遣则属有权有责的实职。

⑰ 轻车都尉：勋级名，十二转之第七转，从四品；见飞骑尉条。

⑱ 开国侯：爵位名，从三品；按：宋代前期爵位列十二等，开国侯列第九等，系以郡名。

⑲ 食邑：初为封赐之采邑食禄，后演为封爵之加封名号。每遇大礼文武臣加封，虚封最高一万户，低者两百户，属于对高级臣僚荣誉性饰美之辞，实际上的食禄是“食实封”。

推忠协谋佐理功臣[①]、金紫光禄大夫[②]、行尚书吏部侍郎[③]、参知政事[④]、柱国[⑤]、天水郡开国公[⑥]、食邑三千户、食实[⑦]封八百户，臣　赵槩[⑧]。

推忠协谋佐理功臣、金紫光禄大夫、行尚书吏部侍郎、参知政事、柱国、乐安郡开国公、食邑二千八百户、食实封八百户，臣　欧阳修。

推忠协谋同德佐理功臣、特进[⑨]、行中书侍郎[⑩]、兼户部尚书[⑪]、同中书门下平章事[⑫]、集贤殿大学士[⑬]、上柱国[⑭]、庐陵郡开国公、食邑七千一百户、食实封二千二百户，臣　曾公亮。

推忠协谋同德守正佐理功臣、开府仪同三司[⑮]、行尚书右仆射、兼门下侍郎[⑯]、同中书门下平章事、昭文馆大学士[⑰]、监修国史[⑱]、兼译经润文使[⑲]、上柱国、卫国公[⑳]、食邑一万七百户、食实封三千八百户，臣　韩琦。

知兖州录事参军[㉑]、监国子监书库[㉒]、臣　郭直卿

① 推忠协谋佐理功臣：功臣号，"推忠、协谋、佐理"是一等功臣号，赐给正副宰相、正副枢密使。

② 金紫光禄大夫：文散官名，宋代早期文散官二十九阶之第四阶，正三品。见朝奉郎条。

③ 尚书吏部侍郎：寄禄官阶，宋代早期无职事，正四品上，俸禄依据。

④ 参知政事：副宰相。元丰三年（1080年）改制后取消，代替以尚书右僕射兼中书侍郎为副相。

⑤ 柱国：勋位名，十二转之第十一转，从二品，无职无俸；见飞骑尉条。

⑥ 开国公：爵位名，宋代前期爵位列十二等之第六等，系以郡名，从一品。

⑦ 食实："每实封一户，随月俸给二十五文"。见食邑条。

⑧ 赵槩：宋代官员在名子前面署的荣衔封号官阶等名份结构复杂，大体包括功臣号、文散官、职事官、寄禄官、贴职官、差遣官、勋、爵以及食邑等，依等级高下，资历深浅而各有不同。

⑨ 特进：文散官名，宋代早期文散官二十九阶之第二阶，正二品，为宰相所带阶。见朝奉郎条。

⑩ 中书侍郎：寄禄官阶，无职事，正二品，治平二年时，属宰相所带阶官。见尚书吏部侍郎条。

⑪ 户部尚书：寄禄官阶，无职事，从二品；见尚书吏部侍郎条。

⑫ 同中书门下平章事：正一品，宋代前期宰相实职。

⑬ 集贤殿大学士：馆职名，最高等馆职之一，末相带职。

⑭ 上柱国：勋级名，正二品；见飞骑尉条。

⑮ 开府仪同三司：文散官名，宋代早期文散官二十九阶之第一阶，从一品，宰相所带阶。见朝奉郎条。

⑯ 尚书右仆射、兼门下侍郎：治平二年时右宰相职。右仆射，宋代前期无职事，属迁转官阶。门下侍郎，元丰改制前为阶官名，不与政事。属宰相所带阶官。此与后文元祐三年范纯仁任"尚书右僕射"含义不同。

⑰ 昭文馆大学士：馆职最高等级，位在监修国史、集贤殿大学士之上，例属宰相所事职名。

⑱ 监修国史：宰相兼职，属实职。

⑲ 译经润文使：兼官，由宰相兼，挂衔提领译佛经事；译经润文，本意犹润色所译梵经，宋初设司。按：同中书门下平章事、昭文馆大学士、兼修国史、兼译经润文使系宋代早期首相所带馆职与使衔。

⑳ 卫国公：韩琦先封卫国公，后封魏国公。见《宋史·卷三百一十二·列傳第七十一》韩琦传。

㉑ 知兖州录事参军：阶官名，分上州、中州、下州，在七品上与八品上之间；以京官差充称"知"。

㉒ 监国子监书库：监，差遣委任的职务；主管书库公务，掌印经史群书。

奉议郎[①]、国子监主簿[②]、云骑尉[③]、臣　孙准

朝奉郎[④]、行国子监丞[⑤]、上骑都尉[⑥]、赐绯鱼袋、臣　何宗元

朝奉郎、守国子司业[⑦]、轻车都尉[⑧]、赐绯鱼袋、臣　丰稷

朝请郎[⑨]、守国子司业、上轻车都尉[⑩]、赐绯鱼袋、臣　盛侨

朝请大夫[⑪]、试国子祭酒[⑫]、直集贤院[⑬]、兼徐王府翊善[⑭]、护军、臣　郑穆

中大夫[⑮]、守尚书右丞[⑯]、上轻车都尉、保定县开国男[⑰]、食邑三百户、赐紫金鱼袋、臣　胡宗愈

中大夫守、尚书左丞、上护军[⑱]、太原郡开国侯[⑲]、食邑一千八百户、食实封二百户、赐紫金鱼袋、臣　王存

中大夫守、中书侍郎[⑳]、护军、彭城郡开国侯、食邑一千一百户、实封二百户、赐紫金鱼袋、臣　刘挚

---

① 奉议郎：寄禄官阶以定奉禄；文臣京朝官三十阶之第二十四阶，正八品。按：此属神宗元丰三年（1080年）改制后之寄禄官，决定俸禄（见龚处延明《宋代官制辞典》第十一编）。又按：本文"知兖州录事参军"以下至文末"臣吕大防"，是国子监于元祐三年（1088年）九月上呈朝廷的工作报告的一部分，故其官、职、差遣虽名称上与前文治平二年（1065年）相同，但职能已有不同。

② 国子监主簿：职事官，从八品，掌本监文书薄籍。

③ 云骑尉：勋级名，北宋早期勋官十二转之第二转，正七品上；见飞骑尉条。

④ 朝奉郎：元丰改制后的寄禄官名；文臣京朝官三十阶之二十二阶，正七品。见奉议郎条。

⑤ 国子监丞：职事官名，正八品；参领本监事。

⑥ 上骑都尉：勋级名，正五品；见飞骑尉条。

⑦ 国子司业：职事官名；国子监主管长官副职，正六品。

⑧ 轻车都尉：勋级名，从四品；见飞骑尉条。

⑨ 朝请郎：寄禄官名；元丰三年改制后的文臣京朝官三十阶之二十阶，正七品。见奉议郎条。

⑩ 上轻车都尉：勋级名，正四品；见飞骑尉条。

⑪ 朝请大夫：寄禄官名；文臣京朝官三十阶之十七阶，从六品。见奉议郎条。

⑫ 国子祭酒：职事官名，从三品；国子监主管官员。

⑬ 直集贤院：馆职名、贴职名；京官以上充任。按：集贤院为藏书之府，内设大学士、学士、修撰、直集贤院、校理，为他官所领为贴职。

⑭ 翊善：无定职，属兼官，从七品；王府属官，谕亲王以义理。

⑮ 中大夫：寄禄官名；文臣京朝官三十阶之十二阶，正五品。见奉议郎条。

⑯ 尚书右丞：职事官，副宰相，正二品，参议大政，通治省事，以辅佐宰相之职，相当于治平二年进呈中的参知政事。尚书左丞同。

⑰ 开国男：爵位名，从五品；元丰改制后爵分九等之末等，系以县名。

⑱ 上护军：勋级名，正三品；见飞骑尉条。

⑲ 开国侯：元丰改制后，爵分九等之第七等，系以郡名。

⑳ 中书侍郎：元丰改制后，单除行副宰相之职，正二品。

正议大夫[1]、守门下侍郎[2]、上柱国、乐安郡开国公[3]、食邑四千户、实封九百户、臣　孙固

太中大夫[4]、守尚书右射兼中书侍郎[5]、上柱国、高平郡开国侯、食邑一千六百户、实封五百户、臣　范纯仁

太中大夫、守尚书左仆射兼门下侍郎[6]、上柱国、汲郡开国公、食邑二千九百户、实封六百户、臣　吕大防

本文是宋代元祐三年(1088年)国子监上呈的奏章,具体时间未详,但从"续准礼部符:"元祐三年九月二十日准都省送下当月十七日勅:中书省、尚书省送到国子监状"一语中。可推知,本文国子监上呈奏章时间是在当年九月二十日以后,内含国子监所接到的尚书省礼部的两份文件的内容。

纵观本篇全部文字,包含了两件符牒和一个附件,此是国子监上呈给朝廷的工作报告,报告的最后是在上呈的过程中,各级官员的签署。本篇全部文字实际上分为三截(不是节):

第一截自开始至"圣旨:依。国子监主者,一依勅命指挥施行。"此截文字从内容上看,又可分为两段。第一段文字是国子监于元祐三年(1088年)八月八日接尚书省礼部的符(文件):"元祐三年八月七日酉时(下午6点前后),接尚书省送达(礼部)当月六日的圣旨:'(经)中书省审核议定,下项医书,册数重大,纸墨价高,民间难以买置。八月一日(曾)奉圣旨,指令国子监另外制作小字雕印。国子监内原藏有浙路小字本,指令所属机构予以校对,(若)无另外差错,即摹印雕板,并在校对完成之日,放开印造。只收取纸、工、墨成本价,允许民间购买,依旧例送各行政区域(路)出卖。遵照圣旨所示,公文到达立即照办'(作者注:'奉勅如右,牒到奉行'是圣旨套话)。"以上(圣旨)批示,于八月七日下午2点前后(未时)交付礼部施行。

第二段文字是元祐三年九月二十日又接礼部的符,此是礼部转发尚书省下达的当月十七日皇帝旨令:中书省、尚书省报送国子监的报告。据书库报告,遵照朝廷圣旨,雕印小字《伤寒论》等医书出卖。经查核,工钱费用约支用五千余贯钱,圣旨未明确此钱从国子监何种钱钞中支付。国子监设想比照雕印《四书》等办法,于书库卖书钱内垫支。又因朝廷旨令,雕印完成之后,只收官纸、工墨本价,即不另外收费。担忧日后难以拨还,

---

① 正议大夫:寄禄官名;文臣京朝官寄禄官三十阶之第八阶,从三品。见奉议郎条。按:元丰三年(1088年)孙固官拜门下侍郎、复知枢密院事。

② 门下侍郎:元丰改制后为职事官,若单除则行副宰相之职。

③ 开国公:元丰改制后,爵分九等之第五等,系以郡名。

④ 太中大夫:寄禄官名;元丰改制后,京朝官寄禄官三十阶之第十一阶,从四品,宰相所带阶官。见奉议郎条。

⑤ 尚书右仆射兼中书侍郎:右宰相(次相)。右僕射,在治平二年时属无职事的阶官,元丰三年改制后属职事官,属宰相职务。按:元丰改制后,中书侍郎为尚书右僕射兼官,充右相之职。参见中书侍郎条。又按:范纯仁元祐三年拜尚书右僕射兼中书侍郎,故封开国侯,当属改制后十等爵之第七等(见《宋史》列传第七十三)。

⑥ 尚书左僕射兼门下侍郎:左宰相(首相);门下侍郎,元丰改制前为阶官名,不与政事,属宰相所带阶官。元丰改制后为职事官,若为尚书左僕射兼官则任左相之职。按:吕大防元祐元年(1086年)升任此职。参见尚书右僕射兼门下侍郎条。

恳请朝廷特例恩准，为应付上述钱数支付，恭候指示尚书省审核，暂用本监尚存的卖书钱，待将来印成的书出卖，每部书只收取一分钱。其他事项均按朝廷的原来旨令。哲宗皇帝（元祐）批示：依。国子监主管，遵照朝廷旨令施行。

本牒文第二截自“治平二年二月四日进呈，奉圣旨：镂板施行。”至“上柱国卫国公食邑一万七百户，食实封三千八户臣韩琦。”此截文字是治平二年二月四日，由韩琦、曾公亮等上奏朝廷的奏章内容。

第二截所述内容发生的时间是英宗治平二年（1065年），比第一截内容发生的时间，哲宗元祐三年（1088年）早23年。此截文字的核心内容是：“治平二年二月四日进呈，奉圣旨：镂板施行。”此是治平二年二月四日由高保衡、孙奇、林亿撰写的校勘《伤寒论》的工作报告。此报告由直接对校正医书所负责的行政主管官员即“兼提举校正医书所”的范镇签署后，上报尚书省吏部侍郎、参知政事（副宰相）赵槩、欧阳修签署后，再上报宰相曾公亮、韩琦。因此，此处范镇、赵槩、欧阳修之署名，并非是以《伤寒论》校勘者的身份署名，而是自下而上，上呈校勘者高保衡、孙奇、林亿三人工作报告的签署。赵槩、欧阳修时任“参知政事”，在英宗时，此职属副宰相。由赵槩、欧阳修再上报曾公亮、韩琦，曾、韩二人时任“中书门下平章事”，英宗时此职属宰相，故此曾、韩二人也不是以《伤寒论》校勘者的身份署名，而是在“工作报告”最后上奏皇帝前，工作程序中必不可少的签署。这种逐级签署包含层层负责的意义。

“治平二年二月四日进呈，奉圣旨：镂板施行。”从这一句中的“奉圣旨”三个字，可以看出此句是朝臣奉英宗皇帝“准奏”之后，在曾公亮、韩琦进呈的原件上的“批示”。

范镇于元祐二年七月告老（退休），元祐三年（1088年）闰十二月十五日卒。欧阳修于熙宁五年（1072年）闰七月薨，时年六十六。曾公亮，英宗时与韩琦并任同中书门下平章事（宰相），于宋神宗元丰元年（1078年）卒。韩琦于嘉祐三年（1058年），出任宰相，英宗即位后，先后封卫国公，后封魏国公。于熙宁八年（1075年）卒，终年六十七岁。宋代上述朝廷高官至元祐三年（1088年）国子监本牒符上报时，只有范镇一人在世，但已年衰告老，不理政务，次年即殁。其他三人欧阳修、曾公亮、韩琦均已先后殁世。此恰佐证了前段文字是治平二年的奏呈。

那么，23年前治平二年（1065年）的文件怎么混进了元祐三年（1088年）的公文中？可以设想，治平二年二月四日进呈，以及皇帝的批示“镂板施行”，是作为附件列在元祐三年国子监书库上呈报告中的。其目的一是表达本次雕印与治平二年雕印之顺承关系，二是表达本次雕印小字本是以治平二年本为底本。

明白了这一关键要点，也就理解了这篇牒符的文字。牒符第三截即最后一段“知兖州录事参军监国子监书库臣郭直卿”，文意上承第一截：**“圣旨：依。国子监主者，一依勅命指挥施行。”**试把第二截抽出去，再把作为本牒符的第三截“知兖州录事参军监国子监书库臣郭直卿”至“六百户臣吕大防”提上来，此篇牒符的文意也就理顺了。

由于最后一截文字属元祐三年（1088年）国子监关于刊印小字《伤寒论》公文的一部分，而本次国子监牒符的主要内容是关于经费的借支与拨还等有关事务性方面的事情，与整理、校正医书业务无关，所以，本次上报的奏章中没有校勘业务官员孙奇、高保衡、林亿三人的签署，而是从下到上均是行政管理官员签署。前六人是国子监从下而上的管理官员，次后四人是自下而上的副宰相，最后的范纯仁、吕大防二人是左右宰相。本牒符最后是由宰相上呈皇帝。

其时孙固是元祐三年（1088 年）官拜门下侍郎（副宰相之一）；太中大夫范纯仁（范仲淹子）是元祐三年四月官拜尚书右仆射兼中书侍郎（右宰相）；太中大夫吕大防元祐三年四月升迁尚书左仆射兼门下侍郎（左宰相），哲宗绍圣元年（1094 年）遭贬（见《续资治通鉴长编》卷四百二十八）。此三位官员之官、职、勋、爵均属元丰三年（1080 年）改制后的称谓，此恰与元祐三年（1088 年）八月八日牒文在时间上相吻合。

抽出来的第二截文字上承林亿等撰写的《伤寒论序》文末，此本是治平二年（1065 年）林亿等撰写的上报朝廷的工作完成后之报告，从《伤寒论序》的最后一句"今请颁行"，可得印证。由赵槩、欧阳修，曾公亮、韩琦等朝官转奏进呈的表章后面有皇帝的批示："镂板施行。"在刊印本书时，林亿等撷取工作报告中的核心内容即校勘时底本的选取以及校勘过程，文前加《伤寒论序》一语，文后署三人的名子与官衔而置于卷前，作为校定后的叙记。

从上述签列的人名可见，前三人高保衡、孙奇、林亿是具体校勘业务官员，次后若干人主要是以行政官员身份签署。

《续资治通鉴长编·卷一百八十六》载：宋仁宗嘉祐二年（1057 年）八月，庚戌，枢密使韩琦言："朝廷近颁方书诸道，以救民疾，而贫下之家力或不能及，请至今诸道节镇及并、益、庆、渭四州，岁赐钱二十万，余州军监十万，委长吏选官合药，以时给散。"仁宗皇帝批曰："从之。"琦又言："医书如《灵枢》《太素》《甲乙经》《广济》《千金》《外台秘要》之类，本多讹舛，《神农本草》虽开宝中尝命官校定，然其编载尚有所遗，请择知医书儒臣与太医参定颁行。"仁宋皇帝乃颁诏令，"诏即编修院置校正医书局，命直集贤院、崇文院检讨掌禹锡等四人并为校正医书官"。从中似可以了解当时宋朝政府尚能体恤民情，重视医学与医疗。校正医书所设置之后，历时 12 年，先后有 13 位"知医书儒臣与太医参定"编校医书 11 部。若隐若显的仲景书，被校定为《伤寒论》《金匮玉函经》和《金匮要略方》3 部，从而结束了 800 年间仲景书传本歧出的格局。

通过研究本牒符，可以了解当时校正医书的构想、步骤以及从具体校勘官员至副宰相、宰相、皇帝的决策过程与运作。同时了解林亿等校勘《伤寒论》有大字本与小字本之区别，并且小字本又有监本与浙本之不同。

张仲景撰《伤寒卒病论集》

伤寒卒[①]病论集

论曰：余每览越人入虢之诊[②]，望齐侯之色[③]，未尝不慨然叹其才秀也。怪当今居世之士，曾不留神医药，精究方术，上以疗君亲之疾，下以救贫贱之厄[④]，中以保身长全，以养其生。但竞逐荣势，企踵[⑤]权豪，孜孜汲汲，惟名利是务，崇饰[⑥]其末[⑦]，忽弃其本，华其外而悴其内，皮之不存，毛将安附焉？卒然遭邪风之气，婴[⑧]非常之疾，患及祸至，而方震栗。降志屈节，钦[⑨]望巫祝，告穷[⑩]归天，束手受败。賫[⑪]百年之寿命，持至贵之重器[⑫]，委付凡医，恣其所措。咄嗟[⑬]呜呼！厥[⑭]身已毙，神明消灭，变为异物，幽潜重泉，徒为啼泣。痛夫！举世昏迷，莫能觉悟，不惜其命，若是轻生，彼何荣势之云哉？而进不能爱人知人，退不能爱身知己，遇灾值祸，身居厄地，蒙蒙昧昧，惷[⑮]若游魂[⑯]。哀乎！趋世之士，驰竞浮华，不固根本，忘躯徇物[⑰]，危若冰谷，至于是也。

余宗族素多，向余二百，建安[⑱]纪年[⑲]以来，犹未十稔[⑳]，其死亡者，三分有二，伤寒

---

① 卒：宋代郭雍《伤寒补亡论·卷一》云："仲景叙论曰：为伤寒杂病论合十六卷，而标其目者，误书为卒病。"乃因于"书'雜'为'䧏'，或再省为'卒'。""省文而至于此"。其说可从。

② 越人入虢之诊：典出《史记·扁鹊仓公列传》。越人，姓秦，渤海郡郑地人。长桑君授以秘方，"视见垣一方人"，"特以诊脉为名耳"，入虢，治太子"尸厥"证，起死回生。按：虢，周时分封之诸侯国名。

③ 望齐侯之色：典出同前注。越人过齐，望齐侯之色，初在腠理，后五日到血脉，又后五日至肠胃间，再后五日病至骨髓，复后五日齐侯死。越人闻名天下。

④ 厄：本意困苦，此犹病痛也。

⑤ 企踵：本意踮起脚跟，此犹仰望、仰慕貌。

⑥ 崇饰：粉饰；崇，推崇，崇尚；饰，装扮。

⑦ 末：本意支节，此犹次要也。

⑧ 婴：缠绕，引申为遭受。

⑨ 钦：敬也。

⑩ 告穷：宣告困窘，办法穷尽。

⑪ 賫(jī)：持、送。

⑫ 重器：贵重的器物，此犹言身体与牲命。

⑬ 咄嗟(duō jiē)：叹息。

⑭ 厥：其。

⑮ 惷：同"蠢"。

⑯ 游魂：魂之散而游于虚也；此隐喻没头没脑，傻里傻气。

⑰ 忘驱徇物：追求浮华，以身殉物。徇同殉。

⑱ 建安：汉献帝年号，公元196—216年。

⑲ 纪年：纪元，汉武帝以降，历代王朝均以帝王的年号纪年。

⑳ 稔：年也，熟也；谷一熟为年。

十居其七。感往昔之沦丧，伤横夭之莫救，乃勤求古训，博采众方，撰用《素问》《九卷》《八十一难》《阴阳大论》《胎胪药录》并平[①]脉辨证，为《伤寒杂病论》合十六卷。虽未能尽愈诸病，庶可以见病知源。若能寻余所集，思过半矣。

夫天布五行，以运万类；人禀五常，以有五脏。经络府俞[②]，阴阳会通；玄冥幽微，变化难极。自非才高识妙，岂能探其理致哉！上古有神农、黄帝、岐伯、伯高、雷公、少俞、少师、仲文，中世有长桑、扁鹊，汉有公乘阳庆及仓公。下此以往，未之闻也。观今之医，不念思求经旨，以演其所知，各承家技，终始顺旧，省疾问病，务在口给[③]，相对斯须，便处汤药，按寸不及尺，握手不及足，人迎趺阳，三部不参，动数发息，不满五十，短期[④]未知决诊，九候曾无仿佛[⑤]，明堂阙庭，尽不见察，所谓窥管而已。夫欲视死别生，实为难矣！

孔子云，生而知之者上，学则亚之。多闻博识，知之次也[⑥]。余宿尚方术，请[⑦]事[⑧]斯语。

《伤寒卒病论》序文在台北"故宫博物院"藏本《仲景全书》卷前叙记中阙，该文被收在《全书》卷第十一成无己《注解伤寒论》卷前。据中国中医科学院藏本补。

"伤寒卒病论"，本当是"伤寒杂病论"，后文"为《伤寒杂病论》合十六卷"便是佐证。关于此一个"卒"字，引起后世人不少臆想与纷争。宋代郭雍《伤寒补亡论》卷一有云："仲景叙论曰：为《伤寒杂病论》合十六卷，而标其目者，误书为卒病。后学因之，乃谓六七日生死人，故谓之卒病。此说非也，古之传书怠堕者，因于字书多省偏旁，书字或合二字为一。故书'雜'为'雑'，或再省为'卒'。今书'卒'病，则'雜'病字也。""省文而至于此"。其说可从（见《伤寒补亡论·卷一·伤寒名例十问》）。

赵刻宋本《伤寒论》卷前之文"伤寒卒病论集"，按其内容是"序"的体例，但却不称"序"而称为"集"，其中可能的原因是什么？序，本意是"室前堂上东厢西厢之墙也"，旧疏为"所以序别内外"，假序为绪，引申为端绪。在中国古代文献中，关于"序"的出现，学术界多有讨论，传统认为："序之体始于《毛诗序》。"杨匡和认为，"早期序文是普遍置于著作末尾的，秦汉时期子、史类书籍序文皆如此。而汉代兴起的单篇文章之序是置于文章之前的。受其影响，原本置后的序文开始移之篇首。"从这里可以设想，仲景"为《伤寒杂病论》合十六卷"完成后，其文是置于论后，故始其文名曰"集"不曰"序"。集，成也，齐也。在其后的流传岁月中，转抄编辑，将原本置于后的"伤寒卒病论集"文，移于卷前，而成为今人所见到的现状。

---

① 平：通"辨"。

② 府俞：即腑腧，出《素问·气穴论》。

③ 口给：娴于辞令，能言善辩。

④ 短期：病笃濒危将死之期。

⑤ 仿佛：犹效法也。

⑥ 生而知之者上，学则亚之。多闻博识，知之次也：典出《论语·季氏第十六》："生而知之者，上也；学而知之者，次也；困而学之，又其次也"。

⑦ 请：愿意也。

⑧ 事：奉行也。

其文首先表达其既仰慕秦越人的高超诊疗技术，又愤世嫉俗，抨击当今居世之士，竞逐荣势，惟名利是务，不固根本，忘躯徇物可悲归宿之哀叹与激愤。其次回顾自己撰写《伤寒杂病论》的过程，文中体现出其“感往昔之沦丧，伤横夭之莫救”之仁，“勤求古训，博采众方”之智。从“夫天布五行，以运万类；人禀五常，以有五脏。经络府俞，阴阳会通；玄冥幽微，变化难极。自非才高识妙，岂能探其理致哉！上古有神农、黄帝、岐伯、伯高、雷公、少俞、少师、仲文，中世有长桑、扁鹊，汉有公乘阳庆及仓公”这一段文字中，可以看出仲景融汇了“医经”与“经方”，不自觉地走向历史与逻辑的统一，开创了理法方药一体，因时、因地、因人制宜，异病同治，同病异治之神奇，塑造中医学全新面貌而屹立于世之历史贡献。

按，越人入虢之诊典出《史记·扁鹊仓公列传》，越人路经虢国。正值虢太子刚刚死去，扁鹊了解到太子是暴厥而亡。越人认为，此属“尸厥”，太子并没有死。于是越人用针刺之法，使太子苏醒。越人：(约前 407—前 310)。姓秦氏，越人是名，春秋战国时期渤海郑地(今山东省西北及河北省东南域内)人。因为医术高超，被誉称为“扁鹊”，意思是能带来健康和喜事的“喜鹊”。也有学者据《史记》认为“扁鹊”是“越人”的专有名子。虢，春秋时期诸侯国。史载有东、西、南、北四虢，公元前 655 年北虢最后灭亡，虢太子不可确考。齐侯，《史记·扁鹊仓公列传》作齐桓侯。“扁鹊过虢，太子死。”“扁鹊过齐，齐桓侯客之。”杨玲认为“虢国于公元前 655 年已被晋所灭”，“齐桓侯”历史上实无其人，即使勉强将其定为相近称呼的齐桓公，但齐桓公生于前 716 年，卒于前 643 年，因此，秦越人、虢国与齐桓公并不属于同一时代。杨玲认为“先秦历史上，我们经常看到这样一种现象：某人因某一特点或特长在传播接受过程中逐渐成为某一类人的象征，乃至成为中国文化的一个符号、语码”，“扁鹊从特定的一个人到一个学派也经历了这么一个类同的接受、形成过程，这就使得典籍中记载的扁鹊是一个亦真亦假、亦实亦虚的形象。说其真实，是因为在中医史上的确存在一个叫扁鹊的神医；说其虚假，是因为关于扁鹊的传说故事并非完全是那个真正的扁鹊所为，而是后来被赋予扁鹊这个称呼的医者的事迹的集合。”杨玲认为“齐桓侯”是《史记》从《韩非子·喻老》篇中采摭“扁鹊见蔡桓公”并“改‘蔡桓公’为‘齐桓侯’，这是司马迁有心之“错”，属司马迁的“春秋笔法。”目的是“以治病喻治国。”①

《伤寒卒病论集》作为宋本《伤寒论》之序文，当是林亿等宋臣校定时，底本或校本中存在的原文，故校定后当列在宋本卷前。今见中国中医科学院馆藏赵开美翻刻本中，本文列在出自明代赵开美手笔之《医林列传》与出自宋臣手笔之《国子监》牒文之前，似有不妥。本《疏证》将其调至《伤寒论》首卷卷前。

① 杨玲．文本细读、春秋笔法与《史记·扁鹊仓公列传》释疑[J]. 渭南师范学院学报，2018，33(13)：52-61

伤寒论卷第一　　　　仲景全书第一

汉　张仲景述　晋　王叔和撰次
宋　林　亿校正
明　赵开美校刻
沈　琳仝校

辨脉法第一

《辨脉法》与《平脉法》,顾名思义,是讨论、研究脉法的专论。辨,别也,判也;平,通"辨",《书·尧典》:"平章百姓。"《尚书大传·唐传》作"辨章"。又,"执事有制"曰"平",此"平"又有规范、式样、标准的意蕴。"法"亦有规范、标准的含义。

切脉法据现今可检文献,早见于《灵》《素》,继见于《难经》,但,中医切脉法的发现、发明却远不止这个时代,而是可追溯到更远古的起源,且不是一日一时一人之功,它是一个发现、发明与演变、规范及至标准化的长期的渐次过程。《辨脉法》与《平脉法》正是这个漫长的演进过程一个历史环节中被保存下来的文献片断。此《辨》《平》二篇可看作一个时代对医学切脉方法的阶段性总结,是中国上古时期医家对诊脉理论与方法运用的通论。

《辨脉法》与《平脉法》,就其内容来说,大体可分为两大部分,一是单纯对脉搏本身的表述,重点对脉搏的部位、至数、脉律、脉形、脉势、命名等脉搏主体的规范进行界定、论释;二是对脉搏与呼吸的关系,脉的阴阳相乘,不同脉象的属性、分类、主病进行讨论,既有寸关尺之小三部合论,又有寸口脉、趺阳脉、少阴脉大三部之分论,以及诊脉的原则、纲纪、大法,诊脉的具体方法,脉症合参,脉象与生死的关系等诸多问题的阐释。其论由宏至微,由表及里,由浅至深,由粗至细,由简至繁,先《辨》后《平》,既顺序渐进,又交叉融汇。综观《辨》《平》二篇,实为赵刻宋本《伤寒论》之脉法总论,是对脉诊的指导与规约。此二篇虽无方药,但若与其后之六病诸篇融会贯通,则浮沉迟数弦紧等诸脉之意象蕴涵,汗吐下和温清消补等诸法之开阖运用,麻桂苓术硝黄姜附之分寸拿捏,必豁然开朗。

此《辨》《平》二篇,文字古奥晦涩,文理错综,语意叠绕,故对此二篇的诠解突出两个方面,一是训释辞句,明慎文理,廓清层次,只有先读明白了条文的本意,才有理解医理的可能;二是在顺达文理的基础上,融汇《内》《难》与六病诸篇,训解条文所蕴涵的医理。

问曰:脉有阴阳,何谓也?答曰:凡脉大、浮、数、动、滑,此名阳也;脉沉、

涩、弱、弦、微，此名阴也。凡阴病见阳脉者生，阳病见阴脉者死。 [1][①]

本条以阴阳为纲对常见脉象进行二分法分类，并以阴脉阳脉概述生死之象。

"脉有阴阳"语出《素问·阴阳别论》。此把纷繁的脉象变化，用阴阳加以区分、疏理、辨别，从而明晰脉体，了解脉象所反映出的即时病机。《素问·阴阳应象大论》特别强调"察色按脉，先别阴阳"，重点突出在"先"字上，对纷繁的脉象，首先分辨为阴与阳两大类别。

自《黄帝内经》以降至今，辨脉与辨症同样都是以阴阳为纲进行二分法分类。阳脉与阴脉是相对应的，"必知阳脉之体，而后能察阴脉；必知阴脉之体，而后能察阳脉"（张景岳语）。依亢抑、盛衰、浮沉、紧缓、数迟、滑涩等阴阳属性进行分类，此如同《难经·四难》所言："浮者阳也，滑者阳也，长者阳也；沉者阴也，短者阴也，涩者阴也。"《难经》在此只是概言，按阴阳属性，经典论述与临床所能见到的脉象，均可以用二分法分列为阴阳两个相对系列。

"阴病见阳脉者生，阳病见阴脉者死"，病至"生"与"死"之间，已属重证危候。如阳明病篇第 212 条："发则不识人，循衣摸床，惕而不安，微喘直视，脉弦者生，涩者死。"此属真阴枯竭，脏阴衰败，气脱神散之征，此时脉显弦象，为阴中有阳，生气尚存，故预后尚好。阴病见阳脉重在有"生气"，若所谓的"阳脉"不是生气来复，而是正气暴脱，则必危在旦夕。如少阴篇第 315 条："少阴病，下利脉微……白通加猪胆汁汤主之。服汤脉暴出者，死，微续者，生。"此脉暴出，脉来弦紧，疑似阳脉，实属虚阳暴脱，亡阳在即。又第 369 条："伤寒，下利日十余行，脉反实者，死。"伤寒下利，至日十余行，必是竭阴伤阳，阴阳俱衰，其脉本当微细或弱涩，而反"实"，貌似阳脉，实属脏气衰败，真脏脉显。故《素问·脉要精微论》有云："微妙在脉，不可不察，察之有纪，从阴阳始。"

问曰：脉有阳结、阴结者，何以别之？答曰：其脉浮而数，能食，不大便者，此为实，名曰阳结也，期十七日当剧。其脉沉而迟，不能食，身体重，大便反鞕[②] 音硬，下同，**名曰阴结也，期十四日当剧。** [2]

本条以脉论"证"，讨论脉有阴结与阳结。

文曰"脉有阳结、阴结"，而不是"证有阳结、阴结"，此是言脉气之结。脉之"阳结"是概括脉"浮而数"之象。气血搏击于外，阳气外浮则脉浮；阳郁生热，热亢气盛则脉数。浮数相兼，反映在脉气上是热壅气结，此所谓"脉有阳结"。

脉之"阴结"是概括脉"沉而迟"之象。痼冷筑踏，邪气阻遏于内则沉；阴凝结聚，格塞气机，寒滞气结则迟。沉迟相兼，反映在脉气上寒凝气结，此所谓"脉有阴结"。所以，讲"脉有阳结、阴结"，不能离开"脉"。

文曰"能食，不大便者，此为实，名曰阳结"；"不能食"，"大便反鞕，名曰阴结"。此

---

① 为检索方便，本书依赵刻宋本的自然段落，单独为《辨脉法》《平脉法》《伤寒例》《辨痓湿暍脉证》以及"诸可"与"诸不可"各篇，各自编列序号，与六病诸篇的序号互不牵扯。

② 鞕：简化字本应作"硬"，因后有"音硬，下同"4 个小字注文，故此处保留繁体字"鞕"。

两句话中，从表象层次看，阳结与阴结紧扣进食与大便的状况。不大便是肠中“结”滞，其证分属阴阳，“能食”属阳，“不能食”属阴。“能食”，“不大便”属阳实而无阴气以和之，其气必结。“不能食，身体重，大便反鞕”属阴盛，阴盛大便本当溏，不溏而硬，故谓之“反”。阴盛寒滞，无阳气以温润之，其气亦结。大便秘涩，粪若羊屎者，属阴结之征。鞕，同硬。若从深层次看，本证不论是“不大便”还是“大便反鞕”，不论是“能食”还是“不能食”，欲称之为“结”，是有前提的：即凡称“阳结”者，必是“脉浮而数”；凡称“阴结”者，必是“脉沉而迟”。若断章取义，离开脉象谈论所谓“阳结”与“阴结”是有违本条原典本旨的。

阴结与阳结是相对的，不同的背景下含义不同。本论中的阳结与阴结还见于太阳病篇第148条。

“期十七日当剧”与“期十四日当剧”，是对预后时间的推断，既反映出当时的医家在临床中的观察与经验，同时，也包含对观察结论的推演与思考。按：期，常也。

问曰：病有洒淅恶寒，而复发热者何？答曰：阴脉不足，阳往从之，阳脉不足，阴往乘之。曰：何谓阳不足？答曰：假令寸口脉微，名曰阳不足，阴气上入阳中，则洒淅恶寒也。曰：何谓阴不足？答曰：尺脉弱，名曰阴不足，阳气下陷入阴中，则发热也。阳脉浮一作微**，阴脉弱者，则血虚，血虚则筋急也。其脉沉者，营气微也。其脉浮，而汗出如流珠者，卫气衰也。营气微者，加烧针，则血留不行，更发热而躁烦也。** [3]

本条讨论阴阳俱虚状态下的阴阳关系及其病机特点。

本条可分作两节讨论。从“问曰：病有洒淅恶寒，而复发热者何”至“阳气下陷入阴中，则发热也”作为第一节。从“阳脉浮，阴脉弱者，则血虚”至“更发热而躁烦也”作为第二节。

第一节通过三问三答，递进讨论在阳虚阴弱态势下，阴阳之间可能出现的两种不同关系，以及阴乘弱阳与阴虚阳陷的脉象特点。第一问，为什么发热恶寒？第一答是在整体角度上，从脉象方面指出发热与恶寒的总机理是“阴脉不足”与“阳脉不足”。第二问与第三问分别追问“何为阳不足”“何为阴不足”？第二答与第三答分别解释阳不足与恶寒的关系与阴不足与发热的关系。

“寸口脉微”，此处之“寸口脉”不是言寸关尺三部，与后文“尺脉弱”对举，此仅指寸脉而言。

《难经·二难》云：“从关至鱼际是寸口内，阳之所治也。”《三难》又云：“关之前者，阳之动也。”在阴阳属性上，关前寸口属阳，寸口是阳气搏动之处。所以，“寸口脉微，名曰阳不足”。此“脉微”是表述脉势，意谓指下无力，反映出素体阳气虚衰。阳虚则阴胜，故阴往而“乘之”。乘，胜也，加其上也，亦即后文“阴气上入阳中”之意。“乘之”“加其上也”，突出的是阴气主动之势况。阴寒之气凌藉弱阳，故其人“洒淅恶寒”。按：洒，寒貌；淅，洒也。《金匮要略方论·痉湿暍病脉证》有云：“洒洒然毛耸。”洒淅恶寒是表达病人的感觉只是微微寒栗。

《难经·二难》云:“从关至尺是尺内,阴之所治也。”《三难》又云:“关以后者,阴之动也。”在阴阳属性上,关后尺内属阴,尺部是阴气搏动之处。所以“尺脉弱,名曰阴不足”。此“尺脉弱”亦是言脉势,意谓指下无力,反映出素体阴气不足。“阴脉不足,阳往从之”,有注家把此处“从之”与上文“乘之”混淆,并作同样理解,从而把“阴脉乘之”与“阳脉从之”笼统讲成是“阴阳相乘”,非是。按:从,追逐,随行也。“阴脉不足,阳往从之”,“阳往从之”至何处?文曰:“阳气下陷入阴中。”“从之”“下陷入”,点明的是方向,阳气随阴虚之势下陷入阴中,突出的是阳气被动之势况,故阴虚阳陷,郁而为热。

发热恶寒,若与浮紧脉并见,此在《伤寒论》中是属太阳表证。其病机是正盛邪实,邪正相争。今发热恶寒不是与脉浮紧并见,而是与“寸口脉微”“尺脉弱”并见,故不属表证。

“阴往乘之”“阴气上入阳中”,表达的是阴胜阳虚,是阴气对阳气的主动强势凌加。“阳往从之”“阳气下陷入阴中”,表达的则是阴虚者阳必无根,阴虚阳怯,阳气被动内陷。“乘”与“从”,“上”与“下”,表达出本证阳微阴弱,“洒淅恶寒,而复发热”的两个不同的过程,其证始则阳气弱而阴邪胜,故洒淅而恶寒,继则阴气虚而无根之阳追随之而下陷,故郁而为热。反映出本证阴阳俱虚的情况下,阴与阳之间动态关系的两个侧面。

从“阳脉浮,阴脉弱者,则血虚”至“更发热而躁烦也”作为第二节,主要讨论寸浮尺沉,卫衰营微之辨证及营气微复加烧针之变证。本节所言脉之阴阳,是指尺寸部位。从文意方面,四句可分三个层次理解。

第一句“阳脉浮一作微,阴脉弱者,则血虚,血虚则筋急也”,是所讨论内容的主干。

第二句“其脉沉者,营气微也”,文气与语意上承第一句“阴脉弱者,则血虚,血虚则筋急也。”“其脉沉”与“阴脉弱”相呼应。文中“阳脉浮,阴脉弱”并列,在此,阴脉不曰“沉”而曰“弱”,是对比而言,其“沉”意已蕴含其中。此脉沉弱,必是沉而无力,亦即前文所言之“尺脉弱”“阴脉不足”,意同“阴脉弱者,则血虚”。文曰“血虚则筋急也”,此谓营弱血虚,筋脉失于濡养而挛急。按:筋急不独见于营弱血虚,“卫气衰”,阳不足,筋脉失于温煦亦可见筋脉拘挛。如太阳病篇第 20 条:“太阳病,发汗,遂漏不止,其人恶风,小便难,四肢微急,难以屈伸者,桂枝附子汤主之。”而第 29 条“脚挛急”“更作芍药甘草汤与之,其脚即伸”则属血虚筋急。

第三句“其脉浮,而汗出如流珠者,卫气衰也”,文气与语意上承第一句“阳脉浮”,可看作“阳脉浮”的自注句。意在补述寸脉浮主“卫气衰”,此“浮”必是浮虚无力,即前文所言之“寸口脉微”“阳脉不足”,此属阳气弱,“卫气衰”。《素问·生气通天论》云:“阳者卫外而为固。”具有“卫外而为固”功能之阳气即是卫气,阳气弱,卫气不能卫外为固,营气弱不能内守而外泄,引致汗出如流珠。按:“如流珠者”,大汗淋漓貌。

第四句“营气微者,加烧针,则血留不行,更发热而躁烦也”,语意上承第二句,补述营微血虚、尺脉沉弱,阳虚卫衰、寸脉浮大无力,证见汗出淋漓,本应温阳益阴,反加烧针,微阳弱阴遭火邪追逐(参见本论太阳病篇第 116 条),血溢流散而滞行不畅,微阳浮动而弥更发热,火邪扰心则添增躁烦。按:躁烦,即烦躁也。

脉蔼蔼如车盖者,名曰阳结也。一云秋脉。 [4]

本条用“蔼蔼如车盖”意象脉之轻浮而大。

“脉蔼蔼如车盖”，蔼同“霭”；蔼蔼，云雾貌，若云之浮于空中状，意象脉之轻浮。车底重而沉稳于下，车盖大而浮悬于上，车盖意象脉浮而大。曹丕诗云：“西北有浮云，亭亭如车盖。”诗人用“车盖”形容浮云，其意象亦可参悟。脉象浮大有力，脉势宽洪属阳结热盛之象。按：车盖，汉代车舆上面立有篷盖，悬在车之上方，称曰“容盖”，具有遮日挡风避雨的作用。

“脉蔼蔼如车盖”另见《难经·十五难》，文曰：“秋脉毛者，肺，西方金也，万物之所终，草木花叶，皆秋而落，其枝独在，若毫毛也，故其脉之来，轻虚以浮，故曰毛。”又曰：“其气来实强，是谓太过，病在外。气来虚微，是谓不及，病在内。其脉来蔼蔼如车盖，按之益大曰平。”“其脉来蔼蔼如车盖，按之益大”，大，甚也，意谓其脉来轻盈浮大，按之不虚不微，浮势明显，蕴有胃气，以表“秋脉毛”之象。

脉之微妙，在“象“与“势”。《脉经·序》云：“脉理精微，其体难辨，弦紧浮芤，展转相类，在心易了，指下难明。”《难经·十五难》之“脉蔼蔼如车盖”与本条之“脉蔼蔼如车盖”，“象”同，“势”不同，所以蕴意有异。

脉累累如循长竿者，名曰阴结也。一云夏脉。 [5]

本条用“脉累累如循长竿”意象脉之弦实而滞涩。

“脉累累如循长竿”，累累，连续不断也；循，通“揗”，摩顺也；长竿，竹竿挺长而有节者；“脉累累如循长竿”意象脉在指下，有如竹竿之挺直坚长而滞涩，此属沉寒痼冷，气滞血瘀阴结之象。

脉瞥瞥如羹上肥者，阳气微也。 [6]

本条用“瞥瞥如羹上肥”意象脉之虚浮无力。

“脉瞥瞥如羹上肥”，瞥瞥，飘忽浮动貌，意喻脉象虚浮无力无根，有似羹汤闪烁漂浮之油膜，此阳气衰微之象。

脉萦萦如蜘蛛丝者，阳气衰也。一云阴气。 [7]

本条用“萦萦如蜘蛛丝”意象脉之纤细软弱。

“脉萦萦如蜘蛛丝”，萦，旋也，曲也，萦萦“如蜘蛛丝”，犹蜘蛛丝之至轻至细、曲弱貌，意喻脉之纤细软弱之象，此主阳气衰顿之证。

脉绵绵如泻漆之绝者，亡其血也。 [8]

本条用“绵绵如泻漆”意象脉之细微滞缓欲绝。

“绵绵如泻漆”，绵绵，细软而断续，犹泻漆之乍细乍微，将绝未绝貌，意喻脉之欲绝之象，此主亡血之证。

前第4、5、6、7、8条运用“以此喻彼”，以象求意之思维方式，表达脉来之特征。用类比的方法，表述脉动之形象，属中国传统的类比思维，此最早可见于《诗经》。在《黄帝内经》《难经》《伤寒论》中，均凸显此种思维特征。此不属逻辑思维，更不是所谓的“思辨”，而是以此类彼，需要横向的联想。了解、学习、掌握这种思维方式，才更有利于理解中医学的基本理论。

脉来缓，时一止复来者，名曰结。脉来数，时一止复来者，名曰促一作纵。**脉阳盛则促，阴盛则结，此皆病脉。** ［9］

本条讨论结脉与促脉的脉象及病机。

“脉来缓，时一止复来者，名曰结”，此句另见太阳病篇第178条，又见于《脉经·卷第一》。《难经·十八难》亦有云：“结者，脉来去时一止，无常数。”

关于缓脉，《素问·平人气象论》曰：“人一呼脉再动，一吸脉亦再动，呼吸定息脉五动，闰以太息，命曰平人。”呼吸定息脉来五至，此属常人之脉。脉来四至曰缓。《脉经·卷第一》云：“缓脉，去来亦迟，小驶（kuài）于迟。”（脉来三至曰迟）按：缓脉另见于《太阳病篇》第2条：“太阳病，发热，汗出，恶风，脉缓者，名为中风。”此“缓”与“紧”相对应，紧若弓之张，缓若弦之弛。此弛缓非彼迟缓之谓。

时有一止之迟缓，止无定数，止而复来，指下瞬停，旋即复动，此称之曰结脉。阴盛阳虚则气血运行滞涩，结塞不通，故有脉来迟缓而有一止之势，遂成结象，反映出阴阳失衡，阴气盛实而阳气失于相续之机。

文曰：“脉来数，时一止复来者，名曰促。”关于脉象中“数”与“促”的关系，又见于《脉经·卷第一》：“促脉，来去数，时一止复来。”促脉是在脉数的基础上，“时一止复来”，一方面反映出阳盛气浮而外鼓，另一方面反映出阴气不足，而有难以维系之势，故指下既能体究脉势急促而应手，又能感知脉气偶失相从之顷息，遂见数中一止，反映出阳气盛而阴气不能相续之病机。

促脉又见太阳病篇第21条：“太阳病，下之后，脉促胸满者……”第34条：“太阳病，桂枝证，医反下之，利遂不止，脉促者，表未解也……”第140条：“太阳病，下之，其脉促，不结胸者……”厥阴病篇第349条：“伤寒脉促，手足厥逆，可灸之。”六病篇诸条之脉“促”，表述的是脉来急促，上壅两寸。此如《素问·平人气象论》所言“寸口脉中手促上击者”，谓其象促迫而急，应指如以物上击手，而非脉来有止。此不同于前述“脉来数，时一止复来者”之“促”。反映出那个时代，对脉象理解的多元倾向。

结脉与促脉虽反映出阴阳偏胜的不同病机，脉虽有歇止，但都能够“时一止复来”。与结脉、促脉在“脉来中止”这一点上相似的还有代脉。详“脉来中止”之代脉，当首见于《灵枢·根结》：“持其脉口，数其至也，五十动而不一代者，五脏皆受气，四十动一代者，一脏无气。”“不满十动一代者，五脏无气。”《灵枢·根结》篇重在阐述代脉对于评估人身气之盛衰的意义。太阳病篇第178条，完善了对代脉脉形与脉势的表述：“若脉来动而中止，不能自还，因而复动者，名曰代。”代脉的特点是“不能自还”，反映出脉气严重不续，脏气衰败之象，所以得出“得此脉者，必难治”的结论。

阴阳相搏，名曰动。阳动则汗出，阴动则发热。形冷恶寒者，此三焦伤也。

若数脉见于关上，上下无头尾，如豆大，厥厥动摇者，名曰动也。 [10]

本节讨论动脉的脉象与病机。

"阳动则汗出，阴动则发热。形冷恶寒者，此三焦伤也。"属自注句，从语意与文气上看，"若数脉见于关上，上下无头尾，如豆大，厥厥动摇者，名曰动也"上承"阴阳相搏，名曰动"。

"相搏"既可表现为柔性互动，也可表现为刚性互动。柔性互动多用于表述生理性的缓进常变，如《灵枢·决气》篇："两神相搏，合而成形。"《灵枢·本神》："两精相搏谓之神。"刚性互动多用于表述疾病性的突进异变，如《灵枢·水胀》："寒气客于肠外，与卫气相搏。"太阳病篇第174条、175条之"风湿相搏"等。

本条"阴阳相搏"属于阴阳之间的病机异变刚性互动，所以其脉不是呈现常脉，而是"动"。动脉是一种什么样的脉象？文中举"数脉见于关上"以作比较，突出"上下无头尾"之象，以言脉形之局限，文曰："若数脉见于关上，上下无头尾，如豆大，厥厥动摇者，名曰动也。"此处之"若"字，是好像、如同的意思。从文中可见，关前无头，关后无尾，故脉形如"豆"，此如同仅仅关上脉数之象；此以"豆"象类比，是言脉形之突兀。其脉"厥厥动摇"，意象脉来之慌急、短促、僵滞。厥者，短而顿也，故此脉曰"动"①。

动脉之"豆"象，虽以见于关上为例，描述其"上下无头尾，如豆大，厥厥动摇"，但，却不是仅仅见于关上，《脉经·卷第四》有云："左手寸口脉偏动，乍大乍小不齐，从寸口至关，关至尺，三部之位，处处动摇，各异不同。""乍大乍小不齐"，"三部之位，处处动摇，各异不同"，廓清了动脉之短圆缺绌、乍大乍小、脉来不齐之脉形、脉象与脉位。

自注句"阳动则汗出，阴动则发热。形冷恶寒者，此三焦伤也"，此"阳动"，言寸脉之"动"象，"阴动"言尺脉之"动"象，实际上是"三部之位，处处动摇，各异不同"。是什么原因引发"三部之位，处处动摇"呢？文曰："三焦伤也。"三焦伤在什么要害？《素问·灵兰秘典论》云："三焦者，决渎之官，水道出焉。"《难经》在不同篇章对三焦又有专论，如三焦"有原气之别焉，主持诸气"（《难经·三十八难》），"三焦者，原气之别使也，主通行三气，经历于五脏六腑"（《难经·六十六难》）。综述三焦基本功能为水火元气之通道，主持督领一身诸气。故"三焦伤"，必是元气伤，一身诸气伤。故"汗出""发热""形冷恶寒"均为"三焦伤"，元气虚损所致。由于伤及三焦，引致元气虚损的病因不同，发病过程不同，故其病或虚或本虚标实，不可一概而论。

阳脉浮大而濡，阴脉浮大而濡，阴脉与阳脉同等者，名曰缓也。 [11]

本条讨论脉之和缓之象。

本条之阳脉与阴脉是指寸脉与尺脉而言。寸浮大而濡，濡，通"软"，柔顺意。浮脉与大脉俱属浅在，轻取即得。唯浮脉其势在举之轻虚，从容和缓；大脉其体宽阔大，脉来顺柔平和。文中虽仅言寸脉与尺脉，但，关脉亦在不言之中。

"阴脉与阳脉同等"谓寸关尺三部脉来平和整齐，不疾不徐，和缓谐调，此象称为缓

① 李心机."寸口脉沉而迟，关上小紧数"探赜[N].中国中医药报，2016-07-07(4)

脉。此缓非迟慢之缓，亦非松弛之缓。此脉浮大而和缓从容，提示气血充沛，阴平阳秘。按：同，犹和也，平也；等，同也，齐也，平也。

脉浮而紧者，名曰弦也。弦者，状如弓弦，按之不移也。脉紧者，如转索无常也。 ［12］

本条讨论弦脉与紧脉之象。

文中第一句是表述弦脉之象。此处之“浮”与“紧”不是表述“浮脉”与“紧脉”，而是表述弦脉有两个元素。一曰浮，言弦脉的脉位浅表，举之有余；二曰紧，言弦脉脉势应指有力，脉来指下有一定的绷紧感。

第二句是对第一句进行补述。文中用“弓弦”对弦脉类比，“弓弦”的形象特点是用“弓”的撑张力将“弦”拉紧，从而使“弦”平正挺直，且有一定的张力。在此用“弓弦”的形象表述弦脉脉势应指挺劲，端长平直。

“弦”是有条件的。“弦”字，左为“弓”，右为“玄”（丝），丝之所以成“弦”，是因为张于弓，绷在弓上的“丝”才有张力，无弓之“丝”，不能成弦。

“紧”也是有条件的。《说文》：“紧，缠丝急也。”急，在这里也是紧的意思。丝之所以能紧起来，是因为“缠”。“缠”，盘绕，犹旋转也。转动起来的“丝”，才有张力，才能紧起来，不旋转，处于静态下的“丝”，是紧不起来的。

文曰“按之不移”，是与第三句“脉紧者”，“转索无常”对比而言。未转之“索”则不能绷紧。索，是绳的一种，所谓“转索”是言“转动的索”。若让“索”紧起来，只能“转”动，转动起来的索才有紧“象”。与张弓之弦静态相比，旋转的索则是摆动不定的，故曰“无常”。“无常”与“不移”相对应。此可谓：丝，无弓则不成弦；索，不转则不呈紧。

第三句是表述紧脉的形象。把紧脉以“转索无常”比拟，最早当见于《金匮要略方论·腹满寒疝宿食病脉证》，另见于《脉经·脉形状指下秘诀第一》：“紧脉，数如切绳状。”条下另有小字注文“一曰如转索之无常”。《金匮要略方论》用“索”，《脉经》用“绳”比拟紧脉，其意象是一致的。

古人以制绳的过程类比紧脉之象。脉象讲的就是“象”，象者，像也，它是从“象”中求意，不是了然的直白。要想理解紧脉脉象与“索”“绳”之间的关联，还得了解一点古人的制绳技术。这样才能理解“转索”“切绳”的形象与意蕴，从中感悟、会意紧脉的脉形与脉势。

用“转索”与“切绳”比拟紧脉，此有两个意象，一是言其脉形之端直。“索”与“绳”寓意“直”象。《诗·大雅》：“其绳则直。”二是言其脉势中潜有的弹力与搏指感。“转索”本是言绞制绳索的过程。静态的绳是“紧”不起来的，只有转动起来的绳才能处于直而“紧”的状态，所以说“紧如转（动的）索”。“索”若是不旋转，则是处于弛缓软绵状态，是既无“直”可言也无“紧”可言的。“索”若“转”起来必是一种“带有张力的摆动”，这种“摆动”与不摆动比较起来就是“无常”。

紧脉“如转索无常”，是与前一句弦脉之“状如弓弦按之不移”相对比。“转索无常”恰是与“按之不移”相对应，“无常”与“不移”颇有些对偶的意味。

这种“带有张力的摆动”，给正循捋切按着持续转动绳索的手指带来明显的弹搏感，此不是言紧脉脉象在指下“转动”，而是用旋转摆动的绳索所产生的绷紧、弹搏张力来意象紧脉的指感。①

脉弦而大，弦则为减，大则为芤，减则为寒，芤则为虚，寒虚相搏，此名为革，妇人则半产漏下，男子则亡血失精。 [13]

本条主要讨论革脉的脉象与病机。

本条另见于《金匮要略方论·血痹虚劳病脉证并治》《金匮要略方论·惊悸吐衄下血胸满瘀血病脉证治》《金匮要略方论·妇人杂病脉证并治》，文字略有出入。

本条论脉虽言及“芤”字，但主要不是表述芤脉，条文中心是论述革脉。条文开言“脉弦而大”，此弦不是言“弦脉”，而是表述此脉势显弦象，有如洪脉寓有浮象之意；继而分述此脉显弦象的病机是“减”，减，损也，以此表达阳气的虚损。但弦象的病机原本不主虚损，故“弦则为减”之弦，不是一般意义上的“弦”，此在文中已经点明“弦而大”，此“大”也非脉体宽大之象，而是意在凸显“中空”寓意。只有“大”才能显示出“中空”的意象，试想，脉微、细、弱、沉是难以表达或想象出中空意蕴的。为表达外实中虚之“大”的意蕴，古人借用“芤”字表达其“象”。芤，本为草名，草中有孔也。李时珍释曰：“外直中空，有葱通之象也。”

“弦”与“芤”、“减”与“大”不是分离的，而是互相叠加，相互因果的。“寒虚相搏”是弦芤相兼的病机，条文最后点题，弦芤相兼“名为革”。此“革”不仅仅是脉之“象”，同时也是脉之名。弦芤相兼，使“芤”象之中空，增加了“弦”之张力，此就是“革”象。芤与革相比较，同为浮取，同寓中空之象，但芤显无力，革显有力，故芤如按葱管，革如按鼓皮。革，本意是古代乐器中之鼓类，之所以用“革”类比脉象，是言以指按鼓皮，一是取象轻按时指下的弹力，二是取象指下中空的感觉。

“妇人则半产漏下，男子则亡血失精”都属“减”，“减”损则必虚，阳虚则生寒，血虚则脉芤，故弦芤并见。

问曰：病有战而汗出，因得解者，何也？答曰：脉浮而紧，按之反芤，此为本虚，故当战而汗出也。其人本虚，是以发战，以脉浮，故当汗出而解也。若脉浮而数，按之不芤，此人本不虚，若欲自解，但汗出耳，不发战也。 [14]

本条讨论战汗而解与不战而汗出自解的机理。

“战而汗出”，在今本六病诸篇中还见于第94条、第101条、第149条。本条可分为两节讨论。第一节从“问曰”至“故当汗出而解也”。本节又可分两个层次。第一层次讨论战汗发生的条件与病机，文曰“战而汗出”是表解过程中的一种表现。“脉浮而紧”“按之反芤”是本证的脉象特点。前者反映出风寒束表的病机，后者表达出本证有潜在里虚的因素，故文曰“此为本虚”。“按之反芤”只是言浮紧脉按之不实，中有虚象，反映外实

① 李心机.“紧脉如转索”论辨[J].山东中医杂志，2015，34(5)：323-326

内馁之病机，不必肯定是芤脉。若按仲景先温里后解表的原则，则当先扶其正气，再行解表。若正气充沛，一汗而解，如此则不会有“战而汗出”的现象。

第二层次是对“战而汗出”的机理做进一步的补述。为什么发“战”？文曰“其人本虚，是以发战”；为什么汗出？文曰“以脉浮，故当汗出而解”。本证之所以出现“战而汗出”，是因为“脉浮而紧，按之反芤”，风寒束表，正气不足的情况下，径直发汗，卫外之正气虽然尚不足以祛邪作汗而解，但却能动员体内潜在的正气骤聚、振奋，正邪交争，一鼓作汗，其时病人蒸蒸而振，正胜祛邪而表解。

第二节从“若脉浮而数，按之不芤，此人本不虚”反证不战而汗出的现象与道理。“若脉浮而数，按之不芤”，此为外有表证，其人正气不虚，邪重可用麻桂解表散邪，邪微可阴阳自和，便自汗出愈。因为“本不虚”，不需要动员体内潜在的抗邪之力，故不战而汗解。

问曰：病有不战而汗出解者，何也？答曰：脉大而浮数，故知不战汗出而解也。 ［15］

本条阐释不战而汗解的机理。

本条文义承接前条第二节。前条言“脉浮而数，按之不芤”，“但汗出”，“不发战”。与本条所言“脉大而浮数”“不战而汗出”对看，本条之脉“大”表达出脉来盛实之象，是浮取略显气充，中取则显“不芤”，意在凸显正气不虚。故其表证能通过阴阳自和，“不战而汗出解”。也可以服药后，“不战而汗出解”。

问曰：病有不战不汗出而解者，何也？答曰：其脉自微，此以曾发汗，若吐、若下，若亡血，以内无津液，此阴阳自和，必自愈。故不战不汗出而解也。 ［16］

本条阐释不战不汗出而解的机理。

第14条文曰“病有战而汗出，因得解者”，第15条又云“病有不战而汗出解者”，本条又陈述“病有不战不汗出而解者”，反映出解表过程中正与邪之间的不同态势。

“战而汗出”得解者，属始则正不胜邪，继则正邪交争，终则正胜邪退，故病解。“不战而汗出”得解者，则属正盛邪馁，故能长驱荡邪，一汗而病解。本条“不战不汗出而解”，从“其脉自微”，反映出此病机的两个侧面，一是经过汗、吐、下，耗伤津液，正气受挫。此汗吐下，并非三法并用，而是或然之意。按：“若吐、若下”，“若”，或也；“若亡血”，“若”，假如；“亡”，丢失之意，引申为耗伤，亡血即耗伤津液。“无津液”，无，虚也，亡也。二是微微之邪轻浅在表。此“其脉自微”不是言“微脉”而是与“浮紧”脉比较，此脉略有和缓之象。

这种正挫邪微的态势，正邪交争于无踪无影之间，待津回血润，必阴阳自和，故可不战不汗而微邪轻疏解散。太阳病篇第58条：“凡病，若发汗，若吐、若下，若亡血、亡津液，阴阳自和者，必自愈。”可参。

问曰：伤寒三日，脉浮数而微，病人身凉和者，何也？答曰：此为欲解也，

解以夜半。脉浮而解者，濈然汗出也；脉数而解者，必能食也；脉微而解者，必大汗出也。 ［17］

本条讨论伤寒病势处于将解而未解之际，由于受多种因素影响，病解的形式可有不同。

本条可分为两节讨论。第一节“伤寒三日，脉浮数而微”，至“解以夜半”。文曰“此为欲解”，“欲解”是表达其病势正处于将解而未解之际。此“脉浮数而微”之“微”不是言微脉，而是表达脉象的浮数之势对比原来已微有和缓，反映出表邪始衰。

第二节自“脉浮而解者”以下，阐释夜半病解时，可能出现的不同表现。“伤寒三日”，值正胜邪衰之际，病势正处于将解而未解之时，适夜半阳气生，正气鼓舞，祛邪而病解。由于受多种因素影响，故病解时的表现形式不同，文中以脉、症为依据，列举三种形式。

一是不战，身濈然汗出而解。机体正气借助天阳之生长以驱散衰邪，故能够“不战汗出而解”，此正如前第14条所云：“若脉浮而数，按之不芤，此人本不虚，若欲自解，但汗出耳，不发战也。”太阳病篇第5条云：“伤寒二三日，阳明、少阳证不见者，为不传也。”正是论释机体虽感受外邪，但二日不见阳明病症状，三日不见少阳病症状，说明正盛邪微，因此不能发展为阳明病或少阳病。此等微微之邪，不战而“濈然汗出”则邪散。

二是“脉数”与“能食”并见而病解。“脉数”与“能食”形成因果关系，反映出邪气进退与胃气的关系。此所谓“能食”是与“不能食”对比而言，表述病人能够进食，纳食正常，此属胃气和。不能以辞害义，把“能食”讲成是食欲亢进。“能食”反映出胃气与脾气旺盛。少阳病篇第270条云：“伤寒三日，三阳为尽，三阴当受邪，其人反能食而不呕，此为三阴不受邪也。”此条言“三阳为尽”，因为“其人反能食而不呕”，说明胃气尚和，故“三阴不受邪”，其病当邪解而自愈。若其人脉不是“数”而是“缓”，那么，仍有发展为太阴病的可能，此从第187条、278条“伤寒脉浮而缓，手足自温者，是为系在太阴”，可见其一斑。

本条脉“数”与本篇第14条“若脉浮而数”，第15条“脉大而浮数”在病机上存在一致性。此反映出正邪两个侧面，一是折射出邪气一定程度的热化，二是折射出体内阳气奋起以抗邪的态势。若脉不“数”而“缓”，则病势有发展为太阴病的可能。对照第187条与278条可见，只有“脉数”与“能食”并见，才有邪退病“解”的可能。

三是“脉微而解者，必大汗出”。此脉“微”与前文“脉浮数而微”相同，不是言脉象之微，而是对比“浮数”之脉势变化。若把此“微”讲成是“微脉”，必是极细极软，似有似无，反映阳气衰微，气血虚颓。这种极细极软的“微脉”与后文之“必大汗出”，与前文之“浮”脉并见，不合乎医理。又少阴篇第286条云：“少阴病，脉微不可发汗，亡阳故也。”由此可以断定，此“脉微而解者”，当是其脉虽“浮”，但其势已显“微”，是“浮”中显露虚象。正气虽弱但尚能动员全身潜在之正气以抗邪，如同前第14条所言：“此为本虚，故当战而汗出也。”本条“大汗出”虽不言“战”，但其“战”则是在不言之中。

问曰：脉病，欲知愈未愈者，何以别之？答曰：寸口、关上、尺中三处，大小浮沉迟数同等，虽有寒热不解者，此脉阴阳为和平，虽剧当愈。 ［18］

本条通过诊察寸关尺三部脉象大、小，浮、沉，迟、数变化特点，以判断病之预后。

文曰“寸口、关上、尺中三处，大小浮沉迟数同等”，“同等”，另见于前文第11条：“阴脉与阳脉同等者，名曰缓也。”同，犹和也，平也。等，同也，齐也，平也。“同等”即表述“寸口、关上、尺中三处”，虽可见“大小浮沉迟数”，但，脉来不坚搏抗指，有根、有神、有胃气。虽属病脉，但脉来冲和，反映出机体阴阳关系尚存和谐平舒之势。故病人虽显现病脉，且“寒热不解”，但其预后良好，故文曰“虽剧当愈”。

师曰：立夏得洪一作浮**大脉，是其本位，其人病身体苦疼重者，须发其汗。若明日身不疼不重者，不须发汗。若汗濈濈自出者，明日便解矣。何以言之？立夏脉洪大，是其时脉，故使然也。四时仿此。** ［19］

本条言脉得四时之顺，预后良好。

立夏得洪大脉恰合四时之顺。人体脉象顺应四季而凸显春弦、夏洪、秋毛、冬石的特点，且蕴和缓之气，《难经》称此为“四时之脉”。本条言立夏时节得洪大脉，正应夏季旺脉。此时病人感受外邪，苦于身疼身重，当发其汗。汗后，邪随汗解，明日则身不疼、不重，故不需再汗。“若汗濈濈自出者，明日便解矣”一语属自注句，是对“明日身不疼不重者，不须发汗”所做的进一步解析。“汗濈濈自出”，则邪徐徐而散，故“明日便解”。“明日便解”讲清楚了“不须发汗”的原因。按：濈濈，犹汗出自然平和貌。

“四时仿此”是言人体正气随天阳进退变化之势，正胜邪却而病解，四季与其“时脉”均合同理。

问曰：凡病欲知何时得，何时愈？答曰：假令夜半得病者，明日日中愈；日中得病者，夜半愈。何以言之？日中得病，夜半愈者，以阳得阴则解也；夜半得病，明日日中愈者，以阴得阳则解也。 ［20］

本条用假设之辞“假令”，简约地回答人体发病与病愈时间的预测。

本条文中“假令”“夜半得病”与“日中得病”，这只是一种以“日”为周期的“示意图”式的解说。

人体阳气随天阳的升降而变化，这种变化既影响人体脏腑气血的运行，也影响人体发病及预后。“合夜至鸡鸣，天之阴，阴中之阴也”（《金匮真言论》），一方面，此时机体极易受到外在寒邪干扰，另一方面，夜半正是子时，又是阴极阳生之际，若此时轻感寒邪，虽肢体违和，但伴随阳气逐渐升发，则可在明日日中天阳隆盛之时，人体阳气借天阳而盛于外，祛微邪以散表。此谓“以阴得阳则解。”

“平旦至日中，天之阳，阳中之阳也。”（《金匮真言论》）。“日中得病”，恰是日中阳气隆盛之时罹邪，极易化热，俟夜半天阳潜藏，阴气布长之际，人体伴随着阴升阳降之势，其时化热之邪得以遏制，此谓“阳得阴则解”。

寸口脉浮为在表，沉为在里，数为在腑，迟为在脏。假令脉迟，此为在脏也。 ［21］

本条分列寸口脉之浮沉迟数的阴阳表里属性。

本条所言之寸口与《灵枢·禁服》篇“寸口主中，人迎主外”之寸口相同，均是指称气口之寸关尺三部。从脉象的阴阳属性分析，浮者属阳，沉者属阴；表属阳，邪在表，故脉显浮象。里属阴，邪入里，故脉显沉象。

与“数为在腑，迟为在脏”类似的论述还见于《难经·九难》。脉数主热属阳，脉迟主寒属阴。腑与脏对比，腑浅脏深，腑属表属阳，脏属里属阴。故腑与脏、数与迟对比，腑病显数脉主热，脏病显迟脉主寒。欲揣表里脏腑之内，先司浮沉迟数之外。

本条只是以示意图式的分解，用对比的方式宣示浮沉迟数与表里脏腑的模式化配属关系，表达的是脉象与脏腑的配属原理。

趺阳脉浮而涩，少阴脉如经者，其病在脾，法当下利。何以知之？若脉浮大者，气实血虚也。今趺阳脉浮而涩，故知脾气不足，胃气虚也。以少阴脉弦而浮一作沉**才见，此为调脉，故称如经也。若反滑而数者，故知当屎脓也**《玉函》作溺。 [22]

本条提出趺阳脉与少阴脉合参，阐释趺阳脉与少阴脉具体脉象的主病。

诊脉的方法，自《黄帝内经》以降，至张仲景时代，精彩纷呈。《灵枢·终始》提出“持其脉口、人迎，以知阴阳有余不足，平与不平”，此为寸口人迎相参之法。《素问·三部九候论》提出“人有三部，部有三候”，“三候者，有天有地有人也”，此为三部九候之法。《素问·五脏别论》提出“气口何以独为五脏主”？成为《难经·一难》“独取寸口”论述的肇始。今本《伤寒论》自序中，仲景曾批评时医：“按寸不及尺，握手不及足；人迎趺阳，三部不参；动数发息，不满五十。”此处的人迎、寸口和趺阳是仲景及汉代以前曾普遍运用的全身遍诊脉法。

趺阳脉位于足阳明胃经冲阳穴部位。足次趾、中趾间上行五寸凹陷中。今称第二、第三跖骨与楔状骨之间凹陷搏动处，主候脾胃之气。少阴脉位于足内踝后跟骨上陷中，太溪之分，脉动应手。

文曰：“趺阳脉浮而涩。”“其病在脾，法当下利。”那么，正常的趺阳脉应当是一种什么样的表现呢？《辨脉法》第24条有云：“趺阳脉迟而缓，胃气如经也。”经，常也。古人按切趺阳脉主要诊察脾胃之气，“趺阳脉迟而缓”，反映出胃气如常。此从一个侧面昭示“迟而缓”是趺阳脉平脉之象的表现之一。趺阳脉的这种“如经”之象，肯定不是唯一的，其必受男女长幼，环境气候，昼夜季节等因素的影响。故《脉经·卷第八》又有“趺阳脉浮缓，胃气如经”之说。趺阳脉“如经”，不论是“迟而缓”还是“浮缓”，凸显的是缓，必当有胃气。

本条“趺阳脉浮而涩”，其浮必是浮而无力。“趺阳脉浮而涩，浮即胃气微，涩即脾气衰”，“此为脾家失度”（《脉经·卷第六·脾足太阴经病证第五》）。又“趺阳脉涩者，胃中有寒，水谷不化”（《脉经·卷第六·胃足阳明经病证第六》）。本条趺阳脉浮与涩并见，反映出脾胃之气衰微虚寒，中气下陷，常显滑脱下利。又，文中申明“少阴脉如经”，此下利排除了少阴肾气亏虚之嫌。

所谓“少阴脉如经”者，后文释曰：“以少阴脉弦而浮一作沉才见。”按：浮，作“沉”当更合医理。少阴脉，察少阴肾脏之气，故其脉当略显“沉”象。《太平圣惠方·卷八》《敦煌残卷》均作“沉”。又，作“浮”当合事理。少阴脉位于足内踝后跟骨上陷中，此处肤薄肉少，脉依附骨上而行，脉位浅在，轻取即得。故少阴脉当在若浮若沉之间。

又按：才，仅仅，只；见，古同“现”，显露。少阴肾属阴脏，其脉本应“沉”，因其位于足内踝后跟骨上陷中，此处肤薄肉少，脉依附骨上而行，脉位浅在，故呈若浮若沉之间，其脉略显。又“弦”，生机之象，少阴脉突出“弦”，显阴中有阳之象，故称“调脉”。少阴肾脏主水，少阴脉若凸显滑数，则为水热内蕴，湿热下注，故有便脓之虞。

寸口脉浮而紧，浮则为风，紧则为寒。风则伤卫，寒则伤营。营卫俱病，骨节烦疼，当发其汗也。 [23]

本条讨论寸口脉浮而紧的病机与症状。

太阳病篇第53条：“病常自汗出者，此为营气和，营气和者，外不谐，以卫气不共营气谐和故尔。以营行脉中，卫行脉外。”此条的“营行脉中，卫行脉外”，点明了仲景对营卫内外之分的基本认识。

脉浮紧与骨节烦疼并见，此属风寒外袭。太阳病篇第3条在论述太阳伤寒时，有“或已发热，或未发热，必恶寒，体痛”两种可能，反映出伤寒的发病过程。

伤寒发病早期，初受风寒，机体即时反应是肤表紧束，腠理闭拒，症见恶寒、体痛、脉紧、不发热或发热不明显。随之，机体阳气趋于肤表，以与外邪抗争，阳气郁聚肤表不得宣泄，因而形成肤表阳郁。这时的病机重点已由寒邪外束，转化为肤表阳郁，症见发热、恶寒、骨节烦疼、脉浮而紧或显数象。

本条“浮则为风，紧则为寒”是把上述发病过程又进一步分解阐释。在此“风”与“寒”不是绝对的对立与分离，而只是相对比而言，表达的是在特定条件下，脉“浮”与脉“紧”的主要病机。因此，“浮则为风”一句也是相对的，是有条件的，在特定的条件下，不是“浮则为风”，而是“浮则为虚”，如《金匮要略方论·中风历节病脉证并治》云：“寸口脉浮而紧，紧则为寒，浮则为虚，虚寒相搏……”同样的道理，“紧则为寒”也是相对的，也是有条件的，在特定条件下，也不是“紧则为寒”，而是“紧则为痛”，如本论135条：“伤寒六七日，结胸热实，脉沉而紧。”此紧不是主寒，而是主“痛”是“心下痛，按之石硬”。同时，主“寒”者，也不仅仅是紧脉，《金匮要略方论·中风历节病脉证并治》另有云“迟则为寒”。明白这个道理，那么“浮则为风，紧则为寒”的不确定性及在本条中的特定含义也就不难理解了。

“浮则为风，紧则为寒”是脉象紧扣病因，“风则伤卫，寒则伤营”是病机紧扣病因。透过病因则可见，脉浮反映出卫伤，脉紧反映出营伤。

营与卫对举，本属军旅中的语汇。营，古本作荣，荣是营的假借字，本是古人写的大白字，所以不论“营”或“荣”在此并无荣养、滋营之意。营，本意是指“营垒”，是有墙垣环绕之师兵驻地。又营，卫也；营也有护卫看护的意思，所以“营”是保卫中土、内地的军旅，是戍边师兵之营地。卫，本意是指“营”外防护保卫之卫兵。“营”与“卫”本属驻扎边关之军旅。与内地、中土对比，营与卫都属外，中土属内，在外之“营”“卫”职责是保卫在内之中土内地。若“营”与“卫”对比，则是“营”属内，“卫”属外，在外之卫兵职责是保卫在内之大本营。若有来犯之敌入侵，其尖兵必将首先破袭在外之护卫，同时后续大队深入其内之营垒。至此，外来之敌已侵袭营卫，营卫俱损。营卫俱损之后，外来侵袭之敌才有可能长驱直入内地中土。

欲理解《伤寒论》乃至中医学中的营与卫，还得从“象”中求“意”。[①] 医学借用来犯之敌入侵“营”“卫”之意象，以比拟人体风寒外袭，伤寒发病之病机。同时，移植到医学中的营与卫，被赋予了全新的内容，又承载了人的生命活动、精气血脉与发病、治疗过程所特有的内涵。

尽管医学中的营卫从不同的角度，不同的背景被赋予不同的蕴意，如《素问·痹论》云：“营者，水谷之精气也，和调于五脏，洒陈于六腑，乃能入于脉也。”“卫者，水谷之悍气也，其气慓疾滑利，不能入于脉也。”又，本论第 53 条云“营行脉中”，“卫行脉外”。但营为内，卫为外的基本属性不变；营与卫共为屏障、藩篱、卫外的功能不变。

风寒袭人，有风与寒两种因素。风为六淫之首，故外邪六淫多挟风袭人，风为先导。如湿邪挟风外袭，一方面湿着肌肤、经络筋骨重着木痛，另一方面可突显风邪的游走与瘙痒等。又如火邪裹风袭人，除了具有火热炽盛之象，同时又有风性行速走窜空窍之特点。与此同理，寒邪驭风外袭，风邪破袭人身第一屏障之“卫”，肤表受邪，肤粟毛耸。寒邪长驱直捣第二屏障之“营”，肌腠受邪，腠理闭拒。此即所谓“风伤卫，寒伤营”。当然，这只是表述机体对“风”与“寒”来袭的反应不同，并非还有先后之差异。

“浮则为风”，意指脉浮反映出卫伤，此可从两个方面理解，一是风性浮越，为“百病之长”“百病之始”，为寒邪袭人之先导，首先犯卫，脉浮反映风邪袭表。二是反映出风裹寒邪袭表，机体正气趋表以抗邪之态势。所以《辨脉法》第 21 条有云：“寸口脉，浮为在表，沉为在里。”

“紧则为寒”，意指脉紧反映出营伤。寒性收引凝敛，袭人后机体的最突出的反应是肤表紧束，腠理闭拒。这种病机与正邪态势反映在脉象上则是脉来绷紧，搏指有力。

“风则伤卫，寒则伤营”此处表达的是发病之分解过程，并非风与寒分别袭人，分别致病。而“营卫俱病”即是《灵枢·五变》篇所言：外邪“循毫毛而入腠理”的状态，表达的是发病之总体过程，也是发病的最终病机。卫气失调，营气凝滞，“营卫俱病”，故“骨节烦疼”。按：烦疼同“疼烦”，参见太阳病篇第 174 条、第 175 条；烦，在此表述疼痛严重的程度，非心烦。本条在《辨可发汗病脉证并治》再现时，其治疗是方用麻黄汤。“烦疼”另见《平脉法》第 33 条、《辨可汗篇》第 45 条、《辨不可下篇》第 13 条，义同。

后世成无己在解释太阳病篇第 38 条与第 39 条时，根据本条“浮则为风，紧则为寒。风则伤卫，寒则伤营”，提出“中风见寒脉”“伤寒见风脉”。此后许叔微据此又提出“一则桂枝，二则麻黄，三则大青龙”，“三者如纲鼎立”。此后方有执提出“风则中卫”，故“卫中风而病”，“中风者，单只卫中于风而病”；“寒则伤营”，故“营伤于寒而病”，“伤寒者，单只营伤于寒而病”。这样以来，所谓的“三纲鼎立”说，把“风则伤卫，寒则伤营”原本属

---

① 李心机．伤寒论疑难解读［M］．第 2 版．北京：人民卫生出版社，2009

"风寒俱病"的发病细微过程割裂开，把风与寒对立起来，把卫与营对立起来，从而谬解了"风则伤卫，寒则伤营"作为分解发病过程之本意。①

趺阳脉迟而缓，胃气如经也。趺阳脉浮而数，浮则伤胃，数则动脾，此非本病，医特下之所为也。营卫内陷，其数先微，脉反但浮，其人必大便硬，气噫而除。何以言之？本以数脉动脾，其数先微，故知脾气不治，大便硬，气噫而除。今脉反浮，其数改微，邪气独留，心中则饥，邪热不杀谷，潮热发渴。数脉当迟缓，脉因前后度数如法，病者则饥。数脉不时，则生恶疮也。 [24]

本条阐述趺阳脉迟而缓，胃气正常，误用下法后脉症的变化。

"趺阳脉迟而缓，胃气如经也"是言胃气正常情况下的趺阳脉，脉来从容和缓，不徐不疾，此所谓有胃气。又《金匮要略方论·水气病脉证并治》："趺阳脉当伏。"趺阳脉之所以当"伏"，是因为趺阳脉略隐于足背二骨之间，正常情况下是伏而不弱。概言之，前者表达的是脉神，含脉之频率、节律，后者表达的是脉位、脉势。

趺阳脉迟而缓，胃气正常，而误用下法，下后变证可归纳为两个方面。其一是脉象由"迟而缓"变化为"浮而数"，其过程是由"其数先微"变化为"其数改微"；由"脉反但浮"变化为"脉反浮"。

"其数先微"，先，前也，早也，引申为初始；微，略微的意思。表达误下后初始其脉由"迟而缓"变化为略显数象，随着病情的发展，再"其数改微"。"改微"，消除微势，其脉逐渐表现由"微数"变化为"数"。与"其数先微"比较，初始之脉势更凸显浮象，故文曰"脉反但浮"，此"反"字是与"其数先微"对比而言。与初始之"脉反但浮"比较，随着病情的发展而至"脉反浮"，第二个"反"字则是更加的意思。

其二是症状由大便不硬变化为"大便硬"，且由大便硬而引发"腹满"，"心中则饥，邪热不杀谷，潮热发渴"。其病机是误下伤脾，则"脾气不治"，脾不输津散精，故肠涩大便硬，由不大便而引发腹满。因腹满则胃中气逆而噫，因噫气而腹满得以暂时舒缓，故文曰"气噫而除"。随着病势发展，"营卫内陷"郁为邪热，其脉"更浮""更数"，与正气虚损对比，此所谓"邪气独留"。邪热壅聚胃肠，引致便硬、腹满、潮热、口渴，虽饥而不欲食，故文曰"邪热不杀谷"。

"数脉当迟缓"以下，概言上述脉症可能出现的两种变化趋势。趺阳脉本当"迟而缓"，今"趺阳脉浮而数"是由"医特下之所为"。若此误下后之"数脉"与其产生之原因、病机在病势动态变化过程中，伤胃动脾之伤害日渐修复，热清壅散，脾津渐复，那么，误下后的"数脉"当逐渐由"数"变为"不数"，由"不数"而逐渐趋向"迟而缓"，重新达到"胃气如经"的状态，这是一个过程，此即所谓"脉因前后度数如法"。按："前后"，犹过程；"度数"，犹标准、规则。"度数如法"，谓保持或合乎正常状态。胃气得复，脾气得治，"胃气如经"，此即"度数如法"。在此状态下，病人由此前之心中饥，"邪热不杀谷"，饥不欲食，转变为心中饥而欲食。按：心，在此是指"胃"而言。

---

① 李心机．伤寒论疑难解读[M]．第2版．北京：人民卫生出版社，2009

若此误下后之“数脉”仍持续显“数”而无“缓”势，即文曰“数脉不时”。按：不时，犹时时、常常。此持续之数脉，反映出邪热壅盛之势，随热势鸱峙，热伤络脉，血热壅结，蓄毒酝脓则酿成恶疮。

师曰：病人脉微而涩者，此为医所病也。大发其汗，又数大下之，其人亡血，病当恶寒，后乃发热，无休止时。夏月盛热，欲著复衣；冬月盛寒，欲裸其身。所以然者，阳微则恶寒，阴弱则发热，此医发其汗，使阳气微，又大下之，令阴气弱。五月之时，阳气在表，胃中虚冷，以阳气内微，不能胜冷，故欲著复衣。十一月之时，阳气在里，胃中烦热，以阴气内弱，不能胜热，故欲裸其身。又阴脉迟涩，故知亡血也。 [25]

本条表述汗下后伤阴亡阳之脉象、症状特点与机理。

本条可分为四节理解。“师曰”至“欲裸其身”为第一节。言误汗误下后，出现“脉微而涩”，恶寒发热。汗下后，文曰“亡血”，概指亡阴亡阳，故“阳气微”“阴气弱”，“脉微而涩”。亡阳则恶寒，亡阴则发热。此恶寒发热持续而无休止，乃至夏天虽盛热时令而病人仍恶寒，“欲著复衣”；冬天虽严寒时令而病人仍恶热，“欲裸其身”，著，同“着”。

第二节从“所以然者”至“令阴气弱”。对第一节的内容展开讨论，阐述恶寒发热的机理，文意承接上文“病当恶寒，后乃发热”。指出汗下伤阳，阳微则不能温分肉而恶寒。汗下伤阴，阴弱则阳气虚浮于外而恶热。

第三节“五月之时”至“故欲裸其身”。言人体在阴阳两虚状态下，阳气随天阳升降而变化的症状特点。文意上承前文“夏月盛热，欲着复衣，冬月盛寒，欲裸其身”。夏天天阳隆升虽盛热，但汗下后人体虚阳浮于表，外热而内寒，此所谓“阳气内微”，故虽处盛夏，人体仍感觉恶寒。按：“胃中虚冷”，犹泛言内寒。冬天天阳潜降，人体阳气本应顺天阳而内敛，汗下后，伤津耗液，阴气内弱，弱阴不能恋阳，致孤阳不固，弥散外越，故虽严冬，病人恶热而欲“裸其身”。按：“胃中烦热”犹泛言内热。

第四节“又阴脉迟涩，故知亡血也”，是对条文首句“病人脉微而涩者”的补充。此“涩”与本条句首之脉“涩”相呼应，此“阴脉”是指尺脉言，强调尺脉迟涩，指出恶寒发热之病机在于“亡血”，属“大发其汗，又数大下之”后，亡阴亡阳之虚象。按：本条可看作一个病案讨论，《敦煌卷子·甲本》本条句首在“师曰”后，“病人前”，有“一日脉一”几个字，使得本条表述所指更显得具体。

脉浮而大，心下反硬，有热。属脏者，攻之，不令发汗。属腑者，不令溲数，溲数则大便硬。汗多则热愈，汗少则便难。脉迟，尚未可攻。 [26]

本条从“脉浮而大，心下反硬，有热”，讨论证分浅深，治有汗下之法则。

本条可分做三节理解。第一节言病状，第二节言属脏者的治则，第三节言属腑者的治则。

第一节“脉浮而大，心下反硬，有热”，此属列叙病状，其病机有多种可能。就一般而言，“脉浮而大”当主病势偏表偏外之证，而“心下”则属“里”与“内”之分野，故“脉浮而大"之际，心下本不当硬，而今显"硬"，故曰"反"。此"心下硬"与"脉浮而大"并见，可有浅与深、表与里的分殊。深者、里者，属脏的分野。浅者、表者属腑的分野。在此脉症下之"有热"，此热当辨浅深、表里之属。

第二节"属脏者，攻之，不令发汗"，若心下硬属于结邪聚于里，此属脏病，其脉浮大与发热并见，属里热外蒸之象，虽不言脉数，则其脉必是盛实浮数，其脉大必是指下有力，其热必是蒸蒸而作。此不可发汗，发汗则耗津，热结益甚。当用下法，清泄里热，荡涤里实。故文曰："攻之，不令发汗。"

第三节"属腑者"以下至结尾，寓有三层含义。言属腑者，一则"脉迟，尚未可攻"；二则"不令溲数，溲数则大便硬"；三则汗多则热愈，汗少则便难。

本节中的"脉迟，尚未可攻"属倒装句，语意上承"属腑者"，强调"迟脉"在"属腑者"诊断与治则中的意义。若"脉浮而大，心下反硬，有热"属腑证、外证，此虽心下硬，但其脉浮大之中，凸显"迟"象，且与发热并见，反映出其邪虽结心下，虽至"硬"的程度，但其邪仍外连于表，表邪未净。脉大虽显示热盛，但与脉"迟"并见，则凸显尚未结实之病机。此脉"迟"是与脉数急相对而言，既非前文"属脏者"脉浮数而大之盛实有力，亦非第208条之阳明病，可攻里之脉迟滞有力。故文曰："脉迟尚未可攻。"

里热虽未结实，但盛热耗津，必小便少，故不可利尿。若误用利尿之法，必溲多伤津而肠涩便硬，故文曰："不令溲数，溲数则大便硬。"

脉浮、身热仍显示出表邪未净，故此仍当发其汗，汗出透彻，则热退身凉而愈，故文曰："汗多则热愈。""若汗出不彻"（太阳篇第48条可参），则里热里实更加结聚，必大便硬，故文曰："汗少则便难。"本条之"脏"与"腑"是泛指病位之表与里，病势之浅与深。

脉浮而洪，身汗如油，喘而不休，水浆不下，形体不仁，乍静乍乱，此为命绝也。又未知何脏先受其灾，若汗出发润，喘不休者，此为肺先绝也。阳反独留，形体如烟熏，直视摇头者，此为心绝也。唇吻反青，四肢漐习者，此为肝绝也。环口黧黑，柔汗发黄者，此为脾绝也。溲便遗失，狂言、目反直视者，此为肾绝也。又未知何脏阴阳前绝，若阳气前绝，阴气后竭者，其人死，身色必青；阴气前绝，阳气后竭者，其人死，身色必赤，腋下温，心下热也。 ［27］

本条讨论人体阴阳离决与五脏命绝之象，可分为三节理解。

自"脉浮而洪"至"此为命绝也"为第一节，言人阴阳离决真气败绝之象。"脉浮而洪"与"身汗如油，喘而不休，水浆不下"并见，此脉"浮"是虚阳外越，其脉"洪"，貌似汹涌，实则无根，此属阴竭阳脱之象。身汗如油，谓汗出身黏，腻而不流。此属阴竭之汗，此在《素问》中称为绝汗。《素问·诊要经终论》云："绝汗乃出，出则死矣。"

肾不纳气，精气上脱则"喘而不休"，此喘而气短不得续，动则喘甚而汗出。脾胃之气败绝，则"水浆不下"。"形体不仁"谓肤表、肢体感觉不敏，此属精衰血枯失营之象。精衰血枯，阴阳离决，肾不养髓，髓不充脑，心不敛神，故神乱不能自知。动静不能自持，所谓"乍静乍乱"者，此属神志恍惚，有若循衣摸床之状。

自"又未知何脏先受其灾"至"此为肾绝也"为第二节。前节言人阴阳离决真气败绝之象，本节分别补述五脏命绝之象。

肺主气，肺气脱绝，则绝汗漏泄，头汗淋漓，以致头发湿渍，此所谓“汗出发润”。肺气竭则鼻扇气促，张口引颈，而气微不得息。此为肺的脏气败绝之象。

心主血藏神，为五脏六腑之大主，心的脏气败绝，则虚阳外越，身热不退或面有浮热之色，此所谓“阳反独留”。按：“阳”不当留而独留，故曰“反”，此“阳”概指虚阳浮越外显之象。律以肺绝、肝绝、脾绝与肾绝之文例可见，“阳反独留”不是言病机，而是概指虚阳外越诸症。血枯失营，则体色滞暗不泽，晦如烟熏。心不藏神则目光呆滞直视无神，头摇不能自持。

口唇为脾之分野，若口唇色青，汗出如油，伴瘛疭、抽搐，此为肝之脏气颓坏及脾，肝绝之象。按：四肢漐习，漐，出汗貌。习，鸟类试飞貌，南宋戴侗释曰：“凡数数扇阖者，皆谓之习。”数数扇阖，可引申为张臂抬肩引颈，角弓反张若抽搐貌。

环口黧黑，属土败水泛；柔汗发黄，按：柔汗，汗出润浸、腻滞沾衣。此为脾精外泄，属脾绝之象。

二便遗失，属肾关不固；水竭木枯，则目精呆滞而直视无神。水竭失济，则火炽神乱而狂言，此为肾绝。

自“又未知何脏阴阳前绝”以下为第三节。言阴阳离决，亡阴亡阳之征。若亡阳在先，病人将是一派阴寒痼冷之象，必身凉肤青；若亡阴在先，则病人将是一派虚阳浮越之象，可见身肤色赤，腋下、心下留有余温。

寸口脉浮大，而医反下之，此为大逆。浮则无血，大则为寒，寒气相搏，则为肠鸣。医乃不知，而反饮冷水，令汗大出，水得寒气，冷必相搏，其人即䭇音噎，下同。 ［28］

本条强调阴血亏竭，阳气无所依附，虚阳外越之脉浮大，不可下，不可发汗。

本条之“脉浮大”与前文第26条“脉浮而大”之“属脏者”不同。第26条“属脏者”是邪结聚于里，其脉浮大与发热并见属里热外蒸，其脉是浮而盛实，其脉大是指下有力，其身蒸蒸发热。此属里热结聚，故用下法，清泄里热。

本条虽然也是“脉浮大”，文中告诫此证不可用下法。“而医反下之，此为大逆”一句属自注句。“浮则无血，大则为寒”文意上承前句“寸口脉浮大”。条文强调此脉浮既不是外邪在表，也不是里热外蒸。本条脉浮，属阴血亏竭，阳气无所依附，虚阳外越之脉浮。此脉大而必虚，其脉大属血虚阳浮，有如前文所言之“芤”象，故主虚寒。

阳虚里寒，气机逆乱，虚寒与逆气相合，则气走肠间，沥沥有声。此本应温阳调气，医以脉浮大而误为有“热”，故又误以冷水与之，致冷汗频频，水寒之气交结上迫，冷气冲逆喉咽，喉间䭇塞。《灵枢·刺节真邪》：“䭇，不得息。”

趺阳脉浮，浮则为虚，浮虚相搏，故令气䭇，言胃气虚竭也。脉滑则为哕。此为医咎，责虚取实，守空迫血。脉浮，鼻中燥者，必衄也。 ［29］

本条从趺阳脉浮，“胃气虚竭”，“浮虚相搏”进一步讨论“气䭇”的病机。

本条可分为三节理解。从“趺阳脉浮”到“脉滑则为哕”为第一节。本节对“趺阳脉浮”令“气噎”与趺阳“脉滑则为哕”并列讨论，结合脉象重点对“气噎”的病机进行分析，强调“气噎”与“哕”的趺阳脉脉象不同。

趺阳脉主脾胃，前文第24条云：“趺阳脉迟而缓，胃气如经也”是言胃气正常情况下，趺阳脉脉来从容和缓，不徐不疾。又《金匮要略方论·水气病脉证并治》“趺阳脉当伏”。

本节言趺阳脉浮，强调“浮则为虚”，脉是“浮”，病机是“虚”，其证是“胃气虚竭”。虚而至“竭”的状态，表达出本证的严重程度，从而突出与“胃气如经”之反差。

从“浮”与“虚”“相搏”而能致“噎”，可以悟解，文中所言之“胃气虚竭”还寓有脾虚胃寒之病机与虚冷之气冲逆之症状。

“脉滑则为哕”，哕既不是干呕，也不是噫气，而是“呃忒”。《灵枢·杂病》篇：“哕，以草刺鼻，嚏，嚏而愈。无息而疾迎引之，立已。大惊之亦可已。”从中可见，此“哕”相当于现今之“膈肌痉挛”。

“此为医咎，责虚取实，守空迫血”一句为第二节。点明了“气噎”与“哕”的出现是误治的后果。“责虚取实，守空迫血”是泛指汗、下“医咎”之误。按：责，责求；守，犹侵入。守空迫血，谓追其虚，逐其血，犹虚其虚也。意即本属虚人，误为实证而以攻伐劫迫之法，遂成坏证，以引致气机逆乱，冲逆之气上迫。此误治因人而异，若挟虚冷水寒之气冲逆，迫及喉咽则为“气噎”，其人脉浮，或为虚中夹实之证。若裹离散虚阳之气上迫，浮阳逆气冲咽，则呃忒连连而气微，可见于大虚危证，此趺阳脉滑属虚阳脱散之象。

“脉浮”以下为第三节，是对第一节的自注句。虽然与“气噎”同为脉浮，但若其人“鼻中燥”，此属浮阳虚火熏燥鼻窍，络伤坼裂，血溢而致衄。此脉浮、鼻衄属浮阳外越之象。

本条所论之“噎”、哕及鼻衄，虽症状不同，病机不同，却都是误治引发气机逆乱，冲气上迫之证。

诸脉浮数，当发热而洒淅恶寒。若有痛处，饮食如常者，畜积有脓也。

［30］

本条指出不仅外感伤寒有表证，内伤酿脓也有表证。

《金匮要略方论·疮痈肠痈浸淫病脉证并治》：“诸浮数脉，应当发热而反洒淅恶寒，若有痛处，当发其痈。”与本条同出一辙。

伤寒表证，脉当浮数，并见发热恶寒，此在太阳病篇中多见。本条强调“畜积有脓”也会脉显浮数，并见发热恶寒，此属痈疡初起或积脓，正邪相争，营卫失调；卫不和畅，则恶寒洒淅；营血瘀滞则疼痛，热壅肉腐则成脓。“畜积有脓”，不论郁热壅于经脉或是寒邪客于经脉而化热，凡营卫不通，血行滞涩，都有可能引致“热胜则腐肉，肉腐则为脓”（《灵枢·痈疽》）。按：畜，积聚也，后作“蓄”。

痈疡表证，若正气不虚，仍可用汗法，《素问·五常政大论》有云：“汗之则疮已。”如后世创制荆防败毒散。但若疮疡溃破，正气虚馁则不可发汗，如太阳病篇所云：“疮家不可发汗，汗出则痓。”

脉浮而迟，面热赤而战惕者，六七日当汗出而解。反发热者，差迟，迟为无阳，不能作汗，其身必痒也。 [31]

本条讨论微邪郁表的脉症与机理。

邪侵肌表，正气外浮抗邪而郁于肤表，其脉本当浮而数，其"面热赤"。"面热赤"另见于太阳病篇第23条，文曰："面色反有热色者，未欲解也，以其不能得小汗出，身必痒。"此属微邪郁表。

本条"面热赤"依然属微邪郁表。邪在肌表，故其脉显浮。因其邪"微"，故郁热亦微。因其郁热几微，故其脉虽浮而不数，不数曰"迟"。此"迟"是与"数"对比而言，非真正的迟脉。

战汗是一个过程，也是一个症状，其中包括振栗颤抖、发热、汗出、病解四个小阶段，但是此四个小阶段并不是一定同时出现。

前文第14条曾云"战而汗出"得解者与"不发战""但汗出"而解者，第15条云"病有不战而汗出解者"，第16条又云"病有不战不汗出而解者"，今本条则云虽"战惕"而"不能作汗"者，从"战"与"不战""汗出"与"不汗出"以及病解与不解中反映出邪与正之间的关系。

本条"面热赤"而"战惕"，本应汗出而解，但因其阳郁几微，正气鼓荡不足，故其人虽"战"乃至发热，但终未能鼓荡一汗而解，致微邪怫郁，窜走皮间而身痒。表邪乃得迁延，逐渐疏解而病瘥，故曰"差迟"。按：差，通瘥；迟，延迟。

"迟为无阳"，脉不数曰"迟"。无阳，另见太阳病篇第27条，不是言阳气虚，而是与"脉浮数，阳郁肤表"对比而言，表达"阳郁几微"的状态。

寸口脉阴阳俱紧者，法当清邪中于上焦，浊邪中于下焦。清邪中上，名曰洁也；浊邪中下，名曰浑也。阴中于邪，必内栗也。表气微虚，里气不守，故使邪中于阴也。阳中于邪，必发热头痛，项强颈挛，腰痛胫酸，所为阳中雾露之气。故曰清邪中上，浊邪中下。阴气为栗，足膝逆冷，便溺妄出。表气微虚，里气微急。三焦相溷，内外不通。上焦怫音佛，下同**郁，脏气相熏，口烂食龂也。中焦不治，胃气上冲，脾气不转，胃中为浊。营卫不通，血凝不流。若卫气前通者，小便赤黄，与热相搏，因热作使。游于经络，出入脏腑，热气所过，则为痈脓。若阴气前通者，阳气厥微，阴无所使，客气内入，嚏而出之，声嗢**乙骨切**咽塞。寒厥相追，为热所拥，血凝自下，状如豚肝。阴阳俱厥，脾气孤弱，五液注下。下焦不盍**一作阖**，清便下重，令便数难，齐筑湫痛，命将难全。** [32]

本条阐释人体感受之外邪可有清浊之分，清浊之邪引致三焦发病，可有不同病机与症状变化。

本条文字略显冗繁，文中还有一些自注性文字，为方便理解可分为三节。

第一节从"寸口脉阴阳俱紧者"至"名曰浑也"。本节提出"洁"与"浑"的概念，指出清邪与浊邪对人体发病的影响不同。此"清邪"与"浊邪"是相比较而言，中(zhòng)于上者为清，中于下者为浊。概言之，均属阴寒外邪，故感受其邪，腠理闭拒，其人"寸口脉阴阳俱紧”。寸口脉阴阳俱紧，关前为阳，关后为阴，此“脉阴阳俱紧”是言寸关尺三部俱紧。《金匮要略方论·脏腑经络先后病脉证》云：“清邪居上，浊邪居下，大邪中表，小邪中里。”又云“五邪中人，各有法度……湿伤于下，雾伤于上。”“各有法度”一句，强调其规律性，故本节文曰“法当清邪中于上焦，浊邪中于下焦”。此反映出不同性质的外邪对人体的侵袭，在病机与症状上各有特点。为凸显清邪居上，浊邪居下的特点，故文中命“清邪居上”者曰“洁”，“浊邪居下”者曰“浑”。关于“洁”与“浑”的命名，在今存中医学文献中尚属鲜见。

第二节从“阴中于邪”至“清邪中上，浊邪中下”。文中从“阳中于邪”与“阴中于邪”两个方面对前节提出的“清邪中于上焦，浊邪中于下焦”的病机与症状进行较深入的讨论。本节又可分为两小段。

第一小段：“阴中于邪，必内栗也。表气微虚，里气不守，故使邪中于阴也。”此文义上承第一节“浊邪中于下焦”。浊邪之所以能中于下焦是因为“表气微虚，里气不守”。此“表气”与“里气”是代言卫气与营气。卫气虚不能卫外，营气不足，失于内固，故阴湿寒浊之邪能够长驱下焦，“故使邪中于阴也”。“阴中于邪”是言湿浊之邪中于下焦，此“阴”字是指代下焦。湿邪中于下焦，阴湿寒浊创伤下焦阳气，下焦阳虚则内寒，寒自内发则身躯寒噤战栗。

第二小段：“阳中于邪，必发热头痛，项强颈挛，腰痛胫酸，所为阳中雾露之气。故曰清邪中上，浊邪中下。”此文义上承第一节“清邪中于上焦”。“阳中于邪”言“雾露之气”中于上焦。此“阳”指代上焦。雾露之气，外袭肌表，腠理闭拒，肤表阳郁则发热，寒滞经络肌腠则头痛，项强颈挛，腰痛胫酸。

本节最后用“故曰清邪中上，浊邪中下”一句话，对前两小段文义进行概括。

“阴气为栗，足膝逆冷，便溺妄出。表气微虚，里气微急。”属自注句，分承“阴中于邪，必内栗也。表气微虚，里气不守”一语，对其做进一步深入延深议论。“阴气为栗”一句，上承“阴中于邪，必内栗也”，进一步指出战栗的原因是缘于阴寒内盛，在寒战的同时，伴有足膝逆冷，二便失禁。因下焦阳虚内寒，故足膝逆冷；下焦阳虚不固，故便溺失禁。“表气微虚，里气微急”一语上承“表气微虚，里气不守”，进一步强调表与里，卫与营，阳与阴的衰惫状态。此处之“微”，虚衰的意思。急，犹严重、迫切之意。

“三焦相溷，内外不通”以下为第三节。本节对第二节中“清邪中上，浊邪中下”一句展开讨论，对上中下三焦各作为一小段分别阐释。

前文虽曰“清邪中于上焦，浊邪中于下焦”，似只言上焦与下焦发病，然三焦为水火之通路，上、下焦发病，中焦则在不言中。

“三焦相溷，内外不通”是本节的起句，为下文的总领，以起到先总后分的效果，承接前文“清邪中于上焦，浊邪中于下焦”。三焦本应同《灵枢·营卫生会》所云：“上焦如雾，中焦如沤，下焦如渎。”今“清邪中于上焦，浊邪中于下焦”，上中下三焦功能紊乱，内外失于正常的交汇融合。按：溷，音混；乱也。“内外不通”即营卫不通，下文“营卫不通”一节自注文，对此展开了较详细的论述。

下文分三小段分述上、中、下三焦溷乱之表现。

第一小段讨论上焦怫郁。《灵枢·决气》篇云:“上焦开发,宣五谷味,熏肤、充身、泽毛,若雾露之溉。”此与《灵枢·营卫生会》所云之“上焦如雾”相互应,概括出上焦的基本功能。上焦之所以能“开发”“宣味”,是缘于阳气的温煦。这种“温煦”必须得以疏通发散,才能达到“熏肤、充身、泽毛”之目的。如果上焦不能宣畅舒发,此即所谓“怫郁”。怫,亦郁也。郁则化热,热蕴脏腑,脏热冲逆,则熏灼口齿,口舌疡痍,齿断糜溃。按:食断,食,同“蚀”;断同“龈”。

第二小段讨论中焦不治。前文虽只言“清邪中于上焦,浊邪中于下焦”,但本段一句“中焦不治”,点出了“三焦相溷”。中焦如沤,概括出中焦的腐熟、消化、输布功能。清浊之邪侵袭上下焦的同时,引发了中焦功能紊乱。胃气本以降为顺,功在腐熟消化,今则“胃气上冲”。脾气本以升为本,功在输布运转,今则“脾气不转”。脾呆胃逆,气机紊乱,引致“胃中为浊”,此“胃”字代言中焦。浊,混乱也,在此犹言升降失调。

自“营卫不通,血凝不流”至“脾气孤弱,五液注下”属自注文,文义上承前文“内外不通”,对“上焦怫郁”与“中焦不治”进行解说。

“营行脉中,卫行脉外”(太阳病篇第53条)属其常,今清邪中于上焦,浊邪中于下焦,外耗于卫,内伤于营,故营卫困伤,则运行滞缓,“血凝不流”。“营卫不通,血凝不流”一句属本节自注文的总领,下文从“若卫气前通者”与“若阴气前通者”两个方面,分述营卫运行状态。按:前,先也。

卫属阳,营属阴,“营卫不通”则滞郁从化。卫郁则从阳化热,营郁则从阴化寒。若卫气先时郁开气行,则热随尿泄。“与热相搏,因热作使”属倒装句,是言卫郁化热的过程,同时也是对“小便赤黄”病机的解析。“游于经络,出入脏腑”,泛论郁热蕴蒸,演绎前文“脏气相熏”的含义。“热气所过,则为痈脓”,则属“脏气相熏”,郁热蕴蒸,动血伤络的结果,最终则是蓄毒、肉腐、酿脓。

“若阴气前通者”,此“阴气”代言营气。营郁从阴化寒,若营气先时郁开气行,则寒象毕露。“阳气厥微”,言卫气与先通的营气对比,仍处于滞而不行的状态,故曰“微”。厥,助词。“阳在外,阴之使也”,卫气尚不能与营气谐和,不能卫外,故文曰“阴无所使”。“客气”犹邪气。卫气失固,雾露之邪外袭内侵,肺失宣降,故嚏嚏、声嘶音哑,喉咽不利。按:声嗢,犹喉咽发声嘶哑;嗢(wà),咽中息不利也。

“寒厥相追,为热所拥”泛言营卫不谐,寒被热郁。厥,助词。前文曰“阴气前通”,犹言卫气随后亦通。凝寒被郁热郁闭。拥,聚也,遮也。前文言“血凝不流”系“营卫不通”所引致,经过卫气与营气的先后疏通,故血凝得以自下,其色紫黑,“状如豚肝”。

自注文的最后对“三焦相溷,内外不通”的发病过程及其后果进行了总结,文曰:“阴阳俱厥,脾气孤弱,五液注下”。厥,短缺。因“三焦相溷,内外不通”引致了阴阳俱衰;因“中焦不治”,特别凸显“脾气不运”,故曰“孤”。孤,特也;汗、涕、泪、涎、唾五液不能运化,停而为湿为饮而下注。

第三小段讨论“下焦不盍”。按:盍,《玉函经》作“阖”,合也,闭也,下焦主“盍”与上焦主“宣”对举,此“盍”字所概括出的下焦功能是“盍”而有度。若“三焦相溷”,下焦功能紊乱,二便失调,病势必趋危重。一方面如前文所言“脾气不转”“脾气孤弱”,水停而为湿为饮而下注，可以表现为下焦不固、滑脱之症。另一方面亦可表现为大便不爽，便数而滞难，里急后重，并伴腹脐聚痛诸症。清，通圊，厕也，引申为大便。“齐筑湫痛”，齐，同脐；筑，如杵捣动，引申为跳动、悸动；湫（qiū），聚也，又凉貌，此犹言腹脐冷聚重坠。

脉阴阳俱紧者，口中气出，唇口干燥，蜷卧足冷，鼻中涕出，舌上胎滑，勿妄治也。到七日以来，其人微发热，手足温者，此为欲解；或到八日以上，反大发热者，此为难治。设使恶寒者，必欲呕也；腹内痛者，必欲利也。 [33]

本条讨论阳衰寒盛与阳气来复及虚阳外越的动态关系。

本条可分三节理解。第一节从“脉阴阳俱紧者”至“勿妄治也”。本节阐释阳衰寒盛，蜷卧足冷，舌上胎滑的状态，虽未至亡阳的程度，但阳气衰竭，阴寒内盛的病机毕显。少阴篇第283条：“病人脉阴阳俱紧，反汗出者，亡阳也。”“脉阴阳俱紧”与“汗出”并见属亡阳在即。按：脉阴阳俱紧，是言寸关尺三部俱紧。本条“脉阴阳俱紧”与“蜷卧足冷，鼻中涕出，舌上胎滑”并见，属阳气衰竭，阴寒内盛，但尚未至亡阳的程度。从七日后的“其人微发热”中，可见其证七日前是无热恶寒。“口中气出”是表述张口喘息，气息微弱的样子。因张口喘息，故耗散口舌津液而致“唇口干燥”。文曰“勿妄治”不是不治，而是告诫必须谨守病机，不可“妄”治。

第二节从“到七日以来”至“此为欲解”。本节言病至七日，始有变化，从前文的“蜷卧足冷”发展为七日后的“手足温”，从七日前的无热恶寒变化为七日后的“微发热”，反映出其病势的变化是阳气来复，其病向愈。

第三节从“或到八日以上”至“必欲利也”。本节言其证的另一个转归，若七日后病证不是“微发热，手足温”，病证没有向愈的趋势，那么至八日“反大发热者”，此属虚阳外越，此“反”“大发热”是与前文“微发热”对照，乃是真寒假热之象。虽然病人身热灼手，但踡卧恶寒，此乃畏寒之谓，其呕是阳脱胃败之象。若“腹内痛”“欲利”，乃是阳亡阴竭，下元滑脱不固之征。

脉阴阳俱紧，至于吐利，其脉独不解；紧去入安，此为欲解。若脉迟，至六七日不欲食，此为晚发，水停故也，为未解。食自可者，为欲解。病六七日，手足三部脉皆至，大烦而口噤不能言，其人躁扰者，必欲解也。若脉和，其人大烦，目重，脸内际黄者，此欲解也。 [34]

本条讨论脉阴阳俱紧，阴寒内盛诸症的未解与欲解。

本条可作三节理解。从“脉阴阳俱紧”至“紧去入安，此为欲解”为第一节。本节言外受风寒，阴寒内盛的发病过程。文曰“至于吐利”，说明本证初始虽脉阴阳俱紧但并不吐利，而是随病情的发展而逐渐出现吐利。当症见吐利之后其脉依然阴阳俱紧，反映出阴寒内盛之病势仍在发展，故文曰：“其脉独不解。”只有当寸关尺三部脉由紧变为不紧，病情安和，才反映出阴寒之邪始退，阳气始复，病势才有欲解之机。按：“入”字，《金匮玉函经·辨脉第二》作“人”，合乎事理、医理，义胜。

自“若脉迟”至“食自可者，为欲解”为第二节。本节言若脉由寸关尺俱紧变化为寸关尺俱迟，经过六七日后，病情迁延，其人由食欲正常发展为不欲食，反映出其人阳气益衰，阴寒益盛。寒累中阳，胃失于纳，脾失于运，故继发水停中焦为饮。晚发，缓发也，犹言病情迁延继发新证，故其病未解。按：晚发，此与清代雷丰《时病论》之晚发概念不同。“食自可者，为欲解”属自注句，解析“不欲食”“为未解”。若“食自可”，则反映中阳气来复，脾胃之气犹在康复过程中，故其病预后良好。

自“病六七日”以下为第三节。表述经过六七日，其脉由“迟”，变化为不“迟”，即“手足三部脉皆至”，至，犹言适当、正好，所谓“同等”之意。此“手足三部”谓寸口、太溪、趺阳。若手足三部脉来适和，此反映出阳气来复之机。结合“大烦而口噤不能言”，“其人躁扰”，“必欲解”，此脉与症合参，犹若战汗而解之象。从后文“目重、脸内际黄”还可以读出在“大烦而口噤不能言”“其人躁扰”之时，其人还有“直视”“目赤”症状。由此可以推断，虽文中未言汗出，但若战而不汗，则是不能“欲解”的。此属正邪交争，阳气来复之过程，将解未解，故曰“必欲解”。

“若脉和，其人大烦，目重，脸内际黄者，此欲解也”一语属自注句，进一步阐释前文“必欲解”的脉象与症状。“脉和”与“手足三部脉皆至”意同。“目重、脸内际黄”，按：目重，目光端庄平和貌；脸内际黄，脸，睑也，际，边也。意即眼睑内目眥处白睛由红赤变化为正常的淡黄。此属经过战汗后，阳气来复，邪去病却之象，故文曰“欲解”。

按：脸，《集韵》：眼睑，能够活动的眼皮是也。南朝梁武帝萧衍有诗云：“帛上看未终，脸下泪如丝。空怀之死誓，远劳同穴诗。”此脸字，谓“睑”也，可佐证。

脉浮而数，浮为风，数为虚，风为热，虚为寒，风虚相搏，则洒淅恶寒也。 ［35］

本条概论阳虚外感的脉症。

在太阳病篇中“脉浮而数”可见于麻黄汤证，如第52条：“脉浮而数者，可发汗，宜麻黄汤。”此条的脉浮数反映出机体感受外邪后，一方面外邪束表，另一方面，机体阳气趋于肤表以抗邪，致阳气郁于肤表而不得宣泄，故既显阳气外趋而脉浮，又显阳郁肤表而脉数。故以麻黄汤开腠泄热。

本条虽也言“脉浮而数”，但不同于52条之“脉浮而数”。本条文曰：“数为虚”“虚为寒”，直言此“数”为虚寒之象。此属阳虚里寒，虚阳外驰与外邪抗争，此所谓“风虚相搏”，邪盛与正虚相争。风，泛指外邪。本证虽有发热，但其热不甚，其脉数必是数而无力，其证凸显自内而外的“洒淅恶寒”之感，此当属后世之“畏寒”之象。在太阳病篇中，治当先温里后解表。

另“数则为虚”又见太阳病篇第134条，文曰“数则为虚”“数则为热”此属对比之言，意在表达虽热但尚未至“实”的程度。

脉浮而滑，浮为阳，滑为实，阳实相搏，其脉数疾。卫气失度，浮滑之脉数疾，发热汗出者，此为不治。 ［36］

本条讨论里热炽盛，煎灼津液，阴竭病笃的脉症变化。

为便于理解，本条可分两节讨论。第一句作为一节，主要讨论脉象的变化。所谓“浮为阳”，意表脉浮主阳热浮盛；而“滑为实”则意表脉滑主热与实相壅。表里阳热与实邪积聚壅盛，故曰“阳实相搏”。热与实相壅，煎灼阴津，故其脉不仅浮滑，而凸显数疾。按：疾，脉来急疾，一息七八至，此属热炽津涸阴竭之象。又，浮而滑，另见太阳病篇第138条；脉滑而疾，见阳明病篇第214条，可比较。

第二句另作为一节，是对前一节的补充，指出脉浮滑数疾的病机、症状及预后。“卫气失度”，此“卫气”泛言阳气，与前文“浮为阳”相呼应。意在表述阳气敷布运行失序而郁聚浮盛。热炽劫津，故症见发热汗出，脉由浮滑而又凸显数疾。病势危笃，故文曰“不治”。

伤寒，咳逆上气，其脉散者死，谓其形损故也。 [37]

本条表述伤寒咳逆上气，脉浮散无根者，属肾不纳气。

《素问·阴阳应象大论》云：“阳化气，阴成形。”阴与阳，形与气依存、互根、相长。本证伤寒咳逆上气本不是笃证，但若脉见浮散无根，则阴阳有离散之虞。

《灵枢·玉版》篇所云之“咳脱形”者即本证“形损”之谓，此属消瘦肉脱之象。咳逆上气而至消瘦肉脱之程度，已非一日病，而病至脉散，此乃精枯阴竭阳脱之际，危在旋踵。

平[1]脉法第二

问曰：脉有三部，阴阳相乘。营卫血气，在人体躬。呼吸出入，上下于中。因息游布，津液流通。随时动作，效象形容。春弦秋浮，冬沉夏洪。察色观脉，大小不同。一时之间，变无经常。尺寸参差，或短或长。上下乖错，或存或亡。病辄改易，进退低昂。心迷意惑，动失纪纲。愿为具陈，令得分明。

师曰：子之所问，道之根源。脉有三部，尺寸及关。营卫流行，不失衡铨。肾沉心洪，肺浮肝弦。此自经常，不失铢分。出入升降，漏刻周旋。水下百刻，一周循环。当复寸口，虚实见焉。变化相乘，阴阳相干。风则浮虚，寒则牢坚。沉潜水滀，支饮急弦。动则为痛，数则热烦。设有不应，知变所缘。三部不同，病各异端。大过可怪，不及亦然。邪不空见，终必有奸。审察表里，三焦别焉。知其所舍，消息诊看。料度腑脏，独见若神。为子条记，传与贤人。 [1]

本条论述营卫血气游布流通与脉象生成、变化之关联。阐释天时阴阳变化对脉象的影响，指出“邪不空见，终必有奸”，要求诊病时应当“审察表里”，见微知著，“独见若神”。

本条被王叔和列为张仲景论脉第一，载《脉经》卷第五，为平脉之总纲。条文以四字一句的韵文形式，首先设问，然后解答。由于韵文的特点是讲究对仗、排比、声律、藻饰与用典，故行文多运用概括、凝练、跳跃、意象。因为本条是韵文，条文中多有重沓之句，致使条文中虽是上下句，但表达的往往只是一个意思。为便于理解，特把设问与解答各作为一节讨论。

第一节自“问曰”开始至“愿为具陈，令得分明”。本节一方面提出问题，一方面夹叙夹议。此节文字主要内容又可为四个小段理解。

“脉有三部，阴阳相乘”为第一小段。

“营卫血气”至“变无经常”为第二小段。

“尺寸参差”至“进退低昂”为第三小段。

“心迷意惑，动失纪纲。愿为具陈，令得分明”为第四小段，表达出问者的困惑与渴求。

第二节自“师曰”以下至结尾。本节对第一节提出的问题展开论述，主要内容可以分为四个小段理解。

“脉有三部，尺寸及关”为第一小段。

“营卫流行”至“虚实见焉”为第二小段。

“变化相乘”至“独见若神”为第三小段。

最后一句“为子条记，传与贤人”作为第四小段，成为本条的结语。

---

① 平，通“辨”，《书·尧典》：“平章百姓。”《尚书·唐传》作“辨章”。又，“执事有制”曰“平”，此“平”又有规范、式样、标准的意蕴。

上述两节中的一、二、三小段相互对应。

第一节第一小段问曰“脉有三部”，第二节第一小段答曰“尺寸及关”。而寸、关、尺之间不是孤立、互不相干的。关于寸关尺之间的关系，《难经·二难》有云：“从关至尺是尺内，阴之所治也。从关至鱼际是寸口内，阳之所治也。故分寸为尺，分尺为寸。”《脉经·卷第一》又补充曰：“寸后尺前名曰关。阳出阴入，以关为界。”“阳生于尺，动于寸，阴生于寸，动于尺。”对于此尺寸互根、依存关系，本节总结为“阴阳相乘”，乘，交错的意思。

第二节的第二小段“营卫流行”至“虚实见焉”是对第一节的第二小段“营卫血气”至“变无经常”的回复与呼应，讨论的是同一个问题，即人体内营卫血气运行的机制与四时脉搏以及对五脏脉搏特点的“效象形容”。

文曰“营卫血气，在人体躬”，躬，身也。体内营卫气血的运行是有法度、有规律的，故后文回复曰“不失衡铨”。衡，称杆；铨，度也。衡铨，此犹言法度。

“呼吸出入，上下于中。因息游布，津液流通”是概述营卫气血运行。《难经·四难》云：“呼出心与肺，吸入肾与肝，呼吸之间，脾受谷味也，其脉在中。”“上下于中”，即是“其脉在中”。中，泛指五脏，亦指脾居中州，居上下之交，呼吸之所以能够出入游布，营卫气血津液之所以能够流通贯注五脏，全赖脾气的上下承启贯通。

“因息游布，津液流通”表达脉气的运行是循一定的法度规律“不失衡铨”的生理活动，是可以度量的。故文曰：“出入升降，漏刻周旋，水下百刻，一周循环。当复寸口，虚实见焉。”此语典出《灵枢·五十营》：“人一呼脉再动，气行三寸，一吸脉亦再动，气行三寸，呼吸定息，气行六寸。”人一昼夜，一万三千五百息，营卫全身环绕运行五十度，漏水百刻，“脉终矣”。按：漏刻，是古代计时工具。古人以铜壶盛水，壶底穿一小孔，壶中立一支有刻度的“箭”，随着壶中的水缓慢地滴漏，壶内的“箭”上就逐渐显露刻度。共有一百刻，春秋二分时日，昼夜各五十刻。夏至时日昼漏六十刻，夜漏四十刻；冬至时日则昼漏四十刻，夜漏六十刻。此处“水下百刻，一周循环”，是言在一昼夜内，人体的营卫流行循环一周。《难经·一难》对《灵枢》此段文字进行了诠解，对“脉终矣”释曰：“五十度复会于手太阴寸口者，五脏六腑之所终始，故法取于寸口也。”《平脉法》此条实质上是对《五十营》与《一难》论述的概括。

之所以“法取于寸口”，是因为五脏六脏之精气盛衰变见于寸口。本小段从两个方面展开讨论。一方面人体正常情况下，寸口脉搏的跳动是“随时动作”，因时而变，故运用远取诸物，取类比象的方法，在四个不同的季节中，根据指下对脉搏跳动的不同感觉“效象形容”，文中列举“春弦秋浮，冬沉夏洪”。按：效象，摹仿、仿效的意思；形容，此处是言用取象比类的方法，表达脉搏跳动时所呈现的状态。用“效象形容”的方法描述正常情况下，人体脉搏的跳动随自然界四季的不同而变化的具体形象，这种四时脉象既是稳定的，又是动态的，变化的，故文曰：“察色观脉，大小不同。一时之间，变无经常。”

另一方面对人的五脏功能所反映出的不同的脉搏跳动特点进行“效象形容”，文中举例：“肾沉心洪，肺浮肝弦”，这种脉搏跳动的特异表现，成为具有标志性意义的五脏典型脉象，故云“此自经常，不失铢分”。

第二节的第三小段内容是对第一节的第三小段设问的呼应，所讨论的是同一个问题，即发病时脉象的不同变化。

四字一句的骈体对偶句韵文形式，决定了本条文不可能一环紧扣一环，一层递进一层地展开，充分阐释发病时脉象变化特点以及不同病脉的主病，而是用排比的句式，借用"短长""乖错""进退""低昂"等对偶句，跳跃式地归纳、泛指病症脉象的多变，从而强调"尺寸参差"，"病辄改易"，"三部不同，病各异端。"按：参差，音 cēn cī，犹言不一致。

用"风则浮虚，寒则牢坚。沉潜水滀，支饮急弦。动则为痛，数则热烦"句式列举风、寒、水、饮、痛、热的典型脉象表现，此属其常。文曰"设有不应，知变所缘"则凸显其变。病症脉象之所以会有不同的变化，是缘由"变化相乘，阴阳相干"所致。按滀，音 chù，水聚也。

"病辄改易，进退低昂""三部不同，病各异端"，面对脉象的复杂变化，不能失去了辨别、判断的能力，否则动手便错，不得要领。对此，本条第一节中强调"察色观脉"，脉症合参。

"邪不空见，终必有奸"，不正曰"邪"，人体发病违和，不可能是凭空见及，必有其因，此藏匿深隐而不显露的病因谓之"奸"，此即后世张介宾所言之"独处藏奸"。怎样才能找出体内藏匿深隐、引发违和的"奸邪"？文曰："审察表里，三焦别焉。知其所舍，消息诊看。料度腑脏，独见若神。"必须审表里，辨三焦，找出藏"奸"之舍。斟酌、思忖诊察脏腑变化，得出独到见解。按：舍，处也；料度，料想揣度的意思。《难经·六十一难》云："以外知之曰圣，以内知之曰神。"慧然独悟，昭然若明，所讲的就是这个道理。

师曰：呼吸者，脉之头也。初持脉，来疾去迟，此出疾入迟，名曰内虚外实也。初持脉，来迟去疾，此出迟入疾，名曰内实外虚也。 [2]

本条讨论呼吸与脉气运行的关系。

本条可分为三节理解。第一节文曰："呼吸者，脉之头也。"语意上承本篇第一条"呼吸出入，上下于中。因息游布，津液流通"，表达出呼吸是脉气运行的原动力，是脉气运行的源头与开端。《难经·一难》以寸口脉为脉之大会，手太阴脉动为例，解说成年平人呼吸与脉气运行的关系："人一呼脉行三寸，一吸脉行三寸，呼吸定息脉行六寸，人一日一夜，凡一万三千五百息，脉行五十度，周于身，漏水下百刻。"此段文字的基本内容，源于早前的《灵枢·五十营》，在此借以用来论述独取寸口的道理，同时阐述呼吸与脉行的关系，恰诠释了本篇第一条"呼吸出入，上下于中。因息游布，津液流通"的生理机制。脉气津液之所以"游布"，是"因"呼吸之"息"的推动。一句"因息游布"，诠解了"呼吸者，脉之头也"的含义，强调"息"与"脉"的内在关系。头，始也，初也。此节讨论的是常人的"平静呼吸"，比较而言，其特点是吸气属于主动的，与吸气相比，呼气则属于被动的。

呼吸与脉搏之间显而可视的关系还见于《素问·平人气象论》所言："人一呼脉再动，一吸脉再动，呼吸定息，脉五动。闰以太息，命曰平人。"此属论其常。由于平人以及病人的呼气与吸气状态不同，脉动至数随之动态变化，故有本条所言"来疾去迟"及"来迟去疾"的变化。

本条开宗明义“呼吸者，脉之头也”，此是本条的核心内容，后面的所有说辞都是围绕这个中心展开。此一语点明了那个时代医学对呼吸与脉搏、脉气以及血行关系的认识，即强调呼吸是脉气运行之初始原动力，申明一呼一吸对脉气运行的影响。人只有在呼吸状态下才有“脉”动，归纳起来，此可有三方面的含义，一是“人一呼脉再动，一吸脉再动，呼吸定息，脉五动”；二是“人一呼脉行三寸，一吸脉行三寸，呼吸定息脉行六寸。”三是从上述两个方面的表述可以得了结论：“脉再动”则“脉行三寸”；“脉五动”则“脉行六寸”。

由于呼吸的频率是动态的，随年龄、性别或健康、疾病状态而异，所以，“呼吸定息，脉五动”与“呼吸定息脉行六寸”，只是平人的脉气运行。本条“呼吸者，脉之头也”，不仅表达出平人的呼吸与脉的关系，也表达出病人的呼吸与脉的关系。后文中之所谓“持脉”，即是持“有过”之脉。

第二节文曰“初持脉”至“内虚外实也”。“初持脉”三字，语出《难经·五难》，寓意持脉大法，强调持脉者应当“持脉有道”，此“道”一方面要求“持脉”者与病人都应当“虚静为保”，心气清虚平静，另一方面要求“常以平旦，阴气未动，阳气未散，饮食未进，经脉未盛，络脉调匀，气血未乱，故乃可诊有过之脉”（《素问·脉要精微论》）。“初持脉”三字在本条中，是后文所讨论的脉象变化的前提。

本节“来疾去迟”之“来”是言呼气，“疾”是言呼气息粗，急而呼多（呼气时间延长）。“去”是言吸气，“迟”是与“疾”相比较而言，是表达吸气相对平缓。此属呼气费力，呼气时间延长之呼气性呼吸困难。

“出疾入迟”是言伴随呼多（时间延长）与吸少（时间相对似短），脉来至数的多与少，脉气运行的快与慢。呼气曰“出”，此“疾”是言脉气行疾。“出疾”是言一呼脉来二至有余，脉气运行三寸有余。吸气曰“入”，此“迟”是言脉气相对行迟。“入迟”是言一吸脉来二至或不足二至，脉气运行三寸或不足三寸。其病在肺与肾，寒痰水饮犯肺，“实”在外为标，属外实；肾不纳气为本，属内虚。

第三节文曰“初持脉”至“内实外虚也。”“来迟去疾”与第二节内容正相反。“来迟去疾”，“来迟”是言呼气相对平缓。“迟”是与“疾”相比较而言。“去疾”是言吸气息粗，急而吸多（吸气时间延长），此属吸气费力，吸气时间延长之吸气性呼吸困难，病人或显“三凹征”。

“出迟入疾”，呼气曰“出”，吸气曰“入”。此“迟”是言脉气行迟。“出迟”是表述一呼脉来二至或不足二至，脉行三寸或不足三寸。“入疾”是表述一吸脉来二至有余，脉气运行三寸有余。此属壅热或水气痰饮瘀血留伏结聚于肺与气道则“实”于内；吸气费力，张口抬肩，气不得接续而虚于外。

不论“来疾去迟”还是“来迟去疾”，都关联到一呼一吸对脉率与脉气运行的影响。从条文凸显“呼吸者，脉之头也”一句，反映出汉代及汉代以前医学对呼吸与脉动关系的认识。

问曰：上工望而知之，中工问而知之，下工脉而知之，愿闻其说。师曰：病

家人请云,病人苦发热,身体疼,病人自卧,师到诊其脉,沉而迟者,知其差也。何以知之?若表有病者,脉当浮大,今脉反沉迟,故知愈也。假令病人云腹内卒痛,病人自坐,师到脉之,浮而大者,知其差也。何以知之?若里有病者,脉当沉而细,今脉浮大,故知愈也。 [3]

本条从上工、中工、下工医术之差异切入,通过两个具体病案的问答讨论,强调脉症合参。

本条可分为三节讨论。第一节从“问曰”至“愿闻其说”,从上工、中工、下工医术之差异切入,讨论望诊、问诊、切诊。《难经·十三难》:“经言知一为下工,知二为中工,知三为上工。上工者十全九,中工者十全七,下工者十全六。此之谓也。”这里的上工、中工、下工是概言医术境界,是对人体疾病整体的洞察力。因为上工把握的是“道”,所以能达到“望而知之”的最高境界,“目明心开而志先”,“慧然独悟”(《素问·八正神明论》),此属顿悟式智慧,《难经·六十一难》称之曰:“望而知之谓之神。”从思维的层面上讲,此属“上守神”。达到这样的境界需要融会贯通的理论与娴熟的技术技巧以及丰富而独到的经验阅历。下工注重的是“器”,更多追求的是最基本的初级手段或技能,《难经·六十一难》称之曰:“切而知之谓之巧。”此尚属“粗守形”阶段。而上工品级则是达到重道尚器,形神合一,道器相通境界,本条文中之“师”即属上工。

第二节从“师曰”至“今脉反沉迟,故知愈也”,讨论第一个病例。

病人症见发热,身体疼,自卧,脉见沉而迟,先生断言“知其差也”。差,同瘥。为什么呢?发热,身体疼若属表证,其脉象本当浮而盛,今脉由浮已变化为不浮,不浮曰“沉”,脉由数变化为不数,不数曰“迟”,虽身尚仍有违和,但其病势大衰,正胜邪退,“故知愈也”。文中之“沉”与“浮”,“迟”与“数”都是相比较而言,表达的是过程与动态。

第三节从“假令病人云”至“今脉浮大,故知愈也”,讨论第二个病例。

病人症见骤然腹痛,自坐,其脉浮而大,先生断言“知其差也”。何以知之?虽骤然腹痛但未至彻痛不安,病人尚能“自坐”,“自坐”表达出病人还处于能够活动自如的状态,故病人的“腹内卒痛”只属隐痛。此腹中隐隐作痛当属虚寒。其脉本当沉细,今脉由沉而变化为浮,不沉曰浮。脉由小细变化为大,不小细曰大,虽身体尚有不适,但阳气来复,虚寒势颓,“故知愈也”。文中之“浮”与“沉”,“大”与“细”亦都属相比较而言,表达的也都是过程与动态,这种表达方式在太阳病篇第92条中也可以得到印证。

通过上述两个病案,可见上工“道”“器”相通,形神交融,脉症合参,“俱视独见”,“昭然独明”的境界。

师曰:病家人来请云,病人发热,烦极。明日师到,病人向壁卧,此热已去也。设令脉不和,处言已愈。设令向壁卧,闻师到,不惊起而盼视,若三言三止,脉之咽唾者,此诈病也。设令脉自和,处言此病大重,当须服吐下药,针灸数十百处乃愈。 [4]

本条通过病案一反一正对应分析,讨论四诊合参的运用。

病家人自诉病人发热而烦甚,所谓“烦极”是心烦而至身躯手足躁动不安的状态。

至医生临诊时，“病人向壁卧”，此属望诊。其时有两种可能，一种可能是病人由“烦极”而变化为安定平静状态，此必是热退身凉，此时尽管其人脉仍有不和之象，但其病势已得顿挫，正胜邪退，虽尚有余热未净，医生断言，其病已愈。处，断定、决断。

另一种可能是病人虽向壁而卧，但闻声医生到来，貌似安定平静，但有敌视情绪，语言吞吞吐吐，且时时咽唾者，此有可能是掩饰动作，故文曰“诈病”。按：眄（xì），怒视貌。若病人脉自和，更能佐证此属“诈病”，对于“诈病”，当诫谕之，慑服之。又按：眄，钱超尘先生认为系“眄（miǎn）”之误。“眄，目偏合也，一曰斜视也”（《说文》）。可参酌。

本条通过相似脉症一反一正的表述，虽意在强调四诊合参，但却寓含“望而知之谓之神”之意味。所谓“诈病”的判断，要慎之又慎，一些情志方面的病证，尤其一些心理疾患躯体化症状可能脉与症不符，临床不可妄断为“诈病”，否则会造成对病人的不公平对待。

师持脉，病人欠者，无病也。脉之呻者，病也。言迟者，风也。摇头言者，里痛也。行迟者，表强也。坐而伏者，短气也。坐而下一脚者，腰痛也。里实护腹，如怀卵物者，心痛也。 ［5］

本条用举例的形式对望、闻、问诊的运用进行示意图式、粗线条的概述。

文曰：“病人欠者，无病也。”前曰“病人”，后曰“无病”，既称“病人”，何言“无病”？原来此“病”非彼“病”。后一个“病”是痛苦的意思，病，苦也。故此句的“无病”不能解为没有病，而是表述此病人仅仅打哈欠，无痛苦的表情，无痛苦症状。本句与下一句“脉之呻者，病也”相对应，此“呻”吟是痛苦的表现，这里的“病”也是痛苦的意思。

“言迟者，风也。”言迟，语言謇涩滞缓之意。此“风”意指中风。《金匮要略方论·中风历节病脉证并治》有云：“邪入于脏，舌即难言，口吐涎。”

“摇头言者，里痛也。”摇，晃动；里，头内。此言以晃动头来表达头内疼痛。“行迟者，表强也。”言行动迟缓或蹇滞是四肢关节僵硬而不灵便。强（jiàng），僵硬，不柔顺貌。表，与里相对，“里”谓内在之脏腑，“表”犹言外在之肢节。

“坐而伏者，短气也。”呼吸短促，气息不足的样子。垂足高坐于凳椅之上，此见于宋代以后。东汉时坐姿是曲膝，双膝与足背着地，臀部坐于双足之后跟，两手置于膝前。此相当于后世之跪姿。此属正规庄重之坐姿。另，随意之坐姿，即臀部坐地，耸起双膝，足底着地或者是臀部着地，双足前伸，此种坐姿称为簸踞。本证病人即取簸踞坐姿。前文“坐而伏者”即是此种簸踞而身躯前倾靠在双膝上的样子，此是喘息，憋气，呼吸短促的形象。“坐而下一脚者，腰痛也。”下，与高相对，谓位置低下。脚，此处是指小腿而言。此言簸踞坐姿，其一腿耸其膝，而另一腿直伸膝胫，此属因腰痛不适而呈现的强迫体位。

“里实护腹，如怀卵物者，心痛也。”“里实护腹”与“里虚护腹”相对应。病人之所以“护腹”，是因为腹痛。病人若本能地用手按揉腹部，此即所谓喜按之里虚腹痛。此按揉动作有一定的力度，此属“里虚护腹”。“里实护腹”与“里虚护腹”正相反。如果病人腹痛时，本能地用手若即若离轻抚腹部，小心护卫。“如怀卵物”，犹言“怀卵”之小心翼翼状。此属“里实”腹痛拒按的表现。此腹痛是心下、上脘疼痛，故文曰“心痛也”，此心，与泻心汤之“心”意同，意指胃脘。

师曰：伏气之病，以意候之。今月之内，欲有伏气，假令旧有伏气，当须脉之。若脉微弱者，当喉中痛似伤，非喉痹也，病人云，实咽中痛。虽尔，今复欲下利。 [6]

本条通过望、闻、问、切四诊合参讨论伏气发病。

本条可分为两节讨论。“师曰”至“当须脉之”为第一节，提出“伏气”概念，初论伏气发病及其一定的可预料性。第二节自“若脉微弱者”以下，举例讨论诊断伏气发病当须脉症合参。

伏气，在今存中医学文献中当首见于本条。伏，潜藏、隐匿的意思。伏气的思想当源于《黄帝内经》，《素问·阴阳应象大论》有著名论述：“冬伤于寒，春必病温；春伤于风，夏生飧泄；夏伤于暑，秋必痎（jiē）疟；秋伤于湿，冬生咳嗽。”此表述了人体感受外邪不是即时发病，而是在潜伏了一段时间后，在相应的时令里发病。此段文字虽无伏气之名，却已有伏气之实。

《阴阳应象大论》的这一段表述，其原意是用以阐释“重阳必阴”与“重阴必阳”的道理，而其“冬伤于寒”不即时发病，待至春暖之时而“病温”等这一系列的论述，却启发了《平脉法》伏气发病的思想。

本条所言之“伏气”是指“潜匿”而尚未引发疾病之“气”。外在邪气之所以有“潜匿”机会，缘于感邪之后，未能即时发病。外邪致病是通过机体的反应表现出来的，有什么样反应，就表现出什么样的邪气。在同样的外在环境内，生活在同样之风寒暑湿等条件下，若有发病者，此即是感受了邪气，此属“邪之所凑，其气必虚”；其未发病者，即是未感受邪气，此属“正气存内，邪不可干”。或虽感受邪气，但其所受到之伤害尚未足以即时发病，此种伤害通过一定的因果转化，其伤害程度可以逐渐放大，其性质可以逐渐发生变化。当此伤害发展到一定程度时，即可能形成潜在之病机，发病之病机一旦存在，适遇相应之时令或自然界气候之变化，潜匿的病机会突发暴显而致病。由于此潜匿病机之突发暴显虽有不确定性，却存在一定之可预料性，故文中用“以意候之”来表达。意，料想，意料。

《伤寒例》曰：外邪“中而即病者，名曰伤寒。不即病者，寒毒藏于肌肤”。既藏于“肌肤”则不再是外邪，而是外邪引发因果转化之病机。

文曰：“今月之内，欲有伏气。”此“欲”字，寓有推测之含义，此即是“以意候之”，按：意，料想的意思。今月之内，是否有伏气，当与今月之时令和气候变化有关系。如《伤寒例》所云：“从立春节后，其中无暴大寒又不冰雪，而有人壮热为病者，此属春时阳气发于冬时伏寒，变为温病。”更重要的是与具体的“人”或人群有关系，如：“小人触冒，必婴暴疹。须知毒烈之气，留在何经，而发何病，详而取之。”又如：“辛苦之人，春夏多温热病，皆由冬时触寒所致。”具体之“人”若突发与伏气相关病证，那么此人体内即有伏气。文中举例曰：“假令旧有伏气，当须脉之。”此处之“假令旧有伏气”不是随机假设，而是以望诊、问诊和闻诊，“以意候之”为前提。前文第3条云“上工望而知之，中工问而知之，下工脉而知之”,故“假令”是“以意候之”的结果。“当须脉之”乃是与望、问、闻诊合参,对“假令旧有伏气”进一步佐证。

“若脉微弱者,当喉中痛似伤,非喉痹也”以下,是举例论释诊断伏气为病之脉症合参。句中之“脉微弱”从文理上看似言脉微脉弱,脉微脉弱本是阳虚内寒气衰之象,但若与上下文语境及诸症状对看,则不合医理。《伤寒例》曰:“中而即病者,名曰伤寒;不即病者,寒毒藏于肌肤,至春变为温病,至夏变为暑病。”本条明言是伏气为病,是伏邪自内而发,蕴热自内而生,此不属“中而即病者”之狭义伤寒。故文中之“脉微弱”不是微脉与弱脉,“微”是副词,是言其脉象对比伏气为病,热自内发而常见之浮数洪大略显弱象。若如《伤寒例》所言“寒毒藏于肌肤,至春变为温病,至夏变为暑病”其脉必将是非浮数即洪大,而本例伏气为病,其脉象相对而言浮数或洪大并不明显,故曰“脉微弱”。

本例伏气,虽热自内发,但热势未至炽盛鸱张,病情未至痉厥神昏。文曰“当喉中痛似伤”,当,假设之辞;伤,刺痛。“非喉痹也”排除了“喉痹”的可能性。其证一方面喉中刺痛,一方面否定是“喉痹”,同时又强调“实咽中痛”。此凸显出两个问题,一是反映出在那个时代,已经认识到喉与咽不同。喉与咽在《黄帝内经》中亦分亦合,《素问·太阴阳明论》有云:“喉主天气,咽主地气。”说明喉与咽有功能属性之差异。二是在发病的认识中,喉与咽又是难分难离的,故文中虽曰喉中刺痛,但“实咽中痛”,且排除了“喉痹”。痹,闭也,《灵枢·经脉》有云:“喉痹卒喑。”《灵枢·杂病》亦云:“喉痹不能言。”本证“非喉痹也”说明未闻其人音喑声嘶不扬之征。通过望、闻、问、切四诊合参,确定本条伏气发病最突出的症状是“咽中痛”,且又伴有欲下利的感觉。

本例伏气病人,属外邪侵袭未能“中而即病”,但却引发病机之因果转化,此即所谓伏寒化温。在此隐匿病机基础之上,或由新感引动,或缘正虚自发,邪热内生,上结咽嗌,下迫大肠,故其症在上“咽中痛”,在下“欲下利”。

问曰:人恐怖者,其脉何状?师曰:脉形如循丝累累然,其面白脱色也。[7]

本条讨论人恐怖时的脉与症。

恐怖是人的一种畏惧感,是发自内心,令人无法控制的行为与情绪异常体验。《素问·阴阳应象大论》云“人有五脏化五气,以生喜怒悲忧恐”,五脏藏精化气而衍生与其相应的情志活动。恐怖作为一种情志表现与肾相关联,《素问·阴阳应象大论》有云:“在脏为肾。”“在志为恐。”“恐伤肾。”

《素问·举痛论》又云:“恐则气下。”气下则精怯不能养神;《灵枢·本神》云:“神伤则恐惧流淫而不止。”故恐怖与神伤互为因果。另外,恐怖除了与肾相关联之外,与心的关联亦极为密切。“恐惧者,神荡惮而不收”,心气虚,则神不守舍,故神摇惮恐而怖畏。因此,心安而不惧,神定则无有恐怖。

人恐怖,“脉形如循丝累累然”谓肾伤气下,心虚神摇而脉显沉细微弱,欲续欲断。累累,在此犹言脉细如丝,虽连续而又欲断绝之象。人恐怖,“面白脱色”则属精怯神荡,色枯不泽，面白失润之象。

问曰：人不饮，其脉何类？师曰：脉自涩，唇口干燥也。 [8]

本条表述阴精不足之脉症。

饮，本意为“喝”，为咽汤水也。又，凡可喝者如粥、米汤、浆水等流汁与半流汁皆谓之饮。水谷精气是人后天生存之本，水谷入于胃，游溢精气，上输入脾，脾气散精，五脏六腑皆禀气于水谷之精微。故“人不饮”，则缺五谷浆水，五脏精亏津乏气馁，表现在脉象上欠滑利流畅而显滞涩。脾，其华在唇四白，人不饮水谷，脾乏精津可输，故唇口少津干燥。

问曰：人愧者，其脉何类？师曰：脉浮而面色乍白乍赤。 [9]

本条讨论人愧悔、内疚时的脉症特点。

愧，从心，本义是惭愧的意思。惭愧、内疚是心志失去平秘的一种志意状态。《素问·上古天真论》云：“外不劳形于事，内无思想之患，以恬愉为务。”《灵枢·本脏》又云：“志意和则精神专直，魂魄不散，悔怒不起。”若人的内心愧悔、内疚、自责，必心不静，神不安，气不定，此必破坏“恬淡虚无”“精神内守”之志意心境。心不安，神不专直则心动血行如潮，其人面色乍白乍红。志意不和则心动气浮，魂魄不收，故脉显浮象。

问曰：《经》说，脉有三菽六菽重者，何谓也？师曰：脉人以指按之，如三菽之重者，肺气也；如六菽之重者，心气也；如九菽之重者，脾气也；如十二菽之重者，肝气也；按之至骨者，肾气也。菽者，小豆也。**假令下利，寸口、关上、尺中悉不见脉，然尺中时一小见，脉再举头**一云按投**者，肾气也；若见损脉来至，为难治**肾为脾所胜，脾胜不应时。 [10]

本条讨论诊脉时怎样掌握指力的轻重，以及指力由轻到重，由浅至深，依次与肺、心、脾、肝、肾的对应关系。

本条可分为两节理解，自开始至“按之至骨者，肾气也”为第一节，讨论切脉时指力轻重之分级。本节大意源于《难经·五难》，又见《脉经·卷第一》。文中设定以“菽”(shū)为重量单位，表述切脉时指力的轻重。菽，豆也，在此指言具体豆子。文中用三个“菽”及其倍数表达的不是其具体的实际重量或力度，而是对重量或力度的分级比例，以三菽、六菽、九菽、十二菽及至骨等表述切脉时指下的力度由轻至重，由轻触肌肤到重切至骨之前力度的等级比例。由于人有男女、年有老幼、形有瘦腴、体有高矮，所以对每一个具体人切脉，指下的力度会有很大的不同。尽管力度有大小，但力度之五个由轻至重、由浅至深、由表入里之等级不变。三菽、六菽、九菽、十二菽、至骨，其中九菽是指中等力度，三菽是指最轻力度，六菽是指次轻力度，十二菽是指次重力度，至骨是指最重力度。

《难经·五难》言三菽之重者是与皮毛相得，以候肺气与皮毛之象，此属指下力度最轻的一级，依次指力逐渐加重。六菽之重者是与血脉相得，以候心与血脉之象。九菽之重者与肌肉相得，以候脾与肌肉之象。十二菽之重者是与筋相得，属指下力度比较重的一级，以候肝与筋之象。按之至骨者属力度最重的一级，言诊脉重力切按，以候肾气。

此前的注家们均认为“脉有三菽六菽重者”是以“菽”的实际重量计算，此不合事理，非是。试想，若请著书人体会一下三菽、六菽、九菽之重在指下的区别，可料想这些人也体会不出来。

自“假令下利”以下至本条结束为第二节，举例重点深化讨论“按之至骨”之际，指下所感受到的脉搏搏动特点以及病机与预后，通过举例进一步解释“按之至骨”的诊断意义。

若下利的病人，寸关尺三部“按之至骨”而“悉不见脉”，只是在尺部时而可切得搏动。“脉再举头”一句是对“尺中时一小见”形象的表述。按文意把文句整理一下则是“尺中脉再举头，时一小见”。再，两次；举，突起；头，始也，犹言脉来其势之突起。此句谓尺中在“悉不见脉”的情况下，时而指下又连续二次突现，反映出本证下利病情深重，肾气已衰，但尚未至竭。

“损脉来至，为难治”，损脉，见《难经·十四难》，文曰“一呼一至曰离经，再呼一至曰夺精，三呼一至曰死，四呼一至曰命绝，此损之脉也。”损，减退也，此指脉搏短绌，心律严重不整。损脉在外，表述呼与吸之间，脉搏的减退；在内，反映出气血精神之最后竭蹙。

按：肾为脾所胜，中国中医科学院藏本作“肾谓所胜脾”，义晦费解。台北“故宫博物院”藏本“肾为脾所胜”是。

问曰：脉有相乘，有纵有横，有逆有顺，何谓也？师曰：水行乘火，金行乘木，名曰纵；火行乘水，木行乘金，名曰横；水行乘金，火行乘木，名曰逆；金行乘水，木行乘火，名曰顺也。 [11]

本条用五行纵横逆顺图式表述五脏关系失调在脉象上的反映。

“脉有相乘”，乘，凌也，欺凌、压制，表达出在五行的框架图式中，人体五脏之间的关系失序在脉象上的反映。五行，水、火、金、木、土本是人类在地球上直立起来后，生活、生产最离不开的五种物质，中原的先民运用“近取诸物”的方法，从身边这些最常见最依赖的物质中，抽象出能反映其特质的属性，如《尚书·洪范》所云：“水曰润下，火曰炎上，木曰曲直，金曰从革，土爰稼穑。”根据五种不同特质的属性，构建两大关系图式，一是表达生衍长养关系，一是表达克伐制约关系。生不无节，克不无制，故此两大关系制约而稳定。

水（肾）火（心）金（肺）木（肝）土（脾）是循环相克之序，这种相克是生理上的制衡，是克而有制。文中所谓“水行乘火，金行乘木”是水对火、金对木的过度克伐，故文曰“乘”不曰“克”，此已成欺凌、压制之势，是对“克”的过度放纵，故曰“纵”。

原本水克火、金克木是合理的相克之序，今反转而火凌水、木凌金，此逆违相克之序，呈强横暴戾之势，故曰“横”。

金与水、木与火本是相生之序，今“金行乘水，木行乘火”，此属母侮其子，生而又乘，虽有悖其理，但尚不失序，故曰“顺”。顺，循也。

金本生水，木本生火，今“水行乘金，火行乘木”，此属忤逆，以下犯上，名曰“逆”。

本条虽文曰“脉有相乘”，但反映五脏间关系失调的脉之相乘却未能深入论及，后世龚廷贤对此有较详细的表述可参考：

“肝部，在左手关上是也。关部脉来，绰绰如按琴瑟之弦，如揭长竿。春以胃气为本，春肝木旺，其脉弦细而长，是平脉也。反得微涩而短者，是肺之乘肝，金之克木，谓之贼邪，大逆不治。反得浮大而洪者，是心乘肝，子之乘母，为实邪，虽病当愈。反得沉濡而滑者，是肾乘肝，母之克子，为虚邪，虽病当愈。反得缓而大者，是脾之乘肝，为土之凌木，为微邪，虽病不死。”

“心部，在左手寸口是也。寸口脉来，累累如连珠，如循琅玕，曰平。夏以胃气为本，夏心火旺，其脉浮，洪大而散，名曰平脉也。反得沉濡而滑者，肾之乘心，水之克火，大逆不治。反得弦而长，是肝乘心，母之克子，虽病当愈。反得缓而大，是脾乘心，子之乘母，虽病当愈。反得微涩而短，是肺之乘心，金之凌火，为微邪，虽病不死。”

“脾部，在右手关上是也。六月脾土旺，其脉大，阿阿而缓，名曰平脉也。长夏以胃气为本，反得弦而急，是肝之乘脾，木之克土，为大逆不治。反得微涩而短，是肺之乘脾，子之乘母，不治自愈。反得浮而洪者，是心之乘脾，母之归子。当瘥不死。反得沉濡而滑者，是肾之克脾，水之凌土，为微邪，当瘥。”

“肺部，在右手关前寸口是也。平肺脉微短涩如毛，秋以胃气为本，病肺脉来，上下如循鸡羽，曰病。”“秋金肺旺，其脉浮涩而短，是曰平脉也。反得浮大而洪者，是心之乘肺，火之克金，为大逆不治。反得沉濡而滑者，是肾之乘肺，子之乘母也，不治自愈。反得缓大而长阿阿者，是脾之乘肺，母之归子，虽病当愈。反得弦而长者，是肝之乘肺，木之凌金，为微邪，虽病当愈。”

“肾部，在左手关后尺中是也。肾脉来如引葛，按之益坚，曰肾病。”“冬肾水旺，其脉沉濡而滑，名曰平脉也。反得浮大而缓者，是脾之乘肾，土之克水，为大逆不治。反得浮涩而短者，是肺乘肾，母之归子，为虚邪，虽病可治。反得弦细而长者，是肝之乘肾，子之乘母，为实邪，虽病自愈。反得浮大而洪者，是心之乘肾，火之凌水，虽病不死。”[①]

问曰：脉有残贼，何谓也？师曰：脉有弦、紧、浮、滑、沉、涩，此六脉名曰残贼，能为诸脉作病也。 ［12］

对比平脉，本条强调脉有残贼，纲领性地提出常见病脉。

人有平脉、病脉，“脉有残贼”是言病脉。残，害也，伤也，残缺的意思；贼，败也，伤害的意思。“脉有残贼”言脉显外感贼邪、内伤虚损之象。

弦、紧、浮、滑、沉、涩六脉，虽分阴阳，但既可见于实证，亦可见于虚证。文曰“六脉”乃概略之言。“诸脉”，谓寸关尺三部；“作病”，谓表现出病象。弦、紧、浮、滑、沉、涩六脉，大抵能使寸关尺三部表达出常见病证。

① 龚廷贤．寿世保元［M］．北京：人民卫生出版社，1993

问曰：脉有灾怪，何谓也？师曰：假令人病，脉得太阳，与形症[1]相应，因为作汤，比还送汤如食顷，病人乃大吐，若下利，腹中痛。师曰：我前来不见此症，今乃变异，是名灾怪。又问曰：何缘作此吐利？答曰：或有旧时服药，今乃发作，故为灾怪耳。 ［13］

本条举案例解说脉象与症状不符，凸显反常的道理。

害物曰“灾”，非常曰“怪”，“脉有灾怪”，犹言脉之反常而成害者。条文以病案为例，言病人脉象与形症均显示为太阳病的表现，脉症相应，“观其脉症，知犯何逆”，诊断为太阳病无疑，故因证用药。但，“比还送汤如食顷”，比还，比，先也，引申为刚刚；还，返回；意即送汤药刚刚返回如一顿饭的时间。在如此短的时间内，病人即出现“大吐”或“下利”“腹中痛”，这些症状此前并未显现。从脉象上看，“脉得太阳”，属典型的太阳病脉象，此时之脉象未能反映出能引起“大吐，若下利，腹中痛”之病机变化，故引发料想不到的不良后果。看起来似“脉得太阳，与形症相应”，实际上，从“病人乃大吐，若下利，腹中痛”症状的出现，说明脉象未能真正完全反映出病机，本条把这种脉象称之为“灾怪”。

对引起“大吐，若下利，腹中痛”的原因，尽管后文答曰“或有旧时服药，今乃发作”似有问诊方面的疏漏，但此仅仅是推测而已。

本条开宗明义“脉有灾怪”，一切把“脉有灾怪”曲解为“证有灾怪”或“灾怪之症”，均属偷梁换柱、背离本旨的谬解。与前条“脉有残贼”对看，本条也是讨论脉象。本条的主线是“脉有灾怪”，文中最后一句“故为灾怪耳”，是与“脉有灾怪”相呼应，是对“脉有灾怪”的解释。

问曰：东方肝脉，其形何似？师曰：肝者，木也，名厥阴，其脉微弦濡弱而长，是肝脉也。肝病自得濡弱者，愈也。假令得纯弦脉者，死。何以知之？以其脉如弦直，此是肝脏伤，故知死也。 ［14］

本条对肝的平脉与无胃气的真脏脉进行比较，并对肝病的愈脉进行论释。

本条文义源于《黄帝内经》与《难经》。关于肝脉，《素问·玉机真脏论》云：“春脉者肝也，东方木也，万物之所以始生也。故其气来，软弱轻虚而滑，端直以长，故曰弦。”《十五难》亦云：“春脉弦者，肝，东方木也，万物始生，未有枝叶，故其脉之来，濡弱而长，故曰弦。”

本条把肝及其脉象与东方、木、厥阴联系起来，此表达的是天人相应的整体观念，实质上讲的是脏象。《素问·阴阳应象大论》云：“东方生风，风生木，木生酸，酸生肝。”“在天为风，在地为木，在体为筋，在脏为肝。”凸显出“人与天地相参”。

“肝者，木也，名厥阴”，厥阴与少阳相表里，一体两面，表达出肝的疏展条达之性，寓

[1] 症：底本作“證”。近、现代以来，从“證”字中分化出“证”与“症”二字。《现代汉语词典》把“證”作为“证”与“症”的异体字或繁体字。现代以来，在中医学术中，多以“证”字表述证候，含病机、症状、脉象等，以“症”字表述具体的症状。此处之“證”字与“形”并见，形，样子，形状。文曰“脉得太阳，与形證相应”，故此处用“症”义胜，形症与症状义同。

涵少阳的生发之气。《素问·六微旨大论》云："少阳之上，火气治之，中见厥阴。""厥阴之上，风气治之，中见少阳。"木始生于春，春乃少阳之气，木之萌芽，受气于少阳初生。厥阴在天寓意东方，在万物寓意草木，在四季寓意春日，在脏寓意肝。

肝脉"微弦濡弱而长"。濡，通"软"，柔也；"微"，副词，修饰弦的程度。此句言肝的平脉虽指下按如弓弦，迢然而端直，但却寓微软柔弱之象。此在《素问·平人气象论》中有形象表述："平肝脉来，软弱招招，如揭长竿末梢，曰肝平。春以胃气为本。"长竿之"末梢"意象柔软之性，此在脉象中是有胃气的表现。反者为病象，若其脉来实强，指下"盈实而滑"是谓肝的病脉。若其脉势由实强而显轻虚，指下由"盈实而滑"转变为"濡弱"而长，此为胃气来复，脉来从容和缓，病情好转，故为愈。

"假令得纯弦脉者，死"，此言若肝脉显"纯弦"而盈实，脉来"急益劲如新张弓弦"（《素问·平人气象论》），如《素问·玉机真脏论》所云："真肝脉至，中外急，如循刀刃，责责然，如按琴瑟弦。"此即是失去了从容舒缓之象的肝脉，细硬劲急，此属不得胃气，真脏脉现。人以水谷为本，脉不得胃气曰逆，故文曰"知死也"。

南方心脉，其形何似？师曰：心者，火也，名少阴，其脉洪大而长，是心脉也。心病自得洪大者，愈也。假令脉来微去大，故名反，病在里也。脉来头小本大，故名覆，病在表也。上微头小者，则汗出。下微本大者，则为关格不通，不得尿。头无汗者，可治，有汗者死。 [15]

本条对心的平脉与无胃气的真脏脉进行比较，并对心病的愈脉进行论释。

本条文义亦源于《黄帝内经》与《难经》。《素问·平人气象论》："太阳脉至，洪大以长。"在此表述中，"洪"与"大"并用。洪脉单独出现当始于《脉经》。后世医家把《黄帝内经》中之钩脉与洪脉对应等同起来，当始于本条。

本条文曰："心者，火也，名少阴，其脉洪大而长，是心脉也。"《素问·玉机真脏论》云："夏脉者心也，南方火也，万物之所以盛长也。故其气来盛去衰，故曰钩。"《难经·十五难》："夏脉钩者，心，南方火也，万物之所茂，垂枝布叶，皆下曲如钩，故其脉之来疾去迟，故曰钩。"由于本条的洪大脉与《黄帝内经》《难经》所言之钩脉均应时于夏，又都在脏为心，于是钩、洪合一。对此后世医家亦有不同意见。

本条文曰："心病自得洪大者，愈也。"从侧面也说明"洪大而长"是心的平脉。《说文》："洪，洚水也。"洚，大水泛滥。以"洪"命脉是以形象意，象大势盛。洪的意象就是洪水其来，逆流而望，波涛汹涌，其势浮盛浩大；洪水其去，顺流而视，宽阔满盈，其势平展急落远逝而长。这种来去之势，在视觉上有来盛去衰，头大本小之象。因此，洪脉特点是脉体宽，指下满，气势盛，起伏大，虽曰来盛去衰，但，作为平脉来讲，实质上并无"衰"意。

洪脉本是"来盛去衰"，今"来微去大"，脉势恰恰相反，"故名反"。脉起搏乏力，来势不足；脉伏降下陷，去势急落，凸显颓势，此属心气不足，故文曰"病在里也"。

与前第10条"脉再举头"对看，脉来起搏之始为头，脉宽体粗为本。如前文所述，正常洪脉本当来盛去衰，"头大本小"，今"头小本大"，脉来起搏之始与其后续之脉势脉体相比略显细小，“头”与“本”倒易，“故名覆”。虽脉来“头小”，起搏乏力，但后续凸显盛势，轻取即得，浮大无力，反映出虚阳外越，故文曰“病在表也”。

关于“上微头小”“下微本大”。脉来曰上，脉去曰下，上下是表述脉搏起伏。此两句中，“上”与“下”，“头”与“本”，“小”与“大”相互对应，讲的是一件事，即脉搏来去无力，其实质只是表述相对意义的“头小本大”。只是脉来“上微”，脉去“下微”，脉来去起伏均无力而凸显“微”象，此脉象已失却“洪”势。

按：结合前条讲东方肝脉脉形，下一条西方肺脉脉形，本条讨论南方心脉脉形，这几条讲的都是脉形脉势，故本条中的“上微”“下微”表达的是脉形与脉势，此处之“上”与“下”当与寸脉尺脉无涉。

“病在表”，其证见汗出淋漓，则属气阴两虚，阴阳不济，虚阳外越。“病在里”，证见“关格不通，不得尿”，气塞尿闭，此属阴阳离决，三焦不通，原气奄奄一息，证已危笃。若头无冷汗，则属阳气未绝，此尚有阳回之机，故文曰“可治”。若额头冷汗频频，则属虚阳亡散在即，故文曰“死”。按：关格，关，闭也；格，阻塞。此言下焦失于决渎，不得尿之病机与症状。与后文关格及后世关格含义不同。

西方肺脉，其形何似？师曰：肺者，金也，名太阴，其脉毛浮也。肺病自得此脉，若得缓迟者，皆愈；若得数者则剧。何以知之？数者，南方火，火克西方金，法当痈肿，为难治也。 ［16］

本条对肺的平脉与无胃气的真脏脉进行比较，并对肺病的愈脉进行论释。

《素问·玉机真脏论》云：“秋脉者肺也，西方金也，万物之所以收成也。故其气来，轻虚以浮，来急去散，故曰浮。”《难经·十五难》云：“秋脉毛者，肺，西方金也，万物之所终，草木华叶，皆秋而落，其枝独在，若毫毛也，故其脉之来，轻虚以浮，故曰毛。”

本条把肺及其脉象与西方、金、太阴联系起来，所表达的是那个时代关于人与天相应的整体关系。《素问·阴阳应象大论》云：“西方生燥，燥生金，金生辛，辛生肺。”“在天为燥，在地为金，在体为皮毛，在脏为肺。”凸显的也是“人与天地相参”。

天地四时，由春夏之温热而至冬寒必经秋凉，其脉从春弦、夏洪而至冬沉，秋日之毛浮脉是夏洪至冬沉之间的动态过程。《素问·脉要精微论》云：“春日浮，如鱼之游在波。”言春脉微弦中蕴含浮升之象，寓春日生机张扬之势。“夏日在肤，泛泛乎万物有余。”言夏脉洪盛于外，荡漾有余，属浮丰之象。“秋日下肤，蛰虫将去。”言秋脉得金气，秋凉肃冷，蕴含敛降之象。故“春日浮”与肺金之“毛浮”，虽均曰“浮”，但前者蕴张扬升浮趋于洪盛之势，后者寓收聚敛降趋于沉潜之渐。前者之“浮”是由“沉”而升之过程，后者之“浮”是由“洪”而降之过程。

历经夏季之天阳隆盛，万物生长，人体气血浮盛于外，指下脉显浮大满指，至秋金气来临，天阳启动潜降之机，秋来疏凉，天地万物由散而始初收束，人体阳气随天阳潜降而趋敛藏。反映在脉象上，虽满指洪盛之势日渐减削，但脉道仍滞扩张之余势；脉气虽“下肤”“将去”，但浮大之势仍暂有残留，其脉轻取外鼓如毛，重取轻虚以浮，文曰“毛浮”，此属肺之平脉。按：毛，毛公旅鼎作 [illegible]，象形，直出旁达，微有脊线，中实旁虚之象，意象轻也，虚也，隐也。若肺病得毛浮脉且兼缓迟则属得胃气，故曰病愈。肺属太阴为娇脏，若肺病得数脉，则是阳热之邪烁肺。肺在五行属金，南方火盛，则克伐肺金。心火炽盛，邪热伤肺，热灼肺络，血热结聚，蓄毒酿脓，则发疡脓痈肿。故文曰“难治”。

问曰：二月得毛浮脉，何以处言至秋当死？师曰：二月之时，脉当濡弱，反得毛浮者，故知至秋死。二月肝用事，肝属木，脉应濡弱，反得毛浮脉者，是肺脉也。肺属金，金来克木，故知至秋死。他皆仿此。 [17]

本条以春季见秋脉为例，讨论脉象逆四时之序对慢性病预后的影响。

《素问·疏五过论》曰：“圣人之治病也，必知天地阴阳，四时经纪。”人生长于天地之间，乃大自然之一部分，天人相应，人体气血五脏随四季气候的变化而调节适应。前文第14条云：“东方肝脉”，“脉微弦濡弱而长。”今二月值春季而得“轻虚以浮”之毛浮脉，有悖天人相应之理，此属病态，故文曰：“处言至秋当死。”处言，犹断言。肝属木，春天本应见微弦而濡弱之脉，今反见毛浮脉，此在五行运化中属金乘木，在本篇第11条中“名曰纵”。春季肝木当令，故春肝木旺，虽有金气逆时克伐，则仅挫伤而不至危笃，至秋季，金气当令，原本金乘木之势凌厉难当，故使既往肝病情势加重，故文曰：“知至秋死。”此属对本证预后的判断。按：此语义当出《素问·三部九候论》。

《难经·十五难》云：“春脉弦，夏脉钩，秋脉毛，冬脉石。”本条举春脉不得“微弦濡弱”而得“毛浮”为例，讨论脉象逆四时之序，有悖天人相应之理，提示慢性病预后不良。文曰“他皆仿此”，意在强调每一个季节，都可能存在与其相关的慢性病证出现逆其时之脉象，预示其病证变化的不良趋势。

师曰：脉肥人责浮，瘦人责沉。肥人当沉，今反浮，瘦人当浮，今反沉，故责之。 [18]

本条列举人体胖瘦对脉象沉浮的影响，并阐释诊脉当因人而异的道理。

《灵枢·论痛》有云：人有“筋骨之强弱，肌肉之坚脆，皮肤之厚薄，腠理之疏密，各不同”。本条指出肥人肤厚脂腴肉坚，故脉道深伏，其脉势当沉，若反见浮象，此属异常，当深究其因。瘦人肤薄脂廉肉脆，故脉道浅显，其脉势当浮，若反见沉象，此属异常，亦当探究其因。责，《说文》：求也，犹探究之意。

师曰：寸脉下不至关，为阳绝；尺脉上不至关，为阴绝；此皆不治，决死也。若计其余命生死之期，期以月节克之也。 [19]

本条讨论寸、尺脉短，阴阳之气乖离的危象，并以五行乘克推演阴阳离绝之期。

《难经·一难》云：“寸口者，脉之大会，手太阴之脉动也。”手太阴，肺也，肺朝百脉，寸关尺三部变化是人身气血脏腑运行的缩影。《二难》又云：“从关至尺是尺内，阴之所治也。从关至鱼际是寸口内，阳之所治也。”寸属阳，尺属阴，健康人阴阳交嬗，脉气贯达。今脉短，脉气不贯，“寸脉下不至关”，属阳气浮越而无根，“尺脉上不至关”属阴气孤弱而乖离，此阴阳离散在即，故属危证。绝，断也，尽也。

文曰："若计其余命生死之期。"是对生存预后进行判断，此当属慢性病过程。"期以月节克之"，犹预测"其余命生死之期"当在月、日之五行克伐之时。此是运用以月的五行属性所构建之乘克关系，推演病人生机最后竭尽之日。按：期，犹预测；月节，按月相变化的节律以定月，推算日月星辰之运行以定岁时节候（见《伤寒例》第1条）。在此犹言以日月星辰之运行以定月的五行属性。克，五行克伐。

师曰：脉病人不病，名曰行尸，以无王气，卒眩仆不识人者，短命则死。人病脉不病，名曰内虚，以无谷神，虽困无苦。 ［20］

本条以"行尸"与"内虚"对举，讨论病情的轻重凶吉。

本条可分两节讨论。第一节所谓"脉病人不病"是言其人虽无明显症状体征，生活如常，但脉象却显露异常危重，文中称此为"行尸"，意谓虽其貌似常人，但正气已经溃败，几无生气，徒具形骸，此属病情重笃。"无王气"意谓气衰；王，盛也。所谓"脉病人不病"只是病证发展过程中一个短暂的现象。脉病是真象，"人不病"只是短暂的假象，故最终真象毕显而"卒眩仆"，突然目眩而晕倒仆地。卒，同"猝"，突然；眩，目不明；仆，前覆曰仆。此属突发危症。

第二节"人病脉不病"是言其人虽有明显病状，但脉象无明显异常变化，此属病情轻缓，身体虽感违和，但根本未伤。"以无谷神，虽困无苦"意谓摄生不善，起居失宜，不注重养神，虽体困神疲，但尚未至病痛苦楚。按：无，犹不也；谷，《广韵》养也；神，指五脏之神。"人能养神则不死，神谓五脏之神也。"此"人病脉不病"，文中称之为"内虚"，与前文之"行尸"对举，意在凸显二者轻重缓急之差异。

"人病脉不病"只是一种短暂存在的现象，"人病"必反映在脉象上，所以"人病脉亦病"才是绝对的存在。《难经·八难》曾诘问："寸口脉平而死者，何谓也？"答曰："生气独绝于内也。""生气独绝于内"的病机，必表露在脉象上，尽管可有迟与早之差异。

问曰：翕奄沉，名曰滑，何谓也？师曰：沉为纯阴，翕为正阳，阴阳和合，故令脉滑，关尺自平。阳明脉微沉，食饮自可；少阴脉微滑，滑者，紧之浮名也，此为阴实，其人必股内汗出，阴下湿也。 ［21］

本条分两节分别讨论两个主题。前一节讨论滑脉的指感以及常人的滑脉。后一节举例讨论病人的滑脉及其症状。

自"问曰"至"关尺自平"为第一节，讨论滑脉细微的指感。用"翕奄沉"三个字的动态形象勾勒出指下滑脉的细小隐微之变化。

翕，《说文·羽部》：起也，《尔雅·释诂》：合也。"起"与"合"蕴意都是动态，起是言鸟将起飞，合是言羽翼敛合，寓起则合在其中。翕从合者，鸟将起必先敛翼，鸟将飞必即开翼，翼开则鸟升浮而腾空。脉来自沉而起，宛若鸟起之翼先合后开而升腾，寓有聚合升浮之象，故以"翕"字概括。

奄，《说文》：忽也，须臾也。沉，沉伏、落下之意。"翕奄沉"犹言脉气聚合圆曲升浮之瞬息，奄忽之间即已沉落，此正显圆滑流利之象。此滑象凸显的是盎然的生机，故文曰:“沉为纯阴,翕为正阳,阴阳和合。”纯阴是柔濡精纯之阴气,正阳是刚健精粹之阳气。翕升与沉落在瞬息间聚合圆曲,“纯阴”与“正阳”在奄忽间融会和合,表现在寸关尺三部呈圆滑流利之象。此反映出上焦营卫平秘。按:“关尺自平”,犹言寸关尺三部脉象滑利流畅,平和如常。

“阳明脉微沉”以下为第二节,举撮案例讨论少阴脉微滑伴见“股内汗出,阴下湿”之“阴实”证。

上一节强调“关尺自平”,反映出上焦营卫平秘。本节“阳明脉”与“少阴脉”并列,讨论中焦与下焦之变化。

文曰“阳明脉微沉”,此处之“阳明脉”是指代趺阳脉。“阳明脉”在《辨脉法》《平脉法》两篇中,仅此一见。在此两篇中,趺阳脉凡11见,少阴脉4见,其中趺阳脉与少阴脉并见者2条。由此可以推断,本条与少阴脉并见之阳明脉,是指趺阳脉。

《辨脉法》第24条云:“趺阳脉迟而缓,胃气如经也。趺阳脉浮而数,浮则伤胃……”同篇第22条:“趺阳脉浮而涩,故知脾气不足,胃气虚也。”同篇第29条:“趺阳脉浮,浮则为虚,浮虚相搏,故令气饲,言胃气虚竭也。”《脉经·卷第八》:“趺阳脉浮者,胃气虚,寒气在上,暖气在下。”虽同卷中又有“趺阳脉浮缓,胃气如经”之说,但凸显的则是脉缓而有胃气。综观上述诸文字,大致可见趺阳脉浮是胃气虚的反映。

《金匮要略方论·水气病脉证并治》:“趺阳脉当伏。”趺阳脉之所以当“伏”,是因为趺阳脉略隐于足背二骨之间,正常情况下是伏而不弱。本证“阳明脉微沉”即是言表此趺阳脉不浮,胃气不虚,且与“食饮自可”并见,反映出中焦升降和畅。

少阴脉位于内踝后太溪搏动处,为肾气所注。正常的少阴脉当是如《辨脉法》第22条所言:“少阴脉弦而浮一作沉才见,此为调脉,故称如经也。”

正常的少阴脉之脉象,所谓少阴脉“如经”者,既合医理又合事理的解释,当是在若浮若沉之间(详见《辨脉法》第22条)。本证少阴脉失于常态,凸显微滑象,《素问·诊要经终篇》有云:“滑者,阴气有余也。”“阴气有余,故多汗身寒。”本证少阴脉微滑伴见“股内汗出,阴下湿”,反映出其证下焦失调。

“此为阴实,其人必股内汗出,阴下湿也。”语意上承“关尺自平”,“阳明脉微沉,食饮自可,少阴脉微滑”。关尺(寸口脉)自平,反映出上焦营卫平秘;阳明脉(趺阳脉)微沉、食饮自可,反映出中焦升降和畅;少阴脉微滑,伴见“股内汗出,阴下湿”,三脉合参,脉症合参,本证属水湿偏注下焦,故文曰“阴实”。所谓“阴实”者,痰饮、水湿之属。

“滑者,紧之浮名也”是自注句,既是对“少阴脉微滑”之滑的注释,也是对前文“翕奄沉”更直白的诠解,是对滑脉的指感做进一步的解说。紧,除了绷紧的含义之外,还寓有敛束之意。翕,起也,有升浮的寓意,而“紧”则无升浮之意。浮,表达出指下的凸显感,而“紧之浮”正恰合“翕”的“聚合升浮”之象。

文中“阴阳和合,故令脉滑”与“少阴脉微滑”,虽同为脉“滑”之象,但所反映的机理不同,前者是常人之平脉,后者为病人之病脉。

问曰:曾为人所难,紧脉从何而来?师曰:假令亡汗,若吐,以肺里寒,故

令脉紧也。假令咳者，坐饮冷水，故令脉紧也。假令下利，以胃虚冷，故令脉紧也。 [22]

本条举例讨论紧脉形成可能存在的几个因素。

紧脉的形成受外邪与正气，风寒与内饮等多种因素的影响。文中先以“亡汗，若吐，以肺里寒”为例，说明汗、吐伤津，阴阳两伤，肺卫感受寒邪，不论是外受风寒，还是寒饮射肺，都可显现紧脉。再举“坐饮冷水”，冷寒之气凌肺亦可显现紧脉。按：坐，连词，因为、由于的意思。又举“下利以胃虚冷”，胃寒虚冷下利，属中焦积冷，阳虚寒凝，故亦可引致紧脉。

本条概举三例脉紧，均缘于寒邪。寒性凝敛，收束脉道，故脉来拘急绷紧。

寸口卫气盛，名曰高高者，暴狂而肥。**营气盛，名曰章**章者，暴泽而光。**高章相搏，名曰纲**纲者，身筋急，脉强直故也。**卫气弱，名曰惵**惵者，心中气动迫怯。**营气弱，名曰卑**卑者，心中常自羞愧。**惵卑相搏，名曰损**损者，五脏六腑俱乏气虚惙故也。**卫气和，名曰缓**缓者，四肢不能自收。**营气和，名曰迟**迟者，身体俱重，但欲眠也。**缓迟相搏，名曰沉**沉者，腰中直，腹内急痛，但欲卧，不欲行。 [23]

本条对寸口脉所反映出的卫气与营气邪盛、正衰等状态的脉象进行抽象，提出若干具有共性意义的存在于思维中之抽象概念。

条文分三个层面横向讨论卫气与营气的邪盛、正衰及营卫谐和状态，并提出全新的抽象概念。条文又以三个分枝纵向对卫气与营血的“盛”“弱”“和”三种状态进行比较。

虽然条文开宗提出“寸口”，但却并没有论及寸口的具体脉象，而是从卫气和营气的邪盛、正衰以及平和变化机理与状态中抽象出“高”“章”“纲”“惵”“卑”“损”“沉”7个抽象概念，此在先秦逻辑中属“名”的范畴。而“缓”与“迟”与前述7个抽象概念对比，相对而言则属具体概念，表达的是脉搏跳动在指下的感觉，尚属“实”的范畴。

卫气与营气的各种变化，反映在脉象上，如浮、沉、迟、数、弦、紧等都是能在指下被感知的客观存在的具体概念，这些客观存在，通过手指的感觉反映在人的头脑中，经过多次反复，再抽象出具有共性意义的，存在于思维中，看不见摸不着的更抽象的概念。概念是用词来表达的，而“高”“章”“纲”“惵”“卑”“损”“沉”等就是被借用来表达这些更抽象概念的字。中国的汉字从创造之日起，即具有了表意的特性，因此几乎每一个字的背后都离不开象形表意的影子。上述这几个字所蕴涵的意义，确立了其字本身即是一个最明确、最具说服力的概念符号，能够独立地传达意念，能够准确、直接地表达信息，其特点是更具有抽象性。同时，也可以看成一种具有象征意义的符号。

本条第一层面：“寸口卫气盛，名曰高，营气盛，名曰章。高章相搏，名曰纲。”“卫气盛，名曰高”，“高”是对“卫气盛”可能出现的脉象如浮、紧、弦、大等的共有属性的概括，是从浮、紧、弦、大等脉象之“实”中，抽象出具有共性意义之“名”。

《说文》：“高，崇也，象台观高之形。”高，本是象形字，象楼台重叠之形。在此借用“高”这个字来表达卫气盛状态下可能出现的若干脉象的共同属性，即脉象的有力与凸显。

“营气盛，名曰章”，“章”是对“营气盛”可能出现的脉象如洪、滑、数等的共有属性的抽象概括。章，彰也，显露、显著的意思。

“高”与“章”都具有凸显的蕴意，盛实的卫气与盛实的营气相合交集，则是盛盛相合，“高”“章”相搏，此属邪气叠盛益笃，文中从“高”与“章”二字的蕴意中，又抽象出具有共性意义的存在于思维中的更抽象的新概念，即“纲”。

纲，本是系网的大绳，网之有纲，才能“张”，“张”才能增益、扩展，故有“纲，张之四方”之谓。另，纲寓挺直有力之象。故“纲”字更涵括了“高”与“章”之凸显鸱张之意。

本条第二层面：“卫气弱，名曰惵。营气弱，名曰卑。惵卑相搏，名曰损。”前文第一层面言邪气盛则实的状态下，脉象共有特性的抽象。而此第二层面则是表述卫气与营气虚衰的状态下，脉象共有特性的抽象。

“卫气弱，名曰惵”，“惵”是对“卫气弱”时，寸口可能出现的脉象如虚，细，弱、沉等的共有属性的概括，是从虚、细、弱、沉等脉象之“实”中，抽象出具有共性意义之“名”。

惵，惧也，怯弱。虚则惧。《素问·生气通天论》曰：“阴者藏精而起亟也，阳者卫外而为固也。”卫气怯弱不能卫外，反映在脉象上是怯弱之势，故以“惵”字概括若干具有虚弱性特点之脉象。

“营气弱，名曰卑”，卑，与高相对，寓衰微、虚弱之意。“卑”在此是对“营气弱”时，寸口可能显现的脉象如微、弱、细、虚、涩、代等共有属性的概括，是从微、弱、细、虚、涩、代等脉象之“实”中，抽象出的具有共性意义的“名”。

“惵卑相搏，名曰损”，“惵”与“卑”都具有怯弱、衰微的蕴意，表达出卫气与营气衰弱时，寸口脉象的共有特征。“损”，是从更高层次对“惵”与“卑”所具有的共性存在于思维中的再抽象。《说文》：“损，减也。”与前文“高”字的凸显特征对比，“损”字的凹减特征正是与之相对应。

本条第三层面：“卫气和，名曰缓。营气和，名曰迟。缓迟相搏，名曰沉。”与前文卫气盛、营气盛与卫气弱、营气弱反映在寸口脉象的复杂多样不同，此第三层面“卫气和”与“营气和”在寸口脉象的表现却是比较单一的。卫气和与营气和的脉象即是常人的平脉，故文曰：“卫气和，名曰缓。”“营气和，名曰迟。”缓，是从紧张度方面表达，不紧曰缓，犹言指下脉来和软柔顺之感。迟，是从速度方面表达，不快曰迟，犹言指下脉来舒徐从容之感。缓与迟一横一纵，从两个不同方向表达平人寸口脉的和缓舒悠之象。此缓与迟是言脉象，与前文之“高”“章”“纲”“惵”“卑”“损”比较，相对而言是具体概念。

“缓迟相搏，名曰沉”，则是排除“缓”所蕴涵的紧张度属性，排除“迟”所蕴涵的速度属性，从中再进一步抽象出共性即从容、稳重、沉潜属性，文中选用“沉”这个字来概括。不言而喻，“沉”也是抽象形式的概念，用以表达营卫谐和，阴平阳秘，真气固藏的状态。

寸口脉缓而迟，缓则阳气长，其色鲜，其颜光，其声商，毛发长。迟则阴气盛，骨髓生，血满，肌肉紧薄鲜硬，阴阳相抱，营卫俱行，刚柔相得，名曰强也。［24］

本条文意上承第23条第三层面，进一步阐释卫气和、营气和与寸口脉缓而迟的机理及其外在诸多表现。

《难经·二难》:“寸口者,脉之大会要也。”寸口脉能映透出全身的气血变化与脏腑活动状态。“寸口脉缓而迟”,不紧曰“缓”,缓是从紧张度方面表达,指下和柔之感。“迟”是从速度方面表达,不快曰迟,指感是脉来舒徐从容。“缓“与”迟“从两个不同方向表达平人寸口脉的和缓舒悠之象,从浅层讲,反映出人有胃气,此属平人之常气,是人体健康的最基本表现;从较深层次讲,反映出卫气与营气和谐,故文曰:“营卫俱行。”从更深层次讲则是阴与阳和,故文曰“阴阳相抱”,此即是阴平阳秘状态。

厘清了此处寸口脉之“缓”与“迟”的含义,那么也就明晰了“缓则阳气长”,“迟则阴气盛”的道理。寸口脉的和缓舒悠反映出人体阳生阴长、营卫谐和、阴平阳秘。在此气和血运,五脏藏精气而不泄,六腑传化物而不藏,刚柔相得状态下,人体精、血、气、津,外滋颜色,内润肌腠,养骨生发,气宏声扬。故色鲜颜光,声清发长,肌坚骨壮,此“名曰强也”。按:强,健也,犹言身体健壮;肌肉紧薄,谓肌肉紧束结实硬朗而不壅腴;其声商,商,五声宫、商、角、徵、羽之一;“肺在音为商”,商音:其声促以清,犹激越而和,嘹亮高畅之声。

趺阳脉滑而紧,滑者胃气实,紧者脾气强,持实击强,痛还自伤,以手把刃,坐作疮也。 [25]

本条从趺阳脉滑而紧切入,讨论脾胃邪气盛实之病机。

《辨脉法》第24条云:“趺阳脉迟而缓,胃气如经也。”此是言胃气正常情况下的趺阳脉之脉象,脉来从容和缓,不徐不疾。又《金匮要略方论·水气病脉证并治》:“趺阳脉当伏。”趺阳脉之所以当“伏”,是因为趺阳脉略隐于足背二骨之间,正常情况下是伏而不弱。“迟而缓”是表达脉的“率”与“律”,“伏”则是表达脉的“位”与“势”。本条言“趺阳脉滑而紧”此属病脉。病机是“胃气实”与“脾气强”。

本条之“胃气实”是言胃气邪盛。阳明病篇第180条:“阳明之为病,胃家实是也。”《金匮要略方论·中风历节病脉证并治》有云:“趺阳脉浮而滑,滑则谷气实。”“胃家实”“谷气实”均属“胃气实”,邪气盛则实。脉滑主热盛积壅,故症见腹满痞塞。

“脾气强”谓脾家邪盛,趺阳脉紧,反映出气机壅塞,脾络不通。《辨脉法》《平脉法》凡言及脾,多言虚证,但本条“脾气强”则属实证。《灵枢·本神》云:“脾藏营,营舍意,脾气虚则四肢不用,五脏不安,实则腹胀,经溲不利。”脾病可虚可实。本论太阴病篇第279条:“本太阳病,医反下之,因尔腹满时痛者,属太阴也,桂枝加芍药汤主之。”此条之“腹满时痛”即为脾气强,此属气机壅塞,血行瘀滞,脾络不通,故腹满痛,甚者可至大实痛。痛,反映在脉象上,不论是寸口脉还是趺阳脉,最常见的脉象是紧。

脾胃同属中焦,“胃气实”,“脾气强”,“实”与“强”相搏,“持实击强”,脾胃升降失调,气机壅塞,中焦功能自乱。此宛若以手把刀持刃,未有不自伤而成“疮”者,故文曰:“持实击强,痛还自伤,以手把刃,坐作疮也。”坐,因此;疮,古同“创”,外伤也。

寸口脉浮而大,浮为虚,大为实,在尺为关,在寸为格,关则不得小便,格

则吐逆。 [26]

本条根据症状与脉象讨论关格的病机。

本条可从两个层面理解。第一个层面是提出“寸口脉浮而大”,并分析此“浮而大”的病机是“浮为虚”,“大为实”。此“浮为虚”并非指浮而无力,而是言轻取即得。此脉“大”反映病势鸱张,为邪实。脉大寓含贯通寸关尺三部之意,故大则病进。本证是本虚而标实。

第二个层面是言此“浮而大”因有在“寸”在“尺”之差异,故其病机不同。文曰“在尺为关,在寸为格”,此种差异只是比较而言,是相对的表述。尺脉“浮而大”名曰“关”。尺主下焦,尺脉轻取即得,且显浮大,此浮与“不得小便”并见,不是表证,其反映的是三焦气机逆乱,上下不通,其脉大则反映邪气势盛。三焦失之决渎,水道不能出焉,而症见“不得小便”,故此名之曰“关”。关,闭也。三焦气机逆乱,失之决渎,尿闭为邪实。

寸脉“浮而大”名曰“格”。寸脉主上焦,寸脉轻取即得,且显浮大,此浮与“吐逆”并见,也不是表证,其反映的是三焦气机逆乱,胃气不降而上逆,其脉大亦反映邪气势盛。《难经·三十一难》云:“中焦者,在胃中脘,不上不下,主腐熟水谷。”若中焦失之于“沤”,胃失和降,其上逆之气夹未腐熟之内容物,由中焦涌逆而至上焦冲口而“吐逆”,此名之曰“格”。此“吐逆”为虚实错杂。格,阻格不通也。

《素问·脉要精微论》有云:“阴阳不相应,病名曰关格。”关与格不论表现出什么症状,其深层病机都是阴阳格绝。本条之关格既是病机又可看成病名。按:关格,据现存有关文献,当最早见于《黄帝内经》。《素问·六节脏象论》《素问·脉要精微论》《灵枢·脉度》《灵枢·终始》均有论述,尽管角度不同,内容不同,但总的论述方向不离乎脉象与病机。尽管症状不同,从病机方面而言,本条所述之关格仍渊源于《黄帝内经》。后世医家多宗仲景说,称关则不得小便,格则吐逆,关格则呕吐尿闭。对关格的认识,清代石顽老人有一段话可以借鉴:“释《内经》之关格,但当言是表里阴阳否(pǐ)绝之候,不当与上吐下闭之关格混用立论则可,若言上吐下闭当称隔食癃闭,不得称关格则不可;或言关格证,其脉来未必皆然则可,若言关格之脉必无在尺在寸之分则不可。”石顽老人此言,不乏辩证精神。

趺阳脉伏而涩,伏则吐逆,水谷不化,涩则食不得入,名曰关格。 [27]

本条讨论关格并见趺阳脉伏而涩的症状与病机。

趺阳脉在《辨脉法》与《平脉法》中凡11见,除本条之外,还见于“趺阳脉浮而涩”(《辨脉法》第22条),“趺阳脉迟而缓”“趺阳脉浮而数”(《辨脉法》第24条),“趺阳脉浮”(《辨脉法》第29条),“趺阳脉滑而紧”(《平脉法》第25条)“趺阳脉大而紧”(《平脉法》第30条),“趺阳脉紧而浮”(《平脉法》第32条),“趺阳脉沉而数”(《平脉法》第34条),“趺阳脉浮而芤”(《平脉法》第36条)“趺阳脉微而紧”(《平脉法》第38条),“趺阳脉不出”(《平脉法》第40条)等。从中可见趺阳脉可显浮、沉、迟、缓、滑、涩、大、数、芤、微等脉象,而本条则出现伏象。

由于手与足结构不同,在人体中有高低、上下位置之不同及脉搏走向之不同,故认识与了解趺阳脉脉象与寸口脉同样的脉象同中有异，才能够更符合医理。完全用寸口脉的指感来体验趺阳脉，此有违《伤寒论》“观其脉症”的基本精神。

《辨脉法》第24条云：“趺阳脉迟而缓，胃气如经也。”此表明趺阳脉“迟而缓”是正常的脉象，此是从脉搏跳动的速度言，即讲的是脉率。又，《金匮要略方论·水气病脉证并治》：“趺阳脉当伏。”趺阳脉之所以当“伏”，是因为趺阳脉略隐于足背二骨之间，正常情况下是伏而不弱，此处讲的是脉势。

趺阳脉主脾胃之气，“趺阳脉迟而缓”，反映出胃气如常。但平人的脉象是动态的，受环境气候、季节昼夜以及人体禀赋、动静等因素之影响。故《脉经·卷第八》又有“趺阳脉浮缓，胃气如经”之说。

“趺阳脉当伏”（《金匮要略方论·水气病脉证并治》），虽属常脉，但本条“趺阳脉伏而涩”，此伏脉与涩脉并见，则属病脉，其“伏”是推筋着骨，其脉必是遁匿附骨而迟滞，此乃阴寒痼冷或瘀血积聚或蓄饮老痰扞格在脉象上的反映。胃气违逆不降，裹胃内不化之水谷而涌逆频频。文曰“涩则食不得入”，此“食不得入”不是不欲食，而是吞咽如梗，食而不得下。此属阴寒痼冷或蓄饮老痰或死血瘀结扞格所致。《脉经》有云：“趺阳脉涩者，胃中有寒，水谷不化。”（《脉经·卷六·胃足阳明经病证第六》）又云：趺阳脉“涩即脾气衰”（《脉经·卷六·脾足太阴经病证第五》）。脾者气血生化之源，脾气衰则生化之源枯竭，运血无力，行滞而瘀。阴寒痼冷或蓄饮老痰结聚脾胃，脾阳衰困，寒凝血瘀，故脉涩。趺阳脉伏涩主气滞、血瘀、津亏、血少。

本证关格，吐逆频频，吞咽如梗，食而不得下，此属三焦气机紊乱，阴阳气隔绝。

“关格”首见本篇第15条“下微本大者，则为关格不通，不得尿”，次见本篇第26条“在尺为关，在寸为格，关则不得小便，格则吐逆”，再见本条“吐逆，水谷不化，涩则食不得入”。归纳起来，那个时代的“关格”表达的是由于三焦逆乱，阴阳隔阻而出现的“不得尿”，“吐逆”以及吞咽如梗之“食不得入”诸症状。这些症状可以单独出现，重笃者可以并见。

脉浮而大，浮为风虚，大为气强，风气相搏，必成隐疹，身体为痒。痒者，名泄风。久久为痂癞眉少发稀，身有干疮而腥臭也。 ［28］

本条讨论隐疹的脉症与病机。

本条见于《金匮要略方论·水气病脉证并治》，是从《水气病脉证并治》相关条文中截取的一节，个别文字略有出入。“痒者，名泄风”是自注句。

本条虽然是从“脉浮而大”切入，却不是所谓的以脉测症。而是已经罹患了隐疹并见寸口“脉浮而大”之象，脉症合参，分析讨论隐疹的病机。

隐疹首见《素问·四时刺逆从论》，又见《金匮要略方论·中风历节病脉证并治》篇，此是一种皮肤上发生的时隐时显之瘙痒“皮小起”。“脉浮而大”，前见第26条“浮为虚，大为实”之关格吐逆与不得小便。从中可见，虽同为寸口“脉浮而大”，却罹患不同的病证，所以所谓的以脉测症是靠不住的。本条不是从“脉浮而大”推测“必成隐疹”，而是隐疹已成，脉症合参分析病机。按：必，犹则也。

本条隐疹、身痒并见“脉浮而大”。“浮为风虚”，风乘虚入，是谓风虚。风，外邪也；虚，虚隙也，言正气之疏阔，此是从正虚之侧面言。《金匮要略方论·水气病脉证并治》又谓“风强则为隐疹”，强，邪盛也，此是从邪盛之侧面言。症见皮起而成“疹”者，此风不仅仅单纯侵袭卫表，而且亦连及营分。

“大为气强”，从后文“风气相搏”一句看，此“气”是概言营卫正气。风邪来袭，正气奋起抗邪，“强”，表达出正邪相争之势，此反映在寸口，则是脉大之象。“风气相搏”于营卫间，卫虚营郁，发为皮疹隐隐。风窜皮间如虫行皮中状者，故身痒欲搔。痒，名之曰“泄风”，泄，发也，出也。犹言风之走窜不居处，痒之游移无定所。

身痒欲搔，搔后益痒，久之创破皮损，血溢结瘢如甲，迭重如癞，是为顽疾。

寸口脉弱而迟，弱者卫气微，迟者营中寒。营为血，血寒则发热。卫为气，气微者心内饥，饥而虚满，不能食也。 [29]

本条讨论卫气虚与营中寒的脉症。

寸口脉弱，“弱者卫气微”，卫者御外而为固，今卫气衰微，必卫阳虚馁，故寸口脉显弱象。寸口脉迟，“迟者营中寒”，营者血行而不息，此“寒”非寒冷之意，犹衰微贫乏也；营中血衰贫微，血行滞缓，故寸脉显迟涩之象。

和卫气对比，营血属里。文中“营为血”与“卫为气”对举、分述，重点凸显气血两虚。本条难点为“血寒则发热”，先贤释“寒”为阴寒固冷，解发热属虚阳浮越之真寒假热，此必当是亡阳急证，非是。综观本条，审其上下文义，本证当属慢性虚劳过程。“血寒”，寒，亦衰微贫乏之意，此系饮食劳倦内伤脾胃，血虚则气无所依，而浮散于外，故显低热绵绵，此热属血虚之发热。

“气微者，心内饥，饥而虚满，不能食也”，此句式特点是“者”字放在分句的句末，引出原因。审究本句，大意当是“卫气微的原因是胃脘虚满，虽饥而不能食”。此处的“心”是指胃或胃脘部。本证脾虚失运，胃呆不纳，故脘腹虚满气胀，虽饥而不欲食。谷不入胃，精微无从化生，故气血两虚。此节文字表达出饮食劳倦内伤脾胃之前因，恰印证前节“血寒则发热”之病机。此可选用《金匮要略方论·血痹虚劳病脉证并治》篇之薯蓣丸类或后世之当归补血汤法。

趺阳脉大而紧者，当即下利，为难治。 [30]

本条讨论趺阳脉大而紧，正虚邪实之下利证的预后。

尽管趺阳脉大可显有力与无力之分，但与紧脉并见，则只能是大而有力。因为紧脉是必有张力的，所以只可有紧而搏指、比较紧或略紧、稍紧之谓，这是表达脉紧的程度，也即是紧的张力程度，因此和紧脉并见的大脉不可能是大而无力。由此可以推断，本条文中之“趺阳脉大而紧”是反映邪气盛的实脉。

趺阳脉紧，中焦脾胃非寒即痛。脉大主病势鸱张，此所谓“大则病进”。“趺阳脉大而紧”与“当即下利”并见，属下利初起，所谓“当即”者是。“脉大而紧”的正面是阴寒邪气盛实，它的底面则是正气已馁，此即所谓邪之所凑，其气必虚。但其“当即”之时，病势则是以邪气盛实为主。随着病势鸱张益笃，病机必由邪气盛实逐渐转向正虚邪盛，其下利亦由寒实下利渐至虚寒滑脱下利，其腹痛渐由剧痛演为隐痛，其趺阳脉亦可能由“大而紧”转变为大而略紧或不紧。脾肾阳衰，阴寒内盛，病情缠绵，预后不良，故文曰“难治”。此“难治”仅是反映正虚邪实之状况，尚非死证濒临，故本条“趺阳脉大而紧”不属无胃气的真脏脉。

寸口脉弱而缓，弱者阳气不足，缓者胃气有余，噫而吞酸，食卒不下，气填于膈上也一作下。 ［31］

本条脉症合参，讨论胃阳虚，纳而不传，食积不化之证。

本证“噫而吞酸，食卒不下，气填于膈上”诸症状与“寸口脉弱而缓”并见，脉症合参，此证系胃阳不足，胃气不降。噫气且返胃吞酸，属胃气上逆之征。卒，终尽也。食入于胃，胃虚力乏，传导迟滞，故食与气积于膈上。一个“填”字蕴含了病人餐后胃脘胀满痞塞之感。

之所以出现上述诸症，是因为胃的受纳、腐熟、传输功能不足，此反映在寸口脉上是“弱而缓”。脉症合参，此“弱”，沉而细软无力，主胃的阳气不足；此“缓”，犹怠慢而弛纵，反映出胃弱疲惫，腐熟、传导功能衰减。前者言“阳气不足”，是言胃中正气不足；后者言“胃气有余”是言胃中邪气有余。胃中正虚邪实，故“食卒不下”，积食壅滞。此脉弱与脉缓并见，合参噫气吞酸，食后腹满，膈上填胀，此属胃阳虚，纳而不传，积食不化之证。

趺阳脉紧而浮，浮为气，紧为寒。浮为腹满，紧为绞痛。浮紧相搏，肠鸣而转，转即气动，膈气乃下。少阴脉不出，其阴肿大而虚也。 ［32］

本条讨论腹满绞痛、肠鸣转气并见趺阳脉紧而浮的病机以及“阴肿大而虚”之重症。

本证腹满绞痛，肠鸣转气与趺阳脉紧而浮并见。脉症合参，膈气不降，气壅腹满，故反映在趺阳脉上显浮象。“浮为气”与“浮为腹满”对看，此腹满是因“气”而满，不是积食、燥屎及血瘀致满，故其满是虚满，其“浮为气”透显出虚象。

“肠鸣而转”义见太阳病篇第157条生姜泻心汤证与第158条甘草泻心汤证之“腹中雷鸣”，又见厥阴病篇第358条“转气下趋少腹”。肠鸣本是水走肠间，气过水声。本条肠鸣属寒性凝敛沉降，肠间积气奔窜转坠。“紧为寒”与“紧为绞痛”对看，此绞痛是因寒而痛。腹内绞痛是由阴寒凝聚，气血阻滞引发，故其脉显紧象。按：“绞痛”一辞在今存中医文献中，当属首见。次见晋·葛洪《抱朴子·卷五·至理》：“当归、芍药之止绞痛。”绞痛是脏腑剧烈瘛挛疼痛，似有外力在绞拧状。

“浮紧相搏”意谓“腹满”与“绞痛”交加，其满痛益甚难忍。骤然“肠鸣而转”，“转即气动”，两个“转”字，表达出“膈气乃下”的沉降感，此“气”“下”到何处？“阴肿大而虚也”，原来下到了阴囊。“阴肿大而虚”，虚，空虚，犹软也。《医宗金鉴》释“虚”为“痛”，无文献依据，属谬解。阴肿大且触之虚软而非实硬，此乃“疝”也。疝是古老病名，上可溯及远古人类。马王堆汉墓出土古医书早有记载，《黄帝内经》《金匮要略》多有论述。本条“绞痛”“膈气乃下”“阴肿大而虚”实乃阴寒凝敛沉降，由阳而入阴，三阴寒凝所聚，似属今人所言之“腹股沟斜疝”；可经腹股沟管凸进、坠入一侧阴囊并嵌顿或绞窄，引发少腹严重的牵拉绞痛。由于阴寒之气沉降下陷，三阴寒聚，腹股沟圆形肿块（腹腔内容物）梗塞绞窄阻滞急脉穴、阴廉穴以及五里穴气血运行，引致下肢气血不畅，故“少阴脉不出”。少阴脉位内踝后太溪搏动处，为肾气所注。

寸口脉微而涩，微者卫气不行，涩者营气不逮。营卫不能相将，三焦无所仰，身体痹不仁。营气不足，则烦疼，口难言。卫气虚者，则恶寒数欠。三焦不归其部，上焦不归者，噫而酢吞；中焦不归者，不能消谷引食；下焦不归者，则遗溲。 [33]

本条讨论营卫不相随，三焦无所依仗，功能紊乱的病证。

本证“身体痹不仁”，“烦疼，口难言”，“恶寒数欠”，“噫而酢吞”，“遗溲”与寸口脉微而涩并见，属营与卫不相随，阴阳不相合。

本条可分三节讨论。第一节从“寸口脉微而涩”至“身体痹不仁”，讨论寸口脉微而涩的病机以及对三焦功能的影响。营卫俱行，营行脉中，卫行脉外，营之所至，卫之所在。脉微属阳气虚，卫气运行不畅。脉涩是阴气虚，营血不足。逮，《尔雅·释言》：及也。不逮，犹不足也。卫虚营亏，营不与卫俱行，阴不与阳相合，三焦失营，在上无宣雾之活力，在中无沤腐之热力，在下无决渎之动力，其所谓“通会真元”之功，落于穷乏，故文曰：“三焦无所仰。”仰，犹依赖也。营卫失和，气失于温煦，血失于濡养，故肌肤麻木，活动不灵，感觉不敏。

自“营气不足”至“恶寒数欠”为第二节，语意上承第一节之“卫气不行”与“营气不逮”，补充表述卫虚营亏的症状。营血虚衰则肢体肌肉经筋失于濡润，故不仅“体痹不仁”，而且舌强口拙，语言謇涩，同时可显身疼至甚，极度难忍的状态。按：“烦”是表达疼痛的严重程度。卫气虚衰则失于“温分肉、充皮肤、肥腠理、司开合”，故恶寒洒洒。欠，呵欠。卫气虚，机体感受寒邪，阳气不申则呵欠频频。

自“三焦不归其部”至“则遗溲”为第三节。所谓“三焦不归其部”是言“三焦相溷，内外不通”（《辨脉法》第32条），功能紊乱，上中下三焦失却原本固有之功能，不能各司其职。按：归，归返还复之意。“三焦不归其部”与前文之“三焦无所仰”是从两个侧面表达一个意思即胃气虚，三焦不能完成其功能。“中焦亦并胃中”（《灵枢·营卫生会》），在三焦中，中焦处于枢纽位置，胃是核心。《灵枢·五味》：“谷始入于胃，其精微者，先出于胃之两焦，以溉五脏，别出两行，营卫之道。”前文所言“卫气不行”，“营气不逮”，究其主要根源，也是胃气虚（见本篇第31条）。

若“中焦不归”，功不能如沤，则不能消谷引食，不能化水谷为精微。此有悖《灵枢·营卫生会》所云“泌糟粕，蒸津液，化其精微，上注于肺脉，乃化而为血，以奉生身”之生理过程。于是上焦无以“宣五谷味，熏肤，充身，泽毛”之源，相对而言，上焦所受不是水谷精微之气，而是未化之陈腐浊气，噫逆上冲而吞酸。酢吞，吞酸也。故文曰“上焦不归”。

下焦亦依傍中焦，《灵枢·营卫生会》云：“下焦者，别回肠，注于膀胱而渗入焉。故水谷者，常并居于胃中，成糟粕而俱下于大肠，而成下焦，渗而俱下，济泌别汁，循下焦而渗入膀胱焉。”所谓“下焦不归”是言下焦渗泌失调，“循下焦而渗入膀胱”失度，膀胱不约则遗溺不固，此属下焦虚证，《金匮要略方论·五脏风寒积聚病脉证并治》有云：“下焦竭，即遗溺失便。”亦即此理。

趺阳脉沉而数，沉为实，数消谷。紧者病难治。 [34]

本条结合趺阳脉象的变化与“消谷”症状，脉症合参讨论胃有积热与寒邪犯胃证候。

趺阳脉主胃，趺阳脉浮多是胃气虚的表现（《辨脉法》第22条），而趺阳脉沉与趺阳脉伏本属正常脉象（见本篇第21条）。本条脉沉是不浮的意思，“沉为实”是言胃气不虚。

趺阳脉数反映出胃有积热，邪热消谷，故多善饥。“紧者病难治”可看作自注句。趺阳脉紧与趺阳脉数对举，此脉紧之“病”属寒邪犯胃，胃脘寒痛。与阳证的胃热脉数比较，属阴证的胃寒脉紧难治。

寸口脉微而涩，微者卫气衰，涩者营气不足。卫气衰，面色黄；营气不足，面色青。营为根，卫为叶，营卫俱微，则根叶枯槁而寒栗、咳逆、唾腥、吐涎沫也。 [35]

本条讨论营衰卫弱，脉微而涩及其相关症状。

本证面色萎黄淡青、寒栗咳逆、唾腥吐涎与寸口脉微而涩并见，脉症合参，属营卫俱虚，气血两亏。

本条可分两节讨论，第一节从“寸口脉微而涩”至“面色青”。寸口脉微主阳气虚，卫气衰。肺主气，脾生血，脾与肺两虚，故其面色萎黄，枯槁不泽。按：吾华夏民族肤色是淡黄中透红，红黄润泽相间。若阳虚卫衰，肌肤失于温煦，充泽，则红润缺如而显萎黄。

寸口脉涩主血虚、血滞，营气不足。心主血，肝藏血，心肝两虚，血行滞涩，故面色黄白淡青无华。虽然文中对面色黄与面色青分别从脉象、病机两个方面分析，但至具体病人之面颜，则是融合一色，呈萎黄灰青，色枯不泽，憔悴无华的慢性病容。

第二节从“营为根”以下到结尾。本节以“根”与“叶”比拟营与卫的同源与互根，故一荣俱荣，一枯俱枯，文曰“寸口脉微而涩”，反映出营卫俱虚的病机。“寒栗、咳逆、唾腥、吐涎沫”，属阴阳气血营卫俱衰。阳虚则寒邪犯肺，肺卫失却御守，则身冷皮起粟粒甚或寒战；寒邪束肺，肺气不宣，则咳逆上气；肺中积寒，阳不化气，气不摄津，故口泛涎沫；阴亏则虚热内蕴，虚妄邪热伤络动血，故唾带血腥之气味，其证或有肺痈肺痿之疑。

“寸口脉微而涩”又见前第33条，脉虽同，但症不同，故需要脉症合参，另一方面也验证了所谓以脉测症之浅陋与谬误。

趺阳脉浮而芤，浮者卫气虚，芤者营气伤，其身体瘦，肌肉甲错，浮芤相搏，宗气微衰，四属断绝。四属者，谓皮肉脂髓。俱竭，宗气则衰矣。 [36]

本条讨论卫虚营弱，宗气微衰，四属断绝的脉症。

趺阳脉本不当浮，其常脉当是伏或沉（见《辨脉法》22条，《平脉法》21条）。今“趺阳脉浮而芤”，浮大中空曰芤，芤脉中含有浮的要素，故浮取举按始得。所以“趺阳脉浮而芤”实质上即是芤。趺阳脉在指下之所以会有中空感，是因为脉道失于充盈。此属阴血暴虚，阴不恋阳，阳气浮越，脉来浮大中空，故文曰“浮者卫气虚，芤者营气伤”。

趺阳脉浮而芤是虚象，虽属营卫两虚，但其实质则是脾胃衰败。饮入于胃，游溢精气，脾气散精，以灌四旁。若胃虚无以游溢，脾虚无以可散，则机体严重脱营，必体瘦夺形，渐成虚劳之证。今营虚血亏，失之濡润，阳虚气浮，失之温煦，故肌肤粗糙枯槁，皱襞甲错。

“浮芤相搏”借以表达气血阴阳两虚，“宗气微衰”。本证已至脱营夺形、虚劳甲错的程度，衰及宗气。宗气，一身祖始之气。《灵枢·邪客》云：“宗气积于胸中，出于喉咙，以贯心脉，而行呼吸焉。”若“宗气微衰”，则贯心脉之力衰，行呼吸之力竭。宗气又是生命归往之气，“宗气微衰”则四肢气断血绝，皮腠、肌肉、经筋、骨髓痿废，病已至虚劳危笃。

寸口脉微而缓，微者卫气疏，疏则其肤空；缓者胃气实，实则谷消而水化也。谷入于胃，脉道乃行，水入于经，其血乃成。营盛则其肤必疏，三焦绝经，名曰血崩。 [37]

本条讨论卫气弱而引发的营卫不和的证候。

本条可分为三节讨论，“自寸口脉微而缓”至“实则谷消而水化也”为第一节，表述寸口脉微而缓的证候。在本论中寸口脉微多反映卫气虚，如本篇第33条、第35条，《辨脉法》第3条均言及寸口脉微与卫气虚的关系。文曰“卫气疏”，犹言卫气虚衰；疏，空虚，稀少也。卫气温分肉，充皮肤，肥腠理，司开阖。故卫气疏，肌腠、皮肤必空松不密，其症可见汗出，洒洒恶寒。

“缓者胃气实”，此“缓”表达脉虽微，极细极软，或若有若无，但胃气非绝，故文曰“胃气实”。按：实，有多义，此处释实为“真”，有者为实，无者为虚。因为有胃气，脉来尚徐缓柔和，故“谷消而水化”。

第二节“谷入于胃，脉道乃行，水入于经，其血乃成”属自注句，阐释“谷消而水化”的含义。饮食入于胃，谷与水消化成精微之气，精气游溢，受气取汁，变化而赤，其血乃成，淫精于脉，脉道乃行。

第三节“营盛则其肤必疏，三焦绝经，名曰血崩”。所谓“营盛”是与卫衰对比而言，此与第一节“卫气疏”相呼应。文曰：“营盛则其肤必疏。”“卫气疏则其肤空。”“肤疏”与“肤空”都是肌肤腠理空疏，说明此所谓“营盛”，不是真正的营气盛，其机理与太阳病篇所云：“此为营气和，营气和者外不谐，以卫气不共营气谐和故尔”是一致的。

由于在正常情况下“营在脉中，卫在脉外，营周不休，五十而复大会，阴阳相贯，如环无端”（《灵枢·营卫生会》），今营卫不和，阴阳不能相贯，故脏腑失和，三焦失调，三焦正常的运行中断，故文曰：“三焦绝经。”按：绝，止也，断也；经，常也。“三焦相溷，内外不通”（《辨脉法》第32条）引致了阴阳俱衰，气血紊乱，此种状态，名曰血崩。崩，毁也。血崩，意犹营血失去了原本的运行、濡润功能而妄行，意蕴各种因素引发的大出血倾向。按：血崩首见于《素问·六元正纪大论》，原指迫血妄行之诸多出血症状。非后世专指妇人大出血之崩漏。

趺阳脉微而紧，紧则为寒，微则为虚，微紧相搏，则为短气。 [38]

本条脉症合参讨论短气与趺阳脉微而紧并见之病机。

短气，呼吸短促而不相接续，动则呼吸略暂停顿，此是一个古老的疾病症状，在今存文献中，当首见《灵枢·颠狂》篇，文曰："短气，息短不属，动作气索。"引发短气的因素很多，在今存仲景书中，可见于外感、内伤，虚证、实证。风寒、痰饮、气滞、心肺肾虚损等均可引发短气。因此不可能从"趺阳脉微而紧"来"测"其人必有"短气"症状。用以"脉"测"证"来解说本条是脱离临床的。篇中所有类似表述的条文均是脉症并见，脉症合参。同时，有认为本条文中之脉"微"与脉"紧"不能"相搏"，而对文本条文提出疑义，此也是谬妄之见。

微脉是极细极微，若有若无，按之欲绝。此与紧脉绷紧有力之象是难以同时、同位在指下被感觉到的。但是，本条是言趺阳脉，趺阳脉位置与寸口脉不同，正常的趺阳脉是以略"伏"或略"沉"为特征。因此本条所言，是轻取指下举之脉显极细极软之微象，此属浮取；按之则略显搏指之紧象，此属沉取。举之脉微反映出卫阳不足或阳气虚馁，按之脉紧反映出中焦阴寒内盛。"微紧相搏"表达出虚寒交加之病机。本证属脾胃两虚，营卫俱伤，中焦寒盛，元气弱困，"宗气微衰"（第37条）之慢性病过程，故病常短气而不能相续。

少阴脉弱而涩，弱者微烦，涩者厥逆。 [39]

本条表述微烦、厥逆与少阴脉弱而涩并见之病证。

本条少阴脉是指内踝后太溪搏动处，在仲景书中与寸口脉、趺阳脉并列以三部合参。关于少阴脉的表述，在本篇中还见于第21条、第32条、第41条，另见《辨脉法》第22条。少阴脉与趺阳脉均在足上，宋代许淑微在《伤寒百症歌》中总结曰："趺阳胃脉定死生""太溪肾脉为根蒂"，足见其在危重病诊断中的意义。

本证少阴脉弱，形细、势软、位沉，反映出阴阳俱衰之象。少阴水亏，阴精不足，虚热内生，扰搅心神，则微烦不宁；又，阳衰气微，根本动摇，心阳耗泄，神不守舍，亦微烦不安。

少阴脉涩主精亏血少，血不润肢节，气不温四末，与弱脉并见，脉症合参，属阴阳两衰，故厥逆肢冷。

趺阳脉不出，脾不上下，身冷肤硬。 [40]

本条脉症合参，讨论趺阳脉不出，脾不散精之病证。

本证身冷、肤硬与趺阳脉不出并见，属中焦脾胃虚衰，卫失温煦，营失濡润所致。从本篇与《辨脉法》相关条文中可见，趺阳脉本当伏而不匿，此由其位置及周边结构等因素决定的。本证脉不出则属匿伏不显，反映出胃气大衰，鼓舞无力。"脾不上下"是言脾气的运转功能失调，亦即《辨脉法》第32条所言之"脾气不转"。"脾气散精"，"以灌四旁"，脾气正常的转输是先升而后降，先上而后下，今"脾不上下"，谓脾气呆滞不运。

由于胃衰脾困，中焦化源严重不足，营卫俱虚，气血两亏，故气不温煦则身寒肢冷，血失濡养则肌肤腠理消却柔和软润之感，故显“肤硬”。

少阴脉不至，肾气微，少精血，奔气促迫，上入胸膈，宗气反聚，血结心下。阳气退下，热归阴股，与阴相动。令身不仁，此为尸厥，当刺期门、巨阙。宗气者，三焦归气也，有名无形，气之神使也。下荣玉茎，故宗筋聚缩之也。［41］

本条可视为一个病例，脉症合参讨论尸厥的病机、症状、脉象与治疗。

本条“少阴脉不至”与本篇第32条“少阴脉不出”脉象类同，但症状大不同，所以以脉测症的说法是谬说，正确的说法应当是以脉测病机。脉象相同，其病机当类同，而病机相同者，具体症状则未必相同。故本证“少阴脉不至”者，症见“奔气促迫”“身不仁”，病发为“尸厥”。而第32条“少阴脉不出”，其症状则是“阴肿大而虚”。从中可见《辨脉法》《平脉法》字里行间，无不渗透出仲景脉症合参之精义。

欲读懂本条，应掌握两把入门的钥匙，一是了解尸厥的含义，二是理解刺期门、巨阙的意义。本证之所以称之为尸厥，是因为其人其时无知觉，不省人事，其状如尸。尸厥首见《素问·缪刺论》，文曰：“令人身脉皆动，而形无知也，其状若尸，或曰尸厥。”又见《素问·本病论》。

本证尸厥虽发病突然，但发病时，必有前兆，此应当从字里行间无字处求索，而“刺期门、巨阙”则恰是思考的切入点。期门穴属厥阴经，巨阙穴属任脉，二穴《黄帝内经》《难经》似未见，期门见于本论太阳病篇第108、109、142、143诸条以及阳明病篇第216条等，巨阙穴的应用当首见于本条。皇甫谧《针灸甲乙经》对期门与巨阙取穴位置、特性与主治进行了完善。此二穴均主治胸腹心痛，不得息，奔豚上下等。皇甫谧生活年代稍晚于仲景，与王叔和相当，《针灸甲乙经》中关于期门、巨阙的位置、特性与主治的描述，映射出《黄帝内经》《难经》以后至东汉时期医学进步的足迹。

从“刺期门、巨阙”中可以领悟，本证尸厥发作前，曾有气上冲心胸，“奔气促迫”，症若奔豚，动于脐间，而上凌心胸等症状。《灵枢·邪客》云：“宗气积于胸中，出于喉咙，以贯心脉而行呼吸焉。”宗气本以自身的规律运行，今有气上冲心胸，“奔气促迫”，阻迫、扰乱了宗气“贯心脉”“行呼吸”的运行，宗气不当聚而聚，聚则为邪，故曰“反”。血随气逆，壅聚心下，故胸膈心腹暴痛，突发昏厥，其状如尸。所谓“身不仁”者，即不省人事，无知觉状。其病机乃是“肾气微，少精血”，阳衰精竭，肾气颓败，真阳失却封藏、固摄而促迫上奔，逆气上冲，此属虚阳浮越，反映在脉象上是“少阴脉不至”。《素问·脉解》有云：“少阴不至者，厥也。”

“阳气退下，热归阴股，与阴相动”属文句倒置，此语是解说刺期门、巨阙之后，机体气血、阴阳的良性变化。而“令身不仁，此为尸厥，当刺期门、巨阙”一句语意上承“宗气反聚，血结心下”。

“刺期门、巨阙”，一则活血以开心下血结，疏利气机以散宗气之结聚，平息上冲之奔气，以急止胸膈心腹暴痛，二则调气机和阴阳，以引阳入阴。所谓“阳气退下”即引浮阳归元，虚阳退归封藏之所。由浮阳独阴而重新恢复阴阳消长互融互动，阳气与阴气由不相顺接而重新转化为顺接，此即所谓“与阴相动”。阴阳气顺接，阴阳消长互融，故股、胫、足由厥冷而转为温热，此即所谓"热归阴股"。按：阴股，大腿内侧，对冷、热、痛敏感，故《素问·举痛论》有云"或腹痛引阴股者"，《灵枢·水胀》云"阴股间寒"等。

寸口脉微，尺脉紧，其人虚损多汗，知阴常在，绝不见阳也。 ［42］

本条脉症合参讨论阴阳气不相顺接之病机与证候。

本条寸口脉与尺脉对举，此寸口脉是指寸脉而言。这种寸口脉与尺脉对举的方式还见于《辨脉法》第3条。关前为寸属阳，关后为尺属阴，寸脉极细极软，若有若无，按之欲绝，主阳衰气虚。尺脉绷紧搏指主阴寒内盛。

"虚损"二字与"多汗"并列，与脉象合参，在此是概言症状，意涵少气息高、恶寒逆冷，蜷卧下利等阳衰里寒虚损之征。《素问·生气通天论》有云："凡阴阳之要，阳密乃固。"今阳虚不能固表，气不摄津，故冷汗频出。

条文对"寸口脉微，尺脉紧，其人虚损多汗"脉症进行总结，指出其病机是"阴常在，绝不见阳"，此句表达出阴寒独盛，阳气衰少，阴阳气不相顺接之病状。绝，断也。

寸口诸微亡阳，诸濡亡血，诸弱发热，诸紧为寒。诸乘寒者，则为厥，郁冒不仁，以胃无谷气，脾涩不通，口急不能言，战而栗也。 ［43］

本条讨论寸口脉微、濡、弱、紧的病机与症状，以及虚人感受寒邪引发郁冒厥逆的证候。

本条可分为两节理解，第一节从"寸口诸微亡阳"至"诸紧为寒"，讨论脉症合参，平脉辨证。前两句讨论脉象与病机，后两句讨论脉象与症状。

"寸口诸微"是言寸关尺三部脉均显微象，此与病人即时出现的相关症状合参，才可以判断是"亡阳"。亡阳有其特异的症状表现，如果病人没有亡阳的症状，是不能仅凭寸口脉微即断言亡阳。寸口脉微另见《辨脉法》第1条、第3条、第25条，《平脉法》第33条、35条、42条，均主阳气虚衰。诸，代表寸关尺三部，与前第12条中之"诸"字的用法同。同样道理，后文"诸濡亡血""诸弱发热""诸紧为寒"也都是指寸关尺三部合参。

濡脉轻取即得，细软无力，在本篇与《辨脉法》中可有两层意蕴，一是脉来柔软，此多用以表达脉有胃气。如本篇第14条云："肝病自得濡弱者，愈也。假令得纯弦脉者，死。"又如第17条、44条，其蕴意相同。二是脉来虚濡，如本条所言，属阴血亏损。

典型的弱脉沉取始得，亦虚亦软亦细。"弱"与"濡"在本篇中，时有并用以表述胃气的柔和舒缓。本篇第29条云："寸口脉弱而迟，弱者卫气微。"第31条云："寸口脉弱而缓，弱者阳气不足。"从中可见，寸口脉弱又反映机体阳气虚。而《辨脉法》第3条则云："尺脉弱，名曰阴不足。"前云"阳气不足"，后云"阴不足"，纵观相关文字可以得出结论，本条寸关尺三部均显脉弱，反映出机体不仅阳气虚，而且阴气亦衰。由于阴阳俱衰，故《辨脉法》第3条又云："阳气下陷入阴中，则发热也。""阳气下陷入阴中"表达出阴虚者阳必无根，阴虚阳怯，阳气被动地内陷，郁热内蕴，故脉虽显弱象而病人却身热绵绵。

"诸紧为寒"，寒，一指病机，二指症状，犹言恶寒。"寸口脉紧"言指下绷紧搏指，在外表现为恶寒，在内既主寒邪盛实，亦主阳衰阴寒内盛。紧脉主寒另见于《辨脉法》第

23 条、第 33 条、第 34 条。在本篇第 12 条中紧脉是残贼六脉之一,属外袭之寒盛实邪。第 42 条“尺脉紧,其人虚损多汗”属阴寒内盛。第 22 条问曰:“紧脉从何而来?师曰:假令亡汗,若吐,以肺里寒,故令脉紧也。假令咳者,坐饮冷水,故令脉紧也。假令下利以胃虚冷,故令脉紧也。”文中指出了紧脉的形成受外邪与正气,风寒与内饮等多种因素的影响。亡汗伤津,阴阳两虚,阴寒内盛,表现在寸口脉上显现紧象,表现在症状上则洒洒恶寒。

第二节自“诸乘寒者”至“战而栗也”。讨论前一节亡阳亡血,阴阳俱虚者,感受寒邪,引发郁冒厥逆的症候。

“诸乘寒者”之“诸”字是概言前文之诸微、诸濡、诸弱、诸紧。此“四诸”之虚又感受寒邪,已衰之正气,被寒邪郁闭,阳气不宣,身凉肢冷而厥逆。“郁冒”,郁,积聚、阻滞的意思;冒,覆也,若无所见也,犹言头目蒙蔽,如有物以覆。郁冒又见厥阴病篇第 366 条,又见《金匮要略方论·妇人产后病脉证治》,其形成离不开两方面的因素:一是阳虚、正气不足,二是寒邪郁表。郁是言病机,冒是言表现与形象。本条郁冒与不仁并列是言其人神志昏蒙,知觉不敏。

“以胃无谷气”以下文字是言与上文“厥,郁冒不仁”并列的若干症状。“以”,在此是连词,表示并列关系,犹“和”“而”的意思。本证阳虚寒袭,寒闭阳郁,气不舒,血不行。故胃气呆滞,纳食不馨,脾气滞涩,运化失调,散精不利,其人不欲食而腹胀。故文曰:“胃无谷气,脾涩不通。”

本证内则阳气虚馁,外则寒邪触冒,阳虚寒凝,腠理筋脉失却温养,故寒战而颤抖,唇齿急紧冷颤而似噤,言语不利。故文曰:“口急不能言,战而栗也。”

问曰:濡弱何以反适十一头?师曰:五脏六腑相乘,故令十一。 [44]

本条以五脏六腑为端头,把脏腑、经络、气血所反映出的正常与异常的脉象变化,理顺为十一个条贯,强调脉有胃气的重要性。

条文中问曰:“濡弱何以反适十一头?”问得有些唐突。欲理解本条内容,似应当回答两个问题。一是本条中的脉“濡弱”含义是什么?二是本条中“十一头”的含义是什么?

先讨论第一个问题,理顺本条中脉“濡弱”的含义。

本条所论之濡弱脉,与前条的“诸濡亡血,诸弱发热”之濡、弱不同。“诸濡亡血,诸弱发热”中的濡、弱,脉症合参反映的是阴亏与阳虚,属病脉。本条虽也言“濡弱”,但其意却是对脉有胃气的表述。浮而细软谓之“濡”,沉而细软谓之“弱”。“濡”言浮取,“弱”言沉取,此之“濡弱”是浮、沉均显从容和缓之象,此即是脉象中的胃气。不论是在常人的正常脉象中,还是在一般病证的病脉中,从容和缓都是不可缺失之象,脉中若失却从容舒缓,即是真脏脉,此属危象。所以,本篇与《辨脉法》,乃至六病诸篇,不论寸口脉、趺阳脉还是少阴脉,不论浮取还是沉取,不论冬夏还是春秋,除了真脏脉,不论什么脉象都蕴涵胃气。由于脉象中的从容舒缓之象具有普遍性,故文曰“反适”。按:反,犹重也,反复的意思,引申为普遍。

第二个问题是欲理解“濡弱”“反适十一头”，必须先理顺本条中“十一头”的含义。

文曰：“五脏六腑相乘”，乘，有多个含意，律以上下文义，在此意犹“加”也，“用”也，寓互动之意。“五脏六腑”作为一个术语当首见《素问·五脏生成》或《灵枢·五隆津液别》，《难经·一难》亦可见。在《黄帝内经》《难经》中“五脏六腑”主要是对心、肝、脾、肺、肾与胃、大肠、小肠、胆、膀胱、三焦的概括。

本条之“五脏六腑相乘”不仅是静态的概括，更蕴有动态的连接整合，是以五脏六腑为开端、头绪把脏腑、经络、气血所反映出的正常与异常的脉象变化，理顺为十一个条贯，文称“十一头”。头，犹端头也。

所谓“十一头”，不仅仅是指五脏加六腑而言，更主要表达出脏与脏，腑与腑，脏与腑的连属依存、互用制约关系，表现在动与静、收与散、藏与泄、升与降、开与合等方面，此正如太阳病篇第97条所云“脏腑相连”之意蕴。这些关系的变化，无不在常人与病人脉象上反映出来。本篇与《辨脉法》涉及浮、沉、迟、数、弦、紧、芤、牢、洪、大、细、小、疾、缓、濡、弱、微、伏、滑、涩、结、促、动、散等，这些脉象，其中有些可见于四季中的常人，有些只能显见于不同病证的不同阶段。这些脉象，结合每一个具体的病人，四诊合参，只要不是濒死的危象，都蕴有不同程度的胃气之象。经典中，脏腑、经络、气血所反映出的正常与异常的脉象，是如此复杂、纷乱，于是疏理并一统于纪纲，此成为后世人探索的目标，故本文提出“五脏六腑相乘”，构建为十一个条贯，以五脏六腑为端头。

理解了前述之“濡弱”的含义与“十一头”的含义，那么“反适”的含义也就明白了。适，犹符合也。“反”也表达出本条的“濡弱”与前条“诸濡亡血，诸弱发热”中的濡与弱之反差对比，虽“字”同但“象”不同，因而“意”亦不同。同时表述本条脉象之濡弱，从容舒缓，有胃气的普遍性。

《难经·十八难》云：“脉有三部九候。”“三部者，寸关尺也，九候者，浮中沉也。”本条强调“濡弱反适十一头”意在表达不论何脏何腑发病，不论脉显浮沉迟数弦紧细微，脉有胃气则具有事关病情安危的普篇性与重要性。脉的濡弱之象在常人之平脉三部九候中表现为节律均匀，和缓从容，不急不迟，不浮不沉；在病人之病脉三部九候中，表现在不论浮沉、迟数、紧弦、结代等，应皆不失应有的冲和之象。

本条寓有对《辨脉法》与《平脉法》总结概括之蕴意。

问曰：何以知乘腑？何以知乘脏？师曰：诸阳浮数为乘腑，诸阴迟涩为乘脏也。 [45]

本条提纲挈领用二分法对脏腑发病、脉象变化的阴阳属性进行分类。

何以知乘腑？何以知乘脏？人体感受外邪，怎样才能知道此外邪是侵袭了脏，还是侵袭了腑？这是医生首先必须要了解的。此即是《素问·阴阳应象大论》所言：“察色按脉，先别阴阳。”这是汉代以前及仲景时代乃至现代中医临床必须要做到的。而张仲景更将一阳分为三阳，将一阴分为三阴，对伤寒发病分类更显细化。本条之“乘”，其含义不同于前条之“乘”。此“乘”是言外邪的乘袭。

文曰“诸阳浮数”“诸阴迟涩”乃属概言，是举例。《辨脉法》第1条有云：“凡脉大、浮、数、动、滑，此名阳。”“脉沉、涩、弱、弦、微，此名阴。”《辨脉法》第21条又云：“寸口脉浮为在表，沉为在里，数为在腑，迟为在脏，假令脉迟，此为在脏也。”大凡阳脉反映邪浅病轻证缓，阴脉反映邪深病重症急。《脉经·卷第一》云：“脉何以知脏腑之病也？然，数者腑也，迟者脏也。数即有热，迟即生寒，诸阳为热，诸阴为寒。故别知脏腑之病也。”这一段文字另见于《难经·九难》。此言脉象、脏腑阴阳分类，亦属概言，此只是一种粗线条的勾勒，若依《难经·十八难》所言之“三部者，寸关尺也，九候者，浮中沉也”，左右手寸关尺三部与五脏六腑“十一头”分属，再进行“浮中沉”九候辨脉，则不可能只是单纯的阴阳二分两大类，而会产生阴中有阳、阳中有阴，热中夹寒、寒中夹热等丰富多变的脏腑证候情势，这才符合仲景所言之“观其脉症，知犯何逆”之辨证要旨。纵观本条，只能算是脏腑阴阳辨脉纲领，是对脏腑阴阳脉象复杂多变经过简化的提示，与《辨脉法》第1条似有前后呼应之势。

伤寒论卷第二　　仲景全书第二

汉　张仲景述　晋　王叔和撰次
宋　林　亿校正
明　赵开美校刻
沈　琳仝校

伤寒例第三　辨痓湿暍脉证第四　辨太阳病脉证并治上第五

伤寒例第三

四时八节　二十四气　七十二候决病法

立春正月节斗指艮	雨水正月中指寅
惊蛰二月节指甲	春分二月中指卯
清明三月节指乙	谷雨三月中指辰
立夏四月节指巽	小满四月中指巳
芒种五月节指丙	夏至五月中指午
小暑六月节指丁	大暑六月中指未
立秋七月节指坤	处暑七月中指申
白露八月节指庚	秋分八月中指酉
寒露九月节指辛	霜降九月中指戌
立冬十月节指乾	小雪十月中指亥
大雪十一月节指壬	冬至十一月中指子
小寒十二月节指癸	大寒十二月中指丑

二十四气，节有十二，中气有十二，五日为一候，气亦同，合有七十二候，决病生死，此须洞解之也。 [1]

本条讨论一年中四时八节二十四气七十二候的设置对人的生命活动与发病的影响。

本条分列四时八节二十四节气与四维、八干、十二支的关系，强调天人相应，为后文阐述人体在不同的四时背景下，感受不同的外邪后，引发多种不同的外感病进行理论上的铺垫。

《素问·宝命全形论》有云：“人以天地之气生，四时之法成。”又云：“人生于地，悬命于天；天地合气，命之曰人。人能应四时者，天地为之父母；知万物者，谓之天子。天有阴阳，人有十二节。天有寒暑，人有虚实。能经天地阴阳之化者，不失四时。知十二节之理者，圣智不能欺也。”《黄帝内经》的这一段话，概括出人与天地有着不可分离的关系，指出人对天地的依赖性。本条具体地提出了天地阴阳、四时八节、七十二候的变化将会对人的生命活动与发病产生影响。

四时八节七十二候是古代历法中的术语。“四时者，所以分春秋冬夏之气所在，以时调之也”(《素问·八正神明论》)。故文曰：“春气温和，夏气暑热，秋气清凉，冬气冰冽，此则四时正气之序也。”中国古代历法史研究认为，二十四节气是黄河流域中原地区先民根据农耕需要，在生产劳动中总结出来的反映季节寒暑、物候现象、气候变化、降水多寡的历法成就。在中国历法史研究中，有学者据《尚书》推算，认为殷商时代即已能测定出二分二至了。在中医学经典中，《灵枢·九宫八风》中已有立春、春分、立夏、夏至、立秋、秋分、立冬、冬至的表述。在今存的典籍文献中，完整的二十四节气已见于《淮南子·天文训》，而战国时的《周髀算经》已有八节二十四气之语[①]，列有与今日完全相同的二十四节气。

二十四节气分两大部分即节气与中气

月	正月	二月	三月	四月	五月	六月	七月	八月	九月	十月	十一月	十二月
节	立春	惊蛰	清明	立夏	芒种	小暑	立秋	白露	寒露	立冬	大雪	小寒
中气	雨水	春分	谷雨	小满	夏至	大暑	处暑	秋分	霜降	小雪	冬至	大寒

在二十四节气中，立春，“立，始建也，春气始而建立也”；立夏，“万物至此皆长大”；立秋，“禾谷成熟，暑去凉来”；立冬，“冬，终也，藏也，四时尽，天地不通，闭塞而成冬”。此称为之四立，四时之始。春分、秋分，《春秋繁露·阴阳出入上下篇》曰：“阴阳相半也，故昼夜均而寒暑平。”此称之为二分。夏至，“阳气至极，阴气始至，阴气始生，而阳气始衰”；冬至，“阴极之至，阳气始生，日南至，日短之至”。此称之为二至。二分、二至、四立，合称之为八节。《素问·阴阳应象大论》中所言之“天有八纪”，实际上是指立春、春分、立夏、夏至、立秋、秋分、立冬和冬至在天球的八个固有位置，即是太阳在一年中横越天球时的特殊位置。

“在汉代，常用十二支来表示方位，如子代表北方，午代表南方。”“用四维、八干、十二支代表二十四个方位。四维是用艮表示东北，用巽表示东南，用坤表示西南，用乾表示西北。八干是甲乙丙丁庚辛壬癸。十二支是子、丑、寅、卯、辰、巳、午、未、申、酉、戌、亥。”[②] 此所谓“天气始于甲，地气始于子”(《素问·六微旨大论》)。中国天文学史研究认为“十天干”“产生于渔猎时代的原始社会”，当“起源于中国古代伏羲”时代，十二地支则当是“夏人的创作”。天干与地支在以后的历史年代中，成为传统的表示次序的符号。由于汉字具有指事、象形、形声、会意、转注、假借之造字原理，故天干与地支，计二十二字，尽管作为符号使用，却寓有特定的蕴意。如甲，始也，东方之孟，阳气萌动。如乙，“象春草木冤曲而出，阴气尚强，其出乙乙也”。乙乙，难出之貌。又如子，滋也；“十一月，阳气动，万物滋”，“滋于下也”。丑，“孳萌于子，纽牙于丑”等。

① 林忠军．象数易学发展史　第一卷［M］．济南：齐鲁书社，1994

② 中国天文学史整理研究小组．中国天文学史［M］．北京：科学出版社，1987

二十四节气中之处于奇位者，即上述本条原文中之左列，含立春、惊蛰、清明、立夏、芒种、小暑、立秋、白露、寒露、立冬、大雪、小寒，位在月初，谓之十二节。节，寓节序、节分之意。此十二节是按天干甲、乙、丙、丁、庚、辛、壬、癸八干的顺序排列，其中立春、立夏、立秋、立冬是用四维艮、巽、坤、乾表述。

二十四节气中之处于偶位者，即上述本条原文中之右列，含雨水、春分、谷雨、小满、夏至、大暑、处暑、秋分、霜降、小雪、冬至、大寒，位在月半，谓之中气。气，寓气序之意，五日谓之候，三候谓之气，蕴每月气候特征之标识。此十二气是地支顺序排列。节，寓意区分、判别，气，寓意特征、昭著，言“节”则“气”必在其中。

“七十二候”是把二十四节气中的每一个节气再分为三个时段，并按时序，分别远取诸物，选取自然界三种“物”以应“候”，从而使每一种“物候”都成为时间变化之客观标志。《素问·六节脏象论》云：“五日谓之候，三候谓之气，六气谓之时，四时谓之岁。”候，候应；二十四节气之下的节气细化，植物的候应有植物的芽萌、开花、结果等；动物候应有动物的蛰眠、复苏、换羽、迁徙等；非生物候应有始霜、解冻、雷发等。如立春三候：一候东风解冻，二候蛰虫始振，三候鱼陟负冰。三候十五天为一个节气。六个节气九十天谓之时，即三个月为一季。四个季称之岁，为三百六十天。一个季六个节气，一年二十四个节气，七十二候。

《素问·六节脏象论》又云：“大小月，三百六十五日而成岁。”先民以昼夜更替之周期为日，以月相朔、弦、望、晦变化之周期为月，以“寒往则暑来，暑往则寒来，寒暑相推而岁成焉”（《周易·系辞下》），把一年三百六十五日分为十二个月，用十二支名称表示十二个月，并标记方位。

寅：正月　　位居东北方
卯：二月　　位居东方
辰：三月　　位居东南方
巳：四月　　位居东南方
午：五月　　位居南方
未：六月　　位居西南方
申：七月　　位居西南方
酉：八月　　位居西方
戌：九月　　位居西北方
亥：十月　　位居西北方
子：十一月　位居北方
丑：十二月　位居东北方

文曰“立春正月节斗指艮”，立春是二十四节气之首。正月，在中国历法史上，选定那一个月为一年的开始，即岁首正月，在不同的历史时期，有不同的选定。据历法史学者考证，夏以寅月为正月（岁首，一年的第一个月），商以夏历十二月（丑月）、周以夏历十一月（子月）为正月（《史记·历书》）。汉武帝修《太初历》，以冬至所在之月为十一月，以寅月为岁首，为正月。以季冬十二月（丑月）为年终。详“汉之时，立春为正月节，惊蛰为正月中气，雨水为二月节，春分为二月中气。至汉之末，以雨水为正月中，惊蛰为二月节。故《历律志》云，正月立春节，雨水中，二月惊蛰节，春分中，是前汉之末，刘歆作《三统历》改惊蛰为二月节”。①

斗，北斗七星，第一至第四为魁、为勺，第五至第七为杓（biāo）、为勺柄，合而为斗。《素问·生气通天论》有云：“欲如转枢。”此处之“枢”是指言北斗星，北斗七星的第一星曰“天枢”，转枢，即言北斗星围绕太一（北极星）自东向西旋转于外，据斗柄旋指以定四时八节二十四节气及十二辰，此称之为斗历。文中的“指”即是言北斗星斗柄旋指的不同方位。

《鹖冠子·环流第五》有云：“斗柄东指，天下皆春；斗柄南指，天下皆夏；斗柄西指，天下皆秋；斗柄北指，天下皆冬。”立春、立夏、立秋、立冬又用八卦中的艮、巽、乾、坤表述方向。按：八卦源于《周易》，相传为伏羲所作，其八种具有象征意义的基本图形，命之为乾、坤、震、巽、坎、离、艮、兑，后世释其蕴意为象征天、地、雷、风、水、火、山、泽八种宇宙现象。

“斗柄指东北为立春”，以艮代表方位，此所谓“立春正月节斗指艮”；斗柄指东南为立夏，以巽代表方位，此所谓“立夏四月节指巽”；斗柄指西南为立秋，以坤代表方位，此所谓“立秋七月节指坤”；斗柄指西北为立冬，以乾代表方位，此所谓“立冬十月节指乾”。

历法的目的是记时，是对年、月、日、时的设定；是掌握寒暑温凉的变化，以持循作物的种、生、长、收、藏等农事劳作的需要。人，生活在地球上，与作物、动物一样离不开太阳、月亮，因此，历法也在一定程度上，粗线条地反映出人的生命、生活活动规律；反映出先民已经认识到气候环境与人的生存、健康的关系，认识到气候环境的异常变化是疾病发生的重要因素。

如《素问·四气调神论》所云：“春三月，此为发陈，天地俱生，万物以荣。”“夏三月，此为蕃秀，天地气交，万物华实。”“秋三月，此为荣平，天气以急，地气以明。”“冬三月，此为闭藏，水冰地坼，无扰乎阳。”又如《素问·脉要精微论》在论及常人的脉象时所云：“春日浮，如鱼之游在波；夏日在肤，泛泛乎万物有余；秋日下肤，蛰虫将去；冬日在骨，蛰虫周密，君子居室。”古人与动植物同样受到大自然环境的制约，欲康庄地成长，则必须遵循大自然环境的制约。《素问·四气调神论》又云“阴阳四时者，万物之根本也”，亦是“万物之终始也，生死之本也”，故“从阴阳则生，逆之则死，从之则治，逆之则乱”。

文曰“决病生死”，此谓辨别、判断疾病发生与生死预后；决，断也，判也。《素问·玉版论要》有云：“揆度者，度病之浅深也。”“决病生死”即是根据四时八节二十四节气气候正常与异常，如“有未至而至，有至而不至，有至而不去，有至而太过”（《金匮要略方论·脏腑经络先后病脉证第一》），来辨别四时八节二十四节气之顺与逆。“逆则变生，变生则病”，从而揆度人发病与病情的预后。同时四时八节二十四节气，仲景还用以指导临床用药，如太阳病篇第 168 条白虎加人参汤方后注云：“此方立夏后、立秋前乃可服，立秋后不可服。正月、二月、三月尚凛冷，亦不可与服之，与之则呕利而腹痛。诸亡血虚

① 梁韦弦.《礼记月令》《吕氏春秋十二月纪》及《周髀算经》所记之节气[J]. 古籍整理研究学刊，2001，95（5）：10

家亦不可与。”

《阴阳大论》云：春气温和，夏气暑热，秋气清凉，冬气冰列[①]，此则四时正气之序也。冬时严寒，万类深藏，君子固密，则不伤于寒，触冒之者，乃名伤寒耳。其伤于四时之气，皆能为病，以伤寒为毒者，以其最成杀厉之气也。中而即病者，名曰伤寒。不即病者，寒毒藏于肌肤，至春变为温病，至夏变为暑病。暑病者，热极重于温也。是以辛苦之人，春夏多温热病者，皆由冬时触寒所致，非时行之气也。凡时行者，春时应暖而反大寒，夏时应热而反大凉，秋时应凉而反大热，冬时应寒而反大温，此非其时而有其气，是以一岁之中，长幼之病多相似者，此则时行之气也。夫欲候知四时正气为病及时行疫气之法，皆当按斗历占之。九月霜降节后宜渐寒，向冬大寒，至正月雨水节后宜解也。所以谓之雨水者，以冰雪解而为雨水故也。至惊蛰二月节后，气渐和暖，向夏大热，至秋便凉。从霜降以后，至春分以前，凡有触冒霜露，体中寒即病者，谓之伤寒也。九月十月寒气尚微，为病则轻。十一月十二月寒冽已严，为病则重。正月二月寒渐将解，为病亦轻。此以冬时不调，适有伤寒之人，即为病也。其冬有非节之暖者，名为冬温。冬温之毒与伤寒大异，冬温复有先后，更相重沓，亦有轻重，为治不同，证如后章。从立春节后，其中无暴大寒，又不冰雪，而有人壮热为病者，此属春时阳气发于冬时伏寒，变为温病。从春分以后至秋分节前，天有暴寒者，皆为时行寒疫也。三月四月或有暴寒，其时阳气尚弱，为寒所折，病热犹轻。五月六月阳气已盛，为寒所折，病热则重。七月八月阳气已衰，为寒所折，病热亦微，其病与温及暑病相似，但治有殊耳。十五日得一气，于四时之中，一时有六气，四六名为二十四气。然气候亦有应至仍不至，或有未应至而至者，或有至而太过者，皆成病气也。但天地动静，阴阳鼓击者，各正一气耳。是以彼春之暖，为夏之暑；彼秋之忿，为冬之怒。是故冬至之后，一阳爻升，一阴爻降也；夏至之后，一阳气下，一阴气上也。斯则冬夏二至，阴阳合也；春秋二分，阴阳离也。阴阳交易，人变病焉。此君子春夏养阳，秋冬养阴，顺天地之刚柔也。小人触冒，必婴暴疹。须知毒烈之气，留在何经，而发何病，详而取之。是以春伤于风，夏必飧泄；夏伤于暑，秋必病疟；秋伤于湿，冬必咳嗽；冬伤于寒，春必病温。此必然之道，可不审明之！伤寒之病，逐日浅深，以施方治。今世人伤寒，或始不早治，或治不对病，或日数久淹，困乃告医，医人又不依次第而治之，则不中病，皆宜临时消息制方，无不效也。今搜采仲景旧论，录其证候、诊脉、声色、对病真方有神验者，拟防世急也。 ［2］

本条讨论四时八节、二十四气、七十二候对外感发病的影响，指出伤寒、温病、暑病、寒疫发病时节与病机不同。

为便于讨论，兹将本条分为八节。自“《阴阳大论》云”至“以其最成杀厉之气也”为

① 冰列：义晦，疑误，律以上下文例，作“冰冽”是。

第一节，讨论四季正气，指出伤于四时之气，皆能为病，并以伤寒为例，强调发病中的正邪关系。

本节共三句，可分三个层次理解。首先，本节言四时正气之序。黄河流域中原地区，春天气清而温阳，万物孳生；夏天气热而炎暑，万物生长，华英成秀；秋天凉风至，暑气消，万物就成；冬天天寒地冻，万物生机潜藏。春暖，夏热，秋凉，冬寒，阳气由动而生而升而隆，日渐而敛而降而沉而藏，此属四时的正常气候，天地阴阳的正常变化。此属人类进化中，在物竞天择，适者生存的自然法则下，中原地区先民生息繁衍，安居长养必不可少的环境条件。

其次，提出"伤寒"二字作为病名、概念或术语。冬时，天寒地冻，此非一日而至寒，而是自夏至日始，阳气至极，阴气始动，人体阳气顺随大自然阳气启动了潜敛沉降之机，而日渐"深藏"。《素问·生气通天论》有云："凡阴阳之要，阳密乃固。"人体阳气的深藏反映在内外两个方面，一是在内脏腑元气谨守，二是在外肌肤腠理固密。君子，所谓持守养生之道者，坚持护佑阳气，故人体"则不伤于寒"。此即所谓"正气存内，邪不可干"。若违背了"万物深藏"之道，扰动了人体潜敛之阳气，使阳气外泄，则必感受到外来的"冬时严寒"之伤害而发病，此名之曰"伤寒"。虽是同样之"冬时严寒"，若"君子固密"而不伤于寒，则此之"严寒"仍属四时正气；若"小人"不能做到"固密"阳气，致使阳气外泄，此"冬时严寒"扰犯人体，则属邪气。

最后，提出"四时之气，皆能为病"，表达出"正气"与"邪气"是"四时之气"的一体两面；彰明了"君子固密"，顺应四时，则四时之气不能伤害；若阳气不固，虽四时之气亦能害人之道理。最后指出，在四时之气引发的病证中，以"伤寒"最为严重，因为寒气一旦成邪，则更显得暴厉凛烈。

按：《阴阳大论》，首见于仲景原序："撰用《素问》《九卷》《八十一难》《阴阳大论》……"当是汉代尚在流通的古籍，今已不可见，亦不可确考。

自"中而即病者"至"非时行之气也"为第二节，讨论伤寒、温病、暑病发病之病机不同。本节文意上承前节"冬时严寒""触冒之者"。

"冬时严寒""触冒之者"，可有两种不同的转归，一是"中而即病者"，按：中（zhòng），受到，遭到。人体遭受到寒邪，腠理闭拒，阳气郁而为热，即时发病，此为突变，所谓："太阳病，或已发热，或未发热，必恶寒，体痛，呕逆，脉阴阳俱紧者，名为伤寒。"其特点是发热恶寒，脉浮紧。

二是中而"不即病者"。人体感受到寒邪之后，腠理闭、阳气郁是潜匿的默化，所谓"寒毒藏于肌肤"即是指此病机变化过程，而非可视可感之"寒毒"真实地藏在肌肤。此潜匿默化之郁阳，至立春之际，随天阳之升发而伸张，阳热逐渐充斥内外，恶寒轻，以壮热为特征，此命之曰"温病"。至夏至之际，天阳隆盛，暑热炽盛，人体潜匿默化之郁阳，随天阳之隆盛炽热，而鸱张于内外，"热极重于温"，壮热而不恶寒，此命之曰"暑病"。"暑病者，热极重于温也"属自注句，是对前一句"暑病"的阐释。

文中举辛劳困苦之人为例，此因生活困窘，衣食不周，机体阳虚气馁，故即使遇正常之冬令时气，也极易触冒寒邪，引致虚阳郁闭，至春夏之际，随天阳升发而热势弥漫，发病急骤，以壮热为特点，微恶寒或不恶寒，此为温病或暑病，非春夏时行之气所犯。

本节虽讨论了伤寒、温病与暑病之不同，但从《素问·热论》“今夫热病者，皆伤寒之类也”的命题来看，本节之伤寒、温病与暑病同是热病，同属“大伤寒”范围，但具体病机与症状各有不同，可见此伤寒非彼伤寒，此可借用《难经·五十八难》所言“伤寒有五，有中风，有伤寒，有湿温，有热病，有温病”来厘清。在经典的论述中，伤寒历来就有广义与狭义之分。

自“凡时行者”至“此则时行之气也”为第三节，讨论时行之气的特点。

本节语义上承前节“春夏多温热病者，皆由冬时触寒所致，非时行之气也”，对时行之气进行阐释。前文云“春气温和，夏气暑热，秋气清凉，冬气冰列，此则四时正气之序也”。若四时气候反其常，“非其时而有其气”，在一年之中，因气候反常引发的病证，不论长幼，其证候特点多有相似，则属流行之病证，此所谓“时行之气也”，亦称“疫气”（见下文）。

自“夫欲候知四时正气为病”至“即为病也”为第四节，以四时八节二十四节气所蕴含的气候变化，揆度预测四时正气发病与时行疫气的流行。

本节以霜降为节点，以节气为序，分层次讨论即时发病与“为病轻重”。“斗历占之”一句，是对前文第一节中“四时八节七十二候决病法”与“决病生死，此须洞解之也”两句话的呼应，是对“四时八节七十二候决病法”的阐释。斗历，北斗星围绕太一（北极星）旋转于外，据斗柄旋指方向，用四维、八干、十二支代表二十四个方位。用上述二十四个方向，以定四时八节十二辰；占，意犹推测、窥察。

“九月霜降节后”，历经十月斗指乾立冬、斗指亥小雪，十一月斗指壬大雪、斗指子冬至，十二月斗指癸小寒、斗指丑大寒进入“冬气冰列”时节，所谓“向冬大寒”，此是一个“宜渐寒”的过程，故属时令正气。

大寒之后斗指艮立春，阳气始升，东风解冻。立春十五日斗指寅为雨水，冰雪散而为水，化而为雨，此所谓“雨水正月中”。在此节气时令期间，正值“从霜降以后，至春分以前”，其时由凉至寒，由寒至温，属时令正气，在此若干节气中，“凡有触冒霜露，体中寒即病者，谓之伤寒也”。按：“所以谓之雨水者，以冰雪解而为雨水故也”，属自注句。

至二月，斗指甲惊蛰后十五日，斗指卯春分，“气渐和暖”；历经清明、谷雨，至四月，斗指巽立夏，再至五月，斗指午夏至，“向夏大热”；至六月斗指未，至七月，斗指坤立秋，“至秋便凉”。此是由温至热，由热至凉的过程。此亦属时令正气。

“九月十月”历经寒露、霜降、立冬、小雪四个节气，初入冬时，天阳初沉，人体阳气始趋潜敛，外界“寒气尚微”，属气候由凉至寒阶段，其时虽“触冒霜露”，但由于正气尚盛，邪气尚微，故“体中寒即病者”，“为病则轻”。

“十一月十二月”历经大雪、冬至、小寒、大寒，正值“寒冽已严”阶段，其时天阳沉降，人体阳气固密，然外界天寒地冻，触冒寒冽凄冻，必正邪交争，其“即病者”，“为病则重”。

“正月二月”历经立春、雨水、惊蛰、春分，天阳由动而初升，“寒渐将解”，属气候由寒至温阶段，其时人体阳气随天阳初升而趋向隆振，此时虽触冒微寒而即病，然体内阳气隆振，故其邪微证缓，为病亦轻。

上述发病，在外缘由“四时正气”犯人而为邪，在内则缘由人体阴阳平秘失宜，此所谓“冬时不调”。四时正气属四时寒热温凉之常态，本不袭人为病，只缘“冬时不调”而“适有伤寒”，适，偶然。人被寒邪所犯而即病者，名为伤寒。

自“其冬有非节之暖者”至“为治不同，证如后章”为第五节，讨论冬温与伤寒不同，治法不同。

“其冬有非节之暖者，名为冬温”，细细推敲这句话，包含两个意思，一是冬时本应天寒地坼，今却温暖如春，违背了四时八节的气候规律，此属“非节之暖”，系反常气候；二是将此反常之暖，称之为“冬温”。此处之“冬温”，不是言病。

冬时的这种反常的温热气候对人的伤害，文中称之为“冬温之毒”。此冬温之热毒与伤寒之寒毒不同。热毒伤人之阴，寒毒伤人之阳。故文曰“大异”。“冬有非节之暖”发生在“从霜降以后，至春分以前”，尤其在“十一月十二月”期间，可早可晚、可先可后，亦可重复发生。按：重沓，重复也。冬温之毒所引发的“冬温”，与“伤寒”之治法不同。

自“从立春节后”至“但治有殊耳”为第六节，讨论伏寒温病与寒疫。

本节首先讨论伏寒温病。立春，阳气始升，气候回暖。立春后，历经春分、立夏、夏至，气候由寒转温，由温向热，此是渐进渐变过程。若在“无暴大寒，又不冰雪”的情况下，人发病以凸显壮热为特征，此属“温病”。此温病不是触冒时令之温邪，而是冬日感受寒邪，未能即时发病，腠理匿闭，寒邪默化，至立春之后，寒郁化热，适值春日阳气升发之际，郁热鸱张，热势弥漫于内外，而暴发为温病壮热，此所谓“春时阳气发于冬时伏寒”。伏寒，虽名曰“寒”，却因“伏”匿而化热，犹郁热也。

其次讨论时行寒疫及其轻重缓急之异。自“春分以后”历经立夏、夏至、立秋、秋分，气候由温转热，再由热趋凉，此属时令正气，人与天地相应，阳气由生而升，由升而长，腠理由密而疏，毛窍由闭而张，其时若“天有暴寒”，暴，一是凌寒笃重，二是来势迅猛，民皆疾也。暴寒袭人，腠理毛窍骤然束制，病发寒热，其势急骤、猛烈，发病者众，席卷而来，此属“寒疫”。寒而称“疫”，一是证见类似伤寒之寒热，二是证见“长幼之病多相似”。虽称之曰“寒”，却属热病。

虽同为寒疫，但由于发病节气不同，证亦有轻重缓急之异。

“三月四月”人体阳气随天阳始升，适遇“暴寒”，由于其时人体阳气尚弱，虽腠理毛窍骤然束制，但郁热尚未至炽盛，故“病热犹轻”。

“五月六月”人体阳气随天阳始隆，适遇“暴寒”，由于其时人体阳气已盛，阴阳相搏，正邪交争，腠理毛窍骤然束制，郁热炽盛鸱张，故“病热则重”。

“七月八月”人体阳气随天阳趋于敛束而始潜降，与“已盛”状态相比较显得“减衰”，适遇“暴寒”，虽腠理毛窍骤然束制，然人体阳气处于敛降之势，热虽被郁，但终未至炽盛，故“病热亦微”。

其病虽称之曰“寒疫”，但与温病、暑病相类似，只是因发病节气不同，病因病机不同，寒热症状不同，其治疗亦各有不同，故文曰“有殊耳”。

对前述之温病与寒疫，《医宗金鉴》总结得很好：“春温夏热秋清凉，冬气冷冽令之常，伤之四时皆正病，非时有气疫为殃。应冷反温冬温病，应温反冷寒疫伤，瘟疫长幼相传染，须识岁气汗攻良。”[①]

自“十五日得一气”至“详而取之”为第七节，讨论天地阴阳升降变化与气候正常、异常对发病的影响，强调顺其时养生，春夏养阳，秋冬养阴，以从其根。

为便于理解，根据内容可把本节再分为四段。“十五日得一气”至“皆成病气也”为第一段。本段首论四时八节二十四节气之正常气候，此与第一条“四时八节、二十四气、七十二候”相呼应。时立四季，曰春、夏、秋、冬，气布二十四节，曰春分、夏至、秋分、冬至等，此所谓“时立气布”，乃天地阴阳之造化，“谨候其时，气可与期”，如同杜甫诗言：“好雨知时节，当春乃发生。”循四时节气之序，温热凉寒，必至期而至，有其时而有其气，此属四时正气。

次论虽然四立定四时，“其时”有定期，但温热凉寒气候之变化则是动态的，此种动态变化若超出常序范围，则表现为时节已到，而气候未至，或时节未到，而气候已至。此所谓有其时而非其气，或是非其时而有其气，故文曰气候有“应至仍不至，或有未应至而至者，或有至而太过者”。以冬时为例，立冬之后，至冬至，气候当日渐寒冷，但若仍凉爽如秋，而不至寒冽，此所谓“应至仍不至”；若温和如春，却不见寒意，此所谓“未应至而至”；若天寒地冻，冰天雪窖，滴水成冰，寒冷异常，此又谓之“至而太过”，如此气候变化，失却“四时正气”之序，而沦为致病之外邪，或泛称为六淫，此所谓“病气”。按：“应至仍不至”一句另见于《金匮要略方论·脏腑经络先后病脉证第一》，文字略有出入。

“但天地动静”至“彼秋之忿，为冬之怒”为第二段。“至高在上”谓之“天”，“地为人之下，太虚之中”，人在天地之间。天为阳，地为阴，故天地之变，即为阴阳之应；天地动静，阴阳升降，是以寒暑往来以彰显其无形之变化。动是变化，静是稳定，动不休亦静不止，故天地不断地运动，造化为四时八节二十四节气之周而复始，循环无端。天地之动与静，即是阴阳之离与合。鼓，犹振动也；击，犹碰撞也。所谓“鼓击”者即是离合之瞬间，亦是动静之刹那。由于天地阴阳的碰撞、离合、相搏，故节气有四立与二分二至，岁有春夏秋冬，四时恰好各守一气，曰春温夏热秋凉冬寒，此所谓“各正一气耳”。正，犹恰好之意。是以，连词，犹因此之意。文曰“彼春之暖，为夏之暑；彼秋之忿，为冬之怒”，语出《素问·脉要精微论》。立足于当下之“此”，才有过往之“彼”，从此“夏之暑”来看，其“暑”不是突兀而来，而是由“彼春之暖”渐变来的。“彼秋之忿，为冬之怒”，以拟人化的比附，借用人在秋时的怨忿与压抑，冬时的暴怒与发泄，表达秋天的萧瑟清冷与冬天的凛冽惨切。同样，此“怒”也不是突兀而来，而是积彼“忿”而成此“怒”。

“是故冬至之后，一阳爻升”至“阴阳交易，人变病焉”为第三段。本段是从阴阳升降的层面对前一句“彼春之暖……彼秋之忿……”进行深入分析。

“爻”是八卦中的基本符号，言及“爻”，不能不提到《周易》，《系辞》：“爻者，言乎变者也。”《易经》中原只有符号“—”与“--”没有名称，至八百年后的《易传》时，才称“—”与“--”为“爻”。“—”称阳爻，“--”称阴爻。本条原文中借用《周易》八卦术语表达天地阴阳气的升降离合。

---

① 吴谦．医宗金鉴·伤寒心法要诀［M］．北京：人民卫生出版社，1982

十二辟卦渊源久远，具体创生年代众说不一，它所蕴含的十二个月二十四个节气的阴阳消长是其丰富内涵寓意之一。

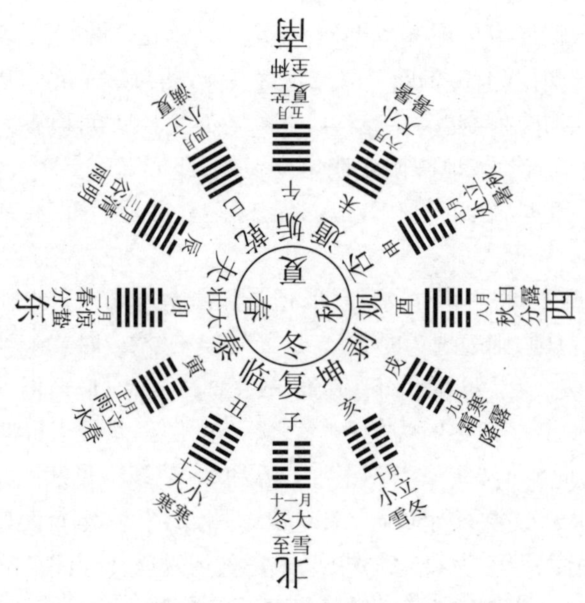

南
北
东
西
春
夏
秋
冬
子
丑
寅
卯
辰
巳
午
未
申
酉
戌
亥
十一月 大雪 冬至
十二月 小寒 大寒
正月 立春 雨水
二月 惊蛰 春分
三月 清明 谷雨
四月 立夏 小满
五月 芒种 夏至
六月 小暑 大暑
七月 立秋 处暑
八月 白露 秋分
九月 寒露 霜降
十月 立冬 小雪

坤卦䷁之六爻全是阴爻，分值十月，节气为立冬、小雪。坤卦虽六爻全阴，但阴阳互根，阴极阳生，微阳已隐藏于阴气的底面。

复卦䷗由坤卦䷁初爻的阴变阳，分值十一月，节气为大雪、冬至。复卦䷗一阳生，寓阴气虽盈盛，但阳气已初起，一阳来复。此即本条文中所言“冬至之后，一阳爻升，一阴爻降也”。如此演化下去，临卦䷒二阳生，分值十二月，节气为小寒、大寒；泰卦䷊三阳生，分值正月，节气为立春、雨水；大壮卦䷡四阳生，分值二月，节气为惊蛰、春分；夬卦䷪五阳生，分值三月，节气为清明、谷雨；最后至乾卦䷀六阳生，分值四月，节气为立夏、小满。乾卦䷀六爻皆阳，阳极生阴，阴气已孕育于阳气之底面。

“一阳爻升，一阴爻降”动态地反映出从复卦䷗至乾卦䷀，阳爻一爻一爻地逐渐递增，从下往上升长，阴爻一爻一爻地自上而下递减，寓意阳气由生至升而至隆，逐渐增强，阴气从盛而降而沉，逐渐减弱。此过程象征、蕴涵着气候冬寒转向春温。

乾卦䷀虽六爻全阳，但阴气已始孕育。姤卦䷫由乾卦䷀初爻的阳变为阴，分直五月，节气为芒种、夏至；姤卦䷫一阴生，寓阳气虽盈盛，一阴已初生尚微。姤卦䷫之后，遁卦䷠二阴生，否卦䷋三阴生，观卦䷓四阴生，剥卦䷖五阴生，阳气将尽，直至坤卦䷁。从姤卦䷫至坤卦䷁，阳爻从上往下一爻一爻递降，阴爻从下往上一爻一爻递升，寓意阳气逐渐减弱，阴气逐渐增强。此过程象征、蕴涵着气候由夏暑转向冬寒。此即本条文中所言“夏至之后，一阳气下，一阴气上也”。

“斯则冬夏二至，阴阳合也。”斯，此也。对前文之冬至与夏至进行总结，并承前启后，继续讨论“冬夏二至”与“春秋二分”之“合”与“离”。复卦䷗由坤卦䷁初爻的阴变阳，一阳初生，上有五个阴爻，冬至时节，阴中有阳，为阴转阳的转折点。春温夏暑即由此阳气渐积而成。姤卦☴,由乾卦☰初爻的阳变为阴,一阴初生,上有五个阳爻,夏至时节,阳中有阴,为阳转阴的转折点。秋凉冬寒即由此阴气渐积而成。故文曰:“冬夏二至,阴阳合也。”

大壮卦☳四阳生,上有二个阴爻,主春分时节。寓阳升阴降,由阴转阳,由寒转温。观卦☴四阴生,上有两个阳爻,主秋分时节,寓阴升阳降,由阳转阴,由暑转凉。

春分日与秋分日,昼夜长短相等,“分”即寓平分之意。春分是立春至立夏之中点,将约 90 天的春季分为两个 45 天左右。秋分是立秋至立冬之中点,将约 90 天的秋季分为两个 45 天左右。故条文中曰:“春秋二分,阴阳离也。”

虽曰“分”,虽曰“离”,但春分与秋分阴阳变化各有不同。春分时节是阳长阴消,是以阳长为主导。故大壮卦☳是四阳生,上有两个阴爻,是升阳逼阴退。气候是以走向温热为趋势。秋分时节是阴升阳降,是以阴升为主导。故观卦☴是四阴生,上有两个阳爻,阴长逼阳消。气候是以走向凉寒为趋势。

阴阳之间的“合”与“离”不是静止的定格,而是变化的动态。冬夏二至只是阴阳合的开始,从十一月冬至,复卦☷一阳生开始,至十二月临卦☷二阳生,再至正月泰卦☷三阳生,此属阴阳合的动态阶段。

春秋二分是阴阳离的开始,自二月春分,大壮卦☳四阳生,至三月《夬》卦☱五阳生,此属阴阳离之动态阶段,直至四月乾卦☰。乾卦☰之后,一阴又生,从而开始新一轮的阴阳合阶段。

从五月夏至,姤卦☴一阴生,至六月遁卦☶二阴生,再至七月否卦☷三阴生,此属阴阳合的动态阶段。自八月秋分,观卦☴四阴生,至九月剥卦☶五阴生,此属阴阳离的动态阶段,直至十月坤卦☷。坤卦☷之后,又是复卦☷,一阳又生,从而开始新一轮的阴阳合阶段,周而复始。

卦名	坤		复		临		泰		大壮		夬	
卦象	䷁		䷗		䷒		䷊		䷡		䷪	
农历月份	十月		十一月		十二月		正月		二月		三月	
节气	立冬	小雪	大雪	冬至	小寒	大寒	立春	雨水	惊蛰	春分	清明	谷雨
时辰	亥		子		丑		寅		卯		辰	

卦名	乾		姤		遁		否		观		剥	
卦象	䷀		䷫		䷠		䷋		䷓		䷖	
农历月份	四月		五月		六月		七月		八月		九月	
节气	立夏	小满	芒种	夏至	小暑	大暑	立秋	处暑	白露	秋分	寒露	霜降
时辰	巳		午		未		申		酉		戌	

“阴阳交易，人变病焉”。天地阴阳变化，阳升阴降，阴升阳降，气候的寒温热凉，从总体上是一种渐变，但在二至与二分乃至四立之节点上，则寓有突变的意蕴。二至、二分与四立的背面隐伏着阴与阳之交替与变换。人体阴阳随天地阴阳变化而变化，人体气血顺应天时之气而运旋。际天地阴阳离合期间，若形劳神倦，起居调养失宜，人体气血顺应不及而生变，故人易患病。

“此君子春夏养阳”至“详而取之”为第四段。通过前文的讨论，明白了四时八节、二十四节气所蕴涵的天地阴阳升降变化之后，也就理解了天人相应，“人生于地，悬命于天”，“人以天地之气生，四时之法成”的道理，人必须顺乎天地阴阳之变化。阳根于阴，阴以阳生，春夏顺应阳气升发之势，舒扬怡神以养阳，秋冬顺应阳气收敛之势，节欲藏精以养阴。阴平阳秘，正气存内，则邪不可干。

本段原文中以“君子”与“小人”对举，泛指善养生者与不善养生者。善养生者，春夏以阳气疏泄为主导，阳化气，重在调神，以顺应春夏阳气之升发；秋冬以阴精固秘为主导，阴成形，重在藏精，以顺应秋冬阳气之收敛潜降，故生气不竭，身无奇病。而不善养生者，逆阴阳升降之势，逆其根，伐其本，必酿正虚邪犯，而突发急疾，所谓“触冒，必婴暴疹”。按：刚柔，刚则为阳，柔则为阴；婴，触犯的意思；暴，犹急骤、猛烈也；疹，在此犹疾也，病也。

面对突发急疾，当追寻病因，探究经、腑、脏发病之病机。此正如《素问·四气调神大论》所言：“阴阳四时者，万物之终始也，死生之本也，逆之则灾害生，从之则疴疾不起。”

“是以春伤于风”至“拟防世急也”为第八节。为方便讨论，将本节分为三段。

第一段自“是以春伤于风”至“可不审明之”。上承前文文义，举例“详而取之”之法。按：“是以”，连词，因此、所以的意思。

“春伤于风，夏必飧泄；夏伤于暑，秋必病疟；秋伤于湿，冬必咳嗽；冬伤于寒，春必病温。”这段文字另见于《素问·阴阳应象大论》《素问·生气通天论》《灵枢·论疾诊尺》，文字略有出入。《素问·阴阳应象大论》又云：“东方生风，风生木，木生酸，酸生肝。”在此，肝是“脏”，而风、木、酸则都属于“象”，故此段文字通过肝的脏象把人的肝与外界的风、木、酸联系起来。春分前后，春三月，阳气升发，人体阳气亦随之舒展，此属其常。风乃东方春生之气，通于肝，肝得春天之风气，肝气必旺于春令。

“春伤于风”，而未能即时发病，此“风”只能算是时气之风，而即时不能称之为邪。只有夏得飧泄，才能追溯春时曾“伤”于风，此引发飧泄之“风”，才能称之为邪。故风寒暑湿燥火属“六气”还是属“六淫”，全在于是否即时引发疾病。

常人肝气本应敷和，阳舒阴布。今缘“春伤于风”，虽未即时发病，但风性鼓荡，日久酿郁，鼓舞肝气旺于常而太过，此属其异。肝气横逆克伐，木旺克土，脾不运化，故飧泄清稀。飧泄，大便水渣分离，完谷不化状。《素问·气交变大论》有云：“岁木太过，风气流行，脾土受邪，民病飧泄。”所谓肝乘脾是也。

夏伤于暑，秋必病疟。只有秋发疟病，才能追溯夏时曾“伤”于暑。“夏伤于暑”，而未能即时发病，此“暑”也只能算是时气之暑，而即时不能称之为邪。只有引发疾病的“暑”才能称之为邪。夏至以后正值小暑、大暑之际，夏至后之第三庚日即始入伏。其时天暑地热，人在其中，暑热蒸腾，虽腠理开，肌肤松，濈濈腻汗，伤阴耗气，但依然属阴阳自和变化之范围。立秋之后，凉风习习，此时若冒犯秋凉，则腠理骤闭。或伏热郁蒸，壮热口渴或正邪交争，寒热休作而成疟。此若《素问·疟论》所言："夏伤于大暑，其汗大出，腠理开发，因遇夏气凄沧之水寒，藏于腠理皮肤之中，秋伤于风则成病矣。"此发为寒疟。"夫疟之始发也，阳气并于阴，当是之时，阳虚而阴盛，外无气，故先寒栗也。"由于暑易夹湿，暑必耗气，故疟发其症多变，或有间日发，或有数日发。

秋伤于湿，冬必咳嗽。只有冬发咳嗽，才能追溯秋时"伤"于湿。在黄河流域中原地区，秋季属夏季与冬季之衔接，在气候上是由热转寒之过渡阶段，故秋季之六个节气中，前两个节气为立秋、处暑时节，立秋之后还有一伏，故气候仍以湿热为特点。从夏季的小暑、大暑至秋季的第五个节气寒露期间，夏秋时节，阴雨绵绵，气候潮湿。寒露之后，进入霜降时节，气候始转入以凉燥为特点。故本文中之"秋伤于湿"，当是夏秋交接期间。

所谓"秋伤于湿"，而未能即时发病，此"湿"亦只能属时气之湿，以与寒露后，金秋时节之燥气相对应。故寒露前之"秋伤于湿"，亦不能称之为邪。湿性腻滞，浸淫人体，日久缠绵，则蕴积成邪。在外可滞经络气血而易成痹，入内则滞着脏腑而多困脾。湿邪困脾，脾失运化，水停则内湿滋生，内外湿聚则酿成痰饮。随气候由秋凉转冬寒，若有寒邪外袭，则内外合邪，内饮寒化，寒饮犯肺，肺失肃降，则必引发咳嗽之疾。

冬伤于寒，春必病温。只有春发温病，才能追溯冬时曾"伤"于寒。所谓"冬伤于寒"，则未必即时发病。若机体感受到寒邪之后，肌腠密闭与阳气郁怫是缓慢潜匿之过程，至立春之际，随天阳之升发，郁阳化热，热自内发，充斥内外，以壮热为特点，此所谓"春必病温"。

"此必然之道，可不审明之"，此一句与前文第一条"四时八节二十四气七十二候决病法"中所言之"决病生死，此须洞解之"相呼应。所谓"当按斗占之"，即是强调必须掌握发病与时令之关系，此中有规律可循。道，规律也。

第二段自"伤寒之病"至"无不效也"。本段语意上承第二节第一句"中而即病者，名曰伤寒"。进一步强调伤寒发病是"逐日浅深"，症状由轻而渐重，病势由浅而渐深。应当根据病情病势之"逐日浅深"，制定治疗原则与方药。指出当世之人治疗伤寒之弊端，如发病早期未能及时治疗，或治疗不正确，或拖延病情，至病候加重，才延医治疗。按：久淹，犹长久滞留也。而医生又未能按病情之"逐日浅深"，确定表里先后之施治原则，故治不对证。文中告诫，医生应当根据当前病情变化状况，斟酌制方用药，如此才能药到病除。消息，犹状况、征兆、端倪也。

第三段自"今搜采仲景旧论"至"拟防世急也"。自元明时代以来，乃至今人，关于《伤寒例》出自何人之手，是否是张仲景《伤寒杂病论》原书中的内容，一直纷争不息。尤其"今搜采仲景旧论"一句，更是成为主张《伤寒例》原非仲景自撰的重要依据。其实以第三人称之叙述方式，在《伤寒论》六病诸篇中亦有存在，如第 40 条小青龙汤方后注与第 233 条之蜜煎方，方后注均有"疑非仲景意"句，第 68 条芍药甘草附子汤方后注之"疑非仲景方"等，均表现出后世人之整理痕迹。故可以认为自《伤寒杂病论》问世以降，尽管几经传抄分合流传，仲景书之外壳形式已肯定有所变异，但其原文精神内核则是稳定而守真的。赵开美翻刻宋本《伤寒论》计十卷，每一卷次之下均署名为“汉　张仲景述　晋　王叔和撰次　宋　林亿校正”等。而“张仲景述”与“王叔和撰次”正表达出林亿等对张仲景与王叔和在《伤寒论》成书与流传中的定位。林亿校勘前之《伤寒杂病论》或《伤寒论》存在与流传状况，兹不赘述。至林亿校勘时，其对《伤寒论》的认定与定位则是张仲景“述”，述，著述、论述也。王叔和“撰次”，撰次，编辑、记述也。

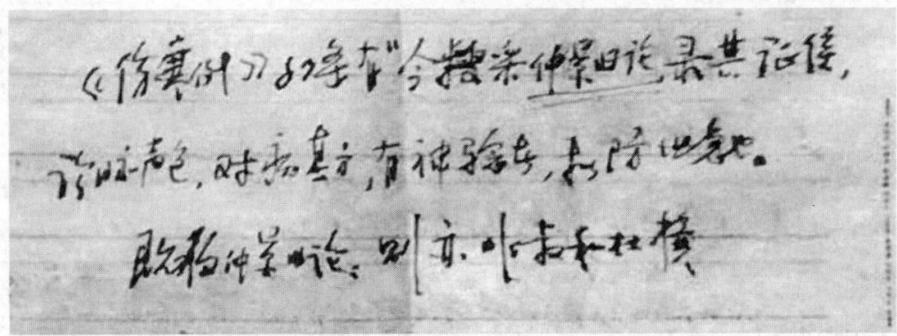

李克绍先生认为《伤寒例》是叔和搜采仲景旧论，录其证侯，而非叔和杜撰。

从林亿等校勘《伤寒论》的过程，以及对《伤寒论》的认定与定位中，可以领悟，在林亿等看来，张仲景是《伤寒论》的著述者，是主要文字的撰著者，同时肯定了王叔和作为整理者、编辑者、记述者，对文字、表达形式，乃至内容所进行过的加工。从这个角度看《辨脉法》《平脉法》与《伤寒例》都是宋本《伤寒论》不可分割的一部分。其内容也与六病诸篇融合承顺。故从“今搜采仲景旧论，录其证候、诊脉、声色、对病真方有神验者，拟防世急也”一段文字中，可以看出作为编辑者，王叔和如此忠实于仲景旧论，记载、抄录他所见到的仲景原作，从中也可看出王叔和对仲景原著所持有的严谨态度。按：旧论，原来的学说、文论。

又土地温凉，高下不同，物性刚柔，飡居亦异。是故黄帝兴四方之问，岐伯举四治之能，以训后贤，开其未悟者。临病之工，宜须两审也。　[3]

本条讨论“临病之工”诊治病人除了应因时而异，还当因人、因地而异。

本条上承第1条与第2条关于人在四时八节二十四节气背景下，可能感受到不同的外邪，引发多种不同疾病的论述，强调在运用“仲景旧论”中的诊病方法与有神验之“对病真方”诊治时，除了需要想到四时八节二十四节气变化对发病的影响，不忘因时而异之外，还必须考虑到另一个重要因素，这就是地域环境，病人的饮食习惯、生长过程以及心理特征等因素对发病的影响，此所谓“两审也”。按：物性，本意为万物的本性，在此意指人的个体禀性，含心理、性格等。

一审曰审“时”，四时节气不同，发病与治疗亦不同；二审曰审“地”，地域不同，疾病的表现与治疗迥异。此所谓因时因地制宜也。物性刚柔，犹言人的性格差异，亦寓涵人的生活习惯与成长过程的痕迹。从文中之“黄帝兴四方之问，岐伯举四治之能”一句，可以看出本条文意源于《素问·异法方宜论》。“黄帝问曰：医之治病也，一病而治之各不同，皆愈何也？”“岐伯对曰：地势使然”，“东方之域”，“鱼盐之地，海滨傍水，其民食鱼而嗜咸”。“西方者”,“沙石之处”,“其民陵居而多风,水土刚强”,“其民华实而脂肥”。“北方者”,“其地高”,“风寒冰冽”,“其民乐野处而乳食”等。通过因“时”因“地”之“两审”,法得其宜,方得其变,病得其治。

凡伤于寒,则为病热,热虽甚不死。若两感于寒而病者,必死。 [4]

本条讨论表伤于寒与“两感于寒”之热病不同,预后迥异。

本条语意出自《素问·热论》“今夫热病者,皆伤寒之类也”。热病,即是病热。人体感受寒邪,即时有两个方面的反应,一是腠理闭拒,症见恶寒、脉紧、体痛,二是机体阳气趋于肤表,以与外邪抗争,阳气郁聚于肤表不得宣泄,因而形成肤表阳郁,除了症见恶寒之外,发热成为突出症状,伴随脉浮紧而数。“伤于寒”而能即时发起热来,此属正气充盛,有抗邪能力,若与恶寒并见,则属邪正相争。故文曰:“热虽甚不死。”

然而,“热虽甚不死”,只是相对而言,若热极烁阴,真阴枯竭,可见神昏谵语,迫血妄行,动风抽搐,至此也会有死证。

本条前一句言外邪袭表,腠理闭拒,外邪是由表而犯里。后一句则是强调“两感于寒”,此属表与里同时感受寒邪,或外邪同时两袭内外。表里同病,发病急骤,若正不胜邪,阳亡阴竭,故病笃证危。此“必死”与前文之“不死”属相比较而言。

关于“两感于寒”详见后文第6条。与“两感于寒”对比,本条前一句表达的则属“不两感于寒”,详见第7条。

尺寸俱浮者,太阳受病也,当一二日发。以其脉上连风府,故头项痛,腰脊强。

尺寸俱长者,阳明受病也,当二三日发。以其脉夹鼻,络于目,故身热目疼鼻干,不得卧。

尺寸俱弦者,少阳受病也,当三四日发。以其脉循胁,络于耳,故胸胁痛而耳聋。此三经皆受病,未入于腑者,可汗而已。

尺寸俱沉细者,太阴受病也,当四五日发。以其脉布胃中,络于嗌,故腹满而嗌干。

尺寸俱沉者,少阴受病也,当五六日发。以其脉贯肾,络于肺,系舌本,故口燥舌干而渴。

尺寸俱微缓者,厥阴受病也,当六七日发。以其脉循阴器,络于肝,故烦满而囊缩。此三经皆受病,已入于腑,可下而已。 [5]

本条讨论人体自“受病”至“发病”,会根据人体正邪盛衰态势,依不同的日数发为三阳病或三阴病。

本条语意源自《素问·热论》“伤寒一日,巨阳受之,故头项痛,腰脊强。”“二日阳明受之,阳明主肉,其脉挟鼻络于目,故身热目痛而鼻干,不得卧也。”“三日少阳受之,少阳主胆,其脉循胁络于耳,故胸胁痛而耳聋。”“四日太阴受之,太阴脉布胃中,络于嗌,故腹满而嗌干。”“五日少阴受之,少阴脉贯肾络于肺,系舌本,故口燥舌干而渴。”“六日厥阴受之，厥阴脉循阴器而络于肝，故烦满而囊缩。”

对比本条与《热论》相关内容，可以看出，两者对三阴三阳“受之”的日数，经络循行的取段，以及主要症状等，都完全一致。所不同的是，《伤寒例》在三阴三阳受病之前都增加了脉象，把《热论》的“几日受之”，改为“当几日发”。这就表明《热论》所谓三阴三阳几日受之，不是指的“六经”相传之日，而是指其本经感邪以后出现症状的发病之时。《热论》的“受之”，在《伤寒例》中称“发病”，在六病诸篇称“传”，基本精神是一致的；其“受之”“发病”或“传”之时日，即各典型症状出现的日数，也基本一致。

但是，《热论》专从经络上立论，而《伤寒论》则包括经络、脏腑、气化在内；《热论》是论述热证，而《伤寒论》则包括虚证、寒证；《热论》是未满三日者，可汗而已，其满三日者，可泄而已，只有汗、泄二法，而且都是指针刺法，而《伤寒论》则包括了八法，而且主要是用药物治疗。《热论》“未入于脏者，故可汗而已。”而《伤寒例》改“脏”为“腑”。在《伤寒论》中之下法，只适用于腑而不适用于脏。①

病是过程的复合，是阴阳盛衰，正邪斗争不断变化的总过程，外感病（广义伤寒）的三阳病与三阴病有共同的变化规律，它们的症状表现各不相同，但它们却有共同的过程，即早期—典型期—转归期。② 本条六节中之“尺寸”均指寸关尺三部。所谓“受病”是指感邪而言，而“发”则是指出现症状。人体感受外邪（受病）后，阴阳气血出现相应波动，首先表现出脉象上的变化。故可先有“尺寸俱浮”“尺寸俱长”“尺寸俱弦”等变化，而经过一二日、二三日、三四日等，方出现症状（发）。

本条可分为两节讨论，自“尺寸俱浮者”至“可汗而已”为第一节。本节讨论太阳、少阳、阳明三阳“受病”与“发病”。

平素正气比较充盛之机体，为寒邪所袭，机体气血骤然趋于肤表与邪相争，表现在脉象上是寸关尺俱浮。经过短暂的一二日早期过程，即进入症状期。一则出现腠理闭拒，肤表阳郁之症状，如发热恶寒等；二则出现风寒侵袭经络之症状，太阳经络起于目内眦，上额交颠入络脑，还出别下项，夹脊抵腰，故出现头痛，腰背滞强不舒等症状。

阳明主胃，“常多气多血”，素体阳亢或素蕴内热之机体，感受外邪后，其脉寸关尺俱长，长脉主阳热实盛。经过二三日早期过程，即进入症状期，一则以热壅阳明气化，身热，不得卧为特征；二则以热扰阳明经络为特征，阳明经起于鼻旁交頞中，络于目，故“目痛鼻干”。

少阳寓少火之象，少火生气，温煦条达，不亢不烈。感受外邪后，其脉象寸关尺俱弦，此弦脉主少火被郁。经过三四日早期过程，即进入症状期。一则表现为邪郁少阳，以少阳分野之胸胁疼痛为特征；二则以邪扰少阳经络为特征，少阳经络起于目外眦，经耳前、耳后、颞、肩，沿胸、胁、腹而下行。故“故胸胁痛而耳聋”。

上述之太阳、阳明、少阳三阳受邪，属肤表肌腠、经络与气化为病，故均属表证或外证，对其治疗是用汗法，或用药物发汗，或用针刺发汗。

---

① 李克绍．论“传经”[J]．山东中医学院学报，1985，9（4）：1-6

② 李心机．伤寒论疑难解读[M]．第2版．北京：人民卫生出版社，2009

自“尺寸俱沉细者”至“可下而已”为第二节，本节讨论太阴、少阴、厥阴三阴“受病”与“发病”。与三阳发病对比，三阴自受邪至发病间隔时间比较长，故日渐邪郁化热。感邪之后，由于受素体禀赋的影响，外邪有寒热两极从化之倾向，化热或是化寒，此在两可之间。在六病诸篇中，三阳发病是以化热为主线，既有实证亦有虚证；三阴发病则是以化寒为主线，突出寒证与虚证，其三阴三阳六病以气化证候为主。与此对比，在《伤寒例》中，三阳发病突出表证、外证，三阴发病则突出里证、热证，其三阴三阳六病以经络证候为主。故原文中强调，对其治疗是“可下而已”，此处之“下”法也涵括清泄之法，从以清下之法治疗，亦可推断，此三阴发病当属热证。综观六病诸篇之论述与《伤寒例》以及《素问·热论》中关于三阴三阳六病之论述，可见其在发病、病机、证候表现以及治疗大法等方面都有明显的不同，此反映出不同时代医学对热病认识上的差异。

太阴主脾，主运化，主输布津液。感受外邪后，寸关尺三部俱沉细，脉沉主里，脉细主阴气不足。经过四五日之早期过程，进入症状期则表现为外邪热化，热郁太阴经络。太阴经络循股抵腹内，属脾络胃，上行连舌本，散舌下。故郁热循经壅扰，脾不散精则嗌干，湿热滞而不化则腹满。按：嗌，咽喉也。

少阴主水火二气，固阳藏精，若少阴水火衰惫，抗病能力低下，当外邪侵袭时，其脉寸关尺俱沉，沉脉主里，主虚。经过五六日之早期过程，进入症状期则表现外邪热化，热郁少阴经络。少阴经络上股内后廉，贯脊，属肾，络膀胱；其直行者，从肾上贯肝膈，入肺中，循喉咙挟舌本。少阴本已阴亏水虚，适郁热循经壅扰，故“口燥舌干而渴”。

厥阴寓阴尽阳生之象，阴与阳之间关系处于不稳定状态。当外邪侵袭时，其脉寸关尺俱略显弦象，文曰“微缓”，是言其脉比厥阴常脉之弦显略微和缓，此属热象。热则弛缓，寒则弦紧。经过六七日之早期过程，进入症状期则表现外邪热化，热郁厥阴经络。厥阴经起于足大趾，上腘内廉，循股阴，入毛中，环阴器，抵小腹，挟胃，属肝，络胆，上贯膈，布胁肋。厥阴本以虚火浮动，适郁热循经壅扰，故肝胆热盛而烦满；热注下焦，热灼阴枯气绝，故宗筋缩急而囊缩。

对比前文三阳受病，“未入于腑”，可以发汗治疗，此三阴受病，“已入于腑”，可以用下法治疗，可见三阳发病为表证外证，三阴发病为里证热证。其“未入于腑”与“已入于腑”，只是外与内、表与里的指向。“腑”，在《素问·热论》中原本是“脏”字，无论是“腑”还是“脏”，均非正言五脏或六腑。此未入于“腑”与入于“腑”，其大意旨在表明表与里，内与外。故三阴发病属热者，是以清下之法泄其无形之热。

原文中的“一二日发”“二三日发”“三四日发”“四五日发”“五六日发”“六七日发”，是仲景或那个时代的医学在临床中已经观察到，在外感发病的早期，三阴三阳的症状并不典型，只是感觉到“发热恶寒”或“无热恶寒”并酸懒不适而已，这种现象李克绍先生称之为“前驱期”，亦即属三阴三阳发病初起时之隐匿期。在这一阶段，虽然还看不出将要发展为三阳病还是三阴病，或具体的是太阳病还是少阴病等，但可以做出一个大概的预见。这一阶段的长或短，三阴病和三阳病也各不相同，太阳病很少有前驱症状，阳明病是二日以后，少阳病是三日以后，太阴病是四日以后，少阴病是五日以后，厥阴病是六日以后。这说明，病情越是深重，其前驱期越长，而病情轻浅的，其前驱期也较短。①

按：在本论六病诸篇中的太阳病、阳明病、少阳病、太阴病、少阴病、厥阴病的脉症并治中，三阳与三阴的含义是“病”，在六病诸篇中的“经”字，大多是“过程”的意思，只有极少数几处含有“经络”的思意。而在《伤寒例》中的本条，“此三经皆受病”则是言此三阴三阳发病后，是外邪循经络走向与络属关系而壅扰，先后出现症状。故本条中的“经”又是指经络而言。

若两感于寒者，一日太阳受之，即与少阴俱病，则头痛口干，烦满而渴。二日阳明受之，即与太阴俱病，则腹满身热，不欲食，谵之廉切，又女监切，下同**语。三日少阳受之，即与厥阴俱病，则耳聋，囊缩而厥，水浆不入，不知人者，六日死。若三阴三阳、五脏六腑皆受病，则营卫不行，脏腑不通，则死矣。** [6]

本条论述两感于寒之证候表现。

前文第4条有云：“凡伤于寒，则为病热，热虽甚不死。若两感于寒而病者，必死。”上述第5条所讨论之三阴三阳六病受邪与发病，即是属于“凡伤于寒，则为病热，热虽甚不死”之范围。而第4条后一句“若两感于寒而病者，必死”，则是本条所讨论的证候。

所谓两感，即是一阳一阴相表里之经、腑、脏同病，此即条文所云“一日太阳受之，即与少阴俱病”；“二日阳明受之，即与太阴俱病”；“三日少阳受之，即与厥阴俱病”。

太阳少阴互为表里，寓阳守阴藏，阴阳互根，阴平阳秘之蕴意。少阴主水火二气，太阳之阳源于少阴水火之气化。寒邪侵袭，外犯太阳，内扰少阴，郁而化热，太少俱病，在外太阳经络阻滞，经气不行而头痛；在内少阴阴精不足而口渴，太少郁热扰心而烦满。

阳明太阴互为表里，寓阴阳互补，刚柔交融，燥湿相济之蕴意。阳明主胃，“常多气多血”，太阴主脾，主运化水谷。寒邪侵袭，外犯阳明，内扰太阴，郁而化热，阳明太阴腑脏俱病，热壅阳明则身热，热扰心神则谵语，脾胃同病，太阴运化失调则腹满不欲食。

按：谵语，疾而寐语也。赵刻宋本原作谵，后世讹用作譫。谵与譫，本属两个义近的字。

少阳厥阴互为表里，寓阴中有阳，阳中有阴，阴阳消长之蕴意。少阳寓少火生发之象，少火生气，不亢不烈；厥阴寓阴尽阳生之象，蕴阴阳浮动之势。寒邪侵袭，外犯少阳，内扰厥阴，郁而化热，搅撩浮动之阴阳，激发相火奔窜。上蒙清窍，则神识昏迷。所谓耳聋，不是真正的听觉失聪，而是神昏呼之不应；所谓水浆不入，则是神昏已失去吞咽反应，故文曰“不知人者”。郁热下竭阴津，气绝精竭则宗筋缩急而囊缩。虽通体厥冷，必舌红苔黑而干。此属火热炽盛，真阴枯涸，故为死证。

其不两感于寒，更不传经，不加异气者，至七日太阳病衰，头痛少愈也。八日阳明病衰，身热少歇也。九日少阳病衰，耳聋微闻也。十日太阴病衰，腹

① 李克绍．伤寒解惑论[M]．济南：山东科学技术出版社，1978

减如故，则思饮食。十一日少阴病衰，渴止舌干已而嚏也。十二日厥阴病衰，囊纵，少腹微下，大气皆去，病人精神爽慧也。 [7]

本条讨论三阴三阳发病，七日为一个过程，若病势不再发展，至七日正胜邪衰而病愈。

本条语意上承第5条，讨论三阳病与三阴病从受邪至发病再到病衰的自愈过程。"凡伤于寒，则为病热"，这是一个从受邪到发病再到自愈的自然过程。之所以称之为自然过程，是排除了三个前提：

一是"不两感于寒"，不属于表里同病。

二是"不传经"。"不传经"即是病势、病情不再发展。《素问·水热穴论》云："人之伤于寒，传而为热。"传，变化的意思。所谓"传经"不是言邪气在经络间相传，而是言病势的自然发展变化，是指从发病早期过程，经过症状期，而至转归期的过程。太阳病篇第8条："太阳病，头痛至七日以上自愈者，以行其经尽故也。"此"经"字是指有规律的时间或过程。在本论中，这个"经"字是指六天为一过程，病过七日不愈，为"欲作再经"，病过十三日不愈为"复过一经"。① 李克绍先生指出，《伤寒论》中有"七日以上自愈者"，有未愈而"欲作再经者"，有"柴胡证仍在者"（103条），有"谵语者"（105条），有"心下温温欲吐而胸中痛"者，有"过经乃可下之"者（217条），就说明患病后，人体经过正邪斗争，其或愈或不愈，或加重至死亡，都可以六日为一阶段来观察。② 这个"六日为一阶段"，在论中称之为"经"。故文曰"不传经"即是病情不再经过第二个六天，不再发展的意思。

三是"不加异气"。此处所谓"异气"是上承第4条"凡伤于寒"之外的致病因素，如时行之气，寒毒、温毒等。"凡伤于寒，则为病热"属于单纯的伤寒。若再复感其他的外邪，则会改变病势发展，改变病程，加重症状。

在"不两感于寒"，"不传经"，"不加异气"的情况下，太阳受病，一二日发，在经过六天的过程中，太阳正气日盛，肌腠邪气日衰，症状日渐缓解，至第七日原本以头痛为代表的诸多症状日渐减缓，故曰"太阳病衰"。此正如太阳病篇第8条所云："太阳病，头痛至七日以上自愈者，以行其经尽故也。"

阳明受病，二三日发，在经过六天的过程中，正胜邪退，阳明弥漫之热日渐消散，症状日渐缓解，至第八日，原本以身热为代表的诸多阳明热盛症状减缓。故曰"阳明病衰"。

少阳受病，三四日发，在经过六天的过程中，正胜邪退，少阳郁火日渐清疏，至第九日以耳聋为代表的诸多少阳火郁症状得到减缓，而逐渐能够恢复到"微闻"的程度。故曰"少阳病衰"。

太阴受病，四五日发，在经过六天的过程中，邪气日退，脾气渐复，运化调适，至第十日，原本的腹满症状日渐减缓而恢复如故，同时由原本不欲食而恢复为"思饮食"。故曰"太阴病衰"。

少阴受病，五六日发，在经过六天的过程中，邪退正复，少阴水火之气日渐调顺，由

① 李心机．伤寒论疑难解读[M]．第2版．北京：人民卫生出版社，2009

② 李克绍．论"传经"[J]．山东中医学院学报，1985，9（4）：1-6

原本的“口燥舌干而渴”，变化为“渴止舌干已不干”。病人表现为“口已不渴，舌已不干”，反映出水升火降。病人出现的新症状“嚏”，喷嚏连连，反映出水火交济，阳气已通。故曰“少阴病衰”。

厥阴受病，六七日发，在经过六天的过程中，正复邪退，阴阳消长趋于平顺，相火归元，其证从“囊缩”恢复到“囊纵”，此“纵”是言从“囊缩”变化为“囊不缩”，而恢复到正常状态。少腹由紧缩变化为松缓舒和。按：“少腹微下”，下，落也；在此引申为“松缓”。故文曰“厥阴病衰”，其时，当是邪气之大势已去，病人神智清爽舒坦。大气，此处指邪气之大部；大，概略过半之意。

若过十三日以上不间，寸尺陷者，大危。若更感异气，变为他病者，当依后坏病证而治之。若脉阴阳俱盛，重感于寒者，变成温疟。阳脉浮滑，阴脉濡弱者，更遇于风，变为风温。阳脉洪数，阴脉实大者，更遇温热，变为温毒，温毒为病最重也。阳脉濡弱，阴脉弦紧者，更遇温气，变为温疫一本作疟。**以此冬伤于寒，发为温病，脉之变证，方治如说。** [8]

本条重点讨论“若更感异气”病发温疟、风温、温毒、温疫等，当观其脉症，随证治疗。

本条上承第5条与第7条。前两条讨论感受外邪后，正常情况下三阳病与三阴病从受邪、发病与正盛邪衰，阴阳和而病愈之自然过程。本条用三个“若”字，表述了在三种情况下，“凡伤于寒，则为病热”的过程，可能出现多种异常变化与转归。

一是若十二日病人精神仍未至爽慧，厥阴病势不衰，至十三日病情继续，仍“囊缩”，少腹仍拘急不舒，寸关尺三部脉沉伏微细不起，此则属大危之证。不间，间，隙也，离也；不间，犹连续的意思。

二是“更感异气”，此语与前第7条“不加异气者”并列，其文意上承第7条“其不两感于寒，更不传经”。

“若更感异气，变为他病者”。异，另外的意思。所谓“异气”是言除了原本的“伤于寒”之外，又感受其他的外邪。所谓“更感”即是先感、后感之“重(chóng)感”，此先后合邪，故变为“他病”。

三是对前文之“若更感异气”做进一步的深化讨论。上述这些原本“伤于寒”之外，又感受到的其他外邪的过程，如或“重感于寒”，或“更遇于风”，或“更遇温热”，或“更遇温气”等，是先“伤于寒”之后，又另外感受到其他外邪，于是病情、病机发生了变化，已不再是原本单纯的“伤寒”了，对此，文中称之为“变为他病”。

“重感于寒者，变成温疟”，温疟，见《素问·疟论》。冬伤于寒，传而为伏热，又“重(chóng)感于寒”，因为是“重感”，所以正邪交争进退尤显突出，其人寒热交作，其脉寸关尺三部弦紧盛实有力。

“更遇于风，变为风温”，冬伤于寒，传而为伏热，春又伤于风，风势鼓动，风煽热炽，热势充斥内外，热蒸于外则身热汗出，故寸脉浮滑有力。热灼于内则耗气伤津，故尺脉濡弱细软。又，此“风温”与太阳病篇第6条之风温，虽名称相同，但发病过程与症状不同。

“更遇温热，变为温毒”，温毒，犹言热势猛烈极盛。冬伤于寒，传而为伏热，夏又感受温热之邪，以热得热，两热相合，热热相蒸，其内外炽热，或有发癍，来势凶猛，故曰“毒”。故寸关尺三部洪数实大有力。因为热热相蒸，热势凶猛，有竭津亡阴，孤阳离散之虞，预后不良，故文曰“温毒为病最重也”。

“更遇温气，变为温疫”，温气，气，在此是表达“温”的流行性、弥漫性与蒸腾之气势，以表达此“温”的流行状态、范围与程度。因突显其流行性、弥散性，故此“温”才能称之为“疫”。① 疫，“民皆疾也”。

冬本伤于寒，蕴而为热，又突发暴温流行，内外合邪，则变为时行温疫，流行弥散，“民皆疾也”。“先前温热未除，复感时行温气，即昏昏壮热，递相传染者，温疫也”（林之翰《温疫萃言·审证》）。“一家病相似，方可言疫。”温疫发病急骤，正气溃败，疫邪鸱张，内外热炽，真阴枯竭。气衰则寸脉濡弱无力，阴竭则尺脉沉细弦紧。在此病势下之“弦紧”，属孤阳不敛、胃气败绝之象。

最后“以此冬伤于寒，发为温病，脉之变证，方治如说”一句，与前文“若更感异气，变为他病者，当依后坏病证而治之”相呼应。上述“温疟”“风温”“温毒”与“温疫”四病均属“冬伤于寒”，又“更感异气”所引发的“坏病证”。对于这些“坏病证”，需要观察脉象之变化，以确定“温疟”“风温”“温毒”与“温疫”，并提出不同的治疗方法，如文中所言“方治如说”，“如说”即是指“当依后坏病证而治之”。其含义与太阳病篇第16条“观其脉症，知犯何逆，随证治之”是一致的。

凡人有疾，不时即治，隐忍冀差，以成痼疾。小儿女子，益以滋甚。时气不和，便当早言，寻其邪由，及在腠理，以时治之，罕有不愈者。患人忍之，数日乃说，邪气入脏，则难可制。此为家有患，备虑之要。凡作汤药，不可避晨夜，觉病须臾，即宜便治，不等早晚，则易愈矣。如或差迟，病即传变，虽欲除治，必难为力。服药不如方法，纵意违师，不须治之。 [9]

本条强调发生疾病应及时诊治，不应错过治疗的时机，服汤药应不论早晚，不避晨夜。

人一旦有不适感，身体违和，应随时立刻治疗。不时，犹随时也；即，立刻。若隐瞒或忍受病痛，不及时治疗，奢望病痛自愈，错过了治疗时机，从而致使新发生的病证酿成难愈之顽疾。冀，希望；差，同“瘥”，病愈。由于小儿属稚阴稚阳，脏腑娇嫩，形气未充；女人有经带胎产之特点，与男人比较有禀赋之差异；同时，又因小儿之不能言与妇人有难言之隐，有疾未能及时诊治，所以酿成痼疾的风险更大。句首之“凡人”与后一句“小儿女子”相对应，此是从一般到特殊两个方面强调有病及时诊治的重要性。

若适遇四时不正之气，身体若有违和不适，应当及早告知医生，寻找不适的原因，判断外邪性质。趁着病情轻浅，邪在肌表腠理之际，及时治疗，很少有不能治愈之证。按：“及在腠理”，及，趁着的意思；“以时”，及时、即时的意思。

如果有病不即时就医，数日后再诊治，则“邪气入脏”，此时则难以控制病邪的深入

① 李心机．伤寒论疑难解读[M]．第2版．北京：人民卫生出版社，2009

与蹶张，此是有病人之家，必须周到考虑之事宜。“邪气入脏”“则难可制”与前文“及在腠理”“罕有不愈”相呼应。“此为家有患，备虑之要”属自注句。

“凡作汤药”以下文字是强调服药的具体要求。作，用也。凡是用汤药治疗，不避昼夜时辰早晚，一旦感觉到身有不适违和，即当服药，则易于治愈。须臾，片刻，一会儿。如有意外延迟，错过时机，疾病即发展“传变”。差迟，意外的意思。传变，由一种病证变化为另外一种病证。传，变化了的意思；变，更也，易也。此时，虽欲治愈，但已难奏效。按：为力，奏效的意思。若违背医嘱，随心所欲地，不按规定方法或要求用药，那就达不到治疗的目的，治疗也就没有实际意义了。

凡伤寒之病，多从风寒得之。始表中风寒，入里则不消矣，未有温覆而当不消散者。不在证治，拟欲攻之，犹当先解表，乃可下之。若表已解，而内不消，非大满，犹生寒热，则病不除。若表已解，而内不消，大满大实，坚有燥屎，自可除下之，虽四五日，不能为祸也。若不宜下，而便攻之，内虚热入，协热遂利，烦躁诸变，不可胜数，轻者困笃，重者必死矣。 [10]

本条强调解表应温覆得当，攻里当先解表。表已解，而内不消，则有可下与不可下之宜忌。

为便于理解，本条分为五节讨论。“凡伤寒之病”至“未有温覆而当不消散者”为第一节。讨论伤寒发病由风寒袭表，腠理闭塞，邪在表治易消散，邪入里则结聚不易解散。“表中风寒”，发汗解表，只要温覆得当，表邪未有不消散者。关于服发汗药后之温覆，后文第13条有详尽论述。太阳病篇第12条桂枝汤方后注中，记述有代表性之温覆要求。本应“观其脉症，知犯何逆，随证治之”（太阳病篇第16条）。

“不在证治，拟欲攻之，犹当先解表，乃可下之”一句为第二节。今若不明察证治，“拟欲攻之”，是谓莽撞，此仍然应当遵循先解表，后攻里之原则。按：“不在证治”，犹不观察、不分辨脉症与治疗法则。《尔雅·释诂下》：“在，察也。”可引申为分辨。

“若表已解，而内不消，非大满，犹生寒热，则病不除”一句为第三节。若伤寒之病，表中风寒，邪尚未入里，则表解而病愈。若在表之邪已解，而里证仍在，此属“入里则不消矣”，“则病不除”。但此入里之邪尚处散漫进退之势，仍时有寒热发作；因尚未与痰饮、宿食结聚，故非大满大实之证，故不宜用下法。本节文意下接本条第五节，若误用下法则“内虚热入，协热遂利”。

“若表已解，而内不消，大满大实，坚有燥屎，自可除下之，虽四五日，不能为祸也”为第四节。本节与前节并列对举，前节“表已解，而内不消，非大满”，本节则“表已解，而内不消，大满大实，坚有燥屎”。文中用两个“若”字表达出“表已解”后，“而内不消”的不确定性，或“非大满”或“大满”，这在两可之间，根据具体的病人、病情，可有两种发展趋势。此两节所表述之证，同中有异，同属表证已解，而里证仍在；但前证属里有散漫之热，故“非大满”，本证则属里热与燥屎结聚，故“大满大实”。在治疗原则上不同，前证不宜用下法，下之则“内虚热入，协热遂利”；本证则“自可除下之”，燥屎与结热并除，则病愈，即使是病至四五日，下之亦结除热泄。按：协热利见太阳病篇第139条、140条、163条、258条。

“若不宜下，而便攻之，内虚热入，协热遂利，烦躁诸变，不可胜数，轻者困笃，重者必死矣”为第五节。本节文意上承第三节，“若表已解，而内不消，非大满”，此腹内无实坚燥屎，故不宜下之，若误用下法攻之，致无形之热内陷，则热陷大肠而遂利不止，或热扰心神而烦躁不宁等诸多变证。病情病势至此，所谓“轻”者已属困笃，而至“重”者，则更处危亡之际。

夫阳盛阴虚，汗之则死，下之则愈。阳虚阴盛，汗之则愈，下之则死。夫如是，则神丹安可以误发，甘遂何可以妄攻！虚盛之治，相背千里，吉凶之机，应若影响，岂容易哉！况桂枝下咽，阳盛即毙；承气入胃，阴盛以亡。死生之要，在乎须臾，视身之尽，不暇计日。此阴阳虚实之交错，其候至微，发汗吐下之相反，其祸至速。而医术浅狭，懵然不知病源，为治乃误，使病者殒没，自谓其分。至令冤魂塞于冥路，死尸盈于旷野，仁者鉴此，岂不痛欤！ [11]

本条文意承接前条，运用阳与阴，盛与虚之对比，示意图式地讨论表证与里证，实证与虚证的治疗大法，以及汗法与下法之宜忌。

为便于理解，本条可分为三节讨论。第一节，“夫阳盛阴虚，汗之则死，下之则愈。阳虚阴盛，汗之则愈，下之则死”。《素问·阴阳应象大论》：“其有邪者，渍形以为汗；其在皮者，汗而发之。”又云：“中满者泻之于内。”此讨论的是治疗大法，是治疗原则；而在《伤寒论》太阳病篇与阳明病篇中，则阐述了汗法与下法的具体应用。通过若干条文的表述，界定了“宜汗”与“禁汗”，“宜下”与“禁下”的规范。

本节文曰“汗之则死，下之则愈”，其证必是“中满者泻之于内”之里热里实之证。里热里实之证，热与实结聚，热盛于内，炽张于外，必热灼津枯而肠燥，故文曰“阳盛阴虚”。热与实结聚于内，谓之“阳盛”；津枯肠燥谓之“阴虚”。此证只宜急下存阴，“下之则愈”。若误用汗法，一则鼓荡邪热，二则耗津竭阴，此必引发正溃邪鸱，病至危笃，故文曰“汗之则死”。按：夫，发语词。

文曰“汗之则愈，下之则死”，其证必是“其在皮者，汗而发之”之在表可汗之证。在伤寒，可汗之证必是表证，典型的表证是发热恶寒。邪之所凑，其气必虚，阳者本应卫外而为固，今卫气不固，此所谓“阳虚”；风寒外袭，则所谓“阴盛”。此处之“阳虚阴盛”仅属相对比而言，所表达的实质是风寒表证，故文曰“汗之则愈”。在《伤寒论》中典型的真正意义上的“阳虚阴盛”里寒，是禁汗的。

第44有云：“太阳病，外证未解，不可下也，下之为逆。”本节文曰“下之则死”，只是表达表证未解误用下法而引发表邪内陷、竭阴亡阳的若干严重后果。

第二节，“夫如是，则神丹安可以误发”至“不暇计日”。“夫如是”，“夫”是发语词，果如上述所论，那么，发汗与攻下之法都必须遵循严格的临证指征与法则，以神丹为代表的发汗药岂可以误用？以甘遂为代表的攻下药岂可以滥用？虚证与实证的治则治法，相差巨大，治疗中所蕴含的凶吉变化，感应迅捷，若影之随形，响之应声，发汗与攻下的指征与法则岂容改变！按：易，变易也，改变的意思。

“况桂枝下咽，阳盛即毙；承气入胃，阴盛以亡”至“视身之尽，不暇计日”一句与前一句“神丹安可以误发，甘遂何可以妄攻”至“吉凶之机，应若影响”在表达形式与内容方面上下对应，讨论的是同一个道理。前一句举“神丹”与“甘遂”之对立，以强调不可以误发妄攻。后一句举“桂枝”与“承气”之对立，以强调误用之危殆。按：况，譬也，犹比如的意思。此“阳盛”，文意上承第一节之“阳盛阴虚，汗之则死”，意指里热里实之证，热与实结聚，热盛于内，若误用桂枝汤类之温热药，犹火上浇油。此“阴盛”，文意上承第一节之“阳虚阴盛”，“下之则死”。意指风寒表证，卫气不固，风寒外袭，本当用汗法疏解，若误用下法，轻则表邪内陷，重则竭阴亡阳。文中用“毙”与“亡”以表达汗下颠倒误治所引发的严重后果，“吉凶之机”“生死之机”，乃在顷刻、转瞬之间。

第三节为“此阴阳虚实之交错”以下。本节之前一段文字是对第一节与第二节所论之汗下颠倒误治引发的严重后果之总结。指出阴阳虚实错综复杂，证候微隐，难以辨识；汗吐下法，治不相同，若法不对证，戕伐正气，纵肆邪张，则祸不旋踵。此即所谓“发汗吐下之相反，其祸至速”。

本节之后一段文字则是作者发出的感叹，批评医生之医术肤浅贫乏，愚昧无知，不明阴阳表里虚实，因误治而致使病患死亡，则假称病殁。冤魂旷野，令人痛心。

凡两感病俱作，治有先后，发表攻里，本自不同。而执迷用意者，乃云神丹甘遂合而饮之，且解其表，又除其里。言巧似是，其理实违。夫智者之举错也，常审以慎；愚者之动作也，必果而速。安危之变，岂可诡哉！世上之士，但务彼翕习之荣，而莫见此倾危之败，惟明者居然能护其本，近取诸身，夫何远之有焉？ ［12］

本条文意上承第6条，指出“两感于寒者”之治疗原则，强调两感病俱作，治有先后之分，发表攻里各有法度。

如前第6条所述，所谓两感，即是一阳一阴相表里之经、腑、脏同病。文曰“一日太阳受之，即与少阴俱病”；“二日阳明受之，即与太阴俱病”；“三日少阳受之，即与厥阴俱病”。因为是表与里同病，故在治法上强调先解表，后攻里。解表意在疏散表邪，攻里意在清泄里热，作为大法，此在六病诸篇中甚为强调。

文中批评固执己见，意图以解表之“神丹”与攻下之“甘遂”合用，以达到表里两治，其说似有道理，实质上有违治则大法。作者感叹曰，智者提出的举动、行为，常审慎、周密；愚者之行动，常常仓促、武断而轻率。按：举错，举动；错，通“措”；《说文通训定声·豫部》：“错，假借为措。”治病牵动着病人的安危，怎么可以违背治疗大法呢！世俗之士，只追求那外在的显赫威势，而忽视自己身体内在的颓衰败毁；按：翕习，威盛貌。惟贤达明哲之士，能够安然养生以护其本，立足于自身，而非舍近求远，舍本求末。此最后一句与《伤寒杂病论序》中之“但竞逐荣势，企踵权豪，孜孜汲汲，惟名利是务，崇饰其末，忽弃其本，华其外而悴其内，皮之不存，毛将安附焉”一节有同工异曲之趣。

按：两千年来，中医学关于治疗大法的坚持是一贯的，但在具体的实施中，却显现出灵活的技巧，方药的发展中体现出时代的精神。故先解表、后攻里与表里同治，在不同的病证治疗与不同的医疗环境中，都得到不同程度的发展与坚持。

凡发汗温暖汤药，其方虽言日三服，若病剧不解，当促其间，可半日中尽三服。若与病相阻，即便有所觉。病重者，一日一夜，当晬时观之，如服一剂，病证犹在，故当复作本汤服之。至有不肯汗出，服三剂乃解。若汗不出者，死病也。 ［13］

本条对发汗法的具体操作提出规范。

本条所讨论的内容与太阳病篇第12条桂枝汤方后注是一致的，当合看互参。按：温暖，犹言第12条"适寒温"；暖，原作"煖"，同。本论中，发汗方药在服药方法上，多强调"余如桂枝法将息"，体现出其对发热恶寒表证急病急治之普遍意义。虽然一般要求日服一剂，一剂药日服三次，但若发热恶寒症状严重，可以缩短服药时间之间隔，在半天时间内，三次服尽原本一天的药量。如果药与证不相符，可以立即察觉。病情严重者，当一日一夜观察。按：一昼夜曰"晬"。服一剂后，若病证未减，当再煎本汤服用。若仍不汗出，一日一夜服，续服三剂乃解。若服三剂后，仍不汗出，病仍不解，此病证困笃在即。"死病也"，既表达病证之危重，又表达出医学与医生之困窘与局限。

凡得时气病，至五六日而渴欲饮水，饮不能多，不当与也。何者？以腹中热尚少，不能消之，便更与人作病也。至七八日，大渴欲饮水者，犹当依证而与之。与之常令不足，勿极意也，言能饮一斗，与五升。若饮而腹满，小便不利，若喘若哕，不可与之也。忽然大汗出，是为自愈也。 ［14］

本条讨论时气病之口渴症状与饮水的关系，强调应当依证而与之。

时气病是与四时八节，二十四气时令密切相关的疾病，属热病的一个类型。热必伤津，故口渴是常见症状。五六日属发病早期，里虽有热，但热势不甚，故此时的口渴属暂时性之津液不足，虽口渴欲饮水，但不欲多饮，此种状况下，应控制病人饮水之需求，不宜过量饮水。因为发病初期，里热不甚，不能消水，病人饮多必致新患，可有水停为饮之虞。

至七八日，病情增进，热势渐盛，必耗阴灼津而大渴欲饮水，此当辨证表里虚实，依证而酌定饮用量。方法是少少与饮之，其饮水量，应控制在病人仍感到口渴，仍有渴望饮水的程度，此所谓"与之常令不足，勿极意也"。"能饮一斗，与五升"系比拟之词，意在表达不可放纵、肆意饮水。"忽然大汗出，是为自愈也"，文意上承"能饮一斗，与五升"。一是强调不可因渴而恣饮，饮多则"不能消之"而可成水饮水气之证；二是指出控制病人饮水，"与之常令不足，勿极意也"，可令胃气和（太阳病篇第71条）。胃气和则三焦气机调达，水精四布；阳化气，则大汗出，"是为自愈也"（第106条，自汗出，小便利，其病欲解）。

"若饮而腹满，小便不利，若喘若哕，不可与之也"，可作自注句看，是对前一句"能饮一斗，与五升"做出的进一步解析。若饮水至腹满撑胀、小便不利的程度，或至喘至哕的程度，此属恣意放纵大饮，"不能消之"，水停三焦。按：若喘若哕，若，或也。正常情况下，饮水如《素问·经脉别论》所论："饮入于胃，游溢精气，上输于脾，脾气散精，上归于肺，通调水道，下输膀胱，水精四布，五经并行。"此恣意大饮，水不化气，脾不散精，水停则腹满、小便不利；水停三焦，气机升降紊乱，水气犯肺则喘，水渍于胃，气逆于上则哕。

凡得病，反能饮水，此为欲愈之病。其不晓病者，但闻病饮水自愈，小渴者乃强与饮之，因成其祸，不可复数也。 ［15］

本条承上条文意，继续强调病人欲饮水只能少少与饮之，不可强饮。

得病不欲饮水者，多为阳虚里寒或水饮内停之证。今得病“反能饮水”，且有“欲愈”之象，此病必是时气病“胃中干”，属胃中津液暂时性匮乏。这种状况已见于本篇第14条：“与之常令不足，勿极意也。”“忽然大汗出，是为自愈也。”又见于太阳病篇第71条：“欲得饮水者，少少与饮之，令胃气和则愈。”此两条所言均属伤津口渴之轻证，病有将愈之势。

若对此类“欲愈”之势，不了解病机之隐微，不能见微知著，仅仅对“病饮水自愈”略知道一点肤浅知识，便一见到病人有微微口渴之象，即“强与饮之”，因“不能消之”，以致引发新的病证，这样的事例在现实中是数不胜数的。

凡得病，厥脉动数，服汤药更迟，脉浮大减小，初躁后静，此皆愈证也。 ［16］

本条讨论时气病将愈未愈之脉症。

凡，发语词。此“得病”，律以上下文意，此“病”当系“时气病”亦即热病。“厥脉动数”，犹言脉搏跳动得快。按：厥，其也；代词。脉动，脉搏跳动，此“动”不是言动脉。其脉由原本之“数”变为不数，此所谓“更迟”，此是从脉率方面表达脉象之表化。更，变更的意思；迟，是对比原本的数脉而言，此“迟”不是言迟脉。“脉浮大减小”，犹言脉由原本的浮大之势变为不再像原来一样的浮大，此是从脉势方面表达脉象之变化。大，言其浮势盛而有力。从“厥脉动数”与“脉浮大减小”两句中，可以读出，此病人原本的脉象是浮数有力。

此病人在按规定的方法服药后，伴随脉象从“浮数有力”趋向舒缓平静变化之同时，躯体症状也由服药前之烦躁不宁转化为安静平和，此属将愈之象。

凡治温病，可刺五十九穴。又，身之穴三百六十有五，其三十穴灸之有害，七十九穴刺之为灾，并中髓也。 ［17］

本条讨论针刺治疗温病之可刺、禁刺及禁灸等若干问题。

有关“五十九穴”的记载，当首见于《黄帝内经》。散见于《灵枢·热病》《素问·水热穴论》《素问·气穴论》《素问·刺热论》《素问·刺疟论》等诸篇。由于《黄帝内经》诸篇既不是产生同一时代，也不是出自同一人手笔，同时，所产生的环境也不可能是同一地域，故从其若干内容的表述中，可见有较大的差异，或有相抵牾之处。关于“五十九穴”的表述，就属其中之一例。张介宾曰：“本篇（《灵枢·热病》）所载者，热病五十九俞也，前篇《水热穴论》所载者，亦《热病》五十九俞也。考二篇之异同，则惟百会、囟会、五处、承光、通天、临泣、目窗、正营、承灵、脑空等十八穴相合，其余皆异。”今检《素问·水热穴论》之治热病五十九俞计有“头上五行,行五者,以越诸阳之热逆也”;“大杼、膺俞、缺盆、背俞,此八者以泄胸中之热也”;“气街、三里、巨虚上下廉,此八者以泄胃中之热也”;“云门、髃骨、委中、髓空,此八者以泄四肢之热也”;“五脏俞傍五,此十者以泄五脏之热也”;“凡此五十九穴者,皆热之左右也”。《灵枢·热论》:“所谓五十九刺者,两手外内侧三,凡十二痏;五指间各一,凡八痏,足亦如是;头入发一寸傍三分各二,凡六痏;更入发三寸边五,凡五十痏;耳前后口下者各一,项中一,凡六痏;巅上一,囟会一,发际一,廉泉一,风池二,天柱二。”对上述表述中,穴位的具体位置与部位的具体穴位,历代注家诸如王冰、吴崑、马莳、张志聪等均有不同的解析。《黄帝内经》时代,针刺是治疗热病的主要方法,“其未满三日者,可汗而已”,其中多数情况下,是用针刺的方法取汗。《灵枢·热论》之“五十九刺”,突出的是“刺”,所讨论的主要是方法。“刺”是以经络为依托,以穴位为中心,是以刺“络”或“穴”放血为具体方法。如同篇中所言“先取足太阳及腘中及血络出血”,“先取涌泉见血,视跗上盛者,尽见血也”。

《素问·水热穴论》之“五十九俞”,突出的是“俞”,是点,是穴位。故有“未能领别其处,愿闻其处”之问。关于五十九穴,张介宾有一段论述是比较透彻的,其云:“今总计二篇(按《灵枢·热病》《素问·水热穴论》)之数,再加以上文(按《灵枢·热病》)所言胃络、涌泉等穴,原不在五十九数之内者,凡十四穴,仍除去重复十八穴,则总得一百一十四穴,皆热俞穴也,均不可废。凡热者,当总求二篇之义,各随其宜而取用之。”[①]

“身之穴三百六十有五”,人身有三百六十五穴,意出《黄帝内经》。《素问·气穴论》以天人相应推论,“气穴三百六十五以应一岁,未知其所”。杨上善在《太素》注中曾有云:“此(《黄帝内经》)言三百六十五穴者,举大数为言,过与不及,不为非也。”现代教科书认为《黄帝内经》论及穴名约160个。[②]有学者统计,《黄帝内经》有穴位238个[③],另有学者统计148个,其中头面颈项部28穴,躯干部33穴,四肢部87穴。[④]林亿等新校正按:“详自脏俞五十至此,并重复共得三百六十,通前天突、十椎、上纪、下纪,三百六十五穴,除重复,实有三百一十三穴。”[⑤]吴崑注曰:“自脏俞至此,并重复共得四百零七穴。除重复,约得三百五十八穴。盖世远经残,不可考也。”[⑥]马莳注云:“通共计之有三百五十七穴,其天突、大椎、上脘、关元俱在内,天突、关元、环跳俱重复,想有脱简,故不全耳。”[⑦]而高士宗则曲就文义谓:“自天突至天府下五寸,共三百六十六穴,一岁三百六十五日而有奇。”“按头上五行行五,及天突、关元、厌中、巨虚、上下廉,穴有重复,而一岁之数,毫无错也。此一节言气穴三百六十五,以应岁数。”[⑧]由于对“穴位”概念之界定不同,认定之

---

① 张介宾.类经[M].北京:人民卫生出版社,1965

② 石学敏.针灸学[M].第2版.北京:中国中医药出版社,2007

③ 李洪涛.关于《内经》针灸穴位的整理[J].安徽中医学院学报,1983,2(2):43

④ 苏妆.黄帝内经腧穴考[J].上海针灸杂志,2014,33(2):185

⑤ 王冰.黄帝内经素问[M].北京:人民卫生出版社,1956:109

⑥ 吴崑.内经素问吴注[M].济南:山东科学技术出版社,1984

⑦ 马莳.黄帝内经素问注证发微[M].北京:人民卫生出版社,1998

⑧ 高士宗.黄帝素问直解[M].北京:科学技术文献出版社,1980

范围不同，以及曲就文义之影响，《黄帝内经》中穴位确切数目之差异，则成为学术史上之必然现象。本条“身之穴，三百六十有五”，显示出学术研究史上的时代印记。

“三十穴灸之有害”，在中医文献中似首见于本篇，出处不明，语焉未详。关于热病用灸法治疗，可见于《黄帝内经》，《素问·骨空论》云：“灸寒热之法，先灸项大椎，以年为壮数。次灸橛骨，以年为壮数。视背俞陷者，灸之。举臂肩上陷者，灸之。两季胁之间，灸之。外踝上绝骨之端，灸之。足小指次指间，灸之。腨下陷脉，灸之。外踝后，灸之。缺盆骨上，切之坚痛如筋者灸之。膺中陷骨间，灸之。掌束骨下，灸之。脐下关元三寸，灸之。毛际动脉，灸之。膝下三寸分间，灸之。足阳明跗上动脉，灸之。巅上一，灸之。”又云：“大风汗出，灸譩譆。”而“灸之有害”之“三十穴”，今已不可确考，当属汉晋时代从临床中总结出来的灸法禁忌。

《黄帝内经》中有关于禁灸与不可灸之论述，如《灵枢·始终》：“少气者，脉口、人迎俱少，而不称尺寸也……如此者弗灸。”但《黄帝内经》中似无禁灸之具体穴位记载。至《针灸甲乙经》，当是首次对禁灸穴做了比较系统的总结。详卷五、卷三所列禁灸二十七穴，计有头维、承光、脑户、风府、瘖门、下关、耳门、人迎、丝竹空、承泣、脊中、白环俞、乳中、石门、气街、渊腋、经渠、鸠尾、阴市、阳关、天府、伏兔、地五会、瘈脉、心俞、素髎、五处。

“七十九穴刺之为灾”亦首见本篇。《素问·刺禁论》提示针刺上关、脑户、气街、乳上、缺盆、鱼际等穴位，有发生意外之可能。至《针灸甲乙经》，记载有禁针、慎针十七腧穴，计有神庭、脐中、手五里、伏兔、三阳络、承筋、乳中、鸠尾、石门、上关、缺盆、人迎、云门、颅息、复溜、然谷、左角①。本篇所言之七十九禁刺穴，不知出处，其具体穴位亦不可确考。

本篇提出禁灸、禁针之诫谕，缘于其穴或其部位皮薄肉浅恰值要害之处，《素问·刺禁论》云：“脏有要害，不可不察。”冒然灸之、刺之，伤其致命之处，此则谓之“害”，谓之“灾”，故文曰：“并中髓也。”髓，犹言重要致命之处。中（zhòng）髓，伤及要害。

脉四损，三日死。平人四息，病人脉一至，名曰四损。
脉五损，一日死。平人五息，病人脉一至，名曰五损。
脉六损，一时死。平人六息，病人脉一至，名曰六损。 ［18］

本条讨论损脉及其预后，表述病情极度恶化，病至垂危之征。

本条又见《脉经》卷第七。《平脉法》第10条：“若见损脉来至，为难治。”损脉更早见于《难经·十四难》，虽同曰损脉，具体含义不同，但在表述呼吸之间，脉搏的减退与反映气血精神之最后竭蹙则是一致的。

《素问·平人气象论》云：“人一呼脉再动，一吸脉再动，呼吸定息，脉五动。闰以太息，命曰平人。”此言平人一息脉来四至或五至，而本条之“平人四息，病人脉一至”“平人五息，病人脉一至”“平人六息，病人脉一至”，此属《脉经》记载扁鹊所言屋漏脉之类，脉来如屋漏残滴，良久一滴，且可见参伍不调，此属真脏脉现，反映出病人胃气已败，气血已衰竭至极。《灵枢·五十营》云：“人一呼脉再动，气行三寸，一吸脉亦再动，气行三寸，

① 李戎．简析《针灸甲乙经》中的禁（慎）针禁（慎）灸腧穴［J］．中国针灸，2001，21（11）：695

呼吸定息,气行六寸。”今病人病至“脉四损”“脉五损”“脉六损”的程度,其气行已近停止,血行已近滞凝,危在旋踵,故文曰“三日死”“一日死”“一时死”。本条所谓之“脉四损”“脉五损”“脉六损”,虽是表达气血衰竭的程度不同,生命体征恶化程度不同,但其病机则是相同的。

仲景在《序》中曾批评某些时医“按寸不及尺,握手不及足,人迎趺阳,三部不参,动数发息,不满五十,短期未知决诊”。本条之“脉四损,三日死”;“脉五损,一日死”;“脉六损,一时死”,实为“决诊”“短期”。短期,病危笃将亡之时。

脉盛身寒,得之伤寒;脉虚身热,得之伤暑。脉阴阳俱盛,大汗出不解者死。脉阴阳俱虚,热不止者死。脉至乍数乍疏者死。脉至如转索,其日死。谵言妄语,身微热,脉浮大,手足温者生;逆冷,脉沉细者,不过一日死矣。此以前是伤寒热病证候也。 [19]

本条简要地讨论伤寒与伤暑的脉症以及若干危笃重证之脉症特点。

根据条文内容,本条可分为五节讨论。第一节,“脉盛身寒,得之伤寒;脉虚身热,得之伤暑”。本节用上下对偶的句式,表述伤寒与伤暑之不同。人体感受寒邪,风寒束表,卫当其冲,卫气卫外功能失调,不能正常温分肉、充皮肤,不能正常卫外,故症见恶寒无汗。对于伤寒表症而言,恶寒是第一症状,故太阳病篇第 3 条言“太阳病,或已发热,或未发热,必恶寒”。典型的太阳伤寒脉象是浮紧,文曰“脉盛”是概言太阳伤寒脉象之浮紧而有力,此属实脉之列。人体感受暑邪,暑为邪热,伤气耗津,故症见身热汗出口渴。典型的伤暑脉象是弱而无力,此属虚脉之列。

第二节,“脉阴阳俱盛,大汗出不解者死。脉阴阳俱虚,热不止者死”。其中第一句“脉阴阳俱盛,大汗出不解者死”顺承前文第一节之第一句“脉盛身寒,得之伤寒”。其中第二句“脉阴阳俱虚,热不止者死”顺承前文第一节之第二句“脉虚身热,得之伤暑”。此在修辞上称为下文分承上文。

若病发伤寒,在表证是“脉盛身寒”,若病势急进,至脉阴阳俱盛,则是三阳合病,属内外表里俱热,此热势弥漫,本不宜发汗,若大汗,必鼓荡热势,邪热鸱张,伤阴劫津,甚则阳亡阴脱,故可阴阳离散而成死证。

若感受暑热之邪,病发暑证,则“脉虚身热”。《难经·四十九难》有云:伤暑“身热而烦,心痛,其脉浮大而散”。先夏至为病温,后夏至为病暑,暑为阳邪,其性炎热,故暑病,热极重于温,其伤人多成里热。热自内发,以身大热为特点。暑热伤气,热灼真阴,故脉阴阳俱虚。病有阴不竭则热不止之势,直至阴竭阳脱,阴阳离散而成死证。

此第一节与第二节内容与前第 2 条遥相呼应。

第三节,“脉至乍数乍疏者死。脉至如转索,其日死”。本节上下两语均讨论真脏脉。

脉至乍数乍疏,见《素问·玉机真脏论》“真脾脉至,弱而乍数乍疏……皆死不治也”。此谓脉来节律不匀,散乱无章,有如“解乱绳之状”,此在《脉经》第五卷中,属扁鹊“解索”脉之类。脉至如转索,在此语境下,此非指紧脉,其意象是表达脉来急且坚硬,毫无柔和之性,有如弹石应手,此在《脉经》第五卷中,属扁鹊“弹石”脉之类。真脏脉的特点是无冲和之韵，突出“硬”象；无节律之序，突出“乱”象；无根气之势，突出“飘”象。此所谓无神、无胃、无根，反映出其病证已至元气至衰，胃气已绝，病势已处于无可挽回之境地。

第四节，“谵言妄语，身微热，脉浮大，手足温者生；逆冷，脉沉细者，不过一日死矣。”

本节循病势变化，从正邪盛衰动态中，以病人“生”与“死”之对立，警示脉症之顺与逆。本节文意出自《难经·十七难》，文曰：“病若谵言妄语，身当有热，脉当洪大，而反手足厥逆，脉沉细而微者，死也。”又见《脉经·卷第五》，文字虽略有出入，但所表达的基本内容则具有一致性。

“谵言妄语”若是实证，必是身大热，手足热，脉洪大。此属里热壅盛，热扰神明，热势外蒸，热盛气浮。邪气盛则实，正邪俱盛，证类阳明病实证。

今虽仍“谵言妄语”，但其症由“身大热”变化为“身微热”，由“手足热”变化为“手足温”，其脉由“洪大”变化为“浮大”，此显现正气已有衰相，证类“伤寒系在太阴”。但正气虽衰，而病尚未至危笃。随着病情的发展，正气日衰，邪热鸱张，至正不胜邪，病势急转直下。此证虽仍见“谵言妄语”，但已由“手足温”“身微热”变化为“逆冷”，脉由“浮大”变化为“沉细”，至此，正气已大衰溃极，邪盛无制。精气夺则虚，证类少阴病危证。与此前之“谵言妄语，身微热，脉浮大，手足温者”相比较，病已至危笃，故文曰“死”。详“谵言妄语”，谵，疾而寐语也，谓神志不清之语言妄谬不次，有虚实之分，阳明病篇第210条有云：“实则谵语，虚则郑声。”谵语，声高气粗，属热扰心神；郑声，声低气馁，属精脱气陷。在此，是表达病情发展的过程，故谵语与郑声在特定的病情态势下，不是绝对的区别，而只是相对的比较。

第五节，“此以前是伤寒热病证候也。”本节是对本篇《伤寒例》之总结。

《伤寒例》涉及的内容丰富庞厚，上承《黄帝内经》关于四时八节七十二候气候变化对外感病发病的影响，对冬温、时行病、寒疫、重感异气等进行了论述，丰富了《伤寒论》六病诸篇外感病论治之内容。本篇内容奥远精深，其主要学术思想仍不离“伤寒热病”之主轴。

前文第2条“今搜采仲景旧论，录其证候、诊脉声色、对病真方有神验者，拟防世急也”，说明此“例”虽为仲景旧论，但其文字则并不完全是仲景本人自撰。尽管如此，林亿在校正《伤寒论》时，其底本或校本中，有《伤寒例》内容却是确凿无疑的，林亿等保留此内容，是对其文本意义的肯定，是对传本的尊重，也是对历史的尊重。通过林亿等校注，《伤寒例》成为宋本《伤寒论》全文内容不可分割的部分。仲景撰著《伤寒杂病论》合一十六卷，散佚后第一位整理者是王叔和，此后历经南北朝、隋、唐约四百年间，传本歧出，至孙思邈时，早年还感叹“江南诸师秘仲景要方不传”，至晚年时才得以见到仲景书，并对其所见到的传本，以“方证同条，比类相附”的构想进行整理与编次，辑入《千金翼方》卷九、卷十，但其中无《伤寒例》文字。仲景书在流传过程中，多属转抄且多衍舛误。在此历史阶段中，除了王叔和与孙思邈，其他真正潜心搜求、补遗、整理、编次者少有记载，故至林亿校注时，其所见之底本或校本中的《伤寒例》文字，就目前可宗文献所及，当出自王叔和之手。

本《伤寒例》首先援引《阴阳大论》，阐述伤寒发病之病因、病机及传化，文中叠用“凡时行者，春时应暖，而反大寒……”；“从霜降以后至春分以前，凡有触冒霜露……”；“凡伤于寒，则为病热……”；“凡人有疾，不时即病……”；“凡作汤药，不可避晨夜……”；“凡伤寒之病，多从风寒得之……”；“凡两感病俱作，治有先后……”；“凡发汗温暖汤药，其方虽言日三服……”；“凡得时气病，至五六日……”；“凡得病，反能饮水……”；“凡得病，厥脉动数……”；“凡治温病，可刺五十九穴……”等句式，援用 12 个“凡”字，意在强调广义伤寒的多歧、多变、多绪，阐述了伤寒、温病、暑病、时行等之异同。综述了伤寒之发病传化，脉象症状，治疗先后，刺灸宜忌，服药规范，转归预后等。

又，此文称之曰“例”，寓有“总论”“绪论”之意蕴，故似可视之为《伤寒论》之总论。

辨痓湿暍脉证第四痓音炽，又作痉，巨郢切，下同

伤寒所致太阳病，痓湿暍此三种宜应别论，以为与伤寒相似，故此见之。 [1]

本条指出痓湿暍虽属感受外邪，且具有太阳病特征，但与狭义伤寒相似而不同，故于《伤寒论》中，痓、湿、暍三种单列别论。

痓，痉之讹，当作痉，属形近致误；强急也，肌肉紧张强急。痉本是症状，今以症状命病。湿，从水，雾露濡渍、潮润浸淫，其性重浊、黏滞，痹闭；虽有内湿外湿之分，但在本条主要是指外感湿邪；湿本是病因，今以病因命病。暍，热也，伤暑也。暍本是病机，今以病机命病。以痓湿暍命名的热病，属广义伤寒。《素问·热论》云："今夫热病者，皆伤寒之类也。"痓湿暍属热病，故归属伤寒之类。

在仲景书中，太阳病的表现各有特点。恶寒也并非都是太阳病的必见之症。太阳病篇第 1 条，"太阳之为病，脉浮，头项强痛而恶寒。"是对太阳病的重点提示，是太阳病最典型的表现，而不是对太阳病的高度概括。它与太阳病的其他类型比较是同中有异，异中有同。①

仔细琢磨，本条可寓有两个蕴意，一是痓湿暍虽属伤寒，但不是狭义伤寒。二是痓湿暍虽属太阳病，但不是典型的太阳病。故一方面"此三种宜应别论"，另一方面，又在《伤寒论》中"见之"。

太阳病，发热，无汗，反恶寒者，名曰刚痓。 [2]

本条讨论太阳刚痉的主要症状，本条又见今本《金匮要略方论·痓湿暍病脉证第二》。

太阳病是仲景援用《黄帝内经》三阴三阳分类法，根据外邪致病见症时间之迟速、症状之寒热、反应程度之剧缓，创造性地把外邪引发的疾病分为既相对独立，又有联系的六个临床类型。太阳病是其中之一。本论太阳病篇中的第 1 条所言"太阳之为病，脉浮，头项强痛而恶寒"。此只是典型的太阳病脉症，而不能概括太阳病的全部。

本条文中虽称为"痉"，却没有肌肉强急、紧张之症状表述，此属省文。试想，一个没有以"痉"为最主要、最突出症状之病证，何以可称之为"痉"病？综观本条"太阳病，发热，无汗，反恶寒者"，实属太阳伤寒（参见太阳病篇第 1 条）。故本条之所以称之为刚"痉"病，是因为它是在太阳伤寒病机、症状之大背景下，更突显出了"痉"这个症状。此"痉"即是下文第 6 条所言："颈项强急，恶寒，时头热面赤，目脉赤，独头面摇，卒口噤，背反张者。"

在太阳病篇第 1 条是"头项强痛"，表达出头与项不仅痛而且"强"，是头项部僵滞而不和顺；第 31 条"太阳病，项背强几几"，表达出"风寒外袭不仅项部肌腠闭塞而强痛，而且背部肌腠亦板滞僵紧、拘束强急"。此两条所表述之病证，虽有缓急之分，但均属风寒

① 李心机．伤寒论疑难解读．第 2 版．北京：人民卫生出版社，2009

侵袭太阳经络局部，太阳之脉，上额交巅入络脑，还出别下项，故风寒外袭，头项背强紧不舒。而本条刚痉，则除了具有太阳表症之发热、恶寒、头痛、颈项强急之外，更突出“头面摇，卒口噤，背反张”，此属风寒广泛外袭太阳经络。太阳经脉，除了“上额交巅入络脑，还出别下项”之外，还“循肩髆，夹脊抵腰中，入循膂”，其“支者从腰中，下夹脊，贯臀，入腘中”，“下贯踹内，出外踝之后，循胫骨至小趾外侧”。风寒广泛外袭，经络阻郁，气血凝滞，筋脉拘急，故“颈项强急”，“头面摇，卒口噤，背反张”，表现出全身性的强急。按：头面摇，摇，犹抽动也；卒，同“猝”，急速、突然；口噤，牙关紧闭。

本条“痉”而伴有“无汗，反恶寒”，故称“刚痉”。刚痉属表证、寒证。

太阳病，发热，汗出，而不恶寒《病源》云恶寒**，名曰柔痉。** [3]

本条讨论太阳柔痉的主要症状，本条又见今本《金匮要略方论·痉湿暍病脉证第二》。

本条之柔痉是与前条之刚痉对比而言。前条“痉”而伴有“无汗，反恶寒”，故称“刚痉”，之所以言“刚”，是因为突出“无汗、恶寒”。本条太阳病“痉”而伴有“汗出，而不恶寒”，故称之为“柔痉”，之所以称“柔”，是因为突出“有汗、不恶寒”。这里的“刚”与“柔”是对症状特点的属性概括对比而言。

在太阳病，有汗而不恶寒，属温病（见太阳病篇第6条）。故本条柔痉除了具有太阳温病之发热、汗出，不恶寒，头痛，颈项强急之外，更突出“头面摇，卒口噤，背反张”，此既反映出“冬伤于寒，春必病温”，以不发则已，一发则必壮热口渴，而不恶寒之特点，又突显出内外合邪，邪滞太阳经络，热炽伤阴，阴枯津竭，筋脉失养而项、背、腰、膝反张拘急之特点。

与前条之“刚痉”属表证、寒证对比，本条之柔痉属表证、热证。

太阳病，发热，脉沉而细者，名曰痉。 [4]

本条讨论太阳痉病的发展过程。本条又见今本《金匮要略方论·痉湿暍病脉证第二》。

前文第2条、第3条所述，不论是刚痉还是柔痉，不论有汗还是无汗，不论恶寒还是不恶寒，均属太阳病，都具有以头项强痛，脉浮为特点之表症。本条虽曰太阳痉病，但病势已有向里证发展之端倪，表现在脉象由“浮”变为不浮。与典型太阳病之脉浮比较，不浮曰“沉”。脉细寓正气衰颓之象。脉由浮盛趋向沉细，反映出此痉病之病机已有逆转之势，正气渐虚而邪气渐盛，故本条在《金匮要略方论·痉湿暍病脉证第二》中，最后还有一句：“为难治。”

太阳病，发汗太多，因致痉。 [5]

本条讨论太阳病发汗太多，继发之痉病。

典型太阳病的常规治疗方法是发汗，但发汗必须得法，此在《伤寒例》第13条与太阳病篇第12条桂枝汤方后注中，有详尽表述。若发汗太过，必伤津耗气，阴阳俱伤。汗伤阳气则经筋失于温煦，汗伤阴津则经筋失却濡润，轻则可显四肢拘急，如太病篇第20条所述，重则致“头面摇，卒口噤，背反张”之痉病。

病身热足寒,颈项强急,恶寒,时头热面赤,目脉赤,独头面摇,卒口噤,背反张者,痓病也。 [6]

本条讨论外寒里热,内外合邪之痉病。

纵观本条,其若干症状可分为三组,一是外感寒邪之发热恶寒,二是内伏郁热之下寒上热诸症状,三是突显痉病的若干症状。

痉病本属广义伤寒,具有外邪侵袭之特征,故症见发热恶寒。本证又素有伏热郁结,热结于内,阴阳不相顺接,热壅于上,则头热面赤,目中脉络红赤;阳不达于四末,则足寒手冷。文中虽未明言手冷,但足寒身热,手冷自当在不言之中,此属热厥。

本证外有寒邪闭拒,肌腠板滞僵紧、经脉拘急;内有伏热郁结,伤阴耗津,筋脉失养而挛急,内外合邪,则"头面摇"而抽动,牙关不开而"口噤",项背强急而"反张"。

本证寒热错杂,其痉则刚中寓柔,柔中见刚。

太阳病,关节疼痛而烦,脉沉而细一作缓**者,此名湿痹**一云中湿。**湿痹之候,其人小便不利,大便反快,但当利其小便。湿家之为病,一身尽疼,发热,身色如似熏黄。湿家,其人但头汗出,背强,欲得被覆向火。若下之早,则哕、胸满、小便不利、舌上如胎者,以丹田有热,胸中有寒。渴欲得水,而不能饮,口燥烦也。** [7]

本条讨论太阳湿痹之脉症与治则及湿家为病之特点,强调湿家不可早下。

本条可分三节讨论。第一节,"太阳病,关节疼痛而烦"至"但当利其小便"。此节表述太阳湿痹之脉症与治则。文曰"太阳病",此系外感湿邪之表证,实际上,当是风寒之邪驭湿而犯人。此合《素问·痹论》所言:"风寒湿三气杂至,合而为痹。"太阳湿痹与太阳伤寒、太阳中风、太阳温病并见于太阳病篇。第174条"伤寒八九日,风湿相搏,身体疼烦,不能自转侧",第175条"风湿相搏,骨节疼烦,掣痛不得屈伸"所表述的即是太阳湿痹。

文曰"太阳病",表明本证另有发热恶寒,头痛,项、背、脊强急,僵滞不舒。湿邪侵袭太阳经络、肌腠,痹着肌表,阻滞营卫,流注关节,故其人"关节疼痛而烦"。按:烦,剧也,在此表达关节疼痛的严重程度,非心烦或烦躁之意。

太阳病,若是风寒外袭,则是气浮于表,故脉浮。而本证属湿邪外袭,湿性重着黏滞,痹着肌表。气血为湿所阻,失于宣行,故脉气凝涩而沉细。脉沉,反映出湿邪之滞重,脉细一则反映湿邪之黏缠闭遏,二则反映出正气之失宣阻困。

湿邪外袭滞留,湿气弥漫,内外合邪,阻遏气机。一方面黏滞困脾,脾不健运,则"大便反快",按:快,急捷畅利,在此犹言大便溏薄;另一方面,湿邪损伤阳气,阳不化气,则小便不利。治湿大法,当是温阳化气,通利小便而宣化、驱逐湿邪。

第二节:"湿家之为病,一身尽疼,发热,身色如似熏黄。"本节补充表述湿痹进一步发展之症状。所谓湿家,是泛指患湿痹一类的病人。"一身尽疼"是强化表述第一节之"关节疼痛而烦"。"其人小便不利",湿邪黏缠滞着不化,日趋"发热,身色如似熏黄",反映出病情已向热化趋势发展。湿郁生热,湿热酝蒸,濡染黄化,流于肌肤,则面目身黄。

第三节“湿家，其人但头汗出，背强”以下至“渴欲得水，而不能饮，口燥烦也”。此节可分三个小段。第一小段“湿家，其人但头汗出，背强，欲得被覆向火”，上承前文第二节。归纳湿家症状，可分为表证与里证。表证可见“一身尽疼”，“背强”，“发热”，恶寒“欲得被覆向火”；按：被覆向火，被，盖也；被覆，蒙盖也。向火，烤火取暖的意思。里症可见“发热”，“身色如似熏黄”，“但头汗出”。

湿邪重着黏滞缠绵，在外则痹着太阳经络肌腠，困遏卫阳之温煦，故“一身尽疼”，“背强”，“发热”，恶寒而“欲得被覆向火”；在内则湿热酝蒸，濡染黄化，而显“身色如似熏黄”。六病诸篇中另有“身黄如橘子色”（见阳明病篇第260条），言色黄而鲜明，此为湿从热化之湿热发黄。本条“熏黄”，言色黄而晦黯，此属湿从寒化之寒湿发黄。发黄必有湿，无湿之酝则不能发黄；发黄必有热，无热之蒸亦不能发黄。热蒸湿郁，热重则湿热发黄，热轻则寒湿发黄。无论是湿热发黄还是寒湿发黄，发黄作为一个具体症状，一个具体的过程，均源于湿热的酝酿、蒸化。单就“发黄”这一具体症状、这一局限的“点”来说，寒湿发黄与湿热发黄在发生机制上没有本质区别。“证”不同于“症状”，若就“证”来说，寒湿发黄证与湿热发黄证则有阴阳属性之不同。这是因为，证的阴阳属性主要取决于机体阳气的盛衰，在发黄证中，湿邪作为主要病因，随机体的阳气的盛衰，可能产生从阳化热或从阴化寒两种不同的变化趋势。若湿邪从阴化寒，则可形成寒湿发黄证，若湿邪从阳化热，则可形成湿热发黄证。①

本证“熏黄”与“但头汗出”并见，恰反映出其证正处于从寒湿向湿热转化之动态过程。“但头汗出”印证其热化之趋势，湿与热初始郁结，仅能上蒸头面而汗出，故文曰“但”。但，只、仅也。

综观本证之变化，寒湿缠滞于外，初始热化于内，此本当游刃于通阳或清化之间，凸显祛湿为本。

第二小段“若下之早，则哕、胸满、小便不利、舌上如胎者，以丹田有热，胸中有寒”，上承前文第一小段。此“湿家”表里同病，外则寒湿缠滞于表，内则湿从热化于里，本当以祛湿为本，兼施以疏散、通阳或清化之法，却误用下法。湿邪在表，外证未解，正气抗邪，气血仍有向上向外之机，即使有可下之征，亦不可下，下之为逆。

本证误下，一则引发表邪内陷之势，正气受挫，抑而求伸，故症见“哕”与“胸满”。哕，气逆也。此“哕”与太阳病篇第15条，下之后之“气上冲”及第43条，下之后之“微喘”，在病机上有相同之处。胸满，亦是误下后，正气受挫后之反弹，是抑而求伸之“气上冲”的另一种表现，与太阳病篇第21条“下之后，脉促，胸满”的病机有相似之处。

二则胸阳受挫而“胸中有寒”，故其“哕”与“胸满”症状中，必寓有寒象。三则邪热陷而未尽，热郁下焦“丹田”，湿热更加酝结，阳不化气则“小便不利”。本证湿痹，误下前之小便不利，属寒湿伤阳之阳不化气，故小便短少色清；而误下后之小便不利，则属湿热蕴结之阳不化气，故小便短少而色黄。本证湿邪缠滞胶结，上寒下热错杂，所谓“舌上如胎”，必是黄白苔滑而润。

---

① 李心机．伤寒论疑难解读［M］．第2版．北京：人民卫生出版社，2009

第三小段："渴欲得水，而不能饮，口燥烦也。"文意上承第二小段"小便不利、舌上如胎者"，以补述误下后的变证。误下后，寒热错杂之湿邪，酝酿胶结，阳不化气，津不上承，故一方面，口感极燥，"渴欲得水"；另一方面，湿性黏腻，黄白苔滑而润，口感不爽，故又"不能饮"。按：口燥烦，烦，犹表达口燥之程度严重。

"以丹田有热，胸中有寒"在第三节中可看成"自注句"，以进一步明晰上寒下热之病机。

湿家下之，额上汗出，微喘，小便利一云不利**者死，若下利不止者，亦死。** [8]

本条讨论湿家误下，亡阳脱阴之死证。

从本条中可见，湿家下之，其变证可有急缓之分。其急变者，下之而即能引发亡阳死证，反映出其人阳气素亏。湿为阴邪，尤易耗损阳气，故误用下法，骤然加速阳气耗损，虚阳急剧浮越，阳气瞬间亡于上，则额头冷汗频频，同时，孤阳拔根，肾关失固，膀胱不约而遗尿失禁。按：此"小便利"与"额上汗出"并见，且属死证，绝不是所谓小便清长，而是言小便失禁遗尿。另，文中虽未明言其人手足厥冷，但其症必在其中。

在此背景下之"微喘"，实际上属少阴病篇第 299 条之"息高"之象，系气息浅表之"逗气"，病至阳亡气脱，危在旋踵，故文曰："死"。

其缓变者，其人脾肾阳气素虚，下后，利下剧作，"下利不止"，或"下利日十余行"（厥阴病篇第 369 条），阴津暴脱，孤阳无根，证至"脉绝，手足厥冷"（厥阴病篇第 368 条）之际，阴阳濒临离散而成死证。至于下后，其变证之急与缓，乃是相对比而言。

问曰：风湿相搏，一身尽疼痛[①]，法当汗出而解。值天阴雨不止，医云此可发汗，汗之病不愈者，何也？答曰：发其汗，汗大出者，但风气去，湿气在，是故不愈也。若治风湿者，发其汗，但微微似欲出汗者，风湿俱去也。 [9]

本条讨论风湿病的治疗原则及具体的实施方法。

本条可分为两节讨论。"问曰：风湿相搏，一身尽疼痛，法当汗出而解"至"汗之病不愈者，何也？"为第一节。此节在设问中指出风湿的治疗大法。风湿相搏，风，在此泛指风寒外邪；湿，主要是指天地间外在湿邪。风湿邪气相互摩荡、抟聚侵袭人体，痹着肌表，缠黏、阻滞营卫运行，经络、气血不利，故身疼不能转侧，掣痛不得曲伸，此属风湿表证，法当治以解肌疏表，通阳化气，利尿驱湿，汗出而解（如太阳病篇第 174 条、第 175 条之桂枝附子汤等风湿三方可参）。在本节的设问中又提出新的问题：既然"法当汗出而解"，那么为什么"值天阴雨不止"时，"汗之病不愈"呢？

"答曰"以下至文末，为第二节。此节回答了前节提出的问题，阐释天气阴雨对发汗的影响。"天阴雨不止"，表达出在连绵阴雨的环境下，湿气朦郁流行，空气湿度大，人体

① 痛：中国中医科学院藏本作"病"，义晦，疑误；台北"故宫博物院"藏本并《金匮要略》吴迁本、邓珍本均作"痛"，是。

肌肤黏腻不爽。在此环境下，对风湿病发汗，当“微微似欲出汗”，在此氤氲微微汗出过程中，湿邪冉冉悠悠而化气，湿随风逸，“风湿俱去”。营卫徐徐谐调，以舒肌腠、经络之滞碍。这是一个过程。

若“汗大出”，则峻汗伤阳，而阳虚不能化湿；风虽随汗而泄，但外在环境“阴雨不止”，湿邪弥漫，肌表之湿滞留难散，故文曰“风气去，湿气在”，而湿痹之证仍“不愈也”。

湿家病，身上疼痛，发热，面黄而喘，头痛鼻塞而烦，其脉大。自能饮食，腹中和，无病。病在头中寒湿，故鼻塞，内药鼻中则愈。 [10]

本条讨论寒湿表证之发黄。

疏理本证湿家之症状、体征，可以分为两个部分：一则是以身上疼痛、发热、面黄而喘、头痛鼻塞而烦、脉大为代表的寒湿表证。二则是以“自能饮食”，“腹中和、无病”为代表的体征形象，从中可以判断本证属寒湿表证（参见前第 7 条）。

文曰“腹中和，无病”，意即健康舒适；腹中，在此泛指胸腹为代表之“里”；和，舒适和宜，正常的意思。“无病”，病，在此是“痛苦”的意思；“无病”即是表达没有疼痛、痛苦症状。“自能饮食”，表达出饮食正常的状态。这一句廓清了本条“湿家病”不是里证，不是里病。

“病在头中寒湿”一语，一则言其病位在以“头”为代表之“表”，二则强调其病机是“中寒湿”。按：中，音（zhòng）。

“面黄”这个症状是本条的难点，历代注家释作黄疸发黄，非是。纵观仲景书中之“发黄”，不论是湿热蕴蒸之发黄如橘色，还是寒湿交结之发黄如烟熏，或是瘀血发黄之黧黑，必有腹满、不欲食，或恶心呕吐，或小便不利、单头汗出等症状。本条文曰：“自能饮食，腹中和，无病。”已点明了此“面黄”不属里证。条文作者在文中排除了此“面黄”是黄疸之发黄。

“病在头中寒湿，故鼻塞，内药鼻中则愈。”属自注句。是对前文“头痛鼻塞而烦”的解析。强调本证头疼鼻塞的病机是“中寒湿”，治疗是“内药鼻中则愈。”

本篇前文第 7 条有云：“湿家之为病，一身尽疼，发热，身色如似熏黄。”单从文字上看，第 7 条的这一段表述与本条“身上疼痛，发热，面黄”相似，但纵观二条的全文蕴意，则可见此二条文中所表达出的病机、症状大有不同。

第 7 条之“身色如似熏黄”伴有“小便不利，大便反快”，“但头汗出”之里证，而本条则特别提示“自能饮食，腹中和，无病”，强调无里证。纵览仲景书中关于发黄、黄疸、谷瘅的论述与临床见证，一个“身色如似熏黄”或“身黄如橘色”的黄疸病人，是不可能同时具备“自能饮食，腹中和，无病”这样的临证状态。所以把本条中的“面黄”讲成黄疸之发黄，一则违背原典文本的本意，二则违背医学临床常识。

本条中的“面黄”，一是表达本证虽发热，但面不红赤，二是表达本证“湿家病”，显示出湿病面色萎黄的本色。这种非黄疸性的发黄，如同《金匮要略》中的“男子黄，小便自利，当与虚劳小建中汤”之面色萎黄。

本证寒湿缠滞于表，伤及肤表肌腠及太阳经脉，则症见身疼、头痛。正气抗邪，阳气趋于表,则发热。寒湿之邪滞于肤表,腠理闭塞,肺气不宣则喘。寒湿邪滞于肤表,"中于头",则头疼鼻塞。按:鼻塞而烦,此"烦"表述鼻塞严重之程度。因为鼻塞的程度严重,所以,文中给予治标之法—— "内药鼻中"。"内药鼻中"治"愈"的不是"湿家病,身上疼痛,发热,面黄而喘",而只是"头痛鼻塞而烦"。

与前文第7条"太阳病,关节疼痛而烦,脉沉而细一作缓者,此名湿痹"对比,本证更加轻浅于肤表。前文第7条"此名湿痹",是因为其病深,故"脉沉而细";在本证"湿家病",因为其病浅,故"脉大",大,是对比而言,意在表达其脉势之浮而有力。

内药鼻中治疗头疼、鼻塞是古法,在《本草纲目》等本草方书中多有记载。这些记载是通过口耳相传数千年保留下来的古方。

病者一身尽疼,发热日晡所剧者,此名风湿。此病伤于汗出当风,或久伤取冷所致也。 [11]

本条讨论风湿病之成因及湿从热化之倾向。

本证"伤于汗出当风",汗出后,肌表空疏,风冷汗凝而为湿,风与湿胶着、相搏而病风湿。又,风餐水宿,久居湿地,湿邪渐积,贼风窃害,是谓"久伤取冷",亦极易罹患风湿之证。

风湿既成,有从阴化寒倾向者,如前文第9条及太阳病篇第174条、第175条所论,而本条则具有从阳化热之倾向。风湿相搏于表,阻滞营卫,气血不利,故症见一身尽疼。正气抗邪,阳气郁于肤表,故发热。"发热日晡所剧",则标示出人与天地之相应关系,其人由一般性发热,而变化为"日晡所剧",反映出热势随天阳之潜降,由表入里,故下午4时左右,其热势加重。此"发热日晡所剧",反映出病情加重,热势由表向里发展,阳明病篇第240条有云"日晡所发热者,属阳明也",寓意可参。另,"日晡所"发热或潮热,另见于第104条、第137条、第212条等均反映里热鸱张之势。本证在《金匮要略方论·痓湿暍病脉证第二》中,方用麻黄杏仁薏苡甘草汤,属微汗宣表祛湿之法。

按:日晡所,下午3时至5时;所,通许,不定之辞,表略数。古人用十二地支即子、丑、寅、卯、辰、巳、午、未、申、酉、戌、亥,把一日分为十二时辰。同时又根据这十二时辰的时间特点,另定专用术语表达之,如:子时又称夜半、子夜等,丑时又称鸡鸣、荒鸡等,寅时又称平旦、黎明等,卯时又称日出、日始等,辰时又称食时、早食等,巳时又称隅中、日禺等,午时又称日中、日正等,未时又称日昳、日跌等,申时又称晡时、日晡等,酉时又称日入、日落等,戌时又称黄昏、日夕等,亥时又称人定、定昏等。"日晡"是指申时。

太阳中热者,暍是也。其人汗出,恶寒,身热而渴也。 [12]

本条讨论太阳暑病之典型症状。

中(zhòng)热,即为暑邪伤人,首犯太阳肌表。暑本为六气之一,太过则称为"淫",寓火热之原质,《素问·五运行大论》曰:"在天为热,在地为火……其性为暑。"天地间热火暑同质共性。

暑气伤人具有明显的季节时令特征,《素问·热论》云:"后夏至日者为病暑。"冬伤于寒，元气日耗内亏，夏令暴感酷暑，内外合邪，举发中热。

暑邪伤人，暑热炙烤，外蒸肌表则身热汗出，汗泄耗气则恶寒。暑热煎灼真阴则口渴欲饮。本条另见《金匮要略方论·痉湿暍病脉证第二》，方用白虎加人参汤。

"暑"，致病之外邪，病因也；"中热"，暑邪中人，病机也；暍，伤暑后证候特点的共性概括，病名也。

太阳中暍者，身热疼重，而脉微弱，此亦夏月伤冷水，水行皮中所致也。 ［13］

本条讨论太阳中暍误"伤冷水"之不典型脉症。

太阳中暍，暑蒸则身热，汗泄耗气则脉微弱，与前文第 12 条比较，本证突出身疼重之症状。为什么身疼重？文中自注"夏月伤冷水"，是以暑热当令，肌疏汗泄之际，或恣饮冷凉，或冷水潠灌，汗被冷凉遏闭，凝而为湿，湿渍皮中，则身疼重而沉滞。

太阳中暍者，发热，恶寒，身重而疼痛，其脉弦细芤迟；小便已，洒洒然毛耸，手足逆冷；小有劳，身即热；口开，前板齿燥。若发汗则恶寒甚，加温针则发热甚，数下之则淋甚。 ［14］

本条讨论素体阳虚中暍兼夹湿邪之脉症，并指出不可用汗、下法与温针。

本证素体阳虚，适中热伤暑，火热炙烤，症见发热汗出，此属暑热外蒸。虚阳不固，汗流浃体，肌疏气耗，肌表卫阳更加馁怯，故时时恶寒。

本条太阳中暍与前文 12 条太阳中热相比较，属不典型中暍，除了暑热炙烤而发热、恶寒、汗出、口渴之外，其不典型之处，表现在两个方面：

一则凸显素体阳虚之象，症见在原本恶寒的基础上，又见"小便已，洒洒然毛耸，手足逆冷"；在原本发热的基础上，又见"小有劳，身即热"。

恶寒，其症除了前述之缘于暑热外蒸肌表，身热汗出，汗泄耗气而恶寒之外，更潜隐素体阳虚之的因素，适暑热夹湿邪暴袭，邪盛正溃，气泄阴亏，虚阳内陷而馁弱，失于温煦则更加恶寒。其恶寒具有表里两虚之特点。

"小便已，洒洒然毛耸，手足逆冷"。洒洒然毛耸，恶风貌。《素问·调经论》："邪客于形，洒淅起于毫毛。"洒洒，即毫毛耸起，给人一阵寒冷的感觉。本证本有恶寒，值小便时，热随尿失，阳气一时更加虚馁，一缕寒意袭来，阳气失于温煦则自觉肤粟毛耸而振寒，阳气不达四末则手足阵寒而逆冷，此亦属阳虚之象。

其病外则暑湿裹蒸，伤阴耗气，内则阳陷馁弱，虚困不固，"小有劳，身即热"，劳，劳碌、辛苦；虚阳不守，"小有动"则虚阳浮而生热。使原本的发热更显加重。其发热具有虚实两兼之特点。

二则凸显"身重疼痛"，此属夹湿之象。与前文第 13 条太阳中暍误"伤冷水"之先暑后湿不同，本证之太阳中暍乃是缘于夏至后，小暑至大暑期间，值雨多气湿，天地间暑湿淫行，裹蒸人体，湿滞肌腠则身重乏困。

暑与湿各为六气之一，过之则伤人为邪。《素问·至真要大论》："夫百病之生也，皆生于风寒暑湿燥火。”故《黄帝内经》乃至汉晋时代，凡言暑，多只是言暑热伤人，或易兼湿邪。至于“暑必兼湿”之说，则是后世叶香岩辈所提出来的，此既反映出时代之不同，亦有地域之差异，更显示出理论与认识之衍变。

前文第13条，太阳中暍者，“脉微弱”，此属其常，属暑热伤气。本条太阳中暍，其脉弦细芤迟，则属其变。弦细芤迟相兼，如此复杂的复合脉，反映出本证病机之复杂。结合症状体征，纵观“弦细芤迟”，其脉弦细反映出阳气虚困之潜质，弦芤并见，反映阴阳俱虚（参见辨脉法第13条），脉细芤蕴意如同微弱，寓有浮象。反映出暑伤气阴之病状，此寓阴阳两虚，正气弱馁之象；脉弦迟则反映出湿郁气机，脉道不利之病机，此寓邪气盛实之象。

前文第12条，太阳中热，症见“身热而渴”。本证之“口开，前板齿燥”是对“身热口渴”严重程度之具体表述。病人“口开”，既反映出身大热，气阴两伤，津液匮竭，病人大渴欲饮水之病状，又反映出暑热鸱张，热伤神明，大有神志不清，张口喘息之病势。“前板齿燥”反映出暑热炽盛伤津，根据齿燥之程度、状态，可辨胃津之亏乏或肾水之枯竭。至齿如枯骨，则真阴已涸，病已至危笃。

本证太阳中暍，其发热具有虚实两兼之特点，其恶寒具有表里两虚之特点，属阳虚气弱、暑湿相兼之证。对其治疗当以虚实表里兼顾，治宜清暑益气，养阴生津，通阳化湿。不可发汗，若误汗，肌表更加疏空，内陷之虚阳更加弱怯，故恶寒益甚。若误用温针，不仅达不到通阳之目的，反而以热得热，暑热更加鸱张，故发热益甚。若误用下法，一则耗伤阴津，二则扰乱气机，湿热下注，故小便淋沥不畅。

本篇痉湿暍分属三种病证，虽发病的原因不同，病机不同，但在发病的不同阶段，可能表现出相似的特点。如湿邪可以引发痉病，《素问·至真要大论》有云：“诸痉项强，皆属于湿。”又，中暍的极期，邪入血分亦可神昏痉厥。由于发病季节与时令之关系，暑易夹湿，或暑湿相兼更是中暍常见表现。故在宋本《伤寒论》中，痉湿暍三病合编于同篇，亦反映出整理者在一定程度上对三病的理解。

辨太阳病脉证并治上第五

合一十六法,方一十四首

太阳中风,阳浮阴弱,热发,汗出,恶寒,鼻鸣干呕者,桂枝汤主之。第一。五味。前有太阳病一十一证。(12)[①]

太阳病,头痛发热,汗出恶风者,桂枝汤主之。第二。用前第一方。(13)

太阳病,项背强几几,反汗出恶风者,桂枝加葛根汤主之。第三。七味。(14)

太阳病,下之后,其气上冲者,桂枝汤主之。第四。用前第一方。下有太阳坏病一证。(15)

桂枝本为解肌,若脉浮紧,发热汗不出者,不可与之。第五。下有酒客不可与桂枝一证。(16)

喘家作桂枝汤,加厚朴杏子。第六。下有服汤吐脓血一证。(18)

太阳病,发汗,遂漏不止,恶风,小便难,四肢急,难以屈伸,桂枝加附子汤主之。第七。六味。(20)

太阳病,下之后,脉促,胸满者,桂枝去芍药汤主之。第八。四味(21)

若微寒者,桂枝去芍药加附子汤主之。第九。五味。(22)

太阳病八九日,如疟状,热多寒少,不呕,清便自可,宜桂枝麻黄各半汤。第十。七味。(23)

太阳病,服桂枝汤,烦不解,先刺风池风府,却与桂枝汤。第十一。用前第一方。(24)

服桂枝汤,大汗出,脉洪大者,与桂枝汤。若形似疟,一日再发者,宜桂枝二麻黄一汤。第十二。七味。(25)

服桂枝汤,大汗出,大烦渴不解,脉洪大者,白虎加人参汤主之。第十三。五味。(26)

太阳病,发热恶寒,热多寒少,脉微弱者,宜桂枝二越婢一汤。第十四。七味。(27)

服桂枝,或下之,头项强痛,发热无汗,心下满痛,小便不利者,桂枝去桂加茯苓白术汤主之。第十五。六味。(28)

伤寒脉浮,自汗出,小便数,心烦,微恶寒,脚挛急,与桂枝,得之便厥;咽干,烦躁,吐逆,作甘草干姜汤与之,厥愈;更作芍药甘草汤与之,其脚伸;若胃气不和,与调胃承气汤;若重发汗,加烧针者,四逆汤主之。第十六。甘草干姜汤、芍药甘草汤并二味。调胃承气汤、四逆汤并三味。(29)

---

① 在赵刻宋本中,自卷二《辨太阳病脉证并治上第五》至卷十《辨发汗吐下后病脉证并治第二十二》(第十八、第十九除外),每卷的篇目与正文之间有若干条文,这些条文比正文低一格以示与正文的区别;同时,这些条文与正文相比,缺少了修饰辞语,使条文显得更加简练。本书此类条文后的(　)内编号与同篇正文条文后[　]内的编号相对应。以下各篇同。

按：赵刻宋本《伤寒论》十卷二十二篇中的正文是顶格，除去《辨脉法第一》《平脉法第二》《伤寒例第三》《辨痉湿暍脉证第四》《辨不可吐第十八》《辨可吐第十九》六篇，另外十六篇的篇目之后，正文之前，都有一篇篇幅长短不一，与正文内容大同小异，主要是删除了正文中若干修饰词语的条文式文字，这些条文的文字比正文低一格。钱超尘先生称其为“小目”，也有学者称其为“法文”等。这些所谓的“小目”或“法文”及其排列格局出自何人之手，已不可确考，后世、今人众说纷纭。清代唐大烈辑《吴医汇讲》云：“仲景《伤寒》书为叔和编次，已失其真，即林亿校本，亦已难得，今世所传，惟成无已注释之本而已。至三百九十七法，莫不津津乐道，而究鲜确指。”“考前明有吾虞赵开美翻刻宋板《伤寒论》全文，其三百九十七法，于每篇之首注共几法，先则节录原文，开明第一、第二，次于原文之下，复列一、二、三之数，总计全书治法，了如也。但不知出自叔和，出自林亿？今之传本无之者，殆为无已所删乎？后人未见宋刻，茫然不晓。”有几种尚不能排除的可能：一是林亿校正时所用的底本或校本，作为存留，置于此；二是作为“法”的统计，把与“法”相关的条文置于此；三是为便于检索，选取有方有证的纲领性条文置于此。

太阳之为病，脉浮，头项强痛而恶寒。 [1]

《金匮玉函经》 太阳之为病，头项强痛而恶寒。（辨太阳病形证治上）

《金匮玉函经》 太阳病，其脉浮。（辨太阳病形证治上）

《千金翼方》 太阳之为病，头项强痛而恶寒。（太阳病用桂枝汤法）

《千金翼方》 太阳病，其脉浮。（太阳病用桂枝汤法）

《太平圣惠方》 太阳为病，头痛项强而恶寒。其脉浮数，宜桂枝汤。太阳中风，发热而恶寒，宜桂枝汤。（辨太阳病形证）

本条开宗明义，概括地阐明典型太阳伤寒的主要脉象和症状。

《难经·第十八难》云：“浮者，脉在肉上行也。”《伤寒例》云：“凡伤寒之病，多从风寒得之。”风寒侵袭机体，机体做出的最明显的反应，就是气血趋向体表以抗邪，这种反应表现在脉象上是脉浮，反映在症状上则是发热。尽管在本条的表述中，未提及发热，但是在典型的太阳病中，只要是脉浮，那么发热这个症状，或早或迟，或微或显，最终是要出现的，而且必将成为最重要的症状之一。这是因为引起发热与脉浮的病机是相同的，只是表现的途径和形式不同罢了。清代医家王朴庄云：“浮者，表也。寒伤太阳，必由皮毛，俟其气内应于脉显浮象，知其始之不遽也，又知其浮必已发热也。”王朴庄所论是很有道理的，也是符合临床的。

外邪侵袭机体，头项部首当其冲。头为诸阳之会，且太阳之脉上额交巅，入络脑，还出别下项，是机体触冒邪气、正气抗邪极重要的突出部位。外邪侵袭，正邪相搏，头项部气血失于和顺，故头项部强痛。强，音僵，不和顺貌，提示头不仅痛而且不舒展；项不仅强，而且也痛。《素问·刺热论》有云：“热争则项痛而强。”说明外邪侵袭，项也是会痛的。证之于临床，非常有道理。后世注家多把头项强痛讲成头痛项强，把痛和强、头和项绝然分开，有失于允妥。

《灵枢·本脏》曰：“卫者，所以温分肉，充皮肤，肥腠理，司开合者也。”风寒袭表，卫气功能失调，不能正常温分肉、充皮肤，不能正常卫外，所以症见恶寒。

本条开头用"之为病"的形式，在语法上取消了太阳病作为一个概念的独立性，剥离了太阳病的外壳，从而展现出认识太阳病的视野。从较小的视角看，"之为"二字把太阳病的主要脉症展现出来，从较大的视角看，"之为"二字语气贯穿太阳病全篇，在更高的层次上鸟瞰了太阳病的一般表现、特殊表现、病情变化以及各种治疗。

后世把本条称之为"太阳病提纲"，无可厚非，但它却不是所谓的对"太阳病的高度概括"，因为它概括不了太阳病的全部。而是以"之为病"的形式，举其典型或要点以比照其他，是对太阳病要点的提示，以达到举一而类推的目的。用"之为病"的形式表述，在《伤寒论》三阴三阳等六病诸篇中凡七见，《金匮要略方论》中另有多见，其意义都是举其典型或要点以比照其他，以达到举一而类推的目的。

太阳病，发热，汗出，恶风，脉缓者，名为中风。 ［2］

《金匮玉函经》 太阳病，发热，汗出而恶风，其脉缓，为中风。（辨太阳病形证治上）

《千金翼方》 太阳病，发热，汗出而恶风，其脉缓，为中风。（太阳病用桂枝汤法）

《太平圣惠方》 太阳病，发热，汗出而恶寒，宜发汗。（辨可发汗形证）

本条论述典型太阳中风的脉症特点。

本条所述之证是太阳病的重要类型之一，仲景命之曰中风，它的表现特点是汗出和脉缓。本证的发热与第1条所述之脉浮具有共同的病机，因此，发热与脉浮是同步出现的。本条虽只讲脉缓，但其缓中必有浮象。

本证之恶风与前条的恶寒，其病机是相同的，但在表现上却有不同。虽然都是怕冷，但恶寒是持续怕冷，怕冷难以自持，严重时可以出现寒战。而恶风则是阵阵的冷感，有如风之阵阵袭来（详见第12条）。卫气具有温分肉、充皮肤、司开合的作用，外邪侵袭，卫气处于亢奋状态，其司开合功能失调，卫气开之太过，则汗出。

《灵枢·邪气脏腑病形》曰："脉缓者，尺之皮肤亦缓。"又曰："缓者多热。"张介宾释之曰："缓者，缓纵之状。"此处，"缓"与"紧"相对应，"紧"若弓之张，"缓"如弦之弛；故本证脉缓，非后世迟缓之谓。太阳中风脉缓纵，所反映的不仅仅是局部尺之皮肤缓纵，而是全身肤表缓纵、肌腠疏松。汗出与脉缓、肌腠疏松不仅存在着某种因果关系，而且其病机也是一致的。

脉缓，上承第1条脉浮，是浮中兼缓。在太阳病发病过程中，发热与恶寒或恶风并见属表证，而在这个过程中，汗出与脉浮缓并见，则是太阳中风的特点。

太阳病，或已发热，或未发热，必恶寒，体痛，呕逆，脉阴阳俱紧者，名为伤寒。 ［3］

《金匮玉函经》 太阳病，或已发热，或未发热，必恶寒，体痛，呕逆，其脉阴阳俱紧，为伤寒。（辨太阳病形证治上）

《千金翼方》 太阳病，或已发热，或未发热，必恶寒，体痛，呕逆，脉阴阳俱紧，为伤寒。（太阳病用麻黄汤法）

本条论述典型太阳伤寒的脉症特点。

本条所述之证是太阳病又一重要类型之一，仲景命之曰伤寒，它的症状特点是身痛、脉紧，而其脉浮则在不言之中。本证之恶寒与前述第2条之恶风病机相同。本证突出肢体疼痛，这是风寒外袭，腠理闭拒，营卫滞塞不通所致。《灵枢·五癃津液别》云："天寒则腠理闭。"这里讲的是生理变化，若机体感受寒邪，寒极则腠理闭拒，这就是病理变化。这样的病机反映在脉象上，则是寸口脉浮紧，此所谓"脉阴阳俱紧"。按：阴阳，在寸口脉，关前为阳，关后为阴，在此泛指寸关尺三部。

《灵枢·邪气脏腑病形》有云："脉急者，尺之皮肤亦急。"急，紧意。脉紧，不仅尺之局部的皮肤、肌腠绷紧，而且全身腠理、肌表亦紧张、闭拒。因此，脉紧与腠理、肤表紧束、闭拒在病机上是一致的。

风寒束表，气机失调，胃气不和则呕逆。文中之"必"字，意贯到底，恶寒、体痛、呕逆，从不同的方面，反映出共同的病机，即风寒束表。"或已发热，或未发热"，在语意上强调是一定要发热。未发热，不是不发热，而是预示即将发热。机体感受风寒，机体的即时反应是肤表紧束，腠理闭拒，症见恶寒、体痛、脉紧。随之而来，机体阳气趋于肤表，以与外邪抗争，阳气郁聚于肤表不得宣泄，因而形成肤表阳郁。这时的病机重点，已由寒邪束表转化为肤表阳郁，症见发热、恶寒、脉浮紧而数，其时发热已成为重要症状之一。

中风和伤寒是机体感受外邪以后的两种不同表现，不能简单地理解为中风是感受了风邪，伤寒是感受了寒邪。外邪致病是通过机体的反应表现出来的，有什么样的反应，就存在什么样的病因，这种反应在很大程度上是由机体的阴阳、气血、脏腑等之平秘及和谐程度决定的。

伤寒一日，太阳受之，脉若静者，为不传；颇欲吐，若躁烦，脉数急者，为传也。 [4]

《金匮玉函经》 伤寒一日，太阳受之，脉若静者，为不传，颇欲吐，躁烦，脉数急者，乃为传。（辨太阳病形证治上）

《千金翼方》 伤寒一日，太阳受之，脉若静者，为不传，颇欲呕，若躁烦，脉数急者，乃为传。（太阳病用麻黄汤法）

《太平圣惠方》 伤寒一日，太阳受病，若脉静者，未传诸脏；烦（躁）欲吐，脉急数者，乃传别脏也，宜桂枝汤。（辨太阳病形证）

本条指出机体感受寒邪，是否能发展为太阳病，可从"脉静"或"脉数急"判断。

伤寒一日，太阳受之。本条之"伤寒"是广义伤寒，在语意和形式上，均源于《素问·热论》："伤寒一日，巨阳受之。"巨阳就是太阳。伤寒一日，太阳受邪，本应如《素问·热论》所云："人之伤于寒也，则为病热。"然而，本条所述则是太阳虽受邪，却因正盛邪微，所以在脉象上的反应是不数、不急，此即所谓"脉静"；在症状上的表现是不躁、不烦、不热；故虽"伤于寒"，却未"病热"，虽感受外邪，却未发病。对此，条文中称之为"不传"。

若机体感受寒邪，正邪俱盛，则必"传"而为热，即感受"寒邪"而变化为"热病"。《素问·热论》《伤寒例》俱云："尺寸俱浮，太阳受病也，当一二日发。"机体感受外邪，外则风寒束表，内则阳气郁遏，反映在脉象上，则必紧而数急；表现在症状上，则必烦热躁动，伴有恶心欲吐的感觉。按，“颇”，略微，稍的意思。如此病机，必发为太阳病，而出现脉浮、头项强痛而恶寒，这就是条文中所说的“传”。

《素问·水热穴论》有云：“人之伤于寒，传而为热。”由“寒”而变化为“热”，在此称之为“传”。传，是变化了的意思。

伤寒二三日，阳明、少阳证不见者，为不传也。 ［5］

《金匮玉函经》 伤寒，其二阳证不见，此为不传。（辨太阳病形证治上）

《千金翼方》 伤寒，其二阳证不见，此为不传。（太阳病用麻黄汤法）

本条指出机体感邪后是否发展为阳明病或少阳病，是以出现的症状为依据。

本条在语义和表述形式上，均源于《素问·热论》之伤寒“二日阳明受之”，伤寒“三日少阳受之”一语。机体感受寒邪，或二日阳明发病，或三日少阳发病，这只是一种可能性，发病或是不发病，这主要取决于机体对外邪的反应。《伤寒论》第184条有云：“始虽恶寒，二日自止，此为阳明病也。”第186条云：“伤寒三日，阳明脉大。”阳明病典型的外在表现，正如第182条所云：“身热、汗自出、不恶寒反恶热也。”

又如，第271条云：“伤寒三日，少阳脉小者，欲已也。”它的典型表现，正如第265条所云：“伤寒，脉弦细，头痛发热者，属少阳。”这是少阳发病后的见症。

本条所论，机体虽感受外邪，但二日不见阳明病脉症，三日不见少阳病脉症，说明正盛邪微，其“邪”尚未至于“传”而为“热”的程度，因此不能发展为阳明病或少阳病。此等微微之邪，仅能自消自散于肤表。

太阳病，发热而渴，不恶寒者为温病。若发汗已，身灼热者，名风温。风温为病，脉阴阳俱浮，自汗出，身重，多眠睡，鼻息必鼾，语言难出。若被下者，小便不利，直视失溲。若被火者，微发黄色，剧则如惊痫，时瘛疭。若火熏之，一逆尚引日，再逆促命期。 ［6］

《金匮玉函经》 太阳病，发热而渴，不恶寒为温病。若发汗已，身体灼热者，为风温。风温之为病，脉阴阳俱浮，汗出体重，多眠，鼻息必鼾，语声难出。若下之，小便不利，直视失溲。若被火，微发黄，剧则如惊痫，时瘛纵发作。复以火熏之，一逆尚引日，再逆促命期。（辨太阳病形证治上、辨不可火病形证治）

本条论述太阳温病的特点及治疗后的变证。

本条起首指出太阳温病与太阳伤寒、太阳中风的不同。发热而渴不恶寒，突出了热盛津亏的病机特点。《灵枢·论疾诊尺》云：“尺肤热甚，脉盛躁者，病温也。”在仲景时代及其以前，上至《黄帝内经》时代，在人们的认识中，温病是伤寒的一部分。如《素问·阴阳应象大论》曰：“冬伤于寒，春必病温。”《素问·热论》曰：“凡病伤寒而成温者，先夏至日为病温，后夏至日为病暑。”《素问·玉版论要》曰：“病温虚甚，死。”《难经·五十八难》亦云：“伤寒有五，有中风，有伤寒，有湿温，有热病，有温病。”《伤寒例》曰：“冬时严寒，万类深藏，君子固密，则不伤于寒，触冒之者，乃名伤寒耳。”又：“中而即病者，名为伤寒；

不即病者，寒毒藏于肌肤，至春变为温病。”这些论述反映了仲景时代及其以前对温病的认识。

《黄帝内经》之温病与本条之温病，以及后世明、清时期发展起来的温病学说之温病，虽有渊源关系，但不尽相同。本条之太阳温病，证以发热而渴、不恶寒为特点，对本条之温病，不能完全用明清以后的温病概念去框套。

温病涵括面广而杂，本条所述之温病，未讲治法。从条文中“若发汗已”可知，本证发汗可有两种可能：一是“若发汗已”，温热之邪外散，温病表邪可解（参见第113条）；一是“若发汗已”，温热之邪不仅不解，反而益加鼓荡，致使身热如灼，出现变证，对此，仲景命之曰“风温”。按：在本条文意中，“风温”是指本证温病之坏病，非温病之外又有风温，更不是明、清之后发展起来的温病学之风温。虽“风温”二字相同，但其概念、含义不同，又有注家以温病、风温为二证，非是。

“若发汗已”，温热之邪未能外散，反致邪热鼓荡，热势熏蒸。故反映在脉象上，是寸关尺三部俱浮；反映在症状上，是身灼热、自汗出。由于邪热鼓荡，里热炽盛，故热壅肌肉则身重，热扰神明则昏睡鼻鼾，语言混乱，神志几近不清。

若误用下法，轻则弥漫之热不得去，反而挫伤气机，益伤津液，引致小便不利；重则五脏之精被劫夺，在上则精不上注而目光呆滞、反应淡漠，在下则肾关不固而失溲遗溺。按：溲，二便之通称，《史记·仓公列传》曰：“使人不得前后溲。”

若误用火法，轻则其害如第111条所言：“血气流溢，失其常度，两阳相熏灼，其身发黄。”重则心神浮越，躁扰如惊痫，阴虚津竭，筋失所养而抽搐。按：瘈同“瘛”。瘈疭，手脚痉挛，抽搐。

“若火熏之”，《金匮玉函经》作“复以火熏之”。成无己谓：“先曾被火为一逆，若更以火熏之是再逆也。”程郊倩则谓：“对微发黄色言，黄而加黑，津血为火热熯枯也。”前者义胜。又，“一逆尚引期”，误治一次，延长治愈时间。引，延长，延续也。再，重复，继续、多次。

冠以“温病”二字的条文在《伤寒论》六病诸篇中，仅见于本条，另见于《伤寒例》中多条。至于认为论中六病诸篇中的条文脉症中蕴有后世温病的内涵，那只是后世人的臆解，不在此例。本条温病，冠在太阳病下，故属太阳温病。与第2条“太阳病，发热，汗出，恶风，脉缓者，名为中风”，和第3条“太阳病，或已发热，或未发热，必恶寒，体痛，呕逆，脉阴阳俱紧者，名为伤寒”对比，这三条在表述形式上是一致的。从《伤寒论》的角度看，这里的太阳伤寒，太阳中风，太阳温病，都是伤寒。由此决定了《伤寒论》之“伤寒”二字具有更为宽泛的含义。在逻辑上，“太阳伤寒”与“伤寒”的外延是不等同的，这就是说，“太阳伤寒”不等同于“伤寒”，太阳伤寒是一个具体的病，而伤寒则是涵括中风、伤寒、温病的总称。

太阳病，发热而渴，不恶寒者为温病。“发热而渴，不恶寒”，在“伤寒”（广义）属于温病，而在温病则属于太阳病。文曰：“不恶寒”，反映出“冬伤于寒，春必病温”的病机特点；其发热而渴，反映出“壮热为病”的过程。伤寒发病，风寒束表之初，可有“未发热”的过程。而温病由于“寒毒藏于肌肤，至春变为温病”，所以不发则已，一发则必壮热口渴、不恶寒。

病有发热恶寒者，发于阳也；无热恶寒者，发于阴也。发于阳，七日愈；发于阴，六日愈。以阳数七、阴数六故也。 ［7］

《金匮玉函经》 夫病有发热而恶寒者，发于阳也；不热而恶寒者，发于阴也。发于阳者，七日愈；发于阴者，六日愈。以阳数七、阴数六故也。（辨太阳病形证治上）

《千金翼方》 夫病有发热而恶寒者，发于阳也；不热而恶寒者，发于阴也。发于阳者，七日愈；发于阴者，六日愈。以阳数七、阴数六故也。（太阳病用桂枝汤法）

本条以发热恶寒与无热恶寒对伤寒发病进行分类。

分类是人类认识事物最基本的方法。仲景为了认识伤寒发病规律，首先对伤寒进行了分类，其分类的基础，是对伤寒若干症状的认识。在伤寒发病过程中，发热恶寒与无热恶寒是两个最常见、最具有普遍意义的症状。恶寒是病人作为主体，感到怕冷的自我感觉。因为是"感觉"，所以，病人在"感觉"恶寒时，就不可能同时再"感觉"到发热。所以，当表述病人的症状是"发热恶寒"时，其"发热"与"恶寒"有主体与客体的区别。当病人主体感觉恶寒怕冷时，其时，病人处于体温上升期，医生作为客体用手切抚病人肌肤，可感觉到病人发热。当病人感觉自身在发热时，周身会有一种烘热感，是病人发热加重了，医生用手切抚病人肌肤，则是灼热感，这时的病人只感觉发热，已感觉不到恶寒怕冷了。明白了这个道理，才能理解"发热恶寒"这个症状。无热恶寒是病人怕冷的感觉，后世称之为畏寒。

本条按阴阳属性，对伤寒进行分类。发热恶寒是正邪俱盛，属表证、热证、实证，见于三阳发病。无热恶寒，后世称为畏寒，是正虚邪盛，属里证、寒证、虚证，见于三阴发病。

《伤寒例》云："死生之要，在乎须臾，视身之尽，不暇计日。"条文中"发于阳，七日愈；发于阴，六日愈，以阳数七，阴数六故也"，是以"计日"的方法对疾病的发展及预后进行判断。而用"计日"的方法判断疾病预后及死生，则是仲景时代及其以前的流行作法，这在《黄帝内经》和《伤寒论》中多有记载，它是源于五行生克或象数之学。《易传·系辞上》曰："天一地二，天三地四，天五地六，天七地八，天九地十。"凡奇数一三五七九象天，偶数二四六八十象地。天为阳，地为阴，因以赋予数以阴阳属性。如《素问·金匮真言论》曰："南方色赤，入通于心，开窍于耳，藏精于心……其数七。北方黑色，入通于肾，开窍于二阴，藏精于肾……其数六。"此所谓"天一生水，地六成之"，"地二生火，天七成之"。

本条以七为阳数、六为阴数判断病愈，当有古之术数家文化背景。

太阳病，头痛至七日以上自愈者，以行其经尽故也。若欲作再经者，针足阳明，使经不传则愈。 ［8］

《脉经》 太阳病，头痛至七日自当愈，其经竟故也。若欲作再经者，当针足阳明，使经不传则愈。（病可刺证）

《金匮玉函经》 太阳病，头痛至七日有当愈者，其经竟故也。若欲作再经者，当针足阳明，使经不传则愈。（辨太阳病形证治上、辨可刺病形证治）

《千金翼方》 太阳病，头痛至七日以上自愈者，其经竟故也。若欲作再经者，针足

阳明,使经不传则愈。(太阳病用桂枝汤法、宜刺)

本条以头痛为例阐明太阳病七日为一过程。

《难经·第十七难》云:“经言病或有死,或有不治自愈,或连年月不已,其死生存亡,可切脉而知之耶?”疾病不治自愈,这是古人在实践中,早已发现的疾病变化规律之一。本条以头痛为例,阐明太阳病有自愈倾向。在本论六病诸篇中,凡论及自愈的条文,其病机不外乎正胜邪退,正复邪衰,阴阳自和而自愈。

《伤寒例》引《素问·热论》云:“七日太阳病衰,头痛少愈也。”太阳病衰是一个自然过程。文曰“以行其经尽”,是言邪气始于太阳,衰于太阳。自成无己注云“六日传遍,三阴三阳之气皆和”以来,日传一经之说盛行,以致谬误流传。关于“经”字,王朴庄《伤寒论注》有云:“经者,常也。”“若过一经未愈,则为作再经,又当以六七日为期也。”近人章太炎先生亦有一段点睛之笔,文曰:“若其云‘过经不解’‘使经不传’‘欲作再经者’,此以六日、七日为一经,犹女子月事以一月为经,乃自其期候言,非自其形质言矣。”①

“若欲作再经者”,系言太阳病经过七日未能自愈,且仍有发展之势,可针刺足阳明经的穴位。《灵枢·经水》有云:“足阳明,五脏六腑之海也,其脉大血多。”由于阳明经多气多血,故针刺足阳明经的穴位,可调诸经之气血;气平血和,正胜而邪衰,邪气不能继续深入,故病可自愈。

太阳病欲解时,从巳至未上。 [9]

《金匮玉函经》 太阳病欲解时,从巳尽未。(辨太阳病形证治上)

《千金翼方》 太阳病欲解时,从巳尽未。(太阳病用桂枝汤法)

本条指出太阳病将解未解之际,将解于午前午后阳气隆盛之时。

人是大自然的一部分,人与天地相参,人身阴阳之气应合于天地,这是中医学理论的重要内容之一,是中医学实践的重要依据,这在《黄帝内经》中有详尽的论述。生命存在于地球这个大环境中,从低级到高级,再到人类,人的生命活动,都与太阳密切相关,人体的阳气随天阳的变化而变化,“平旦人气生,日中而阳气隆,日西而阳气已虚,气门乃闭”。不论是正常的生理活动,还是发病以后的病机变化,人体的阳气都随天阳或以年、月、日为周期,或以一日之中的时辰为周期,而出现不同的变化。

本条指出,当太阳病正胜邪微,而将解尚未解之际,将解于巳至未上。详西汉以后至东汉时期,计时方法可见有三种,即时刻、时分和时辰。②十二时辰是指子、丑、寅、卯、辰、巳、午、未、申、酉、戌、亥。巳至未上是上午9时至下午3时,这段时间,正是午前午后,日丽中天,阳光普照,是一日中阳气最盛之时。太阳病解于此时,是人体阳气借天阳而盛于外,亦犹太阳病得麻黄、桂枝可以助阳解表之意。③

---

① 章太炎.章太炎医论[M].北京:人民卫生出版社,1957

② 陈梦家.汉简年历表叙[J].考古学报,1965,36(2):103

③ 李克绍.六经病欲解时的机理及其临床价值[M]//伤寒论医学の继承と発展.市川:东洋学术出版社,1983

风家，表解而不了了者，十二日愈。 [10]

《金匮玉函经》 风家，表解而不了了者，十二日愈。(辨太阳病形证治上)

《千金翼方》 风家，表解而不了了者，十二日愈。(太阳病用桂枝汤法)

本条指出外感病虽表证已解，但若仍有不爽慧之感，俟气血和顺则愈。

本条以“风”概言表邪，风家即指感受外邪而有表证一类的病人。家，流别之意。本条言外感病人中有表证虽已似解，但仍不爽慧者，此属病情迁延之象。外感病表证已解，本应自愈，此当与第8条互参：“太阳病，头痛至七日以上自愈者，以行其经尽故也。”本条所述，是指发病虽已经过了七日，表邪已解，但仍未尽愈。了了，清楚，引申为爽慧。不了了，谓表邪虽然已解，而阴阳之气仍稍有不和，故身体仍有不爽慧之感，须再待一候(五日)，俟气血和顺则愈。七日加五日为十二日，故曰十二日愈。古人五日为一候，《素问·六节藏象论》曰：“五日为之候。”一年共七十二候。

病人身太热，反欲得衣者，热在皮肤，寒在骨髓也；身大寒，反不欲近衣者，寒在皮肤，热在骨髓也。 [11]

《金匮玉函经》 夫病身大热，反欲得衣者，寒在骨髓，热在皮肤；身大寒，反不欲近衣者，热在骨髓，寒在皮肤也。(辨太阳病形证治上)

本条概述寒热真假的辨证。

本条以皮肤和骨髓分立表里两极，对寒热真假的症状进行描述，极为典型，表与里、寒与热、真与假的反差极大，从而形成鲜明的对比。因此，不能把这些看成临床上寒热真假症状的具体描述，而是对临床上寒热真假、复杂疑似表现的大大简化和抽象化，用极明显的对比，勾勒出寒热真假的反差，从而突出寒热真假的临床特点。论中典型的真寒假热证是以第317条所述为代表：“少阴病，下利清谷，里寒外热，手足厥逆，脉微欲绝，身反不恶寒，其人面色赤，或腹痛，或干呕，或咽痛，或利止、脉不出者，通脉四逆汤主之。”论中典型的真热假寒证是以第350条所述为代表：“伤寒，脉滑而厥者，里有热，白虎汤主之。”诊断寒热真假，要根据脉症、舌象，见微知著。本条只是一个经过简化的提示。

所谓假象是在疾病过程中，出现的与即时病机不一致的症状或征象。假象的产生，有一定的病机基础，疾病之所以能够产生各种不同的，甚至互相矛盾的脉象和症状，这是因为它具有各种不同的本质规定。一方面，疾病的病机本质都要通过一定的现象表现出来，另一方面，任何症状或征象又都是从特定的方面表现病机和本质。因此，假象也是本质的一个规定，也是本质的一个方面。按：太，《广雅·释诂》“大也”。《金匮玉函经》作“大”。

太阳中风，阳浮而阴弱，阳浮者，热自发，阴弱者，汗自出，啬啬恶寒，淅淅恶风，翕翕发热，鼻鸣干呕者，桂枝汤主之。方一。 [12]

桂枝三两，去皮　芍药三两　甘草二两，炙　生姜三两，切　大枣十二枚，擘

右五味，㕮咀三味，以水七升，微火煮取三升，去滓。适寒温，服一升。服

已须臾,啜热稀粥一升余,以助药力。温覆令一时许,遍身漐漐微似有汗者益佳,不可令如水流漓,病必不除。若一服汗出病差,停后服,不必尽剂。若不汗,更服依前法。又不汗,后服小促其间,半日许,令三服尽。若病重者,一日一夜服,周时观之。服一剂尽,病证犹在者,更作服。若汗不出,乃服至二三剂。禁生冷、粘滑、肉面、五辛、酒酪、臭恶等物。

《脉经》 太阳中风,阳浮而阴濡弱,浮者热自发,濡弱者,汗自出。啬啬恶寒,淅淅恶风,翕翕发热,鼻鸣干呕,属桂枝汤证。(病可发汗证)

《金匮玉函经》 太阳中风,阳浮而阴濡弱,阳浮者,热自发,濡弱者,汗自出,啬啬恶寒,淅淅恶风,翕翕发热,鼻鸣干呕,桂枝汤主之。(辨太阳病形证治上、辨可发汗病形证治)

《千金翼方》 太阳中风,阳浮而阴濡弱,浮者热自发,濡弱者,汗自出,涩涩恶寒,淅淅恶风,翕翕发热,鼻鸣干呕者,桂枝汤主之。(太阳病用桂枝汤法、宜发汗)

《太平圣惠方》 太阳病中风,脉其阳浮而弱,浮者,热自发,弱者,汗自出,啬啬恶寒,翕翕发热,鼻鸣干呕,宜桂枝汤。(辨太阳病形证)

本条详述太阳中风的脉症及治疗方药。

本论第2条对太阳中风的脉症概括为发热、汗出、恶风、脉缓。本条对太阳中风的病机、症状、脉象、治疗,又做出进一步的阐述。"阳浮而阴弱"与第3条"脉阴阳俱紧"、第6条"脉阴阳俱浮"相对照,此处之"阴阳"与前两条的"阴阳"含义不同。把"阳浮而阴弱"看作是太阳中风的病机显得更合乎文理与医理。阳浮表达出卫阳趋于肤表以抗邪,阴弱反映出营阴不能内守。这里阳浮的病机反映在脉象上就是脉浮;阴弱的病机反映在脉象上就是脉缓。

阳气趋于肤表,表现在症状上是发热。阴弱必津液外泄,表现在症状上则是自汗出。第95条对本证的病机进行了概括:"太阳病,发热汗出者,此为营弱卫强。""营弱卫强",恰切地诠释了脉象"阳浮阴弱"的病机。

啬啬恶寒。啬啬,踡缩不展貌。寒性收引,凝敛紧束。啬啬恶寒,谓持续憎寒,肢体踡缩不展。淅淅恶风。淅,洒也,寒冷貌。《灵枢·百部始生》曰:"毛发立则淅然。"《素问·调经论》曰:"洒洒起于毫毛。"《金匮要略方论·痉湿暍病脉证第二》谓:"洒洒然毛耸。"又,淅淅,风声,风性易动,善行不居。淅淅恶风,言时时肤粟毛耸,宛若风之阵阵袭来。条文中啬啬恶寒与淅淅恶风并列,是言病人怕冷而肢体踡缩的同时,且又阵阵肤粟毛耸,皮肤因寒冷而诱发鸡皮疙瘩。

恶风与恶寒不得以轻重论,若以轻重言恶风、恶寒,那么则是当病情轻而仅恶风时,必不至恶寒的程度;而当病情较重,已至恶寒的程度时,则必已不恶风,而本条恰恰是恶寒与恶风并见。

翕翕发热。言微微发热,发热不甚。本论第192条有云:"翕翕如有热状。"一个"如"字突出了其热势之轻微。翕:《六书故》"合翎也。"引申为鸟类羽毛聚合下的微温。

外邪侵袭,不论出现什么症状,都是机体的整体性反应。本证属外邪袭表,肺气不利,故鼻塞、鼻鸣。按:鼻鸣,感受风寒后之鼻音声重。风寒袭表,寒气犯胃,胃气上逆,故其人恶心、呕无所出，此为干呕。本证病机，后世归纳为“营卫不和”，其意出自第 95 条“营弱卫强”和第 53 条之“营卫和则愈”。

桂枝汤的作用，论中第 16 条指出：“桂枝本为解肌。”肌，《说文》：“肉也。”与“肌”相对应的是“腠”，腠，皮肤文理也。《素问·刺要论》云：“病有在毫毛腠理者。”王冰注曰：“皮之文理曰腠理。”和“腠理”比较，“肌”则显得更深层一些。桂枝汤解肌散邪，则营卫自和。后世人把这个过程称之为“调和营卫”。

桂枝汤其味，从总体讲，仲景认为是甘味，第 17 条有云：“若酒客病，不可与桂枝汤，得之则呕，以酒客不喜甘故也。”桂枝，《神农本草经》称桂，又有牡桂、菌桂之分。云，牡桂，味辛温，主治上气咳逆，结气，喉痹，吐吸，利关节，补中益气。菌桂，味辛温，主治百疾，养精神，和颜色，为诸药先骋通使。仲景对桂枝的理解与运用超越了《神农本草经》，体现出自己的心得。清代邹澍对仲景用药有一段议论，此对于我们理解仲景用药思路当有所启发，他说：“仲景用药，在处宗法《本经》，又在处别出心裁，扩充物理精奥，以启悟后学。”① 这就是说，仲景在用药方面既宗《神农本草经》，又多有发挥和创新。第 95 条云：“欲救邪风者，宜桂枝汤。”纵观论中对桂枝汤的应用，仲景在桂枝汤中用桂枝，意在发汗、祛风、解肌。桂枝，《名医别录》主头痛、出汗，这是对东汉至魏晋时期用桂枝的总结。

桂枝汤中用芍药，柯韵伯认为是“内和营气”。提出：“是方用桂枝发汗，即用芍药止汗。”此后，芍药止汗说颇得倡行。而邹澍则不以为然，他提出芍药“其功在合桂枝以破营分之结”，他把芍药功效总结为“破阴结，布阳和”，其说颇合理法。仲景用芍药的根据是《神农本草经》，《神农本草经》称芍药味苦平，主邪气腹痛，除血痹，破坚积，寒热疝瘕，止痛，利小便，益气；《名医别录》谓其通血脉，缓中，散恶血，逐贼血，去水气，利膀胱、大小肠，消痈肿、时行寒热、中恶腹痛、腰痛。《伤寒论》第 21 条：“太阳病，下之后，脉促，胸满者，桂枝去芍药汤主之。”第 280 条：“太阴为病，脉弱，其人续自便利，设当行大黄、芍药者，宜减之，以其人胃气弱，易动故也。”此二条，前者下后阳气受挫，去芍药，后者胃气弱，慎用芍药。可见，在仲景的心底，芍药性凉，属阴无疑。故《神农本草经》所言芍药益气，只能是益阴气而不可能是益阳气。唐代苏颂对仲景用芍药的评论虽说不上全面，却中肯，他说：“张仲景治伤寒汤多用芍药，以其主寒热，利小便故也。”

太阳中风的病机，是卫强营弱，因此，其治法只能是泄卫益营，以达营卫谐和。桂枝汤以桂枝配生姜、甘草，辛甘发散，温阳祛邪，以泄卫强；芍药配大枣，益阴气，补津液，以调营弱。合之则氤氲汗出，营卫徐徐谐调，以舒肌腠之违和。这是一个过程。

用桂枝汤解肌祛邪，必须温覆、啜热稀粥，使胃气敷布药力以为汗。若不温覆，不啜热稀粥，即使桂枝汤重用桂枝，更加桂二两，也是不发汗的。如论中第 117 条，桂枝加桂汤治气从少腹上冲心者，因不温覆，不啜热稀粥，故并不能发汗。论中对于用桂枝汤不温覆，不啜粥，顺其自然者，称其为“小和之”。如第 387 条：“吐利止，而身痛不休者，当消息和解其外，宜桂枝汤小和之。”服桂枝汤后，啜热粥具有助药力以催汗之功，《金匮要

① 邹澍．本经疏证·卷九［M］．上海：上海科学技术出版社，1959

略方论·痉湿暍病脉证第二》之栝楼桂枝汤方后注云“汗不出，食顷，啜热粥发之”可证。

桂枝汤的具体服用方法，方后注说明甚详。《伤寒例》对此做了进一步阐释：“凡发汗温暖汤药，其方虽言日三服，若病剧不解，当促其间，可半日中尽三服。若与病相阻，即便有所觉。重病者，一日一夜，当晬时观之，如服一剂，病证犹在，故当复作本汤服之，至有不肯汗出，服三剂乃解。”本方方后注所强调的根据病情连续用药的方法，有重要临床意义，今人服用中药，不分病情缓急，概以一日一剂，此误也。《伤寒例》指出：“凡作汤药，不可避晨夜，觉病须臾，即宜便治，不等早晚，则易愈矣。”此对今人当有所启发。

按：㕮咀，是“父且”的后起别字，也是通假字，“父、且”分别为“斧、俎”的初文（甲骨文中“父”为手持斧形，“且”是“俎”的古文），“父且”的本义是指用刀斧及砧板将药物砸、切细碎，以便煎制。[①]《本草序例》云：“汤酒膏药云㕮咀者，谓秤毕捣之如大豆，又吹去细末，药有易碎难碎，多末少末，今皆细切如㕮咀也。”又，第168条桂枝人参汤中，“先煮四味，取五升，内桂，更煮取三升”，本方桂枝后入，故桂枝另作单独修制，文曰“桂枝四两，别切”。此“切”字，诠解了仲景时代㕮咀的本意。

太阳病，头痛发热，汗出恶风，桂枝汤主之。方二。用前第一方。　［13］

《脉经》　太阳病，头痛发热，汗出恶风，若恶寒，属桂枝汤证。（病可发汗证）

《金匮玉函经》　太阳病，头痛发热，汗出恶风，桂枝汤主之。（辨太阳病形证治上、辨可发汗病形证治）

《千金翼方》　太阳病，头痛发热，汗出恶风，桂枝汤主之。（太阳病用桂枝汤法）

本条对太阳病桂枝汤证之主要症状进行归纳。

对太阳病运用桂枝汤的指征，本条重点突出了头痛、发热、汗出、恶风，省略了脉浮缓，实际上是对第12条内容的进一步概括和强调。

在太阳病，汗出为中风，不汗出为伤寒。本条所述太阳病汗出，当是中风无疑。太阳病汗出，反映出腠理疏松的病机，所以表现在脉象上，是浮缓，不可能是浮紧，而只能是浮缓或浮弱（第42条）。

太阳病，项背强几几，反汗出恶风者，桂枝加葛根汤主之。方三。　［14］

葛根四两　麻黄三两，去节　芍药二两　生姜三两，切　甘草二两，炙　大枣十二枚，擘　桂枝二两，去皮

右七味，以水一斗，先煮麻黄、葛根，减二升，去上沫，内诸药，煮取三升，去滓。温服一升，覆取微似汗，不须啜粥，余如桂枝法将息及禁忌。臣亿等谨按：仲景本论，太阳中风自汗用桂枝，伤寒无汗用麻黄，今证云汗出恶风，而方中有麻黄，恐非本意也。第三卷有葛根汤证云，无汗、恶风，正与此方同，是合用麻黄也。此云桂枝加葛根汤，恐是桂枝中但加葛根耳。

《脉经》　太阳病，项背强几几，反汗出恶风，属桂枝加葛根汤。（病可发汗证）。

① 可茂活.《武威汉代医简》父且考辨［J］. 中医文献杂志，2004，22（4）：21-22

《金匮玉函经》 太阳病，项背强几几，而反汗出恶风，桂枝汤主之。论云，桂枝加葛根汤主之。（辨太阳病形证治上）

《金匮玉函经》 太阳病，项背强几几，反汗出恶风者，属桂枝加葛根汤。（辨可发汗病形证治）

《千金翼方》 太阳病，项背强几几，而反汗出恶风，桂枝汤主之。本论云，桂枝加葛根汤。（太阳病用桂枝汤法）

本条论述不典型的太阳中风，项背强几几的证治。

本条所述之证属不典型的太阳中风。其基本病机与第 2 条之太阳中风相同。之所以称其为不典型的太阳中风，是因为本证突出了自身的特点，即项背强几几。本证虽是太阳病，但与第 1 条之头项强痛有所不同，其特点是项背强几几，即不仅项强而且背亦强。"几几"，成无己读曰"殊殊"，释之为"引颈之貌。几，短羽鸟也，短羽之鸟，不能飞腾，动则先伸引其头尔，项背强者，动亦如之"。程应旄《伤寒论后条辨》改"几"为"兀"（wū），程林《金匮要略直解》改"几"为无钩的"几"，读音为"殊"。王肯堂指出："几几，绚貌。绚谓拘着舄屦头为行戒，状如刀衣鼻，在屦头。言拘者，取自拘持，使低目不妄顾视。按此可以想见项背拘强之状。若作鸟羽释，则'几'当音殊，而于拘强之意反不切矣。"今人钱超尘先生肯定了王肯堂的看法，认为成无己读音释意有误，指出"几几"当读为 jǐn jǐn（紧紧），拘紧貌。①

又，项背强几几，"强几几"读作"jiàng jǐjǐ"，是南阳一带的方言，表达似疼非疼，似痒非痒，拘急不舒，难以形容的感觉。方言中，往往在名词的后面加"几几"（jǐjǐ）来描述，如"疼几几""麻几几"等。②

项背强几几，反映出风寒外袭，不仅项部肌腠闭塞而强痛，而且背部肌腠亦板滞紧楚。

与第 1 条头项强痛对比，本条更突出背部的拘紧不舒，反映出项背局部气血滞塞更加严重。本证局部腠理闭塞，以至项背拘紧板楚，本当无汗，但本证却有汗，故文中突出一个"反"字。项背强几几和汗出并见，反映出局部的腠理闭塞与全身性的营弱卫强错杂的病机特点。体现在治法和用药方面，则以整体上的燮理阴阳、调和营卫为基础，兼顾对项背局部以开腠理、舒展拘紧。

本方用桂枝汤燮理阴阳，调和营卫，再加葛根开腠解肌，起阴气，生津液。葛根，《神农本草经》主消渴，身大热，起阴气；《名医别录》疗伤寒、中风、头痛，解肌，发表，出汗，开腠理。在《伤寒论》中讲葛根，当遵《神农本草经》和《名医别录》。后世有称葛根为阳明经药，此系张元素之后的认识，同样一味葛根，在中药学和方剂学中可取后世发明之说，而在《伤寒论》中则不可。纵观本方，仲景用葛根，意在取其解肌开腠，升津液，起阴气；仲景治痉病亦用葛根，其意亦在此。

桂枝加葛根汤，林亿按语云："恐桂枝中但加葛根耳。"指出此方无麻黄。朱肱《类证

① 钱超尘．伤寒论文献通考［M］．北京：学苑出版社，1991：464

② 梁华龙．论《伤寒论》词汇的语言环境［N］．中国中医药报，2015-09-24（4）

活人书》亦云:“伊尹《汤液论》,桂枝汤中加葛根,今监本用麻黄,误矣。”[1] 按:《金匮玉函经·卷七》桂枝加葛根汤方,无麻黄,可从。

太阳病,下之后,其气上冲者,可与桂枝汤,方用前法。若不上冲者,不得与之。四。 [15]

《脉经》 太阳病,下之,气上冲,可与桂枝汤。不冲,不可与之。(病可发汗证)

《金匮玉函经》 太阳病,下之,其气上冲者,可与桂枝汤。不冲者,不可与之。(辨太阳病形证治上、辨可发汗病形证治、辨发汗吐下后病形证治)

《千金翼方》 太阳病,下之,其气上冲,可与桂枝汤。不冲,不可与之。(太阳病用桂枝汤法)

《太平圣惠方》 太阳病,若下之,其气上冲,可与桂枝汤。(辨太阳病形证)

本条论述太阳病误下后,气上冲逆的证治。

太阳病,邪居于表,正气抗邪,其病机趋势向上向外,对其治疗,应当因势利导,发汗解表是其正治之法。然而,本证却误用了下法,正气向上向外的趋势受到顿挫,但表邪尚未至于内陷,中焦尚未受邪,故病人自感胸中有气冲逆,此属受挫之气机郁而求伸之象。胸中有气上冲,说明表邪未陷,其病机仍有向上向外之势;条文中虽未言及脉象,但病机的向上向外之势,决定了其脉必有浮象。对其治疗仍当因势利导,外解表邪,方用桂枝汤。

若误下之后,病人无“气上冲逆”的感觉,则说明正气受挫比较严重,无力求伸,故其病机已无向上向外之势,其脉必由浮而变为不浮,在这种情况下,表邪已有内陷之势,或成结胸,或成痞,或成协热利等变证。当观其脉症,知犯何逆,随证治之,唯不宜再投桂枝汤。

本条句首“太阳病”,未言及中风还是伤寒;若是太阳中风,则如前所述,仍当用桂枝汤;若是太阳伤寒,误下之后,正气受挫,虽气上冲,却不可再服麻黄汤,而只宜选用桂枝汤。仲景用桂枝,除解肌之外,还善用于平冲降逆,这是仲景的创新。《金匮要略方论·痉湿暍病脉证第二》之防己黄芪汤方后注有云:“气上冲者,加桂三分。”《金匮要略方论·痰饮咳嗽病脉证并治第十二》云:“与茯苓桂枝五味甘草汤,治其气冲。”若“冲气即低”,则在桂苓五味甘草汤中去桂枝。在今本仲景书中,对气逆上冲者,几乎都用桂枝。如《金匮要略方论·痉湿暍病脉证第二》葛根汤证之气上冲胸,《肺痿肺痈咳嗽上气病脉证治第七》小青龙加石膏汤证之咳而上气,本论第67条茯苓桂枝白术甘草汤证之气上冲胸,第117条桂枝加桂汤证之气从少腹上冲心胸等,仲景在这些方中运用桂枝,除了用其相应的功效之外,均取其平冲降逆之力。

太阳病三日,已发汗,若吐、若下、若温针,仍不解者,此为坏病,桂枝不中与之也。观其脉症,知犯何逆,随证治之。桂枝本为解肌,若其人脉浮紧,发

① 朱肱.活人书·卷十二[M].北京:人民卫生出版社,1993

热汗不出者，不可与之也。常须识此，勿令误也。五。 [16]

《脉经》 太阳病三日，已发其汗，吐下、温针而不解，此为坏病，桂枝复不中与也。观其脉症，知犯何逆，随证而治之。（病发汗吐下以后证）

《金匮玉函经》 太阳病三日，已发汗，若吐、若下、若温针而不解，此为坏病，桂枝不复中与也。观其脉症，知犯何逆，随证而治之。（辨太阳病形证治上）

《金匮玉函经》 桂枝汤本为解肌，其人脉浮紧，发热无汗，不可与也。常须识此，勿令误也。（辨太阳病形证治上）

《千金翼方》 太阳病三日，已发汗，吐下、温针而不解，此为坏病，桂枝汤复不中与也。观其脉症，知犯何逆，随证而治之。（太阳病用桂枝汤法）

《千金翼方》 桂枝汤本为解肌，其人脉浮紧，发热无汗，不可与也。常识此，勿令误也。（太阳病用桂枝汤法）

本条论述太阳病误治后之坏病的治疗原则。

太阳病的自然过程如第8条所示："头痛至七日以上自愈者，以行其经尽故也。"本证太阳病三日，病情正是极盛时期，不论是太阳伤寒，还是太阳中风，汗法都属正治之法。但本证太阳病三日，发汗不愈，此有两种可能，一是发汗太过，如水流漓，如此，则病必不除，且有变生他证之虞。二是药后不汗，如此，应当再服药，或"小促其间"。而本条太阳病发汗之后，又用吐、下、温针杂治，致使病情发生根本变化，论中把此称之为"坏病"。坏，毁也。坏病，几经杂治，病情已经远离原本的脉症。在这种情况下，不宜再服用桂枝汤，所以文中强调"桂枝不中与之也"。按：中，可也。不中，即不可也。时下较通行的注释，如不再、不中用、不合适等，非是。实际上，仲景在本条后半节已经以"不'可'与之也"对此做出了自己的注释。

如此，应当根据脉症变化，找出反常的、不从其理之处，进行相应的治疗。此即所谓"观其脉症，知犯何逆，随证治之"。这其中所蕴含的中医学辨证论治思想贯穿于全论首尾。

桂枝本为解肌。此处"桂枝"是指桂枝汤而言。肌，肉也。肌肉与腠理相对应，肌与腠对比，肌深腠浅。肌腠与脏腑对比，肌腠属表，脏腑属里。《名医别录》称葛根疗伤寒头痛，解肌，发表，开腠理。谓麻黄通腠理，疏伤寒头痛，解肌，泄邪恶气。在此，开、通腠理与解肌并列，说明二者之不同。桂枝汤的发汗力比麻黄汤要和缓得多，欲发汗，必须啜热稀粥，以助药力，温覆令一时许，这是一个氤氲过程。而对比之下，开腠理则是一个较急骤的过程。解肌与开腠相对应，解，开也，缓也，宽纵之意。解肌谓缓纵肌肉之紧张。开腠理，谓开启腠理之闭塞。

"其人脉浮紧，发热，汗不出者"，是对太阳伤寒脉症的表述。典型的太阳伤寒，其正治之法是开腠发汗，用麻黄汤（见第35条）。若误投桂枝汤，因桂枝汤发汗力缓，不仅不能缓纵腠理之闭塞以泄汗，反而氤氲鼓荡邪热以致变生他证，故条文中告诫不可与桂枝汤，"勿令误也"。后世有云"无汗不得用桂枝"，系从本条断章取义，其说非是。

按："桂枝本为解肌，若其人脉浮紧，发热汗不出者，不可与之也。常须识此，勿令误也。"在成无已《注解伤寒论》中，另作一条。

若酒客病，不可与桂枝汤，得之则呕，以酒客不喜甘故也。 ［17］

《金匮玉函经》 酒客不可与桂枝汤，得之则呕，酒客不喜甘故也。（辨太阳病形证治上）

《千金翼方》 酒客不可与桂枝汤，得之则呕，酒客不喜甘故也。（太阳病用桂枝汤法）

本条告诫酒客多湿热，不可径与桂枝汤。

嗜酒者，中焦多湿热。桂枝汤味甘而性辛热，因此，嗜酒者虽罹患太阳中风，亦不可径服桂枝汤，若误用，必助湿生热。湿热内蕴，中焦壅滞，故可引发逆满呕吐之症。

本条是仲景对酒客具体证候治疗后的总结，有过程，有分析，有原因。仲景通过具体的、看似孤立的病例，总结出的病机虽具有普遍意义，却并不是说，凡酒客服桂枝汤都必定呕。

喘家，作桂枝汤，加厚朴杏子佳。六。 ［18］

《金匮玉函经》 喘家作桂枝汤，加厚朴杏仁佳。（辨太阳病形证治上）

《千金翼方》 喘家作桂枝汤，加厚朴杏仁佳。（太阳病用桂枝汤法）

本条指出喘家感受寒邪，具有桂枝汤证，用桂枝汤加厚朴杏子疗效更好。

本条在句读方面，有桂枝汤作上读者，文作："喘家作桂枝汤，加厚朴、杏子佳。"或作："喘家，作桂枝汤，加厚朴杏子佳。"这两种句断无实质性差别，其共同之处都是以"作桂枝汤"四字为一读。另有"桂枝汤"三字属下读者，以"喘家作"三字为一读，句断为："喘家作，桂枝汤加厚朴杏子佳。"

韩愈尝云："句读之不知，惑之不解。"（《师说》）"喘家作"与"喘家作桂枝汤"，句读不同，涉及条文所表达的理与法不同。

"喘家作，桂枝汤加厚朴杏子佳"，是断言本证病人喘息发作，用桂枝加厚朴杏子汤治疗效果佳或最好（条文中的"作"字，当"发作"解）。按这样理解，用桂枝汤加厚朴杏子的目的是治疗喘息，且含有用桂枝汤加厚朴杏子统治喘家喘息发作的含义。然而，喘家发作之喘，既有寒热痰湿之分，又有虚实错杂而作，因此，决不可能只有一种"桂枝汤加厚朴杏子佳"之喘。由此看来，把本条句读为"喘家作，桂枝汤加厚朴杏子佳"，不符合仲景用"桂枝汤加厚朴杏子佳"的思路。

"喘家作桂枝汤"，作，用也。本条所述之喘家，之所以要用桂枝汤加厚朴、杏子，不唯是因喘证发作，更重要的是因为这个喘家感受了外邪，具有桂枝汤的适应证。有一点必须指出，喘家感受外邪容易引发喘息，但不是必发喘息。本条所谓之喘家只是表述既往有喘息病史的一类病人，并非是指其一定具有现症的喘息。就本条所述而言，本证病人只有桂枝汤证，而并未发作喘息，因此本证用桂枝汤的目的主要在于解表，之所以要加用厚朴、杏仁，这是因为本证病人素有喘息宿疾，加厚朴、杏仁降气以防宿疾发作，有未病先防之意，所以文曰"桂枝汤加厚朴杏子佳"。与此对比，第 43 条，"太阳病，下之微喘者，表未解故也，桂枝加厚朴杏子汤主之。"此证的主要症状是"微喘"，病机是"表未解"，所以用桂枝加厚朴杏子汤的目的是解表平喘，此属正治之法，故文曰"主之"，而不曰"佳"。同时有必要指出，桂枝加厚朴杏子汤所治之喘也只能是表证未解的"微喘"，而喘家发作之喘息却决不仅仅只是“微喘”，因此，对喘家发作之喘，仅仅用桂枝汤加厚朴杏子决不会是“佳”。

从第18条文气看，在仲景看来，这只是一种最“佳”的选择，而不是唯一的选择。根据条文所述，本证喘家的证候表现，仅仅是一个桂枝汤证，因而若选用桂枝汤治疗，也决非误治，只是在仲景的思路中，尚不属于最“佳”罢了。

凡服桂枝汤吐者，其后必吐脓血也。 ［19］

《金匮玉函经》 服桂枝汤吐者，其后必吐脓血。（辨太阳病形证治上）

《千金翼方》 服桂枝汤吐者，其后必吐脓血。（太阳病用桂枝汤法）

本条论述肺痈早期表证，由于误服桂枝汤，而由咳喘浊沫变生咳吐脓血的证候。

吐，如果与呕吐和咳吐对比讨论，本论中之“吐”，可有广义狭义之分。所谓狭义之吐是指从口排弃之物仅出于口或口腔。而所谓广义之吐，则包括呕吐和咳吐。呕吐是指有声有物，排弃之物源于胃，由于胃气上逆，伴随“呕啊”之声，胃内容之物涌溢于口，从口泻弃于外。论中之呕吐多简称为“呕”。在仲景书中，有时也把呕吐简称为“吐”。如《伤寒论》第74条，“中风发热，六七日不解而烦，有表里证，渴欲饮水，水入则吐者，名曰水逆”等。

咳，古作欬，“逆气也”。含吸之欲其下，而气乃逆上是曰咳。《金匮要略方论·脏腑经络先后病脉证第一》曰：“息引胸中上气者，咳。”若伴随上气咳逆而有痰涎、脓血咳呛于口中，则必须吐出，这就是咳吐，即先咳而后遂吐。在这里，吐弃之物不是口中自生，也不是胃中涌溢，而是通过气逆上之咳，气道与肺中之物逆呛于口中。

综上所述，在仲景书中，虽经常以“吐”来泛指呕吐和咳吐，但是，吐、呕吐和咳吐是有区别的。本条“凡服桂枝汤吐者，其后必吐脓血也”，之所以长期未能讲清楚，究其原因，主要是把“吐脓血”误释为呕吐脓血。结合临床，呕吐“血”可通，而呕吐“脓”则不通。

如果对《金匮要略方论·肺痿肺痈咳嗽上气病脉证第一》之肺痈的脉症进行归纳，可见肺痈的早期或表证期表现是“风伤皮毛”，恶寒发热，时时振寒，汗出，咽燥口干，咳喘，多唾浊沫，脉浮（微）而数。从中不难看出，这样一个“风伤皮毛”之“肺痈”的早期症状与太阳中风桂枝汤证是何等相似！

由此可见，本条“凡服桂枝汤吐者，其后必吐脓血也”所表述的过程，当是肺痈早期“风伤皮毛”的阶段，而被误诊为太阳中风，误服了桂枝汤所引发的咳吐脓血。《金匮要略方论·肺痿肺痈咳嗽上气病脉证治第七》曰：“热之所过，血为之凝滞，蓄结痈脓，吐如米粥。”这样一个风热初客，发热、恶寒、汗出、咳喘，脉浮数之早期肺痈，若误服桂枝汤，必助其热，热伤脉络，则必动其血，加速血热结聚、蓄毒酿脓之过程。所以肺痈“风伤皮毛”之证，若误服桂枝汤，咳吐脓血当是在必然之中。

本条“凡服桂枝汤吐者”之“凡”字，作发语辞解义胜。这样一个肺痈早期病人，误服桂枝汤之后，在病情变化上由咳喘浊沫而变生咳吐脓血的过程，在病机上则是血热结聚、蓄毒酿脓的过程。所以服桂枝汤之后，不是即时吐脓血而是“其后”必吐脓血。

太阳病，发汗，遂漏不止，其人恶风，小便难，四肢微急，难以屈伸者，桂枝加附子汤主之。方七。 [20]

桂枝三两，去皮　芍药三两　甘草三两，炙　生姜三两，切　大枣十二枚，擘　附子一枚，炮，去皮，破八片

右六味，以水七升，煮取三升，去滓。温服一升。本云桂枝汤，今加附子。将息如前法。

《脉经》 太阳病，发其汗，遂漏而不止，其人恶风，小便难，四肢微急，难以屈伸，属桂枝加附子汤。(病发汗以后证)

《金匮玉函经》 太阳病，发其汗，遂漏而不止，其人恶风，小便难，四肢微急，难以屈伸，桂枝加附子汤主之。(辨太阳病形证治上、辨发汗吐下后病形证治)

《千金翼方》 太阳病，发其汗，遂漏而不止，其人恶风，小便难，四肢微急，难以屈伸，桂枝加附子汤主之。桂枝中加附子一枚炮即是。(太阳病用桂枝汤法)

《太平圣惠方》 太阳病，发其汗，汗出不止者，其人必恶寒，小便难，四肢拘急者，宜桂枝附子汤。(辨太阳病形证)

本条论述太阳病发汗太过，卫阳虚的证治。

太阳病发汗如法，本当汗出表和，脉静身凉而愈。今发汗太过，卫阳大伤，不能温分肉，故症见恶风；卫气不能正常地卫外为固，故漏汗不止；大汗伤津，汗尿同源，津液耗伤，不仅尿少，而且尿道失润，故排尿短少且艰涩。

大汗伤阳，阳虚则失于温煦；大汗伤津，津伤则不得濡润，故四肢筋脉时有拘急、屈伸不利。本证虽然阴阳俱伤，但伤阳为急，根据阳生阴长之机制，故在治疗上以温阳为法、为急。方用桂枝加附子汤，用桂枝汤氤氲以调营卫，加附子以温阳固表。本论第30条云："附子温经，亡阳故也。"本证卫阳骤虚(亡阳的表现之一)的重要标志之一是汗出恶风，所以本证加附子的主要依据就是恶风。按：本方在《辨发汗后病脉证并治》中，甘草作二两。

仲景以阳虚恶寒、恶风而用附子，还另见于其他一些条文。如第21条，"太阳病，下之后，脉促，胸满者，桂枝去芍药汤主之。"第22条接续其意又云，"若微恶寒者，桂枝去芍药加附子汤主之。"第22条之所以加附子，其意在"微恶寒"。

太阳病，下之后，脉促，胸满者，桂枝去芍药汤主之。方八。促，一作纵。 [21]

桂枝三两，去皮　甘草二两，炙　生姜三两，切　大枣十二枚，擘

右四味，以水七升，煮取三升，去滓。温服一升。本云桂枝汤，今去芍药。将息如前法。

《脉经》 太阳病，下之，其脉促，胸满者，属桂枝去芍药汤。若微寒，属桂枝去芍药加附子汤。(病发汗吐下以后证)

《金匮玉函经》 太阳病，下之，其脉促，胸满，桂枝去芍药汤主之。若微恶寒者，桂枝去芍药加附子汤主之。(辨太阳病形证治上、辨发汗吐下后病形证治)

《千金翼方》 太阳病，下之，其脉促，胸满者，桂枝去芍药汤主之。若微寒者，桂枝去芍药加附子汤主之。桂枝去芍药中加附子一枚即是。（太阳病用桂枝汤法）

《太平圣惠方》 太阳病，若下之，其脉促，胸中满，宜桂枝汤。（辨太阳病形证）

赵刻宋本第21条与第22条在《脉经》《金匮玉函经》《千金翼方》中，并连为一条，文字虽有出入，但文义相同。

本条论述太阳病误下后，胸阳受挫表证未解的证治。

太阳病表证不解，本不应当用下法，若误用下法，轻则挫伤正气，重则导致表邪内陷。本条太阳病误下，脉象由原来的浮脉变为促脉，此处之促脉可有两方面的含义。

一是指脉来急促、上壅两寸，此如《素问·平人气象论》所云："寸口脉中手促上击者。"张介宾释之曰："脉来急促而上部击手者。"这是太阳病，虽经误下，而表邪未陷之象。其义如同本论第34条所云："太阳病，桂枝证，医反下之，利遂不止，脉促者，表未解也。"第140条亦云："太阳病下之，其脉促，不结胸者，此为欲解也。"在此，脉促，反映出病势郁而求伸之机。

二则也包括了后世所说的"脉数动而时一止"之象，在此，脉促反映出误下后，正气耗伤，脉气不续之机。前者为下后正气之反弹，后者则属下后正气之不支。

误下之后，虽表邪未陷，表证仍在，但正气已显示出不同程度的挫伤，机体正气向上向外之趋势受到反扯，胸阳因受制而症见胸满。本论第15条云："太阳病，下之后，其气上冲者，可与桂枝汤。""若不上冲者，不得与之。"此处之"其气上冲"，与本条之"脉促胸满"，虽表现形式不同，但病机却有相似之处。

本条太阳病误下之后，虽然气不上冲，但亦未成结胸或痞，而是症见胸满，胸满是气上冲的另一种表现形式。胸满与脉促并见，说明机体阳气向上向外之趋势虽受顿挫，但其郁而求伸、向上向外之机仍在。所以本证的基本病机是表邪未解，表证依然。故对其治疗仍当解表。方用桂枝去芍药汤。

芍药，《神农本草经》称其苦平，主邪气腹痛，除血痹，破坚积；《名医别录》谓酸平微寒，通顺血脉，散恶血，逐贼血。综括《神农本草经》《名医别录》所论，芍药虽云可益气，但突出的却是开破之性。故今本仲景书中之小柴胡汤、通脉四逆汤、防己黄芪汤等，腹痛皆加芍药。而本论第112条，桂枝去芍药加蜀漆牡蛎龙骨救逆汤，《金匮要略方论·水气病脉证并治第十四》附《千金方》桂枝去芍药加皂荚汤等，或因亡阳或因阳衰而皆去芍药。本证因下后正气受挫，胸阳受损，而芍药性寒，且有开破之性，证非所宜，故去之，以有利于桂枝、生姜、大枣温阳以解散其未陷之表邪。

若微寒者，桂枝去芍药加附子汤主之。方九。 [22]

桂枝三两，去皮　甘草二两，炙　生姜三两，切　大枣十二枚，擘　附子一枚，炮，去皮，破八片

右五味，以水七升，煮取三升，去滓。温服一升。本云桂枝汤，今去芍药加附子。将息如前法。

（按：《脉经》《金匮玉函经》《千金翼方》本条与第21条连。）

本条论述太阳病误下，胸阳受挫，阳虚恶寒，表证未解的证治。

若在前证的基础上，又症见“微寒”，这是误下伤阳的程度比前证更为严重一些。由于表证仍在，所以在治法上，仍当解表；但仅用桂枝去芍药汤，其温阳之力已显不足，所以，在前方的基础上，再加用附子以强化其温阳之力（加附子详见第20条）。

按：21条与22条，在成无己《注解伤寒论》中，合为一条。

太阳病，得之八九日，如疟状，发热恶寒，热多寒少。其人不呕，清便欲自可，一日二三度发，脉微缓者，为欲愈也。脉微而恶寒者，此阴阳俱虚，不可更发汗、更下、更吐也。面色反有热色者，未欲解也，以其不能得小汗出，身必痒，宜桂枝麻黄各半汤。方十。 ［23］

桂枝一两十六铢，去皮 芍药 生姜切 甘草炙 麻黄各一两，去节 大枣四枚，擘 杏仁二十四枚，汤浸，去皮尖及两仁者

右七味，以水五升，先煮麻黄一二沸，去上沫，内诸药，煮取一升八合，去滓。温服六合。本云桂枝汤三合，麻黄汤三合，并为六合，顿服。将息如上法。

臣亿等谨按：桂枝汤方，桂枝、芍药、生姜各三两，甘草二两，大枣十二枚。麻黄汤方，麻黄三两，桂枝二两，甘草一两，杏仁七十个。今以算法约之，二汤各取三分之一，即得桂枝一两十六铢，芍药、生姜、甘草各一两，大枣四枚，杏仁二十三个零三分枚之一，收之得二十四个，合方。详此方乃三分之一，非各半也，宜云合半汤。

《脉经》 太阳病，得之八九日，如疟状，发热而恶寒，热多寒少，其人不呕，清便续自可，一日再三发，其脉微而恶寒，此为阴阳俱虚，不可复发汗也。（病不可发汗证）

《金匮玉函经》 太阳病，得之八九日，如疟状，发热而恶寒，热多而寒少，其人不呕，清便自调，日二三发，脉微缓者，为欲愈。脉微而恶寒，此阴阳俱虚，不可复吐下、发汗也。面反有热色者，为未欲解，以其不能得小汗出，身必当痒，桂枝麻黄各半汤主之。（辨太阳病形证治上、辨不可发汗病形证治）

《千金翼方》 太阳病，得之八九日，如疟，发热而恶寒，热多而寒少，其人不呕，清便欲自可，一日再三发，其脉微缓者，为欲愈。脉微而恶寒者，此为阴阳俱虚，不可复吐下发汗也。面色反有热者，为未欲解，以其不能得汗出，身必当痒，桂枝麻黄各半汤主之。（太阳病用桂枝汤法）

《太平圣惠方》 伤寒病六日后，至八日九日，如疟，热多寒少，一日再发，其脉微缓者，为欲愈。脉微而恶寒者，为阴阳俱虚，不可复吐下也。发汗，面色赤有热者，为欲解，宜服桂枝麻黄汤（辨厥阴病形证）

本条论述太阳伤寒八九日，邪虽衰而表未解的证治，中间夹叙阴阳俱虚之脉症，以作对比和警示。

按条文原意，只有太阳伤寒，才有可能经过八九日之后，出现条文中所表述的一系列症状：发热恶寒，热多寒少，一日二三度发，脉微缓。

本论第8条云：“太阳病，头痛至七日以上自愈者，以行其经尽故也。”本条太阳病，已八九日，病虽未愈，但表邪始衰，因此，虽仍发热恶寒，但恶寒已轻微，表现为由原来持

续的发热恶寒，变化为间断的发热恶寒，其特点是“如疟状，一日二三度发”。脉象也比原来的浮紧显得略微缓和，此所谓“脉微缓”。脉症合参，此属太阳伤寒表邪将解之象，此时，本当以小发汗之法，一疏即解。然而，因为失于小发汗，致使微邪郁表，故出现面色红赤之象；此为阳气怫郁在表，虽表邪有将解之势，但尚仍未解，故病人同时出现身痒症状。对此，仍当疏邪解表。尽管是微邪郁表，邪虽“微”，但其肤表却仍有闭塞之势，所以仅用桂枝汤难以启表；而麻黄汤虽能启表，但微邪又不耐峻汗，所以仲景创桂枝麻黄各半汤，融合桂枝、麻黄二方而又特小其制，扬长避短以小发其汗。

其人不呕。是特别指出病尚未入少阳。第 226 条云："本太阳病不解，转入少阳者，胁下硬满，干呕，不能食，往来寒热。"本证发热恶寒如疟状，呕与不呕病在两端，故必辨之。清便欲自可，排除了病入阳明。

根据条文表述，本证病机当是发热恶寒，发作时，呈太阳伤寒腠理闭塞之状；不发作时，只是身痛不休，营卫失调，呈周身违和之状。当此之时，不可不汗，亦不可过汗；不汗则腠理难以启闭，且阳气怫郁在表，此非桂枝汤所能为；过汗则伤正气，邪微已至一日二三度发，又非麻黄汤原方所宜，此等态势，是由太阳伤寒迁延日久而形成的。所以仲景在麻桂二方中斟酌，在温服的一次量——六合药物之中，桂枝汤和麻黄汤仅仅各占三合（按：第 12 条桂枝汤的常规服用量是一升；第 35 条麻黄汤的常规服用量是八合），可见其用药量之轻。从而达到发作时，意在开其腠理；不发作时，意在调其营卫，其过程均在氤氲之中。由此也可见，本条起始之太阳病，只能是太阳伤寒，不可能是太阳中风。

对条文中“脉微而恶寒者，此阴阳俱虚，不可更发汗、更下、更吐也”应当怎样理解，是本条难点之一。目前对此比较多见的解释是：太阳病得之八九日，日久不愈，表邪不解，发热恶寒变为间歇发作，如疟状，一日二三度发，热多寒少，此时可出现三种转归：一是，脉由浮紧变为缓和，是寒邪衰退，正气将复，预测病症欲愈。二是，脉由浮紧变为微弱，恶寒加重，这是表里俱虚，故禁用发汗、攻下、涌吐之法。三是，面色反有热色，无汗身痒，这是当汗失汗，故邪不解，阳气怫郁在表，不得宣泄，此即太阳病轻证，仍当解表云云。这种讲法有难以自圆其说之处。作为疾病转归，试问一个八九日不解的太阳病，发热恶寒，热多寒少，一日二三度发，这样一个邪郁不解的表证实证，是否可能突然逆转，“脉由浮紧变为微弱，恶寒加重，表里俱虚”？突然逆转，病情急转直下，这在《伤寒论》中也是可见到的，但多是在误治之后，如第 61 条："下之后，复发汗，昼日烦躁不得眠，夜而安静，不呕，不渴，无表证，脉沉微，身无大热者，干姜附子汤主之。"若从临床上看，由实证急速转化为虚证，由阳证急速转化为阴证，也是可见到的，这是邪盛正虚，正不胜邪，在邪正相搏交争过程中，正气被迅速耗伤所致，脉症可见四肢厥冷，面色苍白或冷汗淋漓，脉至微弱，此属阴阳俱虚，亡阳在即。但从本条表述所见，在本证的整体变化过程中，不存在形成这种转归的动因。这就是说，太阳病经过八九日，由持续的发热恶寒，变化为一日二三度发，且热多寒少，这样一个太阳病过程，根本不存在这种向“脉微而恶寒者，此阴阳俱虚”转化的可能性。

那么怎样理解才比较妥当呢？“脉微而恶寒者，此阴阳俱虚，不可更发汗、更下、更吐也。”这是仲景的自注句，是对前文“脉微”的进一步阐释，以做告诫警示。在表述方式上是夹叙夹议,其体例与第67条"发汗则动经,身为振振摇者"相似。这种文中"自注句"形式,在中国古代经籍、史籍中多见。这样,"面色反有热色者,未欲解也",在文气上,在义理上都与前文"脉微缓者,为欲愈也"相贯。这样理解,既符合条文本义,也符合临床。

太阳病,初服桂枝汤,反烦不解者,先刺风池、风府,却与桂枝汤则愈。十一。用前第一方。 [24]

《脉经》 太阳病,初服桂枝汤,而反烦不解者,当先刺风池、风府,乃却与桂枝汤则愈。(病可发汗证、病可刺证)

《金匮玉函经》 太阳病,初服桂枝汤,反烦不解者,当先刺风池、风府,却与桂枝汤即愈。(辨太阳病形证治上、辨可发汗病形证治、辨可刺病形证治)

《千金翼方》 太阳病,初服桂枝汤,而反烦不解者,当先刺风池、风府,乃却与桂枝汤则愈。(太阳病用桂枝汤法、宜刺)

《太平圣惠方》 太阳病,服桂枝汤,烦热不解者,当先针风池、风府穴,乃与桂枝汤即愈。(辨太阳病形证)

本条论述太阳病邪滞经络,经气不畅,"初服"桂枝汤,反烦不解的证治。

第12条方后注云,桂枝汤"以水七升,微火煮取三升,去滓,适寒温,服一升"。此谓之"初服",若"一服"汗出病差,停后服。若不汗,更服。本证太阳病"初服"桂枝汤,不仅不汗出、病愈,反而出现心烦,这是邪滞经络,经气不畅,此既妨碍药力宣达,又阻滞表邪疏散,致使桂枝汤鼓荡而不得宣泄,热蒸而不得为汗,故烦。

刺风池、风府意在疏通经络。风池,在《灵枢·热病》属治热病的五十九穴之一。经云:"热病三日,而气口静,人迎躁者,取之诸阳五十九刺,以泻其热而出其汗,实其阴以补其不足者。"风府,《素问·骨空论》云:"风从外入,令人振寒,汗出头痛,身重恶寒,治在风府。不足则补,有余则泻,太阳颈项痛,刺风府。"刺风池、风府,属《黄帝内经》古法,目的在于疏通经络。刺后,经络疏通,再与服桂枝汤,药力豁然宣达,必漐漐然汗出,表邪一疏而解。按:"却与桂枝汤则愈",却,再也。

服桂枝汤,大汗出,脉洪大者,与桂枝汤如前法。若形似疟,一日再发者,汗出必解,宜桂枝二麻黄一汤。方十二。 [25]

桂枝一两十七铢,去皮 芍药一两六铢 麻黄十六铢,去节 生姜一两六铢,切 杏仁十六个,去皮尖 甘草一两二铢,炙 大枣五枚,擘

右七味,以水五升,先煮麻黄一二沸,去上沫,内诸药,煮取二升,去滓。

温服一升,日再服。本云桂枝汤二分,麻黄汤一分,合为二升,分再服。今合为一方,将息如前法。臣亿等谨按:桂枝汤方,桂枝、芍药、生姜各三两,甘草二两,大枣十二枚。麻黄汤方,麻黄三两,桂枝二两,甘草一两,杏仁七十个。今以算法约之,桂枝汤取十二分之五,即得桂枝、芍药、生姜各一两六铢,甘草二十铢,大枣五枚。麻黄汤取九分之二,即得麻黄十六铢,桂枝十铢三分铢之二,收之得十一铢,甘草五铢三分铢之一,收之得六铢,杏仁十五个九分枚之四,收之得

十六个。二汤所取相合，即共得桂枝一两十七铢，麻黄十六铢，生姜、芍药各一两六铢，甘草一两二铢，大枣五枚，杏仁十六个，合方。

《脉经》 服桂枝汤，大汗出，若脉但洪大，与桂枝汤。若其形如疟，一日再三发，汗出便解，属桂枝二麻黄一汤。（病发汗以后证）

《金匮玉函经》 服桂枝汤，大汗出，若脉但洪大，与桂枝汤。若其形如疟，一日再发，汗出便解，宜桂枝二麻黄一汤。（辨太阳病形证治上、辨发汗吐下后病形证治）

《千金翼方》 服桂枝汤，大汗出，若脉洪大，与桂枝汤。其形如疟，一日再发，汗出便解，宜桂枝二麻黄一汤方。（太阳病用桂枝汤法）

本条论述太阳病服桂枝汤之后出现的两种不同的转归与证治。

本条可分为两节理解。从文首至"如前法"为第一节，表述太阳中风，虽已服桂枝汤，大汗出，且脉已洪大，但桂枝汤证仍在，故仍当服桂枝汤。

《伤寒论》用药，麻黄汤中有桂枝，桂枝汤中无麻黄；有麻黄汤之后用桂枝汤法，无桂枝汤之后用麻黄汤法。第 16 条告诫："桂枝本为解肌，若其人脉浮紧，发热汗不出者，桂枝不中与之也，常须识此，勿令误也。"由此可见，桂枝汤是不可用于脉浮紧，发热无汗的太阳伤寒的。所以，本条起首服桂枝汤之前，不可能是太阳伤寒麻黄汤证，而只能是太阳中风桂枝汤证。

太阳中风服用桂枝汤，必须遵循第 12 条的服用方法，若大汗"如水流漓，病必不除"，因发汗太过，鼓荡阳气，故其脉由浮缓变化为洪大。虽然脉象已显洪大，但若太阳中风表证仍在，则仍当治以桂枝汤。

从"若形似疟"至文末为第二节，表述桂枝汤证，大汗之后，继而复感微邪，表闭无汗，寒热如疟的证治。

本证从一个典型的桂枝汤证，由于服药不如法，大汗出，致使表证不解，病情出现变化。其表现由典型的桂枝汤证，变化为发热恶寒，一日再发，形似疟。若从病机与病情变化上分析，本证从太阳中风发病至大汗出的过程中，始终不存在应用麻黄汤的指征。而仲景最后对本证的治疗，却应用桂枝二麻黄一汤，在这里，尽管麻黄汤用量极少，但它终究是麻黄汤，这也说明仲景认为本证在病机上，有必须应用麻黄汤之动因。对这个问题，后世注家多未能关注。按：桂枝汤二分，麻黄汤一分，分同"份"。

为什么一个桂枝汤证，在服桂枝汤大汗出之后，还有可能再使用少量的麻黄汤以开腠理呢？实际上，"若形似疟"以下诸症，不是服桂枝汤大汗出之后的直接结果，因为太阳中风桂枝汤证，服桂枝汤不论如法还是不如法，不论愈还是不愈，都不存在任何致使腠理闭塞的病机，哪怕是最轻微的表闭。

"形似疟，一日再发"，在病机上所存在的一定程度的腠理闭塞，这是大汗之后，将息失宜，风寒复闭所致，亦即大汗之后，旋即表闭无汗，此是一种轻微的复感，属旧邪未去，复感新邪。此近似于《素问·移精变气论》所云："故病未已，新病复起。"柯韵伯认为是"桂枝证未罢，当仍与之，乘其势而更汗之，汗自漐漐，邪不留矣。是法也，可以发汗，汗生于谷也；即可以止汗，精胜而邪却也。若不用此法，使风寒乘汗客于玄府，必复恶寒发热如疟状"[①]。柯韵伯指出，服桂枝汤大汗出之后，发热恶寒如疟状，这是风寒乘汗复客于玄府所致，其说符合仲景条文蕴意，符合仲景之桂枝汤后无用麻黄汤法的用药规律。

从仲景用桂枝二麻黄一汤的基本思路中可以领悟，本证除了具有发热恶寒症状之外，还有一个特点，就是"无汗"。本证的"无汗"是从大汗出变化来的，由大汗出而变为"无汗"，这是一个几被忽略而又非常重要的过程。由于大汗后，肌腠疏松，复感微邪，肌腠旋即闭拒，导致肌腠整体弛张失调，故当发热恶寒时，肌腠处于一定程度的紧敛、闭拒状态；而当发热恶寒休止时，则肌腠闭拒缓解，周身又呈违和不适的状态。本证与第23条桂枝麻黄各半汤证对比，均属邪虽衰而未已，但，此是正气尚未恢复而复客微邪，正邪相搏，如疟状；而彼则是正气未复，微邪不解，正邪纷争，如疟状；二者病机属同中有异，异中有同。

服桂枝汤，大汗出后，大烦渴不解，脉洪大者，白虎加人参汤主之。方十三。 ［26］

知母六两　石膏一斤，碎，绵裹　甘草炙，二两　粳米六合　人参三两

右五味，以水一斗，煮米熟汤成，去滓。温服一升，日三服。

《脉经》 服桂枝汤，大汗出，大烦渴不解，若脉洪大，属白虎汤。（病发汗以后证）

《金匮玉函经》 服桂枝汤，大汗出后，大烦渴不解，若脉洪大者，白虎加人参汤主之。（辨太阳病形证治上、辨发汗吐下后病形证治）

《千金翼方》 ……服桂枝汤，汗出，大烦渴不解，若脉洪大，与白虎汤。方见杂疗中。（发汗吐下后病状）（按：本条与第211条连读）

本条论述服桂枝汤大汗出后，大烦渴，脉洪大之白虎加人参汤证治。

本条与第25条前半段对比，文字相似但治法迥异，对此，后世人多有评论。前人的解释都是从辨析表证与里证来讨论用桂枝汤与用白虎加人参汤的不同，这种辨表里的方向是对的，但作为具体思路，仅仅从烦渴与不烦渴上来辨析是用桂枝汤还是用白虎加人参汤，则存在一定的片面性。

今人在解释第25条与第26条之区别时，多从此二证洪大脉之不同，作为理解二者区别的切入点。认为此二证的脉洪大有"质"的区别，第25条桂枝汤证之脉洪大是来盛去衰，而第26条白虎加人参汤证之脉洪大是滔滔满指，来去俱盛云云。其说非是。

王叔和《脉经》云："洪脉，极大在指下。一曰浮而大。"孙思邈对洪脉的描述是："按之浮大，在指下而满。"[②] 王叔和对洪脉的描述，应当是最能贴近仲景洪脉之意象。及至明代《脉诀汇辨》则云："洪脉极大，状如洪水，来盛去衰，滔滔满指。"[③] 今人对洪脉的理解与仲景洪脉之意象有相当差距。洪与浮、沉都是以形象意。洪的意象就是洪水其来，

① 柯韵伯．伤寒来苏集·伤寒论注［M］．上海：上海科学技术出版社，1959

② 孙思邈．千金翼方·卷第二十五［M］．北京：人民卫生出版社，1998

③ 李延昰．脉诀汇辨［M］．上海：上海科学技术出版社，1963

逆流而视，波涛汹涌，其势浮盛浩大；洪水其去，顺流而视，宽阔满盈，其势平展急落远逝。这种来去之势，被称之为来盛去衰，其实并无衰意。用洪水之形以象脉意，则是脉体阔大、滔滔满指、来盛去衰。实际上，洪脉的指诊特征是轻触即得，按之来势充实有力，应指形大满盈，但脉去骤然，有下陷之感，此即所谓来盛去衰。因此可以认为，在先贤那里，洪脉是不存在分为所谓的"滔滔满指之洪"与"来盛去衰之洪"。

综上所述，本条与第 25 条都是服桂枝汤后，大汗出，都是脉洪大，一用桂枝汤、如前法，一用白虎加人参汤；其辨证根据，一不是渴之有无，二不是脉洪大之不同，而是表证之解与未解。第 12 条方后注云：服桂枝汤当"遍身漐漐微似有汗者益佳，不可令如水流漓，病必不除"。第 25 条所言是"大汗后"，故其"病必不除"；因表证仍在，故复与桂枝汤，方用前法。而本条所言则是"大汗后"，伤阴耗津，表邪"传而为热"，表证已去，症见"大烦渴"，故选用白虎加人参汤。按，大烦渴，"烦"在此表达渴的程度严重。

"大烦渴"虽反映出里热已盛，且已开始伤津，但重点是表证已解；若表证不解，即使症见大烦渴，也仍然不能用白虎汤加人参汤，关于这一点，本论第 170 条特别予以强调，文曰："伤寒脉浮，发热无汗，其表不解，不可与白虎汤，渴欲饮水，无表证者，白虎加人参汤主之。"仲景在此告诫，尽管症见"渴欲饮水"，但若表证不解，则仍然是不能用白虎汤的。纵观《伤寒论》，运用白虎汤有一个不变的共同原则，这就是"其表不解者，不可与"。

按：本方中的人参，在第 168 条、《辨发汗后病脉证并治》中并作二两。

太阳病，发热恶寒，热多寒少，脉微弱者，此无阳也，不可发汗，宜桂枝二越婢一汤。方十四。 [27]

桂枝去皮　芍药　麻黄　甘草各十八铢，炙　大枣四枚，擘　生姜一两二铢，切　石膏二十四铢，碎，绵裹

右七味，以水五升，煮麻黄一二沸，去上沫，内诸药，煮取二升，去滓。温服一升。本云当裁为越婢汤、桂枝汤，合之饮一升。今合为一方，桂枝汤二分，越婢汤一分。臣亿等谨按：桂枝汤方，桂枝、芍药、生姜各三两，甘草二两，大枣十二枚。越婢汤方，麻黄二两，生姜三两，甘草二两，石膏半斤，大枣十五枚。今以算法约之，桂枝汤取四分之一，即得桂枝、芍药、生姜各十八铢，甘草十二铢，大枣三枚。越婢汤取八分之一，即得麻黄十八铢，生姜九铢，甘草六铢，石膏二十四铢，大枣一枚八分之七，弃之。二汤所取相合，即共得桂枝、芍药、甘草、麻黄各十八铢，生姜一两三铢，石膏二十四铢，大枣四枚，合方。旧云，桂枝三，今取四分之一，即当云桂枝二也。越婢汤方，见《仲景杂方》中，《外台秘要》一云起脾汤。

《脉经》　太阳病，发热恶寒，热多寒少，脉微弱，则无阳也，不可复发其汗。咽干燥者，不可发汗。（病不可发汗证）

《金匮玉函经》　太阳病，发热而恶寒，热多寒少，脉微弱者，此无阳也，不可复发其汗，宜桂枝二越婢一汤。（辨太阳病形证治上）

《金匮玉函经》　太阳病，发热恶寒，寒多热少，脉微弱，则无阳也，不可复发其汗。（辨不可发汗病形证治）

《千金翼方》　太阳病，发热恶寒，热多寒少，脉微弱，则无阳也，不可发汗，桂枝二越

婢一汤主之。(太阳病用桂枝汤法)

《千金翼方》 太阳病,发热恶寒,寒多热少,脉微弱,则无阳也,忌复发其汗。(忌发汗)

本条论述太阳病微热微寒,热多寒少,阳郁几微的证治。

本条的难点是"脉微弱者,此无阳也"。成无已虽全面注解《伤寒论》,但对本条一字未解,只是对桂枝二越婢一汤略陈一辞,可见本条本证在理、法、方、药上都确实存在难解之处。

纵观本条所论,结合本证用药,遵循仲景桂枝汤后无用麻黄法之原则,本条所言之太阳病只能是太阳伤寒,而不可能是太阳中风。本证太阳伤寒,发热恶寒、热多寒少,从字面上看与第23条表述的是同一个含义,但若从方药用量上看,则本证的症状是极轻微的。桂枝二越婢一汤是由桂枝汤与越婢汤按比例合成,或称合方。

大青龙汤证由于阳气郁闭较重,以至于出现烦躁。麻黄汤证的阳气郁闭程度虽比较重,但与大青龙汤证对比是轻缓的。桂枝汤证在病机上也属阳郁,但与麻黄汤证对比,桂枝汤证阳气郁闭的程度又更轻微一些。

在主要用药方面,大青龙汤用麻黄六两,桂枝二两,生姜三两,杏仁四十个,石膏如鸡子大。温服一升,取微似汗,汗出多者,温粉粉之。一服汗者,停后服。若复服,汗多亡阳;麻黄汤用麻黄三两,桂枝二两,杏仁七十个。温服八合,覆取微似汗,不须啜粥。麻黄汤与大青龙汤对比,大青龙汤发汗力大峻猛;桂枝汤用桂枝三两,芍药三两,生姜三两。适寒温,服一升,服已须臾,啜热稀粥一升余,以助药力,温覆令一时许,遍身漐漐微似有汗者益佳。桂枝汤与麻黄汤对比,麻黄汤发汗力峻,表现在"不需啜粥"即能发汗。而桂枝汤发汗则必须"啜热稀粥",若不温覆、不啜热稀粥,服桂枝汤就达不到发汗的目的。

越婢汤见于《金匮要略方论·水气病脉证并治第十四》,方用麻黄六两,石膏半斤,生姜三两,大枣十五枚,甘草二两。方中虽用石膏,但本证脉浮不渴,续自汗出,无大热,可以认为本证虽有热,但热象不明显,且方后注云"恶风者加附子一枚",从中可见本证或有阳虚的因素。从本证"续自汗出"和服后不温覆、不发汗可见,本方在立意上并不在于发汗。

以越婢汤和大青龙汤对比,麻黄同为六两,生姜同为三两,甘草同为二两;越婢汤用石膏半斤(8两),大青龙汤用石膏如鸡子大;越婢汤无桂枝、杏仁,大青龙汤用桂枝二两,杏仁四十枚。按:石膏如鸡子大,约合今天56克,约为东汉3.58两。①

大青龙汤之所以成为发汗峻剂,全在于六两麻黄与二两桂枝的配伍,与麻黄汤对比亦在于此,且更有三两生姜辛散相助。以越婢汤和麻黄汤对比,麻黄的用量虽为6∶3,但越婢汤重用石膏至半斤,从而监制6两麻黄的辛温发汗。同理,麻杏石甘汤,虽麻黄用至四两,但与半斤石膏配伍,其功亦不在发汗。

由桂枝汤二分,越婢汤一分,合成的桂枝二越婢一汤,按林亿所云:"今以算法约之,桂枝汤取四分之一,即得桂枝、芍药、生姜各十八铢,甘草十二铢,大枣三枚。越婢汤取

① 柯雪帆.伤寒论选读[M].上海:上海科学技术出版社,1996

八分之一，即得麻黄十八铢，生姜九铢，甘草六铢，石膏二十四铢，大枣一枚八分之七，弃之。二汤所取相合，即得桂枝、芍药、甘草、麻黄各十八铢，生姜一两三铢，石膏二十四铢，大枣四枚，合方。”按：《汉书·律历志》定二十四铢为两，十六两为斤，即得桂枝、麻黄均不足一两，石膏恰合一两。

从上述可见，桂枝二越婢一汤，麻黄、桂枝各十八铢，石膏一两，此与麻黄六两、桂枝二两、石膏3.58两的大青龙汤，与麻黄三两、桂枝二两的麻黄汤，与麻黄六两、石膏八两的越婢汤相比较，不难看出，其发越郁阳之力，不可等同而语。因此，可以得出这样一个结论：桂枝二越婢一汤根本就不是发汗剂，而只是一个轻疏微散之平剂。

通过上述大青龙汤、麻黄汤、桂枝汤以及越婢汤方证的比较，可以对桂枝二越婢一汤方证有一个基本的认识。本证当是感邪之后，迁延日久，至八九日之多，正邪交争乏力，与大青龙汤证、麻黄汤证、桂枝汤证比较，症见微热微寒，其曰“热多寒少”乃是相对比而言。所谓“无阳”，即是言这种阳郁几微的状态，这种“阳郁几微”的病机，反映在脉象上，亦不同于大青龙汤证、麻黄汤证之浮紧而数，相比之下，而是“微弱”之象。按：本条桂枝二越婢一汤中之生姜用量是一两二铢，据林亿等小字按语计算，当作一两三铢。

“无阳”，另见于《辨脉法》：“迟为无阳，不能作汗，其身必痒也。”又见于第153条：“无阳则阴独。”无阳，在《伤寒论》中的含义是多相的，其蕴意体现在对比之中。

“无阳”是本条的疑点和难点。明白了“无阳”的含义，那么本条也就不难理解了。正因为本证病机是阳郁几微，所以“不可发汗”，只宜选用温散力不及麻桂，凉透力不及越婢，并非汗剂的桂枝二越婢一汤平散之。

服桂枝汤，或下之，仍头项强痛，翕翕发热，无汗，心下满微痛，小便不利者，桂枝去桂加茯苓白术汤主之。方十五。 ［28］

芍药三两　甘草二两，炙　生姜切　白术　茯苓各三两　大枣十二枚，擘

右六味，以水八升，煮取三升，去滓。温服一升，小便利则愈。本云桂枝汤，今去桂枝，加茯苓、白术。

《脉经》 服桂枝汤，下之，头项强痛，翕翕发热，无汗，心下满微痛，小便不利，属桂枝去桂加茯苓术汤。（病发汗吐下以后证）

《金匮玉函经》 服桂枝汤，或下之，仍头项强痛，翕翕发热，无汗，心下满而微痛，小便不利者，桂枝去桂加茯苓白术汤主之。（辨太阳病形证治上）

《千金翼方》 服桂枝汤，下之，颈项强痛，翕翕发热，无汗，心下满微痛，小便不利，桂枝去桂加茯苓白术汤主之。（太阳病用桂枝汤法）

本条是记叙表证兼水饮内停，经服桂枝汤后，表虽解而水气未散的证治医案。

本条历来争纷很大，尤其自《医宗金鉴》提出“去桂”应当是“去芍药”之后，纷纭难解。清代钱潢对本条所述之证以“桂枝去桂加茯苓白术汤主之”的真实性表示怀疑，他说：“治之以桂枝去桂加茯苓白术汤，未详其义，恐是后人传写之误，未可知也。即或用之，恐亦未能必效也。”“仲景立法，岂方不对证，而能为后世训乎。余窃疑之，大约是历年久远，后人舛误所致，非仲景本来所系原方，近代名家，悉遵成氏之训，俱强解以合其

说，谓用之而诸症悉愈，吾不信也。”[①]

实质上，本条原文是记叙仲景对本证的治疗过程，它反映的是仲景的临床思路。从本条文字表述上看，具有医案性质，是治疗过程的如实记录。文中用一个“或”字和一个“仍”字，勾勒出本病的治疗全过程，清楚地表述了治疗的先后顺序，并对治疗前后的症状进行了对比。方后注中的“小便利则愈”，是治疗后的记述，它记录了治疗后的病情变化，含有讨论和总结病情之意。

从本条文字表述形式看，整个治疗过程既有正确的治疗，也有误诊或误治。仲景对疾病的诊断和治疗过程也是一个不断修正诊断、调整治法，不断总结经验、教训的过程。从条文中“仍头项强痛，翕翕发热，无汗，心下满、微痛，小便不利”中的“仍”字，可以看出，这些症状在服桂枝汤之前就已经存在。那么，是否说服桂枝汤之前与服桂枝汤之后的两组症状完全相同呢？实际上是有本质区别的。本条所述之证为什么一开始仲景治以桂枝汤？难道仅仅是因为“头项强痛”和“翕翕发热”这组症状吗？如果与第12条相对照，从中我们可以领悟，本条在服用桂枝汤之前，有一个具有特别意义的、极为重要的症状，这就是“恶寒”。

恶寒在《伤寒论》中，对诊断表证具有决定性的意义。对本条来说，正是因为“恶寒”这个极重要的症状被忽略，才导致了八百多年来的无端纷争，以致谬误流传。本条端首明言，服桂枝汤，其后仍头项强痛、翕翕发热等，在详细罗列的一系列症状中，没有“恶寒”这一症状，这不是偶然的或仲景的疏漏，而是因为服用桂枝汤之后表证已解，恶寒症状已经消失了。

由此可见，本条所述，初始服用桂枝汤之前的证，既有发热、恶寒、头项强痛的表证，又有心下满、微痛、小便不利之里证，这是一个太阳中风兼心下有水气之证。按本论所遵循的原则，表兼里实者，当先解表，后攻里，解表宜桂枝汤。本条所述，服桂枝汤之后，不再恶寒，说明表证已解，此时之证当属“表解里未和”。而“心下满、微痛，小便不利”虽属里证，但属于什么性质最初尚不甚清晰。按先解表后攻里的原则，因症见“心下满、微痛”而用下法，但下后诸症仍在，说明治不得法，属于误治。遵循第16条所论“观其脉症，知犯何逆，随证治之”的原则，调整思路，认识到此时之证是水饮内停。服桂枝汤以后，已不再恶寒，说明其表已解；而其仍“头项强痛，翕翕发热”则已不属表邪所为，而是水饮阻遏，气机失调所致。“翕翕发热”不可误为桂枝汤证的专有症状，如第192条阳明病奄然发狂，“翕翕如有热状”；《金匮要略方论·五脏风寒积聚病脉证并治第十一》之心中风、脾中风，其发热亦均作“翕翕然”等。

水饮内停，心下有水气，气机不利，故心下满、微痛；水不化气，故小便不利；水饮凝结，阳气郁遏，故症见翕翕发热；阳郁不达，津凝不布，经脉失养不和，故头项强痛。对此，仲景在此前所运用的桂枝汤的基础上进行药物调整，加减斟酌，去解肌发汗之桂枝，加用主治心下结痛、利小便、开胸腑的茯苓（见《神农本草经》《名医别录》）和消痰水、除心下急满之白术（见《别录》），服汤后，小便得利，水饮去则病愈。

① 钱潢．伤寒溯源集·卷之四[M]．上海：上海科学技术出版社，1959

桂枝去桂加茯苓白术汤的命名具有特点，桂枝汤去了桂枝而仍以桂枝命名，这也是一些注家主张本方去芍药的论据之一。即，既去桂枝，又何以桂枝命名？实际上，去桂枝仍以桂枝命方者，在今本仲景书中尚有两处，惜未引起注家们的注意。

一是本论第174条之证，先以桂枝附子汤主之，若其人大便硬，小便自利者，去桂加白术汤主之。这里的"去桂加白术汤"是以桂枝附子汤为前提，去桂加白术汤不能算是方剂的全称，桂枝附子去桂加白术汤才是本方的真正方名。桂枝附子去桂加白术汤不论其组成还是命名都是建立在先前所应用的桂枝附子汤的基础上。若没有先前所应用的桂枝附子汤，那么其后的去桂加白术汤也就无从说起。

二是《金匮要略方论·痰饮咳嗽病脉证并治第十二》之桂苓五味甘草去桂加姜辛夏汤。此方命名源于篇中小青龙汤加减，是从桂枝茯苓五味甘草汤演化而来，桂苓五味甘草去桂加姜辛夏汤的组成和命名是以此前所应用的桂枝茯苓五味甘草汤为根据。若没有先前的桂枝茯苓五味甘草汤，那么其后的桂苓五味甘草去桂加姜辛夏汤不论其方或名也都无从说起。

与此同理，在本条所述的治疗过程中，若没有先前服用桂枝汤这一环节，那么就不可能有其后的桂枝去桂这一思维过程。

综上所述，从本条所述之全部治疗过程看，充分地显示出仲景临床思维的轨迹。通过以上分析可见，本条原文服桂枝汤之前的证候，是表兼里证，具有以恶寒为特征的表邪未解的症状；而服桂枝汤之后，表证消失。根据"恶寒者，表未解也，当先解表，表解乃可攻里"的原则，本条原发之证，服桂枝汤是一个不可缺少的重要的治疗环节。服桂枝汤恶寒消失之后的症状，属于"表解里未和"。桂枝去桂加茯苓白术汤功在利水，方药对证。本方之特殊命名源于此前所服用的桂枝汤，若没有这一重要的治疗过程，就不可能产生"去桂"的思路轨迹。由此可见，本条服桂枝汤之前有表证，而桂枝去桂加茯苓白术汤证则无表证。原文去桂当毋庸置疑，去芍药当属曲解。

伤寒脉浮，自汗出，小便数，心烦，微恶寒，脚挛急，反与桂枝欲攻其表，此误也；得之便厥，咽中干，烦躁，吐逆者，作甘草干姜汤与之，以复其阳；若厥愈足温者，更作芍药甘草汤与之，其脚即伸；若胃气不和，谵语者，少与调胃承气汤；若重发汗，复加烧针者，四逆汤主之。方十六。 [29]

甘草干姜汤方

甘草四两，炙　干姜二两

右二味，以水三升，煮取一升五合，去滓。分温再服。

芍药甘草汤方

白芍药　甘草各四两，炙

右二味，以水三升，煮取一升五合，去滓。分温再服。

调胃承气汤方

大黄四两，去皮，清酒洗　甘草二两，炙　芒硝半升

右三味，以水三升，煮取一升，去滓，内芒硝，更上火微煮令沸。少少温服之。

四逆汤方

甘草二两，炙　干姜一两半　附子一枚，生用，去皮，破八片

右三味，以水三升，煮取一升二合，去滓。分温再服。强人可大附子一枚，干姜三两。

《脉经》 伤寒脉浮，自汗出，小便数，颇复，仲景颇复字作心烦。微恶寒，而脚挛急，反与桂枝欲攻其表，得之便厥，咽干，烦躁，吐逆，当作甘草干姜汤，以复其阳；厥愈足温，更作芍药甘草汤与之，其脚即伸；而胃气不和，谵语，可与承气汤；重发其汗，复加烧针者，属四逆汤。（病发汗以后证）

《金匮玉函经》 伤寒脉浮，自汗，小便数，颇微恶寒。论曰：心烦，微恶寒，两脚挛急，反与桂枝汤欲攻其表，得之便厥，咽干，烦躁，吐逆，当作甘草干姜汤，以复其阳；厥愈足温，更作芍药甘草汤与之，其脚即伸；若胃气不和谵语，少与调胃承气汤；若重发汗，复加烧针者，四逆汤主之。（辨太阳病形证治上、辨发汗吐下后病形证治）

《千金翼方》 伤寒，脉浮，自汗出，小便数，颇复微恶寒，而脚挛急，反与桂枝欲攻其表，得之便厥，咽干，烦躁，吐逆，当作甘草干姜汤，以复其阳。厥愈足温，更作芍药甘草汤与之，其脚即伸。而胃气不和，可与承气汤；重发汗，复加烧针者，四逆汤主之。（发汗吐下后病状）

本条记叙了伤寒表兼里虚，误用桂枝汤后的变证及救误过程。

本证伤寒，症见脉浮，自汗出，小便数，心烦，微恶寒，脚挛急。仲景在第30条中解释说“寸口脉浮而大，浮为风，大为虚，风则生微热，虚则两胫挛”，虽然“病形象桂枝”，却不是桂枝汤证。故与桂枝汤曰“反”，仲景断言，“欲攻其表，此误也”。本证脉浮，“浮为风”，“风则生微热”；“风”，寓指表邪，故自汗出、恶寒与脉浮并见，此属表证。按，脚挛急，脚，《说文》：“胫也。”

“大为虚”，“虚则两胫挛”。脉浮而大，大为虚。虚，意指阴阳俱虚。阴虚则心无所主，阳虚则神无所依，故心烦。阳虚不固，故小便数长。阳虚不得温煦，阴虚不得濡润，故两胫痉挛拘急。脚，胫也。

本证属里虚兼表，本当先调阴阳，再解散表邪；然而，却径用桂枝汤攻表，误汗致变，而症见两端：

一是误汗伤阳为主，里阳更虚，症见四肢厥冷；虚阳上浮，益加扰心，故由心烦而至烦躁不宁；虚阳上浮，浮游之火迫胃则吐逆，结于咽部，则津燥咽干，此属阳虚假热之象。仲景用甘草干姜汤温里以复其阳。

甘草干姜汤，以干姜为主药。干姜，《神农本草经》谓其辛温，《名医别录》称其大热。本方在《金匮要略方论》中，仲景另用于肺痿吐涎沫、肺中冷，云“甘草干姜汤以温之”。本方温热而不燥烈，温阳而不伤阴。俟阳复厥愈而“两足当热”之时，两胫自当舒缓而伸。

若“胫尚微拘急”而不伸，此属阴不柔筋，当用芍药甘草汤以益阴气、布阳和。芍药配甘草已见于桂枝汤，阴复阳和，其两胫即伸。按：白芍药，《金匮玉函经·卷七》作芍药。《神农本草经》芍药不分赤白，据现有文献，芍药分赤、白当始于陶弘景。本方之芍药加白字当系后人所为，或系林亿等校注改动。

二是误汗伤阴化躁为主，症见胃气不和而谵语。仲景选用调胃承气汤，少与之以和胃气。调胃承气汤的典型用法见于第207条：“右三味，切，以水三升，煮二物至一升，去滓，内芒消，更上微火一二沸，温顿服之，以调胃气。”本条的用法与此不同，其服用量不是一升“温顿服之”，而是“少少温服之”。其意在于本证属阴虚化燥，而非大热大燥之证，故仅微和之。

本证若不是误用桂枝汤而是径用发汗峻剂，如麻黄汤或是大青龙汤之类，且又复加烧针，则必犯亡阳火逆之戒，上述诸法已力不能及，仲景选用四逆汤以回阳救逆。四逆汤与甘草干姜汤对比，调整干姜用量在一两半至三两之间，更加生附子一枚。姜附同用，意在救逆，急回顷刻将亡之阳气。

问曰：证象阳旦，按法治之而增剧，厥逆，咽中干，两胫拘急而谵语。师曰言：夜半手足当温，两脚当伸。后如师言，何以知此？答曰：寸口脉浮而大，浮为风，大为虚。风则生微热，虚则两胫挛。病形象桂枝，因加附子参其间，增桂令汗出。附子温经，亡阳故也。厥逆，咽中干，烦躁，阳明内结，谵语烦乱，更饮甘草干姜汤，夜半阳气还，两足当热；胫尚微拘急，重与芍药甘草汤，尔乃胫伸；以承气汤微溏，则止其谵语，故知病可愈。 ［30］

《金匮玉函经》 问曰：证象阳旦，按法治之而增剧，厥逆，咽中干，两胫拘急而谵语。师言：夜半手足当温，两脚当伸。后如师言，何以知之？答曰：寸口脉浮而大，浮即为风，大即为虚。风则生微热，虚则两胫挛。其形象桂枝，因加附子于其间，增桂令汗出。附子温经，亡阳故也。厥逆，咽中干，烦躁，阳明内结，谵语烦乱，更饮甘草干姜汤，夜半阳气还，两足当热；胫尚微拘急，与芍药甘草汤，尔乃胫伸；与承气汤微溏，止其谵语，故知其病可愈。（辨太阳病形证治上）

本条通过问答的形式，对前一条做进一步的解释，并在病机方面进行了补充。

本条文字冗复难懂，一直是《伤寒论》疑难点之一。本条通过问答的形式，对第29条进行解释。

证“象”阳旦，必肯定不是阳旦证。按：阳旦证另见《金匮要略方论·妇人产后病脉证治第二十一》：“产后风，续之数十日不解，头微痛，恶寒，时时有热，心下闷，干呕，汗出。虽久，阳旦证续在耳，可与阳旦汤。”阳旦汤，林亿等原注“即桂枝汤”。后世徐彬、沈明宗、尤在泾，以及《医宗金鉴》认为阳旦汤系桂枝汤加黄芩，魏荔彤则认为是桂枝汤加附子。其说俱无的据。文中既曰“证象阳旦”，且又曰“病形象桂枝”，故林亿所注为是。

虽然“象”桂枝汤证，但毕竟不是桂枝汤证，所以如前条所述，伤寒脉浮，自汗出，小便数，心烦，微恶寒，脚挛急，与桂枝汤“按法治之而增剧”，出现一系列变证：厥逆、咽中干、两胫拘急而谵语。

本条的难点在“病形象桂枝，因加附子参其间。增桂令汗出，附子温经，亡阳故也”。根据第29条，和本条文义，可以断定，“病形象桂枝，因加附子参其间”是对第29条的第一段和本条第一句的进一步阐释，即病形虽像桂枝汤证，却不是桂枝汤证，而是桂枝加附子汤证。其中“增桂令汗出，附子温经”，是对前一句的自注文，即“增桂令汗出”是阐述“病形象桂枝”，“反与桂枝，欲攻其表”误治的后果。“附子温经”是说明“因加附子参其间”的目的，因为“亡阳故也”。

文中“厥逆、咽中干、烦躁、阳明内结、谵语烦乱”一句，是对前条甘草干姜汤证、芍药甘草汤证和调胃承气汤证的若干症状的罗列、归纳。结合第29条和本条前半部分讨论，可以知道在上述若干症状中，还应当有“脚挛急”或“两胫拘急”两个症状。文中甘草干姜汤、芍药甘草汤与调胃承气汤并列，与前半条文字中罗列的若干症状，它们之间的关系在语法上称之为“下文分承上文”，是分别对应关系。即“厥逆、咽中干、烦躁”者，甘草干姜汤主之，而“夜半阳气还”，“两足当热”；若“胫尚微拘急，重与芍药甘草汤，尔乃胫伸”；“阳明内结，谵语烦乱”是对第29条之“胃气不和”的进一步阐释，当“以承气汤微溏，止其谵语”。

伤寒论卷第三　　仲景全书第三

汉　张仲景述　晋　王叔和撰次
宋　林　亿校正
明　赵开美校刻
沈　琳仝校

辨太阳病脉证并治中第六

合六十六法,方三十九首,并见太阳阳明合病法

太阳病,项背强几几,无汗恶风,葛根汤主之。第一。七味。(31)

太阳阳明合病,必自利,葛根汤主之。第二。用前第一方。一云用后第四方。(32)

太阳阳明合病,不下利,但呕者,葛根加半夏汤主之。第三。八味。(33)

太阳病,桂枝证,医反下之,利不止,葛根黄芩黄连汤主之。第四。四味。(34)

太阳病,头痛发热,身疼,恶风,无汗而喘者,麻黄汤主之。第五。四味。(35)

太阳阳明合病,喘而胸满,不可下,宜麻黄汤主之。第六。用前第五方。(36)

太阳病,十日以去,脉浮细而嗜卧者,外已解。设胸满痛,与小柴胡汤。脉但浮者,与麻黄汤。第七。用前第五方小柴胡汤,七味。(37)

太阳中风,脉浮紧,发热恶寒,身疼痛,不汗出而烦躁者,大青龙汤主之。第八。七味。(38)

伤寒,脉浮缓,身不疼、但重,乍有轻时,无少阴证,大青龙汤发之。第九。用前第八方。(39)

伤寒表不解,心下有水气,干呕,发热而咳,小青龙汤主之。第十。八味,加减法附。(40)

伤寒,心下有水气,咳而微喘,小青龙汤主之。第十一。用前第十方。(41)

太阳病,外证未解,脉浮弱者,当以汗解,宜桂枝汤。第十二。五味。(42)

太阳病,下之,微喘者,表未解,桂枝加厚朴杏子汤主之。第十三。七味。(43)

太阳病,外证未解,不可下也,下之为逆,解外宜桂枝汤。第十四。用前第十二方。(44)

太阳病,先发汗不解,复下之,脉浮者,当解外,宜桂枝汤。第十五。用前第十二方。(45)

太阳病,脉浮紧,无汗发热,身疼痛,八九日不解,表证在,发汗已,发烦,必衄,麻黄汤主之。第十六。用前第五方。下有太阳病,并二阳并病四证。(46)

脉浮者,病在表,可发汗,宜麻黄汤。第十七。用前第五方,一法用桂枝汤。(51)

脉浮数者,可发汗,宜麻黄汤。第十八。用前第五方。(52)

病常自汗出,营卫不和也。发汗则愈,宜桂枝汤。第十九。用前第十二方。(53)

病人脏无他病，时自汗出，卫气不和也，宜桂枝汤。第二十。用前第十二方。 (54)

伤寒，脉浮紧，不发汗，因衄，麻黄汤主之。第二十一。用前第五方。 (55)

伤寒，不大便六七日，头痛有热，与承气汤。小便清者，知不在里，当发汗，宜桂枝汤。第二十二。用前第十二方。 (56)

伤寒，发汗解，半日许复热烦，脉浮数者，可更发汗，宜桂枝汤。第二十三。用前第十二方。下别有三病证。 (57)

下之后，复发汗，昼日烦躁不得眠，夜而安静，不呕，不渴，无表证，脉沉微者，干姜附子汤主之。第二十四。二味。 (61)

发汗后，身疼痛，脉沉迟者，桂枝加芍药生姜各一两人参三两新加汤主之。第二十五。六味。 (62)

发汗后，不可行桂枝汤，汗出而喘，无大热者，可与麻黄杏子甘草石膏汤。第二十六。四味。 (63)

发汗过多，其人叉手自冒心，心悸欲得按者，桂枝甘草汤主之。第二十七。二味。 (64)

发汗后，脐下悸，欲作奔豚，茯苓桂枝甘草大枣汤主之。第二十八。四味，下有作甘烂水法。 (65)

发汗后，腹胀满者，厚朴生姜半夏甘草人参汤主之。第二十九。五味。 (66)

伤寒，吐下后，心下逆满，气上冲胸，头眩，脉沉紧者，茯苓桂枝白术甘草汤主之。第三十。四味。 (67)

发汗，病不解，反恶寒者，虚故也，芍药甘草附子汤主之。第三十一。三味。 (68)

发汗，若下之，不解，烦躁者，茯苓四逆汤主之。第三十二。五味。 (69)

发汗后，恶寒，虚故也。不恶寒，但热者，实也，与调胃承气汤。第三十三。三味。 (70)

太阳病，发汗后，大汗出，胃中干，躁不得眠，欲饮水，小便不利者，五苓散主之。第三十四。五味，即猪苓散是。 (71)

发汗已，脉浮数，烦渴者，五苓散主之。第三十五。用前第三十四方。 (72)

伤寒，汗出而渴者，五苓散；不渴者，茯苓甘草汤主之。第三十六。四味。 (73)

中风发热，六七日不解而烦，有表里证，渴欲饮水，水入则吐，名曰水逆，五苓散主之。第三十七。用前第三十四方。下别有三病证。 (74)

发汗、吐下后，虚烦不得眠，心中懊憹，栀子豉汤主之；若少气者，栀子甘草豉汤主之；若呕者，栀子生姜豉汤主之。第三十八。栀子豉汤二味。栀子甘草豉汤、栀子生姜豉汤，并三味。 (76)

发汗，若下之，烦热、胸中窒者，栀子豉汤主之。第三十九。用上初方。 (77)

伤寒五六日，大下之，身热不去，心中结痛者，栀子豉汤主之。第四十。用上初方。 (78)

伤寒下后，心烦腹满，卧起不安者，栀子厚朴汤主之。第四十一。三味。 (79)

伤寒，医以丸药下之，身热不去，微烦者，栀子干姜汤主之。第四十二。二味，下有不

可与栀子汤一证。(80)

太阳病，发汗不解，仍发热，心下悸，头眩，身瞤，真武汤主之。第四十三。五味，下有不可汗五证。(82)

汗家，重发汗，必恍惚心乱，禹余粮丸主之。第四十四。方本阙，下有吐蚘，先汗下二证。(88)

伤寒，医下之，清谷不止，身疼痛，急当救里；后身疼痛，清便自调，急当救表。救里宜四逆汤，救表宜桂枝汤。第四十五。桂枝汤用前第十二方。四逆汤三味。(91)

太阳病未解，脉阴阳俱停。阴脉微者，下之解，宜调胃承气汤。第四十六。用前第三十三方。一云用大柴胡汤。前有太阳病一证。(94)

太阳病，发热汗出，营弱卫强，故使汗出，欲救邪风，宜桂枝汤。第四十七。用前第十二方。(95)

伤寒五六日，中风，往来寒热，胸胁满，不欲食，心烦喜呕者，小柴胡汤主之。第四十八。再见柴胡汤，加减法附。(96)

血弱气尽，腠理开，邪气因入，与正气分争，往来寒热，休作有时，小柴胡汤主之。第四十九。用前方，渴者属阳明证附。下有柴胡不中与一证。(97)

伤寒四五日，身热恶风，项强，胁下满，手足温而渴者，小柴胡汤主之。第五十。用前方。(99)

伤寒，阳脉涩，阴脉弦，法当腹中急痛，先与小建中汤，不差者，小柴胡汤主之。第五十一。用前方。小建中汤六味。下有呕家不可用建中汤，并服小柴胡一证。(100)

伤寒二三日，心中悸而烦者，小建中汤主之。第五十二。用前第五十一方。(102)

太阳病，过经十余日，反二三下之，后四五日，柴胡证仍在，微烦者，大柴胡汤主之。第五十三。加大黄，八味。(103)

伤寒，十三日不解，胸胁满而呕，日晡发潮热，柴胡加芒硝汤主之。第五十四。八味。(104)

伤寒十三日，过经谵语者，调胃承气汤主之。第五十五。用前第三十二方。(105)

太阳病不解，热结膀胱，其人如狂，宜桃核承气汤。第五十六。五味。(106)

伤寒八九日，下之，胸满烦惊，小便不利，谵语，身重者，柴胡加龙骨牡蛎汤主之。第五十七。十二味。(107)

伤寒，腹满谵语，寸口脉浮而紧，此肝乘脾也，名曰纵，刺期门。第五十八。(108)

伤寒发热，啬啬恶寒，大渴欲饮水，其腹必满；自汗出，小便利，此肝乘肺也，名曰横，刺期门。第五十九。下有太阳病二证。(109)

伤寒脉浮，医火劫之，亡阳必惊狂，卧起不安者，桂枝去芍药加蜀漆牡蛎龙骨救逆汤主之。第六十。七味。下有不可火五证。(112)

烧针被寒，针处核起，必发奔豚气，桂枝加桂汤主之。第六十一。五味。(117)

火逆。下之，因烧针烦躁者，桂枝甘草龙骨牡蛎汤主之。第六十二。四味。下有太阳四证。(118)

太阳病，过经十余日，温温欲吐，胸中痛，大便微溏，与调胃承气汤。第六十三。用前

第三十三方。(123)

太阳病六七日,表证在,脉微沉,不结胸,其人发狂,以热在下焦,少腹满,小便自利者,下血乃愈,抵当汤主之。第六十四。四味。(124)

太阳病,身黄,脉沉结,少腹硬,小便自利,其人如狂者,血证谛也,抵当汤主之。第六十五。用前方。(125)

伤寒有热,少腹满,应小便不利,今反利者,有血也,当下之,宜抵当丸。第六十六。四味。下有太阳病一证。(126)

太阳病,项背强几几,无汗恶风,葛根汤主之。方一。 [31]

葛根四两　麻黄三两,去节　桂枝二两,去皮　生姜三两,切　甘草二两,炙　芍药二两　大枣十二枚,擘

右七味,以水一斗,先煮麻黄、葛根,减二升,去白沫,内诸药,煮取三升,去滓。温服一升,覆取微似汗,余如桂枝法将息及禁忌。诸汤皆仿此。

《脉经》 太阳病,项背强几几,无汗恶风,属葛根汤。(病可发汗证)

《金匮玉函经》 太阳病,项背强几几,无汗恶风者,葛根汤主之。(辨太阳病形证治上、辨可发汗病形证治)

《千金翼方》 太阳病,项背强几几,无汗恶风,葛根汤主之。(太阳病用麻黄汤法)

《太平圣惠方》 太阳病,项背强,无汗而恶风者,宜麻黄汤。(辨太阳病形证)

本条论述不典型的太阳伤寒,项背强几几的证治。

本条首先申明是太阳病,但又与第1条所述之太阳病,头项强痛不同,而是项背强几几。"几几",音,紧紧(见第14条)。从本条症状表述上看,本证与第1条太阳病,虽有轻重之别,但其病机性质,却基本相同,唯风寒郁闭的程度显得更为严重一些。可以认为,第1条讲的是太阳病最一般的表现,而本证则更突出了自身的特点,即不仅头、项强痛,而且背部也板滞紧束,所以本证比桂枝汤证和麻黄汤证都更严重一些。

本证由于是项背强几几,在病机上,肌腠更为紧束,文中虽未言及发热,但高热则是必有的症状。故仲景在桂枝汤的基础上调整用量,加葛根、麻黄以增大开腠、发汗、解肌的力度。葛根,《名医别录》称其"疗伤寒、中风头痛,解肌,发表,出汗,开腠理"。本方用桂枝汤加麻黄、葛根,而不是用麻黄汤加葛根,其意在于用芍药配甘草缓挛急以舒解项背"强几几"。项背强几几,是由项背局部肌腠闭塞、挛急所致,故用葛根、麻黄、桂枝配伍以大力开腠解肌,用芍药配甘草意在益阴、缓急、舒挛。

第14条桂枝加葛根汤证,"太阳病,项背强几几,汗出恶风",与本条葛根汤证对比,同是项背强几几,但从中可以看出,无汗加麻黄,有汗去麻黄。葛根汤另见于《金匮要略方论·痉湿暍病脉证第二》:"太阳病,无汗而小便反少,气上冲胸,口噤不得语,欲作刚痉,葛根汤主之。"本证用葛根汤意在开腠发汗、解肌升津、缓痉挛。尤在泾说:"葛根汤,即桂枝汤加麻黄、葛根,乃刚痉无汗者之正法也。"① 柯韵伯云:"桂枝、葛根,俱是解肌和

① 尤在泾.金匮要略心典·卷上[M].上海:上海科学技术出版社,1959

里之剂，故有汗无汗，下利不下利，皆可用，与麻黄专于治表者不同。”[1]对此，日人丹波元简曾有评论云：“《神农本草经》曰，葛根气味甘平辛，治消渴身大热，起阴气。柯氏以为发表生津之品，全本于《本经》，而刚痉所主，亦在乎此，实卓见也。”[2]

太阳与阳明合病者，必自下利，葛根汤主之。方二。用前第一方。一云用后第四方。 [32]

《脉经》 太阳与阳明合病，而自利、不呕者，属葛根汤证。（病可发汗证）

《金匮玉函经》 太阳与阳明合病，必自利，葛根汤主之。不下利但呕者，葛根加半夏汤主之。（辨太阳病形证治上、辨可发汗病形证治）

《千金翼方》 太阳与阳明合病，而自利，葛根汤主之。用上方，一云用后葛根黄芩黄连汤。（太阳病用麻黄汤法）

《太平圣惠方》 太阳与阳明合病而自利，宜术附汤。（辨太阳病形证）

本条表述太阳与阳明合病下利的证治。

本条仅有下利一个症状，而只根据下利这个症状是不能做出太阳与阳明合病诊断的。本证仲景诊断为“太阳阳明合病”，当必有太阳病和阳明病的基本症状即高热与恶寒。一个高热、恶寒与下利并见的证候，只能是三阳病，而不可能是三阴病。而在三阳病中，似不可能是少阳病，虽少阳病早期可见恶寒，但典型的少阳病则是以发热为主症，少有出现恶寒（临床中，可有例外），因此，只可能是太阳病或阳明病。而始发的太阳病，则必无下利症状。典型的阳明病是胃家实，下利虽不是胃家实，但却是胃家病，是胃肠道气机紊乱。本证既不是典型的太阳病，也不是典型的阳明病，但却具有太阳病和阳明病的某些特点，因此，在仲景的理论思路中，只能诊断为太阳与阳明合病，而不可能是其他。

太阳阳明合病，可有多种表现，如第36条之“喘而胸满”，而下利只是其表现形式之一。所谓“必自下利”，“必”，在此不是一定之辞，而是假设之辞。本证太阳阳明合病是以高热、恶寒、下利为特征；其下利，是由于太阳表邪外束，阳明气机失调，津液下迫所致；故仲景治以葛根汤，重用葛根至四两。本方用葛根一方面意在配麻黄、桂枝以开腠发汗，解肌和表，宣透泄热；另一方面，葛根，《神农本草经》谓其“起阴气”，所谓“起阴气”即升提津液之意。一味葛根，在外可开太阳之肌腠以泄热，在内可升阳明下迫之津液。太阳阳明合病症见高热、恶寒、下利，服用葛根汤，表解邪散，故津升利止。

第31条所述之证，因项背强几几而用葛根汤；本证虽用葛根汤则非因项背强几几。

太阳与阳明合病，不下利，但呕者，葛根加半夏汤主之。方三。 [33]

葛根四两 麻黄三两，去节 甘草二两，炙 芍药二两 桂枝二两，去皮 生姜二两，切 半夏半升，洗 大枣十二枚，擘

① 柯韵伯．伤寒附翼·太阳方总论［M］．上海：上海千顷堂书局，1931

② 丹波元简．金匮玉函要略辑义［M］．北京：人民卫生出版社，1956

右八味，以水一斗，先煮葛根、麻黄，减二升，去白沫，内诸药，煮取三升，去滓。温服一升，覆取微似汗。

《脉经》 太阳与阳明合病，不下利，但呕，属葛根加半夏汤。（病可发汗证）

《金匮玉函经》 太阳与阳明合病，必自利，葛根汤主之。不下利但呕者，葛根加半夏汤主之。（辨太阳病形证治上）

《千金翼方》 不下利但呕，葛根加半夏汤主之。葛根汤中加半夏半升洗即是。（太阳病用麻黄汤法）

《太平圣惠方》 太阳与阳明病而不利，但呕者，宜葛根半夏汤。（辨太阳病形证）

本条与前条对举，表述同属太阳阳明合病，而不下利，但呕的证治。

在《金匮玉函经》中，本条与前条合为一条，在文气上前后相贯。

根据第32条所述，太阳阳明合病，原本症见下利，服葛根汤后，津升而利止，继以表现为本条以呕吐为主要症状，故在此前服用葛根汤的基础上再加半夏以止呕。半夏，《神农本草经》主伤寒寒热，心下坚，下气；《名医别录》主时气呕逆。按：本方中之生姜，在《辨可发汗病脉证并治》中作三两。

非气逆则不呕，本证太阳阳明合病，表邪外束，里气不和，气机逆乱；始则阴气（津液）降泄而下利，继则胃气上迫而呕逆。故仲景先治以葛根汤外解太阳之邪，内调阳明气机，起阴气、升津液以止利，继则加半夏降逆下气以止呕。半夏止呕，仲景习用。

太阳病，桂枝证，医反下之，利遂不止，脉促者，表未解也。喘而汗出者，葛根黄芩黄连汤主之。方四。促，一作纵。 ［34］

葛根半斤　甘草二两，炙　黄芩三两　黄连三两

右四味，以水八升，先煮葛根，减二升，内诸药，煮取二升，去滓。分温再服。

《脉经》 太阳病，桂枝证，医反下之，遂利不止，其脉促者，表未解，喘而汗出，属葛根黄芩黄连汤。（病可发汗证）

《金匮玉函经》 太阳病，桂枝证，医反下之，遂利不止，其脉促，表未解，喘而汗出，葛根黄连黄芩汤主之。（辨太阳病形证治上、辨可发汗病形证治、辨发汗吐下后病形证治）

《千金翼方》 太阳病，桂枝证，医反下之，遂利不止，其脉促，表未解，喘而汗出，宜葛根黄芩黄连汤方。（太阳病用麻黄汤法）

《太平圣惠方》 太阳病，反下之，遂利不止，汗出者，宜葛根黄连汤。（辨太阳病形证）

本条论述太阳病桂枝汤证被误下后的脉症变化、诊断以及治疗方药。

太阳病桂枝证，病势向上向外，本当用桂枝汤因势利导，解肌、和营卫。今反误下，出现新的脉症：一是下利，二是喘，三是脉促。这三个症状都是桂枝汤证误用下法后，使原来向上向外的病势受到阻逆而产生的。桂枝汤证本不当下，若误用下法，出现下利不止，在所必然。但本证不仅仅如此，更突出的是在下利的同时，表邪处于内陷化热之势，一方面，未陷之邪仍居表不解，另一方面，已陷之邪热势炽盛。

表邪未解，反映在脉象上是脉来急促，其势上壅，这是桂枝汤证向上向外之病势受

到阻逆后，反映在脉象上的一种郁而求伸的反应。故文中强调“脉促者，表未解也”。“表未解也”是自注句，是对脉促的病机进行解释。脉促，另见于第21条：“太阳病，下之后，脉促、胸满者，桂枝去芍药汤主之。”又见于第140条：“太阳病，下之，其脉促，不结胸者，此为欲解也。”纵观上述脉促，其共同之处，是都出现在太阳病误下之后，都反映表邪不解。

本证之喘应从两个方面理解：一是与第43条“太阳病，下之，微喘者，表未解故也，桂枝加厚朴杏子汤主之”比较，有相似之处，此处之喘，是太阳病下后，其向上向外之病势受到阻逆后的一种变相反应；此与第15条的病机是一致的，第15条云：“太阳病，下之后，其气上冲者，可与桂枝汤，方用前法，若不上冲者，不得与之。”微喘与气上冲，是一种病机，两种反应，虽有深浅之分，但都是向上向外之病势受到阻逆后的郁而求伸的反映。

二是与第63条“发汗后，不可更行桂枝汤，汗出而喘，无大热者，可与麻黄杏仁甘草石膏汤”比较，有相似之处，此处之喘，与汗出并见寓有里热壅肺之势。从上述两方面可见，本证之喘，其病机是表邪未解与里热壅肺相互交错所致。

汗出，本见于始发的太阳病桂枝汤证，但误下后，与下利、喘并见的汗出，已不同于桂枝汤证的汗出，此有里热外蒸之势。本证表邪未尽，里热已盛，故治以葛根黄芩黄连汤，方用葛根半斤以解表邪、清里热、起阴气。黄连，《神农本草经》称其治肠澼、腹痛、下利。黄芩，《神农本草经》主肠澼、洩利。甘草解毒和中。仲景用本方，意在解表清热止利。

关于葛根黄芩黄连汤的运用，宋本、《金匮玉函经》作“主之”，《脉经》作“属”，《千金翼方》《太平圣惠方》作“宜”，从中可见，在仲景书流传的漫长岁月中，这些词语所表达的意义是一致的，并不像今人所言，“主之”“宜”“属”似仲景刻意修辞，或谓“字字珠玑”“丝丝入扣”云云。

太阳病，头痛发热，身疼腰痛，骨节疼痛，恶风无汗而喘者，麻黄汤主之。方五。 [35]

麻黄三两，去节　桂枝二两，去皮　甘草一两，炙　杏仁七十个，去皮尖

右四味，以水九升，先煮麻黄，减二升，去上沫，内诸药，煮取二升半，去滓。温服八合，覆取微似汗，不须啜粥，余如桂枝法将息。

《脉经》　太阳病，头痛发热，身体痛，腰痛，骨节疼痛，恶风无汗而喘，属麻黄汤证。（病可发汗证）

《金匮玉函经》　太阳病，头痛发热，身体疼，腰痛，骨节疼痛，恶风无汗而喘，麻黄汤主之。（辨太阳病形证治上、辨可发汗病形证治）

《千金翼方》　太阳病，头痛发热，身体疼，腰痛，骨节疼，恶风无汗而喘，麻黄汤主之。（太阳病用麻黄汤法、宜发汗）

《太平圣惠方》　太阳病，头痛发热，身体骨节疼痛，恶风，无汗而喘者，宜麻黄汤。（辨太阳病形证）

本条论述典型太阳伤寒的证治。

本条与第3条对比，从中可见，其所述之证是太阳伤寒。太阳伤寒可表现为若干个不同的证，除了本条所述之麻黄汤证之外，还有大青龙汤证、小青龙汤证、葛根汤证等，因此不可把太阳伤寒与麻黄汤证等同起来。

本证头痛、身疼、腰痛、骨节疼痛等诸多疼痛症状，都是由于风寒束表，腠理闭塞，寒邪凝敛，营卫滞涩所致。恶风、恶寒是由于风寒束表，卫气不能正常卫外，不能温分肉所致。本条虽未讲恶寒，但与第3条合看，恶寒则是必有症状。按：恶寒与恶风，在病机上有共同之处，但表现形式不同，恶寒是来自体内的持续或连续的寒冷感。严重时，蜷缩不展，振战鼓栗。恶风是来自体表的阵阵微冷感，它是人体毫毛耸立给人的一种感觉。有人以轻重分恶寒与恶风，或认为恶风与恶寒是互文，此均难以自圆其说。若以轻重言恶风恶寒，必是当病情较轻而仅恶风时，则必不至恶寒的程度，而当病情较重已至恶寒的程度时，则必不恶风。但是，在第12条中，恶风与恶寒同时并见，啬啬恶寒与淅淅恶风并列对举，是说在持续恶寒、肢体蜷缩不展的过程中，同时出现阵阵肤粟毛耸。

对太阳伤寒来说，无汗是应用麻黄汤最重要的指征。它是风寒束表，腠理闭塞形诸于外最突出的表现。当这种病机持续而不转化时，必致肺气不宣而微喘。

纵观《伤寒论》，典型的麻黄汤证不仅包括第3条：“太阳病，或已发热，或未发热，必恶寒，体痛，呕逆，脉阴阳俱紧者，名为伤寒。”而且还应当包括第52条：“脉浮而数者，病在表，可发汗，宜麻黄汤。”概括起来，太阳伤寒麻黄汤证的主要症状应当是发热、恶寒、恶风、无汗、头痛、身疼、或喘、或呕逆、脉浮紧而数；其病机是腠理闭塞，营卫郁滞。仲景治以麻黄汤，方用麻黄通腠理、解肌、发表、出汗，疏解伤寒头痛；桂枝和营通阳、解肌祛风；杏仁主时行头痛，解肌疏表、宣肺利气；甘草和中护正，调和诸药。本方有开腠发汗，宣畅营卫之效。

太阳与阳明合病，喘而胸满者，不可下，宜麻黄汤。六。用前第五方。［36］

《脉经》 太阳与阳明合病，喘而胸满，不可下也，属麻黄汤证。(病可发汗证、病不可下证)

《金匮玉函经》 太阳与阳明合病，喘而胸满者，不可下，宜麻黄汤主之。(辨太阳病形证治上、辨可发汗病形证治、辨不可下病形证治)

《千金翼方》 太阳与阳明合病，喘而胸满，不可下也，宜麻黄汤。(太阳病用麻黄汤法、忌下)

《太平圣惠方》 太阳与阳明合病，喘而胸满，不可下也，宜麻黄汤。(辨太阳病形证、辨不可下形证)

本条表述太阳阳明合病，喘而胸满的证治。

仲景一方面把本证诊断为太阳阳明合病，另一方面又告诫不可下。几乎所有的注家都认为“不可下”是针对“喘而胸满”，如成无已云：“心下满，腹满，皆为实，当下之，此以为胸满，非里实，故不可下。”① 今又有论者释曰，本证是胸满不是腹满，假如是腹满者，

① 成无已．注解伤寒论·卷三[M]．上海：上海科学技术出版社，1959

可下云云。《伤寒论》第 208 条云:"阳明病,脉迟,虽汗出不恶寒者,其身必重,短气,腹满而喘,有潮热者,此外欲解,可攻里也。手足濈然汗出者,此大便已硬也,大承气汤主之。若汗多,微发热恶寒者,外未解也,其热不潮,未可与承气汤。若腹大满不通者,微和胃气,勿令至大泄下。"从上述条文可见,在仲景看来,即使是典型的阳明病,腹满而喘,但因为表有微邪而恶寒者,尚且不可攻下,何况本条太阳病表证未解之太阳阳明合病之"喘而胸满"?因此,在仲景的理论思路中,本证不可下,主要不是针对"喘而胸满",而是针对"太阳阳明合病"之太阳病未解。

所谓太阳阳明合病,就是太阳与阳明同时发病。本证具有太阳病与阳明病同时并存的发病过程,此时,病虽已至阳明,但却仍与太阳合病。本论第 48 条云:"若太阳病证不罢者,不可下,下之为逆。"从中可见,在《伤寒论》中,仲景牢牢地把握下法的指征,即使有明确的可下之征,但若"其表不解者",仍"不可下"。

由此可见,不仅太阳阳明合病,其表不解,"喘而胸满"者,不可下,即使是典型的阳明病,"腹大满不通",若"微发热恶寒者",也只能"微和胃气",而"勿令至大泄下"(第 208 条)。

本证喘而胸满是太阳气机不利,麻黄汤宣调太阳气机,既可解散表邪以除太阳寒热,又可降逆下气平喘而宽胸满。

太阳阳明合病,本论凡三见,表现各不相同。它是太阳与阳明在外邪作用下,同时发生的相应的整体性反应。在太阳或营卫开合不利,在阳明或气机升降失调,在症状上既可见太阳之寒热,又可见阳明之呕利。同样都是太阳阳明合病,但症状表现各有不同,可以认为,《伤寒论》中关于太阳阳明合病的表述仅是举例而已,不能看成唯一的临床征象。在太阳阳明合病中,下利,不下利,喘,胸满,都是或然证,既可以出现这一部分症状,又可以出现另一部分症状,也可以出现能反映上述病机的其他任何症状。虽然病位有高下之分,病势有表里之别,但其病机都与气机升降失调有关,气下迫则利,气逆上则呕,气机壅遏则喘而满。前者下利治以葛根汤,一则开太阳之表,以调营卫出入,一则调气机以升津液。后者喘而胸满,则因势利导,宣畅气机,下气宽满,治以麻黄汤。

按:宜麻黄汤,在本篇卷前"小目"中之同条,以及《金匮玉函经·卷二》中并作"宜麻黄汤主之",从中可见"宜"与"主之""属""与"等只是当时的习惯用法,没有特别的意义,其中不含有可研究的"学问"。①

太阳病,十日以去,脉浮细而嗜卧者,外已解也。设胸满胁痛者,与小柴胡汤。脉但浮者,与麻黄汤。七。用前第五方。 [37]

小柴胡汤方

柴胡半斤　黄芩　人参　甘草炙　生姜各三两,切　大枣十二枚,擘　半夏半升,洗

右七味,以水一斗二升,煮取六升,去滓,再煎取三升。温服一升,日三服。

① 李心机. 伤寒论疑难解读[M]. 第 2 版. 北京:人民卫生出版社,2009

《脉经》 太阳病，十日已去，脉浮细，嗜卧，此为外解。设胸满胁痛，与小柴胡汤。脉浮者，属麻黄汤证。（病可发汗证）

《金匮玉函经》 病十日已去，其脉浮细，嗜卧，此为外解。设胸满胁痛，与小柴胡汤。脉浮者，与麻黄汤。（辨太阳病形证治上、辨可发汗病形证治）

《千金翼方》 病十日已去，其脉浮细，嗜卧，此为外解。设胸满胁痛，与小柴胡汤。浮者，麻黄汤主之。（太阳病用麻黄汤法）

本条表述太阳病日久的三种变化，一是邪衰而正气待复，二是邪结胁下，三是外邪依然敛束于表。

典型的太阳病是发热、恶寒、头项强痛、身疼、脉浮紧。其自愈期如本论第8条所云："太阳病，头痛至七日以上自愈者，以行其经尽故也。"本条所述之证不是七日自愈，而是"十日以去"。按：以，通"已"，既，已经的意思。上述诸症悉去，唯脉由浮紧变为浮细，且伴有嗜卧；嗜卧，系神疲、周身违和之象，此即第10条所云："风家，表解而不了了者。"所谓"表解而不了了"，即表邪已解而正气待复。表虽解，但脉仍浮；脉虽不紧，但却变细。脉细，属正气待复之象，说明其脉仍未达到"和"的程度，反映出表解而嗜卧、不了了者的营卫气血状态。

在上述状态下，若症见"胸满胁痛"，此为太阳病邪结胁下，亦即论中第101条所云："伤寒中风，有柴胡证，但见一症便是，不必悉具。"设，假设之辞，语气一贯到底。设"脉但浮者"，是与上文"脉浮细"对比而言。太阳病，虽十日已去，但其脉仍浮者，说明表邪未解，表证仍在，故仍与麻黄汤，以开腠解表。

太阳中风，脉浮紧，发热恶寒，身疼痛，不汗出而烦躁者，大青龙汤主之。若脉微弱，汗出恶风者，不可服之，服之则厥逆，筋惕肉瞤，此为逆也。大青龙汤。方八。 [38]

麻黄六两，去节　桂枝二两，去皮　甘草二两，炙　杏仁四十枚，去皮尖　生姜三两，切　大枣十枚，擘　石膏如鸡子大，碎

右七味，以水九升，先煮麻黄，减二升，去上沫，内诸药，煮取三升，去滓。温服一升，取微似汗。汗出多者，温粉粉之。一服汗者，停后服。若复服，汗多亡阳遂一作逆。虚，恶风烦躁，不得眠也。

《脉经》 太阳中风，脉浮紧，发热恶寒，身体疼痛，不汗出而烦躁、头痛，属大青龙汤。脉微弱，汗出恶风，不可服之，服之则厥，筋惕肉瞤，此为逆也。（病可发汗证）

《金匮玉函经》 太阳中风，脉浮紧，发热恶寒，身体疼痛，不汗出而烦躁、头痛，大青龙汤主之。若脉微弱，汗出恶风，不可服，服则厥，筋惕肉瞤，此为逆也。（辨太阳病形证治上、辨可发汗病形证治）

《千金翼方》 太阳中风，脉浮紧，发热恶寒，身体疼痛，不汗出而烦，大青龙汤主之。若脉微弱，汗出恶风者，不可服之，服之则厥，筋惕肉瞤，此为逆也。（太阳病用青龙汤法）

《千金翼方》 太阳中风，脉浮紧，发热恶寒，身体疼痛，不汗出而烦躁，大青龙汤主之。（宜发汗）

《太平圣惠方》 太阳中风，脉浮紧，发热恶寒，身体疼痛，宜大青龙汤。（辨太阳病形证）

本条论述太阳伤寒重证，症见烦躁的证治。

本条所述之证，“脉浮紧，发热恶寒，身疼痛，不汗出”，本是太阳伤寒麻黄汤证。但由于有“烦躁”这个症状，所以反映出本证在病机方面，腠理闭拒、营卫滞涩、阳气郁遏的程度比麻黄汤证更为严重。如果把麻黄汤证看成典型的太阳伤寒，那么，本条所述之证应当是太阳伤寒的重型表现。由于本证的特点是烦躁，所以要散其壅滞而除烦，麻黄汤不仅力不能及，反而有鼓荡邪热之弊端。所以仲景在麻黄汤的基础上，加石膏之凉透。对此，清代程应旄说得极好：“烦躁须汗出而解，汗剂无如麻黄汤。然而辛热之性，散寒虽有余，而壮热则愈甚，一用之，则斑黄、狂闷之症随汗势而燎原，奈何？故加石膏于麻黄汤中名曰大青龙汤，使辛热之剂变为辛凉，则寒得麻黄汤之辛热而外出，热得石膏之甘寒而内解，龙升雨降，郁热顿除矣。”

自“若脉微弱，汗出恶风者”以下是仲景自注文。文中告诫，虚证不可服用大青龙汤，若误服则可引发大汗，伤津亡阳，筋惕肉瞤。按：肉瞤，肌肉跳动。惕，惧也；筋惕，犹心气虚，而怵惧筋跳；与“肉瞤”对举，在此表达筋肉抽搐，可引申为四肢挛急。本论第20条：“太阳病，发汗，遂漏不止，其人恶风，小便难，四肢微急，难以屈伸者，桂枝加附子汤主之。”《金匮要略方论·痉湿暍病脉证第二》：“太阳病，发汗太多，因致痉。”如此，太阳病，发汗太过，尚可致痉，所以“脉微弱，汗出恶风”之阳虚者，若误汗，引发筋脉挛急，则是在所必然。

大青龙汤中，麻黄的用量是麻黄汤的一倍，故发汗力较大。与麻黄汤对比，麻黄汤是“覆取微似汗，不须啜粥，余如桂枝法将息”。大青龙汤不仅不需啜粥，而且也不需温覆，且“汗出多者，温粉粉之。一服汗者，停后服。若复服，汗多亡阳，遂虚，恶风，烦躁，不得眠也”。可见，与麻黄汤比起来，大青龙汤才称得上是发汗峻剂。

伤寒，脉浮缓，身不疼、但重，乍有轻时，无少阴证者，大青龙汤发之。九。用前第八方。 ［39］

《脉经》 伤寒，脉浮缓，其身不疼、但重，乍有轻时，无少阴证者，大青龙汤发之。（病可发汗证）

《金匮玉函经》 伤寒，脉浮缓，其身不疼、但重，乍有轻时，无少阴证者，可与大青龙汤发之。（辨太阳病形证治上、辨可发汗病形证治）

《千金翼方》 伤寒，脉浮缓，其身不疼、但重，乍有轻时，无少阴证者，可与大青龙汤发之。用上方。（太阳病用青龙汤法）

《太平圣惠方》 太阳病，脉浮缓，其身不痛、但重，或有轻时，无少阴证者，可大青龙汤。（辨太阳病形证）

本条表述大青龙汤证之重证病机与症状。

本条所述之证，虽与前条不同，但治法与方药相同。前条之脉浮紧，身痛，是机体感邪之后，肤表腠理骤然闭塞、紧敛的结果，此属其常；但若治疗不及时，表邪不解，迁延日久，由于肤表腠理持续闭塞、敛束，致使紧极则缓，闭极则弛；在症状方面，表现为脉由浮紧逐渐变为浮缓，身疼逐渐变为身重；在病机方面，表现为营卫更加滞涩不通，症见"脉浮缓，身不疼、但重"，这是太阳伤寒大青龙汤证之变型。如果把第 38 条看做太阳伤寒重证的急性过程，那么，第 39 条可以理解为太阳伤寒重证的慢性过程或亚急性过程，实属形"轻"而实重，症"轻"而病重。

在《伤寒论》研究史上，几乎所有的注家都认为第 38 条之证是因为有烦躁而用大青龙汤，所以第 39 条之证用大青龙汤，其症状中也必有烦躁这个症状，这样就把大青龙汤牢牢地钉在"烦躁"这个症状上。但是，也不尽然，清代尤在泾在解释第 39 条时，不但没有把"烦躁"症状强塞进去，而且对本条"伤寒脉浮缓"，"身不疼、但重，乍有轻时"，做出了合理的解释。他说："伤寒脉浮缓者，脉紧去而成缓，为寒欲变热之证。经曰，脉缓者多热是也，伤寒邪在表则身疼，邪入里则身重，寒已变热而脉缓，经脉不为拘急，故身不疼而但重，而其脉犹浮，则邪气在或进或退之时，故身体有乍重乍轻之候也。"[①] 从尤在泾的论述中，可以领悟出本证营卫更加滞涩，表邪已有顽固难拔之势。这就不是麻黄汤证，而必须改用大青龙汤。先师李克绍先生，对尤在泾的这段论述予以独到的阐释，指出，第 39 条强调"大青龙汤发之"，"发之"二字不用在第 38 条，而用在第 39 条，这就说明，第 39 条脉症是非"发之"而不能除。他认为，第 39 条的证候特点是"身重"，要宣散滞涩日久之营卫，就必须加大发越力量，条文中以"发之"来表达治法的立意，所以在麻黄汤中，倍加麻黄以增进开腠、发越之力，与此同时，为防止大剂量麻黄辛热之弊，所以又佐以石膏以监制之。[②] 第 38 条与第 39 条虽然都用大青龙汤，但是组方思路不同，前者立意于"烦躁"，后者立意于"身重"，只有理解这一点，才能把大青龙汤的应用从"烦躁"的束缚中解脱出来。

关于第 38 条之"太阳中风，脉浮紧"与第 39 条"伤寒，脉浮缓"，注家们历来以麻黄汤证和桂枝汤证去框套，这是一种刻舟求剑的方法，以致矛盾丛生。实际上，伤寒、中风作为疾病的分类方法，在《伤寒论》中得到比较广泛的应用，它不仅包括太阳病篇中的麻黄汤证和桂枝汤证，同时在阳明病篇中还有阳明中风、阳明中寒（伤寒），少阳病篇中有少阳中风、少阳伤寒，在太阴病篇中有太阴中风、太阴伤寒。《伤寒论》之"伤寒"与"中风"如同《黄帝内经》中的阴阳一样，是古代的两分法辩证逻辑在医学领域中的应用。中风与伤寒可见于三阳三阴各病，它反映的是疾病的状态和过程的对立统一，可以说是古代的"两点论"在《伤寒论》中的应用。这种对立统一是以涵括疾病整体属性的"象"为基础的，简化之，则是动者属阳，属中风；静者属阴，属伤寒。第 38 条，症见烦躁，病势属动，故称之曰"中风"；第 39 条，病势属"静"，强调必须与少阴病相鉴别（无少阴证者），而少阴病是"脉微细，但欲寐"，可见其"静"已至何种程度，故仲景把本证称之为"伤寒"。

伤寒表不解，心下有水气，干呕，发热而咳，或渴，或利，或噎，或小便不

① 尤在泾．伤寒贯珠集[M]．上海：上海科学技术出版社，1959

② 李克绍．伤寒解惑论[M]．济南：山东科学技术出版社，1978

利、少腹满，或喘者，小青龙汤主之。方十。 [40]

麻黄去节　芍药　细辛　干姜　甘草炙　桂枝各三两。去皮　五味子半升　半夏半升，洗

右八味，以水一斗，先煮麻黄，减二升，去上沫，内诸药，煮取三升，去滓。温服一升。若渴，去半夏，加栝楼根三两；若微利，去麻黄，加荛花如一鸡子，熬令赤色；若噎者，去麻黄，加附子一枚，炮；若小便不利、少腹满者，去麻黄，加茯苓四两；若喘，去麻黄，加杏仁半升，去皮尖。且荛花不治利，麻黄主喘，今此语反之，疑非仲景意。臣亿等谨按：小青龙汤，大要治水。又按：《本草》，荛花下十二水。若水去，利则止也。又按：《千金》，形肿者应内麻黄。乃内杏仁者，以麻黄发其阳故也。以此证之，岂非仲景意也！

《脉经》 伤寒表不解，心下有水气，干呕，发热而咳，或渴，或利，或噎，或小便不利、小腹满，或微喘，属小青龙汤。（病可发汗证）

《金匮玉函经》 伤寒表不解，心下有水气，咳而发热，或渴，或利，或噎，或小便不利、小腹满，或微喘，小青龙汤主之。（辨太阳病形证治上）

《千金翼方》 伤寒表不解，心下有水气，咳而发热，或渴，或利，或噎，或小便不利、少腹满，或喘者，小青龙汤主之。（太阳病用青龙汤法）

《太平圣惠方》 太阳病，表不解，心下有水气，干呕，发热，或渴，或利、小腹满，或喘者，宜小青龙汤。（辨太阳病形证）

本条论述伤寒表不解，心下有水气的证治。

本条起首第一句，把本证的病机点明，“伤寒表不解，心下有水气”，从某种意义上说，此属表里同病。尽管在后面的一系列症状中，对表证未做详细的表述，但表证的典型表现，诸如恶寒、身疼等的存在则是不言而喻的。

除了表证之外，条文所列其他症状都是水气内停的表现。水气虽属阴寒凝滞之邪，但在外邪的引动下，变动不居。水气弥漫上焦，则犯肺，肺失宣降，则可见咳喘；水寒之气上冲，结塞咽嗌则噎；水气停聚中焦，则犯胃，胃失和降则呕；水不化气，正津不布则渴；水气干动下焦，气化失调，则小便不利、少腹满；水气下迫大肠，则下利。或然症从不同侧面反映出病机的变化，但本证病机重点偏于上焦，故“咳”为水气为患的主要症状。

小青龙汤解表散水化饮，除了另见于本论第41条外，还见于《金匮要略方论·痰饮咳嗽病脉证并治第十二》：“病溢饮者，当发其汗，大青龙汤主之，小青龙汤亦主之。”“咳逆倚息不得卧，小青龙汤主之。”《金匮要略方论·妇人杂病脉证并治第二十二》：“妇人吐涎沫，医反下之，心下即痞，当先治其吐涎沫，小青龙汤主之。”

小青龙汤用麻黄发汗平喘，与桂枝配伍解表以散外邪；桂枝通阳化气，下气止咳，与芍药配伍调和营卫，芍药且有利水护阴之效；细辛、干姜温肺化饮，五味子敛肺止咳，辛、姜、味配伍翕张相宜；半夏洗滑生用，降逆化饮以散水气；甘草调中气和诸药，以求表里双解之效。

小青龙汤方后注颇具特点，后世人多提出诘难：“且荛花不治利，麻黄主喘，今此语反之，疑非仲景意。”此语有人误认为是林亿所按，非是。当系王叔和或宋代林亿之前的

医家所质疑。虽然林亿等在校勘时曾提出反驳"岂非仲景意也?"但,今人仍有混淆、误解者。

渴去半夏加栝楼根。由于后世人认为半夏化痰涤饮,而本证口渴是"水饮内停,不能化生津液"所致,所以去半夏不可理解。实际上,仲景虽云"内半夏以去其水",但仲景内半夏治水的目的不是治渴,而是治呕。《金匮要略方论·痰饮咳嗽病脉证并治第十二》:"支饮者,法当冒,冒者必呕,呕者复内半夏,以去其水。"在今本仲景书中,呕加半夏,渴去半夏是仲景刻意的加减。那么为什么在这里要去半夏呢?因为半夏有麻辣味。早在《灵枢·邪客》半夏秫米汤中用的是"治半夏",这里所谓的治半夏,只不过是用水洗"令滑尽"而已。所以在仲景书中,方中用半夏只要求"洗",这里的"洗"是什么含义?《名医别录》做出解释:"用之皆汤洗十过许,令滑尽,不尔戟人咽喉。"可想而知其麻辣涩味之甚。从中可见,仲景所用的"洗半夏"与今人所习用的"制半夏"是不可同日而语的。因此尽管仲景用半夏化饮治水,但只用其止呕,而决不用其止渴。试想,若渴不去麻辣涩之半夏,岂不犹火上浇油、饮鸩止渴欤?

微利加荛花。荛花,《神农本草经》主伤寒、温疟、下十二水、荡涤肠胃中留癖、利水道;《名医别录》谓其治痰饮咳嗽。用利小便的方法治下利,是仲景的止利法之一。本论第159条,下利不止,屡治不效,最后仲景指出"复不止者,当利其小便"。问题是利小便的药物何其多,仲景为何选用今人所不熟悉的荛花?其实在今本仲景书中,为今人所不常用的药物何止一味荛花!如商陆、蜀漆、铅丹、生梓白皮、甘李白皮等,后世乃至今人,都是少有人用的。这反映出仲景用药的医学、文化氛围和历史、时代的特征。最迟至明代李时珍时,医家对荛花已不甚了解,他在《本草纲目》荛花条下有云:"按苏颂《图经》言,绛州所出芫花黄色,谓之黄芫花。其图小株,花成簇生,恐此即荛花也。"至近代则荛花更鲜为人知了。对仲景用荛花治利,宋代寇宗奭曾有评论:"张仲景《伤寒论》以荛花治利者,以其行水也,水去则利止,其意如此。"

噎加附子。《辨脉法》云:"水得寒气,冷必相搏,其人即䭇。"䭇同噎。其状如《金匮要略方论·水气病脉证并治第十四》所云:"气上冲咽,状如炙肉。""肾气上冲,喉咽如噎。"此为下焦阳虚,水寒之气上逆所致。不同于食不下之饭窒。此乃阳虚之象。附子,《神农本草经》谓辛温,主治风寒咳嗽;《名医别录》谓其大热,主治心腹冷痛。仲景用其温阳制水,以平抑水寒冲逆之气。本方加附子,实蕴含真武汤扶阳镇水变制之意。

微利,噎,小便不利、少腹满,喘,均去麻黄。麻黄是小青龙汤的主要药物之一,仲景在此动辄去之,令后世及今人多不理解。运用小青龙汤,根据病情需要而去麻黄,这是仲景的临证体验。《金匮要略方论·痰饮咳嗽病脉证并治十二》"咳逆倚息不得卧,小青龙汤主之"以下的茯苓桂枝五味甘草汤、苓甘五味姜辛汤、桂苓五味甘草去桂加干姜细辛半夏汤、苓甘五味加姜辛半夏杏仁汤等都是小青龙汤之加减,从中可见仲景对小青龙汤的理解。小青龙汤虽具解表化饮之功效,但发越阳气,对下焦阳虚的下虚上实之证,能引致虚阳冲逆。文曰:"水去呕止,其人形肿者,加杏仁主之。"与此同时,仲景又自注云:"其证应内麻黄,以其人遂痹,故不内之,逆而内之者,必厥。以其人血虚,麻黄发其阳故也。"对此尤在泾有一段评论:"服青龙汤已,设其人下实不虚,则邪解而病除,若虚则麻黄细辛辛甘温散之品，虽能发越外邪，亦易动人冲气。”又曰：“而所以治渴而冲气动者，惜未之及也。约而言之，冲气为麻黄所发者，治之如桂苓五味甘草，从其气而导之矣。”① 仲景正是从这些小青龙汤的应用中得到教训和体验。

小青龙汤证的若干或然证，尤其“噎加附子”，表现出其病机的复杂性。“伤寒表不解，心下有水气”的底面是下焦阳气不足，具有下虚上实之势。这正是上述若干或然症状需要去麻黄的根本原因。

按：本方在《辨可发汗病脉证并治》中，麻黄、芍药、细辛、甘草、桂枝用量并作二两。

伤寒，心下有水气，咳而微喘，发热不渴。服汤已渴者，此寒去欲解也。小青龙汤主之。十一。用前第十方。 [41]

《脉经》 伤寒，心下有水气，咳而微喘，发热不渴。服汤已而渴者，此寒去欲为解，属小青龙汤证。（病可发汗证）

《金匮玉函经》 伤寒，心下有水气，咳而微喘，发热不渴。服汤已而渴者，此为寒去欲解。小青龙汤主之。（辨太阳病形证治上、辨可发汗病形证治）

《千金翼方》 伤寒，心下有水气，咳而微喘，发热不渴。服汤已而渴者，此为寒去，为欲解。小青龙汤主之。用上方。（太阳病用青龙汤法）

本条补述小青龙汤证的病机、症状与治疗。

本条所述与上条义同，都是对伤寒表不解、心下有水气证治的论述。水气属阴寒之性，其发病，若病势轻浅，则应当不渴。但，若病势趋向深重，一方面水不化气，气不化津，津液匮乏，另一方面水气内停，阻遏正津不布，这双重因素都可引致口渴，甚至口渴难忍。因此，在小青龙汤证，渴与不渴都是或然症状，这是水气为病的两个侧面。

本证如果原本不渴，服小青龙汤之后反而渴，这是水气已去，津液不足之象。水气和津液都是人体内的水液，只是存在的形式不同，水气（水饮）是无“气”之水，以病态形式存在，而津液则是有“气”之水，以常态形式存在。水气（水饮）骤去，可导致津液的暂时、局部不足。因此，这里的口渴只是相对而言。

若水气内停严重，既不能化生津液，且又阻遏正津不布，故而可出现口渴难忍，而一旦水气去却，则又会由口渴变为不渴，这也是相对而言。

太阳病，外证未解，脉浮弱者，当以汗解，宜桂枝汤。方十二。 [42]

桂枝去皮　芍药　生姜各三两。切　甘草二两，炙　大枣十二枚，擘

右五味，以水七升，煮取三升，去滓。温服一升，须臾，啜热稀粥一升，助药力，取微汗。

《脉经》 太阳病，外证未解，其脉浮弱，当以汗解，宜桂枝汤。（病可发汗证）

《金匮玉函经》 太阳病，外证未解，其脉浮弱，当以汗解，宜桂枝汤主之。（辨太阳病形证治上、辨可发汗病形证治）

---

① 尤在泾. 金匮要略心典·卷中[M]. 上海：上海科学技术出版社，1959

《千金翼方》 太阳病，外证未解，其脉浮弱，当以汗解，宜桂枝汤。（太阳病用桂枝汤法）

本条指出，不论太阳中风还是太阳伤寒，只要是表证未解，脉浮弱，都当用桂枝汤汗解。

本条可分为两个层次理解。首先，太阳病，不论伤寒、中风，不论汗下与否，只要外证未解，按仲景的原则，必须先解外。因此文中的"当以汗解"是针对"外证未解"而言。

其次，仲景解外有若干方略，而对典型的太阳病的治疗，则不外麻黄汤与桂枝汤二方。本证仲景言"宜桂枝汤"是针对"脉浮弱"提出来的。"脉浮弱"是与麻黄汤证之脉浮紧相对而言。按：宜桂枝汤，《金匮玉函经·卷二》作"宜桂枝汤主之"。

纵观本论第 1 条、第 3 条、第 47 条、第 55 条等，典型的太阳伤寒麻黄汤证的脉象应当是浮紧。第 51 条又云："脉浮者，病在表，可发汗，宜麻黄汤。"从而又提出脉浮而不紧也可以用麻黄汤。这样，在运用麻黄汤时，对脉象的要求就由"浮紧"放宽为单浮不紧。那么，不"紧"到什么程度，还仍然可以应用麻黄汤呢？从本条"脉浮弱"，"宜桂枝汤"中可见，麻黄汤证对脉象最基本的要求是"浮而不弱"。若"脉浮弱"，只能用桂枝汤而不能用麻黄汤。

仲景在这里明确了一个问题，即桂枝汤不仅仅是用于太阳中风，在特定的情况下，太阳伤寒也可以应用桂枝汤。如第 15 条："太阳病，下之后，其气上冲者，可与桂枝汤。"第 44 条："太阳病，外证未解，不可下也，下之为逆，欲解外者，宜桂枝汤。"第 57 条："伤寒发汗已解，半日许复烦，脉浮数者，可更发汗，宜桂枝汤。"上述这些条文所表述的"太阳病"，当然包括伤寒；另外，典型的"太阳伤寒"，在未下、未汗之前，其脉象当是浮紧，或浮而不弱，若脉不浮紧或浮弱，必不能诊断为伤寒。此伤寒由于已经发汗，已经误下，正气受到不同程度的挫伤，故其脉必由"紧"而变为"不紧"，由"不弱"而变为"弱"。在这样的情况下，不论有汗还是无汗，只要是表证未解，脉浮弱者，只能用桂枝汤而不能用麻黄汤。从中也可见，后世"无汗不可用桂枝汤"说之谬。

太阳病，下之，微喘者，表未解故也，桂枝加厚朴杏子汤主之。方十三。［43］

桂枝三两，去皮　甘草二两，炙　生姜三两，切　芍药三两　大枣十二枚，擘　厚朴二两，炙，去皮　杏仁五十枚，去皮尖

右七味，以水七升，微火煮取三升，去滓。温服一升，覆取微似汗。

《脉经》 太阳病，下之，微喘者，表未解故也，属桂枝加厚朴杏子汤证。（病可发汗证

《金匮玉函经》 太阳病，下之，微喘者，表未解故也，桂枝加厚朴杏仁汤主之。（辨太阳病形证治上）

《金匮玉函经》 太阳病，下之，微喘者，表未解故也，宜麻黄汤。又云桂枝加厚朴杏子汤。（辨可发汗病形证治）

《金匮玉函经》 太阳病，下之，微喘者，表未解故也，属桂枝汤证。一云麻黄汤证。（辨

发汗吐下后病形证治)

《千金翼方》 太阳病,下之,微喘者,表未解故也,宜桂枝汤。一云麻黄汤。(太阳病用桂枝汤法)

《千金翼方》 太阳病,下之,微喘者,外未解故也,宜麻黄汤。一云桂枝汤。(太阳病用麻黄汤法)

《太平圣惠方》 太阳病,下之,微喘者,外未解也,宜发汗。(辨可发汗形证)

本条表述太阳病下后,微喘的病机与证治。

太阳病,表证未解,不可下,下之为逆。本证太阳病误下,症见微喘,此喘与第 15 条"太阳病,下之后,其气上冲者",虽症状表现不同,但在病机上却有相似之处,都属于太阳病表证未解,误用下法,正气受挫,然气血仍有向上向外之机。因此,本证之"喘"是气上冲的另一种表现形式,故仲景指出"表未解故也"。表未解,故仍当解表,方用桂枝汤,因其气上冲是以喘的形式表现,故仲景又在桂枝汤的基础上加厚朴、杏子以降气平喘。

太阳病,外证未解,不可下也,下之为逆,欲解外者,宜桂枝汤。十四。用前第十二方。 [44]

《脉经》 太阳病,有外证未解,不可下,下之为逆。(病不可下证)

《金匮玉函经》 太阳病,外证未解者,不可下,下之为逆,解外者,宜桂枝汤主之。(辨太阳病形证治上、辨不可下病形证治)

《千金翼方》 太阳病,有外证未解,不可下之,下之为逆,解外宜桂枝汤。(太阳病用桂枝汤法)

《千金翼方》 病有外证未解,忌下,下之为逆。(忌下)

《太平圣惠方》 太阳病,外证未解,不可下也,宜服桂枝汤发其汗。(辨太阳病形证、辨不可下形证)

本条强调太阳病外证未解,不可下;若误下后,仍有外解之机,当用桂枝汤解外。

本条文义包含两个方面,一是太阳病未解,外证仍在,尽管有可下之征,但不可下,这是仲景在论中反复强调的,如第 56 条:"伤寒不大便六七日,头痛有热者,与承气汤;其小便清者,知不在里,仍在表也,当须发汗。"又如,第 106 条、第 208 条等都强调这个原则,若用下法,则属错误的治疗,故仲景称之为"逆"。即本论第 90 条所云:"本发汗,而复下之,此为逆也。"

二是虽误用下法,但机体气血仍有向上向外之机,表证仍在,对此,仲景指出:"欲解外者,宜桂枝汤。"这里的"欲解外"是针对"下之为逆"而言,"欲解外"的表现,包括第 15 条的"气上冲",第 21 条的"脉促,胸满",第 43 条的"微喘"等。在《伤寒论》中,不论是麻黄汤证还是桂枝汤证,如果误用下法,机体正气受挫,尽管表证仍在,但只能用桂枝汤而不可用麻黄汤。这也正体现本论第 6 条所强调的"观其脉症,知犯何逆,随证治之"的原则。

本条在《金匮玉函经》中,"宜桂枝汤主之"一句,"宜"与"主之"并用,此从根本上否定了后世注家关于论中"宜"与"主之"所谓含义不同的说法。

太阳病，先发汗不解，而复下之，脉浮者不愈。浮为在外，而反下之，故令不愈。今脉浮，故在外，当须解外则愈，宜桂枝汤。十五。用前第十二方。［45］

《脉经》 太阳病，先发其汗不解，而下之，其脉浮者，不愈。浮为在外，而反下之，故令不愈。今脉浮，故在外，当解其外则愈，属桂枝汤。（病发汗吐下以后证）

《金匮玉函经》 太阳病，先发汗不解，而下之，其脉浮，不愈。浮为在外，而反下之，故令不愈。今脉浮，故知在外，当解其外则愈，宜桂枝汤。（辨太阳病形证治上、辨发汗吐下后病形证治）

《千金翼方》 太阳病，先发汗不解，而下之，其脉浮，不愈。浮为在外，而反下之，故令不愈。今脉浮，故在外，当解其外则愈，宜桂枝汤。（太阳病用桂枝汤法）

《太平圣惠方》 太阳病，下之不愈。其脉浮者，为在外，汗之则愈，宜桂枝汤。（辨太阳病形证）

本条重申太阳病，外证未解，不可下；若误下后，脉浮，其表不解，仍当解表。

太阳病，发汗为正治之法，本当汗出而表解。本条太阳病发汗不解，或属方不对证，或为汗不得法。《伤寒论》中，关于太阳病，先汗后下，或径用下法的记载，屡屡多见。这反映出仲景时代及其以前，乃至《黄帝内经》时代，人们对伤寒治法的总体认识水平。《素问·热论》有云：“其未满三日者，可汗而已；其满三日者，可泄而已。”对伤寒，是用汗法，还是用下法，尚未能达到仲景所撰著的《伤寒杂病论》的认识水平，即第44条所云：“太阳病，外证未解，不可下也，下之为逆。”所以每每有汗下失序之误。

“浮为在外，而反下之”。从“反”字可见，“浮为在外”是说本条太阳病原本脉浮，概言其表证俱在。“今脉浮”，是对“脉浮者不愈”而言，强调本太阳病，虽经先汗后下，但表证仍在。遵循第44条“太阳病，外证未解，不可下也，下之为逆，欲解外者，宜桂枝汤”的原则，故仍当解外，方用桂枝汤。

本条“浮为在外，而反下之，故令不愈。今脉浮，故在外”，属自注句。是对“脉浮者不愈”的注释。从文气看，“当须解外则愈”与上文“脉浮者不愈”相贯。

太阳病，脉浮紧，无汗发热，身疼痛，八九日不解，表证仍在，此当发其汗。服药已微除，其人发烦目瞑，剧者必衄，衄乃解。所以然者，阳气重故也。麻黄汤主之。十六。用前第五方。［46］

《脉经》 太阳病，脉浮紧，无汗而发热，其身疼痛，八九日不解，表候续在，此当发其汗。服汤微除，发烦目瞑，剧者必衄，衄乃解。所以然者，阳气重故也，属麻黄汤证。（病可发汗证）

《金匮玉函经》 太阳病，脉浮紧，无汗而发热，其身疼痛，八九日不解，其表候仍在，此当发其汗。服药已微除，其人发烦目瞑，剧者必衄，衄乃解。所以然者，阳气重故也。麻黄汤主之。（辨太阳病形证治上、辨可发汗病形证治）

《千金翼方》 太阳病，脉浮紧，无汗而发热，其身疼痛，八九日不解，其表证仍在，此当发其汗。服药微除，其人发烦目瞑，增剧者必衄，衄乃解。所以然者，阳气重故也，宜麻黄汤。（太阳病用麻黄汤法）

《太平圣惠方》 太阳病，脉浮紧，无汗，发热，身痛，心烦，目瞑。剧者必衄，衄者，欲解也，宜麻黄汤。（辨太阳病形证）

本条指出，太阳病日久，阳气郁闭过重，服麻黄汤后，可见发烦目瞑或衄。

本论第8条有云："太阳病，头痛至七日以上自愈者，以行其经尽故也。"本条太阳病，虽已至八九日，但其证仍见脉浮紧，无汗，发热，身疼痛，此属太阳伤寒麻黄汤证，故文曰："表证仍在。"尽管本证病程较长，但按仲景治法例，只要表证仍在，此仍当发其汗，故仍方用麻黄汤。服麻黄汤后，本当汗出、脉静、身凉和而解。但由于本证持续八九日不解，阳气郁闭的程度较论中第35条之典型的麻黄汤证要严重一些，此即所谓"阳气重"。故服麻黄汤之后，有可能不是即时而解，而是出现一些变化，对此，仲景运用自注句的形式，对其进行补充说明。条文中，"服药已微除"至"阳气重故也"属仲景自注句，是对这种变化的病机及预后进行阐释。

若服用麻黄汤后，未能达到汗出、脉静、身凉和而解，而仅仅是原有症状略有轻缓，反而出现心烦、视物昏花等新症状，这是郁闭之邪热，得麻黄汤之鼓荡，郁热上扰所致。若郁热迫血，则可导致血热冲逆而衄。若衄而热随血泄，则表邪可随之得以疏解而病愈，此所谓"衄乃解"。若虽衄，而热仍不得泄，表邪仍不得解，此则应当"观其脉症，随证治之"。

太阳病，脉浮紧，发热，身无汗，自衄者，愈。 ［47］

《金匮玉函经》 太阳病，脉浮紧，发热，其身无汗，自衄者，愈。（辨太阳病形证治上）

本条指出，太阳伤寒，阳气郁闭，邪热冲逆，可衄血热泄而自愈。

本条所述之太阳病，脉见浮紧，症见发热、无汗，虽不言身疼、恶寒，但或轻或重，均在必有之列。条文所言"自衄者愈"，只是一个具体的发病过程，可以看做一个病案记录，并不是讲凡症状与本证相同者，都能够自衄而愈。太阳伤寒自衄而愈者，虽或有之，但并非太阳伤寒都发生衄，也并非衄后都能够自愈，此实属仲景所见太阳伤寒发病过程之个例，仲景备录于此。此乃因素体阳气较盛，风寒闭表，郁热较甚，邪热冲逆，动血而衄。衄，如果热随血泄，则邪散而表解。

若本太阳病，不衄，或迁延八九日不解，只要表证仍在，则仍当用麻黄汤，开腠解表（如第46条）。若本太阳病，衄而不解，则是因为虽然衄血，但热未得泄，或虽泄而未能尽；表邪不散，表证不解，故仍当用麻黄汤（如第55条）。

二阳并病，太阳初得病时，发其汗，汗先出不彻，因转属阳明，续自微汗出，不恶寒。若太阳病证不罢者，不可下，下之为逆，如此可小发汗。设面色缘缘正赤者，阳气怫郁在表，当解之、熏之。若发汗不彻，不足言，阳气怫郁不得越，当汗不汗，其人躁烦，不知痛处，乍在腹中，乍在四肢，按之不可得，其人短气但坐，以汗出不彻故也，更发汗则愈。何以知汗出不彻？以脉涩，故知也。 ［48］

《脉经》 二阳并病，太阳初得病时，发其汗，汗先出复不彻，因转属阳明，续自微汗出，不恶寒。若太阳证不罢，不可下，下之为逆，如此者，可小发其汗。设面色缘缘正赤者，阳气怫郁在表，当解之、熏之。若发汗不大彻，不足言，阳气怫郁不得越。当汗而不汗，其人躁烦，不知痛处，乍在腹中，乍在四肢，按之不可得，其人短气但坐，汗出而不彻故也，更发其汗即愈。何以知其汗不彻？脉涩，故以知之。（病发汗以后证、病不可下证）

《脉经》 二阳并病，太阳初得病时，发其汗，汗先出复不彻，因转属阳明，欲自汗出，不恶寒。若太阳证不罢，不可下，下之为逆。（病不可下证）

《金匮玉函经》 二阳并病，太阳初得病时，发其汗，汗先出不彻，因转属阳明，续自微汗出，不恶寒。若太阳病证不罢，不可下，下之为逆，如此者，可小发其汗。设面色缘缘正赤者，阳气怫郁不得越，当解之、熏之。当汗而不汗，其人躁烦，不知痛处，乍在腹中，乍在四肢，按之不可得，其人短气但坐，以汗出不彻故也，更发其汗即愈。何以知汗出不彻？以脉涩，故知之。（辨太阳病形证治上、辨不可下病形证治、辨发汗吐下后病形证治、辨可火病形证治）

《千金翼方》 太阳证不罢，忌下，下之为逆。（忌下）

本条论述二阳并病，太阳病转属阳明的过程、病机及证治。

本条可从三个层次理解。条文首先点出二阳并病，叙述二阳并病的发病过程、病机和症状表现。所谓并病，在本论是指三阳三阴六病之中，一病未愈，又出现另一病症状，如太阳阳明并病、太阳少阳并病等。本条二阳并病是指太阳病未愈，又出现阳明病症状。

太阳病，发汗为正治之法，本当汗出而愈。但本证治不如法，药不胜病，故虽有汗出，但汗出不透畅，这样不仅不能解表驱邪，反而鼓荡邪热入里。其证由发热、无汗、恶寒，变化为发热、汗出、不恶寒，病由太阳转属阳明。本论第182条有云：“阳明病外证云何？答曰：身热，汗自出，不恶寒，反恶热也。”

从本条二阳并病发病过程可见，并病是转属的过程，转属是并病的结果。

其次，补述了本条二阳并病中，太阳病证未罢的症状表现，强调了二阳并病的治疗原则。如前所述，若太阳初得病时，发汗不彻，虽证显阳明病症状，但太阳病证仍在，此称之为并病，即尚未至转属为阳明病的程度，所以条文中强调，“不可下，下之为逆”。那么，何以知道“太阳病证不罢”呢？文曰：“设面色缘缘正赤者，阳气怫郁在表。”因为证属太阳与阳明并病，既不可峻汗，又不可径下，故仲景指出，“如此可小发汗”，“当解之、熏之”。

再次，条文以自注句的形式，对“汗先出不彻”的脉症做出进一步的表述。太阳病，若发汗不彻，汗不足以解散表邪，肤表郁阳不得泄越，营卫更加滞涩，故症见脉涩，躁烦，肢体不知所措，文曰：“不知痛处，乍在腹中，乍在四肢，按之不可得。”这是对“躁烦”的补述。

按：躁烦，即烦躁；《辨发汗后病脉证并治》作烦躁。本论中另见于第4条、第110条、第134条、第259条、第296条等。“短气、但坐”，属胸满气逆之象，此反映出本证已有阳郁热盛，气机壅遏之势。

脉浮数者，法当汗出而愈。若下之，身重、心悸者，不可发汗，当自汗出乃

解。所以然者，尺中脉微，此里虚，须表里实，津液自和，便自汗出愈。 [49]

《脉经》 脉浮数，法当汗出而愈，而下之，则身体重，心悸，不可发其汗，当自汗出而解。所以然者，尺中脉浮，此里虚。须表里实，津液和，即自汗出愈。（病发汗吐下以后证）

《金匮玉函经》 脉浮数，法当汗出而愈。若下之，身体重，心悸者，不可发汗，当自汗出而解。所以然者，尺中脉微，此里虚，须表里实，津液自和，即自汗出愈。（辨太阳病形证治上、辨发汗吐下后病形证治）

《千金翼方》 脉浮数，法当汗出而愈，而下之，则身体重，心悸者，不可发其汗，当自汗出而解。所以然者，尺中脉微，此里虚，须表里实，津液自和，自汗出愈。（发汗吐下后病状）

本条指出，太阳伤寒下后，出现暂时的轻微里虚之象，可有津液自和，汗出自愈之转机。

脉浮数者，法当汗出而愈。脉浮主表，反映出气血向上向外之机；脉数主热，反映出肤表阳郁之势。本节文义另见于第 52 条，方用麻黄汤。

太阳病，本当发汗，正如第 44 条所云："太阳病，外证未解，不可下也，下之为逆。"本证误用下法，出现暂时性的身重、心悸、尺中脉微等脉症，对其病机，仲景文曰："此里虚。"对其治法，仲景文曰："不可发汗，当自汗出乃解。"从中可见，本证下后，一方面有虚的因素，另一方面表证仍在。其证已由原来典型的太阳病麻黄汤证，变化为表兼里虚证。"此里虚"是指气阴暂时轻微不足，故有"须表里实，津液自和，便自汗出愈"的可能。若阳气虚或营血虚而兼表证，仅仅依靠"津液自和，便自汗出"是不能愈的；况且，病至阳气、营血大虚的程度，津液难以自和，即使自汗出，也只能是冷汗、虚汗。由此可见，条文中之"尺中脉微"，只是与脉浮数对比而言，不能理解为真正的脉微。

脉浮紧者，法当身疼痛，宜以汗解之。假令尺中迟者，不可发汗。何以知然？以营气不足，血少故也。 [50]

《脉经》 脉浮而紧，法当身体疼痛，当以汗解。假令尺中脉迟者，不可发其汗。何以知然？此为营气不足，血微少故也。（病不可发汗证）

《金匮玉函经》 脉浮而紧，法当身疼头痛，宜以汗解之。假令尺中脉迟者，不可发其汗。何以故？此为营气不足，血气微少故也。（辨太阳病形证治上、辨不可发汗病形证治）

《千金翼方》 脉浮而紧，法当身体疼痛，当以汗解。假令尺中脉迟者，忌发其汗。何以知然？此为营气不足，血气微少故也。（忌发汗）

《太平圣惠方》 凡脉尺中迟，不可发汗，营卫不足，血少故也。（辨不可发汗形证）

本条指出，虽脉浮紧、身疼痛，但尺中脉微、营虚血少，不可发汗。

太阳病脉浮紧，另见于第 46 条、第 47 条。太阳病脉浮紧，症见身疼痛、无汗，此属其常，发汗乃是正治之法。但，如果尺脉不紧，而是迟涩，则反映出本证营血虚的一面，从中可见，其证实质上是表兼里虚，故仲景强调"不可发汗"。

本条所述与前条所述，均为表兼里虚。前证较轻浅，仅为气阴轻微不足，故"津液自和,便自汗出愈”;本证较深重,不仅阴津不足,而是阴虚血少,故不能“津液自和”,也不能“自汗出愈”,即是出汗,也只能是虚汗。其治法,可参考第62条桂枝加芍药生姜各一两人参三两新加汤证和第102条小建中汤证。

脉浮者,病在表,可发汗,宜麻黄汤。十七。用前第五方,法用桂枝汤。 [51]

《脉经》 脉浮者,病在表,可发其汗,属桂枝汤证。(病可发汗证)

《金匮玉函经》 脉浮者,病在表,可发汗,宜麻黄汤。一云桂枝汤。(辨太阳病形证治上)

《千金翼方》 凡脉浮者,病在外,宜发其汗。(宜发汗)

本条指出,伤寒脉浮而不弱者,可与麻黄汤发汗。

《伤寒论》论述伤寒辨证,就一般而言,大抵脉浮主表,脉沉主里。脉浮反映气血趋向肤表,病势向上向外,必表现出相应的若干症状。本证脉浮,选用麻黄汤,可与第42条对比,文曰:“太阳病,外证未解,脉浮弱者,当以汗解,宜桂枝汤。”彼脉浮弱者,宜桂枝汤,那么,此脉浮者,宜麻黄汤,其脉浮即使不浮紧,但必定是浮而不弱。

按:本条正文后小字注文“一法用桂枝汤”,台北“故宫博物院”藏本与中国中医科学院藏本中之本条,并作“法用桂枝汤”,义晦。而上述两部藏本之卷第七《辨可发汗病脉证并治》,在篇目后,正文前低一格之“小目”以及正文中之本条,均有“一”,疑脱,据补。

脉浮而数者,可发汗,宜麻黄汤。十八。用前第五方。 [52]

《脉经》 太阳病,脉浮而数者,可发其汗,属桂枝汤证。(病可发汗证)

《金匮玉函经》 脉浮而数者,可发汗,宜麻黄汤。(辨太阳病形证治上)

《金匮玉函经》 太阳病,脉浮而数者,可发汗,宜桂枝汤。一云麻黄汤。(辨可发汗病形证治)

《千金翼方》 脉浮而数者,可发其汗,宜麻黄汤。(太阳病用麻黄汤法、宜发汗)

《太平圣惠方》 太阳病,脉浮而数者,可发其汗,宜麻黄汤。(辨太阳病形证)

《太平圣惠方》 太阳病,脉浮数者,宜发汗也。(辨可发汗形证)

本条指出在太阳伤寒的典型过程中,脉数是必有之象。

本论第3条云:“太阳病,或已发热,或未发热,必恶寒,体痛,呕逆,脉阴阳俱紧者,名为伤寒。”第35条云:“太阳病,头痛发热,身疼腰痛,骨节疼痛,恶风无汗而喘者,麻黄主之。”通过此两条概括出来的麻黄汤证,严格地说,并不能算是完整的麻黄汤证。一个完整、典型的麻黄汤证还应当涵括本条所表述的脉象“脉浮而数”。这就是说,一个典型的麻黄汤证除了具有头痛、发热、恶寒、身疼、无汗之外,其脉象不仅浮紧,而且还应当“数”。

伤寒发病早期,初受风寒,机体即时反应是肤表紧束,腠理闭塞,症见恶寒,体痛,脉紧。随之,机体阳气趋于肤表以与邪抗争,由于阳气郁聚肤表而不得宣泄,因而形成肤表阳郁之势,此时病机重点已由寒邪外束,而转化为肤表阳郁,发热已成为其主要症状之一,这样的病机,反映在脉象上,必定是浮紧而数。因此,在太阳伤寒的典型过程中,发热与脉数是相对应的，是同步出现的。

对太阳伤寒典型过程的治疗，欲泄热，必开腠，欲开腠，必温散，麻黄汤是首选方药。

按：宜麻黄汤，《辨可发汗病脉证并治》作“属桂枝汤证”。

病常自汗出者，此为营气和，营气和者，外不谐，以卫气不共营气谐和故尔。以营行脉中，卫行脉外。复发其汗，营卫和则愈，宜桂枝汤。十九。用前第十二方。［53］

《脉经》 病常自汗出，此为营气和，营气和而外不解，此卫不和也。营行脉中，为阴主内；卫行脉外，为阳主外。复发其汗，卫和则愈，属桂枝汤证。（病可发汗证）

《金匮玉函经》 病常自汗出者，此为营气和，卫气不和故也。营行脉中，为阴主内；卫行脉外，为阳主外。复发其汗，卫和则愈，宜桂枝汤。（辨太阳病形证治上、辨可发汗病形证治）

《千金翼方》 病常自汗出，此为营气和，卫气不和故也。营行脉中，卫行脉外。复发其汗，卫和则愈，宜桂枝汤。（太阳病用桂枝汤法）

《太平圣惠方》 太阳病，自汗出，此为营气和，卫气不和。营行脉中，卫行脉外，复发其汗，表和即愈，宜桂枝汤。（辨太阳病形证）

本条指出“卫弱”引起的营卫不和之常自汗出，当以桂枝汤发汗。

本条所述之证，虽常自汗出，但不发热。对于其病机，文中指出，“外不谐”，“以卫气不共营气谐和故尔”。经云：“卫气者，所以温分肉，充皮肤，肥腠理，司开合者也。”（《灵枢·本脏》）本证病机重点在卫气，是“外不谐”。虽然是卫气司开合功能失调，是卫气开而不合，但与典型的太阳中风病机却有不同。本论第12条：“太阳中风，阳浮而阴弱，阳浮者，热自发，阴弱者，汗自出。”第95条：“太阳病，发热汗出者，此为营弱卫强，故使汗出。”在典型的太阳中风，发热汗出，是阳浮阴弱，卫强营弱，发热是阳浮或卫强所致。

本证仅自汗出，而不发热，说明本证病机虽是“外不谐”，是“卫气不共营气谐和故尔”，但却不是阳浮，不是卫强。如果是阳浮，则必发热。今自汗出而不发热，此属卫弱，不能卫外为固。由此可见，卫强与卫弱，虽病机不同，但都能引起营卫不和。本证虽“营气和”，但由于卫气弱，不能卫外为固，卫气开而不和，营阴难以自守，故自汗出。从发病过程看，所谓“营气和”只是与“外不谐”对比而言，并不是绝对的，病常自汗出，营阴外泄日久，岂有不弱之理？只是程度不同罢了。故方用桂枝汤，温振卫阳以调和营卫。桂枝、生姜配甘草辛甘化阳，以振奋卫阳，芍药配甘草酸甘化阴，以益营阴，从而“营卫和则愈”。由此可见，桂枝汤调和营卫，当包括两方面的含义，即卫强能泄越之，卫弱能振奋之。

“以营行脉中，卫行脉外”，属仲景自注句，以对“营气和者，外不谐，以卫气不共营气谐和故尔”一句，做进一步深入解释。

本证“卫弱”自汗，若更严重一些，或日久肢冷，桂枝汤恐力难胜任，可加附子以振奋卫阳。第20条可参。

病人脏无他病，时发热，自汗出而不愈者，此卫气不和也。先其时发汗则愈，宜桂枝汤。二十。用前第十二方。 [54]

《脉经》 病人脏无他病，时发热自汗出而不愈，此卫气不和也，先其时发汗即愈，属桂枝汤证。（病可发汗证）

《金匮玉函经》 病人脏无他病，时发热自汗出而不愈，此卫气不和也，先其时发汗即愈，宜桂枝汤。（辨太阳病形证治上、辨可发汗病形证治）

《千金翼方》 病人脏无他病，时发热自汗出而不愈，此卫气不和也，先其时发汗愈，宜桂枝汤。（太阳病用桂枝汤法）

《太平圣惠方》 太阳病，时自发热，汗出不愈者，此卫气不和也，当更发汗即愈，宜桂枝汤。（辨太阳病形证）

本条指出，在病人脏无他病的前提下，时发热自汗出是卫气浮，其时当急发其汗。

本证特点是发热、汗出时作时止。在"脏无他病"的前提下，发热反映卫阳外浮。卫者，卫外而为固，功在司开合，司开合贵在有度。本证卫阳稍有亢浮，阳浮者，热自发；卫阳病理性亢浮，导致司开合功能失调，卫失于合，则必汗出，故表现为"发热、汗出"。汗出则亢浮之卫阳得以泄越，而热退身凉；卫阳则暂时得以平隐、固秘，故表现为阶段性的不发热、不汗出。故此反反复复：卫浮而有热，卫开则有汗；汗出则卫泄热越，卫阳又暂时趋向平和；之后，卫阳又浮而有热。如此，"发热自汗出"，时而发作，作后即止。仲景对其病机概括为"此卫气不和也"。

对于本证的治疗，文曰"先其时发汗"。因为本证发热汗出是时作时止，故难以确定发热汗出其"时"，其"时"不定，何谈其"先"！有人以"先其时"给药治疗痛经为例，解"先其时"的意义如何云云，岂不知月经是定期来潮，因其"时"可定，故才有其"先"。

仲景在本条之所以能够提出"先其时"之法，是因为本证病人已经被确定"脏无他病"，这是一个非常重要的前提，若没有这个前提，"先其时"则无从说起。而对病人做出"脏无他病"的结论，则是经过了一个过程，此可以从"时发热，自汗出而不愈者"一句中领悟：这是一个反反复复发热汗出而不愈的病人，仲景通过对这个病人进行观察、思考和辨析，才得出本证"病人脏无他病"的结论，这正是"观其脉症，知犯何逆"的过程。仲景在已做出"病人脏无他病"，"此卫气不和也"的诊断基础上，提出了"先其时发汗"，此所谓"先其时"，不是"发热汗出"之先，而是"发热汗出"已露端倪之际，其时径先发汗，放手大胆应用桂枝汤，而免除了"按寸必及尺"，"握手必及足"，"人迎、趺阳三部必参""动数发息必满五十"（《伤寒论·序》）等仲景诊病常规之序。此"先其时发汗"，含有急汗之意，此可谓仲景"急汗之法"。

伤寒，脉浮紧，不发汗，因致衄者，麻黄汤主之。二十一。用前第五方。 [55]

《脉经》 伤寒，脉浮紧，不发其汗，因衄，属麻黄汤证。（病可发汗证）

《金匮玉函经》 伤寒，脉浮紧，不发汗，因致衄者，宜麻黄汤。（辨太阳病形证治上、辨可发汗病形证治）

《千金翼方》 伤寒，脉浮紧，不发其汗，因致衄，宜麻黄汤。（太阳病用麻黄汤法）

本条指出，伤寒阳郁而衄，衄而不解，宜麻黄汤开腠泄热。

伤寒，脉浮紧，属典型的麻黄汤证。文曰“不发汗，因致衄”，属当汗失汗之误，致阳郁伤络而衄血。伤寒脉浮紧，而衄血者，另见于本论第46条：“太阳病，脉浮紧，无汗，发热，身疼痛，八九日不解，表证仍在，此当发其汗，服药已微除，其人发烦，目瞑，剧者必衄，衄乃解。”第47条：“太阳病，脉浮紧，发热，身无汗，自衄者愈。”纵观本论，太阳伤寒，脉浮紧，无汗等诸症悉具者，既可以出现衄，也可以不出现衄。衄则属于阳气郁闭过重，但阳气郁闭过重则不一定衄。如本论第38条、第39条之大青龙汤证，其阳郁的程度比麻黄汤证要严重得多，但并没有衄的症状。因此，对太阳伤寒，衄或不衄只是一种可能性。它受病人、发病、病情等多种因素的影响。

第46条，“衄乃解”，第47条，“自衄者愈”，此属伤寒衄血之后，热随血泄，脉静、身凉而病解。本证伤寒，脉浮紧，衄而不解，则是虽衄但热未得泄，故必须再服麻黄汤，开腠泄热。

衄而不解，不能从衄血的多少来理解，虽然有“汗血同源”之说，但衄而解与汗出而解在机制上却有不同之处。衄而解有似针刺出血而解，重在调节和宣泄；衄而不解如同服麻、桂不解一样，都是必然中的偶然，此受病机、病情等诸多因素的影响。

伤寒，不大便六七日，头痛有热者，与承气汤。其小便清者一云大便青**，知不在里，仍在表也，当须发汗。若头痛者，必衄。宜桂枝汤。二十二。**用前第十二方。［56］

《脉经》 伤寒，不大便六七日，头痛有热，与承气汤。其大便反青一作小便清者，此为不在里，故在表也，当发其汗。头痛者，必衄，属桂枝汤证。（病可发汗证）

《金匮玉函经》 伤寒，不大便六七日，头痛有热，未可与承气汤。其小便反清，此为不在里而在表也，当发其汗。头痛者，必衄。宜桂枝汤。（辨太阳病形证治上、辨可发汗病形证治）

《千金翼方》 伤寒，不大便六七日，头痛有热，与承气汤。其大便反青，此为不在里，故在表也，当发其汗。头痛者，必衄。宜桂枝汤。（太阳病用桂枝汤法）

本条指出，伤寒虽不大便六七日，但其小便清者，不可与承气汤，宜桂枝汤。

本条是一个医案，是对伤寒不大便六七日、头痛有热、小便清，这样一个病证治疗过程的记录。其中有误治，有“观其脉症”，有“知犯何逆”，有“随证治之”，同时也有对本证预后的判断。

“头痛有热”这个症状，既可见于太阳病表证，又可见于阳明病里证。伤寒“不大便六七日”，似属可下之征，与头痛有热并见，似属里证，故有用承气汤之举。而“小便清”却说明了本证尽管“不大便六七日”，但病机重点依然在“表”。从条文中“其小便清者，知不在里，仍在表也”一句可知，“小便清”这个症状，不是仅见于用承气汤之后，而是早见于用承气汤之前。

本证不大便六七日，头痛有热，与“小便清”并见，此是里证虽实，但表证未解，属表兼里实之证，故用承气汤属误治。

本证虽不大便六七日，头痛有热，但尚不属典型的阳明病。即使是阳明病，对其表证的治疗仍有麻桂之用。如第234条，阳明病，脉迟，汗出多，微恶寒者，表未解也，可发汗，宜桂枝汤。第235条，阳明病，脉浮，无汗而喘者，发汗则愈，宜麻黄汤。而本条文中径言“宜桂枝汤”，而不用麻黄汤，则是伤寒误用承气汤妄下之后，不论原先是麻黄汤证，还是桂枝汤证，因已用过下法，正气受损，按例不得再用麻黄汤，而只能选用桂枝汤。

“若头痛者，必衄”，是对本证预后的判断。若如本条所云，虽不大便六七日，但无所苦，而以头痛症状尤为突出，此属阳气郁闭过重，邪热冲逆而有可能鼻衄，其病机如同第55条之衄。“若头痛者，必衄”，是仲景自注句，是对前文之“头痛”做进一步的诠解。在文气上，“宜桂枝汤”上贯前文“当须发汗”。

伤寒，发汗已解，半日许复烦，脉浮数者，可更发汗，宜桂枝汤。二十三。 用前第十二方。 [57]

《脉经》 伤寒，发汗已解，半日许复烦，其脉浮数，可复发其汗，属桂枝汤证。（病发汗以后证）

《金匮玉函经》 伤寒，发汗已解，半日许复烦，其脉浮数，可与复发汗，宜桂枝汤。（辨太阳病形证治上、辨发汗吐下后病形证治）

《千金翼方》 伤寒，发汗已解，半日许复烦，其脉浮数，可复发其汗，宜服桂枝汤。（太阳病用桂枝汤法）

《太平圣惠方》 太阳病，发汗已解，半日后复烦躁，其脉浮数者，可复发其汗，宜桂枝汤。（辨太阳病形证）

本条论述伤寒虽发汗已解，若新虚更袭邪风，复烦、脉数，更发汗，只宜用桂枝汤。

始发伤寒，文曰“发汗已解”，说明已人安脉静、热退身凉。“半日许复烦”，是言经过短暂的时间后，原有症状即又“复”现。对此，注家多认为是余邪复集。所谓余邪复集，当是余邪未尽，但文中明言“发汗已解”，而非“表解而不了了”。故以“余邪未尽”来解说本证“半日许复烦”的病机，似未得本条要旨。对此，方有执所言颇有道理：“汗后不慎，重新又复中也。”周扬俊亦云：“解已，半日而复烦者，知旧邪得汗已去，新虚更袭邪风。”实际上，用“汗后复感外邪”解析“半日许复烦”，当更符合条文本意，更有说服力。

本证始发病是伤寒，按例当以麻黄汤发汗。“半日许复烦，脉浮数者”虽仍是伤寒，但因此前已发过汗，津液已有耗伤，故不得再投麻黄汤，按仲景用药例，只能用桂枝汤。本论第16条所云：“桂枝本为解肌，若其人脉浮紧，发热汗不出者，不可与之也。”讲的是太阳伤寒不得治以桂枝汤，此属定法。而本证“发汗已解，半日许复烦”之伤寒，选用桂枝汤，则属活法，第42条“太阳病，外证未解，脉浮弱者，当以汗解，宜桂枝汤”可参。

凡病，若发汗，若吐、若下，若亡血、亡津液，阴阳自和者，必自愈。 [58]

《脉经》 凡病，若发汗，若吐、若下，若亡血、无津液，而阴阳自和者，必自愈。（病发汗吐下以后证）

《金匮玉函经》 凡病，若发汗，若吐、若下，若亡血、无津液，而阴阳自和者，必自愈。

（辨太阳病形证治上、辨发汗吐下后病形证治）

《千金翼方》 凡病，若发汗，若吐、若下，若亡血、无津液，而阴阳自和者，必自愈。（发汗吐下后病状）

本条指出，伤寒中风，虽汗吐下伤津耗血，但若阴阳自和，必当自愈。

凡病，在此泛指广义伤寒，语气直贯"阴阳自和者"。汗吐下是仲景时代及其以前对伤寒的基本治法。文曰"若发汗，若吐、若下"，非三法并用，而是或然之意。汗吐下不当，不仅病证不除，而且还有伤血耗津之虞。亡，丢失之意，可引申为耗伤，非大出血之谓。

"阴阳自和者，必自愈"，寓假设之意。即言虽治疗失当，耗血伤津，但如果阴阳能够自和，那么病必自愈。汗吐下虽伤血耗津，阴阳失调，但由于病人的体质、发病、病情、治疗过程等不同，津血的耗伤，阴阳的失调，会有程度的不同，因此，"阴阳自和"只是一种可能性。阴阳一旦能够"自和"，那么病必自愈。

"阴阳自和"是机体固有的自我修复功能，其核心在"自"上，它来自于机体的内在力量，因此疾病具有自愈倾向。仲景在临床实践中已经认识到这一点，论中第8条："太阳病，头痛至七日以上自愈者，以行其经尽故也。"第59条："大下之后，复发汗，小便不利者，亡津液也，勿治之，得小便利，必自愈。"第93条："太阳病，先下而不愈，因复发汗，以此表里俱虚，其人因致冒，冒家汗出自愈。"又，第94条："太阳病未解，脉阴阳俱停，必先振栗汗出而解。"其他诸如论中六病欲解时，以及第192条："阳明病，初欲食，小便反不利，大便自调，其人骨节疼，翕翕如有热状，奄然发狂，濈然汗出而解者，此水不胜谷气，与汗共并，脉紧则愈。"第287条："少阴病，脉紧，至七八日自下利，脉暴微，手足反温，脉紧反去者，为欲解也，虽烦下利，必自愈。"第360条："下利，有微热而渴，脉弱者，今自愈。"以上论述的都是疾病的自愈倾向。

病证，不论是否经过汗吐下，只要机体阴阳能够自和，那么都有自愈的可能。

大下之后，复发汗，小便不利者，亡津液故也。勿治之，得小便利，必自愈。［59］

《脉经》 大下后，发汗，其人小便不利，此亡津液。勿治，其小便利，必自愈。（病发汗吐下以后证）

《金匮玉函经》 大下后，发汗，其人小便不利，此亡津液。勿治之，其小便利，必自愈。（辨太阳病形证治上、辨发汗吐下后病形证治）

《千金翼方》 大下后，发汗，其人小便不利，此亡津液。勿治，其小便利，必自愈。（发汗吐下后病状）

本条指出，下后复汗，津液轻微耗伤，病情轻缓者，得小便利则愈。

大下后，复发汗，可以不出现变证，也可以出现变证，即使出现变证也各不相同，这是由病情以及下法和汗法对机体的影响等多种因素决定的。如：第60条："下之后，复发汗，必振寒，脉微细。"第61条："下之后，复发汗，昼日烦躁不得眠，夜而安静，不呕不渴，无表证，脉沉微，身无大热。"第93条："太阳病，先下而不愈，因复发汗，以此表里俱虚，其人因致冒。冒家汗出自愈。"等等。

本条之所以文曰“勿治之”,是因津液轻微耗伤,病情轻缓,仅小便不利。虽云“亡津液”,但不可以辞害义。亡,丢失。“亡津液”,谓津液耗损。轻微的津液耗损,可以通过机体阴阳自和而恢复,故云“必自愈”。津液恢复的见证是小便由不利而变为畅利。

下之后,复发汗,必振寒,脉微细。所以然者,以内外俱虚故也。 [60]

《脉经》 下以后,复发其汗,必振寒,又其脉微细。所以然者,内外俱虚故也。(病发汗吐下以后证)

《金匮玉函经》 下之后,发其汗,必振寒,脉微细。所以然者,内外俱虚故也。(辨太阳病形证治上、辨发汗吐下后病形证治)

《千金翼方》 下以后,发其汗,必振寒,又其脉微细。所以然者,内外俱虚故也。(发汗吐下后病状)

本条表述伤寒中风,先下后汗,阳虚阴弱的脉症。

“下之后,复发汗”是治疗过程。“振寒”与“脉微细”是症状。下、汗不当,可出现多种变证,非仅见于“振寒”与“脉微细”。必,非断定之必然,此“必”之用法,前见于第32条“太阳与阳明合病者,必自下利”,此处,必,犹如果,假设之辞。

本条“下之后,复发汗”之前,本是太阳病,症见发热、恶寒,脉浮。按仲景治法,应当用汗法,但从《黄帝内经》至仲景时代,一般医生对汗吐下的用法尚不规范,况“观今之医,不念思求经旨,以演其所知,各承家技,终始顺旧”(《伤寒论·序》),故仲景每每遇到汗下颠倒的误治病例。

由恶寒而变化为振寒,由脉浮而变化为脉微细,而且从中还可知其证由发热变化为不发热,这是先下、后汗误治所致。本证虽表证已消失,但病证未愈,此属坏证。无热、振寒系误治后之阳虚,脉微细乃阳虚阴弱之象,证属阴阳俱虚,故仲景概括为“内外俱虚”。

下之后,复发汗,昼日烦躁不得眠,夜而安静,不呕,不渴,无表证,脉沉微,身无大热者,干姜附子汤主之。方二十四。 [61]

干姜一两　附子一枚,生用,去皮,切八片

右二味,以水三升,煮取一升,去滓。顿服。

《脉经》 下以后,复发其汗者,则昼日烦躁不眠,夜而安静,不呕,不渴,而无表证,其脉沉微,身无大热,属干姜附子汤。(病发汗吐下以后证)

《金匮玉函经》 下之后,复发其汗,昼日烦躁不得眠,夜而安静,不呕,不渴,而无表证,脉沉微,身无大热者,干姜附子汤主之。(辨太阳病形证治上、辨发汗吐下后病形证治)

《千金翼方》 下以后,复发其汗者,则昼日烦躁不眠,夜而安静,不呕,不渴,而无表证,其脉沉微,身无大热,属附子干姜汤。(发汗吐下病状)

本条论述伤寒中风先下后汗,阳气骤然锐衰,虚阳欲脱的证治。

下之后,复发汗,属误治,其后果是伤阴还是伤阳,还是阴阳俱伤,这不可以法定变,而是与病人的机体状况和病情,以及误下伤正的程度密切相关。如第59条、第60条与本条虽都是下之后，复发汗，但变证各异，应当根据脉症而辨阴阳。

昼日烦躁不得眠，注家们几乎都认为是昼日烦躁不得安眠。实际上，地球上的人类，自从直立起来，遵循“日出”而作，“日落”而息，潜移默化地有了时间概念之后，便逐渐形成了夜间睡眠的生活习性。因此，在仲景时代，人，昼日即使不烦躁也是不睡眠的，况且在汗下之后烦躁的状态下，岂能得安眠哉！因此，把此处之“不得眠”解为“不得睡眠”不妥。眠，此处不应当作“睡眠”解，而应作“卧”“偃卧”“卧息”解为是。

人体的阳气与天阳息息相通，《素问·生气通天论》云：“平旦人气生，日中而阳气隆。日西而阳气已虚，气门乃闭。”本证先下后汗，阳气骤虚，阳虚阴盛，昼日虚阳得天阳之助，妄与阴邪相争，故昼日烦躁不得安卧。所谓“夜而安静”，是与“昼日烦躁”对比而言，此处之“安静”，不是真正意义上的安静，而是精神萎靡之状，犹本论第281条所云之“但欲寐”之貌。此缘夜间人体阳气随天阳的潜敛，而显得更加虚馁之故。

脉沉微，是阳虚阴盛，虚阳欲脱之象，与“昼日烦躁不得眠，夜而安静”的病机相一致。所谓“无大热”，是与本证误下、误汗之前的大热对比而言。原本是大热，经过误下、误汗之后，由表证之大热而变为虚阳外浮之微热。

“不呕，不渴，无表证”，本不是症状，而是通过望、闻、问、切，概括地排除了少阳病、阳明病、太阳病三阳病之热证，从而对“昼日烦躁不得眠”的病机做出进一步的廓清。综合其脉其症，本证已至虚阳外越，阳气大有外亡之势。

由于本证属阳气骤然锐衰，故仲景选用干姜附子汤，本方与四逆汤比较，虽少用半两干姜，然不用和缓之甘草，且煎取一升顿服；相比之下，四逆汤是煮取一升二合，分温再服，每次只服用六合。从中可见，本方用大热回阳之生附子，佐以大热温中之干姜，一次服用量至一升，其特点是急速回阳以救其危，其证比四逆汤证显得更加急重。

发汗后，身疼痛，脉沉迟者，桂枝加芍药生姜各一两人参三两新加汤主之。方二十五。 [62]

桂枝三两，去皮　芍药四两　甘草二两，炙　人参三两　大枣十二枚，擘　生姜四两

右六味，以水一斗二升，煮取三升，去滓。温服一升。本云桂枝汤，今加芍药、生姜、人参。

《脉经》 发汗后，身体疼痛，其脉沉迟，属桂枝加芍药生姜人参汤。（病发汗以后证）

《金匮玉函经》 发汗后，身体疼痛，其脉沉迟，桂枝加芍药生姜人参汤主之。（辨太阳病形证治上、辨发汗吐下后病形证治）

《千金翼方》 发汗后，身体疼痛，其脉沉迟，桂枝加芍药生姜人参汤主之。（发汗吐下后病状）

本条论述汗伤营血、阴虚血少身疼的证治。

本论第50条云：“脉浮紧者，法当身疼痛，宜以汗解之。”太阳伤寒，脉紧身疼，汗后本当脉和身凉而愈。假若汗后仍身疼痛且与脉浮或浮数、浮弱并见，则属虽发汗但表证仍未得解，故仍当解表。

本论中之身疼痛，有表不解者，如第 35 条、第 38 条；有发汗不彻者，如第 48 条；有余邪未尽者，如第 387 条；有正气不足，里虚者，如第 92 条等。本条汗后之身疼痛与脉沉迟并见，其脉沉主里，迟即涩意，主血虚；其身疼痛是由汗伤营血，阴虚血少所致。此身疼与本论第 85 条“疮家虽身疼痛，不可发汗，汗出则痓”，在病机上有相似之处。仲景在桂枝汤的基础上加芍药、生姜各一两以强化通阳和营之力，重用人参三两意在补五脏、益气阴以复营血。

发汗后，不可更行桂枝汤，汗出而喘，无大热者，可与麻黄杏仁甘草石膏汤。方二十六。 ［63］

麻黄四两，去节　杏仁五十个，去皮尖　甘草二两，炙　石膏半斤，碎，绵裹

右四味，以水七升，煮麻黄，减二升，去上沫，内诸药，煮取二升，去滓。温服一升，本云黄耳杯。

《脉经》 发汗后，不可更行桂枝汤，汗出而喘，无大热，可以麻黄杏子甘草石膏汤。（病发汗以后证）

《金匮玉函经》 发汗后，不可更行桂枝汤，汗出而喘，无大热者，可与麻黄杏子甘草石膏汤。（辨太阳病形证治上、辨发汗吐下后病形证治）

《千金翼方》 发汗以后，不可行桂枝汤，汗出而喘，无大热，与麻黄杏子石膏甘草汤。（发汗吐下后病状）

本条论述太阳病发汗后，喘而汗出的证治。

本证发汗前既可以是麻黄汤证，也可能是桂枝汤证。第 24 条：“太阳病，初服桂枝汤，反烦不解者，先刺风池、风府，却与桂枝汤则愈。”第 25 条：“服桂枝汤，大汗出，脉洪大者，与桂枝汤。”从中可见，在本论中，服桂枝汤之后，根据病情发展，可以更行桂枝汤。第 57 条云：“伤寒发汗已解，半日许复烦，脉浮数者，可更发汗，宜桂枝汤。”从中可见，服过麻黄汤之后，根据病情发展，也可以更行桂枝汤。尤其是第 42 条：“太阳病，外证未解，脉浮弱者，当以汗解，宜桂枝汤。”特别强调了，太阳病不论是中风还是伤寒，不论是否已经用过汗法或者用过下法，只要是脉浮弱、外证未解，都可以应用桂枝汤。

由于太阳伤寒服用麻黄汤后表证不解和太阳中风服用桂枝汤后表证仍在，都可“更服桂枝汤”，在本论中具有普遍意义，所以本条起始特别警示“发汗后，不可更行桂枝汤”。

本证之所以“不可更行桂枝汤”，显而易见的原因，是因为原本的太阳伤寒或太阳中风，发汗后出现的症状“汗出而喘”，已不是桂枝汤证。这种情况，在论中又见于第 26 条，服桂枝汤，大汗出后（不可更行桂枝汤），大烦渴不解，脉洪大者，白虎加人参汤主之。又如第 66 条，发汗后（不可更行桂枝汤），腹胀满者，厚朴生姜半夏甘草人参汤主之。

本条发汗后之“喘”与“汗出”并见，属里热壅盛。邪热壅肺，肺失清宣肃降则喘，里热迫津外越则汗出。所谓“无大热”，是与发汗前太阳病表证之发热对比而言。本证喘与汗出并见，持续汗出，热随汗泄，虽可见发热，但却不会是大热，故文曰：“无大热。”

仲景治以清透壅热，宣降肺气的麻黄杏仁甘草石膏汤，方用辛温开宣的麻黄四两，

配以辛凉清透的石膏半斤，以清解透散壅肺之热；用杏仁佐麻黄，利肺气以平喘；用甘草协和诸药，以调石膏、麻黄之寒温。本方属辛凉重剂，清凉甘寒；清而能宣，凉而不凝，意在轻清发散，宣透达邪。

本证之“喘而汗出”，与第34条“太阳病，桂枝证，医反下之，利遂不止，脉促者，表未解也。喘而汗出者，葛根黄芩黄连汤主之”异中有同。本证“喘而汗出”属热壅于肺，故重在轻清宣透；而葛根芩连汤证之“喘而汗出”则属热盛于大肠，上迫于肺，故重在苦寒清泄。

按：煮取二升，本篇第162条、《辨发汗吐下后病脉证并治》中之同条，并作“煮取三升”。又按：方后注“本云黄耳柸”。柸，《千金翼方·卷十》作杯。又，本论第162条方后注亦作杯，通。耳杯，系汉代带双耳的椭圆形陶制或玉制浅容器，亦有漆器。汉墓出土墓藏可见。“温服一升，本云黄耳柸”，意即，原本（或叔和所见仲景之遗论）是温服一黄耳杯。

发汗过多，其人叉手自冒心，心下悸，欲得按者，桂枝甘草汤主之。方二十七。 ［64］

桂枝四两，去皮　甘草二两，炙

右二味，以水三升，煮取一升，去滓。顿服。

《脉经》 发汗过多以后，其人叉手自冒心，心下悸，而欲得按之，属桂枝甘草汤。（病发汗以后证）

《金匮玉函经》 发汗过多，其人叉手自冒心，心下悸，欲得按者，桂枝甘草汤主之。（辨太阳病形证治上、辨发汗吐下后病形证治）

《千金翼方》 发汗过多以后，其人叉手自冒心，心下悸而欲得按之者，桂枝甘草汤主之。（发汗吐下后病状）

本条论述太阳病发汗后，汗伤心阳，心下悸的证治。

“发汗过多”，言发汗不误，误在“过多”。发汗，仲景对其有具体要求，详见第12条桂枝汤方后注。发汗过多，不仅仅只是引起本条所述之证，本论第20条“太阳病，发汗，遂漏不止”，亦属发汗过多之弊。有云“至虚之地，便是留邪之所”，发汗过多，将伤及何处，这与病人、发病及病情变化有关。

汗为心液，发汗过多，若伤及心阳，心阳虚则心气不宁，心惕惕然而动悸，慌慌然而空虚，故文曰“欲得按”，病人本能地以双手交叉按压虚里部位，以求缓解空虚与动悸。

本证属心阳虚而动悸，故用桂枝甘草汤壮心阳以定心悸。桂枝，《神农本草经》谓“补中益气”；《名医别录》温筋通脉止烦。仲景用桂枝壮心阳以定悸是其独到的理解，是发展。悸用桂枝，另见于第102条，文曰：“伤寒二三日，心中悸而烦者，小建中汤主之。”又，少阴病篇四逆散方后注云：“悸者，加桂枝五分。”从中可以领悟仲景对桂枝定悸的认识。

甘草，《神农本草经》主五脏六腑寒热邪气，长肌肉；《名医别录》通经脉，利血气。仲景用甘草定悸，另见于第177条炙甘草汤，文曰：“伤寒脉结代，心动悸，炙甘草汤主之。”以甘草命方而定心悸，从一个侧面反映出仲景对甘草定悸的认识。

桂枝配甘草，在仲景书中属壮心阳之最常用、最佳配伍。其配伍结构还另见于茯苓桂枝白术甘草汤、茯苓桂枝甘草大枣汤、桂枝甘草龙骨牡蛎汤等。

发汗后，其人脐下悸者，欲作奔豚，茯苓桂枝甘草大枣汤主之。方二十八。 ［65］

茯苓半斤　桂枝四两，去皮　甘草二两，炙　大枣十五枚，擘

右四味，以甘烂水一斗，先煮茯苓，减二升，内诸药，煮取三升，去滓。温服一升，日三服。作甘烂水法：取水二斗，置大盆内，以杓扬之，水上有珠子五六千颗相逐，取用之。

《脉经》 发汗后，其人脐下悸，欲作贲豚，属茯苓桂枝甘草大枣汤。（病发汗以后证）

《金匮玉函经》 发汗后，其人脐下悸者，欲作贲豚，茯苓桂枝甘草大枣汤主之。（辨太阳病形证治上、辨发汗吐下后病形证治）

《千金翼方》 发汗后，其人脐下悸，欲作奔豚，茯苓桂枝甘草大枣汤主之。（发汗吐下后病状）

本条论述发汗不当，心肾阳虚，脐下动悸，欲作奔豚的证治。

前条论述发汗过多，汗伤心阳，引起心下悸。本条发汗虽未言"过多"，但从引发的症状看，"发汗不当"已在不言之中。与前条对比，本证的特征是脐下悸，在病机上，脐下悸比心下悸更为深重一些。在正常情况下，心主火，肾主水，心火下暖肾水，使肾水行而不泛；肾水上济心火，使心火热而不亢。发汗后，若心下悸，此仅为心阳虚而已，而脐下悸，则不仅心阳虚，而且心阳已虚至心火不能下暖肾水的程度，致使肾水涌动而有上凌之势。所谓"欲作"奔豚，是言奔豚虽"发"，但尚未"动"，仅脐下悸而已。

奔豚，古证候名，首见于《灵枢·邪气脏腑病形》。《难经·五十九难》云："肾之积，名曰奔豚，发于少腹，上至心下，若豚状。"豚，小猪。奔豚，意象本证有气从少腹上冲心胸，宛若豚之奔。又，豚为水畜，应象本证病机系水邪为患。奔豚另见于今本《金匮要略方论·奔豚气病脉证治第八》："奔豚病，从少腹起，上冲咽喉，发作欲死，复还止，皆从惊恐得之。""奔豚，气上冲胸，腹痛。"

本证虽只云"脐下悸"，但因心阳虚甚，故心下悸在所必然。实际上是悸在心下而连动及脐下，这反映出心肾关系的失调。不论什么原因和病机，当心被伤及到一定程度，必心伤于上，而动悸于脐间。《金匮要略方论·五脏风寒积聚病脉证并治第十一》云："心伤者，其人劳倦，即头面赤而下重，心中痛而自烦，发热，当脐跳，其脉弦。此为心脏伤所致也。""当脐跳"即心气虚于上而肾气动于下所致。

本证治以茯苓桂枝甘草大枣汤，桂枝甘草配伍以壮心阳，且桂枝用至四两，又有平冲气之意。本论第117条"必发奔豚，气从少腹上冲心胸者"与桂枝加桂汤，更加桂二两，方后有云："所以加桂者，以能泄奔豚气也。"《金匮要略方论·痉湿暍病脉证第二》，防己黄芪汤方后有云："气上冲者，加桂三分。"仲景关于桂枝平冲气的认识和运用超出了其前人对桂枝的理解。茯苓，《神农本草经》主胸胁逆气，忧恚惊邪恐悸；《名医别录》谓其伐肾邪。在本方中，仲景重用茯苓至半斤，意在伐肾制水以定脐下悸。奔豚发作，胸满

恐悸，本方用茯苓于“欲作奔豚”、脐下动悸之际，又有治未病之义。

甘烂水，取水以杓扬之，古人意在取其性缓。凡物，直则刚，曲则柔，先人比类取象，以为水被翻扬必曲柔性缓，李时珍谓：“其外动而性静，其质柔而气刚。”脐下悸，肾水劲动，大有上凌之势，故取用甘澜水煮药，意在以柔制刚。茯苓半斤，量大质密，不先煮不足以取其药性。大枣，《神农本草经》甘平，主心腹邪气，安中养脾。仲景书用大枣者约五十七方之多，或调营，或和胃，或益气，唯本方用大枣独具特点。《金匮要略方论·血痹虚劳病脉证并治第六》云：“虚劳里急，诸不足，黄芪建中汤主之。”方后有云：“腹满者去枣。”从中可以领悟，发汗后之脐下悸，当是脐间空虚而动悸感。本证心腹脐间，惕惕然而空虚动悸，用大枣安中养脾，意在壅安心腹之空虚以定悸。

按：甘烂水，又名劳水。烂，《说文》：“熟也。”《金匮玉函经·卷七》作“澜”。

发汗后，腹胀满者，厚朴生姜半夏甘草人参汤主之。方二十九。 ［66］

厚朴半斤，炙，去皮　生姜半斤，切　半夏半升，洗　甘草二两　人参一两

右五味，以水一斗，煮取三升，去滓。温服一升，日三服。

《脉经》 发汗后，腹胀满，属厚朴生姜半夏甘草人参汤。（病发汗以后证）

《金匮玉函经》 发汗后，腹胀满，厚朴生姜甘草半夏人参汤主之。（辨太阳病形证治上、辨发汗吐下后病形证治）

《千金翼方》 发汗后，腹胀满，厚朴生姜半夏甘草人参汤主之。（发汗吐下后病状）

《太平圣惠方》 太阳病，发汗后，腹胀满者，宜厚朴汤。（辨太阳病形证）

本条论述发汗不当，汗伤中阳，脾虚气滞的证治。

本证腹胀满，虽见于发汗后，但仅从“腹胀满”三个字的症状，难以确定是实证还是虚证。《金匮要略方论·腹满寒疝宿食病脉证第十》云：“病者腹满，按之不痛为虚，痛者为实。”本条所述实际上是一个发病过程、症状及治疗方药的记录，可以把它看做一个病案，从用药入手进行研究。

人参，《神农本草经》主补五脏，安精神，定魂魄；《名医别录》疗肠胃中冷，心腹鼓痛，胸胁逆满等。仲景用人参，既本《神农本草经》《名医别录》之论，又有自己的体会。仲景书中，人参或益气或生津，或温阳或救逆，凡五十余方，人参之用兼变化藏守之功。本证用人参，其腹满必是按之不痛之虚满。

厚朴，《名医别录》温中益气，消痰下气，主腹痛胀满，胃中冷逆等。仲景用其下气开滞，消胀除满，与大黄、枳实配伍用于实证腹满，如小承气汤、厚朴三物汤、厚朴七物汤等；与人参配伍，用于腹有胀满，而中不言有形者，即如本方之用。

半夏，《神农本草经》谓下气；《名医别录》消心腹胸膈痰热满结。仲景在本方中用半夏意在开结气、降逆气。生姜宣阳通滞，与厚朴、半夏配伍，和中散饮，通滞除满。甘草与人参配伍，建中、补虚、益气。本方消补相兼，行消中兼以补益。从仲景的用药立意中可见，本证之腹胀满，属汗伤中气，脾虚不运，浊留气滞，系虚中夹实之证。

伤寒，若吐、若下后，心下逆满，气上冲胸，起则头眩，脉沉紧。发汗则动

经,身为振振摇者。茯苓桂枝白术甘草汤主之。方三十。 [67]

茯苓四两　桂枝三两,去皮　白术　甘草各二两。炙

右四味,以水六升,煮取三升,去滓。分温三服。

《脉经》 伤寒,吐、下、发汗后,心下逆满,气上撞胸,起即头眩,其脉沉紧,发汗即动经,身为振摇,属茯苓桂枝术甘草汤。(病发汗吐下以后证)

《金匮玉函经》 伤寒,若吐,若下,若发汗后,心下逆满,气上冲胸,起即头眩,其脉沉紧,发汗即动经,身为振振摇,茯苓桂枝白术甘草汤主之。(辨太阳病形证治上、辨发汗吐下后病形证治)

《千金翼方》 伤寒,吐、下、发汗后,心下逆满,气上撞胸,起即头眩,其脉沉紧,发汗即动经,身为振摇,茯苓桂枝白术甘草汤主之。(发汗吐下后病状)

本条论述伤寒吐下后,心脾阳虚,水饮内停的证治。

伤寒误治或治疗不当,前已论及多种变证。本条伤寒吐下后,症见心下逆满,气上冲胸,此系误治伤及心脾。心阳不足,则失于温化;脾阳不足,则失于运化。脾不散精,则水停为饮;心阳不足,则水饮才有上凌之机;故症见心下满而逆。水停则满,气冲则逆。

饮停于中,既阻浊阴不降,又碍清阳不升,故清窍昏蒙,起则头目眩晕。起,立也,动也。脉沉主里主水,脉紧主寒主饮,沉紧乃停饮之象。

纵观脉症,此为心脾阳虚、水饮内停之证。治疗只能健补心脾阳气,平冲降逆利水。文中"发汗则动经,身为振振摇者"系仲景自注文。意在警示本证虽见"气上冲胸"之症状,但与第15条"太阳病,下之后,其气上冲者,可与桂枝汤"的病机不同,彼属表证未解,而此则为水饮内停,不可混同。若误汗,必动伤经气,经气自虚,必肢体振颤不能自持,故仲景以自注文的形式告诫之。振振摇,振,抖动;摇,动也。摆动的意思。

《金匮要略方论·痰饮咳嗽病脉证并治第十二》有云:"夫短气有微饮,当从小便去之,苓桂术甘汤主之。"可见在仲景的思路中,茯苓桂枝白术甘草汤属温阳化饮、利小便之剂。茯苓配桂枝,通阳化气行水;桂枝平冲气以降逆,配甘草壮心阳以温化水饮。白术,《名医别录》主心下急满,其性升散,仲景多用于健脾除湿,温固中气;方中白术配茯苓,温脾阳以运化水饮。本方温阳利水,是仲景化饮之要方,《痰饮咳嗽病脉证并治第十二》云:"心下有痰饮,胸胁支满,目眩,苓桂术甘汤主之。"透射出仲景在本论中运用苓桂术甘汤的主旨。

本方与茯苓桂枝甘草大枣汤在用药上仅一味之差,但立意不同。苓桂甘枣汤证重在脐下悸,欲作奔豚,病势在下,故重用茯苓至半斤,意在伐肾制水;大枣质厚健脾,壅安心腹脐间之空虚,二者配伍,其势下趋以定悸。

苓桂术甘汤证重在心下逆满,气上冲胸,病势居中,茯苓仅用四两,白术虽健脾除湿,但其性升散,本论第386条理中丸方后有云:"若脐上筑者,肾气动也,去术加桂四两。"仲景此处不用白术,意在下焦水气宜降泄不宜升散,此亦为苓桂甘枣汤不用白术做出注脚。本方茯苓与白术配伍,功在温运脾阳,散精以化水,意在升散不在降泄,此即仲景所云"病痰饮者,当以温药和之"之蕴意。

从中可见苓桂术甘汤治水气,其立意在和而散之,化而利之;而苓桂甘枣汤治水气,

其立意则在伐而平之，镇而制之。

发汗，病不解，反恶寒者，虚故也，芍药甘草附子汤主之。方三十一。 [68]

芍药　甘草各三两。炙　附子一枚，炮，去皮，破八片

右三味，以水五升，煮取一升五合，去滓。分温三服。疑非仲景方。

《脉经》 发其汗不解，而反恶寒者，虚故也，属芍药甘草附子汤。不恶寒，但热者，实也，当和其胃气，宜小承气汤。（病发汗以后证）

《金匮玉函经》 发其汗不解，而反恶寒者，虚故也，芍药甘草附子汤主之。不恶寒，但热者，实也，当和胃气，宜小承气汤。（辨太阳病形证治）

《金匮玉函经》 发其汗不解，而反恶寒者，虚故也，属甘草附子汤证。（辨发汗吐下后病形证治）

《千金翼方》 发其汗不解，而反恶寒者，虚故也，芍药甘草附子汤主之。（发汗吐下后病状）

本条表述太阳病发汗后，阴阳俱虚，无热恶寒的证治。

太阳病发汗为正治之法，本当汗后诸症悉解，而本条所述乃汗后病不仅不解，反恶寒有加，文中一个“反”字，突出了恶寒这个症状在本证中的意义。

本条可看做一个病案，从用药入手分析。

芍药甘草附子汤以芍药配甘草益阴气，第29条“脚挛急”与芍药甘草汤，其脚即伸。附子温阳，《金匮要略方论·水气病脉证并治第十四》云：“恶风者，加附子一枚。”本方芍药、甘草、附子配伍，取阴阳双补之意。本证之“反恶寒”，非独阳虚之象，而是阴阳俱虚所致，故文曰“虚故也”，不曰“亡阳也”。

本证汗后，阴阳俱虚，气血自馁，鼓舞无能，故原本表证虽已不解自消，但其证却由实转虚，已至恶寒独甚，此已属无热恶寒之列。

发汗，若下之，病仍不解，烦躁者，茯苓四逆汤主之。方三十二。 [69]

茯苓四两　人参一两　附子一枚，生用，去皮，破八片　甘草二两，炙　干姜一两半

右五味，以水五升，煮取三升，去滓。温服七合，日二服。

《脉经》 发汗、吐、下以后，不解，烦躁，属茯苓四逆汤。（病发汗吐下以后证）

《金匮玉函经》 发汗，若下，病仍不解，烦躁，茯苓四逆汤主之。（辨太阳病形证治上、辨发汗吐下后病形证治）

《千金翼方》 发汗、吐、下以后，不解，烦躁，茯苓四逆汤主之。（发汗吐下后病状）

本条论述太阳病汗下误治，症见烦躁，阴阳有离决之势的证治。

研究《伤寒论》，实际上是研究仲景在那个时代对疾病，尤其是对热病以及围绕热病的发生，而出现的若干热病的变证和由热病而引发的宿疾杂证的证治。始发热病，由于疾病自身的病机，或由于机体既往宿疾等因素，在发病过程中，病情或表现为寒证，或表现为热证；或是亡阳，或是阴竭。本条“发汗、若下之”，实际上泛指治疗过程，包括治疗

不当，非仅指汗、下，其他传本如《千金翼方》等还言及吐法，即说明并非仅指具体治法。

烦躁，本论中多见，如太阳病大青龙汤证、少阴病吴茱萸汤证等。烦躁二字，从字义上看似无不同，但发生在病人身上，不同的证，其烦躁自有不同的特点，仅从文字上进行比较毫无意义。本条仲景运用茯苓四逆汤治疗的烦躁，乃是近乎阴阳离决的烦躁。茯苓四逆汤实为四逆加人参汤又加茯苓。四逆加人参汤仲景用于霍乱“恶寒，脉微而复利，利止，亡血也”。霍乱阳亡阴脱，仲景用四逆加人参汤意在回阳救阴，摄敛生气。本证烦躁仲景又在四逆加人参汤的基础上再加用茯苓，参苓配伍，在此意在安精神，定魂魄，以安抚阴阳离散时之心神不宁。病已至此，焉能有表证？故文中之“病仍不解”，“不解”不是言表证未解，而是言其病候未愈。按：煮取三升，《辨发汗吐下后病脉证并治》作“煮取二升”。

发汗后，恶寒者，虚故也。不恶寒，但热者，实也，当和胃气，与调胃承气汤。方三十三。《玉函》云，与小承气汤。 [70]

芒硝半升　甘草二两，炙　大黄四两，去皮，清酒洗

右三味，以水三升，煮取一升，去滓，内芒硝，更煮两沸。顿服。

《脉经》 不恶寒，但热者，实也，当和其胃气，宜小承气。（病发汗以后证）

《金匮玉函经》 发其汗不解，而反恶寒者，虚故也，芍药甘草附子汤主之。不恶寒，但热者，实也，当和胃气，宜小承气汤。（辨太阳病形证治上、辨发汗吐下后病形证治）

《金匮玉函经》 不恶寒，但热者，实也，当和其胃气，属小承汤。（辨发汗吐下后病形证治）

《千金翼方》 发汗后，恶寒者，虚故也。不恶寒，但热者，实也，当和其胃气，宜小承气汤。（太阳病用承气汤法）

《千金翼方》 不恶寒，但热者，实也，当和其胃气，宜小承气汤。方见承气汤门，一云调胃承气汤。（发汗吐下后病状）

本条指出，同是太阳病发汗后，由于素体阳气有偏胜偏衰之异，故有恶寒与不恶寒之两歧。

太阳病，发汗是正治之法，本当汗出脉静，身凉和而愈。但通过此前若干条文的论述可见，太阳病发汗后，并非都能顺利治愈，而是屡屡引发若干变证，故仲景在第16条中指出，应当“观其脉症，知犯何逆，随证治之”。汗后不愈，引发变证的原因是多方面的，最常见的原因是汗不得法，发汗过多；另一个重要的、不可忽视的因素，则是由太阳病内在的病机差异决定的。同样都是太阳病，尽管其病机在主导方面具有共性，“而感受之人各殊，或气体有强弱，质性有阴阳，生长有南北，性情有柔刚，筋骨有坚脆，肢体有劳逸，年力有老少，奉养有膏粱藜藿之殊，心境有忧劳和乐之别”（徐灵胎语），上述这些因素决定了，太阳病发汗后的预后是多种多样的。本条所言，同为太阳病发汗后，而可见到恶寒和不恶寒但恶热两种不同变化，这是由疾病的内在病机决定的。

“发汗后，恶寒者，虚故也”，此句同第68条所述，系素体阳气偏虚者患太阳病，发汗后，阳气外泄，病候转属少阴。此处之“恶寒”后世称之为“畏寒”。

太阳病发汗后，“不恶寒，但热者”，系素体阳气偏盛者患太阳病，发汗，一则伤津耗液，二则鼓舞阳热，病候转属阳明，此如同本论第284条：“太阳病三日，发汗不解，蒸蒸发热者，属胃也，调胃承汤主之。”

太阳病，发汗后，大汗出，胃中干，烦躁不得眠，欲得饮水者，少少与饮之，令胃气和则愈。若脉浮，小便不利，微热，消渴者，五苓散主之。方三十四。 即猪苓散是。［71］

猪苓十八铢，去皮　泽泻一两六铢　白术十八铢　茯苓十八铢　桂枝半两，去皮

右五味，捣为散。以白饮和，服方寸匕，日三服。多饮暖水，汗出愈。如法将息。

《脉经》 太阳病，发汗，若大汗出，胃中燥，烦不得眠，其人欲饮水，当稍饮之，令胃中和则愈。（病发汗以后证、病可水证）

《脉经》 脉浮，小便不利，微热，消渴，与五苓散，利小便发汗。（病可发汗证）

《金匮玉函经》 太阳病，发汗后，大汗出，胃中干，烦躁不得眠，其人欲引水，当稍饮之，令胃中和则愈。若脉浮，小便不利，微热，消渴者，与五苓散主之。（辨太阳病形证治上、辨可发汗病形证治、辨发汗吐下后病形证治、辨可水病形证治）

《千金翼方》 太阳病，发汗后，若大汗出，胃中干，烦躁不得眠，其人欲饮水，当稍饮之，令胃气和则愈。（宜水）

《太平圣惠方》 太阳病，发汗，大汗出，胃干，烦躁不得眠，其人欲饮水，当稍稍饮之，令胃气和即愈。脉浮，小便利，微热渴者，宜五苓散。（辨太阳病形证）

《太平圣惠方》 太阳病差后，胃中干燥，不得眠睡，渴欲饮水，当稍稍饮之即愈也。（辨可水形证）

本条表述太阳病大汗出后的两种转归，重点论述表未尽除，而津液布散失调之水停三焦的证治。

就本条而言，太阳病，发汗后大汗出，引发两种不同的病情变化。一是大汗伤津，胃中干，“欲得饮水”，“烦躁不得眠”。仲景指出其病机是“胃中干”。“胃中干”不是病人的感觉，不是症状，而是概括大汗后，胃中津液暂时性亏乏，产生渴欲饮水这个症状的病机。“渴欲饮水”这个症状在仲景书中何其多，本证之“欲得饮水”仅“少少与饮之”，即可“令胃气和则愈”，从中可知，本证病情轻缓。

至于“烦躁不得眠”，不可以词害义，认为烦躁至不得眠的程度，果若如此，本证之烦躁决不可能仅“少少与饮之”即可“令胃气和”而愈。实际上，本证病人具体的临床形象当是原本太阳病因发汗而解，同时因大汗出而暂时胃燥口渴，“欲得饮水”。胃气不和，则心不宁而烦、卧不安而躁。从本证的病机、病情、治疗看，本条之“不得眠”解做不得卧义胜。若是真正的烦躁而至不得眠的程度，仅“少少与饮之”恐难以令胃气和。本证病机、病情、症状俱轻缓，故“少少与饮之”以润胃燥，胃气和则胃不干，心宁神定则不烦不躁。

二是大汗出，表未尽除，而气津升散紊乱，津液布散失调，水停三焦。脉浮、发热，一方面说明邪犹在表，另一方面也与气津升散紊乱，表气不和有关。水停三焦，不能下输

膀胱，则小便不利。水不化气，气不化津，则口渴欲饮。仲景治以通阳化气行水，重在化气。方用五苓散。按：五苓散主之，《辨可发汗病脉证并治》作“与五苓散”。

消渴即口渴严重，饮不解渴。仲景书中之“消渴”不同于今人对消渴的理解。今人凡见“消渴”二字，即理解为后世所谓“三消”之消渴。实际上，在仲景书中，消渴意义宽泛，凡是严重的口渴均被称为消渴，如本条之消渴、第74条渴欲饮水之五苓散证、第222条之渴欲饮水、口干舌燥之白虎加人参汤证、第223条渴欲饮水之猪苓汤证、第326条厥阴病之消渴等，在今本《金匮要略方论》中，均被列在《消渴小便利淋病脉证并治第十三》篇中。说明在仲景的认识中，“消渴”是泛指一切渴思饮水，饮不解渴之病状。

仲景善用茯苓治水，仲景书中的苓桂术甘汤、苓桂甘枣汤、小半夏加茯苓汤等均为治水之代表方。四逆散方后注云：“小便不利者，加茯苓五分。”真武汤方后注则云：“若小便利者，去茯苓。”又，理中丸方后加减法云：“悸者加茯苓二两。”从中可见，仲景对茯苓的理解已超出《神农本草经》的认识。

猪苓，《神农本草经》谓“利水道”。仲景书中，用猪苓者凡三方，曰五苓散，曰猪苓汤，曰猪苓散，所治之证，莫不是水，莫不有渴，其用莫不与茯苓相合。

泽泻，《神农本草经》谓消水；《名医别录》治消渴，逐膀胱、三焦停水。仲景书中，用泽泻方凡六见，或与二苓同用（本方与猪苓汤），或与二苓单用（肾气丸、茯苓泽泻汤）；方中独用者二，一曰牡蛎泽泻散，一曰泽泻汤；其用无不调治水气水饮。

白术，《神农本草经》主风寒湿痹死肌；《名医别录》谓消痰水，逐皮间风水结肿，利腰脐间血，益津液，暖胃消谷。脾主湿，水、湿、饮为患的一个重要原因是脾失运化。仲景在《金匮要略方论·水气病脉证并治第十四》越婢汤方后注云“风水加术四两”。在第386条有云“渴欲得水者，加术，足前成四两半”。又，仲景以白术走表，故在第147条桂枝附子去桂加白术汤方后注中云“其人如冒状，勿怪。此以附子、术并走皮内，逐水气未得除，故使之耳。”仲景书中，用白术约32方之多，其大意重在健脾制水、助脾散精。

火不行，则水不化，本方桂枝仅用半两，意在宣化通阳，振奋三焦。本方二苓白术桂枝泽泻配伍，相得益彰，取内通三焦、外达皮腠、通阳化气、行水散精之效；从而使三焦停滞之水由“静”而“动”，静则为水、为饮，动则为津、为液。服后“多饮暖水”，鼓荡药力以助汗，水精四布而烦渴解，输精皮毛而汗自出，一汗而表里之邪顿除。

发汗已，脉浮数，烦渴者，五苓散主之。三十五。用前第三十四方。 ［72］

《脉经》 发汗已，脉浮而数，复烦渴者，属五苓散。（病发汗以后证）

《金匮玉函经》 发汗后，脉浮而数，烦渴者，五苓散主之。（辨太阳病形证治上）

《千金翼方》 发汗，脉浮而数，复烦者，五苓散主之。方见结胸门中。（发汗吐下后病状）

《太平圣惠方》 太阳病，发汗后，脉浮而数，复渴者，宜五苓散。（辨太阳病形证）

本条表述太阳病发汗后，气津升降紊乱，水停三焦的证治。

本条语意承上条而来。上条“胃中干，烦躁不得眠，欲得饮水者，少少与饮之，令胃气和则愈”，属病人的现症及治疗。而“脉浮，小便不利，微热，消渴者，与五苓散”，则是对比之辞，是举一反三。其脉症尚在假设之中，故文中曰“若”。

本条与前条对比，则是对具体病人现症的治疗。本证始于太阳病，发汗后。脉浮数与烦渴并见，仲景治以五苓散，说明本证病机是水停三焦。“脉浮数”一方面反映表证仍在，同时也是发汗后气津升散紊乱，水停三焦的反应。“烦渴”不是指因渴而烦或渴甚而烦。“烦”在这里是形容口渴非常严重、苦恼难忍貌。烦字的这种用法还见于烦疼、烦热等，此处的“烦”字不应当理解为心烦或烦躁。烦渴，即同前条之消渴，指渴思饮水，饮不解渴之状。此由水停三焦，气不化津所致。

伤寒，汗出而渴者，五苓散主之；不渴者，茯苓甘草汤主之。方三十六。［73］

茯苓二两　桂枝二两，去皮　甘草一两，炙　生姜三两，切

右四味，以水四升，煮取二升，去滓。分温三服。

《脉经》 伤寒，汗出而渴，属五苓散证；不渴，属茯苓甘草汤。（病发汗以后证）

《金匮玉函经》 伤寒，汗出而渴者，五苓散主之；不渴者，茯苓甘草汤主之。（辨太阳病形证治上）

《太平圣惠方》 太阳病，汗出而渴，宜五苓散；不渴，宜茯苓散。（辨太阳病形证）

本条通过与五苓散证的比较，以论述茯苓甘草汤证治。

仲景通过第71条与第72条已把五苓散证概括为脉浮或脉浮数、发热、口渴、小便不利。本条所述，“伤寒，汗出而渴者，五苓散主之”，并没有对五苓散证提出新的认识，仅是以此比照茯苓甘草汤证。

本条文曰：“不渴者，茯苓甘草汤主之。”“渴”是症状，而“不渴”则不是症状，因此不能以“不渴”作为应用茯苓甘草汤的指征。那么，茯苓甘草汤证应当有哪些症状呢？历来注释多认为“不渴”是因为属胃中停水，津液尤能上达云云，或根据第356条中“伤寒，厥而心下悸，宜先治水，当服茯苓甘草汤”的论述，认为本条“‘汗出’下，当有心下悸三字”。

第356条“伤寒厥而心下悸”，仲景选用茯苓甘草汤，但并不能以此推论本条之不渴者用茯苓甘草汤则一定有“心下悸”这个症状。这个道理是显而易见的。

实际上，本条是用对比的方法，通过讨论五苓散证与茯苓甘草汤证的不同，重点突出茯苓甘草汤方证的特点。其方法是把五苓散证与茯苓甘草汤证相同的症状进行忽略，从而突出渴与不渴的反差，用渴与不渴鉴别五苓散证与茯苓甘草汤证的不同。由此可以得出结论，茯苓甘草汤证的基本症状应当是与五苓散证相同：脉浮、发热、小便不利。

纵上所述，①五苓散证与茯苓甘草汤证都具有脉浮、发热、小便不利等症状。②五苓散证与茯苓甘草汤证都是外有轻微的表证，内有停饮的里证。③在停饮方面，五苓散证较重，所以突出“口渴”这个症状，而茯苓甘草汤证则较轻，所以没有口渴症状。水饮或水气为病，根据病机和病情的轻重不同，既可以出现渴的症状，也可以没有渴的症状。本论第40条、第41条“伤寒表不解”，“心下有水气”之小青龙汤证，渴或不渴两种可能都存在。渴，是气不化津，病势比较严重，水停结聚重笃，严重影响津液正常输布。不渴，是气不化津病势轻微，水停结聚浅缓，水气上潮所致。实际上，气不化津，水停结聚，“渴”

才是绝对的，不渴，乃是相对之辞。

对比而言，由于五苓散证表证轻微，而停饮比较严重，以小便不利和口渴为特点，故方中仅有桂枝一味宣化通阳以解散轻微之表邪，而其用又重在化气行水，与茯苓、猪苓、泽泻配伍重在利水邪以蠲饮，配白术助脾运水以散精。茯苓甘草汤证的表证与里证对比，表证更突出一些，而水饮停聚相对则显得轻微一些，故尚未至口渴的程度，仅小便不利。所以用生姜、桂枝、甘草重在解散表邪，而仅用一味茯苓配姜桂以化气行水。按：生姜三两，《辨发汗后病脉证并治》中，茯苓甘草汤生姜用量作一两。

中风发热，六七日不解而烦，有表里证，渴欲饮水，水入则吐者，名曰水逆，五苓散主之。三十七。用前第三十四方。 [74]

《金匮玉函经》 中风发热，六七日不解而烦，有表里证，渴欲饮水，水入即吐，此为水逆，五苓散主之。(辨太阳病形证治上)

《千金翼方》 中风发热，六七日不解而烦，有表里证，渴欲饮水，水入而吐，此为水逆，五苓散主之。方见结胸门中。(太阳病杂疗法)

本条论述太阳中风经过六七日的自汗，表证未解，水停三焦，水入则吐的证治。

前述第71条、第72条、第73条的五苓散证，都是太阳病或伤寒经过发汗导致气津紊乱，津液输布失调而引发的，本条所述之五苓散证却是太阳中风，经过六七日的发热、自汗出而引发的。可见，不论是发汗还是自汗，都有导致津液输布失调的可能。

本证太阳中风经过六七日的自汗，不仅其发热、汗出、恶风等表症仍在；而且由于自汗绵绵，持续至七八日之久，从而引致气津升散紊乱，津液输布失调，水停三焦；症见渴欲饮水，水入则吐，故文曰“有表里证”。水逆，是仲景书的专用术语，指水停三焦，津液不能正常输布，虽渴欲饮水，但水入，机体却不受纳，随即为宿水排斥，格拒于外，即水入则吐。

本条文曰“中风发热，六七日不解而烦”，注家们都把“烦”讲成烦渴而滑过，实际上，条文中此处只言“烦”而未言“渴”，因此不同于第72条之“烦渴”。

本证水逆之“烦”是表述“恶心”的感觉。“烦”字在仲景书中可有三义：它的最一般的含义就是心烦，或心里烦躁。其次是表述痛苦难忍，程度严重的意思，如论中的“烦渴”“疼烦”等。“烦”的第三个含意是表达“恶心”的感觉。“心烦”就是指胃脘搅扰翻腾难忍、恶心欲吐之状。心，是指胃脘部，如“心中饥”“心中疼热”等。

“恶心”这个术语，《黄帝内经》与仲景书未见。就目前文献所及，当首见于巢元方《诸病源候论·第二十一卷·恶心候》：“恶心者，由心下有停水积饮所为也。”“心中澹澹然欲吐，名为恶心也。”《黄帝内经》与仲景时代没有这个术语，并不能说那个时代的人患相关的病证没有“恶心”这个症状，或不存在这种体验，或古人没有这种“泛泛欲呕”的感觉。仲景书中对于恶心这个症状的表述十分精当贴切、丰富多彩，如“欲吐不吐”“温温欲吐”“似呕不呕，似哕不哕”“心中温温液液”等。“烦”是对这些感觉的概括。

烦，搅扰纠结貌。《史记·乐书》：“水烦则鱼鳖不大。”注曰：“烦，犹数搅动也。”《伤寒论》中若干的“烦”，是表述胃脘搅扰翻腾难耐、恶心欲吐之状。

本条太阳中风历经六七日之郁热与三焦之停水互结，水热蕴蒸，气机升降紊乱，胃气上逆，故症见恶心欲吐，水入即吐。本证虽然也选用五苓散治疗，但在病机方面，表现出比此前的五苓散证更为深重。

未持脉时，病人手叉自冒心，师因教试令咳而不咳者，此必两耳聋无闻也。所以然者，以重发汗，虚故如此。发汗后，饮水多必喘，以水灌之亦喘。 [75]

《脉经》 未持脉时，病人叉手自冒之，师因教试令咳而不即咳者，此必两耳无所闻也。所以然者，重发其汗，虚故也。（病发汗以后证）

《脉经》 发汗后，饮水多者必喘。以水灌之亦喘。（病发汗以后证、病不可水证）

《金匮玉函经》 未持脉时，病人叉手自冒心，师因教试令咳而不即咳者，此必两耳聋无闻也。所以然者，以重发其汗，虚故也。（辨太阳病形证治上、辨发汗吐下后病形证治）

《金匮玉函经》 发汗后，饮水多者必喘，以水灌之亦喘。（辨太阳病形证治上、辨发汗吐下后病形证治、辨可刺病形证治）

《千金翼方》 未持脉时，病人手叉自冒心，师因教试令咳而不即咳者，此必两耳无所闻也。所以然者，重发其汗，虚故也。（发汗吐下后病状）

《千金翼方》 发汗后，饮水多者必喘，以水灌之亦喘。（忌水）

《太平圣惠方》 凡发汗后饮水，水灌之，其人必喘。（辨不可水形证）

本条表述重汗伤阳，心悸耳聋的证治；指出汗后恣饮灌濯，必喘息气逆。

本条在内容上分为两节。前一节，讲述通过望诊、问诊以及切脉对病情和病机进行分析。文曰："未持脉时，病人手叉自冒心，师因教试令咳而不咳者，此必两耳聋无所闻也。"结合前述第64条："发汗过多，其人叉手自冒心，心下悸，欲得按。"可见，在本条中，仲景决不会仅仅因为病人"手叉自冒心"，而判断此病人有耳聋的可能，从而运用"试令咳而不咳"的方法做进一步印证。那么，仲景根据什么来判断彼无耳聋的可能，而此则有可能耳聋呢？根据就是仲景所面临的两个病人的临证形象不同。第64条所述，突出的是病人仅"叉手自冒心"，而本条病人，除了"手叉自冒心"之外，更突出的是精神萎靡或神识呆滞之状。这反映出，前者"发汗过多"仅伤及心阳，而本证"重发汗"则不仅伤及心阳，同时已伤及肾阳，心肾交惫，故表现在局部是耳聋不闻，表现在全身则是精神萎顿，精力衰竭。病已至此，已非桂枝甘草汤所可胜任，当在少阴病中求治。

后一节，本论《辨发汗后病脉证并治》《脉经》《金匮玉函经》《千金翼方》均作另条。本节言发汗后，一不可恣饮，二不可灌濯。发汗后，一般性口渴欲饮水，是津液暂时耗伤，属正常现象，但由于汗泄阳气，故虽渴也只能"少少与饮之"，徐徐然化气以布津，以缓图之。若饮水急骤且量多，则必化气不及，水冷难消，停为寒饮；水寒射肺，则必喘息气逆。

发汗后，汗泄阳气，营卫空疏，以水灌濯，水浸阻遏，停而为饮，寒饮伤肺，肺失宣降，必气逆而喘。本节所言，不论是汗后恣饮，还是汗后灌濯，都因停饮射肺而喘，治当温肺化饮。

按："发汗后，饮水多必喘，以水灌之亦喘。"在成无己《注解伤寒论》中另作一条。

发汗后，水药不得入口为逆，若更发汗，必吐下不止。发汗、吐、下后，虚烦不得眠，若剧者，必反复颠倒音到，下同，**心中懊憹**上乌浩、下奴冬切，下同，**栀子豉汤主之；若少气者，栀子甘草豉汤主之；若呕者，栀子生姜豉汤主之。**三十八。

［76］

栀子豉汤方

栀子十四个，擘　香豉四合，绵裹

右二味，以水四升，先煮栀子，得二升半，内豉，煮取一升半，去滓。分为二服，温进一服，得吐者，止后服。

栀子甘草豉汤方

栀子十四个，擘　甘草二两，炙　香豉四合，绵裹

右三味，以水四升，先煮栀子、甘草，取二升半，内豉，煮取一升半，去滓。分二服，温进一服，得吐者，止后服。

栀子生姜豉汤方

栀子十四个，擘　生姜五两　香豉四合，绵裹

右三味，以水四升，先煮栀子、生姜，取二升半，内豉，煮取一升半，去滓。分二服，温进一服，得吐者，止后服。

《脉经》发汗后，水药不得入口为逆。若更发其汗，必吐下不止。（病发汗以后证）

《脉经》伤寒，发汗、吐、下后，虚烦不得眠，剧者，反复颠倒，心中懊憹，属栀子汤；若少气，栀子甘草汤；若呕，栀子生姜汤；若腹满者，栀子厚朴汤。（病发汗吐下以后证）

《金匮玉函经》发汗后，水药不得入口为逆。（辨太阳病形证治上、辨发汗吐下后病形证治）

《金匮玉函经》发汗、吐、下后，虚烦不得眠，剧者，反复颠倒，心中懊憹，栀子豉汤主之；若少气，栀子甘草豉汤主之；若呕，栀子生姜豉汤主之。（辨太阳病形证治上、辨发汗吐下后病形证治）

《千金翼方》发汗后，水药不得入口为逆。（发汗吐下后病状）

《千金翼方》发汗、吐下后，虚烦不得眠，剧者，反覆颠倒，心中懊憹，栀子汤主之；若少气，栀子甘草汤主之；若呕者，栀子生姜汤主之。栀子汤方见阳明门。（发汗吐下后病状）

《太平圣惠方》水药不得入口，入则为逆。（辨不可水形证）

《太平圣惠方》伤寒六日，发汗吐下后，虚烦不得眠，剧者，心神颠倒，宜栀子汤。（辨厥阴病形证）

本条表述发汗后胃失和降而吐逆之变证；重点论述汗吐下后，热郁胃脘，恶心嘈杂欲吐之证治。

本条在内容上分为两节。前一节论述汗伤胃气，胃失和降而引发吐逆之变证。

前已论及，发汗后，或伤心阳，或伤肾阳，或伤脾阳等。本条所述为发汗后，伤及胃阳之变。胃主纳，以降为顺，今汗后胃阳受损，一不受纳，二不和顺，水药不得入口，入则

即吐，故谓之逆。若误以表证未解，再误用汗法，则必更伤中阳，气机逆乱，从而引致吐下不止。

本节在文字表述上与第 74 条"水入则吐者，名曰水逆"颇有相似之处，但仲景在以假设之辞论及本证的预后时，指出"若更发汗"的后果不是引发三焦停水之消渴或烦渴、小便不利等症状，而是胃失和降之"吐下不止"。从中可见，此两条所表述之证的病机不同。

后一节论述发汗、吐、下后热郁胃脘，引发恶心、嘈杂欲吐之证治。本节在《辨发汗后病脉证并治》《脉经》《金匮玉函经》《千金翼方》中均别作另条。

本节所述是发汗、吐、下后，轻则引发虚烦不得眠，重则引发反复颠倒，心中懊憹。那么，虚烦是一个什么样的症状呢？懊憹又是一个什么样的症状呢？这是本条的疑点与难点。

近世多认为"虚烦"是"吐下后余热所致的烦躁"。或"指阳邪内陷，郁结心胸，而无痰、水等实邪所致的心烦懊憹等证"云云，这些解释，都把虚烦讲成烦躁，实际上仍然没有讲清楚什么是"虚烦"。

本论第 375 条云："按之心下濡者，为虚烦也。"在此，仲景为什么不切按其他部位，而单单切按"心下"呢？这是根据问诊，病人主诉心下不适。"按之濡"，谓胃脘部不硬，对比之下有空虚感。此处的"按之心下濡"与第 221 条之"胃中空虚"互为对应，所以文曰："为虚烦也。"《金匮要略方论·水气病脉证并治第十四》有云："医以为留饮而大下之，气击不去，其病不除，后重吐之，胃家虚烦，咽燥欲饮水。"这里讲得很清楚，是"胃家虚烦"，说明虚烦的部位在"胃家"。

而"胃家虚烦"，一不是虚，二不是烦，不是所谓的神志症状，而是胃失和降，受纳腐熟功能失调。关于虚烦，成无已有一段论述讲得比较清楚，惜为后世人所未闻。他说："虚烦之状，心中温温然欲吐，愦愦然无奈，欲呕不呕，扰扰乱乱，是名烦也，非吐则不能已也。"①成无已之"非吐则不能已"一句说得好！此处之"烦"，是恶心，是胃脘搅扰纠结之状。虚烦，是胃脘部搅扰纠结、饥饿空虚、欲吐不吐、恶心之感。因胃失和降，故卧不安寐而"不得眠"（参见第 74 条）。

概而言之，虚烦就是病人胃脘搅扰纠结、恶心欲呕，按之不硬、有空虚感之状。

后世人多把"懊憹"讲成"烦闷殊甚，难以名状"；或"心里烦郁特甚，使人有无可奈何之感"；或"心中烦郁至甚，扰乱不宁，莫可言喻"；或"心中烦乱不安至甚"云云。这些解释大同小异或无异，都把懊憹讲成心中烦躁至甚，是神志方面的症状。但是本论第 238 条有云："心中懊憹而烦"，仲景把"懊憹"与"烦"并列对举，说明在仲景的理论思路中，"懊憹"并无"烦"意。因此，可以得出结论：懊憹不是烦乱不宁及其类同的说法。

那么，懊憹是一个什么样的症状呢？《金匮要略方论·黄疸病脉证并治第十五》在"酒疸"条下有一个症状曰"心中如啖蒜齑状"，对此，尤在泾释之为"一如懊憹之无奈也"；赵以德释之曰"味变于心，咽作嘈杂，心辣如啖蒜齑状"。又，《金匮要略方论·五脏

① 成无已. 伤寒明理论[M]. 上海：上海科学技术出版社，1959

风寒积聚病脉证并治第十一》有云:“心中寒者,其人苦病心如啖蒜状。”周扬俊释之曰:“其苦病如啖蒜状,正形容心中懊侬,不得舒坦,若为辛浊所伤也。”[①]对此,尤在泾进一步诠解为:“心中如啖蒜者,寒束于外,火郁于内,似痛非痛,似热非热,懊侬无奈,甚者心背彻痛也。”[②]从中可见,仲景书中的“心中如啖蒜状”,亦即“懊侬”,也就是赵以德所言之“嘈杂”。

在本论第221条中,“心中懊侬”与“胃中空虚”并列,第228条“心中懊侬”与“饥不能食”并列,这反映出在仲景的理论思路中,“懊侬”和胃的联系。在这一点上,许叔微深得仲景要旨,他说:“伤寒懊侬意忡忡,或实或虚在胃中。”[③]把“懊侬”这个症状定位于胃,无疑是正确的。

实际上,《伤寒论》本身已经对“懊侬”做出了自己的注解,惜未被后世人关注。《伤寒论·辨不可发汗病脉证并治》有云:“伤寒头痛,翕翕发热,形象中风,常微汗出,自呕者,下之益烦,心懊侬如饥。”本条亦见于《金匮玉函经》和《脉经》。这一句“心懊侬如饥”讲清楚了两个问题,一是能引发饥饿感的当是胃,所以此处之“心”是指“胃”而言。二是“懊侬”的感觉是“如饥”。胃脘部的“懊侬如饥”,只能是“嘈杂”感,而不可能是所谓的烦躁不宁或其他什么症状。由于胃失和降,卧不安寐,故“反复颠倒”实属“不得眠”之甚者。

栀子豉汤,栀子,《神农本草经》谓苦寒,主五脏邪气,胃中热气;《名医别录》谓大寒,治胸中、心、大小肠大热,心中烦闷,胃中热气。豉,《名医别录》谓苦寒,主治伤寒头痛寒热,瘴气恶毒,烦躁满闷。栀子与豆豉配伍,外能宣透肌表浮游之热,内能清泄胃脘郁积之火,安中和胃以调治胃脘之搅扰纠结、嘈杂、恶心欲吐之症状,即虚烦懊侬之谓。

因为栀子豉汤方后注有云:“得吐者,止后服。”故后世注家多有指认本方为吐剂,认为能吐“胸中邪气”云云。这是误读、误解。

本证虚烦乃胃脘空虚饥饿之状,搅扰纠结、恶心欲吐之感;懊侬乃虚烦之甚,系胃脘灼热嘈杂,欲吐不吐之感。在此状态下,得栀子豉汤偶有呕吐,则是非常合乎病情变化的。火郁胃脘、灼热嘈杂之证,服栀子豉汤得吐后,病情必得缓解,在此情况下“止后服”,在法理之中。所谓“得吐者”,并非必吐,一个“得”字,蕴含着服栀子豉汤由不吐而至吐之过程。

由于胃脘搅扰纠结不舒,故卧不安寐,病人精神疲惫,语言声低气馁无力,此谓之“少气”。“少气”不是短气,而是气息微弱,语无后音,底气不足,气不足以言。故加炙甘草,其意主要不在补气,而是和胃缓中。本证始终有恶心呕吐倾向,若呕不能自持时,则加生姜以和胃止呕。

发汗,若下之,而烦热,胸中窒者,栀子豉汤主之。三十九。用上初方。[77]

---

① 赵以德,周扬俊.金匮玉函经二注·卷十五[M].北京:人民卫生出版社,1990

② 尤在泾.金匮要略心典·卷中[M].上海:上海科学技术出版社,1959

③ 许叔微.许叔微伤寒论三种[M].北京:人民卫生出版社,1993

《脉经》 发汗，若下之，烦热，胸中塞者，属栀子汤证。（病发汗吐下以后证）

《金匮玉函经》 发汗，若下之，烦热，胸中窒者，栀子豉汤主之。（辨太阳病形证治上、辨发汗吐下后病形证治）

《千金翼方》 发汗，若下之，烦热，胸中窒者，属栀子汤证。（发汗吐下后病状）

本条论述汗下之后，火郁胃脘，胃脘嘈杂，恶心欲吐，胸膈窒塞的证治。

本条承前条而来。发汗或下之，表证虽已不存在，但无形之火郁于胃脘，胃脘搅扰纠结，恶心欲吐，尤以嘈杂灼热至甚。“烦热”，既不是因烦而热，也不是因热而烦，而是言胃脘有灼热感，即虚烦懊侬之意，突出了嘈杂与灼热感。若胃脘之郁火上壅，则可引发胸膈不利。胸中窒，是病人的自我感觉，一是胸脘有痞满感，欲嗳气而不能，二是胸膈有窒塞感，吞咽不舒。在病机上虽比前条所述有所偏重，但仍以火郁胃脘为本，故仍治以栀子豉汤，清泄郁火，安中和胃。

伤寒五六日，大下之后，身热不去，心中结痛者，未欲解也，栀子豉汤主之。四十。用上初方。 ［78］

《脉经》 伤寒五六日，大下之，身热不去，心中结痛者，未欲解也，属栀子汤证。（病发汗吐下以后证）

《金匮玉函经》 伤寒五六日，大下之后，身热不去，心中结痛，此为未解，栀子豉汤主之。（辨太阳病形证治上）

《太平圣惠方》 伤寒六日，大下之后，身热不去，心中结痛，此为欲解，宜栀子汤。（辨厥阴病形证）

本条论述伤寒大下之后，邪陷未尽，心中结痛的证治。

从伤寒五六日，大下之后，“身热不去”可见，本条之“伤寒”尽管已至五六日，尽管历经“大下”，但表证仍在，故“身热不去”。然而，虽“身热不去”，表证未解，但并不是说，“大下”之后对本证没有影响，恰恰相反，“大下”之后，引发出的“心中结痛”这个症状，反映出本证表邪已有内陷之势。

本证“结痛”之“心”，不是“心动悸”之“心”，而是“心中饥”之“心”，是指胃脘而言。“心中结痛”这个症状，在病人的自我感觉和病机方面，都比虚烦和懊侬更严重一些。胃脘部不仅搅扰纠结、嘈杂灼热，而且还有疼痛的感觉。

尽管本证“心中结痛”和第 77 条之证比较，已出现“痛”的症状，但“身热不去”，又说明表邪陷而未尽，故仲景仍治以栀子豉汤，外以透散浮游之表热，内以清泄胃脘之郁火。

伤寒下后，心烦腹满，卧起不安者，栀子厚朴汤主之。方四十一。 ［79］

栀子十四个，擘　厚朴四两，炙，去皮　枳实四枚，水浸，炙令黄

右三味，以水三升半，煮取一升半，去滓。分二服，温进一服，得吐者，止后服。

《脉经》 伤寒下后，烦而腹满，卧起不安，属栀子厚朴汤。（病发汗吐下以后证）

《金匮玉函经》 伤寒下后，烦而腹满，卧起不安，栀子厚朴汤主之。（辨太阳病形证治上、辨发汗吐下后病形证治）

《千金翼方》 伤寒下后，烦而腹满，卧起不安，栀子厚朴汤主之。（发汗吐下后病状）

本条论述伤寒下后，火郁胃脘，胃脘嘈杂、灼热，腹满的证治。

本条承接前几条关于栀子豉汤证的论述，言伤寒下后，火郁胃脘，症见虚烦、腹满。本条之“心烦”同前条之虚烦，即胃脘搅扰纠结，恶心欲吐之状。历来注家把此处之“心烦”释为心中烦躁。非是。按：心烦，《脉经》《金匮玉函经》《千金翼方》均作“烦”。

“卧起不安”即前文之“反复颠倒”，乃虚烦之剧者，必“心中懊憹”。本证轻则胃脘搅扰、恶心而腹满，重则胃脘嘈杂、灼热而腹满。本证在病机上比前条“胸中窒”“心中结痛”更为深重一些，故仲景用栀子豉汤去轻浮之香豉，加“破结实、消胀满”，除“心下急、痞痛逆气”之枳实（《名医别录》），和“消痰下气”疗“腹痛胀满”之厚朴（《名医别录》）。

后世注家根据栀子豉汤方后注“得吐者，止后服”，多指认栀子豉汤为吐剂，认为豆豉轻薄、味腐令人恶心。然栀子厚朴汤方中本无香豉，方后注仍云“得吐者，止后服”。说明前证服栀子豉汤得吐，本证服栀子厚朴汤得吐，皆因病机所致，而非方药使然。

伤寒，医以丸药大下之，身热不去，微烦者，栀子干姜汤主之。方四十二。［80］

栀子十四个，擘　干姜二两

右二味，以水三升半，煮取一升半，去滓。分二服，温进一服，得吐者，止后服。

《脉经》 伤寒，医以丸药大下之，身热不去，微烦，属栀子干姜汤。（病发汗吐下以后证）

《金匮玉函经》 伤寒，医以丸药大下之，身热不去，微烦，栀子干姜汤主之。（辨太阳病形证治上、辨发汗吐下后病形证治）

《千金翼方》 伤寒，医以丸药大下后，身热不去，微烦，栀子干姜汤主之。（发汗吐下后病状）

本条论述伤寒以丸药大下，伤脾邪陷，火郁胃脘，表邪未尽，恶心下利身热的证治。

本条承前几条而言。微烦，同前证虚烦，只是略轻微而已。本证病人至仲景诊治时，其症状是以下利为主，同时伴有微热和轻微虚烦。仲景通过问诊得知本证病人发病之初，是伤寒发热、恶寒，后经“医以丸药大下之”，才引发下利、微烦等现症。“医以丸药大下之”，是通过问诊，病人所言。病人只知道服用“丸药”之后出现大泄，而并不知道是什么药，故仅告之曰“丸药”。实际上，仲景也不确切知道“丸药”中含有什么药。后世王肯堂言，丸药“所谓神丹甘遂也，或作巴豆”，似无的据。

本证系伤寒表不解，医以丸药大下，一方面，大下伤脾，下利不止。另一方面，表邪内陷，火郁胃脘，胃脘搅扰不舒；同时表邪将尽未尽，身尚有微热。故仲景寒热并用，以治里为主，用栀子清泄胃脘郁火，以安中和胃，用干姜温脾止利。郁火得泄而胃安，脾得温和而利止，残留之浮游表热则不散而得散。

凡用栀子汤，病人旧微溏者，不可与服之。 [81]

《金匮玉函经》 凡用栀子汤证，其人微溏者，不可与服之。（辨太阳病形证治上）

本条指出，栀子苦寒，伤脾滑肠，平素大便溏薄者，虽虚烦、懊憹，不可径用。

本条承前几条而言。“病人”是指具有栀子豉汤证的病人。“旧微溏者”，是指既往大便溏薄的人。平素大便溏薄者，往往脾虚不运，这样的病人尽管也可能具有虚烦、懊憹等栀子豉汤证，但由于栀子苦寒泻火，伤脾滑肠，故不宜服用栀子豉汤。前条栀子干姜汤可参。

太阳病发汗，汗出不解，其人仍发热，心下悸，头眩，身瞤动，振振欲擗一作僻**地者，真武汤主之。方四十三。** [82]

茯苓　芍药　生姜各三两。切　白术二两　附子一枚，炮，去皮，破八片

右五味，以水八升，煮取三升，去滓。温服七合，日三服。

《脉经》 太阳病，发其汗，汗出不解，其人发热，心下悸，头眩，身瞤而动，振振欲擗地，属真武汤。（病发汗以后证）

《金匮玉函经》 太阳病，发其汗而不解，其人仍发热，心下悸，头眩，身瞤而动，振振欲擗地者，真武汤主之。（辨太阳病形证治上、辨发汗吐下后病形证治）

《千金翼方》 太阳病，发其汗而不解，其人发热，心下悸，头眩，身瞤而动，振振欲擗地者，玄武汤主之。方见少阴门。（发汗吐下后病状）

《太平圣惠方》 太阳病，发汗，汗解后，其人仍发热，心下悸，头眩，身体瞤动，宜玄武汤。（辨太阳病形证）

本条论述太阳病发汗，耗伤肾阳，阳虚不能制水，水气上泛的证治。

太阳病发汗，本当汗出而愈。今汗出不解，除了汗不得法之外，恐与素禀阳虚有关。素禀阳虚有程度的不同，素禀阳虚较突出的机体，感受外邪只能发为少阴病，而不能发为太阳病。而素禀阳虚比较轻微者，感受外邪之后，有可能发为太阳病（如第92条）。这样的太阳病，由于其人有阳虚的潜在因素，所以若发汗不慎，则会显露出少阴里虚的底面。本条所述即是太阳病发汗，耗伤肾阳，少阴阳虚，水气上泛之证。

肾主水，水行而不泛，一靠心火下暖肾水，二靠肾阳固镇其水，当然还有其他一些因素的制约，但主要靠心肾阳气的统治。本证是汗伤肾阳，肾阳虚不能制水，水气上泛。水气上泛凌心则心悸。身瞤动，谓肌肉蠕然颤动，为水气浸润所致。头眩，谓天旋地转、眩晕目黑；振振欲擗地，形容头眩的程度与状态。振振，谓身体摇动，不能自持，站立不稳。擗，通躃，仆也，倒也。头眩而至站立不稳，摇动欲倒，此是水气泛溢，浊阴上蒙清窍所致。

本证发热，注家纷纭。从条文来看，其病原本发热恶寒，属太阳病。仲景根据发汗后引发的心下悸、头眩、站立不稳等一系列症状，选用真武汤。真武汤另见于本论第316条，用于少阴病阳虚水泛，文曰“此为有水气”。又，真武，即玄武，古代神话中北方之神，又为北方七宿之名，至宋代因避讳始改玄武为真武。肾主水，在五行方位属北，本方以玄武命名，意寓镇水之意。

本证属太阳病发汗后，汗伤肾阳，寒水上泛；心下悸，头眩，站立不稳，乃一派虚寒之象，故仲景选用真武汤，扶阳镇水。其证本当无热恶寒，而“其人仍发热”，此一不可能是里热外蒸之发热，二不可能是正气抗邪于表之发热，因此，只能是虚阳外浮之发热，但还未至亡阳的程度。

咽喉干燥者，不可发汗。 [83]

《脉经》 咽干燥者，不可发汗。（病不可发汗证）

《金匮玉函经》 咽喉干燥者，不可发其汗。（辨太阳病形证治上、辨不可发汗病形证治）

《千金翼方》 咽喉干燥者，忌发其汗。（忌发汗）

《太平圣惠方》 凡咽燥者，不可发汗。（辨不可发汗形证）

本条指出咽喉干燥，属阴气不足，津液亏乏之象，故不可发汗。

发汗能开腠解表，调和营卫。汗法是太阳病的正治之法，但并不是说凡是太阳病或凡是有表证都可以用汗法。关于这个问题，前面第49条和第50条均已论及。

汗为津液所化，把津液化为汗的动力是阳气；所以，发汗一则耗伤津液重则损及阴气，二则耗伤阳气。因此，伤寒发病尽管有可汗之征，但如果有津亏阴虚，或阳气不足之象，都不宜径直发汗。

本证咽喉干燥，属阴气不足，津液亏乏之象，故不可发汗；若强发其汗，轻则夺津，重则伤血，更严重的则可鼓荡虚火，虚火冲逆，可出现咽痛、咯血、咳嗽等症状。

淋家，不可发汗，发汗必便血。 [84]

《脉经》 淋家，不可发汗，发其汗，必便血。（病不可发汗证）

《金匮玉函经》 淋家，不可发汗，发其汗，必便血。（辨太阳病形证治上、辨不可发汗病形证治）

《千金翼方》 淋家，忌发其汗，发其汗，必便血。（忌发汗）

本条指出，淋病，不论新病久病，虽有表证，亦不可发汗。

淋家，历来注家均解为久患淋病者。把“家”注为久病患者，突出久病。实际上，不论新病、久病对于现有的表证来说，都是既往的病证。此处以及其后若干条文中诸如“疮家”“衄家”等之“家”，均是流辈之意，即疮病患者之流，或衄血一类的病人等。

淋病病人，不论新病久病，其发病，或湿热下注，或肾阴亏虚，其人虽有表证，亦不可发汗。若发汗，或鼓荡邪热，热伤络脉，血溢脉道，小便涩痛尿血；或煽动虚火，虚火灼络，小便滴涩夹血。

疮家，虽身疼痛，不可发汗，汗出则痓。 [85]

《脉经》 疮家，虽身疼痛，不可攻其表，汗出则痓一作痉，下同。（病不可发汗证）

《金匮玉函经》 疮家，虽身疼痛，不可攻其表，汗出则痓。（辨太阳病形证治上、辨不可发汗病形证治）

《千金翼方》 疮家，虽身疼痛，忌攻其表，汗出则痓。(忌发汗)

本条指出不论外伤金疮或是肌肤疮痍，气血俱损，虽有表证，亦不可发汗。

疮，包括金疮和疮痍。《金匮要略方论·疮痈肠痈浸淫病脉证并治第十八》有云："若身有疮，被刀斧所伤，亡血故也。""浸淫疮，从口流向四肢者，可治；从四肢流来入口者，不可治。"《妇人杂病脉证并治》云："少阴脉滑而数者，阴中即生疮，阴中蚀疮烂者，狼牙汤洗之。"

不论是伤于外之金疮或发于肌肤之疮痍，不论新病久病，其外亡之鲜血或浊脓败血均为气血所化。这一类病人轻则气血暗耗，重则阴阳气血俱损，即使感受外邪而有表证，症见身体疼痛，也不可以径直发汗。若发汗，本已告匮之阴阳气血，陡加戕伐；本已失养的筋脉，再失滋养；故轻则肢体拘挛，重则肢体强急，犹枯瘁之败柳骤然拘曲挛张。

按：痓(zhì)，痉之讹。

衄家，不可发汗，汗出必额上陷脉急紧，直视不能眴音唤，又胡绢切，下同。一作瞬**，不得眠。** [86]

《脉经》 衄家，不可攻其表，汗出必额陷脉上促急而紧，直视而不能眴，不得眠。(病不可发汗证)

《金匮玉函经》 衄家，不可攻其表，汗出必额上急促而紧，直视不能眴，不得眠。(辨太阳病形证治上、辨不可发汗病形证治)

《千金翼方》 衄家，忌攻其表，汗出必额上促急。(忌发汗)

本条指出，衄家必阴血暗耗，即使有表证，也不可径直发汗，若误汗必阴血骤虚而病情陡变。

衄，后世不仅指鼻出血，同时也泛指多种出血。在仲景书中，则是单指鼻出血而言，即鼻衄，如第46条、第47条、第55条、第56条、第111条、第202条以及第227条等，文中之衄均是言鼻衄。在《金匮要略方论》中，衄，也是指鼻出血。

以衄为症状的一类病人，不论新病、久病，必伤阴耗血。这类病人即使有表证，也不可径直发汗，若发汗则阴血更虚，出现一系列阴亏血虚的症状。

额上陷脉急紧，有注家句读为"额上陷，脉急紧"。钱潢云："额骨坚硬，岂得即陷?"言之有理。此节句读当是"额上陷脉急紧"，额上陷脉，指额上两侧凹陷处搏动之脉。按：陷脉，见于《灵枢·九针十二原》和《小针解》，文曰："针陷脉，则邪气出。""针陷脉，则邪气出者，取之上。"张介宾释之曰："诸经孔穴，多在陷者之中，如《刺禁论》所谓刺缺盆中内陷之类是也，故凡欲去寒邪，须刺各经陷脉。"[①] 阴亏血虚的病人，误汗后，阴血骤然陡虚，反映在局部，额上两侧之脉，搏动急剧劲紧，此属亡阴之象。

"直视不能眴"，眴，目摇也，谓目睛转动。"不能眴"谓目睛呆滞，转动不灵活，两目无神，此属阴精不能上注于目所致。阴血骤虚，阴不养神，血不奉心，故夜不得眠，寐不得安。

① 张介宾.类经·二十二卷[M].北京：人民卫生出版社，1956

亡血家，不可发汗，发汗则寒栗而振。 [87]

《脉经》 亡血家，不可攻其表，汗出则寒栗而振。（病不可发汗证）

《金匮玉函经》 亡血家，不可攻其表，汗出则寒栗而振。（辨太阳病形证治上、辨不可发汗病形证治）

《千金翼方》 亡血家，忌攻其表，汗出则寒栗而振。（忌发汗）

《太平圣惠方》 凡失血者，不可发汗，发汗必恍惚心乱。（辨不可发汗形证）

本条指出，失血的病人不可径直发汗，误汗则重伤阳气，必振栗而寒。

亡血，亡，丢失的意思。亡血家是泛指失血一类的病人。称之为“亡血”，即不是一般性的出血，当是指崩漏、产后、痔疮以及外伤等较严重的出血。这一类病人，不论新病久病，其阴血虚的程度都比较严重，所以即使有可汗之表证，也决不可径直发汗，若误汗，虽阴阳俱损，但由于阴亡则阳无以附，故而更突出伤阳；汗出损阳，阳衰里寒，必寒自内生，振栗而寒。

前条之衄家虽亦属亡血，但与本证比较，证尚属轻浅，故前者发汗以伤阴为主，本证发汗更偏重于伤阳。

汗家，重发汗，必恍惚心乱，小便已阴疼，与禹余粮丸。四十四。方本阙。 [88]

《脉经》 汗家，重发其汗，必恍惚心乱，小便已阴疼，可与禹余粮丸。（病不可发汗证）

《金匮玉函经》 汗家，重发其汗，必恍惚心乱，小便已阴疼，与禹余粮丸。（辨太阳病形证治上、辨不可发汗病形证治）

《千金翼方》 汗家，重发其汗，必恍惚心乱，小便已阴疼。（忌发汗）

《太平圣惠方》 凡失血者，不可发汗，发汗必恍惚心乱。（辨不可发汗形证）

本条指出，汗家必暗耗心阴心阳，重发其汗，再伤津液，则神思游移，尿少涩痛。

汗出过多一类的病人，不论自汗、盗汗，其人必阴阳失调。汗为心液，汗出过多，必暗耗心阴心阳。此类病人，即使有伤寒表证，亦不可径直发汗。若再发其汗，必重伤津液，心无所养，神无所藏，故恍惚心乱。按：恍惚，神思不定；乱，迷惑。谓重发其汗，汗伤心神，心有空虚感，而神思游移、迷惑不定。又按：重发汗，重，音 chóng；《辨不可发汗病脉证并治》中，本句作：“汗家，不可发汗，发汗必恍惚心乱。”

《素问·经脉别论》云：“饮入于胃，游溢精气，上输于脾，脾气散精，上归于肺，通调水道，下输膀胱，水精四布，五经并行。”汗尿同源，均为津液所化，大汗伤津，一则津伤气滞，小便滞涩；二则尿液亏竭，尿窍失润；三则虚火下注，热灼尿道，故尿毕有灼热、刺疼感。

禹余粮丸方，仲景书阙如，其方药已不可确考。

病人有寒，复发汗，胃中冷，必吐蛔一作逆。 [89]

《脉经》 病人有寒，复发其汗，胃中冷，必吐蛔。（病发汗以后证）

《金匮玉函经》 病人有寒，复发其汗，胃中冷，必吐蛔。（辨太阳病形证治上、辨发

汗吐下后病形证治）

《千金翼方》 病者有寒，复发其汗，胃中冷，必吐蛔。一云吐逆。（发汗吐下后病状）

本条指出，素有阴寒痼冷，即使有表证，也不宜径直发汗，若误汗，必中焦虚寒益盛。

本证病人既往有阴寒痼冷，即使有表证，也不可以径直发汗，应当先温里，后解表。若误发其汗，必直斫其阳，使原本的阴寒之证更加虚寒。病人自述“胃中冷”，是中焦虚寒之象。阴寒内盛，肠胃不安，若胃寒气逆，则症见恶心欲吐；若既往肠道有蛔虫，则可随气逆呕吐而吐蛔。

本发汗，而复下之，此为逆也；若先发汗，治不为逆。本先下之，而反汗之，为逆；若先下之，治不为逆。 ［90］

《金匮玉函经》 本发汗，而复下之，为逆；先发汗者，治不为逆。本先下之，而反汗之，为逆；先下之者，治不为逆。（辨太阳病形证治上）

本条论述先汗后下与先下后汗两种不同的治疗原则。

病是一个过程，伤寒发病，在不同的过程中表现不同。在这一个过程中可能表现为表证，在另外一个过程中，又可能表现为里证。而在其他过程中，也可能表现为虚证、寒证等。

仲景在《伤寒论》中，对不同的过程，运用不同的方法治疗。如表证用汗法，里实证用下法，虚证用补法，虚寒证用温法等。而病的过程并不是绝对的，往往有过程的重叠或交叉，如本论中的“合病”“并病”，以及在伤寒发病过程中引发的“水证”“血证”“痰证”等。由于病机有表里虚实寒热，病情有轻重缓急隐显等，故在治法上，仲景提出一系列原则，如表兼里实者，先解表后攻里；表兼里寒者，先温里，后解表。同时又提出“急温之”“急下之”等应急之策。

本条表述的是表证与里实证同在的治疗原则，此从论中的若干条文亦可见其义，其最基本的原则是先解表后攻里，如第106条“其外不解者，尚未可攻，当先解其外，解外已，但少腹急结者，乃可攻之”。若汗下颠倒则属误治，故文曰：“本发汗而复下之，此为逆也。”复，反也；与后一节“本先下之而反汗之”之“反”字，属“上下文异字同义”。

若表里同病而里证特别急者，应当先攻里。如本论第124条：“太阳病，六七日，表证仍在，脉微而沉，反不结胸，其人发狂者，以热在下焦，少腹当硬满，小便自利者，下血乃愈，抵当汤主之。”此虽“表证仍在”，但依然用抵当汤下之。在今本仲景书中，下法不仅仅指三承气汤的应用，而大柴胡汤、大黄牡丹皮汤、大黄附子汤、大黄甘遂汤等的应用，也都属下法之列。

需要特别指出的是下瘀血的方法在仲景书中列属为下法。《金匮要略方论·惊悸吐衄下血胸满瘀血病脉证治第十六》有云：“病者如热状，烦满，口干燥而渴，其脉反无热，此为阴伏，是瘀血也，当下之。”《妇人产后病脉证治》：“产妇腹痛，法当以枳实芍药散，假令不愈者，此为腹中有干血著脐下，宜下瘀血汤主之。”“取八合顿服之，新血下如豚肝。”本论第126条：“伤寒有热，少腹满，应小便不利，今反利者，为有血也，当下之，不可余药，宜抵当丸。”文曰“当下之”，“宜抵当丸”。后世人把攻逐瘀血的方法分属于消法，此属后世的发展；然而，消法毕竟是后世人的分类，而在仲景书或其理论思路中却列属为下法。

仲景虽提出表兼里实，先用下法的治疗原则，但对其具体应用，在今本仲景书中却不多见，这其中一个可能的原因，是仲景实践的局限，故今人所能见到的作为其临证纪实的仲景书中记载不多。近人曹颖甫先生对此曾有云："伤寒成例，先解其表，而后攻其里，所以然者，为其水液未尽而剧下之，不病结胸，必有利下不止之变也。至于温病，有时与伤寒相反，太阳未解，肠胃已先化热化燥，若更先行发汗，表里燥热，甚有燔灼而死者。故吴又可《温疫论》以大承气为第一主方。吾亡友丁甘仁称其得仲景遗意，即以此节言之。盖温病本当先下，而先发其汗为逆，先下之反不为逆也。此伤寒、温病论治之不同也。"①

伤寒，医下之，续得下利，清谷不止，身疼痛者，急当救里；后身疼痛，清便自调者，急当救表。救里宜四逆汤，救表宜桂枝汤。四十五。用前第十二方。

［91］

《脉经》 下利后，身体疼痛，清便自调，急当救表，宜桂枝汤。（病可发汗证）

《脉经》 伤寒，医下之，续得下利，清谷不止，身体疼痛，急当救里；身体疼痛，清便自调，急当救表。救里宜四逆汤，救表宜桂枝汤。（病发汗吐下以后证）

《脉经》 伤寒，医下之，续得下利，清谷不止，身体疼痛，急当救里，宜温之，以四逆汤。（病可温证）

《金匮玉函经》 伤寒，医下之，续得下利，清谷不止，身体疼痛，急当救里；后身疼痛，清便自调，急当救表。救里宜四逆汤，救表宜桂枝汤。（辨太阳病形证治上、辨发汗吐下后病形证治、辨可温病形证治）

《金匮玉函经》 下利后，身体疼痛，清便自调，急当救表，宜桂枝汤。（辨可发汗病形证治）

《千金翼方》 伤寒，医下之后，身体疼痛，清便自调，急当救表，宜桂枝汤。（太阳病用桂枝汤法）

《太平圣惠方》 夫病下之后，续得下利，水谷不止，身体疼痛，急当救里，宜温之，与治中四逆附子汤，诸温药之辈。（辨可温形证）

本条论述表兼里虚里寒者，应以温阳为急。

太阳伤寒本应以汗法解表，今误用下法，损伤中阳，引发表证未解，身痛未除，而中焦虚寒下利又起之表兼里虚证。

对于表兼里虚里寒者，《金匮要略方论·脏腑经络先后病脉证第一》曾设问曰："病有急当救里救表者，何谓也？"仲景借此提出先温里，后解表的法则。同时，这也符合虚人禁汗的原则。虽然表证仍在，但应以温阳为急，若误用汗法，必更虚其阳而变证丛生。对此，仲景治以四逆汤，温阳止利。

"清便自调"，谓大便正常。清，通圊。服四逆汤后，若利止便调，其人仍身疼痛，说

① 曹颖甫．曹氏伤寒金匮发微合刊［M］．上海：上海卫生出版社，1956

明表邪依然未解，故又当以解表为急，方用桂枝汤。本证原本为实证，几经周折而变为虚证，虽已服用四逆汤以温阳止利，但正气已受顿挫，为防病情突变，故解表急不容待。

病发热头痛，脉反沉，若不差，身体疼痛，当救其里。 [92]

四逆汤方。

甘草二两，炙　干姜一两半　附子一枚，生用，去皮，破八片

右三味，以水三升，煮取一升二合，去滓。分温再服。强人可大附子一枚、干姜三两。

《金匮玉函经》 病发热头痛，脉反沉，若不瘥，身体更疼痛，当救其里，宜四逆汤。（辨太阳病形证治上、辨可温病形证治）

《千金翼方》 师曰：病发热头痛，脉反沉，若不差，身体更疼痛，当救其里，宜温药四逆汤。（宜温）

《太平圣惠方》 凡病，发热头痛，脉浮数，身有疼痛，宜温其表。（辨可温形证）

本条论述太阳病虽发热头痛，但脉不浮而沉，反映出潜在的阳虚因素，当以救里为急。

"病发热，头痛"，属表证。若是典型的太阳病，其脉当浮，而本证脉反沉，不当沉而沉故曰"反"；当浮而不浮故曰"沉"。此属太阳病一个具体的、特殊的发病过程。《平脉法》有云："表有病者，脉当浮大，今脉反沉迟，故知愈也。"此从另一个侧面印证文中"脉反沉"的涵义。

"若不差"系假设之辞，"差"与"不差"在两可之间。若"差"，不论是经过治疗或自愈，其疾病过程是由发热变为不发热，头由痛变为不痛，脉由浮变为不浮，对比"浮"而言，不"浮"曰"沉"；然，此虽曰"沉"，而实为平脉，故其病当"差"。

"若不差"，头痛、发热、脉沉的过程持续存在，且"身体疼痛"症状更加突出，那么，本证则是表兼里虚里寒，治当急温其里，方宜四逆汤。"身体疼痛"这个症状，贯穿本证发病的全过程，文曰"若不差，身体疼痛"，乃是有意突出或语气加重。本句在《金匮玉函经》和《千金翼方》中作"若不差，身体更疼痛"，多了一个"更"字，其意义更为明确。

太阳病，先下而不愈，因复发汗，以此表里俱虚，其人因致冒，冒家汗出自愈。所以然者，汗出表和故也。里未和，然后复下之。 [93]

《脉经》 太阳病，先下而不愈，因复发其汗，表里俱虚，其人因冒，冒家当汗出自愈。所以然者，汗出表和故也。表和，然后下之。（病发汗吐下以后证）

《金匮玉函经》 太阳病，先下之而不愈，因复发其汗，表里俱虚，其人因致冒，冒家当汗出自愈。所以然者，汗出表和故也。里未和，然后复下之。（辨太阳病形证治上、辨发汗吐下后病形证治）

《千金翼方》 太阳病，先下而不愈，因复发其汗，表里俱虚，其人因冒，冒家当汗出自愈。所以然者，汗出表和故也。表和，故下之。（发汗吐下后病状）

本条论述太阳病先下后汗，引致"冒"的病机和冒家汗出自愈的机制。

本太阳病因为有“里未和”之象，所以证属表兼里实。此本应先解表，后攻下，但医以里为急，而误下之，引致邪虽未至内陷，但正气却已受挫。

“复发汗”，虽意在解表，然而属误下之后，又发其汗；因误下后，病情已变，故虽发汗，而表邪依然不解，反而更伤正气，故曰“以此表里俱虚”。

“其人因致冒”。冒，从“冂”，覆也。冂目者，若无所见也；意谓头目蒙蔽，如有物以覆也。此属“表里俱虚”，正气不足，微邪郁表；不足之正气奋与微邪相争，引致清阳、精气上注不继，故“因致冒”，此乃正邪相争弱势之象。

正邪相争属病机过程，由于正气有盛衰，邪气有强弱，故正邪相争可以有不同的表现形式。发热恶寒、无热恶寒、往来寒热、战汗、狂汗、郁冒等，都反映正邪相争的不同态势。

冒家汗出，系正胜邪却，正气终于驱微邪外出，故表和而自愈。若里实之征仍在，证显“里未和”，则当依法下之。

按：里未和，中国中医科学院藏本作“得里和”，于医理不符，费解。台北“故宫博物院”藏本作“里未和”，是。又，《辨发汗吐下后》篇作“得表和”，医理亦通。

太阳病未解，脉阴阳俱停一作微**，必先振栗汗出而解。但阳脉微者，先汗出而解；但阴脉微**一作尺脉实**者，下之而解。若欲下之，宜调胃承气汤。四十六。**用前第三十三方。一云用大柴胡汤。 ［94］

《脉经》 太阳病未解，其脉阴阳俱沉，必先振汗出解。但阳微者，先汗之而解；但阴微者，先下之而解，属大柴胡汤证。阴微一作尺实。（病可下证）

《金匮玉函经》 太阳病未解，脉阴阳俱停，必先振汗而解。但阳微者，先汗之而解；阴微者，先下之而解。汗之宜桂枝汤，下之宜承气汤。（辨太阳病形证治上）

《金匮玉函经》 太阳病未解，其脉阴阳俱停，必先振汗出而解。但阳脉微者，先汗之而解；阴脉微者，先下之而解。宜承气汤一云大柴胡汤。（辨可下病形证治）

《千金翼方》 太阳病未解，其脉阴阳俱停，必先振汗出而解。但阳微者，先汗之而解，宜桂枝汤。（太阳病用桂枝汤法）

《千金翼方》 太阳病未解，其脉阴阳俱停，必先振汗出而解。但阳微者，先汗出而解；阴微者，先下之而解，宜承气汤一云大柴胡汤。（太阳病用承气汤法）

本条论述太阳病脉阴阳俱停的病机，及汗出而解与下之而解的脉象特点。

本条文义承接前条，前条“冒家汗出自愈”，“冒”是“以此表里俱虚”所致，而“表里俱虚”则是由太阳病先下后汗所致。本条文曰“太阳病未解，脉阴阳俱停”，典型的太阳病，其脉象是浮数，且或紧或缓，因此，本条的太阳病，其脉象不可能无缘无故地由“浮数”变为“阴阳俱停”，且战汗而解。原因何在呢？《辨脉法》云：“病有战而汗出，因得解者，何也？答曰，脉浮而紧，按之反芤，此为本虚，故当战而汗出也。其人本虚，是以发战，以脉浮，故当汗出而解也。”从中可见，“其人本虚”是引发振栗战汗而解的根本原因。

因此，本证太阳病未解，脉阴阳俱停，战汗，其人必定有虚的因素。那么，因何而虚呢？从“下之而解”、“若欲下之，宜调胃承气汤”可知，本太阳病原属表兼里实之证；若与前条对看可见，本条“太阳病未解”当是“太阳病，先下而不愈，因复发汗”而不解，且“以此表里俱虚”，其人脉阴阳俱停。脉阴阳俱停，是指寸关尺三部浮而无力，按之则无，无，其象为“停”。

按：调胃承气汤，在《辨可下病脉证并治》中，同条作“大柴胡汤”。

“但阳脉微者，先汗出而解”，言本太阳病，表兼里实之证，虽经先下后汗，正气受挫，但表邪未陷，故仍有自愈的可能，此如同第58条所言：“凡病，若发汗、若吐、若下，若亡血、亡津液，阴阳自和者，必自愈。”

所谓“阳脉微”，是言寸脉浮势已减，表邪已衰，故自汗出而解。所谓“阴脉微”是言表解之后，尺脉由浮变为不浮，故曰“微”。虽文曰“下之而解”，但仅凭“阴脉微”或尺脉不浮则是不能用下法的，还必须有“里未和”之象。何以知“里未和”？文曰“若欲下之”，而“若欲下之”之征，正是里未和之象。

太阳病，发热汗出者，此为营弱卫强，故使汗出，欲救邪风者，宜桂枝汤。四十七。方用前法。 [95]

《脉经》 太阳病，发热汗出，此为营弱卫强，故使汗出，欲救邪风，属桂枝汤证。（病可发汗证）

《金匮玉函经》 太阳病，发热汗出，此为营弱卫强，故使汗出，欲解邪风，桂枝汤主之。（辨太阳病形证治上、辨可发汗病形证治）

《千金翼方》 太阳病，发热汗出，此为营弱卫强，故使汗出，以救邪风，桂枝汤主之。（太阳病用桂枝汤法）

《太平圣惠方》 太阳病，发热汗出，此为营弱卫强，故使汗出，欲去其邪，更宜服桂枝汤。（辨太阳病形证）

本条指出太阳中风的病机是营弱卫强。

发热汗出的太阳病是太阳中风。太阳中风的病机是阳浮而阴弱，阳浮者，热自发，阴弱者，汗自出（参见第12条），反映出营卫失和之病势。第53条云：“营行脉中，卫行脉外。”卫为阳，卫外而主固密。卫强，强，盛也，言卫气为邪所引，浮盛于外。卫气浮盛于外，故发热。营为阴，内守而主濡养。营卫和则各司其职。今卫浮于外，而发热；营弱于内，不能内守而外泄，故汗出。本证属太阳中风，营卫不和。

所谓“欲救邪风”，救，治也。《吕氏春秋·劝学》云：“是救病而饮之以堇也。”风，意寓疏泄之象，在此涵括营弱卫强之病机和发热汗出之症状。治疗太阳中风，当首选桂枝汤。

伤寒五六日，中风，往来寒热，胸胁苦满，嘿嘿不欲饮食，心烦喜呕，或胸中烦而不呕，或渴，或腹中痛，或胁下痞硬，或心下悸、小便不利，或不渴、身有微热，或咳者，小柴胡汤主之。方四十八。 [96]

柴胡半斤 黄芩三两 人参三两 半夏半升，洗 甘草炙 生姜各三两。切 大枣十二枚，擘右七味，以水一斗二升，煮取六升，去滓，再煎取三升。温服一升，日三服。

若胸中烦而不呕者，去半夏、人参，加栝楼实一枚；若渴，去半夏，加人参合前成四两半、栝楼根四两；若腹中痛者，去黄芩，加芍药三两；若胁下痞硬，去大枣，加牡蛎四两；若心下悸、小便不利者，去黄芩，加茯苓四两；若不渴，外有微热者，去人参，加桂枝三两，温覆，微汗愈；若咳者，去人参、大枣、生姜，加五味子半升、干姜二两。

《脉经》 中风，往来寒热，伤寒五六日以后，胸胁苦满，嘿嘿不欲饮食，烦心喜呕，或胸中烦而不呕，或渴，或腹中痛，或胁下痞坚，或心中悸、小便不利，或不渴，外有微热，或咳者，属小柴胡汤。(病可发汗证)

《金匮玉函经》 中风五六日，伤寒，往来寒热，胸胁苦满，嘿嘿不欲饮食，心烦喜呕，或胸中烦而不呕，或渴，或腹中痛，或胁下痞坚，或心中悸、小便不利，或不渴、外有微热，或咳，小柴胡汤主之。(辨太阳病形证治上、辨不可发汗病形证治)

《千金翼方》 ……伤寒五六日，中风，往来寒热，胸胁苦满，嘿嘿不欲饮食，心烦喜呕，或胸中烦而不呕，或渴，或腹中痛，或胁下痞坚，或心下悸、小便不利，或不渴，外有微热，或咳，小柴胡汤主之。(太阳病用柴胡汤法)(按：前与第101条连)

本条论述在伤寒、中风发病过程中，邪结胁下的小柴胡汤证治。

太阳病是一个过程，在其变化过程中，可以形成若干个不同的证，如第74条："中风发热，六七日不解而烦，有表里证，渴欲饮水，水入则吐者，名曰水逆，五苓散主之。"这是太阳中风过程中所形成的五苓散证。如第135条："伤寒六七日，结胸热实，脉沉而紧，心下痛，按之石硬者，大陷胸汤主之。"这是太阳伤寒过程中所形成的大陷胸汤证。又如第152条："太阳中风，下利呕逆，表解者，乃可攻之，其人漐漐汗出，发作有时，头痛，心下痞硬满，引胁下痛，干呕，短气，汗出不恶寒者，此表解里未和也，十枣汤主之。"这是太阳中风过程中所形成的十枣汤证。

本证伤寒或中风经过五六日，出现往来寒热，胸胁苦满，嘿嘿不欲饮食，心烦喜呕等一系症状，这是太阳伤寒或太阳中风发病过程中所形成的小柴胡汤证。

自成无己把本条解释为"邪在半表半里之间"，方有执认为"所谓半表半里，少阳所主之部位"，至喻昌则把《伤寒论》中有关小柴胡汤方证的条文都移并于少阳病篇内，此后，程应旄、舒驰远以及《医宗金鉴》等，都把《伤寒论》中有关小柴胡汤的条文归并于少阳篇。由此而来，在《伤寒论》研究史上就产生了这样一种思维定势即小柴胡汤证就是少阳病，从而形成了一个比较顽固的"误读传统"。按："半表半里"，《伤寒论》不见，语出成无己《注解伤寒论》；《伤寒论》中只有"半在里，半在外"(见第148条)，亦表亦里之意。

本条小柴胡汤证是太阳病的一个具体过程，不是少阳病。

"伤寒五六日，中风"，"中风"二字是仲景自注句，意在指出不仅伤寒，还包括中风。伤寒或中风五六日，由发热恶寒变化为寒热往来。所谓寒热往来，是指虽医生切其肌肤而觉发热，但"病人自己感觉"却是身体寒冷，不感觉发热，此时属发热、恶寒阶段；而当"病人自己感觉"身体发热时，则又不感觉寒冷，此属发热、不恶寒阶段，这种(发热)恶寒与发热(不恶寒)的交替，即形成了寒热往来状态。这是因为伤寒发病经过五六日之后，邪气进一步深入，邪结胁下，与正气相搏，正邪纷争于“半在里，半在外”（见第148条），互为进退，邪退于“半在外”则发热恶寒，邪进于“半在里”则不恶寒、单发热。如此进退交互，寒热交作，故表现为寒热往来。

往来寒热是发热恶寒的特殊表现。

正邪纷争，气机不利，邪逆气结于胸胁，故胸胁苦满，意谓胸胁胀满难忍。苦，苦闷、困扰、难受。满，胀满。

气机不利，寒热邪气结聚，邪迫于胃，则胃气不和，故胃呆不纳，嘿嘿不欲饮食。按：嘿嘿，形容病人不欲饮食的样子，意谓对饮食反应淡漠，没有食欲。又，本论第339条云：“伤寒热少微厥，指头寒，嘿嘿不欲食。”有注谓嘿嘿不欲言、嘿嘿心烦，非是。

心烦喜呕。心，此处指胃脘部。心，在仲景书中有两个含义，一是指主神明之“心”，如《伤寒论》第49条：“脉浮数者，法当汗出而愈。若下之，身重、心悸者，不可发汗，当自汗出乃解。”又如第177条；“伤寒脉结代，心动悸，炙甘草汤主之。”此处的“心”都是指主神明之心。二是指胃或胃脘部。如《金匮要略方论·五脏风寒积聚病脉证并治第十一》云：“心中饥，食即呕吐。”又如本论第326条：“心中疼热，饥而不欲食，食则吐蛔。”此等处的“心”都是指胃或胃脘。本证之“心烦”，是言胃中搅扰纠结，恶心欲吐之状。此处之“烦”，搅扰纠结貌。《史记·乐书》有云：“水烦则鱼鳖不大。”注曰：“烦，犹数搅动也。”（参见第76条）

喜呕。喜，多也，非言主观上的喜好。如本论第237条：“阳明病，其人喜忘。”《难经·四十九难》：“当喜汗出不可止。”等等，都属此意。太阳病邪结胁下，气机不利，胃气不和，故胃中搅扰纠结，恶心多呕。

本证属太阳病邪结胁下，上焦郁滞，气机不利。仲景治以小柴胡汤，方以药名，以柴胡为主药。柴胡，今人讲入肝胆经，疏肝解郁升阳，从《中药学》《方剂学》角度讲无疑是正确的。但药物归经理论源于宋金时代，而讲柴胡疏肝则更是源于后世，因此用这样的认识去理解《伤寒论》中柴胡的应用，是本末倒置，不符合张仲景用柴胡的思路。

柴胡，《神农本草经》苦平，主心腹，去肠胃中结气，饮食积聚，寒热邪气，推陈致新；《名医别录》除伤寒心下烦热，诸痰热结实，胸中邪逆，五脏间游气，大肠停积水胀。仲景用柴胡意在清热、开结、宣发，驱散结邪以达于外。

黄芩，《神农本草经》主诸热黄疸，肠澼泄利，逐水；《名医别录》疗痰热，胃中热，小腹绞痛，消谷，利小肠。仲景在本方中用其与柴胡配伍，意在清泄上焦气分热结，以解寒热之往来。

人参，主补五脏，在本方中配大枣意在益气扶正，以强化与邪相争之力。

半夏，开结下气，散饮止呕；《神农本草经》主伤寒寒热，心下坚，胸胀咳逆，下气；《名医别录》消心腹胸膈痰热结满，心下急痛坚痞，时气呕逆。在本方中，配柴胡开胸散结以除苦满，配生姜散结和胃以止呕，配茯苓化饮以安定心悸，配芍药开结通络以止腹痛，配牡蛎开结化痰以散胁下痞硬，配干姜、五味子化饮下气以止咳。

邪结胁下，处于或进或退之势；气机失调，则在或动或静之间。气机失调，或化热，或停水，或聚痰，其变多端，故本证有较复杂的或然症状。为此，本方特置加减法以灵活对应，随症治之。兹对本证的或然症和相应的加减用药分析如下：

“或胸中烦而不呕”。胸中烦，在本条才是指真正的“心烦”，即属于神志症状的心中烦躁。若气机不利，郁而为热，热扰心神则胸中烦。“不呕”不是症状，在此，是与前句“喜呕”作对比，说明此时病机虽热扰心神，但尚未干于胃，故去辛燥开结、下气止呕的半夏，去益气的人参，加开胸利膈、清热解郁之栝楼实。

若气郁化热，热伤津液则渴，故去辛燥麻辣之半夏，加益气养阴的人参、凉润生津止渴的栝楼根。若气机郁滞，脾络痹阻则腹中痛，故去苦寒凝敛的黄芩，加具有开破之性、疏通络脉的芍药以止痛。气结生痰，痰结胁下则胁下痞硬，故去壅滞的大枣，加咸寒软坚，消痰散结的牡蛎。若气机郁滞，影响三焦水道不利，则水气内停；水不化气则小便不利，水气凌心则心下动悸，故去苦寒伤气的黄芩，加渗利水邪、定惊邪恐悸的茯苓；水气犯肺，肺失肃降则咳，故去补益壅满的人参、大枣，加温通、宣发生阳，退阴翳水寒之气的干姜与敛肺止咳的五味子。

“若不渴，外有微热”。“不渴”，不是症状，与微热对举，是言此“微热”不是里热而是表热。本证原有往来寒热，而在或然症中又突出微热，说明若外有微热时，其证只能是有轻微的发热恶寒，而已不可能是往来寒热，所以去补益恋邪的人参，加解表通阳的桂枝，且温覆微汗出，此反映出正胜邪衰，邪出太阳之表。说到底，往来寒热也是或然症，此正合第101条所言“有柴胡证，但见一症便是”的意蕴。其时其证与第146条，“伤寒六七日，发热，微恶寒，支节烦痛，微呕，心下支结，外证未去者，柴胡桂枝汤主之”比较，虽邪有浅深之分，证有微甚之别，但在病机方面却有某些相同之处。

按：小柴胡汤另见《辨阴阳易差后劳复病脉证并治》篇第394条，药物用量不同，其中除了柴胡仍用半斤、半夏仍用半升外，人参、黄芩、甘草、生姜各作二两，此属仲景小柴胡汤之轻剂。

血弱气尽，腠理开，邪气因入，与正气相搏，结于胁下。正邪分争，往来寒热，休作有时，嘿嘿不欲饮食。脏腑相连，其痛必下，邪高痛下，故使呕也一云脏腑相违，其病必下，胁膈中痛。**小柴胡汤主之。服柴胡汤已，渴者，属阳明，以法治之。四十九。**用前方。［97］

《金匮玉函经》 血弱气尽，腠理开，邪气因入，与正气相搏，结于胁下。正邪分争，往来寒热，休作有时，嘿嘿不欲食饮。脏腑相连，其痛必下，邪高痛下，故使呕也。小柴胡汤主之。（辨太阳病形证治上）

《金匮玉函经》 服柴胡汤已，渴者，此为属阳明，以法治之。（辨太阳病形证治上）

《千金翼方》 血弱气尽，腠理开，邪气因入，与正气相搏，在于胁下。正邪分争，往来寒热，休作有时，嘿嘿不欲食饮。脏腑相连，其痛必下，邪高痛下，故使其呕。小柴胡汤主之。服柴胡而渴者，此为属阳明，以法治之。（太阳病用柴胡汤法）

本条进一步论述太阳病邪结胁下之小柴胡汤证的病机。

本条是对前条的解释。从小柴胡汤用人参、大枣，可见本证有虚的因素。在太阳伤寒、中风的发病过程中，由于病人正气耗散，即条文中所谓，“血弱气尽”（按：“血弱气尽”,在此是泛指机体抗病能力减退),营卫不固,故腠理疏开,而邪气由表深入,与正气相争。无奈正气已显不足,无力抗邪于表,故致使邪结胁下。正邪相持,互为进退,正邪纷争于“半在里,半在外”(见第 148 条),邪退于“半在外”则(发热)恶寒,邪进于“半在里”则发热(不恶寒),如此进退交互,寒热休作,故形成往来寒热。邪结胁下,气机失调,引致胃气不和,故胃呆不纳,嘿嘿不欲食。

邪结胁下,气机失调,上焦不通,故在上则胸胁胀满难忍,在下则“痛”。痛,在此泛指苦楚、不适,包括呕、渴、小便不利等,非仅指疼痛。“故使呕也”,是以呕示例。

“脏腑相连”,是对本证若干或然症病机的阐释,或然症看起来是或然的,但它和所谓的主症在总的病机方面,在动态变化和整体联系上则是不能间断、不可分离的。因此,本证尽管就某一个具体症状来说可能是或然的,或出现或不出现,然而这些或然症状作为病机上的一个相关联整体,或然症与或然症、或然症与主症的关系却不是或然的,而是具有内在的必然的联系。对这种联系,仲景用“脏腑相连”来概括。因此,这里的“脏腑”,非指具体的某脏某腑,而是泛指、概括脏腑乃至经络之间的整体联系。

小柴胡汤宣调气机,清泄热结,开发上焦;服后胁下结邪散越于外,上焦得通,气机宣畅,则诸症悉解而病愈。若服小柴胡汤后,虽诸症若失,但症见口渴欲饮,则是药不胜邪,邪气深入,里热始盛,病已有转属阳明之势。随着病势的发展,阳明病的若干症状,将会逐渐出现,当观其脉症,随证治之。

得病六七日,脉迟浮弱,恶风寒,手足温。医二三下之,不能食,而胁下满痛,面目及身黄,颈项强,小便难者,与柴胡汤,后必下重。本渴饮水而呕者,柴胡汤不中与也。食谷者哕。 [98]

《脉经》 得病六七日,脉迟浮弱,恶风寒,手足温。医再三下之,不能多。多,一作食。其人胁下满,面目及身黄,颈项强,小便难,与柴胡汤,后必下重。本渴饮水而呕,柴胡汤复不中与也。食谷者哕。(病发汗吐下以后证)

《金匮玉函经》 得病六七日,脉迟浮弱,恶风寒,手足温。医二三下之,不能食,其人胁下满痛,面目及身黄,颈项强,小便难,与柴胡汤,后必下重。本渴饮水而呕,柴胡汤不复中与也。食谷者哕。(辨太阳病形证治上、辨发汗吐下后病形证治)

《千金翼方》 得病六七日,脉迟浮弱,恶风寒,手足温。医再三下之,不能食,其人胁下满痛,面目及身黄,颈项强,小便难,与柴胡汤,后必下重。本渴饮水而呕,柴胡复不中与也。食谷者哕。(太阳病用柴胡汤法)

本条指出伤寒兼有里阳虚,误下表热内陷,湿热发黄者,不可用小柴胡汤。

本证是一个不典型的热病。如果是典型的太阳病,其脉应当浮,即使浮弱,也不应当有迟象;其证应当是恶风寒、身热、手足热,而不应当是手足温。手足温,是与手足冷对比而言。三阳发病,属热证实证,故手足热。三阴发病,属虚证寒证,因虚寒的程度的不同,可有手足温与手足寒之别。手足温多见于太阴脾阳不足,而手足寒则多见于少阴肾阳虚衰。

脉迟与手足温并见,提示本证病人有阳虚因素。本论第278条有云:“伤寒脉浮而缓,手足自温者，系在太阴。”本证“恶风寒”原本是太阳病表兼里虚，或“伤寒系在太阴”，此本当视其病情或先温里以护脾阳，再驱表邪以解外，或径以桂枝汤温散太阴之表邪，但医反二三下之。从条文中可见，其证本无可下之征，为何“医二三下之”？且论中为下法所误者甚多？从中可以领悟，从《黄帝内经》至《伤寒论》这一历史时期，对下法的理解和应用，仍处于《素问·热论》所谓“其未满三日者，可汗而已；其满三日者，可泄而已”的比较简单和原始的阶段，远未达到仲景对汗法的运用水平。

这样一个“伤寒系在太阴”之证或太阳病表兼脾阳虚之证，误下以后，一方面表热内陷，一方面耗伤中焦阳气；胃虚纳呆则不能食，脾虚不运则湿从内生，内湿停聚则小便不利；湿与内陷之热相合、酝酿、郁蒸，则濡染而黄化，黄垢泛于肤表、面目则发黄，下注于膀胱则小便色黄。

湿热酝蒸，发展到濡染、黄化的程度，湿与热已有胶结难解之势，因此，阻遏气机已在所必然。气滞于颈项，经脉不利，则颈项板滞拘紧；气滞于胁下，则胁下满痛；湿热阻遏，渴不欲饮，饮则格拒而呕。此属误下表热内陷，中焦阳虚而引致的湿热发黄兼气机阻遏之证。

纵观误下过程和症状表现，实属寒热错杂、虚实相兼之证。此本应以健中化湿，清热退黄为治，而误投小柴胡汤，小柴胡汤虽能调节气机，但重于宣发升散，本证中焦阳气已虚，故用之有拔根夺本之弊。下重而不里急，乃气陷之象。胃中虚冷，食谷不化，故谷入则呃逆。

由于本条下后之证不是小柴胡证，因此与小柴胡汤属误治，故条文曰：“与柴胡汤，后必下重。”对此，仲景再次以自注句的形式指出：“本渴饮水而呕者，柴胡汤不中与也。”这是对前文误“与柴胡汤”一句的注文。“食谷者哕”在文气上与前文“后必下重”相贯。

伤寒四五日，身热恶风，颈项强，胁下满，手足温而渴者，小柴胡汤主之。五十。用前方。 [99]

《脉经》 伤寒四五日，身体热，恶风，颈项强，胁下满，手足温而渴，属小柴胡汤证。（病可发汗证）

《金匮玉函经》 伤寒四五日，身热恶风，颈项强，胁下满，手足温而渴，小柴胡汤主之。（辨太阳病形证治上、辨不可发汗病形证治）

《千金翼方》 伤寒四五日，身体热，恶风，颈项强，胁下满，手足温而渴，小柴胡汤主之。（太阳病用柴胡汤法）

《太平圣惠方》 伤寒六日，身体热，恶风，颈项强，胁下满，手足温而渴，宜小柴胡汤。（辨厥阴病形证）

本条论述伤寒四五日，正气始显不足，邪结胁下的证治。

本证伤寒四五日，正气始显不足，邪气逐渐深入，邪结胁下，故其证由原本的身疼、骨节痛，变为胁下满；由原本的发热恶寒，变为身热恶风；由原本的头项强痛，变为颈项强。由于邪郁气结津燥，故由原本的不渴变为渴。

手足温，在三阳病属阳气不达或里热尚未（或已不）炽盛，故温而不热。在三阴病则属阳气虽虚衰但尚不至重笃(或阳气来复),故不冷而温。本证手足温而不热,反映出正气已有不足之势。

本证属伤寒四五日正气始显不足,邪结胁下之证。故仲景仍治以小柴胡汤,意在宣发、升散结邪,以扭转邪气深入之势,希冀邪气仍从表散。

伤寒,阳脉涩,阴脉弦,法当腹中急痛,先与小建中汤;不差者,小柴胡汤主之。五十一。用前方。 [100]

小建中汤方:

桂枝三两,去皮 甘草二两,炙 大枣十二枚,擘 芍药六两 生姜三两,切 胶饴一升

右六味,以水七升,煮取三升,去滓,内饴,更上微火消解。温服一升,日三服。呕家不可用建中汤,以甜故也。

《金匮玉函经》 伤寒,阳脉涩,阴脉弦,法当腹中急痛,先与小建中汤;不差,即与小柴胡汤主之。(辨太阳病形证治上)

《千金翼方》 伤寒,阳脉涩,阴脉弦,法当腹中急痛,先与小建中汤;不差,与小柴胡汤。小建中汤见杂疗门中。(太阳病用柴胡汤法)

《太平圣惠方》 伤寒六日,阳脉涩,阴脉弦,当腹中急痛,先与小建中汤;不差,宜大柴胡汤。(辨厥阴病形证)

本条指出腹中急痛可见于中焦化源不足与邪滞脾络,当观其脉症,随证治之。

文曰"阳脉涩,阴脉弦,法当腹中急痛","法当"二字,此前曾见于第50条:"脉浮紧者,法当身疼痛。"仲景用如此肯定的语气,意在宣示脉象和症状之间某些内在的联系或规律。

太阳伤寒本应脉浮紧或浮数,若伤寒脉见寸涩、尺弦,则说明此不是典型的太阳伤寒,而是其证已由实转虚,由表趋里。

寸脉涩,主气虚血少;尺脉弦,主里寒、主痛。腹中急痛,痛而突出"急",急,拘急、痉挛。这其中既含有气虚血少、中焦虚寒、寒凝脾络、脾络不通之因素,也有可能同时包含气滞邪结、痹阻脾络、脾络滞塞之因素。因此,仲景分两步治疗,先以小建中汤补中焦,建中气。

"中"即是"根本"。本论第184条云:"阳明居中,主土也,万物所归。""建中"从局部讲是建补中焦,从整体讲则是调整阴阳,燮理全身,培补根本。

小建中汤是桂枝汤加芍药三两,加饴糖一升而成。桂枝汤本属调和营卫、解肌发汗之剂,今倍芍药而至六两,又加饴糖一升,其功在建中。清代邹澍对仲景用芍药进行分析,归纳"其功在合桂枝以破营分之结,合甘草以破肠胃之结,合附子以破下焦之结,其余合利水药则利水,合通瘀药则通瘀。其体阴则既破,而又有容纳之善;其用阳则能布,而无燥烈之虞。"[①] 李克绍先生,在《神农本草经》和《名医别录》的基础上总结了张志聪

① 邹澍.本经疏证·卷七[M].上海:上海科学技术出版社,1959

和邹澍的认识，指出仲景用芍药在于“破阴结，通脾络，益阴气，利小便”。小建中汤中用芍药六两，意在益阴气以缓急，通脾络以止痛。

仲景书，无饴不称建中，之所以称建中汤就是因为方中有饴糖一升。饴糖，《神农本草经》味甘，主补虚乏，止渴去血。在本方中，饴糖一方面用其补虚建中，同时以一升之量冲和了六两芍药的开破之性，从而强化了芍药“补”和“通”的二重性。

小建中汤补中焦，滋化源，温而不燥，燮理阴阳，补气生血。中气建运，则生生不息。本方仲景书凡五见，还用于虚劳里急、悸、衄、腹中痛、梦失精、四肢酸疼、手足烦热、咽干口燥，男子黄、小便自利，妇人腹中痛，伤寒二三日、心中悸烦等。

本证阳脉涩，阴脉弦，法当腹中急痛，若仅属中焦虚寒，气虚血少，服小建中汤则中气建运，气血化生，脾络通，痛止而病差。若服小建中汤后，病仍不差者，非是药不中病，而是本证伤寒一方面中焦虚寒，而另一方面又兼气滞邪结。故服小建中汤补虚温寒，虽中焦建运，气血化生，寸脉不涩而平，但尺脉仍弦，弦主气滞，主痛，邪滞脾络，脾络仍然不通，“邪高痛下”，故仍腹中急痛，此属小柴胡汤证。方用小柴胡汤，遵方后加减，去黄芩加芍药三两，宣调气机，开发上焦，通脾络以止痛。

伤寒中风，有柴胡证，但见一症[1]便是，不必悉具。凡柴胡汤病证而下之，若柴胡证不罢者，复与柴胡汤，必蒸蒸而振，却复发热汗出而解。 [101]

《金匮玉函经》 伤寒中风，有小柴胡证，但见一症便是，不必悉具。（辨太阳病形证治上）

《金匮玉函经》 凡柴胡汤证而下之，柴胡证不罢者，复与柴胡汤，必蒸蒸而振，却发热汗出而解。（辨太阳病形证治上）

《千金翼方》 伤寒中风，有柴胡证，但见一症便是，不必悉具也。凡柴胡汤证而下之，柴胡证不罢，复与柴胡汤，解者必蒸蒸而振，却发热汗出而解。伤寒五六日，中风，往来寒热，胸胁苦满，嘿嘿不欲饮食，心烦喜呕，或胸中烦而不呕，或渴，或腹中痛，或胁下痞坚，或心下悸、小便不利，或不渴，外有微热，或咳，小柴胡汤主之。（太阳病用柴胡汤法）

本条强调在太阳病发展过程中，只要出现能反映小柴胡汤证病机的症状，此便是小柴胡汤证。指出柴胡汤证虽下之而不罢者，当复与柴胡汤。

小柴胡汤虽然能够治少阳病，但小柴胡汤证却不同于少阳病。这就是说，小柴胡汤证与少阳病是两个不同的概念。在《伤寒论》中，有关小柴胡汤证的论述，散见于太阳病篇、阳明病篇、少阳病篇、厥阴病篇以及阴阳易差后劳复病篇中。后世注家多把小柴胡汤证误称或混同于少阳病，这种认识在《伤寒论》研究史上颇有影响。溯其源，这种混淆当始于明代方有执，方氏把太阳病篇中的第96条“伤寒五六日，中风，往来寒热……”

---

① 证、症，古字作證；近、现代以来，证、症从證字分化出来，《现代汉语词典》把證作为证、症的繁体字或异体字。在中医学中以“证”字表述证候，含病机、症状、脉象等；以“症”字表述具体的症状。基于简化字的规范应用，那么，“有柴胡證，但见一證便是”中二个“證”字，依条文表述和医理，“柴胡證”之“證”，是指证候而言，故应当用“证”字，而“但见一證便是”中之一“證”，是指一个具体的“症状”，如头痛、发热，胸胁苦满等，故此处只有用“症”字，才符合条文本意与医理。

指认为少阳病。至明末清初喻昌时，“将治少阳之法悉归本篇”，此后，注家们多把有关小柴胡汤应用的条文移窜于少阳病篇内。由此在《伤寒论》研究史上，注家们多根据自己的理解，把有关柴胡汤证的条文和少阳病篇的条文混编在一起，认为柴胡证就是少阳病，少阳病就是柴胡证。这种认识背离了仲景书的原旨（参见第 263 条）。

本条可分两节理解，第一节自条文始首至“不必悉具”，表述运用小柴胡汤的活法。

伤寒、中风，是言太阳伤寒与太阳中风。从《伤寒论》原文可见，在太阳病发病过程中，可以自发地形成桂枝汤证（第 12 条）、葛根汤证（第 31 条）、麻黄汤证（第 35 条）、大青龙汤证（第 38 条）、小青龙汤证（第 40 条）、五苓散证（第 74 条），大陷胸汤证（第 135 条）等，同样在太阳病的发病过程中，也可以自发地形成小柴胡汤证如第 96 条、第 103 条、第 104 条、第 148 条、第 149 条等。

因此，本条文曰“伤寒、中风，有柴胡证”，是言在太阳伤寒或太阳中风的发病过程中，出现柴胡汤证；是太阳病，“邪气因入，与正气相搏，结于胁下”，而形成柴胡证。所谓“有柴胡证，但见一症便是，不必悉具”，是指太阳病“有柴胡证”，而不是少阳病有柴胡证。这就是说，本条所言是在太阳伤寒或太阳中风的发病过程中，只要有一个小柴胡汤的适应症状，就可以治以小柴胡汤，而不必小柴胡汤证的症状悉具。

“但见一症便‘是’”，“是”什么？是柴胡汤证，而不是少阳病，此条与少阳病无涉。

“有柴胡证，但见一症便是，不必悉具。”“一症”是指什么症状？注家们莫衷一是。要了解“一症”的含义，还须从什么是“悉具”入手。纵观《伤寒论》有关小柴胡汤条文，除了第 96 条之外，用小柴胡汤的指征是：太阳病十日已去之胸满胁痛（第 37 条）；伤寒四五日之胁下满（第 99 条）；伤寒之脉弦、腹痛（第 100 条）；热入血室之寒热发作有时（第 144 条）；伤寒五六日，阳微结之头汗出、微恶寒、手足冷、口不欲食、大便硬、脉细（第 148 条）；呕而发热（第 149 条、第 379 条）；阳明病之胸胁满不去（第 229 条）；阳明病之胁下硬满，不大便而呕（第 230 条）；阳明中风之脉弦浮大、胁下及心痛、耳前后肿（第 231 条）；少阳病之胁下硬满、干呕不能食、往来寒热（第 266 条）；伤寒十三日不解之胸胁满而呕（第 104 条）；伤寒差后之更发热（第 394 条）等。从中可见，可称得上小柴胡汤证的具体症状何其多！如果上述这些症状，都必须具备，这既不符合疾病规律，也是完全不可能的。因为在不同的状况下，其病机反应的表现形式不同，具体症状不同，从这个角度讲，上述这些小柴胡汤的应用指征，在一个具体病人身上，不仅“不必悉具”，而更主要的是不可能“悉”具，或者根本就不存在所谓的“悉具”。

由此可以得出结论，“悉具”只是认识上理想化的追求，是不存在的。“不必悉具”是仲景对“悉具”的否定，是告诫不要寻求“悉具”。

诊断一个小柴胡汤证，虽然让所有的具体症状都具备是不可能的，但几个症状并存却是常见的，如第 96 条，不仅有四个主要症状，而且还有七个或然症状。但临床上，伤寒、中风在其发展过程中，形成小柴胡汤证，不可能都同第 96 条一样，而是由于病人、病情、病程、病势等影响，各有变化、各有不同。这就提出了一个问题，应当怎样确定小柴胡汤证？对此，仲景提出了一个原则，“有柴胡证，但见一症便是”。于是，何为“一症”便成为几百年来注家们争纷不息的焦点。实际上这里的“一症”，不是一个具体的症状，而是仲景辨证论治提供的一个“活”的方法。即这个症状不是孤立存在的，而是在病人的若干个症状中能反映小柴胡汤证病机的症状，这个症状在一定程度上具有不确定性。如“胸满胁痛”“胁下硬满”是小柴胡汤症状，但在第98条中，“不能食而胁下满痛”，“与柴胡汤，后必下重”。如阳明中风，“胁下及心痛”是小柴胡汤证，但第160条，伤寒吐下后，发汗，虚烦，脉甚微，八九日心下硬，“胁下痛”却不是小柴胡汤证。又如“呕而发热者”是小柴胡汤证，但太阳病，发热，恶寒，体痛，呕逆，脉阴阳俱紧，虽“呕而发热”，却不是小柴胡汤证。再如“伤寒差以后，更发热”是小柴胡汤证，但论中伤寒发热者何其多，却不都是小柴胡汤证。

综上所述，“伤寒、中风，有柴胡汤证，但见一症便是”，是言在伤寒或中风发病过程中，在由若干症状组成的特定背景下，其中能反映了小柴胡汤证病机的症状，就是那个“一症”。这个“一症”可能具有某些特异性，如往来寒热、胸胁苦满等，也可能不具有特异性，如发热、呕吐、腹痛等。但都必须在特定的症状背景下，才具有“但见一症便是”的诊断意义。

第二节从“凡柴胡汤病证而下之”至本条结束，讨论柴胡汤证下后之变。

本论第104条云“潮热者，实也。先宜小柴胡汤以解外，后以柴胡加芒硝汤主之”。“潮热者”是实证，是里证，故以柴胡加芒硝汤以通下里实。胸胁满而呕属“外证”，故以小柴胡汤以解外。“外证”虽不同于表证，但却不是“里证”，其病机趋势仍是向外向上。故以“但见一症便是”而确诊为小柴胡汤证者，对其治疗只能因势利导，用小柴胡汤以解外，而不能用下法。若误用下法，可有两种变证，一是“柴胡证汤罢，此为坏病，知犯何逆，以法治之”（第267条）。二是若柴胡汤证仍在者，“此虽已下之，不为逆”（第149条），“若柴胡证仍在者，复与柴胡汤”。此虽不为逆，柴胡证仍在，但正气不可避免地受到顿挫，正气驱邪乏力。故“复与柴胡汤”时，虽宣发、扶正达邪，且能够汗出而解，却“必蒸蒸而振”。所谓蒸蒸者，言热自内发之势。振，谓振栗战汗貌。

“复与柴胡汤，必蒸蒸而振，却复发热汗出而解”，此句明确地表达出，小柴胡汤能够发汗，故在《辨可发汗病脉证并治》篇中，小柴胡汤列在发汗剂之中。同时也间接地说明了在仲景的思路中，少阳病有小柴胡汤证（如第266条），但小柴胡汤证不等同于少阳病。因为少阳病是禁汗的。第265条告诫：“少阳不可发汗，发汗则谵语。”

按：在今本《千金翼方》卷九中，《太阳病用柴胡汤法》《太阳病用桂枝汤法》《太阳病用麻黄汤法》是并列在太阳病篇。是“太阳病用柴胡汤法”而不是“少阳病用柴胡汤法”。

宋代林亿等在校勘《伤寒论》时，在其所选用的底本与校本中，今本太阳病篇中的若干小柴胡汤条文肯定不在少阳病篇。如果林亿等人所见到的底本或校本中，小柴胡汤条文是在少阳病篇，那么，林亿等人没有理由，也决不可能把它移到太阳病篇中。同时，林亿等人在校勘时，也并不认为这些有关小柴胡汤的条文有移到少阳病篇的根据或理由，如果他们认为小柴胡汤证就是少阳病，那么在整合、校勘的过程中，他们早就把相当数量的有关小柴胡汤的条文，从具有178条的太阳病篇中，移到只有10条的少阳病篇中了。而等不到后来的方有执、喻昌以及现在的某些编教材人来移动了。

伤寒二三日，心中悸而烦者，小建中汤主之。五十二。用前第五十一方。 ［102］

《金匮玉函经》 伤寒二三日，心中悸而烦，小建中汤主之。（辨太阳病形证治上）

《千金翼方》 伤寒二三日，心中悸而烦者，小建中汤主之。（太阳病杂疗法）

本条论述虚人外感，中焦化源不足，二三日即心中悸而烦的证治。

本条不是对发病规律进行表述，即伤寒二三日，未必一定心中悸而烦，即使心中悸而烦也未必是小建中汤主之。本条可以看做仲景的病案记录。应当从仲景的治疗与用药上进行分析。

小建中汤，建中焦，补中气。中焦乃气血化生之源，中焦建则气血自生，营卫自和。本证选用小建中汤，说明本证伤寒二三日，心中悸而烦，既不是心阳虚、水气凌心而悸，也不是里热盛、热扰心神而烦，乃是中焦气血化生之源不足。本证实属虚人外感，机体对外邪的反应不敏，故其证，虽发热，但热不盛；虽恶寒，但寒不甚。感邪仅短短的二三日，即暴露出虚象。血不奉心，气不养神，则心悸不安；心虚神摇，不堪邪扰，则心烦不宁。小建中汤温中滋源，燮理阴阳，外则调营卫而表邪自解，内则补气血，心安神宁而悸烦自平。

太阳病，过经十余日，反二三下之，后四五日，柴胡证仍在者，先与小柴胡。呕不止，心下急一云呕止小安，**郁郁微烦者，为未解也，与大柴胡汤，下之则愈。方五十三。** ［103］

柴胡半斤　黄芩三两　芍药三两　半夏半升，洗　生姜五两，切　枳实四枚，炙　大枣十二枚，擘

右七味，以水一斗二升，煮取六升，去滓再煎。温服一升，日三服。一方加大黄二两，若不加，恐不为大柴胡汤。

《脉经》 太阳病，过经十余日，反再三下之，后四五日，柴胡证续在，先与小柴胡汤。呕止小安，呕止小安，一云呕不止，心下急。其人郁郁微烦者，为未解，与大柴胡汤，下者止。（病发汗吐下以后证）

《金匮玉函经》 太阳病，过经十余日，及二三下之，后四五日，柴胡证仍在，先与小柴胡汤。呕止小安，其人郁郁微烦者，为未解，与大柴胡汤，下之愈。（辨太阳病形证治上、辨发汗吐下后病形证治）

《千金翼方》 太阳病，过经十余日，反再三下之，后四五日，柴胡证续在，先与小柴胡汤。呕止小安，其人郁郁微烦者，为未解，与大柴胡汤，下者止。（太阳病用柴胡汤法）

本条指出，太阳病迁延日久，虽经误下而柴胡证仍在者，先与小柴胡汤，若病势偏里，心下急、微烦者，当治以大柴胡汤。

本论第 8 条有云："太阳病，头痛至七日以上自愈者，以行其经尽故也。"本证太阳病过经十余日不解，谓其病程较长。此处之"经"字，历来注家有解为经络者，非是。"经"字在此，指有规律性的时间或过程之意。如第 8 条之"行其经尽故也"、第 105 条之"过经谵语者"、第 114 条之"到经不解"、第 123 条之"过经十余日"、第 217 条之"过经乃可下

之”、第384条之“所以然者，经尽故也”“到后经中，颇能食，复过一经能食，过之一日当愈”等。在这里，经，常也。意指伤寒发病，其病机以六日为一过程，具有规律性。李时珍对“经”字有这样一段解释：“女子，阴类也，以血为主。其血上应太阴，下应海潮。月有盈亏，潮有朝夕，月事一月一行，与之相符，故谓之月水、月信、月经。经者，常也，有常轨也。”[①] 徐灵胎云：“伤寒六日，经为一经。”

本证太阳病六七日，乃至十余日不解，病情迁延多日，气血逐渐耗损，邪气因入，邪结胁下，气机郁而不畅，柴胡汤证具。本应与小柴胡汤解外，却反二三下之，虽屡用下法，但经过下“后四五日”的观察，柴胡证仍在，“仍在”，言误下以前柴胡证已具。“二三下之”，也说明本证确有可下之征，但根据先解外、后攻下的原则，在柴胡汤证具的状况下，而用下法则属误治，故文中曰“反”。

柴胡汤证之病势有偏外偏里之两歧，“先”与小柴胡汤是治分两步，意在先解外。服汤后，虽发热或往来寒热已解，但呕吐症状仍在，且症见心下急。急，本意为拘急、痉挛，在此尚有痞硬、满痛之意。本论第165条有云：“伤寒发热，汗出不解，心中痞硬，呕吐而下利者，大柴胡汤主之。”又，《金匮要略方论·腹满寒疝宿食病脉证第十》亦云：“按之心下满痛者，此为实也，当下之，宜大柴胡汤。”从中可见，“心下急”比“胸胁苦满”之病势更为偏里。

“郁郁微烦”，郁郁者，闭结、沉闷貌，虽貌似“微烦”，却烦在深处，心中沉闷难言，此比小柴胡汤证“胸中烦”之浅表、外露，在病势上显得更为偏里。故先服小柴胡汤之后，再与大柴胡汤，一则再疏解未尽之外邪，二则兼下“二三日下之”后，仍未去之里实。

大、小柴胡汤，虽均属枢转内外、两解表里之剂，但小柴胡汤以黄芩、半夏为佐，意在调气，其势向外。大柴胡汤以枳实、芍药、或加大黄为辅，意在降泄，其势偏里，功在枢转并开心下结气。其治疗重心不在胁下而在心下或心中，故曰“心下急”“心中痞硬”“心下满痛”，与小柴胡汤比较，其证更偏里一些。

大柴胡汤是小柴胡汤加减而制。从本条对小柴胡汤与大柴胡汤的应用看，大柴胡汤对于小柴胡汤有补充作用，在一定情况下，可根据病情递进应用，先用小柴胡汤宣调气机，再继用大柴胡汤宣降通下。

伤寒，十三日不解，胸胁满而呕，日晡所发潮热，已而微利。此本柴胡证，下之以不得利，今反利者，知医以丸药下之，此非其治也。潮热者，实也。先宜服小柴胡汤以解外，后以柴胡加芒硝汤主之。五十四。 ［104］

柴胡二两十六铢　黄芩一两　人参一两　甘草一两，炙　生姜一两，切　半夏二十铢，本云五枚，洗　大枣四枚，擘　芒硝二两

右八味，以水四升，煮取二升，去滓，内芒硝，更煮微沸。分温再服，不解更作。臣亿等谨按：《金匮玉函》方中无芒硝。别一方云，以水七升，下芒硝二合、大黄四两、桑螵蛸五枚，煮取一升半，服五合，微下即愈。本云，柴胡再服，以解其外，余二升加芒硝、大黄、桑螵蛸也。

① 李时珍．本草纲目［M］．北京：人民卫生出版社，1981

《脉经》 伤寒,十三日不解,胸胁满而呕,日晡所发潮热,而微利。此本当柴胡汤,下之不得利,今反利者,故知医以丸药下之,非其治也。潮热者,实也,先再服小柴胡汤,以解其外,后属柴胡加芒硝汤。(病发汗吐下以后证)

《金匮玉函经》 伤寒,十三日不解,胸胁满而呕,日晡发潮热而微利。此本柴胡证,下之不得利,今反利者,知医以丸药下之,非其治也。潮热者,实也。先再服小柴胡汤解其外,后以柴胡加芒硝汤主之。(辨太阳病形证治上、辨发汗吐下后病形证治)

《金匮玉函经》 柴胡加芒硝汤方第三十五:

柴胡二两十六铢　黄芩一两　人参一两　甘草一两,炙　生姜一两　半夏五枚　大枣四枚　芒硝二两

右七味,以水四升煮取二升,去滓,分二服,以解为差。不解,更作服柴胡加大黄芒硝桑螵蛸汤。方第三十六

柴胡二两　黄芩　人参　甘草炙　生姜各十八铢　半夏五铢　大枣四枚　芒硝三合　大黄四两　桑螵蛸五枚

右前七味,以水四升,煮取二升,去滓;下芒硝、大黄、桑螵蛸,煮取一升半,去滓。温服五合,微下即愈。本方柴胡汤再服以解其外,余一服加芒硝、大黄、桑螵蛸。(卷七)

《千金翼方》 伤寒,十三日不解,胸胁满而呕,日晡所发潮热而微利。此本当柴胡,下之不得利,今反利者,故知医以丸药下之,非其治也。潮热者,实也,先再服小柴胡汤,以解其外,后以柴胡加芒硝汤主之。

柴胡二两十六铢　黄芩　人参　甘草炙　生姜各一两切　半夏一合洗　大枣四枚 擘　芒硝二两

右七味,以水四升,煮取二升,去滓,温分再服,以解其外。不解,更作柴胡加大黄芒硝桑螵蛸汤方

右以前七味,以水七升,下芒硝三合、大黄四分、桑螵蛸五枚,煮取一升半,去滓。温服五合,微下即愈。本云,柴胡汤再服以解其外,余二升,加芒硝、大黄、桑螵蛸也。(太阳病用柴胡汤法)

本条表述太阳病小柴胡汤证向阳明病转属之初始过程。

伤寒十三日不解,病情迁延日久,初则邪结胁下,气机失调则胸胁满,胃气不和则呕逆;渐则邪热深入,热郁胃腑则症见日晡所潮热。此属小柴胡汤证兼阳明里热,证系太阳病小柴胡汤证向阳明病转属之始。当先用小柴胡汤解其外邪,再清阳明里热。

文曰"已而微利",已而,不久、旋即,言"胸胁满而呕,日晡所发潮热"症状出现之后不久,随即又出现微利。对此,仲景以自注句的形式解释曰"此本柴胡证",即使应用大柴胡汤,"下之以不得利"。那么"今反利者",原因何在呢?仲景推测是前医以"丸药"下之所致。"丸药"另见于第80条、第105条,其药物组成今已不可确考,许叔微谓巴豆小丸子药,王肯堂云:"丸药,所谓神丹甘遂也,或作巴豆。"然,《伤寒例》云:"神丹安可以误发,甘遂何可以妄攻。"可见神丹似属发散之剂。从条文中有关服"丸药"下后出现的症状看,多有通便但不泄热的功效。以丸药下之,此属误治,故仲景曰"此非其治也"。

"此本柴胡证"至"此非其治也"是仲景自注句。

“潮热者，实也”，与前文“此非其治也”，文气不贯，而与“日晡所发潮热，已而微利”相贯。潮热，成无已释云：“潮热，若潮水之潮，其来不失其时也。一日一发，指时而发者，谓之潮热。若日三五发者，即发热也。”日人伊藤凤山驳之曰：“此说非也，《阳明病篇》曰，阳明病，脉浮而紧者，必潮热，发作有时。果若如成氏所说，一日一发，指时而发者，谓之潮热，则‘发作有时’一句属蛇足。其说之非，可以知矣。”[1] 伊藤凤山对成无己的驳言是有道理的。

日晡，申时，下午四时前后。所，通许，不定之辞，表略数。今人解潮热为“定时发热，如潮水之汛定时而至”或“发热如大海涨潮一样，多于午后定时而发”。非是。若果如所言，潮热是“发热如大海涨潮一样，多于午后定时而发”，那么，除了午后之外的时间，阳明病发热是否成为个别现象？即阳明病除了所谓午后发潮热，其他时间，比如上午，发热还是不发热？如果上午也发热，那么是否说上午之发热称之为“发热”，下午之发热则称之为“潮热”呢？

潮热，除本条之外，还见于第137条“日晡所，小有潮热”；第201条“必潮热，发作有时”；第208条“有潮热者，此外欲解”；第209条“阳明病，潮热”；第212条“日晡所，发潮热，不恶寒”；第214条“阳明病，谵语，发潮热”；第215条“阳明病，谵语，有潮热”；第220条“二阳并病，太阳证罢，但发潮热”；第229条“阳明病，发潮热，大便溏”；第231条“阳明中风”，“胁下及心痛”，“一身及目悉黄，小便难，有潮热”。另第208条又云：“其热不潮，未可与承气汤。”从这些条文中的潮热可见：①潮热不等于发热。即发热时，不一定有潮热现象，故有“其热不潮”之说；②不论有无潮热现象，这些病证都有发热症状。即潮热是在发热症状持续存在状况下一种特殊的发热现象。③虽文中多处提到日晡所发潮热，但日晡所发热并非都是潮热。同时，潮热也并非都发于日晡所，而且潮热也不是定时而发。所谓“必潮热发作有时”，并非说发热定时发作就是潮热，而是言潮热现象有时发作，有时不发作。

综上所述，潮热并不是表述发热如大海涨潮一样，午后定时而发。潮热不含有发热与时间的关系，而是表述病人发热的感觉，即在持续发热的同时，一阵阵地有如潮水上涌的烘热感，其时病人发热加重，反映里热外蒸之病势。这种发热现象，可以不定时出现，而由于天人相应关系的影响，以午后四时前后尤为明显。在杂病，阴虚火旺的病人也可见于夜间潮热，且伴有骨蒸盗汗。

本证原属太阳病柴胡证而兼有阳明里热，本可用大柴胡汤枢外清内，一举而病解。由于误用“丸药”攻下，侥幸柴胡证仍在，“胸胁满而呕”未去；虽便通微利，但里热滞留，故日晡所发潮热，对此，仲景先用小柴胡汤以解外，再用柴胡加芒硝汤以彻里。柴胡加芒硝汤系小柴胡汤小剂（约原方1/3）以枢转气机向外，再加芒硝二两意在涤热，清阳明里热以折其外蒸上涌之势。

伤寒十三日，过经谵语者，以有热也，当以汤下之。若小便利者，大便当

---

① 郭秀梅，岡田研吉．日本医家伤寒论注解辑要［M］．北京：人民卫生出版社，1996

硬，而反下利，脉调和者，知医以丸药下之，非其治也。若自下利者，脉当微厥，今反和者，此为内实也，调胃承气汤主之。五十五。用前第三十三方。 [105]

《脉经》 伤寒十三日，过经而谵语，内有热也，当以汤下之。小便利者，大便当坚，而反利，其脉调和者，知医以丸药下之，非其治也。自利者，其脉当微厥，今反和者，此为内实，属承气汤证。(病发汗吐下以后证)

《金匮玉函经》 伤寒十三日，过经而谵语，内有热也，当以汤下之。小便利者，大便当坚，而反下利，其脉调和者，知医以丸药下之，非其治也。自利者，其脉当微厥，今反和者，此为内实也，调胃承气汤主之。(辨太阳病形证治上、辨发汗吐下后病形证治)

《千金翼方》 伤寒十三日，过经而谵语，内有热也，当以汤下之。小便利者，大便当坚，而反利，其脉调和者，知医以丸药下之，非其治也。自利者，其脉当微厥，今反和者，此为内实，宜承气汤。(太阳病用承气汤法)

本条论述太阳病迁延日久，谵语内实，误用丸药下之，虽泻大便，但里热滞留，当治以调胃承气汤涤其热。

伤寒六日为一经，七日为过经，十三日为复过一经(见第384条)。本证伤寒已十三日，故属"过经"之列，其时症见谵语，此是邪热入里，仲景文曰"以有热也"，意谓里热已盛，病已转属阳明，治当清热荡实，故文曰"当以汤下之"。谵语，谵，疾而寐语也，神志不清状态下的胡言乱语，且声高气粗。此系里热炽盛，上扰神明所致。

阳明病，至谵语的程度，且小便利，一则因热盛津枯肠燥，二则因阳明燥化，强化水液泌别，故小便利，大便硬。今症见大便不仅不硬，反而下利，此与谵语、小便利病机不符，说明本证中，"下利"这个症状不是阳明里热所致。那么，此"下利"原因何在呢？对此，仲景通过分析指出："知医以丸药下之，非其治也。"本证原本大便硬，医误以丸药下之，导致大便虽泻，但里热留滞。若此"下利"是因虚寒所致，那么，其脉当"微厥"，厥，逆也，不顺也，言其脉当显虚象。今其脉象与谵语之热象相符合，和，平也；知其病机仍属阳明里热，故与调胃承气汤以清肠胃之里热。

调胃承气汤在本论中，首见于第29条，次见于第70条。方用大黄、芒硝、甘草。大黄，《神农本草经》谓其"荡涤肠胃，推陈致新，通利水谷，调中化食，安和五脏"。芒硝，《神农本草经》主五脏积热。甘草，调胃和中，安和硝、黄之峻。本方虽有通便之效，但在此却以涤热为治。与第29条中用法对比，本证服调胃承气汤，以"温顿服之"，意在涤热，而前者"少少温服之"，则属轻剂和胃。

太阳病不解，热结膀胱，其人如狂，血自下，下者愈。其外不解者，尚未可攻，当先解其外；外解已，但少腹急结者，乃可攻之，宜桃核承气汤。方五十六。后云，解外宜桂枝汤。 [106]

桃仁五十个，去皮尖　大黄四两　桂枝二两，去皮　甘草二两，炙　芒硝二两

右五味，以水七升，煮取二升半，去滓，内芒硝，更上火，微沸下火。先食温服五合，日三服。当微利。

《脉经》 太阳病不解，热结膀胱，其人如狂，血必自下，下者即愈。其外未解者，尚

未可攻，当先解其外，属桂枝汤证。（病可发汗证）

《脉经》 太阳病不解，热结膀胱，其人如狂，血自下，下之即愈。其外未解，尚未可攻，当先解外；外解，小腹急结者，乃可攻之，属桃人承气汤。（病可下证）

《金匮玉函经》 太阳病不解，热结膀胱，其人如狂，血自下，下者即愈。其外不解，尚未可攻，当先解其外；外解，小腹急结者，乃可攻之，宜桃核承气汤。（辨太阳病形证治上、辨可发汗病形证治、辨可下病形证治）

《千金翼方》 太阳病未解，热结膀胱，其人如狂，其血必自下，下者即愈。其外未解，尚未可攻，当先解其外，宜桂枝汤。（太阳病用桂枝汤法）

《千金翼方》 太阳病不解，热结膀胱，其人如狂，血自下，下者即愈。其外不解，尚未可攻，当先解其外；外解，少腹急结者，乃可攻之，宜桃核承气汤。（太阳病用承气汤法）

《太平圣惠方》 太阳病不解，结热在膀胱，其人如狂，其血自下。其外不解，尚未可攻，当解其外，宜桂枝汤；外已解，小腹结者，乃可攻之，宜桃仁承气汤。（辨太阳病形证）

本条论述太阳病热结膀胱，其人如狂可有两种转归。指出，若攻瘀血，当先解其外。

太阳病不解，表邪逐渐化热，可形成外滞于表，内迫于下焦膀胱之势。若热结膀胱，热势鸱张，热与血互结，血热熏蒸，上蒙心窍，扰乱心神，则神志迷乱如狂。血结下焦，滞涩痹阻，则必少腹拘急、硬满、疼痛。

若病势尚属轻浅，虽血热互结，然血瘀之势初成，炽热有迫血下行之势；若下血，血热并泄，则病有自愈倾向，故文曰“血自下，下者愈”。

若热结血瘀已至不能自下的程度，则治当清热化瘀。仲景特别告诫，当遵循先解外，后攻里的原则，解外当用桂枝汤。按：《辨可发汗病脉证并治》云：“当先解其外，属桂枝汤证。”《金匮玉函经》作：“宜桂枝汤。”外解已，乃可攻里，方用桃核承气汤，本方以调胃承气汤荡涤里热，以桂枝、桃核通络破血，且大黄“主下瘀血、血闭”（《神农本草经》），诸药合用，取清热化瘀之效。俟热清瘀散，则必神醒狂宁，少腹自安。

按：先食温服五合，先食，餐前。

伤寒八九日，下之，胸满烦惊，小便不利，谵语，一身尽重，不可转侧者，柴胡加龙骨牡蛎汤主之。方五十七。 ［107］

柴胡四两　龙骨　黄芩　生姜切　铅丹　人参　桂枝去皮　茯苓各一两半　半夏二合半，洗　大黄二两　牡蛎一两半，熬　大枣六枚，擘

右十二味，以水八升，煮取四升，内大黄，切如碁子，更煮一两沸，去滓。温服一升。本云柴胡汤今加龙骨等。

《脉经》 伤寒八九日，下之，胸满烦惊，小便不利，谵语，一身不可转侧，属柴胡加龙骨牡蛎汤。（病发汗吐下以后证）

《金匮玉函经》 伤寒八九日，下之，胸满烦惊，小便不利，谵语，一身尽重，不可转侧，柴胡加龙骨牡蛎汤主之。（辨太阳病形证治上、辨发汗吐下后病形证治）

《千金翼方》 伤寒八九日，下之，胸满烦惊，小便不利，谵语，一身不可转侧，柴胡加龙骨牡蛎汤主之。（太阳病用柴胡汤法）

《太平圣惠方》 伤寒六日，下之，胸满烦惊，小便不利，谵语，一身不可转侧，宜柴胡汤。（辨厥阴病形证）

本条论述伤寒迁延日久，误下邪陷，三焦阻滞，热扰心神的证治。

本证伤寒虽已八九日，证有化热的可能，但表证未解，故下后出现变证。误下一方面使正气受挫，另一方面导致表邪内陷。

下后心阳已虚，本不耐邪扰，而由于表邪内陷，热扰于心，故当神志清醒时，症见心烦；而当神识昏蒙时，则症见谵语；心不敛神，心神游移浮越，则惊怖不宁。

三焦为水火之通路，表邪内陷，邪结三焦；三焦阻滞，决渎失调，则小便不利；三焦阻滞，火不宣达，热阻于膈，则胸满；热壅于肌肉，则身重、转侧不利。

本证为水火失调，虚实错杂。一方面，心阳不足，同时又邪热扰心，心神浮越；另一方面，水道不通，水不化气，小便不利，同时又火不宣达，热壅则满则重。故治以宣达郁阳、通利三焦、壮心敛神、镇惊除烦之法，方用柴胡加龙骨牡蛎汤。本方以小剂柴胡汤（约半量）去甘草，意在宣达郁阳，枢转内陷之邪以除胸满；半夏开三焦结气，配黄芩、大黄通利三焦，三焦清利，热去谵语自止、身重自缓；桂枝配茯苓、生姜，化气行水以利小便；桂枝配人参，壮心阳、益心气，佐以龙骨、牡蛎、铅丹、大枣敛摄心神，安中定悸，镇惊除烦。本方达外安内，散收并用，清补兼施，虽虚实错杂之证，亦收求本之效。

伤寒，腹满谵语，寸口脉浮而紧，此肝乘脾也，名曰纵，刺期门。五十八。［108］

《脉经》 伤寒，腹满而谵语，寸口脉浮而紧者，此为肝乘脾，名纵，当刺期门。（病可刺证）

《金匮玉函经》 伤寒，腹满而谵语，寸口脉浮而紧者，此为肝乘脾，名曰纵，当刺期门。（辨太阳病形证治上、辨可刺病形证治）

《千金翼方》 伤寒，腹满而谵语，寸口脉浮而紧者，此为肝乘脾，名曰纵，宜刺期门。（宜刺）

本条论述伤寒肝旺伐脾，腹满谵语的证治。

伤寒腹满与谵语并见，多见于阳明病，但阳明病的腹满谵语，是里热炽盛，脉当沉实。今腹满谵语并见，脉不沉实而是浮紧，说明本证不是阳明病。谵语是神志不清状态下的语言错乱，且声高气粗，此乃是邪热扰心所致。

本证脉浮而紧，若伴有发热恶寒，必是表证未解，今仲景诊断为“肝乘脾也”，说明本证已没有恶寒症状，已无表证。

今伤寒虽脉紧，但不恶寒，故此“紧”寓涵弦意，此正合《辨脉法》所云：“脉浮而紧者，名曰弦也。”弦为肝脉，本证实属肝气盛实困脾，已成木乘土之势，仲景命之曰“纵”。纵，顺也，意即病机循五行相克顺序克伐。故肝旺伐脾，脾困气滞则腹满；肝旺化火，火扰心神则谵语，火势燎原则发热。期门，肝的募穴，刺期门泻肝气以治其本。

伤寒发热，啬啬恶寒，大渴欲饮水，其腹必满；自汗出，小便利，其病欲解。

此肝乘肺也，名曰横，刺期门。五十九。 [109]

《脉经》 伤寒发热，啬啬恶寒，其人大渴，欲饮酢浆者，其腹必满；而自汗出，小便利，其病欲解。此为肝乘肺，名曰横，当刺期门。（病可刺证）

《金匮玉函经》 伤寒发热，啬啬恶寒，其人大渴，欲饮酢浆者，其腹必满；而自汗出，小便利，其病欲解。此为肝乘肺，名曰横，当刺期门。（辨太阳病形证治上、辨可刺病形证治）

《千金翼方》 伤寒发热，涩涩恶寒，其人大渴，欲饮酢浆截者，其腹必满；而自汗出，小便利，其病欲解。此为肝乘肺，名曰横，宜刺期门。（宜刺）

本条论述伤寒肝旺侮肺，恶寒腹满，小便不利的证治。

从条文中“自汗出，小便利，其病欲解”可知，本证除了发热恶寒，大渴欲饮水，腹满之外尚有无汗、小便不利两个症状。

发热、恶寒、无汗，本属太阳伤寒表证，但伤寒表证，不当大渴欲饮水、腹满、小便不利。从“自汗出，小便利，其病欲解”可知，本证的自愈倾向是缘于气机调达。由此亦可见，本证病机当是气机失调，故仲景诊断为肝乘肺，命之曰“横”。横，逆也，谓肝木与肺金处于五行中的逆向戕伐关系。

气机失调的原因是肝气旺，反侮肺金。肺主皮毛，功在宣发与肃降。肺失于宣发，则皮毛不荣，腠理失和，故发热、恶寒、无汗；肺失于肃降，则水精四布失调，故大渴欲饮。水不化气，脾呆不能散精，故腹满；水道不得通调，故小便不利。

五脏依五行之序生克不息，全赖机体自稳调节，五脏依五行之序乘侮变异，也是依靠机体自稳调节，故本证与前证都有自愈倾向。本证若由无汗而变化为自汗出，必发热恶寒自解；由小便不利而变化为小便利，则必渴饮止而腹自安；说明肺的宣发与肃降功能正在逐渐自调，反映出肝木与肺金的关系由失序而逐渐恢复为有序的过程。期门，肝的募穴，刺之以泄肝气，调整肝木与肺金的关系，从而加速病愈的进程。

太阳病二日，反躁，凡熨其背而大汗出。大热入胃一作二日内烧瓦熨背，大汗出，火气入胃，**胃中水竭，躁烦必发评语；十余日，振栗自下利者，此为欲解也。故其汗从腰以下不得汗，欲小便不得，反呕，欲失溲，足下恶风，大便硬，小便当数，而反不数及不多。大便已，头卓然而痛，其人足心必热，谷气下流故也。** [110]

《脉经》 太阳病二日，而烧瓦熨其背，大汗出。火气入胃，胃中竭燥，必发评语；十余日，振而反汗出者，此为欲解。其汗从腰以下不得汗，其人欲小便反不得，呕欲失溲，足下恶风，大便坚者，小便当数，而反不数及多。便已，其头卓然而痛，其人足心必热，谷气下流故也。（病不可火证）

《金匮玉函经》 太阳病二日，而反烧瓦熨其背，而大汗出。火热入胃，胃中水竭，躁烦必当评语；十余日，振而反汗出者，此为欲解也。其汗从腰以下不得汗，欲小便不得，反呕，欲失溲，足下恶风，大便坚者，小便当数，而反不数及不多。大便已，头卓然而痛，其人足心必热，谷气下流故也。（辨太阳病形证治上、辨不可火病形证治）

《太平圣惠方》 太阳病而熨其背，大汗必出，火气入胃，胃中干渴，必发评语。（辨不可火形证）

本条论述太阳病已有化热之势，反以火迫汗，引发坏病的过程和病机。

本条从文义上可分为四节。“太阳病二日”至“大汗出”为一节，言太阳病发病伊始，发热恶寒等表证俱在，本不当有烦躁症状，而今出现烦躁，说明本证发病虽仅至二日，其病势却已有化热倾向。对此，仲景曾屡屡告诫，只要表证未解，仍当解表，而本证却多次用烧瓦熨其背以发汗，此属误治。凡，常也，屡也。

“大热入胃”至“此为欲解也”为一节。熨其背，大汗出，寒虽去，但火热入里，邪热伤津则渴。阴伤热炽，热扰心神，必神志不宁，故症见烦躁评语。病势虽似急，但熨热入里，经过十余日之久，其热势渐减，正气渐复，机体调动正气，与邪相争，故症见“振栗自利”；此“振栗”是正邪相争之征，此“自利”是正气驱邪外出之象；伴随自利，热随便泄，阴阳遂逐渐趋向自和，故其病有欲解之势。

“故其汗从腰以下不得汗”至“而反不数及不多”为一节，是对前文“熨其背”变证的补述。熨其背，大汗出，火热入里内结，三焦功能失调，气机紊乱，水火通道阻滞。热结于上，蒸于外，故腰以上出汗而下身无汗；热结于上，气不下行，故气逆而呕。三焦决渎不力，气机失调，气不下行，水不下润，热不流布，故大便硬而不畅，足下恶风；虽大便硬，但小便却不数且量少；虽欲小便，却不得尿，但又时时失溲。此属三焦阻滞，气机紊乱。

“大便已”以下为一节，在文意上与前文“振栗自下利者”相贯，表述“振栗自下利”后的病情变化。一旦硬便“自下利”而下，宛若气塞顿除，气机霍然而畅，气、水、热决然而下，故头巅骤然沉坠而空痛。卓，沉也。其人由足下恶风，而变为足心发热。此乃气、水、热等谷食之气流布使然。正胜邪却，气机趋向畅达，故其病欲解。

太阳病中风，以火劫发汗，邪风被火热，血气流溢，失其常度。两阳相熏灼，其身发黄，阳盛则欲衄，阴虚小便难，阴阳俱虚竭，身体则枯燥，但头汗出，剂颈而还，腹满微喘，口干咽烂，或不大便。久则评语，甚者至哕，手足躁扰，捻衣摸床；小便利者，其人可治。 ［111］

《脉经》 太阳中风，以火劫发其汗，邪风被火热，血气流溢，失其常度。两阳相熏灼，其身发黄，阳盛则欲衄，阴虚小便难，阴阳俱虚竭，身体则枯燥，但头汗出，齐颈而还，腹满而微喘，口干咽烂，或不大便。久则评语，甚者至哕，手足躁扰，循衣摸床；小便利者，其人可治。（病不可火证）

《金匮玉函经》 太阳中风，以火劫发其汗，邪风被火热，血气流溢，失其常度。两阳相熏灼，其身发黄，阳盛即欲衄，阴虚小便难，阴阳俱虚竭，身体则枯燥，但头汗出，剂颈而还，腹满微喘，口干咽烂，或不大便。久则评语，甚者至哕，手足躁扰，寻衣摸床；小便利者，其人可治。（辨太阳病形证治上、辨不可火病形证治）

《太平圣惠方》 太阳病中风，以火劫其汗，风被火热，即令血气流泆。当有潮热，其身发黄，阳盛即衄，阴虚即小便难，阴阳俱虚竭，身体枯燥，但头汗出，至颈而还，腹满微喘，口干咽烂，或不大便。甚者哕，手足躁扰，循衣摸床，苦心下满；小便利者，其人可治；

小便不利者,不治。(辨不可火形证)

本条论述太阳中风,以火劫发汗引发坏证的病机、症状及预后。

本条可分三节理解。“太阳病中风”至“失其常度”为一节,表述太阳中风用火法劫汗引发的病机变化。

太阳病中风,本当因势利导,和营卫以解表,而今却以火劫发汗。火法(包括火针、温针、熏法、熨法等)是古人乃至仲景时代常用的发汗方法,此法虽能发汗,但有悖因势利导原则,且火法具有火热炽盛,易于乱气动血的弊端,施用度量难以掌握,故在仲景书中,对用火法引发的坏证多有记述。

本证原本是太阳中风,阳气郁于肤表,症见发热恶寒,却误以火法发汗,火热激发郁阳,以热得热,鼓动气血,气血运行紊乱,故文曰“血气流溢,失其常度”。

“两阳相熏灼”至“或不大便”为一节,表述火劫发汗后即时出现的若干症状。“风”为阳邪,太阳中风之热病,误用熨法,“邪风被火热”,以热得热,此即“两阳相熏灼”之意。邪热亢盛,燔灼营血,迫血妄行,血溢脉外而成离经之血,离经之血经两阳熏灼,蒸变为黄色,则病人身目发黄。

邪热炽盛,上迫熏蒸则但头汗出,剂颈而还,剂,限也;热势上迫动血则鼻衄;热势上迫壅肺则喘促;热灼口咽则口干咽烂;热燥肠胃则腹满或不大便。邪热伤阴耗气,阴津亏乏则小便艰涩;气不熏肤、充身、泽毛,阴不养脏、柔筋、润色,故身体枯燥不荣,神疲倦乏无韵。

“久则谵语”至“其人可治”为一节,表述本证病情迁延,而出现的若干症状。病久热扰心神,神识昏蒙,则可出现胡言乱语之象。若病势进一步发展,胃气衰败,则哕声频频,声音低馁。哕,呃忒,呃逆。若脏衰、精枯、阴竭,则出现手足躁扰不宁,幻觉幻视,撮空理线,摆弄衣角,循摸床边等无意识动作或症状,此属危候,预后不良。若其人“小便利”,言尚有小便,说明气化虽衰竭,但还有一线转机;若其人无尿,则生机垂败,危在即刻。

伤寒脉浮,医以火迫劫之,亡阳,必惊狂,卧起不安者,桂枝去芍药加蜀漆牡蛎龙骨救逆汤主之。方六十。 [112]

桂枝三两,去皮　甘草二两,炙　生姜三两,切　大枣十二枚,擘　牡蛎五两,熬　蜀漆三两,洗去腥　龙骨四两

右七味,以水一斗二升,先煮蜀漆,减二升,内诸药,煮取三升,去滓。温服一升。本云桂枝汤,今去芍药加蜀漆、牡蛎、龙骨。

《脉经》 伤寒脉浮,而医以火迫劫之,亡阳,惊狂,卧起不安,属桂枝去芍药加蜀漆牡蛎龙骨救逆汤。(病不可火证)

《金匮玉函经》 伤寒脉浮,医以火迫劫之,亡阳,惊狂,卧起不安,桂枝去芍药加蜀漆牡蛎龙骨救逆汤主之。(辨太阳病形证治上、辨不可火病形证治)

《千金翼方》 伤寒脉浮,而医以火迫劫之,亡阳,惊狂,卧起不安,桂枝去芍药加蜀漆牡蛎龙骨救逆汤主之。(太阳病杂疗法、忌火)

《太平圣惠方》 伤寒脉浮，而以火逼劫，汗即亡阳，必惊狂，卧起不安。（辨不可火形证）

本条论述太阳伤寒，以火法劫汗，心神浮越，焦虑惊狂的证治。

本条言伤寒脉浮，其证必表邪未解，发热恶寒诸症状仍在，此本当开腠发汗以解表。但医以火法劫夺迫汗，有违因势利导原则。火热入里，伤阴亡阳。心阳耗泄，心神浮越，神不守舍，故神志迷乱则惊狂，心动悸而慌慌；心神不宁则焦虑，卧起不安夜不眠。惊则气乱，狂必生痰，痰热互结，益加惊狂。

本证属火劫迫汗，亡失心阳而惊狂，仲景对其治疗，一方面温通心阳以安神宁志，一方面开结豁痰以定惊狂，治以桂枝去芍药加蜀漆牡蛎龙骨救逆汤。方用桂枝汤去苦阴开破的芍药，以桂枝配甘草壮心阳以定心悸，姜、枣配桂、甘调营卫以和阴阳。加牡蛎、龙骨养精神，定魂魄，安五脏，敛心神以镇惊狂。蜀漆，今本仲景书不重复者凡四见（含附方），是仲景用以治疟之专药，疟必兼痰；在本方中，仲景专用其治痰水结聚，豁痰以定惊狂。

形作伤寒，其脉不弦紧而弱，弱者必渴。被火必谵语。弱者，发热脉浮，解之当汗出愈。 [113]

《脉经》 伤寒，其脉不弦紧而弱，弱者必渴。被火必谵语。弱者，发热脉浮，解之当汗出愈。（病可发汗证、病不可火证）

《金匮玉函经》 伤寒，其脉不弦紧而弱者，必渴。被火必谵语。弱者，发热脉浮，解之当汗出愈。（辨太阳病形证治上、辨可发汗病形证治、辨不可火病形证治）

《千金翼方》 伤寒，其脉不弦紧而弱，弱者必渴，被火必谵语。（忌火）

本条指出，"形作伤寒"而非伤寒的温病，汗出可愈，若被火必谵语。

本证虽有表证，"形作伤寒"，但不是伤寒。其脉不弦紧而弱，弱，是对比而言，是对脉象"不弦紧"的概括，寓涵"单浮不紧"之象，故文曰"弱者，发热脉浮"。本证之所以"形作伤寒"而又不是伤寒，是因其脉浮而不紧，其症发热而渴、不恶寒，根据脉症，当属温病。

本论第6条云："太阳病，发热而渴，不恶寒者为温病"。温热之邪致病，伤阴耗津，其人必渴。仲景云："解之，当汗出愈。"反映了那个时代对温病治疗的认识。"当"汗出愈，说明了"汗出"而"愈"只是一种可能，第6条云："若发汗已，身灼热者，名风温。"从一个"若"字可见，"发汗已，身灼热"只是一种假设或可能，显而易见，另一种可能则是表解病愈。与本条对照可见，温病发汗，在"当"与"不当"之间，其"汗出"有"愈"与"不愈"两种可能。

在文气上"弱者，发热脉浮"与"弱者必渴"相贯。"被火必谵语"，属仲景自注句，以告诫"形作伤寒，其脉不弦紧而弱，弱者必渴"之温病，不可妄用火法。

太阳病，以火熏之，不得汗，其人必躁，到经不解，必清血，名为火邪。 [114]

《脉经》 太阳病，以火熏之，不得汗，其人必躁，到经不解，必有清血。（病不可火证）

《金匮玉函经》 太阳病，以火熏之，不得汗者，其人必燥，到经不解，必清血，名火邪。（辨太阳病形证治上、辨不可火病形证治）

《千金翼方》 太阳病，以火熏之，不得汗，其人必躁，到经不解，必清血。（忌火）

《太平圣惠方》 太阳病，以火蒸之，不得汗者，其人必燥结。若不结，必下清血，其脉躁者，必发黄也。（辨不可火形证）

本条论述太阳病以火熏之迫汗，烦躁便血的病机。

太阳病本当因势利导，发汗散邪以解表，但医以火熏之迫汗而不得汗，邪不得散，热不得泄；火熏之热内攻，以热得热，热扰心神，心不得安，神不得宁，故其人烦躁。

第8条云："太阳病，头痛至七日以上自愈者，以行其经尽故也。"所谓"到经不解"是言本证虽已病至七日，但仍不解。病情迁延，火热炽盛郁迫，郁火伤阴动血，故症见清血。清，同圊，厕也。清血，即大便下血。

本证虽原本为太阳病，但以火熏之，不得汗，故变证蜂起，其病机变化缘于火熏。庞安时云："医以火卧床下，或周身用火迫劫汗，或熨，或误灸，皆属火邪也。"① 从发病言，缘于火熏，故"名为火邪"；从病机言，缘于邪火内攻，故火邪即邪火。

脉浮热甚，而反灸之，此为实。实以虚治，因火而动，必咽燥吐血。［115］

《脉经》 脉浮热甚，而灸之，此为实，实以虚治，因火而动，咽燥必唾血。（病不可灸证）

《金匮玉函经》 脉浮热盛，而灸之，此为实，实以虚治，因火而动，咽燥必吐血。（辨太阳病形证治上、辨不可灸病形证治）

《千金翼方》 脉浮热甚，而反灸之，此为实，实以虚治，因火而动，咽燥必唾血。（忌灸）

本条指出脉浮热甚而属温病者，误用灸法，火热伤津动络，必咽燥吐血。

脉浮主表，"热甚"而不恶寒，必口渴。此与"太阳病，发热而渴，不恶寒者，为温病"对照，本证当属温病，属温热实证。灸法温阳散寒，属治虚寒之法；温病而用灸法，犯实实之诫，故文曰"实以虚治"。其证以热得热，必热盛火炽，火热伤津，故咽燥渴甚；火热上壅，伤阴动络，故症见吐血。

微数之脉，慎不可灸，因火为邪，则为烦逆。追虚逐实，血散脉中，火气虽微，内攻有力，焦骨伤筋，血难复也。脉浮，宜以汗解，用火灸之，邪无从出，因火而盛，病从腰以下必重而痹，名火逆也。欲自解者，必当先烦，烦乃有汗而解。何以知之？脉浮，故知汗出解。［116］

《脉经》 微数之脉，慎不可灸，因火为邪，则为烦逆，追虚逐实，血散脉中，火气虽微，内攻有力，焦骨伤筋，血难复也。（病不可灸证）

① 庞安时．伤寒总病论［M］．北京：人民卫生出版社，1989

《脉经》 脉浮，当以汗解，而反灸之，邪无从去，因火而盛，病从腰以下必当重而痹，此为火逆。若欲自解，当先烦，烦乃有汗，随汗而解。何以知之？脉浮，故知汗出当解。（病不可灸证）

《金匮玉函经》 微数之脉，慎不可灸，因火为邪，则为烦逆。追虚逐实，血散脉中，火气虽微，内攻有力，焦骨伤筋，血难复也。（辨太阳病形证治上、辨不可灸病形证治）

《金匮玉函经》 脉浮，当以汗解，而反灸之，邪无从出，因火而盛，病从腰以下必当重而痹，此为火逆。（辨太阳病形证治上、辨不可灸病形证治）

《金匮玉函经》 欲自解者，必当先烦，乃有汗，随汗而解。何以知之？脉浮，故知汗出而解。（辨太阳病形证治上、辨不可灸病形证治）

《千金翼方》 微数之脉，慎不可灸，因火为邪，则为烦逆。（忌灸）

《千金翼方》 脉浮，当以汗解，而反灸之，邪无从去，因火而盛，病从腰以下必重而痹，此为火逆。（忌灸）

《太平圣惠方》 凡微数之脉，不可灸，因热为邪，必致烦逆，内有损骨伤筋血枯之患，脉当以汗解，反以灸之，邪无所去，因火而盛，病当必重，此为逆治，若欲解者，当发其汗而解也。（辨不可灸形证）

本条论述温病误火，表邪未解，火热之邪伤阴的病机、脉症及预后。

本条可分四节理解。第一节从文首至"则为烦逆"。"微数之脉"，微，不是微脉，而是对数脉脉形、脉率的描述，即脉数而无力，且仅稍数而已，此属阴虚内热。灸法适用于阳虚里寒之证，故仲景指出本证"慎不可灸"。若误用灸法，艾灸之热，化为火邪而内攻，阴虚内热而复得热，必愈加伤阴阴更虚，内热得热热益甚，故热伤心神，心胸烦乱而逆满。

第二节"追虚逐实，血散脉中，火气虽微，内攻有力，焦骨伤筋，血难复也"，属仲景自注句，是对前文"因火为邪，则为烦逆"的注文，是对火逆的病机做进一步的阐释。"追虚逐实"，"虚"，谓阴虚，"实"，谓内热。火邪逼迫追逐阴虚则阴更虚，火邪逼迫追逐内热则热益甚。血本行于脉中，所谓"血散脉中"，此乃形容火邪内攻，血游溢流散而不濡养。"火气虽微，内攻有力"，乃言艾灸之火热，虽似不足以盛大，但热聚力猛，内攻有力。下文"脉浮，宜以汗解"，在文气上与"因火为邪，则为烦逆"相贯。

第三节从"脉浮，宜以汗解"至"名火逆也"。若将"脉浮，宜以汗解"与"微数之脉，慎不可灸"合看，则可见本条所述，其脉象当是浮而稍数无力，证属温病。温病误火，表邪未解，火热之邪伤阴。脉浮主表，"宜以汗解，用火灸之，邪无从出"。此处之"宜以汗解"与"用火灸之"是对比之言，是针对脉浮而言。若误用灸法，表邪不从表出而内入，温热之邪得艾火之助，热势炽盛，则"内攻有力，焦骨伤筋"。病至"焦骨伤筋"，必已伤及肝肾，肝肾精血亏损，腰、腿、足因痹而重。痹，麻木。此证因误用火灸而发，故仲景名之曰"火逆"。

上述火逆证，阴虚火盛，病至"焦骨伤筋"的程度，虽属难治之证，但机体阴阳气血通过自身内在的调节，正气逐渐恢复，因此病仍有自愈的趋势。

第四节从"欲自解者"以下，是对自愈过程的描述。"欲自解者"，欲，言"自解"仅是一种可能。病至“焦骨伤筋”且“病从腰以下必重而痹”,其脉必已不浮。当脉由不浮而变为脉浮时,其症见周身烦热,伴随着烦热,身濈然汗出而病解,这是正气恢复,阴阳自和,气血和顺的表现。所谓“自解”,是一个过程,通过阴阳气血的不断调节,病由“欲解”而逐渐向愈。

烧针令其汗,针处被寒,核起而赤者,必发奔豚。气从少腹上冲心者,灸其核上各一壮,与桂枝加桂汤,更加桂二两也。方六十一。 [117]

桂枝五两,去皮　芍药三两　生姜三两,切　甘草二两,炙　大枣十二枚,擘

右五味,以水七升,煮取三升,去滓。温服一升。本云桂枝汤,今加桂满五两。所以加桂者,以能泄奔豚气也。

《脉经》 烧针令其汗,针处被寒,核起而赤者,必发贲豚。气从少腹上撞心者,灸其核上一壮一本作各一壮,与桂枝加桂汤。(病可发汗证、病可灸证)

《金匮玉函经》 烧针令其汗,针处被寒,核起而赤者,必发贲豚。气从少腹上冲心者,灸其核上各一壮,与桂枝加桂汤。(辨太阳病形证治上、辨可发汗病形证治、辨可灸病形证治)

《千金翼方》 烧针令其汗,针处被寒,核起而赤者,必发奔豚。气从少腹上冲者,灸其核上一壮,与桂枝加桂汤。(太阳病杂疗法)

本条论述烧针劫汗,引发奔豚的证治。

烧针等火法在仲景时代及其以前,是常用的发汗法,此从《黄帝内经》中可见一斑,至仲景时代,对火法的危害逐渐有了认识,关于火法引发的变证,在《伤寒论》中多有记载。

本证原属发汗之证,故云“令其汗”,但不是用汤药发汗以因势利导,而是用烧针劫取其汗。这样,一方面,针后,将息不善,针孔感受寒邪,针孔局部气血凝滞,故针处红肿结硬;另一方面,烧针劫汗,动伤心阳,心阳虚,不能制下,寒邪循针孔内侵,引动下焦水寒之气上乘,病人自觉有气从少腹上冲心胸。对此,仲景称为奔豚。

在治疗方面,仲景先用艾炷灸其针孔红赤结核处,以温局部寒凝,活血散结。再治以桂枝加桂汤,和营卫,壮心阳,平冲降逆。方后注明言,“所以加桂者,以能泄奔豚气也”(参见第15条)。

火逆。下之,因烧针烦躁者,桂枝甘草龙骨牡蛎汤主之。方六十二。 [118]

桂枝一两,去皮　甘草二两,炙　牡蛎二两,熬　龙骨二两

右四味,以水五升,煮取二升半,去滓。温服八合,日三服。

《脉经》 火逆。下之。因烧针烦躁,属桂枝甘草龙骨牡蛎汤。(病发汗吐下以后证)

《金匮玉函经》 火逆。下之,因烧针烦躁者,桂枝甘草龙骨牡蛎汤主之。(辨太阳病形证治上、辨发汗吐下后病形证治、辨不可火病形证治)

《千金翼方》 火逆。下之,因烧针烦躁者,桂枝甘草龙骨牡蛎汤主之。(太阳病杂

疗法)

本条论述先下虚其里,后烧针迫其内,火逆烦躁的证治。

本条“下之,因烧针烦躁者”一句,是仲景自注文,是对前文“火逆”的注释。从文气上看,本条正文是“火逆,桂枝甘草龙骨牡蛎汤主之。”此与《金匮要略方论·惊悸吐衄下血胸满瘀血病脉证治第十六》之“火邪者,桂枝去芍药加蜀漆牡蛎龙骨救逆汤主之”同例。用现代语法表述,“下之,因烧针烦躁者”系“火逆”的同位语。

本证“火逆”是先下之后,而又用烧针引发的,其症状表现是“烦躁”。本证是下后先虚其里气,中焦阳气已显虚馁,再误以烧针,虽火热内迫,耗散心阳,但却无“两阳相熏灼”以热得热之势,故只能引发烦躁,而不至于引发其“狂”。仲景治以桂枝甘草龙骨牡蛎汤,方用桂枝配甘草以壮心阳,加牡蛎、龙骨摄敛心神、镇静定志以除烦躁。

太阳伤寒者,加温针必惊也。 [119]

《脉经》 伤寒,加温针必惊。(病不可火证)

《金匮玉函经》 太阳伤寒,加温针必惊。(辨太阳病形证治上、辨不可火病形证治)

《千金翼方》 伤寒,加温针必惊。(太阳病杂疗法)

《千金翼方》 伤寒,加火针必惊。(忌火)

本条指出太阳伤寒,误用温针可引发惊怖恐惧之证。

对太阳伤寒的治疗,本应因势利导,用汤药发汗解表。火法虽能逼汗,但属自外而内的劫迫,不仅不能解表,反而火热内攻,耗阴损阳,尤其易伤心阳。心阳浮越,神不守舍,轻则烦躁,重则惊狂。另外,火针、温针从视觉和感觉方面,易引发惊怖恐惧而气乱,气乱则心神不宁,轻则心悸不安,重则惊恐神越。

太阳病,当恶寒发热,今自汗出,反不恶寒发热,关上脉细数者,以医吐之过也。一二日吐之者,腹中饥,口不能食;三四日吐之者,不喜糜粥,欲食冷食,朝食暮吐。以医吐之所致也。此为小逆。 [120]

《脉经》 太阳病,当恶寒而发热,今自汗出,反不恶寒发热,关上脉细而数,此医吐之过也。若得病一日、二日吐之,腹中饥,口不能食;三日、四日吐之,不喜糜粥,欲食冷食,朝食暮吐。此医吐之所致也。此为小逆。(病不可吐证)

《金匮玉函经》 太阳病,当恶寒而发热,今自汗出,反不恶寒而发热,关上脉细而数,此医吐之故也。一日、二日吐之者,腹中饥,口不能食;三日、四日吐之者,不喜糜粥,欲食冷食,朝食夕吐。以医吐之所致也。此为小逆。(辨太阳病形证治上、辨不可吐病形证治)

《千金翼方》 太阳病,恶寒而发热,今自汗出,反不恶寒而发热,关上脉细而数,此吐之过也。(忌吐)

《太平圣惠方》 太阳病,恶寒而发热,自汗出,而反不恶寒热,关上脉细数者,不可吐之。(辨不可吐形证)

本条论述太阳病误用吐法,重伤胃气引发坏病的过程及其表现。

太阳病，本当恶寒发热，但，今病人现症是“自汗出，反不恶寒发热，关上脉细数”，根据什么来判断本证是由太阳病而不是其他病证变化来的呢？从发病与脉症分析，本证还应当有“头项痛”和“脉浮”，否则就难以确定本证原本是太阳病。另外，对于本证的脉象，条文中只表述为“关上脉细数”，而“关上脉细数”却不是本证脉象的全部，此仅仅是突出其脉象特点。那么，寸脉和尺脉又应当是什么脉象呢？条文中未讲，根据病情，只有“脉浮”才符合病机变化和本条文义。

综上所述，本证病人的现有症状应当是头痛，自汗出，脉浮而关上兼见细数，以及腹中饥、口不能食，或者不喜糜粥，欲食冷食，朝食暮吐。根据头痛、脉浮，可以确定本证原本是太阳病。根据关上脉细数，自汗出，不恶寒发热，以及腹中饥、口不能食，或者不喜糜粥、欲食冷食、朝食暮吐，可以确定本证是由太阳病误用吐法所致。

太阳病，治以吐法，虽属误治，但吐法能引邪上越，宣导正气，且在吐的过程中伴有汗出，故吐法寓有散邪之效。本太阳病误用吐法，表邪外散，伴随汗出而热退寒息。表邪虽散，但散而未尽，故仍头痛、寸脉仍有浮象。吐法虽能宣导正气，但涌吐力峻，易伤正气，尤其容易直接伤及胃气。

本证伤寒，在发病早期一二日间，误用吐法，大量涌吐，旋即胃阴耗伤，故症见腹中饥，口不能食。其脉“关上细数”，关主脾胃，细主津液耗失、胃阴不足；数主阴虚胃燥、虚火客胃。故其人虽腹中饥，但不能食，此为虚中有热之象。

如果伤寒三四日邪正交争之际，误用吐法，涌吐必伤正气。一方面，重伤胃气，则胃阳不足，胃冷不纳，故不喜糜粥，朝食暮吐。另一方面，吐则胃燥乏津，虚火自生，故又欲食冷食，此属虚寒虚热错杂之证。对比火逆和下法引发的严重变证，吐法引发的变证尚属轻微，故仲景云“此为小逆”。

本条前有“以医吐之过也”，后又有“以医吐之所致也”，读起来似乎文理复沓，实际上，本条从“一二日吐之者”至“以医吐之所致也”一节，是对前文“以医吐之过也”的自注文，是对误吐进一步的分析，指出发病后不同日期的误吐，可导致不同的变证。

在文气上，“此为小逆”，与前文“以吐之过也”相贯。

太阳病吐之，但太阳病当恶寒，今反不恶寒，不欲近衣，此为吐之内烦也。 [121]

《脉经》 太阳病吐之者，但太阳病当恶寒，今反不恶寒，不欲近衣，此为吐之内烦也。（病不可吐证）

《金匮玉函经》 太阳病吐之，但太阳病当恶寒，今反不恶寒，不欲近衣，此为吐之内烦也。（辨太阳病形证治上、辨不可吐病形证治）

本条论述太阳病吐后伤津，化燥化热的证治。

太阳病，恶寒是其主要特征之一。今误用吐法，表证虽解，但伤津化燥，里热始盛，其人不恶寒，不欲近衣，近衣则因热而烦。此为吐后伤津化燥化热，虽“烦”显现于外，而“因”却源于内，故仲景云“此为吐之内烦也”。与本论第248条“伤寒吐后，腹胀满者，与调胃承气汤”对照，虽然在症状表现上有轻重之分，但其病机却是相同的。

病人脉数，数为热，当消谷引食，而反吐者，此以发汗，令阳气微，膈气虚，脉乃数也。数为客热，不能消谷。以胃中虚冷，故吐也。 [122]

《脉经》 病人脉数，数为有热，当消谷引食，反吐者，医发其汗，阳微，膈气虚，脉则为数。数为客阳，不能消谷。胃中虚冷，故令吐也。（病不可发汗证）

《金匮玉函经》 病人脉数，数为热，当消谷引食，而反吐者，以医发其汗，阳气微，膈气虚，脉则为数。数为客热，不能消谷。胃中虚冷，故吐也。（辨太阳病形证治上、辨发汗吐下后病形证治）

《千金翼方》 病人脉数，数为热，当消谷引食，而反吐者，以医发其汗，阳气微，膈气虚，脉则为数。数为客热，不能消谷。胃中虚冷，故吐也。（发汗吐下后病状）

本条论述伤寒发汗不当，引发胃中虚冷，虚热脉数、呕吐的病机。

根据条文归纳可见，本条现证病人的脉象是数，症状是呕吐。仲景以此脉症，分析本证的发病过程和病机。数脉最常见的病机是"热"，如果是热在中焦，胃热亢盛，其人当消谷善饥，胃纳多食，其脉必数而有力。今病人症见呕吐，则是因为发汗过多，伤及中焦阳气与膈气，"令阳气微"，所谓膈气即胸中之阳气。中焦阳虚，胸中气馁，阳虚则脉迟，气虚则脉微，此属其常。而当中焦阳气与膈气虚到一定程度时，则阳虚失于敛束，气虚失于摄持，其时脉既不迟也不微，而是数且无力，此属其变；此时，病人呕吐力怯，没有底气，语言声低气馁。

论其常，数本主热，而本证的脉数，与病机对照，其脉数只是一种暂时的"假热"之象。此之"脉数"，曲折地而不是直接地反映中焦阳气与膈气大虚的病机。本证数脉作为暂时的"假象"，不可能持久地持续存在，仲景把此时此证的数脉所主，称之为"客热"，故文曰"数为客热，不能消谷"。条文最后以"胃中虚冷"概括出本证的病机。

太阳病，过经十余日，心下温温欲吐，而胸中痛，大便反溏，腹微满，郁郁微烦。先此时自极吐下者，与调胃承气汤。若不尔者，不可与。但欲呕，胸中痛，微溏者，此非柴胡汤证，以呕故知极吐下也。调胃承气汤。六十三。用前第三十三方。 [123]

《脉经》 太阳病，过经十余日，心下温温欲吐，而胸中痛，大便反溏，其腹微满，郁郁微烦。先时自极吐下者，与承气汤。不尔者，不可与。欲呕，胸中痛，微溏，此非柴胡汤证，以呕故知极吐下也。（病发汗吐下以后证）

《金匮玉函经》 太阳病，过经十余日，心下嗢嗢欲吐，而又胸中痛，大便反溏，其腹微满，郁郁微烦。先时自极吐下者，与调胃承气汤。不尔者，不可与。反欲呕，胸中痛，微溏，此非汤证，以呕故知极吐下也。（辨太阳病形证治上、辨发汗吐下后病形证治）

《千金翼方》 太阳病，过经十余日，心下温温欲吐，而胸中痛，大便反溏，其腹微满，郁郁微烦。先时自极吐下者，宜承气汤。（太阳病用承气汤法）

本条论述太阳病大吐大下后，胃气失和、肠道热滞的证治。

本条是诊病过程的记述。病人现症是"心下温温欲吐，而胸中痛，大便反溏，腹微满，郁郁微烦"，仅仅根据这些症状，怎么能知道本证是"太阳病，过经十余日"？仲景是通对问诊，对发病过程中的若干症状，以及发病时间进行分析，从而对原发病做出诊断，即原发病是“太阳病”，且已“过经十余日”。由于病人现症中已经没有发热恶寒等表证，所以原本的“太阳病”，“过经十余日”，表证已解。

太阳病过经十余日，表证已解，本当身体和而病愈，但今其病未愈，而症见心下温温欲吐，胸中痛，大便溏，腹微满，郁郁微烦等一系列较复杂的症状。纵观这些症状，既不是结胸、痞硬、协热利、水停三焦、血结下焦，也不是少阳病、阳明病、或三阴病。仲景通过问诊，得知本证病人此前曾用过下法和吐法，故病人现证属太阳病误用吐法与下法引发的坏病。本论第16条云：“太阳病三日，已发汗，若吐，若下，若温针，仍不解者，此为坏病。”文曰“先此时自极吐下者”，不仅仅是提示此前曾用过吐法和下法，更主要的是对病人现症的概括。

胃气以降为顺，大吐伤胃，胃气失和，胃中搅扰不宁，故温温欲吐。温通愠，温温谓恶心、愦闷状。大力涌吐，戕伐膈气，胸膈气滞，故胸中痛。大下引致表邪内陷，里热始盛，故症见郁郁微烦，按：郁郁，志不伸也；肠道热滞，故腹满便溏（参见第104条）。纵观上述诸症状，胸中痛、恶心欲吐与郁郁微烦、腹满便溏并见，证属胃气不和，肠道里热。故治以调胃降气、清泻肠道里热，方用调胃承气汤。

由于本证不是太阳病发病的自然过程，故其若干症状，都具有特异性。在本证发生、变化过程中，反映出特定的病机，即太阳病吐下后胃气失和、肠道热滞，故方用调胃承气汤。若离开本证的特定发病过程，则不可以用调胃承气汤，如“心下温温欲吐”“腹微满”“便溏”“郁郁微烦”等，也可见于太阳病发病过程中的小柴胡汤证、大柴胡汤证以及柴胡加芒硝汤证。本证虽有“心下温温欲吐”“大便溏”症状，却用调胃承气汤，其前提是“先自极吐下”的特定过程，故仲景文曰“若不尔者，不可与”。

最后一节，“但欲呕，胸中痛，微溏者，此非柴胡汤证，以呕故知极吐下也”，是仲景的自注句，特别指出“但欲呕，胸中痛，微溏者”虽似柴胡证，但在本证中，却不是柴胡证。若离开本证发病的特定过程，离开其他的若干症状，而只是孤立地看待“呕吐”“便溏”，仲景也是不可能选用调胃承气汤的。

太阳病六七日，表证仍在，脉微而沉，反不结胸，其人发狂者，以热在下焦，少腹当硬满，小便自利者，下血乃愈。所以然者，以太阳随经，瘀热在里故也，抵当汤主之。方六十四。 [124]

水蛭熬　虻虫各三十个，去翅足，熬　桃仁二十个，去皮尖　大黄三两，酒洗

右四味，以水五升，煮取三升，去滓。温服一升，不下更服。

《脉经》 太阳病六七日，表证续在，其脉微沉，反不结胸，其人发狂，此热在下焦，少腹当坚而满，小便自利者，下血乃愈。所以然者，以太阳随经，瘀热在里故也，属抵当汤。（病可下证）

《金匮玉函经》 太阳病七八日，表证仍在，其脉微沉，反不结胸，其人发狂，此热在下焦，少腹当坚而满，小便自利者，下血乃愈。所以然者，太阳随经，瘀热在里故也。（辨太阳病形证治上、辨可下病形证治）

《千金翼方》 太阳病六七日出，表证续在，脉微而沉，反不结胸，其人发狂者，以热在下焦，少腹坚满，小便自利者，下血乃愈。所以然者，以太阳随经，瘀热在里故也。宜下之，以抵当汤。（太阳病杂疗法）

《太平圣惠方》 太阳病，七八日，脉微浮者，其人发狂，此下焦有热，小腹当坚而满，小便自利，下血乃愈。瘀热在里故也，宜下之。（辨可下形证）

本条论述太阳病瘀热在里，热结下焦，少腹硬满的证治。

太阳病六七日，表证仍在，其脉当"浮"，而本证却脉微而沉。本论第135条云："伤寒六七日，结胸热实，脉沉而紧，心下痛，按之石硬。"本证虽太阳病六七日，脉沉，但未见"膈内拒痛"，"心下痛，按之石硬"，说明其病未发结胸。

其人症见发狂、少腹硬满、小便自利，仲景诊断为"热在下焦"；而此下焦之热是"太阳随经，瘀热在里故也"。太阳表邪之所以有可能"随经""瘀热"，是因为本太阳病表证无汗，若其表证汗多，热随汗泄，即使有热，但其热"随经""瘀热"的可能性则比较少。

表邪之热能够随"经"入里，故此处之"经"是指经络而言。是表邪之热随太阳经络由表入里。"经"，在《伤寒论》六病诸篇中，见于14个条文，它的含义在不同的条文中，在不同的语境下所指不同，大体可有几个方面的含义：①表述过程。"经"表述"过程"，这在《伤寒论》中是特殊用法。这种用法见《伤寒论》六病诸篇中的第103条"过经十余日"，第105条"过经谵语"，第114条"到经不解"，第123条"过经十余日"，第217条"过经乃可下之"，第384条"经尽故也""到后经中""复过一经"，这些条文中的"经"字都是表述"过程"，这是张仲景观察外感病的变化，从中总结出来的规律，是以6天为一个过程，这个"过程"叫着"经"。②表述经络。"经"字在《伤寒论》中，根据文理、文义与医理，也有是表述经络的，如第67条"发汗则动经"，第60条"经脉动惕"，第124条"所以然者，以太阳随经，瘀热在里故也"。这些条文中的"经"都是表述经脉或经络。③表述月经。如第143条、第145条"经水适来"，第144条"经水适断"；在《金匮要略·妇人妊娠病脉证并治》"经断未及三月"。这些"经"字，都是表述月经无疑。④在特定语境下，泛指特定"方向"。如太阳病篇第30条"附子温经"，第384条"至阴经上"。这里的"温经"之"经"与"至阴经上"之"经"，从文理、文义与医理上难以确定具体含义，根据语境与医理，这里的"经"应当涵括以经络所联系的脏腑与气血。

本证太阳病表证仍在，太阳之邪热循经络深入下焦，与血互结于少腹，故少腹硬满。然，少腹硬满，还常见于热与湿互结于下焦，本论第125条云："太阳病，身黄，脉沉结，少腹硬，小便不利者，为无血也；小便自利，其人如狂者，血证谛也。"在这一条中，仲景根据自己的临证阅历点明："少腹硬，小便不利者，为无血也。"同为少腹硬，若"小便不利"，则属热与湿结于下焦，"为无血也"，此属无形之气病；若"小便自利"，则属热与血结于下焦，为"血证谛也"，此为有形之血病。对此，本论第126条进行了归纳："伤寒有热，少腹满，应小便不利；今反利者，为有血也"。从而把小便利与不利总结成为诊断少腹硬满，属湿热互结还是属血热互结的鉴别要点。

本证太阳邪热外滞于肤表，内结于下焦，热血互结，血热熏蒸，上蒙心窍，扰乱心神，故神志迷乱而发狂。由于本证血与热互结的病机较第106条桃核承气汤证略重，故在症状表现上亦略有轻重之别。桃核承气汤证只是少腹急结、其人如狂,而本证则是少腹硬满、其人发狂。但这只是文字上的对比之言,不可拘泥,抵当汤证亦有其人如狂者,第125条即是。

由于本证不是内伤杂病之瘀血或癥瘕积聚等痼疾,而是太阳病发病中的一个急性过程,并且表证仍在,太阳邪热外滞于肤表,内与血结于下焦,故其“脉微而沉”不可能是“沉滞不起”,更不可能是“沉伏难寻”。其“脉微而沉”当属对比之言,是与原本太阳病脉浮而有力或浮数对比,即其脉由原本的浮变为不浮,似显略沉伏。由脉浮变为不浮,这是脉位上的变化;而此处的“脉微”,则是对本证浮脉之脉势的描述。

抵当汤主用水蛭、虻虫。水蛭,《神农本草经》逐恶血瘀血月闭,破血癥积聚。虻虫,《神农本草经》逐瘀血,破血积,坚痞癥瘕,寒热,通利血脉及九窍;本方用其攻逐下焦瘀血。桃仁活血化瘀,大黄清热凉血行血,合水蛭、虻虫,为仲景破血逐瘀之峻剂。本证发病急,病情较重,故尽管表证仍在,仍急用抵当汤攻下瘀血。瘀血去,热随血泄,则外滞于肤表之邪热,自得清散,此正合第90条“若先下之,治不为逆”之意。

太阳病,身黄,脉沉结,少腹硬;小便不利者,为无血也;小便自利,其人如狂者,血证谛也,抵当汤主之。六十五。用前方。 [125]

《脉经》 太阳病,身黄,其脉沉结,少腹坚,小便不利,为无血;小便自利,其人如狂者,血证谛。属抵当汤证。(病可下证)

《金匮玉函经》 太阳病,身黄,其脉沉结,少腹坚;小便不利,为无血也;小便自利,其人如狂者,血证谛也。(辨太阳病形证治上、辨可下病形证治)

《千金翼方》 太阳病,身黄,脉沉结,少腹坚;小便不利者,为无血;小便自利,其人如狂者,血证谛也,抵当汤主之。(太阳病杂疗法)

本条补述抵当汤证的脉症特点,强调“小便自利”对于诊断血结下焦的意义。

文曰“太阳病”,故虽不言表证,而表证则是必有的。本太阳病,症见身黄、少腹硬,其人如狂,其脉由浮而变为不浮,相对而言显沉,且往来结涩,这是太阳病邪热外滞于肤表,内结于下焦,血与热互结于少腹所致。

“中焦受气取汁,变化而赤是谓血”(《灵枢·决气》),血本是赤色,故正常人肤色红润光泽。本证热与血互结,瘀于下焦,“瘀”被热灼,熏蒸于肤表,变蒸为黄色。黄色与紫色、青色、黑色都是血之变色,都是不同条件下的“瘀”之外征,只是表现形式不同,显见于不同的病证。由于本证病机的重点在血分,尚未影响及膀胱“津液藏焉”,故“气化则能出矣”而小便自利。热与血互结,血热熏蒸,上蒙心窍,扰乱心神,故神志迷乱,其人如狂。本证是如狂,前证是发狂,只是文字上的对比之言,以求表达证的轻缓与急剧,到底什么样是如狂,什么样才是发狂,还必须与其他症状合参。

本证的脉“沉结”是与原本的太阳病脉“浮”对比而言。太阳病其脉由浮变为不浮,相对而言显沉伏,且有往来结涩感,反映出本证邪热外滞于肤表,内结于下焦血分的病机。

本条内容在于补述前条抵当汤证的脉症特点。“小便不利者,为无血也”,是仲景自注句。从文气上,“小便自利”与“少腹硬”更加相贯。自注句“小便不利者,为无血也”,是对“身黄、脉沉结、少腹硬”做进一步的阐释,指出上述的三个症状,不仅见于热与血互结于下焦,而且还见于热与湿互结于下焦,但必须兼见“小便不利”。

若证属湿热,则少腹硬、小便不利是膀胱气化失调所致;身黄是邪热蒸湿,湿热酝酿,濡染黄化而流于肤表、面目;脉沉结则是湿热互结于下焦。仲景以自注句的形式,强调“小便自利”对于鉴别诊断“血结下焦”的意义。

伤寒有热,少腹满,应小便不利;今反利者,为有血也,当下之,不可余药,宜抵当丸。方六十六。 [126]

水蛭二十个,熬　虻虫二十个,去翅足,熬　桃仁二十五个,去皮尖　大黄三两

右四味,捣分四丸。以水一升,煮一丸,取七合服之。晬时,当下血;若不下者,更服。

《脉经》 伤寒有热,而少腹满,应小便不利;今反利者,此为血,当下之,属抵当丸证。(病可下证)

《金匮玉函经》 伤寒有热,而少腹满,应小便不利;今反利者,为有血也,当下之,不可余药,宜抵当丸。(辨太阳病形证治上、辨可下病形证治)

《千金翼方》 伤寒有热,少腹满,应小便不利,今反利者;为有血也,当须下之,不可余药,宜抵当丸。(太阳病杂疗法、宜下)

《太平圣惠方》 伤寒有热,而小腹满者,小便反利,为有畜血,当宜下之。(辨可下形证)

本条承接前两条,论述太阳病瘀热在里,少腹满,小便利的证治。

“伤寒有热”是表证未解,若“少腹满”与“小便不利”并见,此属湿与热结于下焦,病在气分,“为无血也”。今“少腹满”与“小便利”并见,则是热与血结于下焦,病在血分,故仲景文曰:“为有血也。”治以抵当丸。

抵当丸是由抵当汤改汤为丸而制,论中典型的抵当汤证是第124条与第125条所述,少腹硬满,小便自利,如狂或发狂,脉沉微或沉结。方用水蛭、虻虫各三十个,桃仁二十个,大黄三两,以水五升,煮取三升,温服一升。

和抵当汤证对比,本证只是少腹满,还未至“硬”的程度,故改抵当汤为丸,并对药物用量进行调整:其中主用的破血逐瘀之水蛭、虻虫各由原来的三十个减为二十个,桃仁由原来的二十个增加为二十五个以增强丸药赋型黏着力,大黄用量不变。上述各味药物,和合分制为四丸,以水一升,煮一丸,取七合服之。以一次的服用量计算,抵当丸一丸主用的水蛭、虻虫(各含5个),相当于抵当汤一升(各含10个)的1/2;对比药物用量、用法以及服用量,显而易见,抵当丸比抵汤的药力要和缓一些。从而形成抵当一方,汤丸峻缓两种用法。

关于不可余药,历来歧义纷出,均难达文意。本论第208条大承气汤方后注云:“得下,余勿服。”第306条桃花汤方后注亦云:“右三味,以水七升,煮米令熟,去滓,温服七合,内赤石脂末方寸匕,日三服。若一服愈,余勿服。”仲景在此明言,本方可以日三服,

但根据病情变化，若服一次病愈，那么就不需要再服药了，因此"余勿服"是说"余药勿服"，亦即剩余的药物不再服用。与本条之"不可余药"对照，二者恰是正反两个方面。"不可余药"正是"药不可余"之意。此处之"药不可余"，有两层含义，一是煮取的七合药液，要全部服用，不可剩余，体现出"足量急治"的寓意。二是由于抵当丸是以水煮丸，所以破碎后的药丸残滓细末也不可剩余。这样既有内服丸药的特点，把药末全部服下，又有汤剂的特点，药效捷速。因此，才有"晬时，当下血"的可能。按：晬时，见于《灵枢·上膈》，即周时，一昼夜的时间。

太阳病，小便利者，以饮水多，必心下悸；小便少者，必苦里急也。 [127]

《金匮玉函经》 太阳病，小便利者，为多饮水，心下必悸；小便少者，必苦里急也。(辨太阳病形证治上)

《千金翼方》 太阳病，小便利者，为水多，心下必悸。(忌水)

本条指出太阳病，饮水过多，能引致小便量多与心下悸。

太阳病，发热恶寒，小便通利者，此属其常，"知不在里，仍在表也"(第56条)，说明其证属表。今太阳病，一方面小便畅利且量多，一方面心下悸，此系"以饮水多"所致。按：以，因也。因为饮水过多，虽气化正常，小便畅利且量多，然终因气化不及，导致一时性的水不化气，水气凌心，引发一过性的心下悸。故太阳病，不论未发汗或发汗后，若欲得饮水者，只能少少与饮之，不可"饮水多"。

太阳病，发热恶寒，其证在表，本应小便利，若小便少者，原因可以很多，如水停三焦之五苓散证，小便不利与微热、消渴并见，但无"里急"之症。今小便少，与"里急"并见，则是太阳病邪迫于里，热注下焦，与水互结，膀胱气化失司，故小便少，虽尿意频频，但小便滴沥艰涩，症见尿频、尿急且痛，其证"苦"在"里急"。里急，在大便作"里急后重"，在小便则作"里急滴沥"，猪苓汤可参。

伤寒论卷第四　　仲景全书第四

汉　张仲景述　晋　王叔和撰次
宋　林　亿校正
明　赵开美校刻
沈　琳仝校

辨太阳病脉证并治下第七

合三十九法，方三十首，并见太阳少阳合病法

结胸，项强，如柔痓状，下则和，宜大陷胸丸。第一。六味。前后有结胸、脏结病六证。(131)

太阳病，心中懊憹，阳气内陷，心下硬，大陷胸汤主之。第二。三味。(134)

伤寒六七日，结胸热实，脉沉紧，心下痛，大陷胸汤主之。第三。用前第二方。(135)

伤寒十余日，热结在里，往来寒热者，与大柴胡汤。第四。八味。水结附。(136)

太阳病，重发汗，复下之，不大便五六日，舌燥而渴，潮热，从心下至少腹，满痛不可近者，大陷胸汤主之。第五。用前第二方。(137)

小结胸病，正在心下，按之痛，脉浮滑者，小陷胸汤主之。第六。三味。下有太阳病二证。(138)

病在阳，应以汗解，反以水潠，热不得去，益烦不渴，服文蛤散；不差，与五苓散。寒实结胸，无热证者，与三物小陷胸汤，白散亦可服。第七。文蛤散一味。五苓散五味。小陷胸汤用前第六方。白散三味。(141)

太阳少阳并病，头痛，眩冒，心下痞者，刺肺俞、肝俞，不可发汗。发汗则谵语，谵语不止，当刺期门。第八。(142)

妇人中风，经水适来，热除脉迟，胁下满，谵语，当刺期门。第九。(143)

妇人中风七八日，寒热。经水适断，血结，如疟状，小柴胡汤主之。第十。七味。(144)

妇人伤寒，经水适来，谵语，无犯胃气及上二焦，自愈。第十一。(145)

伤寒六七日，发热，微恶寒，支节疼，微呕，心下支结，柴胡桂枝汤主之。第十二。九味。(146)

伤寒五六日，已发汗，复下之，胸胁满，小便不利，渴而不呕，头汗出，往来寒热，心烦，柴胡桂枝干姜汤主之。第十三。七味。(147)

伤寒五六日，头汗出，微恶寒，手足冷，心下满，不欲食，大便硬，脉细者，为阳微结，非少阴也，可与小柴胡汤。第十四。用前第十方。(148)

伤寒五六日，呕而发热，以他药下之，柴胡证仍在，可与柴胡汤，蒸蒸而振，却发热汗出解。心满痛者，为结胸。但满而不痛，为痞，宜半夏泻心汤。第十五。七味。下有太阳

并病并气痞二证。(149)

太阳中风,下利,呕逆,表解乃可攻之,十枣汤主之。第十六。三味。下有太阳一证。(152)

心下痞,按之濡者,大黄黄连泻心汤主之。第十七。二味。(154)

心下痞,而复恶寒汗出者,附子泻心汤主之。第十八。四味。(155)

心下痞,与泻心汤,不解者,五苓散主之。第十九。用前第七证方。(156)

伤寒,汗解后,胃中不和,心下痞,生姜泻心汤主之。第二十。八味。(157)

伤寒中风,反下之,心下痞,医复下之,痞益甚,甘草泻心汤主之。第二十一。六味。(158)

伤寒服药,利不止,心下痞,与理中,利益甚,宜赤石脂禹余粮汤。第二十二。二味。下有痞一证。(159)

伤寒发汗,若吐下,心下痞,噫不除者,旋覆代赭汤主之。第二十三。七味。(161)

下后,不可更行桂枝汤,汗出而喘,无大热者,可与麻黄杏子甘草石膏汤。第二十四。四味。(162)

太阳病,外未除,数下之,遂协热而利,桂枝人参汤主之。第二十五。五味。(163)

伤寒大下后,复发汗,心下痞,恶寒者,不可攻痞,先解表,表解乃可攻痞。解表宜桂枝汤,攻痞宜大黄黄连泻心汤。第二十六。泻心汤用前第十七方。(164)

伤寒发热,汗出不解,心中痞,呕吐下利者,大柴胡汤主之。第二十七。用前第四方。(165)

病如桂枝证,头不痛,项不强,寸脉浮,胸中痞,气上冲不得息,当吐之,宜瓜蒂散。第二十八。三味。下有不可与瓜蒂散证。(166)

病胁下素有痞,连脐痛引少腹者,此名脏结。第二十九。(167)

伤寒,若吐下后不解,热结在里,恶风,大渴,白虎加人参汤主之。第三十。五味。下有不可与白虎证。(168)

伤寒无大热,口燥渴,背微寒者,白虎加人参汤主之。第三十一。用前方。(169)

伤寒脉浮,发热无汗,表未解,不可与白虎汤。渴者,白虎加人参汤主之。第三十二。用前第三十方。(170)

太阳少阳并病,心下硬,颈项强而眩者,刺大椎、肺俞、肝俞,慎勿下之。第三十三。(171)

太阳少阳合病,自下利,黄芩汤;若呕,黄芩加半夏生姜汤主之。第三十四。黄芩汤四味。加半夏生姜汤六味。(172)

伤寒,胸中有热,胃中有邪气,腹中痛,欲呕者,黄连汤主之。第三十五。七味。(173)

伤寒八九日,风湿相搏,身疼烦,不能转侧,不呕,不渴,脉浮虚而涩者,桂枝附子汤主之。大便硬一云脐下、心下硬,小便自利者,去桂加白术汤主之。第三十六。桂附汤、加术汤并五味。(174)

风湿相搏,骨节疼烦,掣痛不得屈伸,汗出短气,小便不利,恶风,或身微肿者,甘草

附子汤主之。第三十七。四味。 (175)

伤寒脉浮滑,此表有热,里有寒,白虎汤主之。第三十八。四味。 (176)

伤寒脉结代,心动悸,炙甘草汤主之。第三十九。九味。 (177)

问曰:病有结胸,有脏结,其状何如?答曰:按之痛,寸脉浮,关脉沉,名曰结胸也。 [128]

《金匮玉函经》 问曰:病有结胸,有脏结,其状何如?答曰:按之痛,其脉寸口浮,关上自沉,为结胸。(辨太阳病形证治下)

《千金翼方》 问曰:病有结胸,有脏结,其状何如?答曰:按之痛,其脉寸口浮,关上自沉,为结胸。何为脏结?曰:如结胸状,饮食如故,时下利,阳脉浮,关上细沉而紧,名为脏结。舌上白胎滑者,为难治。脏结者,无阳证,不往来寒热,其人反静,舌上胎滑者,不可攻也。(太阳病用陷胸汤法)

本条通过问答的形式表述结胸的脉症特点。

结胸即胸结,其症状特点是胸脘结硬板痛,且按之疼痛。结胸可在太阳病发病过程中自然形成,其病机是邪热逐渐入里,与水结于胸膈,此属渐变过程,其脉由浮紧变为沉紧,如第135条:"伤寒六七日,结胸热实,脉沉而紧。"结胸亦有在太阳病发病过程中,因误下引致表邪内陷,与水结于胸膈而形成者,此属突变过程,如第131条所述:"病发于阳,而反下之,热入,因作结胸。"

结胸,胸是部位,结是病机。本论第136条云,结胸"热结在里","无大热","但头微汗出","此为水结在胸胁也"。因"热"与"水"结在胸胁,故结而必痛,且按之痛甚。如第134条之"膈内拒痛",第135条之"心下痛,按之石硬",第137条之"从心下至少腹硬满而痛不可近"等。

本证脉象是关以下沉,沉主里。由于病情、病机突变,而其脉由"浮"变"沉"是动态过程,故虽"关"脉以下显"沉",反映出邪热入里之病机,然"寸"脉仍显"浮"象,此属太阳病浮脉的残留迹象。

何为脏结?答曰:如结胸状,饮食如故,时时下利,寸脉浮,关脉小细沉紧,名曰脏结。舌上白胎滑者,难治。 [129]

《金匮玉函经》 问曰:何为脏结?答曰:如结胸状,饮食如故,时小便不利,阳脉浮,关上细沉而紧,为脏结。舌上白胎滑者,为难治。(辨太阳病形证治下)

《千金翼方》 ……何为脏结?曰:如结胸状,饮食如故,时下利,阳脉浮,关上细沉而紧,名曰脏结,舌上白胎滑者,为难治。……(太阳病用陷胸汤法)(按:与第128、第130条连)。

本条通过问答的形式表述脏结的脉症特点。

本条文义接续前条,《千金翼方》并作一条。

脏结,脏是部位,结是病机,是邪结脏间。如本论第167条所言:"病胁下素有痞,连在脐傍,痛引少腹,入阴筋者,此名脏结。"第273条太阴病:"若下之,必胸下结硬。"第

340 条:"小腹满,按之痛,此冷结在膀胱关元也。"等。脏结不是一个具体的病,而是一类病证,其共同特点是或胸、或脘、或腹、或少腹疼胀硬满,且有按痛。所谓"如结胸状",是言在硬痛、胀满方面与结胸有相似之处。

和结胸的急性发病过程相比,脏结发病则是积渐缓慢过程。结胸的发病如第 134 条所言:"膈内拒痛,胃中空虚,客气动膈,短气躁烦,心中懊侬。"结胸发病急,其证胸膈撑胀疼痛,胃中空虚,且灼热嘈杂,饥不欲食。相比之下,脏结发病缓,其证为阳虚里寒,如第 137 条所云"脏结无阳证";由于脾阳虚衰,故时时下利;虽纳食不馨,但饮食如故。

"脏结无阳证",其脉本当沉微弦紧,今寸脉显浮,此属阴寒结聚于里,阳气上浮于外。"关脉小细沉紧","小细"属虚脉,似难以与"紧"象同显,故"小、细、沉、紧"当属或然脉象。由于脏结不是一个具体的病证,而是一类病证,故阴寒结聚,寒痰水饮结于不同的部位或脏腑,可有不同的表现,可显不同的脉象,"小细沉紧"乃是泛指能反映阴寒结聚的一切脉象。

脏结虽"如结胸状",但结胸属水热互结,故舌苔黄燥或黄腻;而"脏结无阳证",属阴寒结聚,故舌胎白滑。仲景以"舌上白胎滑",概括脏结阴寒痼疾之病机,其证虽结而不得径攻,虽虚而不宜纯补,虚实夹杂,故仲景叹为"难治"。

脏结无阳证,不往来寒热一云寒而不热**,其人反静,舌上胎滑者,不可攻也。** [130]

《脉经》 脏结无阳证,寒而不热,《伤寒论》云,不往来寒热。其人反静,舌上胎滑者,不可攻也。(病不可下证)

《金匮玉函经》 脏结者,无阳证,不往来寒热一云寒而不热。其人反静,舌上胎滑者,不可攻也。(辨太阳病形证治下、辨不可下病形证治)

《千金翼方》 ……脏结者,无阳病,不往来寒热,其人反静,舌上胎滑者,不可攻也。(太阳病用陷胸汤法)(按:本条与第 128、第 129 条连)

本条承接前两条续言脏结的病机、症状及治疗原则。

本条《千金翼方》与第 128 条、第 129 条并作一条。"脏结无阳证",一方面直言脏结的病机特点是阳虚里寒,阴寒结聚;另一方面指出脏结外无阳热症状,同时"不往来寒热",排除了太阳病柴胡汤证。

"其人反静,舌上胎滑"是对"无阳证"的进一步补述,且有与结胸证对比之意。第 134 条云:"短气躁烦,心中懊侬,阳气内陷,心下因硬,则为结胸。"第 135 条云:"结胸热实。"从中可见,结胸证内则阳热结聚,外则烦躁、苔黄。与此对比,脏结则内无阳热,外无烦躁,"其人反静"且见"苔滑",症见一派虚寒之象。由于脏结属阴寒渐积,阳气虚衰,故前条曰"难治",本条又曰"不可攻",而温之当是基本大法。

病发于阳,而反下之,热入因作结胸;病发于阴,而反下之一作汗出**,因作痞也。所以成结胸者,以下之太早故也。结胸者,项亦强,如柔痓状,下之则和,宜大陷胸丸。方一。** [131]

大黄半斤　葶苈子半升，熬　芒硝半升　杏仁半升，去皮尖，熬黑

右四味，捣筛二味，内杏仁、芒硝，合研如脂，和散。取如弹丸一枚，别捣甘遂末一钱匕，白蜜二合，水二升，煮取一升。温顿服之，一宿乃下，如不下，更服，取下为效。禁如药法。

《脉经》 病发于阳，而反下之，热入因作结胸；发于阴，而反下之，因作痞。痞，脉浮坚而下之，紧反入里，因作痞。（病不可下证）

《脉经》 结胸者，项亦强，如柔痓状，下之即和。（病可下证）

《金匮玉函经》 夫病发于阳，而反下之，热入因作结胸；发于阴，而反下之，因作痞。结胸者，下之早，故令结胸。（辨太阳病形证治下、辨不可下病形证治）

《金匮玉函经》 结胸者，其项亦强，如柔痓状，下之即和，宜大陷胸丸。（辨太阳病形证治下、辨可下病形证治）

《千金翼方》 夫病发于阳，而反下之，热入因作结胸；发于阴，而反汗之，因作痞。结胸者，下之早，故令结胸。结胸者，其项亦强，如柔痓状，下之即和，宜大陷胸丸。（太阳病用陷胸汤法）

《太平圣惠方》 夫病发于阳，而反下之，热入于咽，作结胸也。（辨不可下形证）

本条讨论结胸证与痞证成因、病机之异同，并论述结胸证颈项强的证治。

发热恶寒者，发于阳也。病发于阳者，属阳证，若误下之，既可能引发邪热内陷，与水互结于胸胁，发为结胸证；又可能引发气机失调，气血痰浊凝聚，而发为痞证。由于结胸证是热与水结，故只能发于阳而不能发于阴。

无热恶寒者，发于阴也。病发于阴者，属阴证，若误下，因无热可入，只能引发气血痰浊凝聚，形成痞证，而不可能引发“热入”与水互结的结胸证。

“所以成结胸者，以下之太早故也”，是仲景自注文，以进一步强调，病发于阳，表证未解，虽有里证，亦不可下，必须先解表，表解乃可攻里。若下之太早，表邪内陷，则有引发结胸的可能。

“结胸者，项亦强，如柔痉状”表述结胸证除了胸、脘、腹疼痛或按痛外，由于邪结高处，还可见“颈项强”症状。此为热与水结，气滞不畅，津液上承不继，颈项局部肌腠、经络失养所致。仲景治以大陷胸丸以开结泄热逐水。按：柔痉，见《金匮要略方论·痓湿暍病脉证第二》，症见颈项强急，发热汗出，而不恶寒。痓，痉字之误。

大陷胸丸是由大陷胸汤加味改丸而成。方用大黄、芒硝、甘遂泄热荡实逐水；葶苈子泻肺行水，杏仁利肺下气，二者配伍，清肃肺气，开宣水之上源以助硝、黄、甘遂直下水热。水热一开，气行津布，诸症悉除，故文曰“下之则和”。

大黄、葶苈捣筛为散，杏仁、芒硝合研如脂，和散取如弹丸一枚。按：弹丸，“陶氏曰，一方寸匕散，蜜和，得如梧子，准十丸为度。如弹丸及鸡子黄者，准十梧子准之。唐本注云，方寸匕散为丸，如梧子得十六丸，如弹丸一枚。若鸡子黄者，准四十丸。今弹丸同鸡子黄，此甚不同。据此，弹丸大，正准十六梧子。”[1] 又，《本草衍义》有云：“枇杷子，大如

[1] 丹波元坚. 伤寒论述义[M]. 北京：人民卫生出版社，1983

弹丸。”从中大略可见，本方虽曰大黄半斤、葶苈半升、芒硝半升、杏仁半升，然仅取弹丸一枚，并非用其全量。且甘遂末与白蜜合煮，甘遂得白蜜以减其毒、缓其性；又甘遂与白蜜二升、水二升，合煮取一升，煎煮时间较长，其意在峻药缓攻，以利于开泄高位之水热结邪。

结胸证，其脉浮大者，不可下，下之则死。 ［132］

《脉经》 结胸证，其脉浮大，不可下，下之即死。（病不可下证）

《金匮玉函经》 结胸证，其脉浮大，不可下，下之即死。（辨太阳病形证治下、辨不可下病形证治）

《千金翼方》 结胸证，其脉浮大，不可下之，下之即死。（太阳病用陷胸汤法、忌下）

《太平圣惠方》 伤寒结胸证，其脉浮大，不可下，下之即死矣。（辨不可下形证）

本条指出结胸证脉浮，属气虚外浮之象，不可下。

结胸证因误下而形成者，其脉寸浮、关以下沉（第128条）；而其自然形成者，其脉沉而紧（第135条）；此都反映出热与水结，邪实正盛的病机。尽管结胸证寸脉可浮，但必不大。结胸证其脉由反映邪实的沉紧，变化为反映正虚的寸关尺俱见“浮大”，说明其证正气日渐衰竭，元气大虚。脉“浮大”属气虚外浮之象，观其脉症，此属邪实正虚，其时不能径攻，只宜益气扶正祛邪。若误用下法，必戕伐正气。故仲景告诫：“不可下，下之则死。”

结胸证悉具，烦躁者亦死。 ［133］

《脉经》 结胸证悉具，而躁者，死。（热病阴阳交并少阴厥逆阴阳竭尽生死证）

《金匮玉函经》 结胸证悉具，而躁者，死。（辨太阳病形证治下）

《千金翼方》 结胸证悉具，烦躁者死。（太阳病用陷胸汤法）

本条指出结胸证至极期，诸症悉具，其烦躁属阴阳离决之象。

结胸证在发病过程中，可见烦躁，如第134条“短气躁烦”，此属正邪交争。而结胸证至极期，诸症悉具，正邪相搏相持，此时若烦躁益甚，则属正不胜邪，正气崩溃，邪气鸱张，阴阳离散在即，故病至危重。文曰“烦躁者亦死”是与前文“其脉浮大者，下之则死”对举，意谓烦躁者也有死证。

太阳病，脉浮而动数，浮则为风，数则为热，动则为痛，数则为虚，头痛发热，微盗汗出，而反恶寒者，表未解也。医反下之，动数变迟，膈内拒痛一云头痛即眩，**胃中空虚，客气动膈，短气躁烦，心中懊憹，阳气内陷，心下因硬，则为结胸，大陷胸汤主之。若不结胸，但头汗出，余处无汗，剂颈而还，小便不利，身必发黄。大陷胸汤。方二。** ［134］

大黄六两，去皮　芒硝一升　甘遂一钱匕

右三味，以水六升，先煮大黄，取二升，去滓，内芒硝，煮一两沸，内甘遂末。温服一升，得快利，止后服。

《脉经》 太阳病，脉浮而动数，浮则为风，数则为热，动则为痛，数则为虚，头痛发热，微盗汗出，而反恶寒，其表未解。医反下之，动数则迟，头痛即眩，一云膈内拒痛。胃中空虚，客气动膈，短气躁烦，心中懊憹。阳气内陷，心下因坚，则为结胸，属大陷胸汤。若不结胸，但头汗出，其余无有，齐颈而还，小便不利，身必发黄。（病发汗吐下以后证）

《金匮玉函经》 太阳病，脉浮而动数，浮则为风，数则为热，动则为痛，数则为虚。头痛发热，微盗汗出，而反恶寒者，其表未解也。医反下之，动数变迟，头痛则眩，胃中空虚，客气动膈，短气烦躁，心中懊憹，阳气内陷，心下因坚，则为结胸，大陷胸汤主之。若不结胸，但头汗出，其余无汗，剂颈而还，小便不利，身必发黄。（辨太阳病形证治下、辨发汗吐下后病形证治）

《金匮玉函经》 又大陷胸汤方第五十五

桂枝四两　甘遂四两　大枣十二枚　栝楼实一枚，去皮　人参四两

右五味，以水七升，煮取三升，去滓，温服一升。胸中无坚，勿服之。（卷八）

《千金翼方》 太阳病，脉浮而动数，浮则为风，数则为热，动则为痛，数则为虚，头痛发热，微盗汗出，而反恶寒，其表未解。医反下之，动数则迟，头痛即眩，胃中空虚，客气动膈，短气躁烦，心中懊憹，阳气内陷，心下因坚，则为结胸，大陷胸汤主之。若不结胸，但头汗出，其余无汗，齐颈而还，小便不利，身必发黄。（太阳病用陷胸汤法）

本条论述太阳病误下，无形散漫之热与有形之水互结而成结胸的病机与证治。

本条可分三节理解。自文首至“表未解也”为第一节，指出本证原本是不典型的太阳病。典型的太阳病，应当发热恶寒；今太阳病，脉浮而动数，头痛发热，微盗汗出，而反恶寒者，则是太阳病由典型的脉症表现，向里热里实发展，从而变为不典型。太阳病，脉浮数，属其常，而“动”则为其变。

“浮则为风，数则为热，动则为痛，数则为虚”，属仲景自注句。意在解析脉象的病机意义。风，泛指外邪，脉浮言表邪未解。太阳病，不论典型还是不典型，或热郁肤表，或表热深入而里热渐积，反映在脉象上都是“数”。由于脉数仅仅反映表热或散漫之里热，证尚未至“里实”的程度，故文曰“数则为虚”，“虚”是对比之言。若与第135条对比，则“脉沉而紧”为实，若与第208条对比，则“脉迟”为实。

“动则为痛”与“动数变迟”对看，“医反下之，动数变迟”之后，才“膈内拒痛”，因此可以断言，“动则为痛”之“痛”，非结胸之痛。动，不是后世脉象中之动脉，而是对数脉形态的描述，即脉数而躁动坚急，此主变。故“动则为痛”，寓病机由表入里，由浅积深，病情由缓而渐急，由轻变重之态势。痛，甚也，其“痛”为泛指症状加剧。

太阳病，本不盗汗，今脉动、微盗汗出，则属里热渐盛而尚未至甚。若里热已盛，则不当恶寒，而今恶寒，故曰“反”，与脉浮数、头痛发热并见，则属表邪将解而未解，故文曰“表未解也”。对太阳病这种由表入里的过程，应当先解其表，后清其里。

“医反下之”至“大陷胸汤主之”为第二节，表述原本不典型的太阳病，误下后，表邪内陷而形成结胸的动态过程。

由于对太阳病由表入里的过程辨析不明，医误用下法，故引发变证。脉象反映了病机的变化，脉由浮变沉，由数变迟，由躁动、快利、坚急变为艰涩迟滞，反映出表邪内陷，

无形散漫之热与有形之水互结的病机，即文中所言“客气动膈”“阳气内陷”。

“膈内拒痛”，膈内谓胸中。拒痛，方有执云：“拒，格拒也，言邪气入膈，膈气与邪气相格拒，而为痛也。”[①] 喻昌云：“膈中之气与外入之邪两相格斗，故为拒痛。”[②] 唐容川云：“胸膈间为正气往来之路，为邪所入，正气拒之，则为拒痛。”[③] 今人则把“膈内拒痛”讲成“胸膈部疼痛拒按”，上述诸说，都把“拒”讲成“格拒”，或讲成“拒按”，原意非是。按：拒，推而向外之意，《韩非子·杨权》：“数披其木，无使木枝外拒。”注云：“拒，谓枝之旁生者也。”在“膈内拒痛”中，拒，当训为支，可引申为撑、胀。拒痛，即是表述由内向外的支痛、撑痛或胀痛。《素问·六元正气大论》有云：“厥阴所至，为支痛。”王冰注曰：“支，柱妨也。”按：柱通“拄”；拄妨，支撑也。由此可以确定，本证之“膈内拒痛”，即胸膈内支撑疼痛。

“胃中空虚”，既是病机又是症状。所谓病机是说，医反下之，泄胃伤气，胃因泄而空虚，邪热乘虚内陷，与水互结，上结于胸膈，则胸膈内支撑胀痛，下滞于胃脘，则心下痞硬，心中懊侬；热与水结，气机阻遏，则短气而烦躁。所谓症状是说，病人自觉胃脘空虚，有饥饿感。胃中空虚与心中懊侬并见，另见于第221条，心中即胃脘，心中懊侬即胃脘部的嘈杂感（参见第76条栀子豉汤证）。

本证胸痛、短气、烦躁、心下痞硬、胃脘嘈杂，其病机乃是误下热与水结于胸膈，“阳气内陷，心下因硬”，仲景命之为结胸，治以大陷胸汤。大陷胸汤由大黄、芒硝、甘遂组成。本证病势急，胸胁硬且坚，痛而满。本方以用甘遂为特点，与调胃承气汤对比，在用药上甘草、甘遂仅一字之差，其用则有天壤之别。甘遂，《神农本草经》主大腹疝瘕，腹满，面目浮肿，留饮宿食，破癥坚积聚，利水谷道，系通水之要药，本方以之为君，从中可知结胸证非但热实，而更重要的是水结于胸膈。

“若不结胸”以下为第三节，指出太阳病，医反下之，热入而成结胸，仅是一种可能，而不是必然。如果阳气内陷，热郁于里，不得外越，郁热上蒸，则症见头汗出，剂颈而还，余处无汗；而其并见小便不利，则是水湿不得外泄。“但头汗出”与“小便不利”并见，反映出湿热蕴蒸之病机。若湿热酝酿、蒸化，濡染黄化，流于肤表、面目则症见发黄，此当观其脉症，随证治之，可选用茵陈蒿汤等方。

伤寒六七日，结胸热实，脉沉而紧，心下痛，按之石硬者，大陷胸汤主之。三。用前第二方。 [135]

《脉经》 伤寒六七日，结胸热实，其脉沉紧，心下痛，按之如石坚，与大陷胸汤。（病可下证）

《金匮玉函经》 伤寒六七日，结胸热实，其脉浮紧，心下痛，按之如石坚，大陷胸汤主之。（辨太阳病形证治下、辨可下病形证治）

《千金翼方》 伤寒六七日，结胸热实，脉沉紧，心下痛，按之如石坚，大陷胸汤主之。

① 方有执．伤寒论条辨［M］．北京：人民卫生出版社，1957

② 喻昌．尚论篇［M］．上海：上海古籍出版社，1991:40

③ 唐容川．伤寒论浅注补正·卷一［M］．上海：千顷堂书局，1936

(太阳病用陷胸汤法)

本条论述伤寒六七日,外邪由表入里,由浅而深,无形之热与水互结而成结胸的证治。

前条论述了太阳病误下而成结胸,本条伤寒不经误下,外邪由表入里,由浅而深,逐渐由表热演变为"热实"。此所谓"热"为无形之热,而"实"则为有形之水邪;热与水结,则为"热实";结于胸膈,则为结胸。

结胸已成,虽不言胸痛,而胸因"结"则必痛。邪高痛下,胸痛牵及脘与腹;水热互结,则气血滞而不畅,故症见心下痛,按之石硬。本证热与水结于里,反映在脉象上,则是"沉而紧";沉则主里,紧则主水、主痛。方用大陷胸汤泄热逐水。

伤寒十余日,热结在里,复往来寒热者,与大柴胡汤;但结胸,无大热者,此为水结在胸胁也,但头微汗出者,大陷胸汤主之。四。用前第二方。 [136]

大柴胡汤方

柴胡半斤　枳实四枚,炙　生姜五两,切　黄芩三两　芍药三两　半夏半升,洗　大枣十二枚,擘

右七味,以水一斗二升,煮取六升,去滓,再煎。温服一升,日三服。一方加大黄二两,若不加,恐不名大柴胡汤。

《脉经》 伤寒十余日,热结在里,复往来寒热,属大柴胡汤证;但结胸,无大热,此为水结在胸胁,头微汗出,与大陷胸汤。(病可下证)

《金匮玉函经》 伤寒十余日,热结在里,复往来寒热,当与大柴胡汤,但结胸,无大热,此为水结在胸胁,头微汗出,大陷胸汤主之。(辨太阳病形证治下、辨可下病形证治)

《千金翼方》 伤寒十余日,邪气结在里,欲复往来寒热,当与大柴胡汤。(太阳病用柴胡汤法)

《千金翼方》 但结胸,无大热,此为水结在胸胁,头微汗出,大陷胸汤主之。(太阳病用陷胸汤法)

本条指出伤寒十余日热结在里,可有多种转归,并对大柴胡汤证与大陷胸汤证进行比较。

伤寒热结在里,可以结在胁下,如第96条、第97条之小柴胡汤证;而柴胡汤证之病势又有偏外偏里之两歧,故有第103之"呕不止,心下急,郁郁微烦"与第165条之"心中痞硬,呕吐而下利"之大柴胡汤证。本证伤寒十余日,热结在里,往来寒热,其证属无形之邪热,结于胁下之偏里,故仲景治以大柴胡汤。

伤寒热结在里,也可以热与水结于胸胁,如本论第135条云"伤寒六七日,结胸热实",症见"心下痛,按之石硬","膈内拒痛"等。由于热结在里,热势未呈散漫或外蒸,故表无大热;由于郁热仅上蒸于头面,故头微汗出。仲景治以逐水泄热,方用大陷胸汤。热结一开,水结必散。

太阳病,重发汗而复下之,不大便五六日,舌上燥而渴,日晡所小有潮热一

云,日晡所发心胸大烦,**从心下至少腹,硬满而痛不可近者,大陷胸汤主之**。**五**。用前第二方。[137]

《脉经》 太阳病,重发其汗而复下之。不大便五六日,舌上燥而渴,日晡所小有潮热,从心下至少腹,坚满而痛不可近,属大陷胸汤。(病发汗吐下以后证)

《金匮玉函经》 太阳病,重发其汗而复下之,不大便五六日,舌上燥而渴,日晡小有潮热,从心下至少腹,坚满而痛不可近,大陷胸汤主之。(辨太阳病形证治下、辨发汗吐下后病形证治)

《千金翼方》 太阳病,重发汗而复下之,不大便五六日,舌上燥而渴,日晡如小有潮热,从心下至少腹,坚满而痛不可近,大陷胸汤主之。若心下满而坚痛者,此为结胸,大陷胸汤主之。(太阳病用陷胸汤法)

本条论述太阳病重发汗,复下之,水热互结,气血滞塞更加深重之结胸证治。

太阳病,发热恶寒,发汗若遵前法,则必汗出身凉,脉静而表解。但本证先重发汗,继以复下之,从而引致津伤热陷,三焦气化紊乱,水津不布与内陷之热互结。里热外蒸,故其证发热。水津不布,下不濡润胃肠,则大便干,故五六日不大便;上不滋养口舌,则舌上燥而渴。停水之证,轻则水湿上泛,故舌润苔滑;重则水湿阻遏,正津不布,故口舌干燥。如《金匮要略方论·痰饮咳嗽病脉证并治第十二》云:"腹满,口舌干燥,此肠间有水气,已椒苈黄丸主之。"

水热结于里,其热势应天时阳气之升降而弛张,故下午四时前后,病人自觉热势自胸部上涌头面,有轻微的阵阵烘热感,此所谓小有潮热(参见第104条)。本证"不大便""舌上燥而渴""日晡所小有潮热",虽似阳明病,但实非阳明病。典型的阳明病属胃家实,肠道干涩;而本证则"从心下至少腹,硬满而痛不可近"属水结互结,即第135条之"心下痛,按之石硬",只是其硬痛的范围更加广泛,反映出水热互结、气血滞塞的病机更加深重。本证系热与水互结之结胸证,故仲景治以大陷胸汤。

第133条云,"结胸证悉具",而症状"悉具"的结胸证,应当都具有哪些症状?结胸即胸结,胸不当结而结,所以痛、硬、满当自在其中,由此可知:

结胸证有胸痛症状。第134条"医反下之,动数变迟,胸内拒痛",拒,拄妨、支撑。"膈内拒痛"为胸膈内支撑胀痛。

结胸证有胸胁板结症状。在《金匮玉函经》卷八中,大陷胸汤有二,除同于赵开美复刻宋本中的大陷胸汤之外,"又,大陷胸汤方第五十五,桂枝四两,甘遂四两,大枣十二枚,栝蒌实一枚去皮,人参四两"。方后注云:"胸中无坚勿服之。"《金匮玉函经》治热实结胸之二方,均以甘遂为主药,驱水为治,可谓是仲景治热实结胸之一法两方。而一直为注家所未闻的"胸中无坚勿服之"七个字,为我们提供了结胸证必有胸部板结这一症状的无可辩驳的确证。

结胸证有胸胁下满症状。第143条云:"胸胁下满,如结胸状。"纵观第143条,妇人中风诸症,能够称得上"如结胸状"的症状,唯"胸胁下满"。又,第136条:"但结胸无大热者,此为水结在胸胁也。"由于结胸证的基本病机是"热入"(第131条),和"水结在胸胁"(第136条),所以胸胁下满,也是结胸证的必有症状。

本论第340条云："病者手足厥冷，言我不结胸，小腹满，按之痛者，此冷结在膀胱关元也。"本条之"言我不结胸"一句，是病人对自觉症状的陈述，自称不结胸，此处之"结胸"二字系出自病人之口，既不可能是病名，也不可能是病机，而只能是言表症状。自称"不结胸"，是病人陈述自身胸胁部不痛、不硬、不满。

综上所述，结胸即胸结，胸为清阳之所聚。若热与水结于胸膈，最常见的症状莫过于胸胁痛、硬、满及短气躁烦，对此，仲景以"结胸"二字把胸胁部的痛、硬、满诸症状悉予概括。而"心下痛，按之石硬，"或"从心下至少腹硬满而痛不近"，则只是结胸证的伴见症状。由此可见，结胸证是以胸胁部的痛、硬、满为主，上连及头、项、颈部，下累及胃脘及少腹，其证急重，故仲景治以泄热逐水之大陷胸汤。

小结胸病，正在心下，按之则痛，脉浮滑者，小陷胸汤主之。方六。［138］

黄连一两　半夏半升，洗　栝楼实大者一枚

右三味，以水六升，先煮栝楼，取三升，去滓，内诸药，煮取二升，去滓。分温三服。

《金匮玉函经》　小结胸者，正在心下，按之即痛，其脉浮滑，小陷胸汤主之。（辨太阳病形证治下）

《千金翼方》　小结胸者，正在心下，按之即痛，其脉浮滑，小陷胸汤主之。（太阳病用陷胸汤法）

本条论述痰热互结，心下痛，脉浮滑之小结胸证治。

结胸而命之曰小，这是与前述之大陷胸汤证对比而言。与前证对比，本证病机浅，病势缓，病情轻，症状局限。与"从心下至少腹，硬满而痛不可近者"对比，本证是"正在心下"，"按之则痛"。"正在心下"，"正"，是与大陷胸汤证上至颈项胸脘，下至少腹，症状广泛对比，本证症状较局限，并非言疼痛症状真正恰好在心下。"按之则痛"不是说不按不痛，而是意在与"膈内拒痛""痛不可近"对比，言在疼痛方面，本证比大陷胸汤证轻缓。其脉浮滑者，浮主阳热浮盛，滑主痰热互结。其病机与大陷胸汤证之热与"水结在胸胁"对比，则是痰与热结于心下，仲景治以小陷胸汤。

小陷胸汤由黄连、半夏、栝楼实组成。由于小结胸证比大陷胸汤证轻缓且局限，故不选用破癥坚积聚、逐水力猛的甘遂，而改用开胸散结、清热涤痰的栝蒌实；清热不用荡实力峻的硝、黄，而改用清泄"热气"之黄连（《神农本草经》），同时，更用下气开结之半夏。本方重心在栝蒌实，仲景用栝蒌实，意在开胸散结、清热涤痰，故小陷胸汤所治，在痰而不在水，是痰结不是水结。

太阳病，二三日，不能卧，但欲起，心下必结，脉微弱者，此本有寒分也。反下之，若利止，必作结胸；未止者，四日复下之，此作协热利也。［139］

《脉经》　太阳病，二三日，终不能卧，但欲起者，心下必结，其脉微弱者，此本寒也。而反下之，利止者，必结胸；未止者，四五日，复重下之，此挟热利也。（病发汗吐下以后证）

《金匮玉函经》　太阳病，二三日，不能卧，但欲起者，心下必结，其脉微弱者，此本寒

也。而反下之，利止者，必结胸；未止者，四五日复重下之，此挟热利也。（辨太阳病形证治下、辨发汗吐下后病形证治）

《千金翼方》 太阳病，二三日，不能卧，但欲起者，心下必结，其脉微弱者，此本寒也。而反下之，利止者，必结胸；未止者，四五日复重下之，此为挟热利。（太阳病用陷胸汤法）

本条指出太阳病素有寒饮，表证未解，若误下，可引发结胸或协热利。

本条可分为两节理解。自"太阳病"至"此本有寒分也"为第一节。太阳病，发热恶寒，表证未解，不应当有"不能卧，但欲起"这样的症状。与此类似的症状另见于第48条之"短气，但坐"以及《金匮要略方论·痰饮咳嗽病脉证并治第十二》之"咳逆倚息不得卧"，虽然病机不同，但其症状的临床形象却有相似之处，即不能仰卧。本证不能仰卧，是因为其人心下结塞壅满，故仲景推测曰"心下必结"。

本证太阳病，二三日即出现不能仰卧的症状，且其脉微弱，"微"，副词，谓脉浮之势略有弱象，病证的这种变化必有其因，结合其人心下结塞壅满，仲景诊断为"此本有寒分"。从中亦可见，所谓"脉微弱"者，不是脉微而弱，仅就下文"本有寒分"病机而言，其脉象还不至于到脉微而弱的程度，而是言太阳病原本脉象的浮势略有缓和。

寒分，寒，水饮也；分，别也，类也，谓水饮之类而别于其他者也。"此本有寒分"，谓其人素有水饮。本太阳病，二三日，外邪引动宿有之水饮，结于心下，故心下结塞壅满，以至于不能仰卧。表现在脉象上，则由太阳病始发之浮盛而逐渐变为浮弱之势，反映出太阳病表证未解，里阳不足，水不化气之病机。按仲景之法，当温阳、解表、化饮以治本。

"反下之"以下为第二节。本当温阳、解表、化饮之证，医以"心下结"，而反下之，此属误治。误下，若一利即止者，可引发表邪内陷，与宿水互结于胸胁而成为结胸。若利下不止，且持续数日，可引发邪热内陷于大肠，外连于肌表之协热利。

按："四日复下之"，复，又，仍；下，利也。谓三日之后，仍下利不止，表里不解，热势下注而遂成协热利。

太阳病，下之，其脉促一作纵**，不结胸者，此为欲解也。脉浮者，必结胸。脉紧者，必咽痛。脉弦者，必两胁拘急。脉细数者，头痛未止。脉沉紧者，必欲呕。脉沉滑者，协热利。脉浮滑者，必下血。** ［140］

《脉经》 太阳病，下之，其脉促，不结胸者，此为欲解。其脉浮者，必结胸。其脉紧者，必咽痛。其脉弦者，必两胁拘急。其脉细而数者，头痛未止。其脉沉而紧者，必欲呕。其脉沉而滑者，挟热利。其脉浮而滑者，必下血。（病发汗吐下以后证）

《金匮玉函经》 太阳病，下之，其脉促，不结胸者，此为欲解。其脉浮者，必结胸。其脉紧者，必咽痛。其脉弦者，必两胁拘急。其脉细而数者，头痛未止。其脉沉而紧者，必欲呕。其脉沉而滑者，挟热利。其脉浮而滑者，必下血。（辨太阳病形证治下、辨发汗吐下后病形证治）

本条指出太阳病，表证未解，当先解表，若误下则变证诸多。

太阳病，本不当下，误下可引发变证。若误下，虽正气受挫，但侥幸未至于结胸，其脉促，此属表邪有欲解之势。误下后，脉象由原来的“浮”变为“促”，此时之促脉，不是后世所云之脉数动而时一止之象，而是脉来急促上壅两寸。本证脉促，反映出太阳病，虽经误下，但气血仍有向上向外之机，故表证仍在，此属表邪未陷欲解之象。（第 21 条、第 34 条可参）

若误下，寸脉浮，关脉沉，则属表邪内陷，热与水结而成结胸（参见第 128 条）。若因误下，而致咽痛，则是误下重伤阳气，下焦阳虚，阴寒结聚，“脉阴阳俱紧”，此属少阴病虚阳上浮之咽痛（参见第 283 条）。

若下后，其脉弦，两胁拘急，此属太阳病邪结胁下（参见第 103 条），或太阳病转属少阳（参见 266 条）。若下后，脉细数，细为阴虚，数为有热，虚热上冲则头痛，故虽曰“头痛未止”，但此头痛与原本之头痛其病机迥异。若下后，其脉沉紧，沉主里，紧主水。其证可见心下逆满，气上冲胸，此属浊阴不降，其人必欲呕（参见第 67 条）。

若下后，脉沉滑，沉主里，滑为有热，热势下注大肠，则成协热利。若下后，邪热内陷，热盛于内则脉滑，弛张于外则脉浮，邪热伤络动血则利下兼血。

太阳病，表证未解，而误用下法，变证不可预测，本条仅是举例提示和告诫。

病在阳，应以汗解之，反以冷水潠之，若灌之，其热被劫不得去，弥更益烦，肉上粟起，意欲饮水，反不渴者，服文蛤散；若不差者，与五苓散。寒实结胸，无热证者，与三物小陷胸汤用前第六方，**白散亦可服。七。**一云与三物小白散。

［141］

文蛤散方

文蛤五两

右一味为散，以沸汤和一方寸匕服，汤用五合。

五苓散方

猪苓十八铢，去黑皮　白术十八铢　泽泻一两六铢　茯苓十八铢　桂枝半两，去皮

右五味为散，更于臼中治之。白饮和方寸匕服之，日三服，多饮暖水，汗出愈。

白散方

桔梗三分　巴豆一分，去皮心，熬黑，研如脂　贝母三分

右三味为散，内巴豆，更于臼中杵之。以白饮和服，强人半钱匕，羸者减之。病在膈上必吐，在膈下必利，不利，进热粥一杯，利过不止，进冷粥一杯。身热，皮粟不解，欲引衣自覆，若以水潠之、洗之，益令热却不得出，当汗而不汗则烦。假令汗出已，腹中痛，与芍药三两如上法。

《脉经》 病在阳，当以汗解，而反以水噀之，若灌之，其热却不得去，益烦，皮上粟起，意欲饮水，反不渴，宜文蛤散；若不差，与五苓散。若寒实结胸，无热证者，与三物小陷胸汤，白散亦可。身热，皮粟不解，欲引衣自覆，若以水噀之、洗之，益令热却不得出。当汗而不汗，即烦。假令汗出已，腹中痛，与芍药三两，如上法。（病不可水证）

《金匮玉函经》 病在阳，当以汗解，而反以水潠之，若灌之，其热被劫不得去，益烦，皮上粟起，意欲饮水，反不渴，服文蛤散；若不差，与五苓散。若寒实结胸，无热证者，与三物小白散。（辨太阳病形证治下、辨不可水病形证治）

《千金翼方》 病在阳，当以汗解，而反以水潠之，若灌之，其热却不得去，益烦，皮粟起，意欲饮水，反不渴，宜服文蛤散。（太阳病用陷胸汤法）

《千金翼方》 寒实结胸，无热证者，与三物小白散。方

桔梗十八铢　巴豆六铢，去皮心，熬赤黑，研如脂　贝母十八铢

右三味，捣为散，内巴豆，更于臼中治之，白饮和服。强人半钱匕，羸者减之。病在上则吐，在下则利，不利，进热粥一杯，利不止，进冷粥一杯一云冷水一杯。身热，皮粟不解，欲引衣自覆，若以水潠之洗之，更益令热，却不得出，当汗而不汗即烦。假令汗出已，腹中痛，与芍药三两如上法。（太阳病用陷胸汤法）

《太平圣惠方》 伤寒结胸，无热证者，宜与平和之药，若以水灌之，益令热不得出，当汗而不汗，即烦，微令汗出后，腹中痛，可服和气止痛之药。（辨不可水形证）

本条论述太阳病潠、灌之后，水遏热郁，肉上粟起与水寒凝结，寒实结胸的证治。

从“应以汗解之”可知，其“病在阳”，是病在太阳。太阳病，本当发汗以解表，反以冷水潠之，潠，以口含水喷之；或灌之，灌，浇也。不论是“潠”还是“灌”，用冷水径直喷浇太阳病发热恶寒之躯体，有悖因势利导原则，虽可暂退其热，但其热势旋即复来。故仲景云“其热被劫不得去”。弥、更、益烦，强调其“烦”比原来更加严重。

太阳病，以发热恶寒及肢体疼痛为主要症状，虽或有烦的症状，但并不突出；若与下文“肉上粟起”对看，现症之“烦”，实属水遏热郁，湿滞肤表，故引致“肉上粟起”而苦楚难忍。水气外闭，湿停不化，故意欲饮水，反不渴。此属其轻证，仲景治以文蛤散。文蛤，咸凉，化释凝滞，清热胜湿，仲景以其为水遏热郁，水热胶滞，湿气凝结之肤表湿热之主剂。然因其属清热胜湿之轻剂，故若病重药轻，则必有不差者。若不差，仲景又与五苓散，意在振奋三焦，通阳化气，外散郁闭之水热，内释胶凝之湿滞。

寒实结胸是“以冷水潠之，若灌之”的另一后果。“寒实”是病机，言本证病机是湿更重，热更轻，或有湿无热，[1]水寒凝滞，痰饮内结。“结胸”在此既是病名又是症状，“实”指胸胁脘腹硬痛坚满。既为“寒实”，故必“无热证”。仲景治以三物白散。

按：三物小陷胸汤，白散亦可服。林亿等注云：“一云与三物小白散。”《千金翼方·卷九》作：“寒实结胸无热证者，与三物小白散。”无“陷胸汤”三字；《金匮玉函经·卷六》亦作：“与三物小白散。”亦无“陷胸汤”三字。依校当从之。“林亿等校定《伤寒论》，据开宝中节度使高继冲所进上者，以文理舛错，施以校雠，而校语亦为成注本所删。”[2]因此，“一云与三物小白散”一语，成为赵刻宋本的重要特征之一。无此注文之教材、讲义均是以成无己《注解伤寒论》作底本，而绝不是赵刻宋本，凡用心读书的人，只要勘对一下，便可一目了然。惜贻误深矣！

① 李克绍．伤寒解惑论［M］．济南：山东科学技术出版社，1978

② 章太炎．章太炎医论［M］．北京：人民卫生出版社，1957

三物白散方用桔梗、巴豆、贝母。桔梗,《神农本草经》主胸胁痛如刀刺;《名医别录》利五脏肠胃;仲景用以开利胸中之气。巴豆,《神农本草经》味辛温,大毒,谓破癥瘕、结聚、坚积、留饮、痰癖,荡涤五脏六腑,开通闭塞;仲景用以攻逐水寒凝滞,痰饮结聚。贝母,《神农本草经》主疝瘕喉痹;《名医别录》疗腹中结实,心下满;仲景用其散心胸间结气。三药合用,开胸利膈行气,温寒凝散实结,驱痰逐水。本方为开逐寒痰留饮之峻剂,故仲景诫言在先,"病在膈上必吐,在膈下必利",服后可见吐利交作,若"利过不止,进冷粥一杯"。

太阳与少阳并病,头项强痛,或眩冒,时如结胸,心下痞硬者,当刺大椎第一间、肺俞、肝俞,慎不可发汗。发汗则谵语、脉弦,五日谵语不止,当刺期门。八。 ［142］

《脉经》 太阳与少阳并病,头痛,颈项强而眩,时如结胸,心下痞坚,当刺大杼第一间,肺俞、肝俞,慎不可发汗。发汗则谵语,谵语则脉弦,谵语五日不止,当刺期门。(病可刺证、病不可发汗证)

《金匮玉函经》 太阳与少阳并病,头项强痛,或眩,时如结胸,心下痞而坚,当刺大椎第一间、肺俞、肝俞,慎不可发汗。发汗即谵语,谵语则脉弦,谵语五六日不止,当刺期门。(辨太阳病形证治下、辨不可发汗病形证治)

《千金翼方》 太阳与少阳并病,头痛,或眩冒,如结胸,心下痞而坚,当刺肺俞、肝俞、大椎第一间,慎不可发汗。发汗即谵语,谵语则脉弦,五日谵语不止,当刺期门。(太阳病用陷胸汤法)

本条论述太阳少阳并病头项强痛,时如结胸,心下痞硬的证治。

并病,此前见于第48条,太阳与阳明并病。伤寒在其发病过程中,邪正交争激烈,由于机体正气的衰减或治疗失当,以及体内潜在因素的影响,会产生一系列的因果转化,一病未愈,又发生另一病,两种病状并见,错综于一时,仲景把这种临床状态称之为并病。并病是一个动态概念,可以认为:并病是伤寒从"一种病"变化为"另一种病"的量变过程,它可能的最终结果是"转属"(参见第48条)。

本条太阳病未解,又见少阳病证,太阳少阳病证并见于一时,仲景命之为太阳少阳并病。

头项强痛,言太阳病未解,表证仍在。时如结胸而非结胸,若时有胸胁胀痛,且与眩冒、心下痞硬并见,此属少阳病症状已显。按:眩冒,眩,视物昏黑;冒,视物蒙蔽(参见第93条)。此属太阳病发病过程中,病势逐渐深入,表证尚未解,而又初显少阳病症状,有如第266条所云"本太阳病不解,转入少阳者"的中间过程。对这种病情,仲景告诫,"慎不可发汗",而选用刺法。刺大椎第一间、肺俞、肝俞。

大椎第一间,位于第七颈椎棘突下,刺之,疏散风寒,泻太阳表邪,以除头项强痛。肺俞,位于第三胸椎棘突下,旁开1.5寸,刺之,宣降肺气以和表。肝俞,位于第九胸椎棘突下,旁开1.5寸,刺之,泻少阳邪气,以除眩冒、时如结胸及心下痞硬。三穴并刺之,外而宣散,内而疏达,热清郁解,则太少两愈。

若误用汗法，则鼓荡邪热，热扰心神则谵语；太少邪热交炽，病势愈进，遂显少阳脉象，故见脉弦。若谵语持续不止，反映病势继续深入，刺期门意在疏泄少阳经气，清解少阳郁热。郁热疏解，则谵语自止。

太阳少阳并病之二，颈项强，心下硬，另见于第171条。

妇人中风，发热恶寒，经水适来，得之七八日，热除而脉迟身凉，胸胁下满，如结胸状，谵语者，此为热入血室也。当刺期门，随其实而取之。九。 [143]

《脉经》 妇人中风，发热恶寒，经水适来，得之七八日，热除、脉迟、身凉，胸胁下满，如结胸状，其人谵语，此为热入血室。当刺期门，随其虚实而取之。《平病》云：热入血室，无犯胃气及上三焦。与此相反，岂谓药不谓针耶？（病可刺证）

《金匮玉函经》 妇人中风，发热恶寒，经水适来，得之七八日，热除而脉迟、身凉，胸胁下满，如结胸状，其人谵语，此为热入血室。当刺期门，随其虚实而取之。（辨太阳病形证治下、辨可刺病形证治）

《千金翼方》 妇人中风，发热恶寒，经水适来，得七八日，热除而脉迟、身凉，胸胁下满，如结胸状，谵语，此为热入血室。当刺期门，随其虚实而取之。（太阳病杂疗法）

本条论述妇人中风，经水适来，热入血室，胸胁下满的证治。

妇人患太阳中风，发热恶寒，其脉必浮。其时经水恰好按期或不期而至，表邪乘血室空虚之际，而下陷于血室。按：血室，诸说纷纭，有云冲脉者，有云肝脏者。非是。血室，仲景亦称子脏（见《金匮要略方论·妇人妊娠病脉证并治第二十》），即子宫。子宫一辞，似初见于《神农本草经》紫石英条："女子风寒在子宫，绝育十年无子。"《金匮要略方论·妇人杂病脉证并治第二十二》有云："妇人少腹满如敦状，小便微难而不渴，生后者，此为水与血俱结在血室也。"本证之"少腹满如敦状"是水与血结于血室的局部症状。就本条本证而言，"少腹满如敦状"，只能发生在子宫或子脏，而不可能发生于冲脉、肝或血海。由此可见，在仲景的理论思路中，血室即是子宫而不是其他。

认为血室是子宫而不是其他，并不是说血室与冲脉、肝没有关系，恰恰相反，正是因为它们在生理上密切相连，从而形成了病机上不可分离的关系。冲脉，起于胞中（血室），下出会阴后，从气街起与足少阴经相并，夹脐上行，散布于胸中。肝藏血，主疏泄，调气机，与冲脉以及心脾等统摄血室。故表邪乘虚下陷血室之后，虽然一方面，发热恶寒之表证消失而热除身凉，但另一方面，血室郁热弛张，气机失调，邪结胁下，而症见胸胁下满，如结胸状；其脉由浮而变为迟，迟，滞涩不利，反映出气机郁滞之病机；血室郁热循冲脉上扰心神，则可见谵语。仲景把上述的发病过程、症状和病机称之为热入血室，选用刺法治疗。期门，肝的募穴，刺之以泄郁热，调气机。

妇人中风七八日，续得寒热发作有时。经水适断者，此为热入血室，其血必结，故使如疟状，发作有时，小柴胡汤主之。方十。 [144]

柴胡半斤　黄芩三两　人参三两　半夏半升，洗　甘草三两　生姜三两，切　大

枣十二枚，擘

右七味，以水一斗二升，煮取六升，去滓，再煎取三升。温服一升，日三服。

《金匮玉函经》 妇人中风七八日，续得寒热发作有时。经水适断者，此为热入血室，其血必结，故使如疟状，发作有时，小柴胡汤主之。（辨太阳病形证治下）

《千金翼方》 妇人中风七八日，续得寒热发作有时，经水适断者，此为热入热室，其血必结，故使如疟状，发作有时，小柴胡汤主之。方见柴胡汤门。（太阳病杂疗法）

本条论述妇人中风，经水适断，寒热发作有时，如疟状的证治。

妇人月经经期为3~7天，若按此推论，以成无己及今人所言，妇人中风七八日，经水适断，那么，本证病人的月经当是何时而来？若正值中风之日适来，或中风三四日适来，此岂不与前条“妇人中风，发热恶寒，经水适来”一样？那么“适”在何时才符合本条文义与病机呢？若与前条“妇人中风，发热恶寒，经水适来”比照，本证当恰是在妇人中风之前，经水适来。中风之后，始则发热恶寒，继则表邪乘虚内陷，热入血室，热血搏结，经水适断。血热循冲脉与肝经上逆，致肝不疏泄，气机失调，至中风七八日，由发热恶寒而逐渐变化为寒热发作有时，如疟状。按：本证妇人中风，不是七八日续得寒热，而是七八日续得“寒热发作有时”，即寒热如疟状。

条文中明言：“经水适断者，此为热入血室，其血必结，故使如疟状，发作有时。”这里的一个“故”字把因果关系说得很明白，“经水适断”这个症状的出现，反映了热入血室病机的存在。而“热入血室”病机一旦形成，表现在症状上，它的热型就会从发热恶寒逐渐变化为“寒热发作有时”，反映出正邪分争的病势。寒热发作有时，如疟状，即是往来寒热。有柴胡证，但见一症便是，故仲景选用小柴胡汤，宣达、清解血室郁热。

妇人伤寒，发热，经水适来，昼日明了，暮则评语，如见鬼状者，此为热入血室。无犯胃气及上二焦，必自愈。十一。 ［145］

《脉经》 妇人伤寒，发热，经水适来，昼日明了，暮则评语，如见鬼状，此为热入血室。无犯胃气及上二焦，必当自愈。

《金匮玉函经》 妇人伤寒，发热，经水适来，昼日明了，暮则评语，如见鬼状者，此为热入血室。无犯胃气及上二焦，必当自愈。（辨太阳病形证治下）

《千金翼方》 妇人伤寒，发热，经水适来，昼日了了，暮则评语，如见鬼状，此为热入血室。无犯胃气及上二焦，必当自愈。（太阳病杂疗法）

本条论述妇人伤寒，经水适来，热入血室，暮则评语，幻觉幻视的证治。

妇人伤寒发病之后，发热恶寒，其时经水适来，表邪乘血室之虚而下陷，邪热入于血室。内陷于血室之热，随天阳之升降而变化，白昼邪热随天阳之升而弛张于气分，但尚未至热扰心神的程度，故昼日神志尚显清晰。暮则评语，暮，日落之时，邪热随天阳之潜降而内聚于血分。由于经泄血虚，邪热入潜，故引致血分虚热亢浮，上扰心神，心神虚幻浮越，神志迷蒙，故症见评语，幻觉、幻视如见鬼状。评语、幻视，证虽似重，但热随经泄，热泄血和，故其证有自愈的可能。对此，仲景特别告诫“无犯胃气及上二焦”。

“无犯胃气及上二焦”，系泛指不可滥治，以免戕伐正气。

伤寒六七日，发热，微恶寒，支节烦疼，微呕，心下支结，外证未去者，柴胡桂枝汤主之。方十二。 [146]

桂枝去皮　黄芩一两半　人参一两半　甘草一两，炙　半夏二合半，洗　芍药一两半　大枣六枚，擘　生姜一两半，切　柴胡四两

右九味，以水七升，煮取三升，去滓。温服一升。本云人参汤，作如桂枝法，加半夏、柴胡、黄芩，复如柴胡法。今用人参作半剂。

《脉经》伤寒六七日，发热，微恶寒，支节烦疼，微呕，心下支结，外证未去者，属柴胡桂枝汤。（病可发汗证）

《金匮玉函经》伤寒六七日，发热，微恶寒，肢节烦疼，微呕，心下支结，外证未去者，柴胡桂枝汤主之。（辨太阳病形证治下、辨不可发汗病形证治、辨发汗吐下后病形证治）

《千金翼方》伤寒六七日，发热，微恶寒，支节烦疼，微呕，心下支结，外证未去者，宜柴胡桂枝汤。（太阳病用柴胡汤法）

《太平圣惠方》伤寒六日，发热，微恶寒，肢节顺（烦）疼，心下支满，外证未去，宜柴胡桂枝汤。（辨厥阴病形证）

本条论述伤寒表证未解，外邪深入，气机不利，心下支结的证治。

本论第8条云："太阳病，头痛至七日以上自愈者，以行其经尽故也。"本证伤寒六七日，正处于经尽自愈之际，故虽发热，支节疼痛严重（烦疼）等表证仍在，但恶寒已"微"，说明表证有将解之势。然症见微呕、心下支结，则又说明表邪不是外散，而是在逐渐深入，但尚未至胁下。与第96条小柴胡汤证对比，本证的微呕还不到心烦（恶心）喜呕的程度；心下支结，支撑满闷，还不到胸胁苦满的程度。此系表邪深入，气机不利，邪逆气结所致。

纵观本证，实属伤寒表证未解而又兼见柴胡汤证，仲景统称之为"外证未去"，"外证"既包括伤寒表证，又包括柴胡汤证。尽管伤寒表证未解，但外邪已渐深入，症见心下支结，故不可用麻黄汤，而只能选用桂枝汤。仲景以桂枝汤与小柴胡汤各取其半，命之曰柴胡桂枝汤，一则解散在表之邪，二则宣发、枢转深入之邪。归纳起来就是本论卷八《辨发汗后病脉证并治》所言"和其营卫，以通津液"。今按：本方中桂枝用量阙，《辨可发汗病脉证并治》《辨发汗后病脉证并治》并作"桂枝一两半，去皮"当从。

与第96条之小柴胡汤方后注，"若不渴，外有微热者，去人参，加桂枝三两"对比，柴胡桂枝汤证之邪入，更显表浅。

伤寒五六日，已发汗而复下之，胸胁满、微结，小便不利，渴而不呕，但头汗出，往来寒热，心烦者，此为未解也，柴胡桂枝干姜汤主之。方十三。 [147]

柴胡半斤　桂枝三两，去皮　干姜二两　栝楼根四两　黄芩三两　牡蛎二两，熬　甘草二两，炙

右七味，以水一斗二升，煮取六升，去滓，再煎取三升。温服一升，日三服。初服微烦，复服汗出便愈。

《脉经》 伤寒五六日，其人已发汗，而复下之，胸胁满、微结，小便不利，渴而不呕，但头汗出，往来寒热，心烦，此为未解，属柴胡桂枝干姜汤。（病发汗吐下以后证）

《金匮玉函经》 伤寒五六日，已发汗而复下之，胸胁满、微结，小便不利，渴而不呕，但头汗出，往来寒热，心烦，此为未解也，柴胡桂枝干姜汤主之。（辨太阳病形证治下、辨发汗吐下后病形证治）

《千金翼方》 伤寒五六日，其人已发汗，而复下之，胸胁满、微结，小便不利，渴而不呕，但头汗出，往来寒热而烦，此为未解，柴胡桂枝干姜汤主之。（太阳病用柴胡汤法）

《太平圣惠方》 伤寒六日，已发汗及下之，其人胸胁满，大肠微结，小肠不利，而不呕，但头汗出，往来寒热而烦，此为未解，宜小柴胡桂枝汤。（辨厥阴病形证）

本条论述伤寒发汗复下，邪结胁下，气机不利，三焦失调，阳郁水停的证治。

伤寒五六日，发汗不解，复又误下，导致表邪深入，邪结胁下，气机不利，邪逆气结，故症见胸胁满、微结，虽恶心而尚未至于喜呕。按：心烦谓胃脘搅扰恶心（参见第74条之烦、第96条小柴胡汤证心烦喜呕）。本条方后注云，“初服微烦”，此“微烦”才是现代意义的精神症状之轻微烦躁，此与第24条之“反烦”类同。若把本证之“心烦”也理解为是现代意义的精神症状之心烦，那么“初服微烦”与“心烦”对比，是更“微”，还是更“烦”？

表邪深入，邪结胁下，正邪分争，故往来寒热。气机不利，邪逆气结，引发三焦气化失调，水饮内停，故小便不利。水不化气，津不上承，故症见口渴。邪结阳郁，郁热上蒸，故但头汗出。本证实属邪结胁下，三焦失调，阳郁水停，故仲景选用柴胡桂枝干姜汤，宣散结邪，清解郁热，温运化饮。

本方系由小柴胡汤加减而成。方用柴胡配桂枝宣散、疏达郁结之外邪，柴胡配黄芩清解郁结之里热，郁结一开，则往来寒热、心烦、但头汗出可除。

柴胡配牡蛎开结散郁，除胸中邪逆，以治胸胁满、微结，按：微结，敛束、不适感；桂枝配干姜温运化饮，水饮一散则小便可利；黄芩配栝蒌根清解郁热以止渴。

本方宣达在外之结邪，清解内郁之结热；由于郁结难开，郁热伸而未散，故初服微烦；复服药力接续，郁热散，水饮开，故汗出便愈。

伤寒五六日，头汗出，微恶寒，手足冷，心下满，口不欲食，大便硬，脉细者，此为阳微结，必有表，复有里也。脉沉，亦在里也。汗出为阳微，假令纯阴结，不得复有外证，悉入在里，此为半在里半在外也。脉虽沉紧，不得为少阴病。所以然者，阴不得有汗，今头汗出，故知非少阴也，可与小柴胡汤。设不了了者，得屎而解。十四。用前第十方。 [148]

《金匮玉函经》 伤寒五六日，头汗出，微恶寒，手足冷，心下满，口不欲食，大便坚，其脉细，此为阳微结，必有表，复有里。沉，亦为病在里。汗出为阳微，假令纯阴结，不得有外证，悉入在于里，此为半在外半在里。脉虽沉紧，不得为少阴。所以然者，阴不得有汗，今头汗出，故知非少阴也，可与小柴胡汤。设不了了者，得屎而解。（辨太阳病形证治下）

《千金翼方》 伤寒五六日，头汗出，微恶寒。手足冷，心下满，口不欲食，大便坚，其脉细，此为阳微结，必有表，复有里。沉，则为病在里。汗出亦为阳微，假令纯阴结，不得有外证，悉入在于里，此为半在外半在里。脉虽沉紧，不得为少阴。所以然者，阴不得有汗，今头大汗出，故知非少阴也，可与柴胡汤。设不了了者，得屎而解。用上方。（太阳病用柴胡汤法）

本条是仲景对阳微结与阴微结辨证过程的记述，是仲景的诊疗病案。

本条可分为两节理解。从"伤寒五六日"至"必有表，复有里也"，为第一节，记述了本证伤寒诊治时的现在脉症。伤寒本当发热、恶寒、无汗、脉浮或浮紧；至五六日，今症见恶寒已微，说明表邪始衰；而手足冷、心下满、口不欲食、大便硬、脉细，俱不属伤寒表证；心下满、口不欲食、大便硬三个症状并见，说明外邪开始逐渐深入，虽未至大满大实之里热炽盛的程度，但却反映出里热始结，阳郁初成的病机。

阳郁气结，气机失调，郁阳不能敷布，不达于四末，故手足冷；郁阳上蒸，则症见头汗出；阳郁不伸，气结不畅，故脉道不展，脉细滞而有力，同时，由于阳郁于里，故其脉必沉。对上述脉症，仲景命之曰"阳微结"，对其病机，仲景概括为"必有表，复有里"，意即表证未解，阳郁已成。

从"脉沉，亦在里也"至本条结束，为第二节，对"阳微结"做进一步的辨证，以与"纯阴结"进行比较。前文曰，"脉细者，此为阳微结"，因为阳郁于里，故虽未言沉，但其脉沉，自在不言中。"脉沉，亦在里也"，里，指少阴病，此与后文"脉虽沉紧，不得为少阴病"互为对应；紧，细滞有力。脉沉亦主少阴病，为什么本证不是少阴病呢？因为典型的少阴病，属阴寒结聚，只能是无热恶寒，故文曰："假令纯阴结，不得复有外证。"同时，本证症见头汗出，而少阴病不得有汗，汗出属亡阳。如第283条所云："病人脉阴阳俱紧，反汗出者，亡阳也，此属少阴，法当咽痛，而复吐利。"故本证尽管有微恶寒，手足冷，以及脉沉细或脉沉紧，但因为有"头汗出"这个症状，所以不可能是少阴病。对此，仲景把本证的病机又概括为"此为半在里半在外也"。"半在里半在外"即"必有表，复有里"，亦表亦里之意。

成无已解"半在里半在外"为"表里之间"，即所谓半表半里，非是。[①]

表证未解，阳郁气结，仲景选用小柴胡汤，宣达阳气，疏通阳结，清解郁热。服汤，上焦得通，津液得下，则表邪自解，阳结散而郁热清。若诸症虽除，但郁热未净，身仍违和而不了了，当和胃通腑，使阳结余热从下分消。

本条作为病案，如实地反映了仲景的临证思路和对脉症反复分析的辨证过程。

伤寒五六日，呕而发热者，柴胡汤证具，而以他药下之，柴胡证仍在者，复与柴胡汤。此虽已下之，不为逆，必蒸蒸而振，却发热汗出而解。若心下满而硬痛者，此为结胸也，大陷胸汤主之。但满而不痛者，此为痞，柴胡不中与之，宜半夏泻心汤。方十五。 [149]

① 李心机．伤寒论疑难解读[M]．第2版．北京：人民卫生出版社，2009

半夏半升，洗　黄芩　干姜　人参　甘草炙。各三两　黄连一两　大枣十二枚，擘

右七味，以水一斗，煮取六升，去滓，再煎取三升。温服一升，日三服。须大陷胸汤者，方用前第二法。一方用半夏一升。

《脉经》 伤寒五六日，呕而发热，柴胡汤证具，而以他药下之，柴胡证仍在，复与柴胡汤。此虽已下，不为逆也，必蒸蒸而振，却发热汗出而解。若心下满而坚痛者，此为结胸，属大陷胸汤。若但满而不痛者，此为痞，柴胡复不中与也，属半夏泻心汤。（病发汗吐下以后证）

《金匮玉函经》 伤寒五六日，呕而发热，柴胡汤证具，而以他药下之，柴胡证仍在者，复与柴胡汤。此虽以下之，不为逆，必蒸蒸而振，却发热汗出而解。若心下满而坚痛者，此为结胸，大陷胸汤主之。若但满而不痛者，此为痞，柴胡不复中与也，半夏泻心汤主之。（辨太阳病形证治下、辨发汗吐下后病形证治）

《千金翼方》 心下但满而不痛者，此为痞，半夏泻心汤主之。（太阳病用陷胸汤法）

本条指出呕而发热属外邪深入，气机郁结，当用小柴胡汤；若误下，可出现若干变证；重点论述了误下后心下痞的证治。

伤寒始发，发热恶寒、头项强痛是其最主要的症状，其证虽可因外邪迫胃而见呕吐，但此属局部症状，并不反映其基本病机。而本证至五六日，“呕”成为突出的症状，说明其基本病机发生了变化，此乃是外邪逐渐深入，有邪结胁下之趋势，因气机不利，故气逆而致呕。

呕与发热并重，既反映了外邪深入的过程，又反映了气机郁结，内迫外连的态势。此属太阳病发病过程中的小柴胡汤证，而不是少阳病。仅凭呕与发热是不能诊断为少阳病的。此本应予小柴胡汤宣发郁阳，达邪于外，但却误用了下法，文中列举了误下后三种不同的转归（实际上远不只三种）。

误下后，若柴胡汤证仍在，“此虽已下之，不为逆”（第149条）。虽不为逆，且柴胡证仍在，但正气却不可避免地受到顿挫，正气驱邪乏力，故复与小柴胡汤，宣发郁阳、达邪于外时，尽管仍然能够发热汗出而解，但却蒸蒸而振。蒸蒸，言热自内发之势。振，振栗战汗貌。说明了正邪交争，正气驱邪乏力。

误下以后，若“柴胡汤证罢，此为坏病，知犯何逆，以法治之”（第267条）。

误下之后，若出现胃脘满而硬痛，此属气机紊乱，邪陷水停，太阳之邪热内陷而成结胸证，当治以大陷胸汤。

误下之后，若出现胃脘但满而不痛，此属气机紊乱，升降失调，胃虚气逆，湿浊壅聚胃脘，仲景称之为痞。按：痞，心下满，气隔不通也。仲景治以半夏泻心汤，散结消痞。心，胃脘之谓。方用半夏、黄芩、干姜、人参、甘草、黄连、大枣。单从药物组成，本方可以看做小柴胡汤去柴胡加黄连，以干姜易生姜。半夏，《神农本草经》主心下坚；《名医别录》消心腹胸膈痰热满结，心下急痛坚痞；仲景在本方中，用以开结下气。黄芩、黄连苦寒以泻胃浊，配半夏消痰热满结以散痞。干姜辛温，辛开温化，配半夏、芩、连化湿浊以开结气。本证系下后中焦气虚，胃气上逆，故方用人参、甘草、大枣补中气，和胃降逆。本方寒温并用，意在调气和胃，化浊消痞。

太阳少阳并病，而反下之，成结胸，心下硬，下利不止，水浆不下，其人心烦。 ［150］

《脉经》 太阳少阳并病，而反下之，成结胸，心下坚，下利不复止，水浆不肯下，其人必心烦。（病发汗吐下以后证）

《金匮玉函经》 太阳少阳并病，而反下之，结胸，心下坚，利复不止，水浆不肯下，其人必心烦。（辨太阳病形证治下）

《千金翼方》 太阳少阳并病，而反下之，结胸，心下坚，下利不复止，水浆不肯下，其人必心烦。（太阳病用陷胸汤法）

本条指出太阳少阳并病不可下，若下之，可成结胸而水浆不下之危证。

太阳少阳并病，论中另见于第142条与第171条，前者刺大椎第一间、肺俞、肝俞，告诫曰"慎不可发汗"，后者刺大椎、肺俞、肝俞，告诫曰"慎勿下之"。实际上根据第264条与265条的论述，少阳病是汗吐下俱禁。

本证太阳少阳并病，而反下之，一方面外邪内陷与水结于胸胁而成结胸，症见胸胁下满，心下硬痛；另一方面，气机紊乱，脾胃升降失调，症见恶心欲呕，水浆不下，下利不止。按：心烦，心，指胃脘部；烦，搅扰纠结貌；心烦谓胃脘搅扰翻腾难忍，恶心欲吐之状（参见第76条、第96条）。本证当以调理气机，和顺脾胃，清泄水热为急。

脉浮而紧，而复下之，紧反入里，则作痞。按之自濡，但气痞耳。 ［151］

《脉经》 脉浮紧，而下之，紧反入里，则作痞。按之自濡，但气痞耳。（病发汗吐下以后证）

《金匮玉函经》 脉浮而紧，而反下之，紧反入里，则作痞。按之自濡，但气痞耳。（辨太阳病形证治下、辨不可下病形证治）

《千金翼方》 脉浮紧，而下之，紧反入里，则作痞。按之自濡，但气痞耳。（太阳病用陷胸汤法）

本条论述气痞的成因及脉症特点。

本证脉浮而紧属太阳伤寒，当治以汗法，而反下之，必挫伤脾胃正气。文曰"紧反入里"，是以脉象揭示误下后病机的变化，以阐述表邪内陷之病势；而不言"浮"反入里，是因为当无形之热结聚于胃脘而成"痞"时，其脉象则仍是"关上浮"（见第154条）。痞，气隔不通，心下满塞妨闷，无胀无痛，但按之濡而不硬。"按之自濡，但气痞耳"，是以"濡"释"气"，言气无形而空虚；以"气"定"痞"，言此痞与结胸证之胸、胁、膈、脘、腹硬痛不同，与第149条半夏泻心汤证、第157条生姜泻心汤证、第158条甘草泻心汤证之满而"痞硬"亦不同。

发热恶寒者，发于阳也，第131条曾云："病发于阳，而反下之，热入因作结胸。"从本条所述可见，病发于阳，而反下之，热入不仅能成结胸，而且还可能发为痞。是发为结胸还是发为痞，此是因人因病因证因治而异。

太阳中风，下利，呕逆，表解者，乃可攻之。其人漐漐汗出，发作有时，头

痛，心下痞硬满，引胁下痛，干呕短气，汗出不恶寒者，此表解里未和也，十枣汤主之。方十六。 [152]

芫花熬　甘遂　大戟

右三味，等分，各别捣为散。以水一升半，先煮大枣肥者十枚，取八合，去滓，内药末。强人服一钱匕，羸人服半钱，温服之，平旦服。若下少，病不除者，明日更服，加半钱。得快下利后，糜粥自养。

《脉经》 太阳中风，下利，呕逆，表解乃可攻之。其人絷絷汗出，发作有时，头痛，心下痞坚满，引腰下痛，呕则短气，汗出不恶寒，此为表解里未和，属十枣汤。（病可下证）

《金匮玉函经》 太阳中风，下利，呕逆，表解乃可攻之。其人絷絷汗出，发作有时，头痛，心下痞坚满，引胁下痛，呕即短气，此为表解里未和，十枣汤主之。（辨太阳病形证治下、辨可下病形证治）

《千金翼方》 太阳中风，吐下呕逆，表解乃可攻之。其人絷絷汗出，发作有时，头痛，心下痞坚满，引胁下，呕即短气，此为表解里未和，十枣汤主之。（太阳病用陷胸汤法）

本条论述太阳中风，胸胁停水的证治。

本证一方面具有太阳中风的病机和症状特征，包括营卫不和所致的发热、恶寒、头痛、汗出、脉浮等；另一方面又有心下痞硬满，引胁下痛等可攻之水饮内停之征。

由于水饮内停胸胁，故症见心下痞硬，引胁下痛。水饮内停，则气机紊乱，饮随气窜；水饮走泄肌肤，则汗出阵阵；水饮上迫，肺气不利，则短气；水饮上窜，清阳不升，则头痛；水饮犯胃，则干呕气逆；水饮下趋大肠则利。

对这样一个中风表证未解，又兼有水停胸胁之证，仲景告诫，应当"先解表，后攻里"。怎样诊断表证解与未解？仲景又指出："汗出不恶寒者，此表解里未和也。"此所谓"里未和"者，即是指水停胸胁之征。

从太阳中风表证未解，兼有里证这一过程认识，本条的表述和第74条的表述有相似之处。第74条："中风发热，六七日不解而烦，有表里证，渴欲饮水，水入则吐者，名曰水逆，五苓散主之。"此两条的发热过程都是太阳中风，都有表里证，不同的是第74条是表里同治，用五苓散内外分消，而本证则是先解表，后逐水，表里分治。

从外有表证，内有水饮方面认识，本条之证与第40条的"伤寒表不解，心下有水气，干呕，发热而咳"的小青龙汤证和第28条的"服桂枝汤或下之，仍头项强痛，翕翕发热，无汗，心下满微痛，小便不利"的桂枝去桂加茯苓白术汤证有相似之处。不同的是第40条小青龙汤证是解表散饮，表里同治，而第28条和本条都是根据发病过程和症状特点，遵循先解表后逐水的治疗原则。

本证是有形之水客居胸胁，引胁下痛，病急证重，在治法上是急病急治，非攻逐不能克伐，所以重在治水逐水。仲景选用十枣汤，方用专于攻逐有形之水的甘遂、芫花、大戟。甘遂，《神农本草经》主大腹疝瘕，腹满，面目浮肿，留饮宿食，破癥坚积聚，利水谷道。芫花，《神农本草经》主咳逆上气，喉鸣喘，咽肿短气。大戟，《神农本草经》主十二水，腹满急痛，积聚。后世《本草纲目》对其功效进行了归纳，认为："芫花、大戟、甘遂之性，逐水泄湿，能直达水饮窠囊隐僻之处。但可徐徐用之，取效甚捷，不可过剂，泄人真元也"。

方用大枣，意在益气护脾，和药缓毒，使上三味峻药，虽攻逐而不伤真元。

如此逐水峻剂，攻必下气，水随气下，气水并泄，故本方虽用大枣十枚以护正，但乃有泄人真元之虞，即使轻剂，亦难免表邪内陷之嫌，所以必须在无表证的情况下方可应用。文中告诫“表解者，乃可攻之”，一方面强调，攻逐水饮是治疗水停胸胁证的根本选择；另一方面又强调，表证已解是这个选择必不可少的前提和条件。

太阳病，医发汗，遂发热恶寒，因复下之，心下痞，表里俱虚，阴阳气并竭，无阳则阴独。复加烧针，因胸烦，面色青黄，肤瞤者，难治。今色微黄，手足温者，易愈。 [153]

《脉经》 太阳病，医发其汗，遂发热而恶寒，复下之，则心下痞，此表里俱虚，阴阳气并竭，无阳则阴独。复加火针，因而烦，面色青黄，肤瞤，如此者，为难治。今色微黄，手足温者，易愈。（病发汗吐下以后证、病不可火证）

《金匮玉函经》 太阳病，医发其汗，遂发热恶寒，复下之，则心下痞，表里俱虚，阴阳气并竭，无阳则阴独。复加烧针，因胸烦，面色青黄，肤瞤，如此者为难治。今色微黄，手足温者，易愈。（辨太阳病形证治下、辨发汗吐下后病形证治、辨不可火病形证治）

《千金翼方》 太阳病，发其汗，遂发热恶寒，复下之，则心下痞，此表里俱虚，阴阳气并竭，无阳则阴独。复加烧针，胸烦，面色青黄，肤瞤，此为难治。今色微黄，手足温者愈。（太阳病用陷胸汤法）

本条记叙太阳病先汗复下，脾虚不运，阳衰阴盛，复加烧针，引发变证的过程。

太阳病，发汗为正治之法，但若发汗不当，则虽发汗而病仍不除。如第 20 条、第 25 条、第 62 条、第 64 条以及第 65 条等，讲述的都是虽发汗而病未除。太阳病原本发热恶寒，今发汗后，遂发热恶寒，遂，进也，谓发热恶寒症状更加严重；此因发汗后，大汗出，卫阳虚张于外，故表热不退而恶寒益甚。

“复下之”，此为误治，导致中焦阳虚，脾虚不运，气机壅塞而为痞。先汗伤表，“复下”伤里，故文曰“表里俱虚”。所谓“阴阳气并竭”，系泛指正气虚衰。本证先汗而后下，阳气虚衰，阴寒内盛，故其证必由发热恶寒，而变为无热恶寒。所谓“无阳则阴独”，是对阳虚寒盛，正气衰败的概括和表述。从本证的症状和病机看，虽正气已衰但尚未至真正“无阳”和“阴独”的程度，故此处之“无阳则阴独”，属形容之辞。

对这样一个阳气虚衰，阴寒内盛之证，本当以温阳祛寒为治，而医“复加烧针”。烧针虽能温阳亦能祛寒，但易引发气血逆乱，火热易伤心阳，心阳虚则心悸胸烦；“面色青黄”谓面无血色而枯槁，此与手足冷并见，属营血已衰，胃气已败；肌肤瞤动属阳微阴竭，失其所充，失其所养；故仲景云“难治”。按：瞤，蠕蠕动掣貌（参见第 38 条）。

烧针后，若其人手足由冷转温，面色不是“青黄”而是“微黄”，说明病证虽危，但胃气尚存，故仲景云：“易愈。”所谓“易愈”，仅是与“难治”对比而言。

心下痞，按之濡，其脉关上浮者，大黄黄连泻心汤主之。方十七。 [154]

大黄二两　黄连一两

右二味，以麻沸汤二升渍之，须臾，绞去滓。分温再服。臣亿等看详：大黄黄连泻心汤，诸本皆二味；又，后附子泻心汤，用大黄、黄连、黄芩、附子。恐是前方中亦有黄芩，后但加附子也。故后云："附子泻心汤，本云加附子"也。

《金匮玉函经》 心下痞，按之濡，其脉关上自浮，大黄黄连泻心汤主之。（辨太阳病形证治下）

《千金翼方》 心下痞，按之自濡，关上脉浮者，大黄黄连泻心汤主之。（太阳病用陷胸汤法）

本条论述无形之邪热壅滞胃脘，郁遏于心下而成痞的证治。

"心下"，谓胃脘部。痞，气隔不通，心下满闷不舒。濡通软。"痞"而按之濡，第151条云："但气痞耳。"此处之"气"，意寓"空虚"，以气言痞，即谓虽心下满塞不通，但按之空虚、软而不硬。"濡"亦有与第135条之"石硬"比较之意。

其脉"关上浮"，"关"主脾胃，关脉显"浮"象，此浮主热。"关上浮"，反映出无形之邪热壅滞于胃脘，郁遏于心下而成痞的病机，故仲景治以大黄黄连泻心汤。大黄，苦寒，《名医别录》称其平胃下气，除心腹胀满。黄连，苦寒，《神农本草经》主热气。

上二味，以滚沸如麻之汤二升，渍之须臾而不煎煮，绞汁去滓，乃为只求其无形轻薄之气，而不取其厚汁浓味，意在泄热而不致泻。其消痞之功，实寓泄热之中；壅热得泄，胃气自和，壅开则满消痞散。

林亿注，关于方中当有黄芩说可从。

心下痞，而复恶寒汗出者，附子泻心汤主之。方十八。 [155]

大黄二两　黄连一两　黄芩一两　附子一枚，炮，去皮，破，别煮取汁

右四味，切三味，以麻沸汤二升渍之，须臾，绞去滓，内附子汁。分温再服。

《金匮玉函经》 若心下痞，而复恶寒汗出者，附子泻心汤主之。（辨太阳病形证治下）

《千金翼方》 心下痞，而复恶寒汗出者，附子泻心汤主之。（太阳病用陷胸汤法）

本条论述邪热壅遏心下之痞，兼见阳虚卫气不固的证治。

邪热壅遏心下之痞，若兼见恶寒、汗出，则属阳虚卫气不固，此系寒热错杂之证。就本条而言，究其发病动因，当是误下之后，复发其汗，误下导致表邪内陷，邪热壅滞胃脘，郁遏心下而致痞；复发其汗则误伤阳气，卫阳不固，故汗出、恶寒。

证属寒热错杂，治当寒热并用，故仲景治以附子泻心汤，方用大黄、黄连、黄芩以滚沸如麻之汤渍之而不煎煮，绞汁去滓，取其轻薄之气，消痞而不致泻；同时附子别煎取汁，兑服以温阳、固表、止汗。附子，其质坚硬，不煮不足以取其温热之性，故仲景不将其与三黄同渍，而是"别煎取汁"。

本以下之，故心下痞。与泻心汤，痞不解。其人渴而口燥烦，小便不利者，五苓散主之。十九。一方云，忍之一日乃愈。用前第七证方。 [156]

《脉经》 本以下之，故心下痞。与之泻心，其痞不解。其人渴而口燥，小便不利者，

属五苓散。一方言，忍之一日乃愈。(病发汗吐下以后证)

《金匮玉函经》 本以下之，故心下痞。与泻心汤，痞不解。其人渴而口燥烦，小便不利者，五苓散主之。一方云，忍之一日乃愈。(辨太阳病形证治下)

《千金翼方》 本以下之，故心下痞。与之泻心，其痞不解。其人渴而口燥烦，小便不利者，五苓散主之。一方言，忍之一日乃愈。用上方。(太阳病用陷胸汤法)

《太平圣惠方》 太阳病，汗后，心下痞满，宜泻心汤。(辨太阳病形证)

本条论述误下重创三焦，气化失调，水停心下，心下痞满的证治。

“本以下之，故心下痞”，点明了本证之心下痞，是由下法所致。其症见“渴而口燥烦”，口燥，谓口中乏津而渴；烦，谓口渴至甚，程度严重。此与小便不利并见，则是由于误下重创三焦，致使三焦气化功能失调。三焦不利，水停心下，故其人自觉心下满塞不通；水不化气，津不上承，故口渴至甚；气化失调，水不下输，故小便不利。

本证病机在三焦不利，气化失调，故仲景治以五苓散，宣通三焦，化气行水。服汤后，若三焦决渎畅利，则水气布散；津液上承，则口渴自解；水津下输，则小便自利；而心下抟聚之痞满，随水散气调，则不治而自消。

“与泻心汤，痞不解”，系仲景自注句，指出心下痞，病机复杂，本证心下痞，属水停三焦，气化失调，故单据心下痞，而径用泻心汤，则其痞必不得解。

“一方云，忍之一日乃愈。”系大字注文，当非林亿所云。其说不可一概而论，若病情极轻微，病程短暂，其人忍渴不饮，以待三焦自和，气机调顺，俟水饮一开，上承下输，其痞亦可自消；但若病情严重，以“忍”之法，俟痞自消，则病重法拙，其痞难以自愈。

按：“用前第七证方”，律以上下文例，“证”字疑衍。

伤寒，汗出解之后，胃中不和，心下痞硬，干噫食臭，胁下有水气，腹中雷鸣下利者，生姜泻心汤主之。方二十。 [157]

生姜四两，切　甘草三两，炙　人参三两　干姜一两　黄芩三两　半夏半升，洗　黄连一两　大枣十二枚，擘

右八味，以水一斗，煮取六升，去滓，再煎取三升。温服一升，日三服。附子泻心汤，本云加附子。半夏泻心汤，甘草泻心汤，同体别名耳。生姜泻心汤，本云理中人参黄芩汤，去桂枝、术，加黄连，并泻肝法。

《脉经》 伤寒，汗出解之后，胃中不和，心下痞坚，干噫食臭，胁下有水气，腹中雷鸣而利，属生姜泻心汤。(病发汗以后证)

《金匮玉函经》 伤寒，汗出解之后，胃中不和，心下痞坚，干噫食臭，胁下有水气，腹中雷鸣而利，生姜泻心汤主之。(辨太阳病形证治下、辨发汗吐下后病形证治)

《千金翼方》 伤寒，汗出解之后，胃中不和，心下痞坚，干噫食臭，胁下有水气，腹中雷鸣而利，生姜泻心汤主之。(太阳病用陷胸汤法)

《太平圣惠方》 太阳病，汗出后，胃中不和，心下痞坚，干噫食臭，胁下有水气，腹中雷鸣而利，宜半夏泻心汤。(辨太阳病形证)

本条论述伤寒发汗后，胃呆脾困，湿热壅遏，心下痞硬的证治。

本证伤寒，发汗后，虽表证已解，但却汗伤中气，继发中气不和。胃呆气滞，则郁而化热；脾困不运，则湿自内生；湿热壅遏胃脘，故心下痞硬。

胃呆不纳，脾困不运，则食不消谷，纳不运化，积食沤腐，故其人食臭冲逆，嗳气频频。干噫，干，空也；噫，嗳也。胃呆脾困，升降失调，水不化气，奔走肠间，肠居胁下，沥沥有声，此所谓"胁下有水气"；故水并积食、腐气下趋少腹，腹中肠鸣而泄利。

仲景治以生姜泻心汤。生姜泻心汤即半夏泻心汤减干姜二两，加生姜四两而成。生姜，味辛，力散，和胃散水。半夏泻心汤功在和胃调气，化浊消痞，在此基础上，又重用生姜，意在醒胃启脾，宣泄水气，调中散饮，以治其本。

伤寒中风，医反下之，其人下利，日数十行，谷不化，腹中雷鸣，心下痞硬而满，干呕心烦不得安。医见心下痞，谓病不尽，复下之，其痞益甚。此非结热，但以胃中虚，客气上逆，故使硬也。甘草泻心汤主之。方二十一。 [158]

甘草四两，炙　黄芩三两　干姜三两　半夏半升，洗　大枣十二枚，擘　黄连一两

右六味，以水一斗，煮取六升，去滓，再煎取三升。温服一升，日三服。臣亿等谨按：上生姜泻心汤法，本云理中人参黄芩汤，今详泻心以疗痞。痞气因发阴而生，是半夏、生姜、甘草泻心三方，皆本于理中也。其方必各有人参，今甘草泻心中无者，脱落之也。又按：《千金》并《外台秘要》，治伤寒𧏾食，用此方皆有人参，知脱落无疑。

《脉经》 伤寒中风，医反下之，其人下利，日数十行，谷不化，腹中雷鸣，心下痞坚而满，干呕而烦，不能得安。医见心下痞，为病不尽，复重下之，其痞益甚。此非结热，但胃中虚，客气上逆，故使之坚，属甘草泻心汤。（病发汗吐下以后证）

《金匮玉函经》 伤寒中风，医反下之，其人下利，日数十行，谷不化，腹中雷鸣，心下痞坚而满，干呕而烦，不得安。医见心下痞，谓病不尽，复下之，其痞益甚。此非结热，但胃中虚，客气上逆，故使之坚，甘草泻心汤主之。（辨太阳病形证治下、辨不可下病形证治）

《千金翼方》 伤寒中风，医反下之，其人下利，日数十行，谷不化，腹中雷鸣，心下痞坚而满，干呕而烦，不能得安。医见心下痞，为病不尽，复重下之，其痞益甚。此非结热，但胃中虚，客气上逆，故使之坚，甘草泻心汤主之。（太阳病用陷胸汤法）

本条论述伤寒中风下后，邪热内陷，胃呆脾困，湿热壅遏，心下痞硬，奔迫暴泻的证治。

不论伤寒还是中风，表证未解都不可下，这是仲景在论中一再强调的原则之一。本条伤寒中风，医反下之，其误有二：一是邪热内陷，二是损伤脾胃之气。胃纳不顺，脾运失调，水湿内停；内陷之热与湿相合，湿热壅遏于胃脘，故心下痞硬而满。胃虚不纳，脾虚不运，脾气不升，则食不化谷，饮不输布，故腐气与积水窜走肠间，沥沥肠鸣，下趋少腹，奔迫暴泻，乃至日数十行，且完谷不化。

胃气不降，则干呕、心烦。按：心烦，心，指胃脘部；烦，搅扰纠结貌。心烦与干呕并列对举，谓恶心欲吐（参见第96条）。恶心欲呕频作，故其人不得安。医见心下痞硬而满，误认为是攻下不彻，有形之"结热"未去，故复下之，致使痞硬更加严重。

仲景对此自注曰："此非'结热'，但以胃中虚，客气上逆，故使硬也。""此非"结热"，

并非言本证无邪热，若无邪热，安得用芩、连？此是对"复下之"而言。医"复下之"的目的，是下胃肠道有形之"结热"积聚以消痞；但，本证之痞不是有形之"结热"积聚，而是胃气虚，湿热壅遏所致。

按：客气之气，指邪气；正气为主，邪气为客。在此，客气意指壅遏于胃脘之湿热。

本证治以甘草泻心汤，调气和胃，化浊消痞，缓急止泻。甘草泻心汤即半夏泻心汤重用甘草至四两，意在缓急。本方原无人参，但结合条证并与半夏泻心汤与生姜泻心汤对照，林亿按语可从。又按：《金匮要略方论·百合狐惑阴阳毒病脉证并治》中，甘草泻心汤方有人参三两。

伤寒服汤药，下利不止，心下痞硬。服泻心汤已。复以他药下之，利不止；医以理中与之，利益甚。理中者，理中焦，此利在下焦，赤石脂禹余粮汤主之。复不止者，当利其小便。赤石脂禹余粮汤。方二十二。 [159]

赤石脂一斤，碎　太一禹余粮一斤，碎

右二味，以水六升，煮取二升，去滓。分温三服。

《脉经》 伤寒服汤药，而下利不止，心下痞坚。服泻心汤已。后以他药下之，利不止；医以理中与之，利益甚。理中，理中焦，此利在下焦，属赤石脂禹余粮汤。若不止者，当利其小便。（病发汗吐下以后证）

《金匮玉函经》 伤寒服汤药，下利不止，心下痞坚。服泻心汤已。复以他药下之，利不止；医以理中与之，利益甚。理中者，理中焦，此利在下焦，赤石脂禹余粮汤主之。若不止者，当利其小便。（辨太阳病形证治下、辨发汗吐下后病形证治）

《千金翼方》 伤寒服汤药，下利不止，心下痞坚。服泻心汤。复以他药下之，利不止；医以理中与之，而利益甚。理中，治中焦，此利在下焦，赤石脂禹余粮汤主之。（太阳病用陷胸汤法）

本条论述伤寒屡下，下焦虚寒，滑脱不止，当固涩止利；复不止，当利小便以实之。

伤寒表证不解，本当发汗解表。本条文中所谓"服汤药"，乃属攻下之剂，故邪热内陷，且重伤脾胃之气。脾气不升，胃气不降，水停为湿，湿热壅遏，故心下痞满而硬。脾虚不运，水湿下注，则下利不止。本证视其病情，本当选用生姜泻心汤或甘草泻心汤，且服之当愈。"服泻心汤已"，为仲景自注句，属假设之辞；已，停止、消除之意。

复以他药下之，复，是对初服汤药，下利不止而言。其用下药的目的，是"医见心下痞，谓病不尽"，故复下之。下后，阳气大伤，"利不止"，骤成阳虚里寒之势，虽用理中汤温中祛寒，但病重药轻，其阳虚里寒已不在中焦，而深及下焦，已属下焦虚寒；因病势又进，药不对证，故其"利益甚"。

仲景对其病机自注云："理中者，理中焦，此利在下焦。"虚寒下利，病至下焦，已成滑脱不禁之势，急则治标，故仲景选用赤石脂禹余粮汤固涩止利。赤石脂，《神农本草经》主洩利肠澼脓血；《名医别录》谓其大温，疗腹痛洩澼；仲景用其涩肠止利。禹余粮，《神农本草经》主寒热烦满，下赤白；仲景以其止利固脱。若利止，当视病情，观其脉症，随证以治其本。若利仍不止，当利小便以泌其清浊；小便利者，大便当硬，此仍属治标之法。

若小便利，大便已实，则亦当视其病情，随证以治其本。

按：赤石脂禹余粮汤主之，《辨发汗吐下后病脉证并治》作“属赤石脂禹余粮汤”。

伤寒吐下后、发汗，虚烦，脉甚微，八九日心下痞硬，胁下痛，气上冲咽喉，眩冒，经脉动惕者，久而成痿。 ［160］

《脉经》 伤寒吐下、发汗，虚烦，脉甚微，八九日心下痞坚，胁下痛，气上冲咽喉，眩冒，经脉动惕者，久而成痿。（病发汗吐下以后证）

《金匮玉函经》 伤寒吐下后，发汗，虚烦，脉甚微，八九日心下痞坚，胁下痛，气上冲咽喉，眩冒，经脉动惕者，久而成痿。（辨太阳病形证治下、辨发汗吐下后病形证治）

《千金翼方》 伤寒吐下、发汗，虚烦，脉甚微，八九日心下痞坚，胁下痛，气上冲喉咽，眩冒，筋脉动惕者，久而成痿。（太阳病用陷胸汤法）

本条论述伤寒误治后，胃虚恶心欲吐，脾虚停饮胁痛，心下痞硬，久而成痿的脉症。

本条“伤寒吐下后，发汗，虚烦”与第76条“发汗，吐下后，虚烦”发病过程与病机相似。虚烦，不是因虚而烦。本论第375条云：“按之心下濡者，为虚烦也。”《金匮要略方论·水气病脉证并治第十四》有云：“医以为留饮而大下之，气击不去，其病不除，后重吐之，胃家虚烦。”此证虚烦，亦是发生在大下、重吐之后，胃气大伤，胃家虚烦。虚烦一不是虚，二不是烦。虚是指胃中空虚，按之心下濡。烦，犹数搅动也。虚烦是胃脘部搅扰纠结，饥饿空虚感，欲吐不吐，恶心之状（参第76条）。

本证经过吐下、发汗，几经折腾，脾胃阳气大虚，故反映在脉象上，呈现微脉。胃气大伤，则胃中空虚，按之濡，欲吐不吐，搅扰恶心。脾气大伤，则运化不力，脾不散精，迁延八九日，水聚为饮，饮停胃脘，故致心下由按之濡而渐至痞硬。饮停胃脘，横肆泛逆，则两胁下痛；水饮上逆，则气冲喉咽；蒙蔽清窍，则眩冒（参见第142条）。脾不散精，筋脉失养，阴不得濡，阳不得温，故筋肉抽挛动惕；至筋肉严重失养，久则筋弛肉痿，肢体支撑无能而逐渐痿废。

伤寒发汗，若吐、若下，解后，心下痞硬，噫气不除者，旋覆代赭汤主之。方二十三。 ［161］

旋覆花三两　人参二两　生姜五两　代赭一两　甘草三两，炙　半夏半升，洗　大枣十二枚，擘

右七味，以水一斗，煮取六升，去滓，再煎取三升。温服一升，日三服。

《脉经》 伤寒汗出，若吐、下，解后，心下痞坚，噫气不除者，属旋覆代赭汤。（病发汗吐下以后证）

《金匮玉函经》 伤寒汗出，若吐、若下，解后，心下痞坚，噫气不除者，旋覆代赭石汤主之。（辨太阳病形证治下、辨发汗吐下后病形证治）

《千金翼方》 伤寒发汗、吐、下，解后，心下痞坚，噫气不除者，旋覆代赭汤主之。（太阳病用陷胸汤法）

本条论述伤寒误治后，脾胃受戕，痰饮壅遏胃脘，心下痞硬，噫气不除的证治。

伤寒发汗可以解表,吐法用之得当亦可解表,但下法不能解表。故“伤寒发汗,若吐,若下,解后”,乃是汗不得法,或误用吐、下杂治,虽幸表邪未至内陷而得以外散,实属偶然,但脾胃之气却受损大伤。脾气不升,胃气不降,升降失调,则气机阻滞,水停为饮。饮聚为痰,痰饮壅遏胃脘,则心下痞硬。痰饮壅遏,胃气冲逆,故噫气频频;虽噫气频作,但心下痞硬不减。本证因虚而生痰,因痰而致痞,因痞塞而噫气。仲景治以旋覆代赭汤。按:赵刻《仲景全书》中,作旋覆代赭汤,不作旋复代赭汤。复,繁体字作“復”,《经典释文》:“復,本亦作覆。”旋覆代赭汤以旋覆花命方,以其为主药。旋覆花,《神农本草经》主结气、胁下满,去五脏间寒热,补中下气;《名医别录》消胸上痰结,心胁痰水。其味咸,性主沉降,仲景用其消痰降逆散结。代赭石,《名医别录》主难产,胞衣不出,堕胎。仲景用其重坠降逆、下气平冲,与旋覆花配伍,意在开结化痰,坠气降逆除噫。生姜、半夏,其味辛散,用之开结化痰,和胃散饮。尤其重用生姜至五两,意在化痰散饮,止呕除噫。人参、大枣、甘草,补脾健运以扶正气。本方功在健脾和胃,化痰散饮,开结消痞,降逆除噫。

本证与生姜泻心汤证虽均见心下痞,但,生姜泻心汤证属湿热阻滞中焦,气机逆乱,吐利并作;而本证则是痰饮壅遏胃脘,胃虚气逆。故生姜泻心汤证治以寒温并用,清热化湿,宣泄水气;而本证则治以化痰散饮,重坠下气,开结降逆。

下后,不可更行桂枝汤,若汗出而喘,无大热者,可与麻黄杏子甘草石膏汤。方二十四。 [162]

麻黄四两　杏仁五十个,去皮尖　甘草二两,炙　石膏半斤,碎,绵裹

右四味,以水七升,先煮麻黄,减二升,去白沫,内诸药,煮取三升,去滓。温服一升,本云黄耳杯。

《脉经》 大下以后,不可更行桂枝汤,汗出而喘,无大热,可以麻黄杏仁甘草石膏汤。(病发汗吐下以后证)

《金匮玉函经》 大下以后,不可更行桂枝汤,若汗出而喘,无大热者,可与麻黄杏仁甘草石膏汤。(辨太阳病形证治下、辨发汗吐下后病形证治)

本条论述太阳病误下后,表邪内陷,邪热壅肺,汗出而喘的证治。

不论是太阳伤寒还是太阳中风,用下法都属误治。但误下之后,也不是一概而论都不可以用桂枝汤,如第15条:“太阳病,下之后,其气上冲者,可与桂枝汤。”第44条:“太阳病,外证未解,不可下也,下之为逆,欲解外者,宜桂枝汤。”而本条所言之“不可更行桂枝汤”是因为症见“汗出而喘,无大热”。

伤寒、中风表证未解,误用下法,致表邪内陷,郁而化热。邪热壅肺,肺失宣降,故气逆而喘;邪热壅肺,里热蒸迫,故汗出。其证汗出续续,虽热随汗泄,但邪热难以透越,故其证热而不甚,此即所谓“无大热”是也。

本证与第63条所述之证病机相同,治法相同,唯发病的初始原因不同,此属误下,而彼则为汗不如法。

太阳病,外证未除,而数下之,遂协热而利。利下不止,心下痞硬,表里不

解者，桂枝人参汤主之。方二十五。 ［163］

桂枝四两，别切　甘草四两，炙　白术三两　人参三两　干姜三两

右五味，以水九升，先煮四味，取五升，内桂，更煮取三升，去滓。温服一升，日再、夜一服。

《脉经》 太阳病，外证未除，而数下之，遂挟热而利不止，心下痞坚，表里不解，属桂枝人参汤。（病发汗吐下以后证）

《金匮玉函经》 太阳病，外证未除，而数下之，遂挟热而利不止，心下痞坚，表里不解者，桂枝人参汤主之。（辨太阳病形证治下、辨发汗吐下后病形证治）

《千金翼方》 太阳病，外证未除，而数下之，遂挟热而利不止，心下痞坚，表里不解，桂枝人参汤主之。（太阳病用陷胸汤法）

《太平圣惠方》 太阳病，外未解，数下之，遂夹热而利。利不止，心下痞满，表里不解，宜桂枝人参汤。（辨太阳病形证）

本条论述太阳病屡用攻下，寒凝气滞，心下痞硬，外持表热，内迫下注之协热利证治。

太阳病，外证未除，本当解表，而反数下之，屡用攻下之法，引致表邪不解，而脾胃阳气大虚，利下不止，病发协热利。协，《金匮玉函经》《脉经》《千金翼方》作挟。协，和、同也。挟，挟持。协热利又见第139条："太阳病，二三日，不能卧，但欲起，心下必结，脉微弱者，此本有寒分也。反下之，若利止，必作结胸；未止者，四日复下之，此作协热利也。"另见第140条："太阳病，下之……脉沉滑者，协热利。"

本证因太阳病屡屡误下，一方面损伤脾胃阳气，寒凝气滞，而引致心下痞硬，下利不止；另一方面，外证未除，表热仍在；从而形成以脾胃寒凝为主，外持表热，内迫下注，下利不止之协热利。仲景治以桂枝人参汤，方用桂枝、甘草、白术、人参、干姜。干姜，《神农本草经》温中逐湿，主肠澼下痢；《名医别录》大热，主寒冷腹痛胀满。人参，《神农本草经》补五脏，安精神；《名医别录》疗肠胃中冷，心腹鼓痛。白术，《神农本草经》止汗除热消食，作煎饵久服，轻身延年不饥；《名医别录》除心下急满，霍乱吐下不止，消痰水，暖胃消谷。上三味合甘草名理中汤，《金匮要略方论》又名人参汤。功在补中益气，温中散寒，驱湿破凝，消痞止利。加桂枝，取其轻薄之气以散肌表之热，名曰桂枝人参汤。

伤寒大下后，复发汗，心下痞，恶寒者，表未解也。不可攻痞，当先解表，表解乃可攻痞。解表宜桂枝汤，攻痞宜大黄黄连泻心汤。二十六。泻心汤用前第十七方。 ［164］

《脉经》 伤寒大下后，复发其汗，心下痞，恶寒者，表未解也。不可攻其痞，当先解表，表解，乃攻其痞。解表属桂枝汤，攻痞属大黄黄连泻心汤。（病发汗吐下以后证）

《金匮玉函经》 伤寒大下后，复发其汗，心下痞，恶寒者，表未解也。不可攻痞，当先解表，解乃可攻其痞。解表宜桂枝汤，攻痞宜大黄黄连泻心汤。（辨太阳病形证治下、辨发汗吐下后病形证治）

《千金翼方》 伤寒大下后，复发汗，心下痞，恶寒者，不可攻痞，当先解表，宜桂枝

汤。(太阳病用桂枝汤法)

《千金翼方》 伤寒大下后,复发其汗,心下痞,恶寒者,表未解也。不可攻其痞,当先解表,表解乃攻其痞,宜大黄黄连泻心汤。用上方。(太阳病用陷胸汤法)

本条强调内有邪热壅滞之痞满,外有残留之表邪,当先解表,表解乃可攻痞。

伤寒误下之后,复发汗,其变证因人因病而异。如第 59 条,大下之后,复发汗,小便不利。第 60 条,下之后,复发汗,必振寒,脉微细。第 61 条,下之后,复发汗,昼日烦躁不得眠,夜而安静,脉沉微等。

本证是伤寒下后,复发汗,一方面,邪热内陷,无形之邪热壅聚于胃脘而成痞;另一方面,表邪陷而未尽,表证仍在。"恶寒者,表未解也",在伤寒,表邪解与未解,"恶寒"是至关重要的症状。如第 152 条:"汗出不恶寒者,此表解里未和也。"208 条:"若汗多,微发热恶寒者,外未解也。"本证虽内有邪热壅聚之痞满,但外有残留之表邪,故不可径攻其痞;若妄攻,残留之表邪大有内陷之虞,故仍当遵循先解表后攻里的原则,表里分治;先与桂枝汤以解散表邪,再与大黄黄连泻心汤以泻热消痞。

伤寒发热,汗出不解,心中痞硬,呕吐而下利者,大柴胡汤主之。二十七。用前第四方。 [165]

《脉经》 伤寒发热,汗出不解后,心中痞坚,呕而下利,属大柴胡汤。(病发汗以后证)

《金匮玉函经》 伤寒发热,汗出不解,心下痞坚,呕吐下利者,大柴胡汤主之。(辨太阳病形证治下、辨可下病形证治)

《千金翼方》 伤寒发热,汗出不解,心中痞坚,呕吐下利者,大柴胡汤主之。(太阳病用柴胡汤法)

本条论述伤寒热壅中焦,外连肌表而发热,内迫胃脘而痞硬的证治。

文曰伤寒,故必发热恶寒。所谓汗出不解,不是自汗出不解,而是言发汗后,汗出不解。伤寒发热恶寒,若发汗如法,当脉静身凉和而解。今伤寒发热恶寒,发汗后,虽恶寒已解,但发热依然。文曰"汗出不解",是针对"发热"而言。此"发热"已不是表证发热,其与心中痞硬、呕吐、下利并见,此是邪热已渐深入,热壅中焦,气结胃脘,故其证外连于肌表而发热,内迫于胃脘而痞硬,气逆于上焦而呕吐,热下注于大肠而泄利。

本证外连内迫,呕而发热,有柴胡证,但见一症便是(参见第 101 条、第 149 条)。因其病势热壅中焦,已至心中痞硬的程度,故选用柴胡汤之制大者。大柴胡汤(见第103条)升降清疏并用,开达气机,外则宣透浮游之郁热;中则消痞散结、降逆止呕;内则清疏壅遏之结热以畅秽利之不爽。本证用之,气和热退,痞消便爽而诸症自愈。

病如桂枝证,头不痛,项不强,寸脉微浮,胸中痞硬,气上冲喉咽不得息者,此为胸有寒也,当吐之,宜瓜蒂散。方二十八。 [166]

瓜蒂一分,熬黄　赤小豆一分

右二味,各别捣筛,为散已,合治之,取一钱匕。以香豉一合,用热汤七合煮作稀糜，去滓。取汁和散，温顿服之。不吐者，少少加，得快吐乃止。诸亡血虚家，不可与瓜蒂散。

《脉经》 病如桂枝证，其头不痛，项不强，寸口脉微细，胸中痞坚，气上撞咽喉不得息，此为胸有寒，当吐之。（病可吐证）

《金匮玉函经》 病如桂枝证，头不痛，项不强，寸脉微浮，胸中痞坚，气上冲咽喉不得息者，此为胸有寒也，当吐之，宜瓜蒂散。（辨太阳病形证治下、辨可吐病形证治）

《千金翼方》 病如桂枝证，头项不强痛，脉微浮，胸中痞坚，气上冲喉咽不得息，此为胸有寒，当吐之，宜瓜蒂散。（太阳病用陷胸汤法）

《千金翼方》 病如桂枝证，其头项不强痛，寸口脉浮，胸中痞坚，上撞咽喉不得息，此为有寒，宜吐之。（宜吐）

《太平圣惠方》 凡病，头不强痛，寸口脉浮，胸中痞满，上冲喉咽不得息，此为有痰，当宜吐之。（辨可吐形证）

本条是仲景的一例病案，记叙寒凝胸中，寒热自汗，气冲喉咽，方用瓜蒂散的过程。

“病如桂枝证”，是言虽不是桂枝证，但却有与桂枝证相似之处。既然条文明言其证“头不痛，项不强”，那么，所谓“如桂枝证”者，必是有发热、恶寒、自汗等症状。

本证“胸中痞硬，气上冲喉咽不得息”，从中可见，其人临床形象，当是胸满痞塞，胸中有气冲逆喉咽，呼吸不利而憋气。此系寒邪深入胸中，凝津为饮，寒饮盘据胸中，痰阻气逆，故胸中痞硬，气上冲喉咽不得息。寒饮阻遏，宗气不展，胸阳不布，则卫不与营和；卫阳不固，则恶寒、汗出；卫阳浮越，则发热、脉浮；因寒饮盘踞胸中，胸阳不布，故其脉虽浮，但只能是略微显浮，且独见于寸部而不及于关尺。对此，仲景以“此为胸有寒也”，概括出本证的病机。

寒据高处，痰阻气逆，气上冲喉咽，故仲景遵《黄帝内经》“其高者，因而越之”之旨，选用吐法，方用瓜蒂散。本方以瓜蒂为主药，瓜蒂苦寒有毒，催吐涌越；赤小豆味酸甘平。二味等分，各别捣筛，合治之，取一钱匕。另取香豉一合，煮作稀糜，去滓，取汁和散。此处用豉，历代注家多以香豉气浮轻宣，味腐催吐云云。非是。仲景用豉，“煮作稀糜，去滓，取汁合散”，意在得快吐而不伤神，既顾护胃气而又不碍吐，关于这一点，至明代《本草纲目》时，才被总结、认识到，李时珍把它概括为“下气调中”。瓜蒂散之吐力全在瓜蒂，既不在豆豉，也不在赤小豆，《金匮要略方论》之一物瓜蒂汤可为之佐证；豆豉、赤小豆之功，全在护胃气。瓜蒂散酸苦涌泄，涌吐胸中之寒饮，寒饮一去，宗气舒展，胸阳布达，则营卫和而诸症悉除。

病胁下素有痞，连在脐傍，痛引少腹，入阴筋者，此名脏结，死。二十九。

［167］

《脉经》 病者胁下素有痞，而下在脐傍，痛引少腹，入阴侠阴筋，此为脏结，死。（热病阴阳交并少阴厥逆阴阳竭尽生死证）

《金匮玉函经》 病者，若胁下素有痞，连在脐傍，痛引少腹，入阴侠阴筋者，此为脏结，死。（辨太阳病形证治下）

本条论述胁下素有痞块、疼痛、入阴筋之脏结证候及预后。

所谓"素有痞"，是宿疾，是对新感伤寒而言。其人素有痞块，位在胁下，连及脐傍，其证非寒即血，或阴寒结聚，或血瘀癥瘕，此所谓脏结。而"痛引少腹，入阴筋者"，则是新感寒邪，深入引动宿疾，新旧病合，病证加剧，症见痞块疼痛而牵引少腹、入阴筋。所谓"入阴筋"即阴茎缩入，其痛难忍。足厥阴肝经环络阴器，寒邪深入，激发宿疾，阴器抽缩剧痛，其状上至胁下之痞块，下至少腹及阴筋，疼痛难忍，其证危重。

本证之"痞"是素有的，属慢性过程，虽痛而不牵引少腹，且更不"入阴筋"。而痛引少腹，入阴筋，则是新感伤寒激发的急性状态。"入阴筋"，痛且恐，病势急重，故文曰"死"。

伤寒，若吐、若下后，七八日不解，热结在里，表里俱热，时时恶风，大渴，舌上干燥而烦，欲饮水数升者，白虎加人参汤主之。方三十。 [168]

知母六两　石膏一斤，碎　甘草二两，炙　人参二两　粳米六合

右五味，以水一斗，煮米熟汤成，去滓。温服一升，日三服。此方立夏后、立秋前乃可服，立秋后不可服。正月、二月、三月尚凛冷，亦不可与服之，与之则呕利而腹痛。诸亡血虚家亦不可与，得之则腹痛利者，但可温之，当愈。

《脉经》 伤寒，吐下后，七八日不解，热结在里，表里俱热，时时恶风，大渴，舌上干燥而烦，欲饮水数升，属白虎汤。（病发汗吐下以后证）

《金匮玉函经》 伤寒，若吐若下后，七八日不解，热结在里，表里俱热，时时恶风，大渴，舌上干燥而烦，欲饮水数升者，白虎加人参汤主之。（辨太阳病形证治下、辨发汗吐下后病形证治）

《千金翼方》 伤寒，吐下后，七八日不解，热结在里，表里俱热，时时恶风，大渴，舌上干燥而烦，欲饮水数升，白虎汤主之。方见杂疗中。（发汗吐下后病状）

《太平圣惠方》 伤寒，六日不解，结热在里，但热，时时恶风，大渴，舌干烦躁，宜白虎汤。（辨厥阴病形证）

本条论述伤寒吐下后，伤津耗液，热结于里，失于宣达的证治。

伤寒表证，误用吐法或下法之后，伤津耗液，经过七八日之久，表邪入里逐渐化热，至此，表证虽无，但其病未愈。热结于里，益加伤津，津液耗竭，故症见大渴，以至"欲饮水数升"之多，舌上干燥而烦。烦，不是心烦，意表口舌燥渴极为严重的程度。

时时恶风，有注家释为表邪未解，非是。因为仲景在第170条有云："其表不解，不可与白虎汤。渴欲饮水，无表证者，白虎加人参汤主之。"本条，仲景明言"热结在里"，虽表里俱热，但以"热结"为重，以"里"为主。其结聚之热，时时失于宣达，故其证见于外者，则是恶风时时而作。若"热结"进一步严重，则可见"无大热"、其"背微恶寒"（见第169条），若"热结"的程度更加严重，则不仅仅是"无大热"、其"背微恶寒"，而是呈现"脉滑而厥"之热深厥深，通体皆厥之真热假寒之象（见第350条）。

本证热结于里，伤津耗液，其人大渴，仲景治以白虎加人参汤。方用知母、石膏、甘草、人参、粳米。知母，《神农本草经》苦寒，主消渴热中，益气；《名医别录》疗伤寒久疟

烦热；仲景用其清热益阴，生津止渴。石膏，《神农本草经》味辛甘寒，主中风寒热，口干舌焦；《名医别录》大寒，除三焦大热，皮肤热，止消渴。知母、石膏配伍，清热生津止渴。粳米，《名医别录》味甘苦平，益气止烦。人参，仲景在此用其益气生津止渴，配甘草、粳米生津以益阴气。按：第26条、第222条本方中人参作三两。本方清热益气，生津止渴，施之本证，结热得清，则热退身凉，恶风自息；津液得复，则口舌滋润，大渴自止。

伤寒无大热，口燥渴，心烦，背微恶寒者，白虎加人参汤主之。三十一。用前方。［169］

《金匮玉函经》 伤寒无大热，口燥渴而烦，其背微恶寒者，白虎加人参汤主之。（辨太阳病形证治下）

《千金翼方》 伤寒无大热，口燥渴而烦，其背微恶寒，白虎汤主之。（太阳病杂疗法）

本条论述伤寒外邪由表入里，火势内郁，无大热，背微恶寒的证治。

伤寒由发热逐渐变化为无大热，由恶寒逐渐变化为背恶寒，且症见口燥渴，心烦，此属外邪由表入里，化热结聚而成内火。火热内炽，上扰于心则烦；火热煎灼，耗竭津液，则口渴而燥；火热结于内，火势内郁，不能弛张于表，则外无大热；不能畅达于背，则背微恶寒。本证不是热势弥漫内外，而是里热化火，火势内郁；故里热虽盛，但表无大热。仲景治以白虎加人参汤，清结热以泄火，生津液以止渴。

伤寒脉浮，发热无汗，其表不解，不可与白虎汤。渴欲饮水，无表证者，白虎加人参汤主之。三十二。用前方。［170］

《金匮玉函经》 伤寒脉浮，发热无汗，其表不解者，不可与白虎汤。渴欲饮水，无表证者，白虎汤主之。（辨太阳病形证治下）

《千金翼方》 伤寒脉浮，发热无汗，其表不解，不可与白虎汤。渴欲饮水，无表证，白虎汤主之。（太阳病杂疗法）

《太平圣惠方》 阳明病，脉浮，发热无汗，表不解，渴欲饮水，宜白虎汤。（辨阳明病形证）

本条强调伤寒表证不解，即使里热炽盛，渴欲饮水，也不可与白虎加人参汤。

“伤寒脉浮，发热无汗”，当连贯一起看，此属伤寒表证。白虎汤属寒凉清热重剂，若误用于表证，或表证不解而用之，轻则表闭寒郁，重则中寒伤阳。所以仲景在此告诫，“其表不解者，不可与白虎汤”。

“渴欲饮水，无表证”，与前句对比，仍然强调“无表证”。以“渴欲饮水”提示白虎加人参汤证的若干基本症状，而不仅仅是“渴欲饮水”一个孤立的症状；这种表述方式如同第8条，“太阳病，头痛至七日以上自愈者，以行其经尽故也”；其中“头痛”也不是一个孤立的症状，而是代表了太阳病的若干症状。

太阳少阳并病，心下硬，颈项强而眩者，当刺大椎、肺俞、肝俞，慎勿下之。三十三。［171］

《脉经》 太阳与少阳并病,心下痞坚,颈项强而眩,勿下之。(病不可下证)

《金匮玉函经》 太阳与少阳并病,心下痞坚,头项强而眩,当刺大椎第一间、肺俞、肝俞,慎勿下之。(辨太阳病形证治下、辨可刺病形证治)

《金匮玉函经》 太阳与少阳合病,心下痞坚,头项强而眩,勿下之。(辨不可下病形证治)

《千金翼方》 太阳与少阳合病,心下痞坚,颈项强而眩,忌下。(忌下)

《千金翼方》 太阳与少阳合病,心下痞坚,颈项强而眩,宜刺大椎、肺俞、肝俞,勿下之。(宜刺)

《太平圣惠方》 太阳与少阳合病,心下坚,颈项强而眩,不可下也。(辨不可下形证)

本条论述太阳少阳并病心下硬,颈项强而眩的证治。

本证属太阳病未解,又见少阳病证,太阳少阳病证并见于一时,仲景命之为太阳少阳并病。其发病及症状特点与前第142条类同。

"颈项强",颈,《金匮玉函经》作头,意涵太阳病未解,表证仍在;眩及心下硬,属少阳病症状;此属太阳病发病过程中,病势逐渐深入,表证尚未解,而始转属少阳,已显少阳病症状。对这种病情,仲景告诫,"慎勿下之",而选用刺法,刺大椎、肺俞、肝俞。

"大椎",是指大椎第一间,刺之以疏散风寒,泻太阳之邪气,而除颈项强。刺肺俞,宣降肺气以和表。刺肝俞,泻少阳邪气以定眩,兼散心下痞硬。三穴并刺,外而宣散太阳之邪,内而疏达少阳之气,热清郁解,则太少两愈。

第142条云:"太阳少阳并病,头项强痛,或眩冒,时如结胸,心下痞硬。"与本条对比,虽然都是太阳少阳并病,但所反映的则是并病过程中的不同动态。第142条是"头项强痛",本条则是"颈项强";前条是"时如结胸,心下痞硬",本条则是"心下硬"。从中似可见,前条是太阳少阳并病之初,证尚略偏于太阳,而本条则可谓太阳少阳并病之渐,证已略偏于少阳。前者虽头项强痛,证略偏于太阳,但不可发汗,发汗则谵语。本条虽心下硬,证略偏于少阳,但不可攻下,下之则成结胸。第150条有云:"太阳少阳并病,而反下之,成结胸。"

按:本条太阳少阳并病,在《辨不可下病脉证并治》中作"太阳与少阳合病"。

太阳与少阳合病,自下利者,与黄芩汤;若呕者,黄芩加半夏生姜汤主之。三十四。 [172]

黄芩汤方

黄芩三两　芍药二两　甘草二两,炙　大枣十二枚,擘

右四味,以水一斗,煮取三升,去滓。温服一升,日再,夜一服。

黄芩加半夏生姜汤方

黄芩三两　芍药二两　甘草二两,炙　大枣十二枚,擘　半夏半升,洗　生姜一两半,一方三两,切

右六味,以水一斗,煮取三升,去滓。温服一升,日再,夜一服。

《金匮玉函经》 太阳与少阳合病，自下利者，与黄芩汤；若呕者，黄芩加半夏生姜汤主之。（辨太阳病形证治下）

《千金翼方》 太阳与少阳合病，自下利者，与黄芩汤；若呕者，与黄芩加半夏生姜汤。（太阳病杂疗法）

《太平圣惠方》 太阳与少阴（阳）合病，而自利者，宜黄芩汤；呕者，加半夏生姜汤。（辨太阳病形证）

本条论述太阳少阳合病，下利或呕的证治。

张仲景为了认识伤寒发病的规律，对复杂多变的伤寒发病与证候进行了分类。分类是古人乃至今人认识事物的重要方法之一。仲景根据伤寒发病见症之迟速，症状之寒热，反应程度之剧缓，把伤寒分为既有相对独立性，又有相互关联的六个临床类型，即太阳病、阳明病、少阳病、太阴病、少阴病以及厥阴病。六病是人群中，不同人体感受外邪后，机体的不同反应态。用三阴三阳对伤寒发病过程中的这些不同反应态进行分类，不可能是完整的概括，而只能是从整体出发的粗线条的勾勒，从而显示出三阴三阳分类的不足之处或局限性。事实上，一些病证的临床表现，往往既是此证，又是彼证；既不是典型的此证，又不是典型的彼证。这就产生了一些混合型，仲景把这些混合类型称为合病。从这个意义上说，合病补充了三阴三阳分证的不足。与合病有一定相关性且容易混淆的病证是"并病"。并病表述伤寒发病的动态变化。伤寒在发病过程中，邪正交争激烈，由于机体正气的衰减或治疗失当，以及体内诸多潜在因素的影响，会产生一系列因果转化，一病未愈，又出现另一病，两种病症状并见，错综于一时。《伤寒论》把这种临床状态称之为并病。与合病不同，并病是一个动态概念。①

本证太阳少阳合病，是机体感受外邪之后，太阳与少阳同时发生的相应的整体性反应，其病机重点在少阳。其证在外可见太阳营卫不和之寒热，在内则有少阳气机郁结之邪火。邪火下迫及肠则利而不爽，横逆及胃则呕逆频频。对此，仲景治以黄芩汤，重在清解少阳郁结之邪火；少阳郁火一清，太阳之邪无以自恋，必邪散而表和。

黄芩汤方用黄芩、芍药、甘草、大枣。黄芩，《神农本草经》主诸热、肠澼、洩痢；《名医别录》疗痰热、胃中热、小腹绞痛，利小肠；仲景用其清泄少阳郁火以除肠澼。芍药，《神农本草经》主邪气腹痛，破坚积，益气；《名医别录》主通顺血脉，利大小肠，消痈肿，时行寒热；仲景用其开破之性，配黄芩以除肠中垢滞，止利而缓腹痛。本证虽未言腹痛，而腹痛却在所必然，故加大枣、甘草配芍药以缓急止痛。

若呕，则是少阳邪火迫胃，郁而求伸，虽呕声频频，声高气粗，但呕物不多，故加半夏、生姜。半夏开结下气，生姜和胃止呕。黄芩汤加半夏、生姜，其意乃在调气降逆止呕。

伤寒，胸中有热，胃中有邪气，腹中痛，欲呕吐者，黄连汤主之。方三十五。［173］

黄连三两　甘草三两，炙　干姜三两　桂枝三两，去皮　人参二两　半夏半升，洗

① 李心机．伤寒论疑难解读［M］．第2版．北京：人民卫生出版社，2009

大枣十二枚，擘

右七味，以水一斗，煮取六升，去滓。温服，昼三夜二。疑非仲景方。

《金匮玉函经》 伤寒，胸中有热，胃中有邪气，腹中痛，欲呕吐，黄连汤主之。（辨太阳病形证治下）

《千金翼方》 伤寒，胸中有热，胃中有邪气，腹中痛，欲呕吐，黄连汤主之。（太阳病杂疗法）

本条论述伤寒胸中有热，胃中有邪气，上热下寒的证治。

本证伤寒由发热恶寒而至无寒热，此不是病愈，而是寒邪入里。其深入胸中者，传而为热，此即所谓"胸中有热"，病人症见胸中烦热。其深入胃脘者，传而不化，寒邪凝结中焦，故其人腹中痛。

外邪致病，是通过机体的反应表现出来的，这种表现，实质上是机体在外邪的激化下，其素禀之阴阳寒热虚实之偏，由潜在或隐匿状态而呈具体化或症状化显现出来。本证正是其人素禀胃中虚寒，故外邪深入，其及于胸中者传而为热，而及于胃中者则传而不化。其"胸中有热"与第166条之"胸有寒"对看，可见寒邪深入，既可传而为热，显"胸中有热"之征，也可传而不化，而呈"胸有寒"之象。

本证胸中有热，胃中有邪气，形成上热下寒之势。阴阳不和，气机失调，胃失和降，故其人泛泛恶心而欲呕。仲景治以黄连汤。黄连苦寒，清热泄火，以荡胸中之热。干姜温散，暖胃驱寒，以逐胃中之邪。桂枝、半夏交通阴阳以调气机。人参、大枣、甘草补中气以培本。本方寒热并用，清上温下，交通阴阳；寒热适合，阴阳调顺，故诸症必愈。

按：在赵刻宋本《伤寒论》中，在方后注标有"疑非仲景方""疑非仲景意"的条文计有4条，分别是第40条小青龙汤、第68条芍药甘草附子汤、第173条黄连汤、第233条蜜煎方。近人章太炎先生认为这4条方后注中的大字按语"疑非仲景方""疑非仲景意"是出自王叔和之手。①

伤寒八九日，风湿相搏，身体疼烦，不能自转侧，不呕，不渴，脉浮虚而涩者，桂枝附子汤主之。若其人大便硬一云脐下心下硬**，小便自利者，去桂加白术汤主之。三十六。** ［174］

桂枝附子汤方

桂枝四两，去皮　附子三枚，炮，去皮，破　生姜三两，切　大枣十二枚，擘　甘草二两，炙

右五味，以水六升，煮取二升，去滓。分温三服。

去桂加白术汤方

附子三枚，炮，去皮，破　白术四两　生姜三两，切　甘草二两，炙　大枣十二枚，擘

右五味，以水六升，煮取二升，去滓。分温三服。初一服，其人身如痹，半

① 章太炎．章太炎医论［M］．北京：人民卫生出版社，2006

日许复服之，三服都尽，其人如冒状，勿怪。此以附子、术，并走皮内，逐水气未得除，故使之耳。法当加桂四两，此本一方二法，以大便硬，小便自利，去桂也；以大便不硬，小便不利，当加桂。附子三枚恐多也，虚弱家及产妇，宜减服之。

《金匮玉函经》 伤寒八九日，风湿相搏，身体疼烦，不能自转侧，不呕，不渴，脉浮虚而涩者，桂枝附子汤主之。若其人大便坚，小便自利，术附子汤主之。（辨太阳病形证治下）

《千金翼方》 伤寒八九日，风湿相搏，身体疼烦，不能自转侧，不呕，不渴，下已，脉浮而紧，桂枝附子汤主之。若其人大便坚，小便自利，术附子汤主之。（太阳病杂疗法）

《太平圣惠方》 伤寒六日，风寒相搏，身体疼痛，不能转侧，脉浮虚而涩，宜术附汤。（辨厥阴病形证）

本条论述伤寒八九日，风湿相搏，身痛，脉浮虚而涩的证治。

伤寒发热恶寒，无汗，身体疼痛，八九日后，其人症状加剧，由身体疼痛而至疼烦。烦，剧也，表述疼痛极度难忍。其疼痛之严重已达到了不能灵活转侧的程度。其脉由浮紧而变化为浮虚而涩。对此，仲景指出这是“风湿相搏”所致。

风，在此是泛指风寒外邪。湿，或为外感之湿邪，或其人素禀湿盛。伤寒八九日之后，风寒之邪与湿邪抟聚，重着粘缠，痹着肌表，阻滞营卫，气血不利，故其人身痛难忍，转侧艰难。风寒湿邪在表，故其脉浮；湿邪弥漫肌表，气血不利，故其脉涩；脉虚则是湿盛阳虚，中气不健之象。

从本条最后一句“若其人大便硬，小便自利”看，本证还当有“大便溏，小便不利”之症状，此属脾虚不运，中阳不健。本证伤寒虽已至八九日，但，其人不呕可排除少阳病（参见第 266 条），不渴可排除阳明病（参见第 221 条、第 222 条）。

本证风寒湿邪痹着肌表，中阳不健，仲景治以桂枝附子汤。方用桂枝、附子、生姜、大枣、甘草。桂枝解肌疏表，温筋通脉，利关节，温阳化气，利小便。附子主寒湿踒躄，拘挛膝痛，腰脊风寒。生姜既可助桂附散寒，又合甘草大枣和中健脾。

桂枝附子汤的基本结构虽然与桂枝去芍药加附子汤相同，但本方重用桂枝和附子。桂枝用至四两，比后者多一两。附子用至三枚，比后者多一枚，其立意一方面是振奋阳气，而另一方面更突出了驱寒逐湿之力。

服桂枝附子汤之后，若其人大便由溏而变化为不溏，小便由不利而变化为自利，说明服药后，阳气振奋，脾运改善，温阳化气有效。故去温阳化气之桂枝加“主风寒湿痹死肌”，“逐皮间风水”的白术，以“术、附并走皮内”，强化其逐湿之力。

初服之后，“其人身如痹”，此属药力初达，湿气由静始动；“三服都尽，其人如冒状”，此属“术附并走皮内，逐水气未得除”，故再加桂枝四两，通阳化气，利小便，以驱逐水气。仲景把本方“去桂”与“加桂”称之为“一方二法”。

本方仲景命之曰“去桂加白术汤”，实为“桂枝附子去桂加白术汤”，其命方思路与前第 28 条之桂枝去桂加茯苓白术汤同。

风湿相搏，骨节疼烦，掣痛不得屈伸，近之则痛剧，汗出短气，小便不利，

恶风不欲去衣，或身微肿者，甘草附子汤主之。方三十七。 [175]

甘草二两，炙　附子二枚，炮，去皮，破　白术二两　桂枝四两，去皮

右四味，以水六升，煮取三升，去滓。温服一升，日三服。初服得微汗则解。能食，汗止复烦者，将服五合；恐一升多者，宜服六七合为始。

《金匮玉函经》 风湿相搏，骨节疼烦，掣痛不得屈伸，近之则痛剧，汗出短气，小便不利，恶风不欲去衣，或身微肿，甘草附子汤主之。（辨太阳病形证治下）

《千金翼方》 风湿相搏，骨节疼烦，掣痛不得屈伸，近之则痛剧，汗出短气，小便不利，恶风不欲去衣，或身微肿，甘草附子汤主之。（太阳病杂疗法）

本条论述风湿相搏，骨节疼甚，汗出短气，小便不利，恶风的证治。

本条风湿相搏与前条风湿相搏，病机相似，症状相近，只是本条所述的病证更加严重。风，在此泛指风寒外邪。风寒湿邪相互摩荡粘着，伤及肌表，在前证则身体疼烦，不能自转侧；而在本证则骨节疼烦，掣痛不得屈伸，近之同痛剧。前证痛至“不能自转侧”，是风寒湿邪，痹着肌表，营卫不利；本证风寒湿邪不仅痹着肌表，营卫不利，身痛不得触按，而且湿邪已流注关节，更突出“骨节疼烦”，寒湿凝着，关节痹阻僵硬，筋脉拘紧不利，故骨节掣痛不得屈伸。

本证风湿相搏，在病势上，比前证显得更为深重。在外，风寒湿邪痹阻肌表，营卫不和，卫阳不固，故其人汗出恶风；短气与汗出并见，是肺虚气弱，气不足以息。在内，湿盛阳虚，脾运不健，湿阻气机；若水溢肌表，则肢体肌肤微肿；若三焦气化失调，则症见小便不利。

仲景治以甘草附子汤，方用甘草、附子、白术、桂枝，特点是术、附、桂并用。附子主寒湿踒躄，拘挛膝痛，腰脊风寒。白术主风寒湿痹死肌，逐皮间风水；以“术、附并走皮内”，逐寒湿以止痛。桂枝，温筋通脉，利关节，温阳化气，利小便。术、桂并用驱寒逐湿，温筋通脉，助阳化气，利尿退肿。桂、附并用，温阳固表，化气逐湿。本方白术二两，附子二枚，前方白术四两，附子三枚，相比之下，本方用量较少，意在峻剂缓图。本证症状剧而急，仲景以甘草命方，一则缓急止痛以治标，二则病势顽固，以图缓治。

伤寒脉浮滑，此以表有热，里有寒，白虎汤主之。方三十八。 [176]

知母六两　石膏一斤，碎　甘草二两，炙　粳米六合

右四味，以水一斗，煮米熟汤成，去滓。温服一升，日三服。臣亿等谨按：前篇云：热结在里，表里俱热者，白虎汤主之。又云：其表不解，不可与白虎汤。此云：脉浮滑，表有热，里有寒者，必表里字差矣。又，阳明一证云：脉浮迟，表热里寒，四逆汤主之。又，少阴一证云：里寒外热，通脉四逆汤主之。以此表里自差，明矣。《千金翼》云白通汤。非也。

《金匮玉函经》 伤寒脉浮滑，而表热里寒者，白通汤主之。旧云白通汤，一云白虎者，恐非。旧云以下出叔和。（辨太阳病形证治下）

《千金翼方》 伤寒脉浮滑，此以表有热，里有寒，白虎汤主之。（太阳病杂疗法）

本条指出伤寒外邪入里化热，不恶寒但发热、脉浮滑的证治。

本条因“里有寒”与“白虎汤主之”证治不符，故引发注家注解纷纭。虽各曲尽其解，

但都不免牵强。本条《金匮玉函经》作白通汤,《千金翼方》与宋本同,康平本无“此以表有热,里有寒”八字。对照第219条三阳合病之用白虎汤,与第350条:“伤寒,脉滑而厥者,里有热,白虎汤主之。”本证治以白虎汤之辛凉重剂,必是表里俱热,若里有寒,决非白虎汤所宜。

本证伤寒随着外邪逐渐深入化热,而由发热恶寒,变化为不恶寒但发热;由脉浮紧,变化为脉浮滑。不恶寒说明表邪已解,脉滑主热盛于内,脉浮主热鸱张于外。证属表里俱热,故仲景治以辛凉清热重剂白虎汤。方用知母、石膏、甘草、粳米,以清泄内外弥漫之热,且兼顾胃气而不伤中阳。

伤寒脉结代,心动悸,炙甘草汤主之。方三十九。 [177]

甘草四两,炙　生姜三两,切　人参二两　生地黄一斤　桂枝三两,去皮　阿胶二两　麦门冬半升,去心　麻仁半升　大枣三十枚,擘

右九味,以清酒七升,水八升,先煮八味,取三升,去滓,内胶烊消尽。温服一升,日三服。一名复脉汤。

《金匮玉函经》 伤寒脉结代,心中惊悸,炙甘草汤主之。(辨太阳病形证治下)

《千金翼方》 伤寒脉结代,心动悸,炙甘草汤主之。(太阳病杂疗法)

本条论述机体感受外邪,反应不敏,表证不显,而症见脉结代,心动悸的证治。

机体感受外邪,病发伤寒,本应发热恶寒,表证悉具,而不应该出现脉结代、心动悸这样的症状。本证由于营卫气血素虚,正气不足,鼓舞无力,故虽感受外邪,但机体反应不敏,表证不甚明显,而更突出了脉结代,心动悸等里虚不足之象。此与第102条“伤寒二三日,心中悸而烦者,小建中汤主之”,在发病方面有相似之处。

结脉与代脉都是间歇脉。第178条云:“脉按之来缓,时一止复来者,名曰结。”“脉来动而中止,不能自还,因而复动者,名曰代。”健康人,脉来匀称,往来流利,这是阴阳和顺,气血调畅之象。本证伤寒,表邪未解,而显现结代脉,此属正虚不耐邪扰,阴阳失调,气血虚衰,脉道滞涩所致。血虚,则心无所充;气虚,则心无所养;这种气血两虚之脉结代,反映在症状上则是心动悸不安。动悸,心中空荡动惕。仲景治以炙甘草汤。方用桂枝、生姜、甘草、大枣(桂枝去芍药汤),外调营卫以疏表邪,内和气血以温通心阳。本方以甘草命方,甘草,《神农本草经》主五脏六腑寒热邪气;《名医别录》谓通经脉,利血气;重用甘草是本方的特点之一。生地、麦冬、阿胶、麻仁,滋液养阴以补心血。人参补五脏,安精神,定魂魄,大补元气。清酒温阳通脉,兼调生地、麦冬、阿胶、麻仁之腻。本方气阴双补,通阳复脉。

按:麻仁,后世以用麻子仁或是胡麻仁纷争不息。详《伤寒论》另外两个传本《金匮玉函经·卷七》炙甘草汤方第四十三,作麻子仁;《千金翼方·卷第九》载炙甘草汤方,亦作麻子仁。麻子仁,《本经》称麻子,《本草经集注》称大麻子,《本草纲目》称麻仁。

脉按之来缓,时一止复来者,名曰结。又脉来动而中止,更来小数,中有还者反动,名曰结,阴也。脉来动而中止,不能自还,因而复动者,名曰代,阴

也。**得此脉者，必难治**。[178]

本条承接前条，补述结脉和代脉在节律和脉势上的特点。

本条可分为四节理解。第一节，从文首至"时一止复来者，名曰结"，讲述在脉来迟缓的过程中，时有突然脉搏歇止的现象，且止无定数，其歇止短暂一刹，不足一至，随即下一至脉搏接续而来，此所谓"时一止复来"。此系结脉之轻缓者，多属气滞结聚之象。

第二节从"又脉来动而中止"至"名曰结，阴也"，讲述结脉的另一种表现，即在脉搏跳动过程中，时有中止，其中止的间隔时间与前述的结脉相比较长，其续来的脉搏躁动而数，从而补偿了由于中止而缺如的至数，此即所谓"中有还者反动"。此系结脉之较严重者，多属血虚气少之象。

第三节从"脉来动而中止，不能自还"至"名曰代，阴也"，讲述代脉的脉势和特点。与结脉相比较，代脉的特点是"动而中止"，"不能自还"，重点在"不能自还"。因为脉搏中止后，脉气不续，"不能自还"，所以在脉率上缺少一至，寸口脉在指下，显得间歇时间较长才"因而复动"。代脉多属脏气衰败之象。

第四节为最后一句，对脉搏结代之象进行了总结，指出结代脉不属伤寒发病之常脉，而是脏腑气结或衰败之象，故文曰："得此脉者，必难治。"

伤寒论卷第五　　　　　　　　　　　　　仲景全书第五

汉　张仲景述　晋　王叔和撰次
宋　林　亿校正
明　赵开美校刻
沈　琳仝校

辨阳明病脉证并治第八　辨少阳病脉证并治第九

辨阳明病脉证并治第八

合四十四法，方一十首，一方附，并见阳明少阳合病法

阳明病，不吐不下，心烦者，可与调胃承气汤。第一。三味。前有阳明病二十七证。(207)

阳明病，脉迟，汗出不恶寒，身重，短气，腹满，潮热，大便硬，大承气汤主之。若腹大满不通者，与小承气汤，第二。大承气四味。小承气三味。(208)

阳明病，潮热，大便微硬者，可与大承气汤。若不大便六七日，恐有燥屎，与小承气汤；若不转失气，不可攻之，后发热复硬者，小承气汤和之。第三。用前第二方[①]。下有二病证。(209)

伤寒，若吐下不解，至十余日，潮热，不恶寒，如见鬼状，微喘直视，大承气汤主之。第四。用前第二方。(212)

阳明病，多汗，胃中燥，大便硬，谵语，小承气汤主之。第五。用前第二方。(213)

阳明病，谵语，潮热，脉滑疾者，小承气汤主之。第六。用前第二方。(214)

阳明病，谵语，潮热，不能食，胃中有燥屎，宜大承气汤下之。第七。用前第二方。下有阳明病一证。(215)

汗出谵语，有燥屎在胃中，过经乃可下之，宜大承气汤。第八。用前第二方。下有伤寒病一证。(217)

三阳合病，腹满身重，谵语遗尿，白虎汤主之。第九。四味。(219)

二阳并病，太阳证罢，潮热汗出，大便难，谵语者，宜大承气汤。第十。用前第二方。(220)

阳明病，脉浮紧，咽燥口苦，腹满而喘，发热汗出，恶热身重。若下之，则胃中空虚，

---

① 第二方：中国中医科学院藏本（中医古籍出版社1997年6月影印）、台北"故宫博物院"藏本（日本东洋医学会2009年9月影印），并作"第一方"；第209条正文作"第二方"。按，第215条、第217条、第240条、241条、242条中之大承气汤，均作"用前第二方"。第248条、第249条中之调胃承气汤，均作"用前第一方"。律以上下文例，此处当作"第二方"是。据改。

客气动膈，心中懊憹，舌上胎者，栀子豉汤主之。第十一。二味。(221)

若渴欲饮水，舌燥者，白虎加人参汤主之。第十二。五味。(222)

若脉浮，发热，渴欲饮水，小便不利者，猪苓汤主之。第十三。五味。下有不可与猪苓汤一证。(223)

脉浮迟，表热里寒，下利清谷者，四逆汤主之。第十四。三味。下有二病证。(225)

阳明病，下之，外有热，手足温，不结胸，心中懊憹，不能食，但头汗出，栀子豉汤主之。第十五。用前第十一方。(228)

阳明病，发潮热，大便溏，胸满不去者，与小柴胡汤。第十六。七味。(229)

阳明病，胁下满，不大便而呕，舌上胎者，与小柴胡汤。第十七。用上方。(230)

阳明中风，脉弦浮大，短气腹满，胁下及心痛，鼻干，不得汗，嗜卧，身黄，小便难，潮热而哕，与小柴胡汤。第十八。用上方。(231)

脉但浮，无余症者，与麻黄汤。第十九。四味。(232)

阳明病，自汗出，若发汗，小便利，津液内竭，虽硬不可攻之，须自大便，蜜煎导而通之。若土瓜根、猪胆汁。第二十。一味。猪胆方附，二味。(233)

阳明病，脉迟，汗出多，微恶寒，表未解，宜桂枝汤。第二十一。五味。(234)

阳明病，脉浮，无汗而喘，发汗则愈，宜麻黄汤。第二十二。用前第十九方。(235)

阳明病，但头汗出，小便不利，身必发黄，茵陈蒿汤主之。第二十三。三味。(236)

阳明证，喜忘，必有畜血，大便黑，宜抵当汤下之。第二十四。四味。(237)

阳明病，下之，心中懊憹而烦；胃中有燥屎者，宜大承气汤。第二十五。用前第二方。下有一病证。(238)

病人烦热，汗出解。如疟状，日晡发热。脉实者，宜大承气汤；脉浮虚者，宜桂枝汤。第二十六。大承气汤用前第二方。桂枝汤用前第二十一方。(240)

大下后，六七日不大便，烦不解，腹满痛，本有宿食，宜大承气汤。第二十七。用前第二方。(241)

病人小便不利，大便乍难乍易，时有微热，宜大承气汤。第二十八。用前第二方。(242)

食谷欲呕，属阳明也，吴茱萸汤主之。第二十九。四味。(243)

太阳病，发热汗出，恶寒不呕，心下痞，此以医下之也。如不下，不恶寒而渴，属阳明。但以法救之，宜五苓散。第三十。五味。下有二病证。(244)

趺阳脉浮而涩，小便数，大便硬，其脾为约，麻子仁丸主之。第三十一。六味。(247)

太阳病三日，发汗不解，蒸蒸热者，调胃承气汤主之。第三十二。用前第一方。(248)

伤寒吐后，腹胀满者，与调胃承气汤。第三十三。用前第一方。(249)

太阳病，若吐下，发汗后，微烦，大便硬，与小承气汤和之。第三十四。用前第二方。(250)

得病二三日，脉弱，无太阳柴胡证，烦躁，心下硬，小便利，屎定硬，宜大承气汤。第三十五。用前第二方。(251)

伤寒六七日，目中不了了，睛不和，无表里证，大便难，宜大承气汤。第三十六。用前

第二方。(252)

阳明病,发热汗多者,急下之,宜大承气汤。第三十七。用前第二方。(253)

发汗不解,腹满痛者,急下之,宜大承气汤。第三十八。用前第二方。(254)

腹满不减,减不足言,当下之,宜大承气汤。第三十九。用前第二方。(255)

阳明少阳合病,必下利,脉滑而数,有宿食也,当下之,宜大承气汤。第四十。用前第二方。(256)

病人无表里证,发热七八日,脉数,可下之。假令已下,不大便者,有瘀血,宜抵当汤。第四十一。用前第二十四方。下有二病证。(257)

伤寒七八日,身黄如橘色,小便不利,茵陈蒿汤主之。第四十二。用前第二十三方。(260)

伤寒,身黄发热,栀子柏皮汤主之。第四十三。三味。(261)

伤寒,瘀热在里,身必黄,麻黄连轺赤小豆汤主之。第四十四。八味。(262)

问曰:病有太阳阳明,有正阳阳明,有少阳阳明,何谓也?答曰:太阳阳明者,脾约一云络**是也;正阳阳明者,胃家实是也;少阳阳明者,发汗、利小便已,胃中燥、烦、实,大便难是也。** [179]

《金匮玉函经》 问曰:病有太阳阳明,有正阳阳明,有微阳阳明,何谓也?答曰:太阳阳明者,脾约,一作脾结是也;正阳阳明者,胃家实是也;微阳阳明者,发其汗,若利其小便,胃中燥,大便难是也。(辨阳明病形证治)

《千金翼方》 问曰:病有太阳阳明,有正阳阳明,有微阳阳明,何谓也?答曰:太阳阳明者,脾约是也;正阳阳明者,胃家实是也;微阳阳明者,发其汗,若利其小便,胃中燥,便难是也。(阳明病状)

本条用问答的形式对阳明病进行分类。

根据发病、病机、症状特点,本条把阳明病分为太阳阳明、正阳阳明与少阳阳明。按:少阳阳明,在《金匮玉函经·卷三》《千金翼方·卷九》中,并作“微阳阳明”。所谓太阳阳明,是指脾约而言。脾约证另见第247条:“趺阳脉,浮而涩,浮则胃气强,涩则小便数,浮涩相搏,大便则硬,其脾为约,麻子仁丸主之。”其病机主要是机体感受外邪,阳明燥化太过,太阴脾的运化功能受到阳明燥化功能的制约,太阴脾运化功能相对不足,津液输布“供不应求”,引发肠道干涩,故以大便硬为特点。对比而言,其热象不甚明显,治疗以润肠通便为主,方用麻子仁丸。

所谓正阳阳明,是指胃家实而言。胃家实另见第180条:“阳明之为病,胃家实是也。”此属热与实俱盛的典型的阳明病,其治疗以三承气汤为代表。

所谓少阳阳明,是指机体感受外邪发病之后,由于发汗、利小便等伤及津液,致使津液暂时不足,引发肠道干、热、积为特点,症见大便难,欲便而不能。其证较轻缓者,仲景选用导法治疗,方用蜜煎导而通之(见第233条);其证较急重者,仲景选用小承气汤以通其便,如第250条:“太阳病,若吐,若下,若发汗,微烦,小便数,大便因硬者,与小承气汤,和之愈。”

阳明之为病，胃家实一作寒**是也。** [180]

《金匮玉函经》 阳明之为病，胃家实是也。（辨阳明病形证治）

《千金翼方》 阳明之为病，胃中寒是也。（阳明病状）

《太平圣惠方》 伤寒二日，阳明受病，阳明者，胃中寒是也，宜桂枝汤。（辨阳明病形证）

本条对前条所言之正阳阳明的病机进行了简明扼要的揭示。

后世注家把本条称之为"阳明病提纲"，作为一种研究和学习方法，本无不妥。但强调既然作为提纲，那么本条则必须"概括里热炽盛弥漫内外，但未与有形积滞相结的白虎汤证，和里热炽盛与宿食粪便相结，阻碍肠道的承气汤证"，也就是说，胃家实应当包括白虎汤证和承气汤证；也有注家提出，邪气盛则实，白虎汤证是邪气盛，故胃家实应当包括白虎汤证。如此一来，则把"胃家实"的原本含义给歪曲了。

实际上，胃家实和邪气盛则实，虽然都是"实"，含义却不同。胃家实所揭示的只是里热炽盛、肠道结滞的具体病机，而白虎汤证其热虽盛，弥漫全身，但未与有形之邪相结，不具有肠道结滞这样的具体病机，所以它不属胃家实。此正如第179条所言："正阳阳明者，胃家实是也。"仲景在这里讲得很清楚，只有正阳阳明，才是胃家实。若把正阳阳明与太阳阳明、少阳阳明对比，从中可见，正阳阳明者，是指承气汤证。因此，在仲景的思路中，根本找不到以"胃家实"概括白虎汤证的根据。

正阳阳明是胃家实，胃家实是典型的阳明病。本条以"胃家实"来揭示阳明病的病机，只是对阳明病病机的重点提示，而不是概括，是举其要点而比照其他。在阳明病，不仅有热证、实证，而且还有虚证、寒证，而这些都是胃家实所概括不了的。

问曰：何缘得阳明病？答曰：太阳病，若发汗，若下，若利小便，此亡津液，胃中干燥，因转属阳明。不更衣，内实，大便难者，此名阳明也。 [181]

《金匮玉函经》 问曰：何缘得阳明病？答曰：太阳病，发其汗，若下之，亡其津液，胃中干燥，因转属阳明。不更衣，内实，大便难者，为阳明病也。（辨阳明病形证治）

《千金翼方》 问曰：何缘得阳明病？答曰：太阳病，发其汗，若下之，亡其津液，胃中干燥，因为阳明。不更衣而便难，复为阳明病也。（阳明病状）

本条概述太阳病转属为阳明病的动因、病机及症状。

太阳病，因发汗不当或误用下法或误用利小便等方法，治疗失宜，损伤津液，引致肠道干涩，邪积结聚，其病由太阳转属阳明。关于太阳病转属阳明病，前已见于第48条。

由于津液损伤、邪积结聚以及里热盛实程度的不同，所以其转属过程可有多相变化，既可以发为不大便而无所苦之太阳阳明脾约证（麻子仁丸证），按：古人登厕雅称更衣，不更衣，即不大便；也可以发为"热"与"滞"俱盛而"内实"之正阳阳明承气汤证，正阳阳明者，胃家实是也；还可以发为欲大便而苦于不能下之少阳阳明证，即"大便难"，此属蜜煎导法、猪胆汁导法之适应证。

问曰：阳明病，外证云何？答曰：身热，汗自出，不恶寒，反恶热也。 [182]

《金匮玉函经》 问曰：阳明病外证云何？答曰：身热，汗出，而不恶寒，但反恶热也。(辨阳明病形证治)

《千金翼方》 问曰：阳明病外证云何？答曰：身热，汗出，而不恶寒，但反恶热。(阳明病状)

《太平圣惠方》 阳明病外证，身热汗出，而不恶寒，但恶热，宜柴胡汤。(辨阳明病形证)

本条以问答的形式，概述阳明病外证的特点。

典型之阳明病的病机是胃家实。有诸内，必形诸外，所谓"阳明病外证"是与"胃家实"相对应。其内是热、实俱盛，里热炽盛于内，热势蒸达于外，故其外证是身热灼手而不恶寒反恶热，里热迫津外越而症见自汗出。汗出为典型的阳明病的表现之一，故第196条云："阳明病，法多汗。"第203条云："阳明病，本自汗出。"第213条云："阳明病，其人多汗。"

问曰：病有得之一日，不发热而恶寒者，何也？答曰：虽得之一日，恶寒将自罢，即自汗出而恶热也。 [183]

《金匮玉函经》 问曰：病有得之一日，不恶热而恶寒者，云何？答曰：然虽一日，恶寒自罢，即汗出恶热也。(辨阳明病形证治)

《千金翼方》 问曰：病有得之一日，发热恶寒者何？答曰：然虽二日，恶寒自罢，即汗出恶热也。曰：恶寒何故自罢？答曰：阳明处中主土，万物所归，无所复传，故始虽恶寒，二日自止，是为阳明病。(阳明病状)

本条指出，阳明病表证持续时间短暂，化热急速，始虽恶寒，旋即汗出而恶热。

机体感受外邪，发为阳明病，其初始则见阳明表证，此如第234条所云："阳明病，脉迟，汗出多，微恶寒者，表未解也，可发汗，宜桂枝汤。"又如第208条："若汗多，微发热恶寒者，外未解也。"典型的阳明病是化热、化燥的过程，虽里热炽盛，但其发病初始，其热势则是由微而渐，由渐而盛，由盛而炽。当里热已达炽盛的程度，则热势外蒸而恶热，迫津外越而汗出。在这个过程中，其恶寒由显而微，由微而自罢，故文曰"始虽恶寒，二日自止"，"即自汗出而恶热也"。

本条所述，阳明病，得之一日"不发热而恶寒"，又曰"虽得之一日，恶寒将自罢"，果若如此，既"不发热"，且"恶寒将自罢"，那么其时其证将有哪些症状？难道"阳明病得之一日"，仅仅有恶寒这个症状吗？而后文之"即汗出而恶热也"，又将从何而来？由此，似有难解之处。"不发热"，《金匮玉函经》作"不恶热"，义胜，可从。

问曰：恶寒何故自罢？答曰：阳明居中，主土也，万物所归，无所复传。始虽恶寒，二日自止，此为阳明病也。 [184]

《金匮玉函经》 问曰：恶寒何故自罢？答曰：阳明居中，土也，万物所归，无所复传。始虽恶寒，二日自止，此为阳明病也。(辨阳明病形证治)

《千金翼方》 ……曰：恶寒何故自罢？答曰：阳明处中主土，万物所归，无所复传。

故始虽恶寒，二日自止，是为阳明病。（阳明病状）(按:本条上接第 183 条)

本条承接前条，诠释阳明病表证恶寒自罢的五行义理。

太阳病的特点是发热恶寒，而且在太阳病表证未解之前，恶寒这个症状持续而不自罢。而为什么在阳明病，恶寒这个症状能够自罢呢？本条从阳明的五行属性以及五行运动变化的义理来解答这个问题。阳明在五行属土，在方位居中，在脏腑主胃肠，在六气主燥。伤寒发病，不论在太阳、少阳，还是三阴，“恶寒”属其常，而唯有阳明发病，其“恶寒”轻微而持续时间短暂，“始虽恶寒，二日自止”。究其原因，乃缘阳明主燥，其性属热。仲景用阳明居中主土，土载万物于其上的五行之理，以比喻阳明发病；其典型过程，不论其邪属寒、属热，皆从燥化；其过程由发病早期的“始虽恶寒，二日自止”，逐渐热化、燥化而成大热大实，从而形成自身的发病规律，恶寒症状自罢，即所谓“无所复传”，亦即阳明病“以行其经尽故也”之意。此正是典型的阳明病发病与传化的基本轨迹。

本太阳，初得病时，发其汗，汗先出不彻，因转属阳明也。伤寒发热，无汗，呕不能食，而反汗出濈濈然者，是转属阳明也。 [185]

《金匮玉函经》 本太阳，初得病时，发其汗，汗先出不彻，因转属阳明也。（辨阳明病形证治）

《金匮玉函经》 病发热，无汗，呕不能食，而反汗出濈濈然，是为转属阳明。（辨阳明病形证治）

《千金翼方》 太阳初得病时，发其汗，汗先出，复不彻，因转属阳明。（阳明病状）

《千金翼方》 病发热，无汗，呕不能食，而反汗出然，是为转在阳明。（阳明病状）

《太平圣惠方》 太阳病而发汗，汗虽出，复不解，不解者，转属阳明也，宜麻黄汤。（辨阳明病形证）

本条分两节阐述太阳病转属阳明病的过程和症状特点。

从文首至“因转属阳明也”为第一节，表述太阳病，发汗不彻，因转属阳明。与第二节所述对比而言，此可谓之突变。

太阳病，初得病时，必发热恶寒，而发汗则属正治之法，此本当汗出而解。但，由于汗不得法，而致汗出不彻，彻，透也。汗出不透彻，则表邪不仅不解，反而鼓荡邪热，引致邪热炽盛入里，而转入阳明。此与第 181 条“太阳病，若发汗、若下、若利小便，此亡津液，胃中干燥，因转属阳明”比较，此以发汗不彻，邪热鸱张为特点。而彼则以发汗等伤津化燥，肠道滞涩为主。此与第 48 条所述对比，由太阳病转属阳明病，其“过程”即是太阳阳明并病。

从“伤寒发热”至本条结束为第二节，表述太阳伤寒，未经发汗，以渐变的过程而转属为阳明病。

“伤寒发热，无汗，呕不能食”，证同第 3 条：“太阳病，或已发热，或未发热，必恶寒，体痛，呕逆，脉阴阳俱紧者，名为伤寒。”太阳伤寒原本是恶寒、发热、无汗，并兼见呕逆；若随着病情发展，由恶寒而至不恶寒，由无汗而至热汗频频，由呕逆而至呕不能食的程度，此反映出表邪入里化热，病势向里发展。其病机已由太阳病表邪不解而逐渐转化为里热炽盛，最终转属为阳明病。按：濈濈，和也，言汗出自然平和貌。

此虽已转属为阳明病，但尚属热势弥漫；“呕不能食”，一方面说明热势迫胃，另一方面也反映出其病机尚存向上向外之残势，故本论第204条告诫：“伤寒呕多，虽有阳明证，不可攻之。”

伤寒三日，阳明脉大。 ［186］

《金匮玉函经》 伤寒三日，阳明脉大者，为欲传。（辨太阳病形证治上）

《千金翼方》 伤寒三日，阳明脉大。（阳明病状）

本条从“脉大”，揭示伤寒三日的病机与症状变化。

机体感受外邪，发为阳明病，是一个过程。始则“病有得之一日，不发（恶）热而恶寒”（第183条），继则“始虽恶寒，二日自止，此为阳明病也”（第184条）；而至本条所言“伤寒三日”之时，则阳明里热渐盛，邪热鼓荡，其脉由“浮”而逐渐至“大”，故曰“阳明脉大”。其时其证，当如第182条所云：“身热，汗自出，不恶寒，反恶热也。”

伤寒脉浮而缓，手足自温者，是为系在太阴。太阴者，身当发黄；若小便自利者，不能发黄；至七八日，大便硬者，为阳明病也。 ［187］

《金匮玉函经》 伤寒脉浮而缓，手足自温，是为系在太阴。太阴身当发黄，若小便自利者，不能发黄；至七八日便坚，为属阳明。（辨阳明病形证治）

《千金翼方》 病脉浮而缓，手足温，是为系在太阴。太阴当发黄，小便自利者，不能发黄；至七八日而坚，为属阳明。（阳明病状）

本条表述“伤寒系在太阴”可有虚实两种不同的转归。

“发热恶寒者，发于阳也”，三阳发病，其典型的表现，症状或轻或重，病程或长或短，都有发热恶寒这个症状，其手足多热。“无热恶寒者，发于阴也”，三阴发病，其典型的表现，症状或轻或重，都有无热恶寒这个症状，其手足多冷。本证伤寒，脉浮而缓，其脉如同太阳中风，但手足不热，故不是太阳中风。脉浮主表，脉缓主湿，手足不冷而温，虽似太阴伤寒，却不是典型的太阴伤寒，故仲景称之为伤寒“系在太阴”。所谓“系在太阴”，是说本证伤寒有发展为太阴病的可能，但还不是典型的太阴伤寒，而只是太阴伤寒发病的一个早期过程。

本证若向太阴病发展，必运化失调，水湿停滞，故小便不利；水停为湿，邪郁为热，湿热蕴蒸，濡染黄化，故流于肌表、面目而发黄。

本证若由脾不健运而逐渐自调为脾运如常，则湿化水布，必小便自利；其证有热无湿，故不能发黄；证至七八日，湿从燥化，则肠道渐显干涩，至大便硬时，其病已从“伤寒系在太阴”而逐渐发展成为阳明病。

本条对“伤寒系在太阴”的发病趋势，进行了动态的表述。太阴主运化，阳明主燥化，若湿胜则燥从湿化发为太阴病，若燥胜则湿从燥化而发为阳明病。

又，“伤寒系在太阴”另见第279条。“至七八日”后，不是“大便硬者，为阳明病”，而是“虽暴烦下利，日十余行，必自止，以脾家实，腐秽当去故也。”此属正胜邪溃，驱邪外出。

伤寒转系阳明者，其人濈然微汗出也。 [188]

《金匮玉函经》 伤寒转系阳明者，其人濈濈然微汗出也。（辨阳明病形证治）

《千金翼方》 伤寒转系阳明者，其人濈然后汗出。（阳明病状）

本条指出太阳伤寒若濈然微汗出，则是转属为阳明病的征象之一。

典型阳明病的特点是有汗，如同第182条所云，阳明病的外证是“身热，汗自出”；又，第196条亦云：“阳明病，法多汗。”从中可见，汗自出或汗多是典型的阳明病症状特点之一，它反映了阳明病里热炽盛、迫津外越的病机。

“转系”即转属。太阳伤寒，本是发热、无汗、恶寒；若由发热、无汗、恶寒发展为发热、汗出、不恶寒，此反映出表邪入里化热，里热渐盛，鸱张熏蒸之病机；其病已由太阳转属阳明，其汗出系里热迫津外越所致（参见第48条，第185条）。

本条可视为是对第185条第二节的补述。

阳明中风，口苦咽干，腹满微喘，发热恶寒，脉浮而紧；若下之，则腹满小便难也。 [189]

《金匮玉函经》 阳明中风，口苦咽干，腹满微喘，发热恶寒，脉浮紧；若下之，则腹满小便难也。（辨阳明病形证治）

《千金翼方》 阳明中风，口苦咽干，腹满微喘，发热恶寒，脉浮若紧；下之，则腹满小便难也。（阳明病状）

《太平圣惠方》 阳明中风，头痛口苦，腹满微喘，发热恶寒，脉浮而紧；下之即小便难，宜桂枝麻黄汤。（辨阳明病形证）

本条表述阳明病表证向阳明病里证演变的过程。

阳明发病，由阳明病表证发展为典型的阳明病里证是一个过程，其特点是由表而里，由热渐而至热盛，其总体趋势是向里热、里实发展。本条突出的正是这一个过程，仲景把这个过程称之为“阳明中风”。

阳明病表证之一，如第235条所云：“阳明病，脉浮，无汗而喘者，发汗则愈，宜麻黄汤。”与此对照，本证“发热恶寒，脉浮而紧”，虽不言无汗，而无汗则是必然的，这些症状并见，反映出阳明病表证仍在。

阳明病表证与其化热化燥的进程同在。当病势逐渐发展至里热开始炽盛时，里热必有外蒸之势，热气上熏口咽，则口苦咽干；里热壅盛，则腹满；喘，既含有表邪未解，肺失宣降之病机，又有里热壅滞，气机不利之因素。

本证阳明病，表邪未解，虽里热始盛，但尚未至肠道热实结滞的程度，故不可用下法；若误用下法，一则伤阴耗津，二则挫伤气机，以致气化失调，水不化气，水热互结，故致小便不利，艰涩滴沥而少腹满（参见第223条猪苓汤证）。

阳明病，若能食，名中风；不能食，名中寒。 [190]

《金匮玉函经》 阳明病，能食为中风，不能食为中寒。（辨阳明病形证治）

《千金翼方》 阳明病，能食为中风，不能食为中寒。（阳明病状）

本条以能食与不能食，揭示阳明病化热过程之迟速，从而辨析阳明中风与阳明中寒。

在本条中，仲景根据阳明病发病过程的阴阳属性，把化热、化燥迅速的过程称为阳明中风；把化热迟缓，化燥无能的过程称为阳明中寒。由此可以知道，所谓阳明中风，不是说阳明中了风邪；所谓阳明中寒，也不是说阳明中了寒邪。

机体感受寒邪，阳明受之，其总的趋势是化热化燥，但由于机体的潜在差异，故其化热化燥的进程和程度有所不同。胃阳素盛者，阳明燥化功能亢盛，感受外邪之后，化热化燥迅速，阳热能消食化谷，故其表现以能食为特点。胃阳相对不足者，阳明化热化燥功能相对低下，感受外邪之后，化热化燥迟缓，故其表现以食欲不振为特点。按阴阳属性进行归纳，胃阳较盛，能食者，为中风；胃阳相对不足，不能食者，为中寒。

所谓“能食”与“不能食”只是相对而言。能食，不是说食欲特别旺盛，而是对“不能食”而言，是指纳食正常；不能食，即不欲食，纳食不馨。“能”与“不能”只是相对而言。

阳明病，若中寒者，不能食，小便不利，手足濈然汗出，此欲作固瘕，必大便初硬后溏。所以然者，以胃中冷，水谷不别故也。 ［191］

《金匮玉函经》 阳明病中寒，不能食，而小便不利，手足濈然汗出，此欲作坚瘕，必大便初坚后溏。所以然者，胃中冷，水谷不别故也。（辨阳明病形证治）

《千金翼方》 阳明病中寒，不能食，而小便不利，手足濈然汗出，此为欲作坚瘕也，必头坚后溏。所以然者，胃中冷，水谷不别故也。（阳明病状）

《太平圣惠方》 阳明中寒，不能食，小便不利，手足濈然汗出，欲作坚癥也。所以然者，胃中水谷不化故也，宜桃仁承气汤。（辨阳明病形证）

本条论述阳明中寒，欲作痼瘕的病机。

阳明中寒，不能食，尽管化热化燥迟缓，但其燥化的进程仍在进行，表现在其大便虽欲燥化，但最终燥化不全，仅能“欲作固瘕”，只能达到“初硬后溏”的程度，而达不到“大便硬”的程度。所谓固瘕，《金匮玉函经》《千金翼方》作“坚瘕”，系溏便中夹杂之干硬粪块，此属阳明燥化不足所致，仲景在文中自注云“以胃中冷，水谷不别故也”。所谓“胃中冷”是指胃阳相对不足，化燥迟缓，故肠道中水谷不能泌别、渗利，以致小便不利，糟粕不能燥化为硬便，而致大便初硬后溏，溏中有瘕。此即“水谷不别”之谓。

阳明病法多汗（第196条），但本证阳明病，化热迟缓，阳气不足，无力蒸腾、化生津液，故仅能致脾胃所主之四肢手足汗出绵绵，而达不到全身濈然汗出的程度。

阳明病，初欲食，小便反不利，大便自调，其人骨节疼，翕翕如有热状，奄然发狂，濈然汗出而解者，此水不胜谷气，与汗共并，脉紧则愈。 ［192］

《金匮玉函经》 阳明病，初欲食，食之小便反不数，大便自调，其人骨节疼，翕翕如有热状，奄然发狂，濈然汗出而解，此为水不胜谷气，与汗共并，脉紧即愈。（辨阳明病形

证治）

《千金翼方》 阳明病，初为欲食之，小便反不数，大便自调，其人骨节疼，翕翕如有热状，奄然发狂，濈然汗出而解，此为水不胜谷气，与汗共并，坚者即愈。（阳明病状）

本条表述阳明病发病初期，虚实错杂，正盛邪衰的特殊过程。

阳明病本当小便利，大便硬。本证阳明病，一方面，小便"反不利"，大便不硬（仅自调），反映出其燥化能力相对不足，其证有似阳明中寒；另一方面，"初欲食"，亦即食欲正常，此与大便自调，不硬不溏并见，又颇似阳明中风。实际上，本证具有潜在的阳气不足因素，故虽病发阳明，但其燥化之力却达不到阳明中风的程度；同时，虽阳气不足，化燥迟缓，但尚未至于阳明中寒的程度。因此本证阳明病，似中风而非中风，似中寒亦非中寒。

"其人骨节痛，翕翕如有热状"，翕翕然如有热状，说明只是微热，与骨节痛并见，此属阳明表证。本证外有阳明欲解之表证，内有燥化迟缓续续之病机；而"欲食"与"大便自调"，则说明其人胃气根本犹固；故其证在发展过程中，呈现正邪交争之势；最终正胜邪衰，症狂脉紧，紧脉，属"发狂"时正气抗争之象；狂、汗并作，汗出，则邪解脉和而病愈。对狂、汗的病机，仲景自注云："此水不胜谷气，与汗共并。"在此，"水"泛指阴寒之邪，"谷气"泛指正气，正邪交争，相持相搏，最终正胜邪却，邪随汗出而病解。

阳明病欲解时，从申至戌上。 ［193］

《金匮玉函经》 阳明病欲解时，从申尽戌。（辨阳明病形证治）

《千金翼方》 阳明病欲解时，从申尽戌。（阳明病状）

本条指出，阳明病有欲解的时辰。

《素问·金匮真言论》云："平旦至日中，天之阳，阳中之阳也。日中至黄昏，天之阳，阳中之阴也。合夜至鸡鸣，天之阴，阴中之阴也。鸡鸣至平旦，天之阴，阴中之阳也。故人亦应之。"《素问·生气通天论》云："阳气者，一日而主外，平旦人气生，日中而阳气隆，日西而阳气已虚，气门乃闭。"人与天地相应，人体的阳气随天阳的升降而变化。

阳气生于子时，盛于午时，阴气生于午时，而盛于子时。申时是下午 3~5 时，戌时是下午 7~9 时。从下午 3~9 时，这是天阳由日中隆盛之后，随日西而渐至日入，再至暮夜来临，阳气逐渐敛束而至潜降的时间段。阴气由午时初生之后，随未时、申时、戌时而申长。阳明病，在热、实大势已去，将解未解之际，其残余邪热可随天之阳气敛束、潜降而消散，随天之阴气申长、布漫而清解。

又，申时亦称日晡。阳明病潮热发于日晡，而阳明病欲解，亦解于日晡，其中寓含的义理是一致的。欲解是解于邪衰之时，残余之邪热随天阳敛束、潜降之势而解。潮热是发于邪盛之际，阳明病邪热极盛之时，值午时天阳隆盛，必邪热鸱张；至申时，天阳始渐敛束、沉降，其时，机体邪热鸱张之势虽受到天阳敛束之势的制约，但其鸱张之势仍求伸欲展，表现为热势自内向外，故病人自觉烘热上涌，阵阵如潮。

阳明病，不能食，攻其热必哕。所以然者，胃中虚冷故也。以其人本虚，

攻其热必哕。 [194]

《脉经》 阳明病，不能食，下之不解，其人不能食，攻其热必哕。所以然者，胃中虚冷故也。（病发汗吐下以后证）

《金匮玉函经》 阳明病，不能食，攻其热必哕。所以然者，胃中虚冷故也。其人本虚，故攻其热必哕。（辨阳明病形证治、辨发汗吐下后病形证治）

《千金翼方》 阳明病，不能食，下之不解，其人不能食，攻其热必哕。所以然者，胃中虚冷故也。其人本虚，攻其热必哕。（阳明病状）

《太平圣惠方》 阳明病，能食，下之不解，其人不能食，攻其热必哕者，胃中虚冷也，宜半夏汤。（辨阳明病形证）

本条告诫，阳明中寒虽有"热象"，也不可攻其热。

本证阳明病，"不能食"属阳明中寒，系阳明病化热化燥迟缓的过程，在本质上属"胃中虚冷"，在其发病的具体过程中虽有疑似可攻之"热"象，如欲作固瘕之类，但不可攻，此属假象。

条文最后一句，仲景以自注文的形式，强调本证虽有"热"象，似属可攻之征，但"其人本虚"，故不可用承气汤攻其"热"。若误攻，则损伤中气，胃中更加虚冷，引发胃寒气逆而哕。哕，呃逆，俗谓呃忒。

阳明病，脉迟，食难用饱，饱则微烦头眩，必小便难，此欲作谷瘅。虽下之，腹满如故，所以然者，脉迟故也。 [195]

《脉经》 阳明病，脉迟，食难用饱，饱即发烦头眩者，必小便难，此欲作谷疸。虽下之，其腹满如故耳，所以然者，脉迟故也。（病发汗吐下以后证）

《金匮玉函经》 阳明病，脉迟，食难用饱，饱即发烦头眩，必小便难，此欲作谷疸。虽下之，腹满如故，所以然者，脉迟故也。（辨阳明病形证治、辨发汗吐下后病形证治）

《千金翼方》 阳明病，脉迟，食难用饱，饱即微烦头眩者，必小便难，此欲作谷疸。虽下之，其腹必满如故耳，所以然者，脉迟故也。（阳明病状）

《太平圣惠方》 阳明病，脉迟，发热头眩，小便难，此欲作谷疸，下之必腹满，宜柴胡汤。（辨阳明病形证）

本条表述阳明病形成谷瘅的病机及其脉症。

本证阳明病，脉迟，腹满，小便涩少；虽能食，但食不能饱，食饱则微"烦"，烦，恶心意；且头目昏蒙，此属阳明中寒。按：微烦，微，《辨发汗吐下后病脉证并治》作"发"。脉迟主阳虚；中阳不足，寒则生满；中阳虚则不能化谷，故食不能饱，饱则益满而致恶心（微烦）；中阳不足，清阳不升，则头眩昏蒙；阳不化气，水停为湿，故小便短少而涩。

本证属病发阳明，迁延日久；中阳不足，寒湿内生；胃呆脾弱，谷化不速；谷积生热，湿邪郁久亦必生热；湿热相蒸，其黄乃成，故文曰"欲作谷瘅"。瘅，热也。

谷瘅不是单纯的虚寒证，有湿无热是不能发黄的。在本证谷瘅的形成过程中，机体虽然已具有谷气郁积生热与湿邪郁积生热之机，但由于热郁不甚，热势不张，故仅能勉强形成热郁蒸湿之势而发黄，尚不能热化为阳热实证，而只能形成寒湿发黄证。因此在本证中，湿热郁蒸只是一个相对短暂而有限的过程，而正是这个短暂有限的过程，导致了发黄的结果。

谷瘅的治疗当根据第259条所云："伤寒发汗已，身目为黄，所以然者，以寒湿在里不解故也。以为不可下也，于寒湿中求之"。本证虽腹满，但不可下；若下之，中阳益伤，其满如故，故仲景自注云："所以然者，脉迟故也。"脉迟，虚寒之象。

阳明病，法多汗，反无汗，其身如虫行皮中状者，此以久虚故也。 ［196］

《金匮玉函经》 阳明病，久久而坚者，阳明当多汗，而反无汗，其身如虫行皮中之状，此以久虚故也。（辨阳明病形证治）

《千金翼方》 阳明病，久久而坚者，阳明病当多汗，而反无汗，其身如虫行皮中之状，此为久虚故也。（阳明病状）

《太平圣惠方》 阳明病，当多汗而反无汗，身如虫行皮中之状，此为久虚故也，宜术附汤。（辨阳明病形证）

本条表述不典型的阳明病，热蒸无力，可显现无汗身痒的症状。

典型的阳明病，当身热、汗出（见第182条）。本条突出"反无汗"，是言阳明病在身热、无汗的情况下，病人出现身痒如虫行皮中状的感觉。此因为一方面阳明里热外蒸，阳气在皮腠间窜行，另一方面阳气又显不足，蒸腾无力，故虽蒸而汗不出。对此，仲景自注云："此以久虚故也。"所谓"久虚"，属相对而言，虽"虚"而"久"，但其人感受外邪，仍能发为阳明病，则说明其"虚"只是表述一定程度的正气不足。

阳明病，反无汗而小便利，二三日呕而咳，手足厥者，必苦头痛。若不咳不呕，手足不厥者，头不痛。一云冬阳明。 ［197］

《金匮玉函经》 各阳明病，反无汗而但小便，二三日呕而咳，手足若厥者，其人头必痛。若不呕不咳，手足不厥者，其头不痛。（辨阳明病形证治）

《千金翼方》 冬阳明病，反无汗，但小便利，二三日呕而咳，手足若厥者，其人头必痛。若不呕不咳，手足不厥者，头不痛。（阳明病状）

《太平圣惠方》 冬阳明病，反无汗，但小便利，呕而咳，手足厥，其头必痛，宜建中汤。（辨阳明病形证）

本条表述阳明病热化、燥化过程迟缓，病显阳明寒象诸症。

典型的阳明病是热化与燥化过程，其特点之一是多汗，而本证却反无汗；典型的阳明病还应当小便利，大便硬，而本证虽"小便利"，但不言大便硬，却突出了病至"二三日呕而咳，手足厥"；"小便利"与"呕而咳，手足厥"并见，其"小便利"，是指小便清长而言，此属热化无力、燥化进程迟缓的征象。

本证初始，外邪致病，机体虽已开始热化、燥化的进程且有向阳明病发展的趋势，但由于阳气不足，故未能形成典型的阳明病。阳明热化、燥化是一个动态过程，若热化、燥化迟缓、无力，当病至二三日时，阳气渐衰，阴寒始盛，则病显阳明寒象。其时可见寒邪迫胃，胃失和降而呕逆；寒邪凌肺，肺失肃降而咳逆；寒邪上冲，凝闭清阳则头痛；寒邪阻滞，阳不宣达则手足厥冷。

若热化、燥化的趋势主导发病进程，当病至二三日时，阳气始盛，阴寒渐衰，则病显阳明热象。故其时不可能出现因寒而咳、呕，因寒而肢厥、头痛等阴霾之象。

阳明病，但头眩，不恶寒，故能食而咳，其人咽必痛。若不咳者，咽不痛。 一云冬阳明。 [198]

《金匮玉函经》 各阳明病，但头眩，不恶寒，故能食而咳，其人咽必痛。若不咳者，其咽不痛。（辨阳明病形证治）

《千金翼方》 冬阳明病，但头眩，不恶寒，故能食而咳者，其人咽必痛。若不咳者，咽不痛。（阳明病状）

本条表述阳明病热化、燥化的一个具体过程，以及燥热之气上熏而引发的若干症状。

典型的阳明病发病过程是"始虽恶寒，二日自止"（第184条）。阳明病化热、化燥迅速，本应身热、汗出、不恶寒，反恶热。本证阳明病，不恶寒，与能食并见，此属阳明中风。其证虽亦化热、化燥，但其"热"尚未至"盛"的程度，其"燥"还未达到"实"的程度，仅是燥热之气上熏，而引发头眩昏蒙。若燥热之气结于上焦，灼肺则咳，伤咽则痛；若燥热之气虽上熏而未结，尚未至灼伤肺、咽的程度，则其人不咳、咽不痛。

阳明病，无汗，小便不利，心中懊侬者，身必发黄。 [199]

《金匮玉函经》 阳明病，无汗，小便不利，心中懊侬者，必发黄。（辨阳明病形证治）

《千金翼方》 阳明病，无汗，小便不利，心中懊侬，必发黄。（阳明病状）

《太平圣惠方》 阳明病，无汗，小便不利，心中热壅，必发黄也，宜茵陈汤。（辨阳明病形证）

本条表述阳明病湿被热蒸，濡染黄化的过程。

本论第236条云："阳明病，发热，汗出者，此为热越，不能发黄也。但头汗出，身无汗，剂颈而还，小便不利，渴饮水浆者，此为瘀热在里，身必发黄。"发黄的首因是湿邪内壅。水停则为湿，湿或缘于小便不利或缘于汗不出。

阳明病典型的发病过程是身热，汗出，不恶寒，反恶热。本证阳明病由汗出而变化为无汗，由小便利而变化为小便不利，究其原因是由于心中懊侬。所谓"心中懊侬"，即胃脘搅扰嘈杂（详见第76条）。谷与水入于胃，本应胃阳蒸动、脾阳运腾，化而为气为津，气行津布，外泄而为汗，下渗而为尿。今胃脘搅扰嘈杂，中焦蒸动、运腾无力，津不能外泄为汗、下渗为尿，停而为湿。"湿"又被阳明之"热"蒸化、酝酿、濡染，流于肌肤、面目而黄化。故文曰："无汗，小便不利，心中懊侬，身必发黄。"

阳明病，被火，额上微汗出，而小便不利者，必发黄。 [200]

《脉经》 阳明病，被火，额上微汗出，而小便不利，必发黄。（病不可火证）

《金匮玉函经》 阳明病，被火，额上微汗出，小便不利者，必发黄。（辨阳明病形证

治、辨不可火病形证治）

《千金翼方》 阳明病，被火，额上微汗出，而小便不利，必发黄。（阳明病状、忌火）

《太平圣惠方》 阳明病，被火灸，其额上微有汗出，小便不利者，必发黄也，宜茵陈汤。（辨阳明病形证）

本条表述阳明病误用火法，引致瘀血与湿热熏蒸夹杂而发黄。

阳明病初始，可见恶寒、无汗。本论第 235 条云："阳明病，脉浮，无汗而喘者，发汗则愈，宜麻黄汤。"典型的阳明病可以概括为热化与燥化过程。阳明病，即使还处于表证期"始虽恶寒"之际，其热化与燥化的进程已开始潜在地进行着。对其治疗，当观其脉症而定，若有表证，应因势利导，汗而散之，如第 234 条，阳明病之用桂枝汤，第 235 条，阳明病之用麻黄汤等。而用火法治疗，则属误治。

阳明热证若误用火法，"两阳相熏灼"，必引发邪热亢盛，燔灼营血，迫血妄行，导致"血气流溢，失其常度"；血溢脉外而成离经之血，离经之血被阳热蒸变而黄化。

本证阳明病，"被火"，则气机逆乱；额上微汗出，此乃里热上蒸之象；小便不利，则属气机失调；水不化气，则停而为湿；湿热熏蒸、黄化，流于肌肤，则面目发黄。

从中可见，本证发黄有两个方面的因素：瘀血与湿热熏蒸夹杂，故在治疗方面应当兼顾。

阳明病，脉浮而紧者，必潮热，发作有时。但浮者，必盗汗出。 ［201］

《金匮玉函经》 阳明病，脉浮而紧，其热必潮，发作有时。但浮者，必盗汗出。（辨阳明病形证治）

《千金翼方》 阳明病，脉浮而紧，其热必潮，发作有时。但浮者，必盗汗出。（阳明病状）

《太平圣惠方》 冬阳明病，脉浮而紧，必发潮热。其脉浮者，宜黄芩汤。（辨阳明病形证）

本条表述阳明病热势由鸱张、弥漫向敛束、结聚、肠道干涩发展的过程。

阳明病，里热壅盛，若其热势鸱张、弥漫，反映在脉象上是浮大而盛；其证随热势的发展，由无汗而变化为盗汗，由盗汗而发展为自汗。

阳明病，里热壅盛，若其热势敛束，里热结聚，那么反映在脉象上则是脉紧，紧，寓敛束之象；反映在发热的具体表现上，则是由一般性发热而变化为日晡所烘热上涌、热势阵阵如潮，此所谓"潮热，发作有时"。按："潮热，发作有时"，并不是说"发热定时发作"就是潮热，而是说，潮热现象有时发作，有时不发作。

阳明病脉浮而紧，并伴"潮热，发作有时"，正反映出其热势由鸱张、弥漫而向敛束、结聚、肠道干涩发展的进程。本论第 104 条云："潮热者，实也。"第 208 条云："有潮热者，此欲解也，可攻里也。""其热不潮，未可与承气汤。"阳明病，症见潮热，系热势敛束，里热结聚，肠道干涩之外征，属可攻之象。

阳明病，口燥，但欲漱水不欲咽者，此必衄。 ［202］

《金匮玉函经》 阳明病，口燥，但欲漱水不欲咽者，必衄。（辨阳明病形证治）

《千金翼方》 阳明病，口燥，但欲漱水不欲咽者，必衄。（阳明病状）

《太平圣惠方》 阳明病，口干，但漱水不欲咽者，必鼻衄也，宜黄芩汤。（辨阳明病形证）

本条表述阳明病热势内迫，蒸腾血分之征象。

典型的阳明病，里热壅盛，不论是热势外蒸，发热、汗出，还是热势敛束，潮热、肠道干涩，由于里热伤津，故必口渴欲饮。而本证阳明病，则是热势内迫，故其热不扬，其汗不畅；热势内迫，蒸腾血分，一方面血热上熏而口燥，另一方面气阴上潮而又不渴；同时血热妄行，而症见鼻衄。吴仪洛云："阳明病，口燥，但欲漱水，不欲咽，知其邪入阳明血分，原不渴也。血得热则妄行，阳明之脉起于鼻，此必上循鼻出而为衄也。"

阳明病，本自汗出，医更重发汗，病已差，尚微烦不了了者，此必大便硬故也。以亡津液，胃中干燥，故令大便硬。当问其小便日几行，若本小便日三四行，今日再行，故知大便不久出。今为小便数少，以津液当还入胃中，故知不久必大便也。 [203]

《脉经》 阳明病，本自汗出，医复重发其汗，病已差，其人微烦不了了，此大便坚也。以亡津液，胃中干燥，故令其坚。当问小便日几行，若本日三四行，今日再行者，必知大便不久出。今为小便数少，津液当还入胃中，故知必当大便也。（病发汗以后证）

《金匮玉函经》 阳明病，本自汗出，医复重发汗，病已瘥，其人微烦不了了者，此大便坚也。以亡精液，胃中燥，故令其坚。当问其小便日几行，若本日三四行，今日再行者，知必大便不久出。今为小便数少，津液当还入胃中，故知必当大便也。（辨阳明病形证治、辨发汗吐下后病形证治）

《千金翼方》 阳明病，本自汗出，医复重发其汗，病已差，其人微烦不了了，此大便坚也。必亡津液，胃中燥，故令其坚。当问小便日几行，若本日三四行，今日再行者，必知大便不久出。今为小便数少，津液当还入胃中，故知必当大便也。（阳明病状）

《太平圣惠方》 阳明病，若小便少者，津液当还入胃中故也。凡发汗太过，故令大小便难。宜茯苓汤。（辨阳明病形证）

本条表述，在阳明病发病过程中，小便量的多少与大便硬与不硬相关联。

"阳明病，本自汗出"，如果其汗出是阳明病"外证"（见第182条），属里热外蒸之汗出，那么，毫无疑问是不可发汗的；因此，经过"医更重发汗"之误治，根本不可能是"病已差"。另，从文中"病已差，尚微烦不了了者，此必大便硬故也"可知，本证"阳明病，本自汗出"之时，其大便尚未至硬的程度，由此可见，本证"阳明病，本自汗出"，不是典型的阳明病外证，不属里热外蒸之汗出，而是阳明病表证之汗出。此如同本论第234条所云："阳明病，脉迟，汗出多，微恶寒者，表未解也，可发汗，宜桂枝汤。"

本证"阳明病，本自汗出，医更重发汗"之后，"病已差"，"差"在何处？差在"微恶寒"这个症状上。

发汗虽属阳明病表证的正治之法，且能解除阳明病"恶寒"之表证，但，由于"重发汗”，有伤津耗液之虞，故可引致大便硬。“以亡津液，胃中干燥，故令大便硬”，属仲景自注句，是对前文“此必大便硬故也”的病机做进一步的解释。

从“微烦”仅仅表现为“不了了”的程度可知，本证大便硬的程度不甚，故本证大便硬有自愈的倾向。若津液逐渐自和，则其肠道由燥化过度而趋向水液分利自调，表现在其证由小便“日三四行”之多，而渐至“日再行”之少，此所谓“津液当还入胃中”。反映出其津液由轻微的耗伤而自复，气调津布，故肠道由涩而润，其“大便硬”不治而自调。

伤寒呕多，虽有阳明证，不可攻之。 [204]

《脉经》 伤寒呕多，虽有阳明证，不可攻之。（病不可下证）

《金匮玉函经》 伤寒呕多，虽有阳明证，不可攻之。（辨阳明病形证治、辨不可下病形证治）

《千金翼方》 伤寒呕多，虽有阳明证，不可攻也。（阳明病状）

本条告诫阳明病虽有可下之征，但若呕势突出则不可下。

伤寒，所谓“呕多”，是以“呕”为证候特点，此反映出其病机仍有向上向外之趋势，因此，对其治疗只能是因势利导。在这种情况下，虽有阳明病可下之征，亦不可攻下，若误攻则可能引发变证。

阳明病，心下硬满者，不可攻之。攻之，利遂不止者死，利止者愈。 [205]

《脉经》 阳明病，当心下坚满，不可攻之。攻之，遂利不止者死，止者愈。（病不可下证）

《金匮玉函经》 阳明病，心下坚满，不可攻之。攻之，遂利不止者死，止者愈。（辨阳明病形证治、辨不可下病形证治）

《千金翼方》 阳明病，当心下坚满，不可攻之。攻之遂利不止者，利止者愈。（阳明病状）

《太平圣惠方》 阳明病，当心下坚满，不可下之，宜半夏汤。（辨阳明病形证）

《太平圣惠方》 少阳病，当心下坚满，不可下，下之后，利不止者死。（辨不可下形证）

本条告诫阳明病心下硬满，属宿食滞胃，病势偏上，不可攻。

阳明病，虽里热壅盛，外证已具，但尚未至腹满、腹痛的程度，而仅是心下硬满，说明其证里热虽盛，而尚未至“里实”。“心下”系指胃脘部，胃脘部硬满，属邪实结滞仍偏于上，故不可用大承气汤攻之。可参照第251条，“得病二三日，脉弱，无太阳柴胡证，烦躁，心下硬，至四五日，虽能食，以小承气汤少少与，微和之，令小安”之意，少与小承气汤。

若误用大承气汤攻之，轻则损伤胃气，传导失调而下利，但若俟传导自调，仍有自愈的可能；若重创中气，中气下陷，泄利不止，因泄而致阴阳俱损，阳不固阴，阴不恋阳，其泄必渐笃益甚，若至阳脱阴竭，其证则危。

阳明病，面合色赤，不可攻之。必发热，色黄者，小便不利也。 [206]

《脉经》 阳明病，身合色赤者，不可攻也。必发热，色黄者，小便不利也。（病不可

下证）

《金匮玉函经》 阳明病，面合赤色，不可攻之。攻之，必发热，色黄，小便不利也。（辨阳明病形证治、辨不可下病形证治）

《千金翼方》 阳明病，合色赤，不可攻之。必发热，色黄者，小便不利也。（阳明病状）

本条指出阳明病“面合色赤”不可攻，攻之则气机紊乱，有湿郁发黄之虞。

本论第208条有云：“若汗多，微发热恶寒者，外未解也，其热不潮，未可与承气汤。”本证阳明病，所谓“面合色赤”，即面色通红，此一则属阳明病表邪未解，阳气怫郁；二则因里热外蒸，二者兼而有之，故发热是必有之症。因表邪未解，故其证虽有可攻之征，也不可用大承气汤。

若误用大承气汤，则中伤气机；气机紊乱，水不化气，水停则为湿，故小便不利。阳明里热与湿相蒸、酝酿、黄化，流于肌肤，则身必发黄。

阳明病，不吐不下，心烦者，可与调胃承气汤。方一。 ［207］

甘草二两，炙　芒硝半升　大黄四两，清酒洗

右三味，切，以水三升，煮二物至一升，去滓，内芒硝，更上微火一二沸。温顿服之，以调胃气。

《脉经》 阳明病，不吐下而心烦者，可与承气汤。（病可下证）

《金匮玉函经》 阳明病，不吐下而烦者，可与调胃承气汤。（辨阳明病形证治、辨可下病形证治）

《千金翼方》 阳明病，不吐下而烦者，可与承气汤。（阳明病状）

《太平圣惠方》 阳明病，不吐下而烦者，可与承气汤。（辨阳明病形证）

本条指出阳明病热壅胃脘，欲吐不吐，欲下不下，嘈杂恶心，当泻热调胃。

阳明病，欲吐不吐，欲下不下，嘈杂、恶心（按：心烦，意即恶心，见第76条），此属里热壅胃；仲景在此用调胃承气汤，意在泻热调胃而不在通便。本论第105条云：“伤寒十三日，过经谵语者，以有热也。”其证“而反下利”，“下利”而用调胃承气汤，其目的不在通便而在泄热。

阳明病，脉迟，虽汗出不恶寒者，其身必重，短气，腹满而喘，有潮热者，此外欲解，可攻里也。手足濈然汗出者，此大便已硬也，大承气汤主之。若汗多，微发热恶寒者，外未解也一法与桂枝汤**，其热不潮，未可与承气汤。若腹大满不通者，可与小承气汤，微和胃气，勿令至大泄下。大承气汤。方二。** ［208］

大黄四两，酒洗　厚朴半斤，炙，去皮　枳实五枚，炙　芒硝三合

右四味，以水一斗，先煮二物，取五升，去滓，内大黄，更煮取二升，去滓，内芒硝，更上微火一两沸。分温再服，得下，余勿服。

小承气汤方

大黄四两　厚朴二两，炙，去皮　枳实三枚大者，炙

右三味，以水四升，煮取一升二合，去滓。分温二服，初服汤，当更衣，不尔者，尽饮之；若更衣者，勿服之。

《脉经》 阳明病，其脉迟，虽汗出而不恶寒，其体一本作人。必重，短气，腹满而喘，有潮热，如此者，其外为解，可攻其里。若手足濈然汗出者，此大便已坚，属承气汤。其热不潮，未可与承气汤。若腹满大而不大便者，属小承气汤，微和胃气，勿令至大下。（病可下证）

《金匮玉函经》 阳明病，其脉迟，虽汗出不恶寒者，其身必重，短气，腹满而喘，有潮热，如此者，其外为欲解，可攻其里也。手足濈然汗出，此为已坚，大承气汤主之。若汗出多，微发热恶寒者，外为未解，其热不潮，未可与承气汤。若腹大满不通者，可与小承气汤，微和其胃气，勿令至大下。（辨阳明病形证治、辨可下病形证治）

《千金翼方》 阳明病，其脉迟，虽汗出，不恶寒，其体必重，短气，腹满而喘，有潮热，如此者，其外为解，可攻其里。手足濈然汗出，此为已坚，承气汤主之。（阳明病状）

《千金翼方》 若汗出多而微恶寒，外为未解，其热不潮，勿与承气汤。若腹大满而不大便者，可与小承气汤，微和其胃气，勿令至大下。（阳明病状）

《太平圣惠方》 阳明病，其脉迟，虽汗出不恶寒，其体必重，腹满而喘，有潮热，可攻其里。手足濈然汗出，为大便已坚，宜承气汤。（辨阳明病形证）

《太平圣惠方》 阳明病，若汗出多而微恶寒，为外未解，无潮热，不可与承气汤也。若腹大，便难，可与小承气汤，和其胃气，勿令下多。……（辨阳明病形证）（按：本条下连第209条）

本条论述大承气汤的应用指征。

本条可分三节理解。第一节从“阳明病，脉迟，虽汗出不恶寒者”至“此大便已硬也，大承气汤主之”，表述阳明病从表证向里证发展的过程。本论第234条云：“阳明病，脉迟，汗出多，微恶寒者，表未解也。”本条“阳明病，脉迟，虽汗出不恶寒者”，“此外欲解”。阳明病表证，其脉当浮（见第235条），脉由“浮”而至“不浮”，且呈现迟滞有力之象，反映出阳明病表证由“未解”而趋向“始解”，阳明里热由“初盛”而趋向“渐盛”之病势。由于里热壅滞脉道，故其脉迟滞有力。

由“汗出，恶寒”而变化为“虽汗出，不恶寒”，此属阳明病表证，外邪“欲解”的过程。在这个过程中，症见身重、短气、腹满而喘，反映出里热逐渐炽盛、里实逐渐结滞之病机。热与实结聚，热壅气机则喘；热壅肌肉则身重；气机壅塞，则腹满。

若其证由“发热”而逐渐至日晡所发“潮热”，则是阳明鸱张之热，受日晡前后天阳沉降之势的敛束，其热势自内而外阵阵如潮。潮热说明表邪欲解，里热已盛，里实已成，如第104条所云：“潮热者，实也。”本证经过上述的发展过程，一则表邪欲解，二则里实已成，故仲景文曰“可”攻里也。

“手足濈然汗出者，此大便已硬也”，是仲景自注句，是仲景对“有潮热者”和“可攻里也”做的进一步阐释。攻里的目的是通便，方用大承气汤必须是肠道艰涩，大便硬。在病人不大便的情况下，怎样来确定大便硬或是不硬？仲景通过自注句的形式，进一步指出：“手足濈然汗出者，此大便已硬也。”阳明病本是“汗出多”，当病至热、实盛极的程度，阴津匮竭，无津作汗，故由“汗出多”而逐渐变化为仅手足心出汗。至此，说明肠道干涩已极，大便硬且坚，可放手应用大承气汤。

第二节，“若汗多，微发热恶寒者，外未解也，其热不潮，未可与承气汤”，是与第一节相对应的假设之辞。在阳明病，不论汗之多少，发热之微甚，只要有恶寒这个症状，都属表证未解。由于里热未盛，里实未坚，所以不可能出现潮热这个症状，因此，仲景告诫，不可用通便泄热的大承气汤。

本条的前两节，表述的是阳明病由表至里，由浅而深发展的典型过程或典型表现；条文的第三节则表述另外一种变化而形成的非典型过程或非典型表现。

若阳明病表证已解，虽“其热不潮”，但已有“腹大满不通”之势，此说明里热虽未炽盛，但里实已坚，而尚未至“热”与“实”俱盛结聚的程度，故不可用大承气汤攻下，可酌情服用小承气汤六合以和胃气。对此，仲景特别告诫“勿令至大泄下”。

大承气汤，方用大黄四两、厚朴半斤、枳实五枚、芒硝三合。大黄，《神农本草经》称其苦寒，下宿食，荡涤肠胃，推陈致新；《名医别录》谓其大寒，平胃下气，除肠间热结。芒硝，《名医别录》称其辛苦大寒，主五脏积聚，久热胃闭，除邪气，推陈致新。厚朴，《名医别录》主腹痛胀满。枳实，《名医别录》谓破结实，消胀满。本方枳实、厚朴并用以泄滞除满，仲景治肠道壅滞不化，虽投硝黄，亦必协枳朴以加速推逐。柯韵伯云：大承气汤之用，“欲使芒硝先化燥屎，大黄继通地道，而后枳朴除其痞满”。[①] 实际上芒硝之用，虽能软坚，而主要则在于泄热，柴胡加芒硝汤即是其例。

小承气汤与大承气汤相比，其大黄用量都是四两，所以承气汤之曰大曰小不在大黄，而在枳、朴用量和芒硝的有无。大承气汤重用枳、朴且加用芒硝，大黄后下取其性猛气锐，所以力峻为攻；小承气汤枳、朴用量较少，且无芒硝，三味同煮，故力缓为和。

阳明病，潮热，大便微硬者，可与大承气汤；不硬者，不可与之。若不大便六七日，恐有燥屎，欲知之法，少与小承气汤，汤入腹中，转失气者，此有燥屎也，乃可攻之。若不转失气者，此但初头硬，后必溏，不可攻之，攻之必胀满不能食也，欲饮水者，与水则哕。其后发热者，必大便复硬而少也，以小承气汤和之。不转失气者，慎不可攻也。小承气汤。三。用前第二方。 ［209］

《脉经》 阳明病，潮热，微坚，可与承气汤；不坚，不可与。若不大便六七日，恐有燥屎，欲知之法，可少与小承气汤，腹中转屎气者，此为有燥屎，乃可攻之。若不转屎气者，此但头坚后溏，不可攻之，攻之必腹满不能食，欲饮水者，即哕。其后发热者，必腹坚，以小承气汤和之。若不转屎气者，慎不可攻之。（病不可下证）

《脉经》 阳明病，潮热，微坚，可以承气汤；不坚，勿与之。若不大便六七日，恐有燥屎，欲知之法，可与小承气汤，若腹中不转屎气者，此为但头坚后溏，不可攻之，攻之必腹满不能食，欲饮水者，即哕。（病不可水证）

《金匮玉函经》 阳明病，潮热，大便微坚者，可与大承气汤；不坚者，勿与之。若不

① 柯韵伯．伤寒来苏集·卷三［M］．上海：上海科学技术出版社，1959

大便六七日，恐有燥屎，欲知之法，可与小承气汤，汤入腹中，转矢气者，为有燥屎，乃可攻之。若不转矢气者，此但头坚后溏，不可攻之，攻之必胀满不能食也，欲饮水者，与水即哕。其后发潮热，必复坚而少也，以小承气汤和之。若不转矢气者，慎不可攻也。（辨阳明病形证治、辨不可下病形证治、辨可下病形证治、辨不可水病形证治）

《千金翼方》 阳明病，潮热，微坚，可与承气汤；不坚，勿与之。（阳明病状）

《千金翼方》 若不大便六七日，恐有燥屎，欲知之法，可与小承气汤，若腹中转失气者，此为有燥屎，乃可攻之。若不转失气者，此但头坚后溏，不可攻之，攻之必腹胀满不能食，欲饮水者，即哕。其后发热者，必复坚，以小承气汤和之。若不转失气者，慎不可攻之。（阳明病状）

《太平圣惠方》 ……阳明病，有潮热，大便坚，可与承气汤，若有结燥，乃可徐徐攻之。若无壅滞，不可攻之，攻之者，必腹满不能食，欲饮水者，即哕。其候发热，必腹坚胀，宜与小承气汤。（辨阳明病形证）（按：本条上连第208条）

本条表述燥屎的“欲知之法”，并指出大承气汤与小承气汤在应用上的不同与互补。

本条阳明病，虽然潮热，但不是不大便，而是大便微硬。大便仅仅微硬，也用大承气汤，此因为大便微硬与“潮热”并见，其目的主要不在于通便，而是泄肠道积热。若阳明病，潮热，大便不硬，则不可与大承气汤，可少与调胃承气汤以泄热和胃。

阳明病，其证若既不潮热，又无手足濈然汗出的症状，但不大便已至六七日，仲景指出，这种情况，“‘恐’有燥屎”。按：“燥屎”与“大便硬”不同，“大便硬”是言大便干硬，可因大便干硬而不大便（第212条）或因大便干硬而排便困难（第220条）；“燥屎”是肠道中形成的坚涩粪块，虽也能引起大便困难，但可以乍难乍易（第242条）；由于粪块容易梗塞肠道，故腹痛发作有时（第239条、第241条）。

判断肠道是否已经形成燥屎，仲景授“欲知之法”。即少与小承气汤（常规用量是服六合，见第208条。而所谓“少与”之，则是服用量低于六合），汤入腹中，若腹中转气下趋少腹而作“失气”（放屁），则是小承气汤行气导滞，肠中气行而燥屎略有移动，说明燥屎已成，此可放手与大承气汤攻之。

若汤入腹中，腹中不转气，不放屁，则是肠中无滞气、无燥屎。此虽不大便六七日，但由于燥化过程迟缓，尚属初头硬，后必溏的阶段，屎“未定成硬”（第251条），证尚未至燥屎的程度，因此不可用大承气汤攻之。“须小便利，屎定硬，乃可攻之”（参见第251条）。此时若误用大承气汤，必戕伐中气，中气受损，呆于腐熟、惰于运化，轻则腹胀而不能食；重则胃虚气逆，虽欲饮水，然饮水不化，饮则呃逆。

“其后发热者”语意上承“此有燥屎也，乃可攻之”。阳明病，燥屎攻下之后，便通热泄，其病可愈。若屎下、热退之后，复又发热，此属肠道残留燥结未净，宿积虽去，而残滞又结，对此，不可再用大承气汤攻之，仲景以小承气汤和之。

最后一句，“不转失气者，慎不可攻也”，是仲景自注句，是对前文“若不转失气者，此但初头硬，后必溏，不可攻之”的进一步强调。

夫实则谵语，虚则郑声。郑声者，重语也。直视、谵语、喘满者死，下利者

亦死。 ［210］

《脉经》 夫实则谵语，虚则郑声。郑声者，重语是也。直视、谵语、喘满者死，若下利者亦死。（热病阴阳交并少阴厥逆阴阳竭尽生死证）

《金匮玉函经》 夫实则谵语，虚则郑声。郑声者，重语是也。（辨阳明病形证治）

《金匮玉函经》 直视、谵语、喘满者死，若下利者亦死。（辨阳明病形证治）

《千金翼方》 夫实则谵语，虚则郑声。郑声者，重语是也。直视、谵语、喘满者死，下利者亦死。（阳明病状）

《太平圣惠方》 伤寒谵语，直视而喘者，不可治。（辨伤寒热病不可治形候）

本条论述在阳明病发病过程中，谵语与郑声的病机与表现不同。

邪气盛则实，精气夺则虚，这是发病的最一般的病机。谵语，谓疾而寐语也。后世多用谵语，义同。谵，《集韵》："多言。"王冰："谵言，谓妄谬而不次也。"此谓神志不清之声高妄言，或语无伦次，多属热扰心神，心荡神迷。郑，与"仍"通，《说文通训定声》云："郑，假借为仍。"引申为重复的意思。郑声，本意"淫声也"，在此犹言病人发音轻、细、低、柔，重复嘟囔之意，或间有秽语不雅之辞。多属精脱气陷，心竭神摇。实则谵语，故谵语必声高气粗。虚则郑声，故郑声必声低气馁。因为疾病的虚与实，既有绝对属性，又有相对属性，所以尽管谵语属阳、属实，郑声属阴、属虚，但谵语与郑声在特定的具体病情态势下，没有绝对的界限，这需要依据病人的症状、脉象，以及病势仔细辨识。

若谵语与直视、喘满并见，属里热炽盛、阴精竭夺；精不上承于目，则目光呆滞、无神，此所谓直视；气脱于上，出入不继，则息高而喘满。证至气脱神散，危在即刻，故曰死。若谵语与下利并见，则是热竭真阴，阴精脱于下，故亦属危证。

发汗多，若重发汗者，亡其阳；谵语，脉短者死，脉自和者，不死。 ［211］

《脉经》 发汗多，又复发其汗，此为亡阳，若谵语，脉短者死；脉自和者，不死。（病发汗以后证）

《金匮玉函经》 发汗多，重发其汗，若已下，复发其汗，亡其阳，谵语，脉短者死；脉自和者，不死。（辨阳明病形证治）

《金匮玉函经》 发汗后，重发其汗，亡阳，谵语，其脉反和者，不死。（辨发汗吐下后病形证治）

《千金翼方》 发汗后，重发其汗，亡阳，谵语，其脉反和者，不死。……（发汗吐下后病状）（按：本条后连第26条。）

本条指出阳明病，发汗多、亡阳，谵语、脉短，预后不良。

阳明表证，发汗并不是错误，错误在于发汗"多"上。"若重发汗者"是仲景自注句，是对前一句"发汗多"的进一步说明，指出之所以"发汗多"是因为"重发汗"所致。

仲景有言，阳明病表证，微恶寒者，当解表，如第208条云："若汗多，微发热恶寒者，外未解也。"欲解表，根据病情，仲景选用桂枝汤或麻黄汤。如第234条云："阳明病，脉迟，汗出多，微恶寒者，表未解也，可发汗，宜桂枝汤。"又如第235条云："阳明病，脉浮，无汗而喘者，发汗则愈，宜麻黄汤。"据此，阳明病表证本当选用桂枝汤者，而误用麻黄汤，或本当选用麻黄汤者而误用了大青龙汤，这些都属于“重发汗者”。

阳明病，虽表证未解，但其化热化燥进程已经开始，在仲景时代，只能选用发汗的常规方药，即桂枝汤与麻黄汤，重要的是怎样掌握好分寸。若发汗过量，一方面伤心阴、亡心阳，若心阳耗散，则心神浮越；另一方面鼓荡里热，若热扰心神，则心荡神迷，故其人谵语。

病至谵语，其证危重，若脉短，则为阴阳即将离绝，生机已无，故曰死。按：脉短，寸关尺三部，脉来短绌，吴崑曰：“（脉）不及本位，来去乖张，曰短，阴也。”“上不至关，曰阳绝。下不至关，曰阴绝。乍短乍长，曰邪祟。寸短曰头痛，关短曰宿食，尺短曰胫冷。过于悲哀之人，其脉多短，可以占气之病矣。”

若病虽至谵语，但其脉尚能由“不和”而逐渐达到和缓而有胃气，则说明其证虽重笃，但生机尚存，故曰不死。在此，脉短与脉自和都是动态过程，都是相对比而言。

伤寒，若吐、若下后不解，不大便五六日，上至十余日，日晡所发潮热，不恶寒，独语如见鬼状。若剧者，发则不识人，循衣摸床，惕而不安一云顺衣妄撮，怵惕不安，**微喘直视，脉弦者生，涩者死。微者，但发热谵语者，大承气汤主之；若一服利，则止后服。四。**用前第二方。 [212]

《脉经》 伤寒，吐、下后未解，不大便五六日，至十余日，其人日晡所发潮热，不恶寒，独语如见鬼神之状。若剧者，发则不识人，循衣妄撮，怵惕不安，微喘直视，脉弦者生，涩者死。微者，但发热谵语，属承气汤；若下者，勿复服。（病发汗吐下以后证）

《金匮玉函经》 伤寒，吐、下后不解，不大便五六日，上至十余日，日晡时发潮热，不恶寒，独语欲见鬼状。若剧者，发则不识人，循衣撮空，怵惕不安，微喘直视，脉弦者生，涩者死。微者，但发热谵语者，大承气汤主之；若一服利，则止后。（辨阳明病形证治、辨发汗吐下后病形证治）

《千金翼方》 伤寒，吐、下后未解，不大便五六日，至十余日，其人日晡所发潮热，不恶寒，犹如见鬼神之状。剧者，发则不识人，循衣妄掇，怵惕不安，微喘直视，脉弦者生，涩者死。微者，但发热谵语，与承气汤；若下者，勿复服。（发汗吐下后病状）

本条论述太阳伤寒吐下后转属阳明，里热里实俱盛，热极阴竭的证治及预后。

太阳伤寒，本当发汗解表，本证误用吐法、下法，其病不解。吐下后，伤津化燥，肠道燥结，故五六日乃至十余日不大便，病势由太阳病向阳明病转属。其证由发热恶寒变化为发热“不恶寒”，不恶寒，反映出外邪已解；由一般性的发热，而变化为“日晡所发潮热”，此系阳明鸱张之热受天阳沉降之势的敛束，其热势自内而外，病人自觉头面肢体烘热，阵阵如潮；“潮热”反映出里热已盛，里实已成，与“不大便五六日，上至十余日”并见，则是阳明里实已有非攻不可之势。

阳明病在里热里实俱盛病机下，不论有潮热还是无潮热，都有发热这个症状，即潮热是在发热症状持续存在状况下的一种特殊发热现象。虽然在本论中有多处提到“日晡所发潮热”，但，“日晡所”发热并非都是潮热。同时，潮热也并非都发于日晡所。潮热不含有发热与时间的关系。潮热是表述病人发热的感觉，即在持续发热的同时，一阵阵地有如潮水上涌的烘热感，其时，病人发热加重，反映里热外蒸之病势。[1]

上述之证在发展变化的过程中，可有轻重之分：其轻缓者，热盛阴伤，热扰心神，心摇神迷则语无伦次而谵语；热蒙神明，精不养神则神识恍惚，幻觉幻视而"独语如见鬼状"。若剧者，热极阴竭，病势急转直下，证变陡然，故曰"发"；"发则不识人"，症见神识昏迷，此属热闭神明；"循衣摸床，惕而不安"则是真阴枯竭、脏阴衰败之征；"微喘直视"，系气脱神散之象。病已至此，仲景提示判断预后之法：脉弦，为阴中有阳，生气尚存，故预后比较而言尚好；若脉见涩象，则属阴阳俱衰，精枯血竭，病至危笃，故预后不良。

"微者，但发热谵语者"是仲景自注句，是对"独语如见鬼状"一句的进一步解释，同时也是与"若剧者"一句的对应。不论是"微者"还是"剧者"，只要是不大便五六日，上至十余日，日晡所发潮热与谵语并见，在仲景时代，最佳选择只能应用大承气汤通便泄热。仲景对于这种热极阴竭，大便燥结者，而应用大承气汤之弊端，已有认识，故在使用上极为谨慎，故文曰："若一服利，则止后服。"目的是为了顾护阴气。

按：小字注文"用前第二方"，中国中医科学院藏本、台北"故宫博物院"藏本俱作"用前第一方"，疑讹。详阳明病篇第一方是调胃承气汤，第二方是大承气汤并小承气汤，见第 207 条、第 208 条、第 209 条、第 213 条、第 215 条、217 条。律以上下文例，此处当作"用前第二方"是，据改。

阳明病，其人多汗，以津液外出，胃中燥，大便必硬，硬则谵语，小承气汤主之。若一服谵语止者，更莫复服。五。用前第二方。 [213]

《脉经》 阳明病，其人汗多，津液外出，胃中燥，大便必坚，坚者则谵语，属承气汤证。（病可下证）

《金匮玉函经》 阳明病，其人多汗，以津液外出，胃中燥，大便必坚，坚则谵语，小承气汤主之。一服谵语止，莫复服。（辨阳明病形证治、辨可下病形证治）

《千金翼方》 阳明病，其人多汗，津液外出，胃中燥，大便必坚，坚者则谵语，承气汤主之。（阳明病状）

《太平圣惠方》 阳明病，其人多汗，津液外出，胃中干燥，大便必坚，坚者则谵语，宜与大承气汤。（辨阳明病形证）

本条论述阳明病热迫津越，津亏肠燥的证治。

从总体讲，典型的阳明病都是热盛，但若具体分析，其热盛又有程度的不同。因此，大便硬的成因有的以热盛为主，有的以津燥为主。本证阳明病大便硬的主要原因不是里热炽盛，热灼津液，而是阳明里热，迫津外越，津亏引起肠道干涩，其主要原因是津亏肠燥。

"硬则谵语"是从另一个角度，表述津亏与热盛的因果关系。津亏肠燥，大便结硬，能使阳明里热进一步加重；热盛则扰心，故"硬则谵语"。因此，对本证的治疗，仲景不选用荡涤实热，易伤气津的大承气汤，而是选用小承气汤，其意主要是以通便为主，兼以顾

[1] 李心机．伤寒论疑难解读[M]．第 2 版．北京：人民卫生出版社，2009

护阴气。

热随便泄，热泄则谵语自止。因本证之大便硬属"津液外出""胃中燥"所致，所以仲景特别告诫："一服谵语止，更莫复服。"其意亦在顾护阴气。

阳明病，谵语，发潮热，脉滑而疾者，小承气汤主之。因与承气汤一升，腹中转气者，更服一升；若不转气者，勿更与之。明日又不大便，脉反微涩者，里虚也，为难治，不可更与承气汤也。六。用前第二方。［214］

《脉经》 阳明病，谵语，发潮热，其脉滑疾，如此者，属承气汤。因与承气汤一升，腹中转失气者，复与一升；如不转失气者，勿更与之。明日又不大便，脉反微涩者，此为里虚，为难治，不可更与承气汤。（病可下证）

《金匮玉函经》 阳明病，谵语，发潮热，其脉滑而疾者，小承气汤主之。因与承气汤一升，腹中转矢气者，复与一升；若不转矢气，勿更与之。明日不大便，脉反微涩者，里虚也，为难治，不可更与承气汤也。（辨阳明病形证治、辨可下病形证治）

《千金翼方》 阳明病，谵语妄言，发潮热，其脉滑疾，如此者，承气汤主之。因与承气汤一升，腹中转气者，复与一升；如不转气者，勿与之。明日又不大便，脉反微涩，此为里虚，为难治，不得复与承气汤。（阳明病状）

《太平圣惠方》 阳明病，谵语妄言，发潮热，其脉滑疾者，宜承气汤。（辨阳明病形证）

本条指出阳明病脉滑而疾，属热炽阴竭阳浮之象，不可径用大承气汤。

阳明病，脉滑而疾，反映出里热炽盛，真阴不足之病机。按：脉滑主热与实壅盛于里；脉疾，脉来一息七八次之多，为阴竭阳浮之象。

阳明病，"谵语，发潮热"，系里热里实壅盛，本属大承气汤证，但大承气汤证脉当沉实或沉迟有力，而本证则"脉滑而疾"，说明其证属实中有虚，虚实夹杂，若径用大承气汤，必有阴竭阳脱之虞，故仲景不用大承气汤，而改用小承气汤以代之。

仲景在此对小承气汤的具体用法有两个方面的特点：一是，加大其服用量至一升，以使药力能达到泄热导滞通便的目的。仲景对小承气汤的常规用法见第208条，小承气汤方后注云："右三味，以水四升，煮取一升二合，去滓，分温二服。"即每服六合。二是，由于本证脉滑而疾，有阴竭阳浮之象，故即使应用小承气汤也是非常审慎，需要观察服药后的变化，故仲景先"与承气汤一升"，意在试探，若腹中转气，则说明肠道中有燥屎，属燥屎转动，故可以再服小承气汤一升，以下其燥屎；若不转气者，则说明肠道中燥屎尚未成实，或大便初硬后溏，故小承气汤亦不可用。

若服用小承气汤一升之后，大便虽通，但次日又不大便，且其脉由滑疾急数而变为微涩，则本证阴竭之象毕露，故文曰："里虚也。"此诚如周扬俊所云："一见滑疾，便有微涩之虞，所以一试再试，而不敢攻也。"[①] 证属实中有虚，虚实夹杂，对其治疗攻补两难，故仲景曰："为难治，不可更与承气汤也"。

① 周杨俊．伤寒论三注·卷四［M］．上海：扫叶山房，1910

阳明病，谵语，有潮热，反不能食者，胃中必有燥屎五六枚也；若能食者，但硬耳。宜大承气汤下之。七。用前第二方。 [215]

《脉经》 阳明病，谵语，有潮热，而反不能食者，必有燥屎五六枚；若能食者，但坚耳。属承气汤证。（病可下证）

《金匮玉函经》 阳明病，谵语，有潮热，而反不能食者，必有燥屎五六枚也；若能食者，但坚耳。大承气汤主之。（辨阳明病形证治、辨可下病形证治）

《千金翼方》 阳明病，谵语，有潮热，反不能食者，必有燥屎五六枚；若能食者，但坚耳。承气汤主之。（阳明病状）

本条指出阳明病谵语有潮热，能食者属大便硬，不能食者属燥屎内结。

在《伤寒论》中，"燥屎"与"大便硬"是两个不同的概念。燥屎是积存于肠道内非常干涩坚硬的粪块，发病急重。除本条之外，论中第209条、第217条、第238条、第239条、第241条、第242条、第374条等，都从不同方面论及燥屎的形成、诊断、治疗及预后。大便硬是与大便溏对比而言，若阳明里热已盛，症见潮热，即使是大便仅仅"微"硬，也必须用大承气汤，如第209条所论。

本条阳明病，证至谵语有潮热，从其发病过程看，属胃阳素盛，阳明燥化功能亢盛，感受外邪之后，化热化燥迅速，里热渐趋壅盛，肠道干涩，大便成硬；阳能消食杀谷，故其表现当以"能食"为特点，仲景治以大承气汤通其便。此所谓"能食"是与"不能食"相对而言。概言之，阳明病，谵语有潮热，能食，此属其常，多见于大便硬。

与此对比，若阳明病，谵语有潮热，"反不能食"，不能食而曰"反"，此属其变。虽肠道干涩，但形成的不是大便硬，而是宿食、粪便积存，在阳明燥热的煎灼下，形成干涩坚硬的粪块，此属燥屎。燥屎内阻，腑气不降，浊气上熏，故其人恶闻食臭，而不能食。只要诊断为燥屎，仲景亦用大承气汤攻其燥屎。

"胃中必有燥屎五六枚"，胃，与"胃家实"之"胃"同，泛指肠道。"五六枚"概指肠中燥屎不只一枚，而是其量较多。

本条所论只是燥屎的诊断方法之一。不论是燥屎还是大便硬，都是大承气汤的适应证。阳明病，大便硬，不论是第209条之"微硬"或是本条之"但硬耳"，只要是与谵语有潮热并见，都应当放手应用大承气汤。

本论第191条："阳明病，若中寒者，不能食。"第194条云："阳明病，不能食，攻其热必哕。所以然者，胃中虚冷故也。"此虽亦"不能食"，但属阳明中寒，其证既不可能谵语，也不会出现潮热，充其量可见"痼瘕"或大便初硬后溏。

阳明病，下血、谵语者，此为热入血室。但头汗出者，刺期门，随其实而写之，濈然汗出则愈。 [216]

《脉经》 阳明病，下血而谵语，此为热入血室。但头汗出者，当刺期门，随其实而泻之，濈然汗出者则愈。（病可刺证、平咽中如有炙脔喜悲热入血室腹满证）

《金匮玉函经》 阳明病，下血、谵语者，此为热入血室。但头汗出者，当刺期门，随其实而泻之，濈然汗出则愈。（辨阳明病形证治、辨可刺病形证治）

《千金翼方》 阳明病，下血而评语者，此为热入血室。但头汗出者，当刺期门，随其实而泻之，濈然汗出者则愈。（阳明病状、宜刺）

本条论述妇人患阳明病，在其发病过程中，经水适来，热入血室的证治。

本证阳明病，仲景诊断"此为热入血室"。按："热入血室"，前见于太阳病篇第143条、第144条、第145条，属妇人特有病证。又，本条另见于《脉经·卷九》，按：卷九系由妇人妊娠、产后、杂病及小儿杂病等九篇组成。本条还见于《金匮要略方论·妇人杂病脉证并治第二十二》。由此可见，在仲景的思路中，本证属妇人特有病证，下血当属阴道下血无疑。而张隐庵认为："此言阳明下血谵语，无分男妇而为热入血室也。下血者，便血也"。① 柯韵伯认为："血室者，肝也。肝为藏血之脏，故称血室。""阳明热盛，侵及血室，血室不藏，溢出前阴，故男女俱有是证。"② 其说俱非。

本证"热入血室"，是在阳明病发病过程中形成的。妇人初始患阳明病，在其发病过程中，经水适来，阳明里热乘"下血"胞宫空虚之隙，而内迫血室，与血互结。冲任之脉起于胞宫，血室之热循冲任上扰心神，故症见谵语；上蒸头面则头汗出。此即阳明病之"热入血室"。热入血室，热必蕴于血分，肝藏血，其热必盛于肝。仲景选用刺期门的方法，期门，肝之募穴，为经气所聚之处，刺期门以泄血热、调气机。热泄气调，故濈然汗出而解。按：写，古同"泻"。

汗汗一作卧**出评语者，以有燥屎在胃中，此为风也。须下者，过经乃可下之；下之若早，语言必乱，以表虚里实故也。下之愈，宜大承气汤。八。**用前第二方，一云大柴胡汤。 [217]

《脉经》 阳明病，其人喜忘，必有畜血。所以然者，本有久瘀血，故令喜忘，虽坚，大便必黑，属抵当汤证。汗出而评语者，有燥屎在胃中，此风也。过经乃可下之；下之若早，语言乱，以表虚里实故也。下之则愈，属大柴胡汤、承气汤证。（病可下证）

《金匮玉函经》 汗出评语者，以有燥屎在胃中，此为风也。须下之，过经乃可下之；下之若早，语言必乱，以表虚里实故也。下之则愈，宜大承气汤。（辨阳明病形证治）

《金匮玉函经》 汗出而评语者，有燥屎在胃中，此为风也。过经乃可下之；下之若早，评言而乱，以表虚里实故也。下之则愈，宜大柴胡汤、承气汤。（辨可下病形证治）

《千金翼方》 汗出而评语者，有燥屎在胃中，此风也。过经乃可下之；下之若早，语言必乱，以表虚里实。下之则愈，宜承气汤。（阳明病状）

本条指出阳明病表邪未解，虽有燥屎，亦不可下，下之若早，语言必乱。

从"须下者，过经乃可下之"一句，可以知道本证有不大便症状。本条做出"以有燥屎在胃中"的诊断依据有两点：一是谵语，二是不大便。

"汗出"这个症状在阳明病发展的不同过程中，具有不同的意义。"阳明病，脉迟，汗出多，微恶寒者，表未解也"（第234条），阳明病表证未解，可见多汗；"阳明病，法多汗"

① 张志聪．伤寒论集注·卷第三［M］．上海：锦章书局，1954

② 柯韵伯．伤寒来苏集·卷三［M］．上海：上海科学技术出版社，1959

(第196条),此就阳明病一般而言,多见于里热弥漫,热势充斥内外(第188条、第219条),或肠道结聚,里热外蒸(第182条);若病机发展至肠道逐渐干涩,津液逐渐匮乏的程度,其证当由汗出而逐渐发展为无汗,至严重时,可周身干涩,仅"手足濈然汗出"(第208条);若证至重笃,燥屎内结,热极煎迫,已竭之阴津外泄时,其证又可有汗出不尽不止之势(见253条)。

本证发病,虽还未"过经",(按,以六日、七日为一经。见太阳病篇第8条。)时间当在五六日,但已经"以有燥屎在胃中",故其证尚在表证"解"与"未解"之间,其症状在"有汗"与"无汗"之间。若已至"无汗"的程度,则反映肠道干涩,津液匮乏。而本证反见"汗出",此反映出本证燥屎初成的特殊过程:一方面阳明病表证(如第234条)化热化燥迅速,热势敛束,肠道热盛,热灼津液而燥屎初成;另一方面,阳明病里热外蒸,而可见汗出濈濈然;同时,还可见于阳明病表证未解,表邪仍有残留,表热依存,汗出症状仍在。对这种病情态势,难以准确判断,为了防止表邪未解而误下,为慎重计,仲景告诫"须下者,过经乃可下之",并指出,"此为风也"。风,一则泛指表邪,二则风性疏泄,意象前文之"汗出",又与后文"表虚"相呼应。此"表虚"是与"里实"对比而言,所谓"里实",是指肠中之燥屎,而所谓"表虚"则是指以"汗出"为代表的残存之表邪。

尽管肠道中燥屎初成,但由于有表邪残留之虞,故仲景告诫"须下者,过经乃可下之"。六日为经,阳明病,始虽恶寒,二日自止,三日阳明脉大。本证化热化燥迅速,证已至燥屎初成,故其病在五六日之间,虽以"汗出"为特征的表证有可能仍在,但随着化热化燥进程的继续发展,表证旋即自会消散。仲景的告诫意在强调,阳明病,表证未解,不可攻下。"下之若早",表邪内陷,与里热互结,其热益盛,谵语益甚,故文曰"语言必乱"。

"下之若早,语言必乱,以表虚里实故也"属仲景自注句,是对"须下者,过经乃可下之"的进一步强调。从文气上,"下之愈,宜大承气汤"一句与前文"过经乃可下之"相贯。

本条亦可以印证第208条所云,当病至"手足濈然汗出"时,其证必是周身干涩无汗。

伤寒四五日,脉沉而喘满,沉为在里,而反发其汗,津液越出,大便为难,表虚里实,久则谵语。 [218]

《脉经》 伤寒四五日,其脉沉,烦而喘满,脉沉者,病为在里,反发其汗,津液越出,大便为难,表虚里实,久则谵语。(病不可发汗证)

《金匮玉函经》 伤寒四五日,脉沉而喘满,沉为在里,而反发其汗,津液越出,大便为难,表虚里实,久则谵语。(辨阳明病形证治)

《千金翼方》 伤寒四五日,脉沉而喘满,沉为在里,而反发其汗,津液越出,大便为难,表虚里实,久则谵语。(阳明病状)

本条论述太阳伤寒向阳明病转属的过程中,误用汗法,加速了燥化热化进程。

伤寒发病,发热恶寒,若喘满与脉浮并见,此属外邪束表,肺失宣降,治当发汗解表。若发病至四五日,喘满依然,但其脉由浮而变化为不浮,其症状由发热恶寒而变化为发热不恶寒,此属表邪入里,里热始盛。条文中虽未明言发热,而发热则是必有症状。本证伤寒四五日，喘满，发热，虽文曰“脉沉”，却不是真正意义上的“沉”脉，而是与脉“浮”对比而言，“不浮”即曰“沉”。脉由“浮”而至“不浮”反映了表邪入里化热的过程。“沉为在里”，“里”与“表”相对而言，其意谓脉“不浮”，病不在表。

这样一个伤寒由表向里发展的过程，症见喘满，由发热恶寒而至发热不恶寒，脉由浮而至不浮，对其治疗，本当清解宣降，而反误用汗法，“津液越出”，耗伤津液，加速了燥化热化进程，肠道迅速干涩，大便硬而难；迁延不愈，至里热逐渐壅聚，邪热盛极之际，则必热扰心神而谵语。

仲景对本证形成的过程用“表虚里实”进行概括，所谓“表虚”不是真正意义上的表虚，而是针对“津液越出”而言，汗出曰“表虚”，与前条之“表虚”义同；所谓“里实”是指“大便难”而言。

三阳合病，腹满身重，难以转侧，口不仁，面垢又作枯，一云向经**，谵语，遗尿。发汗则谵语，下之则额上生汗，手足逆冷。若自汗出者，白虎汤主之。方九。** [219]

知母六两　石膏一斤，碎　甘草二两，炙　粳米六合

右四味，以水一斗，煮米熟汤成，去滓。温服一升，日三服。

《脉经》　三阳合病，腹满身重，难以转侧，口不仁，面垢，谵语，遗溺。发汗则谵语，下之则额上生汗，手足厥冷。自汗属白虎汤证。（病发汗吐下以后证）

《金匮玉函经》　三阳合病，腹满身重，难以转侧，口不仁，而面垢，谵语，遗尿。发汗则谵语甚，下之则额上生汗，手足厥冷。若自汗出者，白虎汤主之。（辨阳明病形证治、辨发汗吐下后病形证治）

《千金翼方》　三阳合病，腹满身重，难以转侧，口不仁，言语向经，谵语，遗尿。发汗则谵语，下之则额上生汗，手足厥冷。白虎汤主之。按：诸本皆云向经，不敢刊改。（阳明病状）

本条论述三阳合病，热势燎原的证治，指出不可汗、下。

从本条三阳合病的表述中，反映出仲景证治由表及里，由此及彼的临床思维过程。一个外感病，具备“腹满、身重、难以转侧、口不仁、面垢、谵语、遗尿”及“自汗出”这些症状，这是什么病呢？按仲景三阴三阳分证原则，是太阳病？阳明病？少阳病？还是三阴病？根据症状分析，首先应当排除三阴病，而证属三阳。若再进一步分析，则可知此既不是太阳病，又不是阳明病，也不是少阳病。这是机体在外邪作用下，同时发生的整体性反应，表现为热势燎原的三阳俱热。

三阳俱热，热壅气机，气机滞塞，故症见腹满身重，转侧不利；三阳热炽，蒸于颜面则面不清爽，垢污无神；熏于口，则口中不爽，口感不敏；三阳热势鸱张，迫津外越则自汗出；热扰心神，心迷神摇则谵语；热势下迫膀胱，膀胱气化失调则遗尿。

本证热势弥漫，燎原三阳，不可发汗，若发汗，必鼓荡热势，弥漫之热益加鸱张，故其谵语益甚；不可下，若下之，一则阴津劫夺而热势愈炽，二则弥漫之热势内迫而里热愈盛。炽盛之热郁结于内，不达于四末则手足逆冷，上蒸于头面则额上热汗溱溱。唯一可行的治法是因势利导，清解阳明弥漫之热，方用白虎汤（参见第 168 条、第 176 条）。

本条“若自汗出者”与前文“下之则额上生汗，手足逆冷”文气不贯。实际上“发汗则谵语，下之则额上生汗，手足逆冷”属仲景自注句，是对前文的注释，告诫本证当禁汗禁下。“若自汗出者”在文气上与前文“谵语，遗尿”相贯。

二阳并病，太阳证罢，但发潮热，手足漐漐汗出，大便难而谵语者，下之则愈，宜大承气汤。十。用前第二方。［220］

《脉经》 二阳并病，太阳证罢，但发潮热，手足漐漐汗出，大便难而谵语者，下之愈，属承气汤证。（病可下证）

《金匮玉函经》 二阳并病，太阳证罢，但发潮热，手足漐漐汗出，大便难而谵语者，下之即愈，宜大承气汤。（辨阳明病形证治、辨可下病形证治）

《千金翼方》 二阳并病，太阳证罢，但发潮热，手足漐漐汗出，大便难，谵语者，下之愈，宜承气汤。（太阳病用承气汤法）

本条表述太阳阳明并病，太阳证罢，转属阳明，里热里实的证治。

“并病”是一个过程，太阳病未解，又继发阳明病，此属二阳并病。若在二阳并病进程中，太阳病表证已罢，则是病已转属阳明。若症见潮热，则标志着表邪已解，里热炽盛；手足漐漐汗出，反映出“大便已硬”（参第208条）；谵语则是里热扰心。谵语、潮热与手足漐漐汗出、大便难并见，显现出一派阳明里热里实之象，故文曰“下之则愈”。方用大承气汤，荡涤肠胃，通便泄热。

阳明病，脉浮而紧，咽燥口苦，腹满而喘，发热汗出，不恶寒反恶热，身重。若发汗则躁，心愦愦公对切**反谵语。若加温针，必怵惕，烦躁不得眠。若下之，则胃中空虚，客气动膈，心中懊憹，舌上胎者，栀子豉汤主之。方十一。**［221］

肥栀子十四枚，擘　香豉四合，绵裹

右二味，以水四升，煮栀子取二升半，去滓，内豉，更煮取一升半，去滓。分二服，温进一服，得快吐者，止后服。

《脉经》 阳明病，其脉浮紧，咽干口苦，腹满而喘，发热汗出，而不恶寒，反偏恶热，其身体重。发其汗则躁，心愦愦而反谵语。加温针，必怵惕，又烦躁不得眠。下之，即胃中空虚，客气动膈，心中懊憹，舌上胎者，属栀子汤证。（病发汗吐下以后证）

《脉经》 阳明病，其脉浮紧，咽干口苦，腹满而喘，发热汗出，而不恶寒，反偏恶热，其身体重。发其汗即躁，心愦愦而反谵语。加温针，必怵惕，又烦躁不得眠。（病不可火证）

《金匮玉函经》 阳明病，其脉浮紧，咽干口苦，腹满而喘，发热汗出，不恶寒，反恶热，身重。发其汗即躁，心愦愦反谵语。加温针必怵惕，烦躁不得眠。下之即胃中空虚，客气动膈，心中懊憹，舌上胎者，栀子豉汤主之。若渴欲饮水，口干舌燥者，白虎汤主之。若脉浮发热，渴欲饮水，小便不利者，猪苓汤主之。（辨阳明病形证治、辨发汗吐下后病形证治、辨不可火病形证治）

《千金翼方》 阳明病，脉浮紧，咽干口苦，腹满而喘，发热汗出，不恶寒，反偏恶热，其身体重。发汗即躁，心中愦愦而反谵语。加温针必怵惕，又烦躁不得眠。下之，胃中

空虚,客气动膈,心中懊侬,舌上胎者,栀子汤主之。(阳明病状)

《太平圣惠方》 阳明病,脉浮,咽干,口苦,腹满,汗出而喘,不恶寒,反恶热,心躁,评语不得眠,胃虚客热,舌燥,宜栀子汤。(辨阳明病形证)

本条表述阳明病里热渐盛的进程、出现的症状以及误治后的变证。

本条可分三节理解。从"阳明病"至"身重"为第一节,表述从阳明病表证向典型的阳明病里证发展的随机过程。本条阳明病原本的表证如同第235条所云:"阳明病,脉浮,无汗而喘者,发汗则愈,宜麻黄汤。"阳明病热盛于里,其外证如同第182条所云:"身热,汗自出,不恶寒,反恶热。"

本证阳明病脉浮而紧、发热汗出、不恶寒、反恶热是由阳明病表证脉浮而紧、发热无汗、恶寒发展来的,此与第189条对比,本证已不恶寒。条文中强调"不恶寒,反恶热",恰恰突出了其证在此之前曾有"恶寒"这个症状。

随着里热渐盛的进程,里热外蒸,迫津外越则发热汗出;里热上熏口咽,则口苦咽干;里热壅盛,外壅肌肉则身重,内壅气机则腹满而喘。

阳明病"脉浮而紧"与"恶寒"并见属阳明病表证;而与"不恶寒,反恶热"并见则反映出阳明病由表入里,热势由弥漫而鸱张而结聚的动态过程;脉浮为热炽之象,脉紧为热势敛束之象;随着里热渐盛渐聚,其脉由浮而大,由浮紧而沉迟。

本证阳明病,里热虽逐渐炽盛,但尚未至于"热"与"实"结滞肠道的程度,故对其治疗,只能清解弥漫之热。其证以发热汗出,不恶寒,反恶热,腹满,身重为特点,此与第219条对照,白虎汤可参。

从"若发汗"至"烦躁不得眠"为第二节,指出本证不可发汗,不可用温针,以及误汗、误火后的变证。本证不可用汗法,若误汗,必鼓荡弥漫之热势,热扰心神,神识昏蒙则神昏评语,心神躁扰不宁。按:愦愦,形容心乱不安。此与第213条对照,小承气汤可参。

本证不可用火法,若误加温针,必劫心阴,亡心阳。心不养神,神不守舍,则怵惕不羁,烦躁不眠。按:怵,恐也;惕,忧惧也;怵惕,惊恐貌。此与第118条对照,桂枝甘草龙骨牡蛎汤可参酌。

从"若下之"以下作第三节,其意延续至第222条及第223条。本证不可用下法,若误用下法,与第222条、第223条对看可见,由于误下的程度不同以及机体的反应不同,或戕伐胃气,热陷胸膈;或耗伤津液,津亏热炽;或挫伤气机、气化失调。

若戕伐胃气,胃中空虚,弥漫之热内陷胸膈,火郁胃脘,其证外则发热,内则心中懊侬(即胃脘灼热嘈杂,见第78条),舌苔薄黄略腻或黄白相兼,当选用栀子豉汤清泄胃脘郁火,和胃安中(第228条可参)。按:客气,外来者曰客,此处对于胃来讲,外来之气曰客气;外来之气可寒、可热,此处客气指内陷之邪热。

若渴欲饮水,口干舌燥者,白虎加人参汤主之。方十二。 [222]

知母六两 石膏一斤,碎 甘草二两,炙 粳米六合 人参三两

右五味,以水一斗,煮米熟汤成,去滓。温服一升,日三服。

《金匮玉函经》 ……若渴欲饮水,口干舌燥者,白虎汤主之。(辨阳明病形证治)

（按：本条与第221条相连）

《千金翼方》 若渴欲饮水，口干舌燥者，白虎汤主之。方见杂疗中。（阳明病状）

本条接续前条，论述前证误下后，津亏热炽的证治。

《金匮玉函经》本条与前条并为一条。前证阳明病，里热虽逐渐炽盛，但尚未至"热"与"实"结滞肠道的程度，故对其治疗，只能清解弥漫之热。

若误用下法，除了前条所述弥漫之热内陷胸膈之外，还可能以耗伤津液，津亏热炽为病机特点，弥漫之热，鸱张益甚，热势夺气竭津，症见渴欲饮水，口干舌燥。仲景治以白虎汤，清泄阳明炽热，另加人参益气生津。按：人参三两，在太阳病篇第168条、《辨发汗后病脉证并治》相应条文中，作二两。

若脉浮，发热，渴欲饮水，小便不利者，猪苓汤主之。方十三。 ［223］

猪苓去皮　茯苓　泽泻　阿胶　滑石碎。各一两

右五味，以水四升，先煮四味，取二升，去滓，内阿胶烊消。温服七合，日三服。

《金匮玉函经》 ……若脉浮，发热，渴欲饮水，小便不利者，猪苓汤主之。（辨阳明病形证治）（按：本条上与第221条相连）

《千金翼方》 若脉浮发热，渴欲饮水，小便不利，猪苓汤主之。（阳明病状）

《太平圣惠方》 阳明病，若脉浮发热，渴而欲饮水，小便不利，宜猪苓汤。（辨阳明病形证）

本条接续前条，论述第221条之证误下后，挫伤气机，气化失调，水热下注的证治。

在《金匮玉函经》中，本条与前第221条、222条并为一条。第221条中有"若下之"一语，本条文义上接第221条。若误用下法，其病机的变化不是热陷胸膈或津亏热炽，而是下后大便水泄，此不仅耗津伤阴，阴气不足，更为严重的是挫伤气机，气化失调，水不化气，水热互结。

水不化气，津不上输则口渴，津不外泄则无汗。水热下注，结于膀胱，则小便不畅、尿少、涩疼；水热外蒸，郁于肤表则脉浮发热。本证误下之前亦发热，其热属阳明弥漫之热，与汗出并见，其热势虽趋向于里，但与水热互结，下注膀胱之热势相比，仍偏于外、偏于散漫。

本证属阳明病弥漫之热，误下，气机逆乱，水热下注，结于膀胱，仲景治以清热利水育阴之猪苓汤。

猪苓汤方用猪苓、茯苓、泽泻、阿胶、滑石。猪苓，《神农本草经》甘苦平，谓其"利水道"。仲景书用猪苓者除了本方之外，还有五苓散及《金匮要略方论》之猪苓散，其所治都在于利水，都与茯苓同用。茯苓，《神农本草经》甘平，主口焦舌干，利小便；《名医别录》称其止消渴，大腹淋沥，膈中痰水，水肿淋结。本论第316条真武汤方后注云："若小便利者，去茯苓。"第318条四逆散方后注云："小便不利者，加茯苓五分。"茯苓之一去一加，都在小便利与不利。泽泻，《神农本草经》甘寒，谓其"消水"；《名医别录》主消渴淋沥，逐膀胱、三焦停水。仲景书用泽泻多单用或与二苓同用，其用无不调治水气水饮。滑石，

《神农本草经》甘寒，主身热，利小便；《名医别录》大寒，通九窍六腑津液。仲景用滑石配二苓、泽泻甘淡渗利，清热利尿，开窍通涩。阿胶，《名医别录》主阴气不足，仲景以其配伍渗利通窍之品，意在利尿以防伤阴。

本论第72条："若脉浮，小便不利，微热，消渴者，五苓散主之。"此在文字表述上，与本条相似，但其病机、症状有本质不同。五苓散证是水停三焦，水气弥漫；其症状突出消渴与小便不利，其渴难忍，小便不利的特点是小便量少；虽有发热，但其热不甚，故云"微热"，其脉浮属表邪未解。猪苓汤证是湿与热相结，湿热下注；其症状突出发热与小便不利，其热鸱张，小便不利的特点是短涩热疼；虽渴，但比较而言其渴不甚，故条文中不称其"消渴"，但云"渴欲饮水"，其脉浮属湿热外蒸。

阳明病，汗出多而渴者，不可与猪苓汤；以汗多胃中燥，猪苓汤复利其小便故也。 ［224］

《金匮玉函经》 阳明病，汗出多而渴者，不可与猪苓汤；以汗多胃中燥，猪苓汤复利其小便故也。（辨阳明病形证治）

《千金翼方》 阳明病，汗出多而渴者，不可与猪苓汤；以汗多胃中燥，猪苓汤复利其小便故也。（阳明病状）

《太平圣惠方》 阳明病，汗出而多渴者，不可与猪苓汤。汗多者，胃中燥也；汗少者，宜与猪苓汤，利其小便。（辨阳明病形证）

本条指出阳明病汗出多，虽口渴但不可与猪苓汤。

本条是对前条而言。猪苓汤功在清热利水通窍，虽能治渴，但其渴不是热灼津液之渴，而是水热互结，津不上承之渴。阳明病口渴与汗出并见，属"汗多胃中燥"，是热盛伤津，故仲景在此特别告诫："不可与猪苓汤。"因为"猪苓汤复利其小便故也"。

脉浮而迟，表热里寒，下利清谷者，四逆汤主之。方十四。 ［225］

甘草二两，炙　干姜一两半　附子一枚，生用，去皮，破八片

右三味，以水三升，煮取一升二合，去滓。分温二服。强人可大附子一枚、干姜三两。

《金匮玉函经》 脉浮而迟，表热里寒，下利清谷者，四逆汤主之。（辨阳明病形证治、辨不可水病形证治）

《千金翼方》 若脉浮迟，表热里寒，下利清谷，四逆汤主之。（阳明病状）

《太平圣惠方》 阳明病，若脉浮迟，表热里寒，下利水谷，宜四逆汤。（辨阳明病形证）

本条论述阳虚里寒，下利清谷，虚阳外浮的证治。

本证"脉浮而迟""下利清谷"，仲景断定为"表热里寒"，方用四逆汤。从中可见，在仲景看来，本证之"下利清谷"属阳虚里寒无疑。证至阳虚里寒的程度，以至于仲景选用四逆汤，那么其脉只能是沉迟而不可能浮，因为正气已虚，脉是浮不起来的。如本论第301条："少阴病，始得之，反发热，脉沉者，麻黄细辛附子汤主之。"此证少阴病，本不当

发热，因为是“始得之”，故有“反发热”的可能。由于少阴病属阳虚里寒，故即使是“反发热”，其脉也是浮不起来，仍显脉沉。又，第92条：“病发热，头痛，脉反沉，若不差，身体疼痛，当救其里。”若头痛发热，脉沉的过程持续存在，且身体疼痛症状更加突出，那么，本证当是表兼里虚，故仲景选用四逆汤先救其里。因为是里阳已虚，故尽管其表证仍能够“发热”，但其脉却浮不起，与“发热”对举，故曰“脉反沉”。

由上述可见，本证“下利清谷”，已至仲景用四逆汤的程度，故其“脉浮”已不可能是表证之脉浮，而只能是虚阳外越之脉浮；其“表热里寒”之“表热”，已不可能是表证之发热，而只能是虚阳外浮之发热。

若胃中虚冷，不能食者，饮水则哕。 ［226］

《脉经》 阳明病，若胃中虚冷，其人不能食，饮水即哕。（病不可水证）

《金匮玉函经》 若胃中虚冷，其人不能食，饮水即哕。（辨阳明病形证治、辨不可水病形证治）

《千金翼方》 胃中虚冷，其人不能食者，饮水即哕。（阳明病状）

《太平圣惠方》 阳明病，若胃中虚冷，其人能食，饮水即哕。……（辨阳明病形证）（按：本条下连第227条）

本条承接前条，是对上条的补充；简述阳明中寒，胃中虚冷的表现。

前条所言是阳虚里寒，下利清谷，属全身性虚寒；本条又补充，若中焦局部虚寒，熟腐无能，胃呆不纳，则其人不欲食。饮入于胃，阳虚不化，不能游溢为精气，则水寒相搏，阻滞气机，气逆而呃忒频作。按：哕即“呃忒”。

本证属阳明中寒。阳明中寒的病机是胃中虚冷，此属胃阳不足，化热迟缓，化燥费力所表现出的极不典型的阳明病。其病在胃，在属性上是阳中之虚寒。具体可见溏硬混杂的“固瘕”（第191条），“如虫行皮中状”的“身痒”（第196条），“如作谷疸”（第195条），胃寒生浊的“食谷欲呕”（第243条），水饮上犯的“头痛、手足厥”（第197条）等等。太阴发病虽也属中焦，但证属寒湿内盛，其病在脾，在属性上是阴中之虚寒，以吐利为常见症状。

脉浮发热，口干鼻燥，能食者则衄。 ［227］

《金匮玉函经》 脉浮发热，口干鼻燥，能食者即衄。（辨阳明病形证治）

《千金翼方》 脉浮发热，口干鼻燥，能食者即衄。（阳明病状）

《太平圣惠方》 ……脉浮发热，口鼻中燥，能食者，必衄，宜黄芩汤。（辨阳明病形证）（按：本条上接第226条）

本条记叙一个具体的阳明病发病过程，并对衄的病机进行分析。

阳明病初始，化热化燥迅速，可症见鼻衄。为什么衄？在此，仲景论述曰：“脉浮发热，口干鼻燥，能食者则衄。”从中可见，在这些症状的底面是一派里热鸱张之势，从而对产生衄的病机进行了概括。从文气与文理上看，在逻辑上，不是“能食者则衄”，因为“衄”与“能食”之间不存在必然的联系。而是“衄”的产生，缘于“脉浮发热，口干鼻燥，能食”

所反映的内在病机。

阳明病，热势弥漫而鸱张于表，故其脉浮而症见发热；里热上蒸熏灼，故症见口干、鼻燥；所谓"能食者，名中风"（第190条），属阳明燥化功能亢盛，化热化燥迅速。从中可见，本证阳明病虽尚属发病初始，但发病急骤，里热由渐而盛，由盛而炽，热势迫血，血热上逆，故离经外溢而鼻衄。

本条不是所谓的预测鼻衄，而是对已发生的鼻衄进行病机分析，警示误治。

阳明病，下之，其外有热，手足温，不结胸，心中懊憹，饥不能食，但头汗出者，栀子豉汤主之。十五。用前第十一方。 ［228］

《脉经》 阳明病，下之，其外有热，手足温，不结胸，心中懊憹，若饥不能食，但头汗出，属栀子汤证。（病发汗吐下以后证）

《金匮玉函经》 阳明病，下之，其外有热，手足温，不结胸，心中懊憹，饥不能食，但头汗出，栀子豉汤主之。（辨阳明病形证治、辨发汗吐下后病形证治）

《千金翼方》 阳明病，下之，其外有热，手足温，不结胸，心中懊憹，若饥不能食，但头汗出，栀子汤主之。（阳明病状）

《太平圣惠方》 阳明病，固下之，其外有热，手足温者，心中烦壅，饥而不能食，头有汗出，宜栀子汤。（辨阳明病形证）

本条论述阳明弥漫之热，误用下法，邪热内陷，火郁胃脘的证治。

阳明病，若里热里实，谵语发潮热，大便硬者，法当攻下，以荡涤肠胃之热实。而本证阳明病，里热虽逐渐炽盛，但尚未至于"热"与"实"结滞肠道的程度，故对其治疗，只能清解弥漫之热，不能攻下。此正如本论第221条所言："阳明病，脉浮而紧，咽燥口苦，腹满而喘，发热汗出，不恶寒反恶热，身重。"此本应清解弥漫之热，却误用下法。下后，若症见"膈内拒痛"，"心下因硬"则为结胸。而本证明言"不结胸"，此说明无"膈内拒痛"，"心下因硬"之症状，虽"心中懊憹""但头汗出"，却不是结胸证（参见第134条）。

"其外有热"，反映出误下之后，其弥漫之热仍残留于外。"手足温"是与"其外有热"对举而言，即阳明病经过误下之后，手足由"热"而变为"温"，说明其在外之热势大减。心中懊憹，即胃脘部灼热嘈杂感（详见第76条），与饥不能食并见，系误下邪热内陷，火郁胃脘。此所谓饥不能食，不是不欲食，而是食后胃脘部灼热嘈杂更甚。但头汗出，是由于邪热内陷，火郁胃脘，里热上蒸所致。仲景治以清解宣透之栀子豉汤。

栀子豉汤，栀子与豆豉配伍，外能宣透阳明浮游之热，内能清泄阳明胃脘郁积之火，安中和胃。仲景用其调治阳明病胃脘搅扰纠结、灼热嘈杂之证。

本条实际上是对第221条"若下之"之后，栀子豉汤证治的补述。

阳明病，发潮热，大便溏，小便自可，胸胁满不去者，与小柴胡汤。方十六。 ［229］

柴胡半斤　黄芩三两　人参三两　半夏半升，洗　甘草三两，炙　生姜三两，切　大枣十二枚，擘右七味，以水一斗二升，煮取六升，去滓，再煎取三升。温服一升，日三服。

《金匮玉函经》 阳明病，发潮热，大便溏，小便自可，而胸胁满不去者，小柴胡汤主之。（辨阳明病形证治）

《千金翼方》 阳明病，发潮热，大便溏，小便自可，而胸胁满不去，小柴胡汤主之。（阳明病状）

《太平圣惠方》 阳明病，发潮热，大便溏，小便自利，胸胁烦满不止，宜小柴胡汤。（辨阳明病形证）

本条表述太阳病小柴胡汤证向阳明病转属的过程。

本论第104条云："伤寒十三日不解，胸胁满而呕，日晡所发潮热。""潮热者，实也，先宜服小柴胡汤以解外，后以柴胡加芒硝汤主之。"伤寒十三日不解，病情迁延日久，初则邪结胁下，气机失调则胸胁满，胃气不和则呕；渐则热炽而深入，热郁胃腑则潮热。"大便溏，小便自可"是表达大便尚未至"硬"的程度。与"潮热"并见反映出虽阳明里热渐盛，但还未至"实"的程度。此属太阳病小柴胡汤证而兼阳明里热，当先用小柴胡汤枢转其外邪，再清阳明之里热。此系太阳病小柴胡汤证向阳明病转属之初始过程。

本论第220条云："二阳并病，太阳证罢，但发潮热，手足漐漐汗出，大便难而谵语者，下之则愈，宜大承气汤。"与其对照，本证阳明病虽然已发潮热，但尚未至手足漐漐汗出的程度，说明其证虽已至阳明里热渐盛，但尚未至炽盛、肠道干涩的程度，故其大便溏而未硬、小便自可。按，"大便溏"伴有"发潮热"，此便溏是粘而不爽，是热滞，不是虚寒的稀便。"小便自可"是与小便多比较而言。若小便多，则大便必硬，此反映出本证病机是阳明热而未实。

第220条是"二阳并病，太阳证罢"，证已转属阳明，故治以大承气汤。而本证虽已"发潮热"，但"胸胁满未去"，说明外邪仍留恋胁下，此属二阳并病，太阳病小柴胡汤证未罢，故仍治以小柴胡汤以解外，俟柴胡证罢，再清泄阳明里热。按：与小柴胡汤，《金匮玉函经·卷三》《千金翼方·卷九》均作"小柴胡汤主之"。

与第104条所述之证对比，本证系太阳病小柴胡汤证向阳明病转属之渐深过程。如果把第104条所述看成太阳病之小柴胡汤证兼阳明里热，那么本证则是阳明病兼太阳病之小柴胡汤证。

阳明病，胁下硬满，不大便而呕，舌上白胎者，可与小柴胡汤；上焦得通，津液得下，胃气因和，身濈然汗出而解。十七。用上方。 ［230］

《金匮玉函经》 阳明病，胁下坚满，不大便而呕，舌上白胎者，可与小柴胡汤；上焦得通，津液得下，胃气因和，身濈然汗出而解。（辨阳明病形证治）

《千金翼方》 阳明病，胁下坚满，不大便而呕，舌上胎者，可以小柴胡汤；上焦得通，津液得下，胃气因和，身濈然汗出而解。（阳明病状）

《太平圣惠方》 阳明病，胁下坚满，大便秘而呕，口燥，宜柴胡汤。（辨阳明病形证）

本条指出阳明病里热始盛，舌上白胎，邪仍结胁下，气机不利者，仍当用小柴胡汤。

前条阳明病，发潮热，大便溏；本条阳明病，身热，不大便。前条阳明病，兼太阳病小柴胡汤证之胸胁满不去；本条阳明病，兼太阳病小柴胡证之胁下硬满而呕，舌上白胎。

如果把第104条“伤寒十三日不解，胸胁满而呕，日晡所发潮热”，“潮热者，实也，先宜服小柴胡汤以解外”，看成太阳病小柴胡汤证向阳明病转属之初始；如果把第229条“阳明病，发潮热，大便溏，小便自可，胸胁满不去者，与小柴胡汤”，看成太阳病小柴胡汤证向阳明病转属之渐深；那么，本条所言“阳明病，胁下硬满，不大便而呕，舌上白苔者”，只能算是太阳病小柴胡汤证向阳明病转属刚刚显露端倪。

典型的阳明病热盛结实，其舌苔必是黄燥，而本条阳明病，虽身热、不大便，但仲景特别指出其“舌上白胎”，意在说明本证之里热尚未炽盛。尽管其证已由典型的太阳病小柴胡汤证之“胸胁苦满”发展为更偏于里的“胁下硬满”；尽管其证已发展至“不大便”的程度；但，其证仍突出“呕”这个症状，本论第204条云：“伤寒呕多，虽有阳明证，不可攻之。”说明本证病机的重点仍是邪结胁下，上焦郁滞，气机不利，故仲景云：“可与小柴胡汤。”

《难经·三十一难》云：“三焦者，水谷之道路，气之所终始也。”若上焦郁结不通，水不行则津不布，津液不能畅达于胃肠以济肠燥，则大便涩而不下。气不行则气机益加郁结，故由“胸胁苦满”而发展为“胁下硬满”。仲景治以小柴胡汤意在宣调气机，通利三焦；上焦得通，则气行水布，津液化生，身濈然汗出而热退身凉；气机宣调，结开邪散则呕吐自平，胁下硬满可除；津液得下，胃和肠润，则大便自调。

阳明中风，脉弦浮大而短气，腹都满，胁下及心痛，久按之气不通，鼻干，不得汗，嗜卧，一身及目悉黄，小便难，有潮热，时时哕，耳前后肿，刺之小差。外不解，病过十日，脉续浮者，与小柴胡汤。十八。用上方。 ［231］

《脉经》 阳明中风，脉弦浮大而短气，腹都满，胁下及心痛，久按之气不通一作按之不痛，鼻干，不得汗，嗜卧，一身及目悉黄，小便难，有潮热，时时哕，耳前后肿，刺之小差。外不解，病过十日，脉续浮，与小柴胡汤；但浮无余证，与麻黄汤；不溺，腹满加哕，不治。（病可发汗证）

《金匮玉函经》 阳明中风，脉弦浮大而短气，腹都满，胁下及心痛，久按之气不通，鼻干，不得汗，其人嗜卧，一身及面目悉黄，小便难，有潮热，时时哕，耳前后肿，刺之小差。其外不解，病过十日，脉续浮者，与小柴胡汤；但浮无余证者，与麻黄汤；不溺，腹满加喘者，不治。（辨阳明病形证治、辨可发汗病形证治）

《千金翼方》 阳明中风，脉弦浮大而短气，腹都满，胁下及心痛，久按之气不通，鼻干，不得汗，其人嗜卧，一身及目悉黄，小便难，有潮热，时时哕，耳前后肿，刺之小差。外不解，病过十日，脉续浮，与小柴胡汤；但浮无余证，与麻黄汤；不溺，腹满加哕，不治。方见柴胡汤门。（阳明病状）

《太平圣惠方》 阳明病中风，其脉浮大，短气心痛，鼻干嗜卧，不得汗，一身悉黄，小便难，有潮热而哕，耳前后肿，刺之虽小差，外若不解，宜柴胡汤。（辨阳明病形证）

本条是一个病案，记叙太阳阳明并病，太阳病小柴胡汤证向阳明病转属的具体随机过程。

阳明中风与阳明中寒是对比而言，是阳明病形成与发展的不同过程。阳明中风属化热、化燥迅速而呈现热象的过程，阳明中寒则属化热、化燥迟缓而呈现寒象的过程。本证阳明中风系由太阳病转属而来，阳明热象虽已有显露，但太阳病若干表现依然存在。

脉浮大，腹满、短气、潮热、鼻干、耳前后肿，属里热壅盛，热势鸱张、熏蒸，其证虽不言发热，而身热自在其中。脉弦、胁下痛，属邪结胁下，阻遏气机。心痛（胃脘痛）、久按之气不通、一身及目悉黄、小便难、不得汗，时时哕、腹都满、嗜卧，属三焦失调，湿热郁蒸。按：腹都满，从心下、两胁及少腹皆满。都，总也，皆也，全部的意思。

上焦不通，不能气化如雾则不得汗；下焦不通，不能气化如渎则小便难；汗尿不畅，水停为湿，湿郁毛窍，进退不能，则蒸变黄染而身目色黄；中焦不通，不能气化如沤则气机壅滞，故腹满嗜卧、时时哕逆。

本证虽然病情复杂，但与第229条之阳明病“胸胁满不去”、第230条之阳明病“胁下硬满”比较，却有共同之处，即本证虽属阳明中风，却症见脉弦，胁下痛，故仍属阳明病兼太阳病小柴胡汤证。与前二证对比，本证更突出了三焦失调、湿热郁蒸之发黄腹满。

对本证的治疗，仲景选用刺法，意在疏通三焦，调节气机以救其急。本证急在何处？急在短气、腹都满、久按之气不通，急在小便难。刺之小差，病情略缓。

“外不解”，是针对“病过十日，脉续浮者”而言。《金匮要略方论·黄疸病脉证并治第十五》云：“黄疸之病，当以十八日为期，治之十日以上瘥，反剧为难治。”本证一身及目悉黄，虽病过十日，但仍未愈，其外未解，其“脉续浮”，其“胁下及心痛”，“时时哕”。《黄疸病脉证并治》又云：“诸黄，腹痛而呕者，宜柴胡汤。”本证仲景最后选用小柴胡汤，意在宣调气机，开结散郁，疏泄三焦，以期“上焦得通，津液得下，胃气因和，身濈然汗出而解”。

脉但浮，无余症者，与麻黄汤。若不尿，腹满加哕者，不治。麻黄汤。方十九。 [232]

麻黄三两，去节　桂枝二两，去皮　甘草一两，炙　杏仁七十个，去皮尖

右四味，以水九升，煮麻黄，减二升，去白沫，内诸药，煮取二升半，去滓。温服八合，覆取微似汗。

（按：本条在《脉经》《金匮玉函经》《千金翼方》中与第231条连。）

本条承接前条，论述黄从汗泄之法，指出湿热与瘀血错杂之发黄属难治危证。

前条最后论述，病过十日，但仍未愈，其外未解，“脉续浮”，“胁下及心痛”，“时时哕”，仲景治以小柴胡汤宣调气机，开结散郁。

在本条中，仲景又指出，若“一身及目悉黄”并见于脉浮，而无“余症”，则当选用麻黄汤发汗，使黄从汗泄。《金匮要略方论·黄疸病脉证并治第十五》云：“诸病黄家，但利其小便；假令脉浮，当以汗解之，宜桂枝加黄芪汤主之。”“当以汗解之”，是“诸病黄家”的治疗大法之一，从中可以领悟，仲景之所以对“一身及目悉黄”，“脉但浮，无余证者”，选用麻黄汤的思路。《黄疸病脉证并治》附方：千金麻黄醇酒汤治黄疸，方用麻黄三两，以美清酒五升，煮去二升半，顿服尽。冬月用酒，春月用水煮之。从中可以了解隋唐以

前用麻黄发汗治黄之一斑。

所谓“余症”,是指“不尿,腹满加哕者”而言,对于“一身及目悉黄”来说,腹满、不尿、哕等属于“余症”。

“若不尿,腹满加哕者,不治”是仲景自注句,是对“无余症”的补充说明和注释。意即若身目发黄,脉浮,与不尿、腹满、哕并见,病属危象,系三焦滞塞,气机壅闭,湿热胶结。尤其“腹满”,见于发黄,属难治之证,仲景在《黄疸病脉证并治》之硝石矾石散证中亦强调“腹满者,难治”。发黄与腹满并见,属发黄重证,系湿热胶结难解;一方面湿性黏滞缠绵,病不得速解,久则入络伤血;另一方面,湿热痹阻气机,气滞至甚则血瘀;湿热与瘀血错杂,致使邪气凌虐,正气消残,病已属难治危证,故文曰“不治”。

按:本条“脉但浮,无余症者,与麻黄汤。若不尿,腹满加哕者,不治”一节,在《辨可发汗病脉证并治》中,上接第231条。

阳明病,自汗出,若发汗,小便自利者,此为津液内竭,虽硬不可攻之,当须自欲大便,宜蜜煎导而通之。若土瓜根及大猪胆汁,皆可为导。二十。 [233]

蜜煎方。

食蜜七合

右一味,于铜器内,微火煎,当须凝如饴状,搅之勿令焦著,欲可丸,并手捻作挺,令头锐,大如指,长二寸许。当热时急作,冷则硬。以内谷道中,以手急抱,欲大便时乃去之。疑非仲景意,已试甚良。

又,大猪胆一枚,泻汁,和少许法醋,以灌谷道内,如一食顷,当大便出宿食恶物,甚效。

《脉经》 阳明病,自汗出,若发其汗,小便自利,此为内竭,虽坚不可攻之,当须自欲大便,宜蜜煎导而通之。若土瓜根及猪胆汁,皆可以导。(病不可下证)

《金匮玉函经》 阳明病,自汗出,若发其汗,小便自利,此为津液内竭,虽坚不可攻之,当须自欲大便,宜蜜煎导而通之。若土瓜根、猪胆汁皆可为导。(辨阳明病形证治、辨不可下病形证治、辨发汗吐下后病形证治)

《千金翼方》 阳明病,汗出,若发其汗,小便自利,此为内竭,虽坚不可攻,当须自欲大便,宜蜜煎导而通之。若土瓜根、猪胆汁,皆可以导。(阳明病状)

本条论述阳明病大便硬,属津液内竭的证治。

典型的阳明病,本自多汗(参见第196条),若再发汗,必耗伤津液而小便少。本证阳明病发汗后,小便不仅不少,反小便自利,此属发汗鼓动邪热,阳明燥化功能亢奋,强化水谷泌别,小便利者,大便当硬,从而加速了阳明燥化进程。本证“大便硬”的主要原因,不是阳明里热煎灼,而是汗、尿伤津,津液暂时告匮,引发肠道局部干、涩、热、滞;所谓大便难,是欲便而不能,故仲景云“此为津液内竭”。与第179条“少阳阳明者,发汗、利小便已,胃中燥、烦、实,大便难是也”对照,此属少阳阳明。

本证阳明病之大便硬,其特点是虽有便意,但排便困难,其证既无谵语、发潮热,亦无手足濈然汗出，故仲景告诫："虽硬，不可攻之。"而是运用导法以通便，选用蜜煎导之。

蜜煎，以蜂蜜置铜器内，微火煎熬，搅动勿使焦糊，待至稠如饴状可塑时，乘热捻作挺。挺，引拔也，如栓状。做成如手指粗，二寸长，头锐之状，置于肛门中。蜂蜜，性滑润；本法能润肛肠内之燥涩，滑结塞之硬便；俟结开涩润，其便自通。

猪胆汁，苦寒凉润，和"法醋"少许，以管连通肛门内与猪胆，囊中之液汁，徐徐而被吸入，既清凉肛肠中之热气，又滑润燥结之硬便。

按：醋，仲景书另有"苦酒"，如《伤寒论》苦酒汤、《金匮要略》黄芪芍药桂枝苦酒汤等。后世多把醋与苦酒混同，有失偏颇。醋字，汉代少用，多用"酢"。据北魏年间《齐民要术》载，制醋方法已多达20余种，按原料与制做方法以及口味分类，苦酒只是其中的一种。《辨阴阳易差后劳复病脉证并治》中第293条之"清浆水"当属醋的另一种。本条特称"法醋"，"法"是一种规范，法醋表达的是对"醋"的质量要求。意在使用遵古而合于成法所酿之"标准醋"。因本方以猪胆汁和少许醋，灌肛门内，此处敏感，易受刺激，故特强调之。

土瓜根方佚。

阳明病，脉迟，汗出多，微恶寒者，表未解也，可发汗，宜桂枝汤。二十一。［234］

桂枝三两，去皮　芍药三两　生姜三两　甘草二两，炙　大枣十二枚，擘

右五味，以水七升，煮取三升，去滓。温服一升，须臾，啜热稀粥一升，以助药力取汗。

《脉经》　阳明病，脉迟，汗出多，微恶寒，表为未解，可发其汗，属桂枝汤证。（病可发汗证）

《金匮玉函经》　阳明病，其脉迟，汗出多而微恶寒者，表为未解，可发其汗，宜桂枝汤。（辨阳明病形证治、辨可发汗病形证治）

《千金翼方》　阳明病，其脉迟，汗出多而微恶寒，表为未解，可发汗，宜桂枝汤。（阳明病状、宜发汗）

《太平圣惠方》　阳明病，其脉迟，汗出多而微恶寒，为表未解，宜桂枝汤。（辨阳明病形证、辨可发汗形证）

本条论述阳明病表证未解，汗出、恶寒的证治。

本证是阳明病由发病之初始，向阳明里证发展的一个过程。在这个过程中，"汗出多"，既有阳明病表证未解的因素，又反映出阳明开始炽盛的热势，其中寓含"恶寒将自罢，即汗出而恶热"（第183条）之病机，如在第217条的论述中，"汗出"与"谵语"并见，"以有燥屎在胃中"，即使"须下者"，也必须"过经乃可下之"。为什么呢？仲景曰："表虚里实故也。"道明了在阳明病发病的早期过程中，"汗出"这个症状可兼有表证未解与里热迫津两个方面的因素。在本条中，"汗出多"恰反映出本证动态变化的过程。

恶寒，是本证阳明病表邪未解的典型表现。脉迟缓，既反映出阳明病里热始盛，同时也说明阳明病表证仍未解。本证与第208条"阳明病，脉迟，虽汗出，不恶寒者"，"此

外欲解”及“若汗多，微发热恶寒者，外未解也”对比，从中可见，本证阳明病脉迟、汗出多与恶寒并存，反映出表邪未解的病机。在仲景的治则中，汗出与恶寒并见，解表只能选用桂枝汤，而不可用麻黄汤。

阳明病选用桂枝汤治疗，从一个侧面说明了桂枝汤证与太阳中风是两个不同的概念。

阳明病，脉浮，无汗而喘者，发汗则愈，宜麻黄汤。二十二。用前第十九方。 [235]

《脉经》 阳明病，脉浮，无汗，其人必喘，发其汗则愈，属麻黄汤证。（病可发汗证）

《金匮玉函经》 阳明病，脉浮，无汗，其人必喘，发其汗即愈，宜麻黄汤主之。（辨阳明病形证治、辨可发汗病形证治）

《千金翼方》 阳明病，脉浮，无汗，其人必喘，发汗即愈，宜麻黄汤。方并见上。（阳明病状）

《太平圣惠方》 阳明病，脉浮，无汗，其人必喘，当须发汗，宜麻黄汤。（辨阳明病形证）

本条论述阳明病表证未解，无汗而喘的证治。

与前条所述对比，本证阳明病也是由发病之始，向里证发展的一个过程。所不同的是，其表证另有特点。对本证的治疗，仲景选用麻黄汤，从中可知，文中虽未明言恶寒，而恶寒则是必有症状。第183条云：“虽得之一日，恶寒将自罢，即汗出而恶热也。”此恰到好处地点出了本证的动态过程和病机。

本证属阳明病初始，恶寒虽将自罢，但尚仍未罢；虽即将汗出，但尚仍无汗；脉虽浮，而浮中见盛，必由浮而大。其“喘”既寓涵无汗表闭，肺气不宣之病机，又有阳明里热始盛，热壅气机之因素。条文中无发热症状，此属省文。

本证病发阳明，虽里热始盛，但表证未解，故当先解表。表邪未解，要点在于恶寒；仲景选用麻黄汤而不用桂枝汤，要点在无汗。

阳明病选用麻黄汤治疗，从一个侧面说明了麻黄汤证与太阳伤寒是两个不同的概念。

阳明病，发热汗出者，此为热越，不能发黄也。但头汗出，身无汗，剂颈而还，小便不利，渴引水浆者，此为瘀热在里，身必发黄，茵陈蒿汤主之。方二十三。 [236]

茵陈蒿六两　栀子十四枚，擘　大黄二两，去皮

右三味，以水一斗二升，先煮茵陈，减六升；内二味，煮取三升，去滓。分三服。小便当利，尿如皂荚汁状，色正赤，一宿腹减，黄从小便去也。

《脉经》 阳明病，发热而汗出，此为热越，不能发黄。但头汗出，其身无有，齐颈而还，小便不利，渴饮水浆，此为瘀热在里，身必发黄，属茵陈蒿汤。（病可下证）

《金匮玉函经》 阳明病，发热而汗出，此为热越，不能发黄也。但头汗出，身无汗，齐颈而还，小便不利，渴引水浆，此为瘀热在里，身必发黄，茵陈蒿汤主之。（辨阳明病形

证治、辨可下病形证治）

《千金翼方》 阳明病，发热而汗出，此为热越，不能发黄也。但头汗出，其身无有，齐颈而还，小便不利，渴引水浆，此为瘀热在里，身必发黄，茵陈汤主之。（阳明病状）

《太平圣惠方》 阳明病，发热而汗出，此为热退，不能发黄也。但头汗出，身体无汗，小便不利，渴引水浆，此为瘀热在里，必发黄也。宜茵陈汤。（辨阳明病形证）

《太平圣惠方》 阳明病，但头汗出，其身无汗，小便不利，渴计水浆，此为瘀热在里，身必发黄，宜急下之。（辨可下形证）

本条论述阳明病湿热互结，酝酿熏蒸，濡染黄化的证治。

发黄必有热，发黄必有湿，湿热酝蒸才有可能发黄。阳明病，若发热汗出，热随汗越，湿随汗泄，有热无湿或有湿无热者都不能发黄，故文曰："发热汗出者，此为热越，不能发黄也。"

阳明病，若身无汗，则不仅热不得越，而且汗不出，津不得化气，必停而为湿。若小便不利，则说明气化失调，水停亦为湿。有热有湿，才具备湿热互结的先决条件。湿热互结、酝酿熏蒸，濡染黄化，流于肤表，则一身及目悉黄。湿热郁结的病机一旦形成，其与无汗与小便不利的症状，互为因果，循环加剧。

湿热郁结，热为湿恋，热不得宣越而酝酿上蒸，故症见"但头汗出、身无汗、剂颈而还"。剂，限也、截也。湿与热结，阻遏正津不布，上不得滋润则"渴引水浆"，下不得输布则"小便不利"。湿热酝蒸，壅遏气机则腹满。而无汗与小便不利，则更进一步加剧湿热酝蒸的进程。

本证外在症状是"身必发黄"，内在病机是"瘀热在里"，"瘀热"与"热越"相对应。按："瘀热"又见于第124条："以太阳随经，瘀热在里故也，抵当汤主之。"抵当汤属活血化瘀之剂，仲景用于"瘀热在里"之证，其"瘀"必是瘀血，而非"郁"之假借。从中可见，在仲景的思路中，本证发黄的病机蕴涵"瘀"的因素。仲景治以茵陈蒿汤，在清热利湿退黄之中，且寓有活血化瘀之意。

茵陈蒿汤，方用茵陈、栀子、大黄。茵陈，《神农本草经》主风湿寒热邪气，热结黄疸；《名医别录》主通身发黄，小便不利；在仲景书中，用其清热利湿退黄，几若无疸不茵陈者，故陶弘景云："（茵陈）惟入疗黄疸用。"栀子，《神农本草经》主五内邪气，胃中热气；《名医别录》主目赤热痛，心、大小肠大热，心中烦闷；仲景用其清热利尿退黄。对此，《证类本草》引甄权《药性论》总结其为"通小便，解五种黄病"。大黄，《神农本草经》主下瘀血，血闭寒热，荡涤肠胃，通利水谷；仲景在本方中，用其泄热开结通滞，行血化瘀退黄。三味合用，清热利尿，活血退黄。方后注云，服后"小便当利，尿如皂夹汁状，色正赤，一宿腹减，黄从小便去也"，从中也可见发黄与小便不利、腹满的关系。

阳明证，其人喜忘者，必有畜血；所以然者，本有久瘀血，故令喜忘。屎虽硬，大便反易，其色必黑者，宜抵当汤下之。方二十四。 [237]

水蛭熬　虻虫去翅足，熬。各三十个　大黄三两，酒洗　桃仁二十个，去皮尖及两人者

右四味，以水五升，煮取三升，去滓。温服一升，不下更服。

《脉经》 阳明证，其人喜忘，必有畜血；所以然者，本有久瘀血，故令喜忘。虽坚，大便必黑，属抵当汤证。（病可下证）

《金匮玉函经》 阳明证，其人喜忘者，必有畜血；所以然者，本有久瘀血，故令喜忘。屎虽坚，大便反易，其色必黑，抵当汤主之。（辨阳明病形证治、辨可下病形证治）

《千金翼方》 阳明证，其人喜忘，必有畜血；所以然者，本有久瘀血，故令喜忘。虽坚，大便必黑，抵当汤主之。（阳明病状）

《太平圣惠方》 阳明病，其人喜妄，必有畜血。为本有瘀热，大便必秘，宜抵当汤。（辨阳明病形证）

本条论述阳明病本有久瘀血，其人善忘的病机与证治。

阳明病是新感热病，而"本有久瘀血"则是宿疾，故本条所述是新病与宿疾夹杂。

机体感受外邪，发为阳明病，症见大便硬，说明其证已至热盛津亏。在典型的阳明病发病过程中，大便硬，可并见潮热、谵语等，唯不见"喜忘"这个症状。阳明病而症见"喜忘"，仲景指出这是因为"必有畜血"。按：畜（xù），积聚也；蓄之古字。畜血从何而来？仲景文曰："本有久瘀血。"原来，其人血瘀已久。瘀血属无气之死阴，已无化生濡养之功。血"瘀"而不能生新，故由"瘀"而致血虚，血虚不能养神，神明失聪，故其人喜忘。喜，善也。忘，不识也。

其人虽"本有久瘀血"，但既往却未见大便色黑。本证大便"其色必黑"，缘"本有"之"久瘀血"受阳明里热的熏灼、鼓荡，随大便游移而下之故。瘀血能随大便而下，且大便色黑，说明瘀血畜在胃肠道。由于本证阳明病，硬屎与瘀血混杂，瘀血性濡软，"屎虽硬"，而"大便反易"；故仲景不治以通便，而是祛瘀兼以泄热，治疗重点在攻畜血之"瘀"；方用抵当汤，其意在于去瘀生新。

若结合前条"瘀热在里，身必发黄"，与第125条："太阳病，身黄。""脉沉结，其人如狂，血证谛也，抵当汤主之。"从中可以领悟，本证亦可见身黄，却未必一定身黄。

按："桃仁二十个，去皮尖及两人者"，人，果仁；核者，人也。本作人，后作仁。

阳明病，下之，心中懊憹而烦。胃中有燥屎者，可攻；腹微满，初头硬，后必溏，不可攻之。若有燥屎者，宜大承气汤。二十五。用前第二方。 ［238］

《脉经》 阳明病，下之，心中懊憹而烦。胃中有燥屎者，可攻；其人腹微满，头坚后溏者，不可下之。有燥屎者，属承气汤证。（病发汗吐下以后证）

《金匮玉函经》 阳明病，下之，心中懊憹而烦。胃中有燥屎者，可攻；其人腹微满，头坚后溏者，不可攻之。若有燥屎者，宜大承气汤。（辨阳明病形证治、辨发汗吐下后病形证治）

《千金翼方》 阳明病，下之，心中懊憹而烦。胃中有燥屎者，可攻；其人腹微满，头坚后溏者，不可下之。有燥屎者，宜承气汤。（阳明病状）

本条论述阳明病热势弥漫，下之必邪陷扰胸；指出有燥屎可攻，告诫初硬后溏不可攻。

本条可分三节理解。第一节："阳明病，下之，心中懊憹而烦。"

阳明病下之，能够出现"心中懊憹而烦"的症状，此阳明病不是典型的里热里实俱在的阳明病，此义如同第221条："阳明病，脉浮而紧，咽燥口苦，腹满而喘，发热汗出，不恶寒，反恶热，身重。""若下之，则胃中空虚，客气动膈，心中懊憹，舌上胎者，栀子豉汤主之。"又同第228条："阳明病，下之，其外有热，手足温，不结胸，心中懊憹，饥不能食，但头汗出者，栀子豉汤主之。"下后能够出现"心中懊憹"症状的阳明病，属于里热虽逐渐炽盛、热势弥漫，但尚未至于"热"与"实"结滞肠道的阳明病。

由此可见，本节"阳明病，下之，心中懊憹而烦"，其"阳明病"只是热势弥漫，肠道并无燥屎或硬便结滞。因此，本节"阳明病，下之"，不存在所谓"燥屎未尽"的可能性。若阳明病，因燥屎内结而下之，即使燥屎未尽，也不可能形成热扰胸膈而"心中懊憹而烦"的病机。

本节表述的是热势弥漫之阳明病，因误下，而出现热陷胸膈，火郁胃脘，胃脘灼热嘈杂并伴烦躁，此属栀子豉汤证。按：心中懊憹，即胃脘灼热嘈杂；"心中懊憹"与"烦"并见，说明在仲景的认识中，"心中懊憹"并无"烦"意，更不是烦乱不宁及其类同的说法（参第76条）。

第二节是"胃中有燥屎者，可攻"。条文最后一句"若有燥屎者，宜大承气汤"，一个"若"字，一方面反证了前一节阳明病，若胃中没有燥屎，下之，必"心中懊憹而烦"，同时又强调了本证"燥屎"对诊断、处方的绝对重要性。在《伤寒论》中，对燥屎的诊断，仲景提出了若干的方法，如："病人不大便五六日，绕脐痛，烦躁发作有时，此有燥屎。"（第239条）"六七日不大便，烦不解，腹满痛者，此有燥屎也。"（第241条）"小便不利，大便乍难乍易，时有微热，喘冒不能卧者，有燥屎也。"（第242条）等。仲景指出，只有"胃中有燥屎者"，方"可攻"。

第三节"腹微满，初头硬，后必溏，不可攻之"，属仲景自注句，与前一节"胃中有燥屎者，可攻"对举而诫之。此系阳明病化热、化燥迟缓或阳明中寒，文义如同第191条："阳明病，若中寒者，不能食，小便不利，手足濈然汗出，此欲作痼瘕，必大便初硬后溏。"又同第209条："此但初头硬，后必溏，不可攻之。"亦同第251条："若不大便六七日，小便少者，虽不受食，但初头硬，后必溏，未定成硬，攻之必溏。"因此，"腹微满，初头硬，后必溏，不可攻之"，在文义上与前文"心中懊憹而烦"无涉。"初头硬，后必溏"，即使"腹满"或"腹微满"，若用栀子豉汤或栀子厚朴汤，都属误治。

本条最后一句"若有燥屎者，宜大承气汤，"在文义上，与第二节"胃中有燥屎者，可攻"，相贯。

病人不大便五六日，绕脐痛，烦躁发作有时者，此有燥屎，故使不大便也。

［239］

《金匮玉函经》 病者五六日不大便，绕脐痛，躁烦发作有时，此为有燥屎，故使不大便也。（辨阳明病形证治）

《千金翼方》 病者五六日不大便，绕脐痛，躁烦发作有时，此为有燥屎，故使不大便也。（辨阳明病形证治）

《太平圣惠方》 伤寒病，五六日不大便，绕脐痛，烦躁汗出者，此为有结。（辨可下形证）

本条指出不大便五六日，绕脐痛，烦躁发作有时，属燥屎内结。

前条文曰："若有燥屎者，宜大承气汤。"那么怎样诊断燥屎呢？第215条有云："阳明病，评语有潮热，反不能食者，胃中必有燥屎五六枚也。"这是诊断燥屎的方法之一，却不是唯一的方法。

本条言病人不大便五六日，未见谵语、潮热，而是突出"绕脐痛，烦躁发作有时"，这也是燥屎内结的指征。燥屎不同于一般的大便硬，它是肠道的宿食粪便经过阳明燥热的煎灼而形成的坚硬、干涩的粪块，具有梗塞肠道、滞留难下或不下的特点。由于阳明热盛，肠道津枯，燥屎滞留，梗塞肠道，气机不畅，故肠中虽有转气，但燥屎却不下趋，而是在滞气的推动下阵阵攻冲，症见绕脐疼痛，阵阵发作。由于肠道津枯，燥屎结聚，腑气不降，浊气上冲，熏扰心神，故轻则心神不宁而烦躁，重则神不守舍而谵妄。对此，仲景概括云："此有燥屎，故使不大便也。"对治燥屎结聚，第238条曾强调："若有燥屎者，宜大承气汤。"

病人烦热，汗出则解。又如疟状，日晡所发热者，属阳明也。脉实者，宜下之；脉浮虚者，宜发汗。下之与大承气汤，发汗宜桂枝汤。二十六。大承气汤用前第二方。桂枝汤用前第二十一方。 [240]

《脉经》 病者烦热，汗出即解。复如疟状，日晡所发热，此属阳明。脉浮虚者，当发其汗，属桂枝汤证。（病可发汗证）

《脉经》 病者烦热，汗出即解，复如疟状，日晡所发者，属阳明。脉实者，当下之，属大柴胡汤、承气汤证。（病可下证）

《金匮玉函经》 病人烦热，汗出即解。复如疟状，日晡所发热者，属阳明也。脉实者，当下之；脉浮虚者，当发汗。下之宜大承气汤，发汗宜桂枝汤。（辨阳明病形证治、辨可发汗病形证治）

《金匮玉函经》 病人烦热，得汗出即解。复如疟状，日晡所发热者，属阳明。脉实者，当下之，宜大柴胡汤、承气汤。（辨可下病形证治）

《千金翼方》 病者烦热，汗出即解。复如疟状，日晡所发者，属阳明。脉实者，当下之；脉浮虚者，当发其汗。下之宜承气汤，发汗宜桂枝汤。方见桂枝汤门。（阳明病状、宜下）

《太平圣惠方》 阳明病，脉实者当下，脉浮虚者当汗。下者，宜承气汤，汗者，宜桂枝汤。（辨阳明病形证）

《太平圣惠方》 汗出后则暂解，日晡则复发，脉实者，当宜下之。（辨可下形证）

《太平圣惠方》 若脉浮者，可发其汗；沉者，宜攻其里也。发汗者，宜桂枝汤；攻里者，宜承气汤。（辨太阴病形证）

本条论述太阳病转属阳明病的不同过程及其治疗原则和方药。

本条可分三节理解。"病人烦热，汗出则解。"为一节，论述太阳伤寒转属阳明病的表现之一。本论第188条曾云："伤寒转系阳明者，其人濈然微汗出也。"本证"病人烦热，汗出则解”，与第185条、第188条对照，其“烦热”实属发热恶寒之太阳伤寒转系阳明病，其人濈然微汗出之前，气血氤氲所致。“汗出则解”，是言太阳伤寒转系阳明，“续自微汗出，不恶寒”（第48条），表证已解。本节论述了太阳伤寒在转属阳明病的过程中，汗出，表邪已解，不恶寒，反恶热。

“又如疟状，日晡所发热者，属阳明也。”为第二节，表述太阳伤寒转属阳明病的另一种表现。前一节讲的是“转属”已经完成，其证已不恶寒；而本节讲的则是里热已渐炽盛，症见“日晡所发热”，即申时（下午3时至5时）热势阵阵如潮，反映出里热已盛，鸱张于外，故仲景文曰：“属阳明也。”而所谓“如疟状”，则是表述在“日晡所发热”的同时，仍时时恶寒，此属太阳表邪仍有残留。

“潮热者，外欲解也”（第208条），“欲解”不等于外邪“已解”。本证虽“日晡所”热势阵阵如潮，但“又如疟状”，时时恶寒，此与第48条、第185条对照，本证尚属太阳病向阳明转属的“过程”，即二阳并病阶段。

从“脉实者，宜下之”至本条结束，为第三节，论述在太阳病转属阳明病的“过程”中，太阳病表证仍在，阳明病里热已盛已实的治疗原则及方药。“脉实者，宜下之”，仲景在此仅提出一个原则，“脉实”反映里热盛实、肠道艰涩、大便已硬，可用大承气汤下之。但“脉实者，宜下之”却不是唯一的原则，“若汗多，微发热恶寒者，外未解也”（第208条），则不可用大承气汤。

“脉浮虚者，宜发汗”，脉浮主表，所谓“虚”，是相比较而言，指脉浮而不大、不盛、不迟涩有力，此属表证未解之象。潮热与脉浮虚、恶寒“如疟状”并见，反映出本证仍属二阳并病，尚未完全转属为阳明病，故仍当先发汗解表。与第234条对照，本证表未解，脉浮虚，只能选用桂枝汤，而不可用麻黄汤。

大下后，六七日不大便，烦不解，腹满痛者，此有燥屎也。所以然者，本有宿食故也，宜大承气汤。二十七。用前第二方。 ［241］

《金匮玉函经》 大下后，六七日不大便，烦不解，腹满痛者，此有燥屎。所以然者，本有宿食故也，大承气汤主之。（辨阳明病形证治、辨可下病形证治、辨发汗吐下后病形证治）

《千金翼方》 大下后，六七日不大便，烦不解，腹满痛者，此有燥屎。所以然者，本有宿食故也，宜承气汤。（阳明病状）

《太平圣惠方》 伤寒大下后，六七日不大便，烦热不解，腹满如痛者，此有宿食，宜下之。（辨可下形证）

本条指出六七日不大便，烦不解，腹满痛者，属燥屎内结。

本条记叙一个对燥屎的诊断与治疗的具体过程。阳明病，里热炽盛，热与宿食粪便结聚，壅而为实，肠道干涩，症见大便硬，而“大下之”，此属正治之法。下后本应荡涤肠胃，大便通而积热泄；但由于本证热结尤甚，肠枯津燥，故虽经大下，大便似通，但肠中垢积仍有残留，余热仍未尽除，热气熏心，其证仍烦，故文曰“烦不解”。下后六七日之间，气仍不得上下，气滞而郁，食停为积，垢热煎灼，宿食粪便复又结为燥屎；燥屎壅遏肠道，降泄不畅，故腹满而痛。

本证虽经大下，但六七日“又”不大便，“腹满痛”与“烦”并见，此仍属燥屎内结。仲景所言“本有宿食故也”，是与“燥屎”对比而言，意即“燥屎”是由“宿食”燥化而来。而宿食之所以能壅聚、燥化为燥屎，究其原因则是余热未尽。而余热未尽，形于外者则是“烦不解”。

病人小便不利，大便乍难乍易，时有微热，喘冒一作怫郁**不能卧者，有燥屎也，宜大承气汤。二十八。**用前第二方。 ［242］

《脉经》 病人小便不利，大便乍难乍易，时有微热，喘冒不能卧者，有燥屎也，属承气汤证。（病可下证）

《金匮玉函经》 病人小便不利，大便乍难乍易，时有微热，喘冒不能卧者，有燥屎故也，大承气汤主之。（辨阳明病形证治、辨可下病形证治）

《千金翼方》 病者小便不利，大便乍难乍易，时有微热，怫郁不能卧，有燥屎故也，宜承气汤。（阳明病状）

《太平圣惠方》 伤寒病，小便不利，大便乍难乍易，时有微热，不能卧，此胃内有结燥故也，宜下之。（辨可下形证）

本条指出小便不利，大便乍难乍易，喘冒不能卧，属燥屎内结。

典型的阳明病燥屎内结，如同第215条所述：“阳明病，谵语有潮热，反不能食者，胃中必有燥屎五六枚也。”燥屎的形成，必是宿食停积，热灼津液，煎炼而成，其小便必多或数。关于小便与大便的关系，仲景有言：“若小便利者，大便当硬。”（第105条）“小便数者，大便必硬。”（第244条）“小便不利，大便反快，但当利其小便。”（《金匮要略方论·痉湿暍病脉证第二》）

本证燥屎内结，既不同于第215条之“谵语有潮热”，也不同于第239条所言之“病人不大便五六日”和第209条、第241条所言之“不大便六七日”或“六七日不大便”，而仅仅是“时有微热，喘冒不能卧”。此说明其热势相对而言还未至潮热的程度，其热势上壅只能致“喘冒不能卧”，却未能至扰乱神明而谵语。按：喘冒，热壅而喘，热壅而冒；冒，头目昏蒙。本证大便燥结的特点为间断性地难易交替，而不是五六日或六七日持续不大便。所谓“大便乍难”，是由于燥屎内结，阻滞肠道；所谓“大便乍易”，或是气暂得上下，燥屎粪块得以间断排出，或是气机紊乱，结者自结，未结者旁流而下。

燥屎内结，本当小便多，但由于本证结而不甚，结而不全，肠道粪便间有不结之隙，大便尚有乍易之时，故其“小便状况”虽不同于典型的燥屎过程中常见的小便“数”和“多”，但也不可能与第191条阳明中寒之“小便不利”、第223条水热下注之“小便不利”等同，而仅仅是相对而言。若是真正意义上的小便不利，则是不可能形成燥屎的。本证阳明病虽不典型，却存在燥屎内结的病机，故仲景用大承气汤，攻下燥屎，承顺气机。

食谷欲呕，属阳明也，吴茱萸汤主之。得汤反剧者，属上焦也。吴茱萸汤。方二十九。 ［243］

吴茱萸一升，洗　人参三两　生姜六两，切　大枣十二枚，擘

右四味，以水七升，煮取二升，去滓。温服七合，日三服。

《金匮玉函经》 食谷欲呕者，属阳明，吴茱萸汤主之。得汤反剧者，属上焦。（辨阳明病形证治）

《千金翼方》 食谷而呕者，属阳明，茱萸汤主之。（阳明病状）

本条论述胃寒气逆，食谷欲呕的证治。

本条虽述症简略，但从"食谷欲呕"仲景选用吴茱萸汤可见，本证的病机是胃寒气逆。所谓"食谷欲呕"，病人的症状主要还不是呕，而是感觉以恶心为主。

第180条云："阳明之为病，胃家实是也。"此是典型的阳明病，却不能概括阳明病的全部。本证胃寒气逆、恶心欲呕，属阳明病的另一种类型，即阳明中寒，故仲景文曰"属阳明也"，仲景治以吴茱萸汤。

吴茱萸汤方用吴茱萸、人参、生姜、大枣。吴茱萸，《神农本草经》辛温，主温中下气；《名医别录》大热，祛痰冷逆气，腹内绞痛，诸冷实不消，中恶心腹痛，利五脏。本方吴茱萸配生姜，温中散寒，降逆下气以止呕恶。人参、大枣补中益气。

"得汤反剧者，属上焦也"，是仲景自注句，言本证原本恶心欲呕，食"谷"尚且"欲呕"，故得"汤"而呕更剧，此非常符合病情、病机。然而，此剧呕已不仅仅是中焦胃寒气逆所致，而更突出胃中寒浊溃散壅塞于上焦之势，故仲景文曰："属上焦也。"

太阳病，寸缓、关浮、尺弱，其人发热汗出，复恶寒，不呕，但心下痞者，此以医下之也。如其不下者，病人不恶寒而渴者，此转属阳明也。小便数者，大便必硬，不更衣十日，无所苦也。渴欲饮水，少少与之，但以法救之，渴者，宜五苓散。方三十。 [244]

猪苓去皮　白术　茯苓各十八铢　泽泻一两六铢　桂枝半两，去皮

右五味，为散。白饮和服方寸匕，日三服。

《脉经》 太阳病，寸缓、关浮、尺弱，其人发热而汗出，复恶寒，不呕，但心下痞者，此为医下之也。（病发汗吐下以后证）

《脉经》 太阳病，寸口缓、关上小浮、尺中弱，其人发热而汗出，复恶寒，不呕，但心下痞者，此为医下也。若不下，其人复不恶寒而渴者，为转属阳明；小便数者，大便即坚，不更衣十日，无所苦也。欲饮水者，但与之，当以法救，渴，以五苓散。（病可水证）

《金匮玉函经》 太阳病，寸缓、关小浮、尺弱，其人发热汗出，复恶寒，不呕，但心下痞者，此以医下之也。若不下，其人复不恶寒而渴者，为转属阳明；小便数者，大便即坚，不更衣十日，无所苦也。渴欲饮水者，少少与之，但以法救之，渴者，宜五苓散。（辨阳明病形证治、辨可水病形证治）

《千金翼方》 阳明病，寸口缓，关上小浮，尺中弱，其人发热而汗出，复恶寒，不呕，但心下痞，此为医下之也。若不下，其人复不恶寒而渴者，为转属阳明；小便数者，大便即坚，不更衣十日，无所苦也。渴欲饮水者，但与之，当以法救，渴，宜五苓散。方见疗痞门。（阳明病状）

本条论述太阳中风误下，气机紊乱，水停中焦的证治。

太阳病，发热、汗出、恶寒，其脉当浮缓，此属太阳中风。本证虽曰“太阳病”，但其脉“寸缓关浮尺弱”，且与“心下痞”与并见，此不是典型的太阳中风，仲景指出“此以医下之也”。因为误下，正气受挫，所以脉由浮缓变化为关浮尺弱，寸脉已无浮象，唯单见脉缓。

“不呕”不是症状，之所以强调“不呕”，是针对“心下痞”来表述的，意即心下虽痞，但不属湿热壅滞之痞(如半夏泻心汤证)。“心下痞”与“渴欲饮水”并见，此属误下挫伤气机，气化紊乱，水不化气，水停中焦所致。渴欲饮水，只能少少与之，不可大饮无度，否则饮水不化，其渴益甚。仲景治以通阳化气，方用五苓散。

“如其不下者”至“无所苦也”，属仲景自注句，是对前文“但心下痞者，此以医下之也”一句的注文，意在阐释本条所述之太阳中风若不经误下，有转属为阳明病脾约证的可能，其时当症见发热、不恶寒而渴、小便数、大便硬、不更衣十日无所苦(参见第247条)。

条文中前曰“心下痞”，后续“渴欲饮水，少少与之，但以法救之，渴者，宜五苓散”，文气贯通。从原文中能够看出此本是发热、汗出、恶寒的太阳中风，因为误下，正气受挫，所以脉由浮缓变化为关浮尺弱，寸脉已无浮象，只显脉缓。误下后，气机紊乱，水不化气，正津不布，故症见“渴欲饮水”。法当通阳化气，仲景治以五苓散，外以化气解表，内以利水消痞。其病机和治法上与第156条：“本以下之，故心下痞。与泻心汤，痞不解。其人渴而口燥烦，小便不利者，五苓散主之。”有相同之处。

脉阳微，而汗出少者，为自和一作如**也；汗出多者，为太过。阳脉实，因发其汗，出多者，亦为太过。太过者，为阳绝于里，亡津液，大便因硬也。** ［245］

《金匮玉函经》 脉阳微，而汗出少者，为自和；汗出多者，为太过。阳脉实，因发其汗，出多者，亦为太过。太过者，阳绝于内，亡津液，大便因坚。(辨阳明病形证治)

《千金翼方》 脉阳微，而汗出少者，为自如；汗出多者，为太过。太过者，阳绝于内，亡津液，大便因坚。(阳明病状)

本条表述不论太阳中风自汗，还是太阳伤寒发汗，汗多伤津，都可引发大便硬。

本条通过“脉阳微”与“阳脉实”，“汗出少”与“汗出多”对比，论述汗多伤津大便硬的病机。所谓“脉阳微”即脉浮弱，在此，脉浮取为阳。太阳中风，自汗出与脉浮弱并见，其“汗出少”与脉浮弱在病机上是同步相应的；虽汗出，但津液未伤，故“为自和也”，此属太阳中风最一般的表现。所谓“自和”，不是说不治自愈，而是与后文之“太过”相比较而言，是指“汗出而津液未伤”的状态。太阳中风，若“汗出多”，耗伤津液，此与“脉浮弱”所反映出的病机不相对应，故为“太过”而不属“自和”。

所谓“阳脉实”即指脉浮而有力，从“因发其汗”一句可见，本证原本无汗，此属太阳伤寒。太阳伤寒，发汗也必须“取微似汗”(见第35条)，若大汗淋漓，必耗伤津液，此“亦为太过”。

不论是太阳中风“脉阳微”，“汗出多”而“太过”，还是太阳伤寒“阳脉实”，发汗过多而“太过”，只要是耗伤津液，都可能引发肠道干涩而大便硬。最后一句“太过者，为阳绝于里，亡津液，大便因硬也”是对本条的总结，强调大便硬的原因是“阳绝于里”“亡津液”。何谓“阳绝于里”？注家纷纭不一，其实条文中讲得很清楚：“太过者，为阳绝于里。”何为“太过”？文曰：“汗出多者，为太过。”概括地说，“亡津液”亦即是“阳绝于里”；因为津液为阳气所化，所谓大汗亡阳即是其理。

脉浮而芤，浮为阳，芤为阴，浮芤相搏，胃气生热，其阳则绝。 ［246］

《金匮玉函经》 脉浮而芤，浮则为阳，芤则为阴，浮芤相搏，胃气生热，其阳则绝。（辨阳明病形证治）

《千金翼方》 脉浮而芤，浮为阳，芤为阴，浮芤相搏，胃气则生热，其阳则绝。（阳明病状）

本条表述在阳明病发病过程中，津伤肠燥的脉象变化及特点。

阳明病由于里热鼓荡，故其脉显浮象，浮反映了里热鸱张之势，有余为阳，故文曰“浮为阳”。阳明病热盛伤阴，阴津亏乏，故其脉显芤象，芤反映了津液消烁之势，不足为阴，故文曰“芤为阴”。所谓“浮芤相搏”，意象热灼津液之动态过程，反映里热鸱张与津液亏乏互为因果之病机变化；里热鸱张益盛，即所谓“胃气生热”；津液亏乏至甚，即所谓“其阳则绝”。最终是肠道干涩，气不得上下而大便难。

趺阳脉浮而涩，浮则胃气强，涩则小便数，浮涩相搏，大便则硬，其脾为约，麻子仁丸主之。方三十一。 ［247］

麻子仁二升　芍药半斤　枳实半斤，炙　大黄一斤，去皮　厚朴一尺，炙，去皮　杏仁一升，去皮尖，熬，别作脂

右六味，蜜和丸如梧桐子大。饮服十丸，日三服，渐加，以知为度。

《金匮玉函经》 趺阳脉浮而涩，浮则胃气强，涩则小便数，浮涩相搏，大便则坚，其脾为约，麻子仁丸主之。（辨阳明病形证治）

《千金翼方》 趺阳脉浮而涩，浮则胃气强，涩则小便数，浮涩相搏，大便即坚，其脾为约，麻子仁丸主之。（阳明病状）

本条表述阳明燥化太过，制约太阴运化而成脾约的证治。

趺阳脉指足背脉动处，属足阳明胃经。《素问·三部九候论》云：“人有三部，部有三候，以决死生，以处百病，以调虚实而除邪疾。”古人诊趺阳脉以候脾胃之气。

本证主要症状是大便硬，小便数，其脉象是趺阳脉浮而涩，仲景解释曰：“浮则胃气强。”“涩则小便数。”所谓趺阳脉浮，反映内在“胃气强”，是言阳明热盛，燥化功能亢奋；而趺阳脉涩，则是小便量多、津液耗伤的外在反映。小便为什么会量多？方有执的说法即“津液偏渗膀胱”，后世人多拾来用以搪塞，至于为什么会“偏渗膀胱”？则没有人理会。

太阴主湿，功在运化，运化主要是津液输布的过程；阳明主燥，功在燥化，燥化主要是津液调节、消耗的过程。运化与燥化若处于动态稳定，则其人小便利，大便调。若脾

的运化功能正常，津液虽得以输布，但由于阳明燥化太过，加速了津液的消耗和排泄，故反映在症状上是小便数，大便硬，反映在脉象上则是趺阳脉浮而涩。与阳明燥化亢奋对比，太阴脾的正常运化功能却显得相对不足，脾的运化、津液的输布受到阳明燥化功能的制约。"浮涩相搏"，即是反映这种制约与被制约的动态过程，仲景把这个过程或病机概括为"其脾为约"。

脾约不是脾弱。自成无已把"脾约"讲成"脾弱"以来，历经注家们的阐释，仲景书中的"脾约"逐渐被置换成"脾弱"，进而又讹变作"脾阴虚"。近人又把脾约讲成："脾虚津亏肠燥，而致大便坚硬难出。"又有云："涩主脾阴不足，且胃热约束脾之转输功能，不能为胃行其津液，使津液偏渗膀胱。"等。由"脾约"—"脾弱"—"脾阴虚"，恰似一个"偷梁换柱"的过程。

按：脾约证前见于第179条，又见第181条，其症状特点是不大便而无所苦，又称太阳阳明。与少阳阳明对比，少阳阳明是欲大便而苦于不能下，所以少阳阳明之轻者用导法，较重者用小承气汤缓下之（见第250条）。

本证"其脾为约"，仲景治以麻子仁丸。麻子仁丸方用麻子仁、芍药、枳实、大黄、厚朴、杏仁组成。按：本方中的厚朴是以尺计量，汉代尺约当今天市尺六寸半。[①] 柯雪帆按新莽之制计算得一尺为23cm。[②] 本方即小承气汤量少其剂，变汤为丸，再配以麻子仁、杏仁、芍药。小承气汤即能通便导滞，本证为什么不用小承气汤而改用麻子仁丸呢？原因在于本证病机属"其脾为约"，阳明燥化与脾的运化关系失调，肠虽燥而热不甚。大黄、枳实、厚朴虽能泄热通便导滞，但力速效显，来去直撞，缺乏缓冲，难以调节燥化与运化之间的制约与被制约关系。故仲景用通便导滞的小承气汤而小其制，又加滑润之麻子仁、利气之杏仁、益阴气之芍药以微调其气、和缓其冲，重在调节。方后注云："饮服十丸，日三服，渐加，以知为度。""渐加，以知为度"，恰到好处地体现出仲景用麻子仁丸的调气行滞、通润相间的微调思路。从中可见本方何以能"补脾"？把"脾约"讲成"脾弱"，其谬昭彰！

太阳病三日，发汗不解，蒸蒸发热者，属胃也，调胃承气汤主之。三十二。用前第一方。 ［248］

《脉经》 太阳病三日，发其汗不解，蒸蒸发热者，属于胃也，属承气汤。（病发汗以后证）

《金匮玉函经》 太阳病三日，发其汗不解，蒸蒸然发热者，属胃也，调胃承气汤主之。（辨阳明病形证治、辨发汗吐下后病形证治）

《千金翼方》 太阳病三日，发其汗不解，蒸蒸发热者，调胃承气汤主之。（太阳病用承气汤法）

本条表述太阳病发汗，伤津化燥，蒸蒸发热的证治。

---

① 沈从文．中国古代服饰研究［M］．上海：上海书店出版社，2002

② 柯雪帆．伤寒论选读［M］．上海：上海科学技术出版社，1996

太阳病三日，恰值病势处于极盛之际，发汗本属正治之法，汗出当身凉脉静而解。本证发汗不解，不是表证不解而是其病未愈，这其中的原因是多方面的，最常见的原因是汗不得法，发汗过多。另一个重要的、不可忽视的因素，则是由太阳病内在的病机差异决定的。

太阳病发汗后，恶寒虽解，但其发热却呈“蒸蒸”之势。所谓蒸蒸，即形容其热势由内而外，宛若蒸笼热气之腾隆。此属素体阳气偏盛之机体患太阳病，汗不如法，一则伤津耗液，二则鼓舞阳热，病由太阳转属阳明。本论第70条云：发汗后，“不恶寒，但热者，实也，当和胃气，与调胃承气汤”，与此对照，本证病机亦属内“实也”。然而，虽属“内实”，却更偏重于热盛，故仲景选用调胃承气汤以泄热为主，其意在“和胃气”。

伤寒吐后，腹胀满者，与调胃承气汤。三十三。用前第一方。 [249]

《脉经》 伤寒吐后，腹满者，与承气汤。（病发汗吐下以后证）

《金匮玉函经》 伤寒吐后，腹胀满者，与调胃承气汤。（辨阳明病形证治、辨发汗吐下后病形证治）

《千金翼方》 伤寒吐后，腹满者，承气汤主之。（太阳病用承气汤法）

本条表述伤寒吐后，伤津化燥，腹胀满的证治。

吐法是古人用以涌吐上焦某些寒热痰积、宿食的重要方法，同时也有一定的解表功能，《伤寒论》中每每见其应用；但由于吐法的适度难以掌握，故多引发变证或坏证。本条伤寒表证运用吐法，虽本意在解表祛邪，但吐法耗气伤津，一方面，表邪入里化热，里热渐盛；另一方面，津亏肠燥，燥结成实；热实阻滞，腑气不降，故症见腹胀满。本证属里热渐盛，津亏肠燥，故仲景选用调胃承气汤，意在泄热润燥，通腑降气。

前条蒸蒸发热，虽不言腹胀满，亦可见腹胀满；本条腹胀满，虽不言蒸蒸发热，亦可见蒸蒸发热。其证虽有结滞，但以热为主。

太阳病，若吐、若下、若发汗后，微烦，小便数，大便因硬者，与小承气汤，和之愈。三十四。用前第二方。 [250]

《脉经》 太阳病，吐、下、发汗后，微烦，小便数，大便因坚，可与小承气汤，和之则愈。（病发汗吐下以后证）

《金匮玉函经》 太阳病，吐、下、发汗后，微烦，小便数，大便坚，可与小承气汤，和之愈。（辨阳明病形证、辨发汗吐下后病形证治）

《千金翼方》 太阳病，吐、下、发汗后，微烦，小便数，大便因坚，可与小承气汤，和之则愈。（太阳病用承气汤法）

《太平圣惠方》 太阳病，吐、下、发汗后，而微烦，小便数，大便坚，可小承气汤。（辨太阳病形证）

本条表述太阳病汗吐下失治，津伤燥盛，便硬心烦的证治。

太阳病，或吐、或下、或发汗不当，表邪不解，入里化热，在其转属为阳明病的同时，开始了燥化的进程。阳明燥化，加速了肠道水谷泌别的过程，水泌气化而为尿，肠道干涩而结滞，故一方面小便量多而数，一方面大便干结而硬，“小便数，大便因硬”，反映出一个过程的两个侧面。

本证津伤燥盛，燥热扰心，故症见微烦，仲景选用小承气汤，意在通便和胃。本证与前条调胃承气汤证对比，虽亦有里热，但更突出肠道结滞、大便硬的特点。证非大热大实并重，故不宜大承气汤之峻下。与第179条“少阳阳明者，发汗、利小便已，胃中燥、烦、实，大便难是也”对照，本证当属少阳阳明。

得病二三日，脉弱，无太阳柴胡证，烦躁，心下硬，至四五日，虽能食，以小承气汤，少少与，微和之，令小安，至六日，与承气汤一升。若不大便六七日，小便少者，虽不受食一云不大便**，但初头硬，后必溏，未定成硬，攻之必溏；须小便利，屎定硬，乃可攻之，宜大承气汤。三十五。**用前第二方。［251］

《脉经》 得病二三者，脉弱，无太阳柴胡证，而烦躁，心下坚，至四日，虽能食，以承气汤少与微和之，令小安，至六日，与承气汤一升。不大便六七日，小便少者，虽不大便，但头坚后溏，未定成其坚，攻之必溏；当须小便利，定坚，乃可攻之。（病不可下证）

《金匮玉函经》 得病二三日，脉弱，无太阳柴胡证，烦躁心下坚，至四五日，虽能食，以小承气汤，少少与，微和之，令小安，至六日与承气汤一升。若不大便六七日，小便少者，虽不能食，但头坚后溏，未定成坚，攻之必溏；须小便利，屎定坚，乃可攻之，宜大承气汤。（辨阳明病形证治、辨可下病形证治）

《金匮玉函经》 得病六七日，小便少者，虽不大便，但头坚后溏，未必其成坚，攻之必溏；当须小便利，定坚，乃可攻之，（辨不可下病形证治）

《千金翼方》 得病二三日，脉弱，无太阳柴胡证而烦，心下坚，至四日虽能食，以小承气汤少与，微和之，令小安，至六日，与承气汤一升。不大便六七日，小便少者，虽不大便，但头坚后溏，未定成其坚，攻之必溏；当须小便利，定坚，乃可攻之，宜承气汤。（阳明病状）

本条论述小承气汤的灵活运用和对大承气汤的替代作用，并强调大承气汤的应用指征。

本证得病二三日，条文中虽未言发热，但发热却是必有之症；虽症见烦躁、心下硬，却不是太阳病柴胡汤证；从后文“若不大便六七日”可知，其人在“得病二三日”，“至四五日”之间已不大便。纵观烦躁、心下硬，与不大便四五日并见，本证实属阳明病里热始盛、里实初结。

“虽能食”，说明里热熏灼尚未至不能食的程度；“心下硬”，说明其“硬”的范围还比较局限，其证尚未至腹大满不通的程度；“脉弱”，说明里热里实刚刚形成，尚未至盛实，其脉搏尚未至沉实有力的程度，“弱”，属比较之辞。故本证不能用峻猛之大承气汤攻下，即使用小承气汤，也只能少少与之，以低于六合之常规量（见第208条“煮取一升二合，去滓，分温二服”），少量服用，达到微和小安之目的。

若服后仍不大便，即使病至六日，持续不大便，也不能用大承气汤，而是在此前小承气汤服用六合的基础上，再加大服用量至一升，以达通便导滞的目的。

若虽然不大便六七日，但小便量少，说明其证燥化迟缓乏力，仍有水谷不别之势，故其大便初硬后溏。此虽不能食，但不是里热熏灼所致，而是六七日不大便，腑气不降，浊气上冲使然。故不可用大承气汤攻下，若攻之必重挫中气而溏泄。

本证只有当小便量由少而增多时，说明阳明热化燥化进程加速，气化水泌而为尿，肠道逐渐干涩；其证随之由烦躁而可能变化为谵语，由发热而可能变化为潮热，由心下硬而可能变化为腹大满不通等。至此，阳明热盛里实俱甚，方可用大承气汤攻下。

伤寒六七日，目中不了了，睛不和，无表里证，大便难，身微热者，此为实也，急下之，宜大承气汤。三十六。用前第二方。 [252]

《脉经》 伤寒六七日，目中不了了，睛不和，无表里证，大便难，微热者，此为实，急下之，属大柴胡汤、承气汤证。（病可下证）

《金匮玉函经》 伤寒六七日，目中不了了，睛不和，无表里证，大便难，身微热者，此为实，急下之，宜大承气汤。（辨阳明病形证治）

《金匮玉函经》 伤寒六七日，目不了了，睛不和，无表里证，大便难，微热者，此为实，急下之，宜大柴胡汤、承气汤。（辨可下病形证治）

《千金翼方》 伤寒七八日，目中不了了，睛不和，无表里证，大便难，微热者，此为实，急下之，宜承气汤。（阳明病状、宜下）

《太平圣惠方》 伤寒六七日，目中瞳子不明，无外证，大便难，微热者，此为实，宜急下之。（辨可下形证）

本条指出阳明病真阴欲竭，燥屎阻遏，虽虚实夹杂，当急下之。

伤寒六七日，本是太阳病自愈之期（参见第8条），而本证病情却急转直下，症见目光散漫混浊、呆滞无神与大便难并见，则是病已转属阳明，热极伤阴，阴精不能上注于目；此所谓“目中不了了，睛不和”，了了，清楚、爽慧之意。证已至危，病人已不能视物，即使能视物亦难以表达“清楚”与“不清楚”，故释“目中不了了”为“视物不清”，非是。此属医生望诊，是对病人“神”的判断。“睛不和”与“睛和”相对应，《金匮要略方论·腹满寒疝宿食病脉证第十》有“发热色和者”句，“色和”是肤色正常，而“睛和”则是目睛有“神”，今云“睛不和”则谓目睛无神。

所谓无表里证，意指既无太阳伤寒表证之恶寒，亦无阳明病腹满而喘、烦躁谵语之里证。其人大便难属燥屎阻遏，此与目中不了了、睛不和并见，则是热极阴竭。其证在下热灼津枯，故肠道滞涩；在上精不上承，故目光混浊，呆滞无神。本证一方面热极而伏，炽而不张，另一方面真阴欲竭，正气有不支之势，故仅见“身微热”。此属虚实夹杂难治之证，仲景唯能选用大承气汤，攻其燥屎，急泄其热，急下其实，以救欲竭之真阴。

阳明病，发热汗多者，急下之，宜大承气汤。三十七。用前第二方。一云大柴胡汤。 [253]

《脉经》 阳明病，发热汗多者，急下之，属大柴胡汤。（病可下证）

《金匮玉函经》 阳明病，发热汗多者，急下之，宜大承气汤。（辨阳明病形证治）

《金匮玉函经》 阳明病，发热汗多者，急下之，宜承气汤。一云大柴胡汤。（辨可下病形证治）

《千金翼方》 阳明病，发热汗多者，急下之，宜承气汤。（阳明病状、宜下）

本条指出阳明病燥屎内阻，汗出不止，属热极煎迫将竭之阴津外越，当急下之。

阳明病，里热里实，肠道滞涩，燥屎结聚，用大承气汤本属其常；本证虽有燥屎，强调“急下之”，但其“急”，从主要方面看不是急在燥屎不下，而是急在“发热汗多”。

阳明病病情发展至燥屎结聚，其证已属里热炽盛，煎灼津液，故在一般情况下，阴津亏乏，显现于局部是肠道干涩、不大便，显现于全身则是肌肤干涩而无汗。本证热极阴竭，燥屎结聚，不大便，周身发热，本当干涩无汗，而今反“汗多”，此“汗多”既不同于第182条阳明病外证之“汗自出”，也不同于第196条之阳明病“法多汗”，更不同于第219条三阳合病之“自汗出”，此“发热汗多”是热极煎迫将竭之阴津外泄，大有亡阴之虞。故仲景用急下之法，治以大承气汤，通便泄热，企救将竭之阴以治本。后世把仲景此举称之为“釜底抽薪”。

按：宜大承气汤，《辨可下病脉证并治》作“宜大柴胡汤”。

发汗不解，腹满痛者，急下之，宜大承气汤。三十八。用前第二方。 [254]

《金匮玉函经》 发汗不解，腹满痛者，急下之，宜大承气汤。（辨阳明病形证治）

《金匮玉函经》 发汗不解，腹满痛者，急下之，宜承气汤，一云大柴胡汤。（辨发汗吐下后病形证治）

《千金翼方》 发汗不解，腹满痛者，急下之，宜承气汤。（阳明病状）

《太平圣惠方》 阳明病，发作有时，汗不解，腹满痛，宜承气汤。（辨阳明病形证）

本条论述阳明病表证发汗不当，热势鸱张，燥屎结聚，腹满痛剧，当急下之。

阳明病表证本当汗出而解，如第234条云：“阳明病，脉迟，汗出多，微恶寒者，表未解也，可发汗，宜桂枝汤。”又，第235条：“阳明病，脉浮，无汗而喘者，发汗则愈，宜麻黄汤。”本条云“发汗不解”，不是表证不解，而是发汗不当，其病未愈。发汗不彻或大汗淋漓都能鼓荡热势捷达深入，里热急速炽盛，煎灼津液，肠道旋即干涩，燥屎结聚。

本证由于发汗鼓荡，热势急剧鸱张，燥屎迅疾结聚，故发病急，病势重，其证以腹大满、急痛为特点，仲景治以急下之法；其“急”，急在“腹满痛”剧烈难忍，故选用大承气汤急通腑气，泄热除满而缓腹痛之急。

腹满不减，减不足言，当下之，宜大承气汤。三十九。用前第二方。 [255]

《金匮玉函经》 腹满不减，减不足言，当下之，宜大承气汤。（辨阳明病形证治）

《金匮玉函经》 腹满不减，减不足言，当下之，宜大柴胡汤、承气汤。（辨可下病形证治）

《千金翼方》 腹满不减，减不足言，当下之，宜承气汤。（阳明病状、宜下）

本条指出阳明病大便硬或有燥屎，虽下之，但腹满不减，或虽微减而腹满仍在，当再下之。

本证“腹满不减”，仲景治以大承气汤，从中可见，其“腹满”不可能是一个孤立的症状，而是阳明病的腹满。本条文曰“减不足言”，说明尽管“不足言”，其腹满却曾缓解过。阳明病热实壅滞之腹满，不存在自行减缓的趋势，而只有用过下法，因病重药轻，其腹满才有可能减而不除。如第 208 条云：“若腹大满不通者，可与小承气汤，微和胃气，勿令至大泄下。”这是讲服用小承气汤之后，微和胃气，满除滞通。若服小承气汤后，腹大满不通仍在或“腹满虽减，减不足言”，根据病情的发展，仍当下之，宜大承气汤。又如，第 249 条云：“伤寒吐后，腹胀满者，与调胃承气汤。”腹胀满，予以调胃承气汤，虽方药对证，却未必一定药到满除，若其满不除怎么办？第 241 条云：“大下后，六七日不大便，烦不解，腹满痛者，此有燥屎也。”“宜大承气汤”。本条因有燥屎而腹满痛，方用大承气汤，本当药到满除，但病是一个复杂的过程，若一服而燥屎不下，腹仍满痛，则当仍用大承气汤继续攻下。

在本条中，仲景从一个侧面践行“观其脉症，知犯何逆，随证治之”的原则，强调阳明病，大便硬或有燥屎，虽已用过小承气汤或调胃承气汤或大承气汤，若硬便或燥屎未净，虽腹满已减，但减不足言，腹满仍在者，则仍当放手再用大承气汤。

阳明少阳合病，必下利，其脉不负者，为顺也；负者，失也，互相克贼，名为负也。脉滑而数者，有宿食也，当下之，宜大承气汤。四十。用前第二方。［256］

《脉经》 阳明与少阳合病而利，脉不负者为顺；负者，失也，互相克贼为负。滑而数者，有宿食，当下之，属大柴胡、承气汤证。（病可下证）

《金匮玉函经》 阳明与少阳合病，必下利，其脉不负者为顺；负者为失，互相克贼，名为负。若滑而数者，有宿食也，当下之，宜大承气汤。（辨阳明病形证治）

《金匮玉函经》 阳明与少阳合病而利，不负者为顺；负者，失也，互相克贼为负。脉滑而数者，有宿食也，当下之，宜大柴胡汤、承气汤。（辨可下病形证治）

《千金翼方》 阳明与少阳合病而利，脉不负者为顺。滑而数者有宿食，宜承气汤。方并见承气汤门。（阳明病状、宜下）

《太平圣惠方》 阳明与少阴（阳）合病，而自利、脉浮者，为顺也。滑而数者，有宿食，宜承气汤。（辨阳明病形证）

《太平圣惠方》 伤寒，脉数而滑者，有宿食，当下之则愈。（辨可下形证）

本条指出阳明少阳合病，证偏阳明，虽少火内迫而下利，但燥屎已成，当以攻燥屎为急。

本条用五行克制理论，判断脉症的逆顺。在本论中，以五行克制理论判断脉症的逆顺还见于第 108 条：“伤寒，腹满谵语，寸口脉浮而紧，此肝乘脾也，名曰纵。”第 109 条：“伤寒发热，啬啬恶寒，大渴欲饮水，其腹必满，自汗出，小便利，其病欲解，此肝乘肺也，名曰横。”

本证阳明少阳合病，是机体感受外邪以后，阳明和少阳同时发生的相应反应；是阳明之热与少阳之邪火交炽，气机失于和顺，郁热壅积所致。一方面，其人本有宿食，经阳明里热煎灼而成燥屎，此属本证的重点；另一方面，少阳邪火下迫而下利，从而形成燥屎与热利并存的状况；同时，阳明热势鼓荡于外，症见发热，脉显滑数。

在五行关系上，阳明属土，少阳属木。本证阳明少阳合病，若下利与弦脉并见，则说明少阳气盛火炽，证偏少阳，反映在五行关系上属木乘土，仲景把这种关系称之为“负”。而本证虽下利，但其脉不弦而是滑数，此属阳明气盛热炽，证偏阳明。因其脉不弦，故反映在五行上则不存在克贼关系，仲景把这种关系概括为“其脉不负”，故“为顺也”。

“负者，失也，互相克贼，名为负也”一句，系仲景自注句，是对前文“其脉不负者”之“负”进行解释。从文气上，“脉滑而数者，有宿食也，当下之，宜大承气汤”，上承“其脉不负者，为顺也”。

本证虽是阳明少阳合病，但“其脉不负”，“为顺也”，故证偏阳明；虽少火内迫而下利，但燥屎已成，故仲景以攻燥屎为急，方用大承气汤。

病人无表里证，发热七八日，虽脉浮数者，可下之。假令已下，脉数不解，合热则消谷喜饥。至六七日不大便者，有瘀血，宜抵当汤。四十一。用前第二十四方。 [257]

《脉经》 病者无表里证，发热七八日，脉虽浮数者，可下之。假令下已，脉数不解，今热则消谷喜饥。至六七日不大便者，有瘀血，属抵当汤。若脉数不解，而不止，必夹血，便脓血。（病发汗吐下以后证）

《脉经》 病者无表里证，发热七八日，虽脉浮数，可下之，属大柴胡汤证。（病可下证）

《金匮玉函经》 病人无表里证，发热七八日，脉虽浮数者，可下之。假令下已，脉数不解，合热则消谷善饥。至六七日，不大便者，有瘀血，宜抵当汤。若脉数不解，而下不止，必挟热便脓血。（辨阳明病形证治、辨发汗吐下后病形证治）

《千金翼方》 病人表里无证，发热七八日，虽脉浮数，可下之，宜大柴胡汤。（太阳病用柴胡汤法）

《千金翼方》 病者无表里证，发热七八日，虽脉浮数，可下之。假令下已，脉数不解，而合热消谷喜饥。至六七日不大便者，有瘀血，抵当汤主之。若数不解，而下不止，必挟热便脓血。方见杂疗中。（阳明病状）

本条论述热盛于血分而蒸于外，“有瘀血”的证治。

伤寒发热七八日，若是表证未解，必见恶寒，当用汗法；若是谵语有潮热，手足濈然汗出，此大便已硬，证属阳明里实，当用下法。本证病人，发热七八日，却“无表里证”，既不是阳明病表证，故不可依第234条、第235条用桂枝汤或麻黄汤；也不是典型的阳明病里证，故不可依第208条、第209条用大承气汤或小承气汤。

脉浮数，数主里热炽盛而未结实（数则为热，数则为虚），浮主里热外蒸，此本不当用下法，但仲景在此特别指出“‘虽’脉浮数者，可下之”，仲景为什么会有这样的思考？原来本证病人，发热七八日，“至六七日不大便者，有瘀血”，若仅仅六七日“不大便”，而无谵语、潮热等症状，按例依然不可用大承气汤，本证之所以选用下法是因为“有瘀血”，是热盛于血分而蒸于外，故虽发热，而“无表里证”。“有瘀血”三字不仅是言病机，而且也是言症状，意即病人出现瘀血症状，不排除出现如少腹结痛，其人发狂、如狂、喜忘，或“屎虽硬，大便反易，其色必黑”（参见第124条、第125条、第237条）等。若有瘀血，当治以逐瘀通便泄热，方用抵当汤。

瘀血从何而来？病人发热七八日之久，热势内聚，气阴暗耗，继则深入内伏，伏热盛于血分，伤络则动血，血溢经络则为瘀。关于瘀血，《金匮要略方论·惊悸吐衄下血胸满瘀血病脉证治第十六》有云：“病者如热状，烦满，口干燥而渴，其脉反无热，此为阴伏，是瘀血也，当下之。”所谓“阴伏”，道明了热伏于血分，瘀血发热的病机。“是瘀血也，当下之”，反映出仲景及那个时代对后世所谓“热入血分”及其治法的认识。

“假令已下，脉数不解，合热则消谷喜饥”，是仲景自注句。若下后，不是脉静身凉，而是脉由浮变为不浮，且脉数不解，此是下后血分伏热外蒸之势虽减，但热势内聚，客热干胃，与阳明热相合，此即所谓“合热”。合，聚也。热聚胃腑，气阴暗耗，故其人消谷喜饥。所谓“消谷喜饥”不是说纳食量多，而是言其人有饥饿感。

“至六七日不大便者”以下，在文气上与“虽脉浮数者，可下之”相贯。

若脉数不解，而下不止，必协热便脓血也。 ［258］

（按：本条《脉经》《金匮玉函经》《千金翼方》与第257条连）

本条论述下后利不止，血分伏热内聚，乘势下注，热、血、脓、滞并作而成利。

本条文意承接前条。前条言，发热，无表里证，“有瘀血，宜抵当汤”。“假令已下”，“脉数不解”，下后血分伏热外蒸之势虽减，但热势内聚，与阳明热相合，气阴暗耗，其人消谷善饥。

本条论述“假令已下”，“脉数不解”，不是下后血分伏热内聚，与阳明热相合，消谷善饥；而是下后利下不止，血分伏热内聚，乘势下注，一方面，热灼肠络，热与血相结，热蕴瘀壅，蓄毒而酿脓；另一方面，虽利下不止，但又滞而不爽，故血、脓、热、滞并作而成利。

伤寒发汗已，身目为黄，所以然者，以寒湿一作温**在里，不解故也。以为不可下也，于寒湿中求之。** ［259］

《脉经》 伤寒发其汗，身目为黄，所以然者，寒湿相抟在里，不解故也。（病发汗以后证）

《金匮玉函经》 伤寒发其汗已，身目为黄，所以然者，以寒湿相抟在里，不解故也。以为非瘀热而不可下，当于寒湿中求之。（辨阳明病形证治、辨发汗吐下后病形证治）

《千金翼方》 伤寒发其汗，则身目为黄，所以然者，寒湿相抟在里，不解故也。伤寒，其人发黄，栀子柏皮汤主之。（阳明病状）

本条论述寒湿发黄的病机及治疗原则。

“伤寒，发汗已”，能够“身目为黄”者，其“伤寒”不是一般意义的发热恶寒之伤寒，与第187条对照，当属“伤寒脉浮而缓，手足自温者”。其证当系在太阴，既可小便不利而发展为太阴病，也可以小便自利而发展为阳明病。小便利与不利，关乎湿之有无，小便利则湿从燥化，不能发黄，而发展为阳明病；小便不利，水停为湿，则发展为太阴病。

本证伤寒，发其汗，能够身目为黄，其原因有二：一是其人素有内湿，发汗更伤脾阳，内湿益甚；二是发汗鼓荡邪热，造成湿与热蕴酿之机，湿热郁蒸，濡染黄化，流于肌表，则身目发黄。

发黄必有湿，无湿之酿，即使有热也不能发黄；发黄必有热，无热之蒸，即使有湿亦不能发黄。无论是湿热发黄还是寒湿发黄，发黄作为一个具体的症状，一个具体的过程，均缘于湿热的蕴酿、蒸化。单就“发黄”这一具体症状，这一局限的“点”来说，寒湿发黄与湿热发黄在发生机理上没有本质的区别。“证”不同于“症状”，若就“证”来说，寒湿发黄证与湿热发黄证有阴阳属性的不同。这是因为，证的阴阳属性主要取决于机体阳气的盛衰，在发黄证中，湿邪作为主要因素，随机体阳气的盛衰，可能产生从阳化热或从阴化寒两种不同的变化趋势，从而形成两种不同的过程：外感寒湿较盛，或误治后损伤阳气，中阳相对不足者，机体化热迟缓或无力化热，湿邪从阴化寒，可形成寒湿发黄证；若中阳相对充盛者，机体化热迅速，湿邪从阳化热，可形成湿热发黄证。

寒湿发黄证的形成是一个比较复杂的复合过程，机体虽然有邪热，但热郁不甚，热势不张，仅能勉强形成热郁蒸湿之势而发黄，却不能热化为阳热实证。此正如釜底之薪少，仅能令釜中之水温，而不能令其沸。在寒湿发黄证中，邪热蒸湿发黄仅仅是一个局部的、短暂的过程，而证的总体演变趋势仍是从阴化寒，故寒湿发黄证总的病机是：“寒湿在里，不解故也。”

“于寒湿中求之”，是仲景确立的此证治疗原则，体现出治病求本的精神。寒湿发黄，后世称之为“阴黄”。条文未列方药，宋代韩祗和为此证创制茵陈茯苓汤、茵陈茱萸汤、小茵陈汤、茵陈四逆汤等，既用姜、附、桂枝、茱萸之辛温，以体现“于寒湿中求之”之治本精神，又用苦寒之茵陈、木通等清热利湿以退黄。关于茵陈，近人张山雷《本草正义》云：“阴黄一证，虽曰虚寒，然其始亦内有蕴热，故能发见黄色。则以入于温经队中而扫荡之，仲景茵陈、附子之法是也。”

伤寒七八日，身黄如橘子色，小便不利，腹微满者，茵陈蒿汤主之。四十二。用前第二十三方。［260］

《脉经》 伤寒七八日，身黄如橘，小便不利，少腹微满，属茵陈蒿汤证。（病可下证）

《金匮玉函经》 伤寒七八日，身黄如橘子色，小便不利，少腹微满，茵陈蒿汤主之。（辨阳明病形证治、辨可下病形证治）

《千金翼方》 伤寒七八日，身黄如橘，小便不利，其腹微满，茵陈汤主之。（阳明病状）

《太平圣惠方》 伤寒七八日，身黄如橘，小便不利，其腹微满者，宜下之。（辨可下形证）

本条论述伤寒邪热蒸湿，湿热酝酿，濡染黄化的证治

本条发热恶寒之伤寒，经过七八日，其人即显现“身黄如橘子色”，反映出其人素禀湿盛。新感外邪之后，邪从热化，邪热蒸湿，湿热蕴酿，濡染黄化而流于肌肤。由于热盛蒸化，故其色不仅黄而且鲜明如橘。由于湿热郁结，气化失调，气机不畅，故一方面内则腹满，外则无汗，且兼小便不利；另一方面，由于无汗和小便不利，故热不得越，湿不得

泄，此又加重了湿热郁结、蕴酿的过程；从而形成了无汗、小便不利与湿热蕴结之间的因果关系。故纠正湿热蕴结之不良因果循环，是本证治疗的根本；仲景治以茵陈蒿汤，意在清热利湿，以治其本（方见第236条）。

伤寒，身黄发热，栀子柏皮汤主之。方四十三。 ［261］

肥栀子十五个，擘　甘草一两，炙　黄柏二两

右三味，以水四升，煮取一升半，去滓。分温再服。

《金匮玉函经》 伤寒，身黄发热，栀子柏皮汤主之。（辨阳明病形证治）

《千金翼方》 ……伤寒，其人发黄，栀子柏皮汤主之。（阳明病状）（按：本条与第259条连。）

本条表述身黄与发热并见的证治。

本证伤寒由发热、恶寒而变为发热不恶寒且症见身黄，其证突出“身黄”和“发热”，此系其人素禀湿盛，其发热已不是表热，而是外邪由表入里，里热外蒸，故其热势鸱张，高热不退。里热与里湿互结，邪热蒸湿而黄化，故症见身目发黄。

本证特点是里热炽盛，症见身黄，高热不退，仲景治以栀子柏皮汤，清热利湿，且重在清热。栀子，清热利湿退黄；黄柏，清热燥湿，《神农本草经》主五脏肠胃中结热黄疸；甘草，清热解毒，配栀、柏和药性以护胃气。

伤寒，瘀热在里，身必黄，麻黄连轺赤小豆汤主之。方四十四。 ［262］

麻黄二两，去节　连轺二两，连翘根是　杏仁四十个，去皮尖　赤小豆一升　大枣十二枚，擘　生梓白皮切，一升　生姜二两，切　甘草二两，炙

右八味，以潦水一斗，先煮麻黄再沸，去上沫，内诸药，煮取三升，去滓。分温三服，半日服尽。

《金匮玉函经》 伤寒，瘀热在里，身必发黄，宜麻黄连轺赤小豆汤主之。（辨阳明病形证治）

《千金翼方》 伤寒，瘀热在里，身体必黄，麻黄连翘赤小豆汤主之。（阳明病状）

本条表述伤寒发热恶寒，无汗，热不得越，瘀热在里，身黄的证治。

本证伤寒，身黄，仲景选用麻黄连轺赤小豆汤，并对其病机概括为“瘀热”。瘀热前见于第142条：“太阳病，六七日，表证仍在。”“其人发狂，以热在下焦。”“所以然者，以太阳随经，瘀热在里故也。”之所以太阳病表邪能够“随经”而“瘀热”在里，这是因为其太阳表证无汗，热不得发越，故才有“随经”“瘀热”的可能。又，第236条：“发热汗出者，此为热越，不能发黄。”“但头汗出，身无汗，剂颈而还，小便不利，渴引水浆者，此为瘀热在里，身必发黄。”此条“瘀热”是与“热越”相对应，“热越”则不能发黄，“瘀热”则身必发黄。所谓“热越”，即发热汗出，而“瘀热”则必发热无汗，无汗则热不得越，而形成瘀热。

本证伤寒，发热、恶寒、无汗，热不得越，故瘀热在里，症见身黄。“瘀热在里”，“瘀”，非“郁”之假借，在仲景的思路中，本证发黄的病机还有血“瘀”的因素。

本条伤寒，“瘀热”而发黄，仲景治以麻黄连轺赤小豆汤。方用麻黄、生姜、杏仁开表

利气，发越瘀热。对热不得越，无汗而身黄者，仲景善用麻黄发越瘀热，如第231、第232条，“一身及目悉黄”并见脉浮，仲景选用麻黄汤发汗，使黄从汗泄。《金匮要略方论·黄疸病脉证并治第十五》附方：《千金》麻黄醇酒汤治黄疸，方用麻黄三两，以美清酒五升，煮取二升半，顿服尽以退黄。从中可以领悟仲景及其那个时代用麻黄发汗治身黄的基本思路。

连轺，即连翘。邹澍云：“因瘀热在里句，适与连翘功用不异，郭景纯《尔雅》注，一名连苕，苕、轺声同字异耳。而今本《伤寒论》注曰：连轺即连翘根。遂以《本经》有名未用翘根当之。陶隐居云：方药不用人无识者，故《唐本草》去之。岂仲景书有此，六朝人皆不及见，至王好古忽见之耶？噫！亦必无之事矣。”① 又，丹波元坚云：“先友伊泽信恬曰：连轺即连翘。《本草经》所载之物，而非其根也，《千金》及《翼》并作连翘。《尔雅》：‘连，异翘。’郭璞注：‘一名连苕’。皆可取证。且《诗·陈风》：‘邛有旨苕。’陆玑疏：‘苕，苕饶也，幽州人谓之翘饶。’《汉书·礼乐志》：‘兼云招给祠南郊。’颜师古注：‘招，读与翘同。’《文选·吴都赋》：‘翘关扛鼎。’李善注：‘列子曰：孔子劲能招国门之关，而不肯以力闻。’据此，翘、苕、轺实一声也。此说为核。”② 按：伊泽信恬（1777—1829年）即伊泽兰轩，信恬是其名，著《兰轩遗稿》。

连翘苦寒开结，生梓白皮清热解毒，配麻黄制以温、取其散。赤小豆清热解毒，利湿散瘀，与麻黄、连翘配伍，寓有利血中之水气、化瘀之意。甘草、大枣配麻黄、杏仁、生姜宣调气机以开表；配连翘、生梓白皮和药，顾脾胃以护正气。

按：潦水，李时珍曰：“降注雨水谓之潦，又淫雨为潦，乃雨水所积。韩退之诗云：潢潦无根源，朝灌夕已除。是矣。”③ 谓其无根而易涸，成无已谓其味薄，不助湿气，而利热。又，虞抟云：“曰潦水者，又名无根水，山谷中无人迹去处，新上窠臼中之水也。取其性不动摇，而有土气内存。”④ 可参酌。

---

① 邹澍．本经疏证·卷十一［M］．上海：上海科学技术出版社，1959

② 丹波元坚．伤寒述义［M］．北京：人民卫生出版社，1983

③ 李时珍．本草纲目［M］．北京：人民卫生出版社，1978

④ 虞抟．医学正传·卷之一［M］．北京：人民卫生出版社，1965

辨少阳病脉证并治第九

方一首，并见三阳合病法

太阳病不解，转入少阳，胁下硬满，干呕不能食，往来寒热，尚未吐下，脉沉紧者，与小柴胡汤。第一。七味。 (266)

少阳之为病，口苦，咽干，目眩也。 ［263］

《金匮玉函经》 少阳之为病，口苦，咽干，目眩也。（辨少阳病形证治）

《千金翼方》 少阳之为病，口苦，咽干，目眩也。（少阳病状）

《太平圣惠方》 伤寒三日，少阳受病，口苦，干燥，目眩，宜柴胡汤。（辨少阳病形证）

本条论述少阳病郁火上窜空窍的典型症状。

少阳，在天有如旭日初升，意象阳气生发之势；在人体寓少火之象，意蕴阳气蓬勃、长养之势，此即《素问·阴阳应象大论》所谓"少火生气"。人体少火温煦条达，生气勃勃而不亢烈。若少火郁而失于条达，复感外邪以激荡，则郁而火壮；少阳郁火上窜空窍，郁火炎上则口苦，热灼津液则咽干，火扰精明则视物摇摇然不定。

后世注家把本条作为少阳病提纲，意欲概括少阳病之全部而又难以全面，从而引发所谓少阳病提纲之纷争，混淆了少阳病与柴胡证之不同。明代方有执首先提出，本论第96条："伤寒五六日，中风，往来寒热，胸胁苦满……""此少阳之初证，叔和以无少阳明文，故犹类此。凡如此者，今皆从之。"[①] 至明末清初喻嘉言则谓："仲景少阳经之原文，叔和大半编入太阳经中，昌殊不得其解。""此等处，窃不敢仍叔和之旧。"于是"兹将治少阳之法，悉归本篇"。[②] 从而把太阳病篇第96条列为少阳病篇首。此后，清代程应旄又把第96条列在第263条之后，而清代舒驰远复将本条列为少阳病篇首。至清乾隆编纂《医宗金鉴》，则把有关柴胡证的条文悉归于少阳病篇内。于是注家们多根据自己的理解，把论中有关柴胡汤的条文和少阳病篇的条文混编在一起，尽管这些编次具体序列有所不同，但其指导思想是一致的，即柴胡汤证就是少阳病，少阳病即是柴胡汤证。从而导致认识上的混乱。

在此指出小柴胡汤证不等同于少阳病，并不是说少阳病不能用小柴胡汤。恰恰相反，在《伤寒论》中，小柴胡汤能治疗少阳病（见第266条），然而小柴胡汤却不仅仅只治疗少阳病，如第394条："伤寒差以后，更发热，小柴胡汤主之。"关于这一点，清代张志聪曾诘问道："前人何据，谓小柴胡为少阳之主方也？"[③] 张志聪的发问是有道理的。

本条与此下的264条对照，可见本条当属少阳中风。

---

① 方有执. 伤寒论条辨［M］. 北京：人民卫生出版社，1957

② 喻昌 . 尚论篇［M］. 上海：上海古籍出版社，1991

③ 张志聪 . 伤寒论集注·卷三［M］. 上海：锦章书局，1954

少阳中风，两耳无所闻，目赤，胸中满而烦者，不可吐下，吐下则悸而惊。［264］

《金匮玉函经》 少阳中风，两耳无闻，目赤，胸中满而烦，不可吐下，吐下即悸而惊。（辨少阳病形证治）

《千金翼方》 少阳中风，两耳无所闻，目赤，胸中满而烦，不可吐下，吐下则悸而惊。（少阳病状）

《太平圣惠方》 少阳中风，两耳生（无）所闻，目赤，胸中满而烦，不可吐下，吐下则悸而惊，宜柴胡汤。（辨少阳病形证）

本条告诫少阳中风不可吐下。

本证称为少阳中风，而不称为少阳伤寒，并不是由于本证因感受了风邪而发，而是少阳中风属少阳发病的分类之一。伤寒、中风作为仲景对疾病的分类方法，它以比较为基础，相对比而言。在《伤寒论》中，不仅仅指称太阳病篇中的麻黄汤证（太阳伤寒）和桂枝汤证（太阳中风），而且在阳明病篇中还有阳明中风、阳明中寒（伤寒），在太阴病篇中有太阴中风、太阴伤寒等。这种对疾病的分类方法与《黄帝内经》中看待宇宙万物的阴阳两分法相同，是古代的两分法辩证逻辑在医学领域中的应用。它是以涵括疾病整体属性的“象”为基础的，即热者（热极者）、动者属阳，属中风；寒者（热微者）、静者属阴，属伤寒。本证目赤、胸中满而烦，属热极，属动，故称之曰“中风”。典型的少阳病病机是少火被郁，本证少阳病特点是热极火炎，邪火集聚，扰窜空窍，表现为清窍局部的火象，而非弥漫之热象。火郁于胸膈，故胸中满而烦；邪火上窜，火灼目睛则目赤，火蒙耳聪则无闻。对此，仲景特别指出，只宜清宣郁火，不可吐，不可下。

若误用吐下，则伤津耗气，一方面心阴心气不足，心失所养；另一方面郁火乘势扰心，心主不宁。故轻则症见动悸不安，重则惊怖而恐。

按：在《辨阴阳易差后劳复病脉证并治》篇第394条中，仲景据“观其脉症，知犯何逆，随证治之”的辨证原则，而设小柴胡汤之轻剂，与第96条中的小柴胡汤对比，该条中的小柴胡汤除了柴胡仍用半斤、半夏仍用半升外，人参、黄芩、甘草、生姜各作二两。根据仲景用此方之思路，本条少阳中风，少火被郁，其特点是热极火炎，邪火集聚，扰窜空窍，表现为清窍局部的火象，而非弥漫之热象，故可选用小柴胡汤，同时在药物用量上适当调整。本证需重用清里泄火之黄芩，轻用疏解宣外之柴胡，并据小柴胡汤方后注中之加减法，去人参等进行调整。

伤寒，脉弦细，头痛发热者，属少阳。少阳不可发汗，发汗则谵语，此属胃。胃和则愈，胃不和，烦而悸一云躁。［265］

《脉经》 伤寒，脉弦细，头痛而反发热，此属少阳。少阳不可发其汗。（辨不可发汗证）

《金匮玉函经》 伤寒，脉弦细，头痛发热者，属少阳。少阳不可发汗，发汗则谵语，此属胃。胃和即愈，胃不和，则烦而悸。（辨少阳病形证治、辨不可发汗病形证治）

《千金翼方》 伤寒病，脉眩细，头痛而发热，此为属少阳。少阳不可发汗，发汗则谵

语，为属胃。胃和即愈，不和烦而悸。（少阳病状）

《太平圣惠方》 伤寒病，脉弦细，头痛而发热，此为属少阳。少阳不可发汗，发汗则评语，为属胃。胃和即愈，不和即烦而悸，宜柴胡汤。（辨少阳病形证）

本条告诫少阳伤寒不可发汗。

本论第5条云："伤寒二三日，阳明、少阳证不见者，为不传也。"意即伤寒三日，若见少阳病脉症，则发展为少阳病。而当发展为典型的少阳病时，其表现则如同第263条所言，"口苦、咽干、目眩"，此即所谓"传也"。

如前所述，伤寒三日，若见少阳病的脉症，则发展为少阳病，而这些少阳病脉症，有可能如同本条所言："脉弦细，头痛、发热。"其中突出的"脉弦细"，则是本证的特点。

本证是外邪直犯少阳，少阳自受寒邪所致。少阳之气，温煦长养，疏泄条达。寒伤少阳之气，少火郁蒸于表，则症见发热；少火逆壅于上，则症见头痛。弦脉本为少阳之常脉，其来若草木初生，指下耎弱轻虚而滑，端直以长，此属阳气生发之象；本证少火被郁，脉显弦细，则属少阳之气郁而求伸之象。"郁而求伸"，则属变异的生发之势。细脉与弦脉并见，其细为郁滞之象。

本证属邪犯少阳，少火被郁。此与第264条之少阳中风对比，虽同属少阳病、少火被郁，但各有特点。少阳中风属热极火炎，邪火集聚，其热有鸱张之势，故上窜空窍；而本证则属少火郁而求伸，其热处于弥漫之势，故名之曰少阳伤寒。

因本证属少火被郁，郁而求伸，故对其治疗，只宜因势利导，施以宣泄疏解之法，不可发汗。若误汗，则耗伤津液而胃燥，燥热炽盛，扰动心神则谵语；其轻缓者可津液自复，胃和而病愈；其急重者不仅津液不能自复，由于胃燥热炽，胃气不和，故症见温温恶心而欲吐。按：此处之"烦"是恶心的意思（参见第74条、第96条、第147条）。又因发汗鼓荡少阳郁火，火热竭阴耗气，故证由"实"而逐渐转"虚"，表现为心阴心气不足。血不奉心，气不养神，则心动悸不安，证属虚实夹杂。

前证少阳中风不可吐下，本证少阳伤寒不可发汗，仲景告诫，少阳病汗吐下俱禁。

按：本证属外邪直犯少阳，少阳自受寒邪，少火被郁，少阳之气郁而求伸之象，故可选用小柴胡汤，同时在药物用量上适当调整。本证需重用疏解宣外之柴胡，略轻用清里泄火之黄芩，并据小柴胡汤方后注中之加减法，去人参等进行调整（参见第164条）。

本太阳病不解，转入少阳者，胁下硬满，干呕不能食，往来寒热，尚未吐下，脉沉紧者，与小柴胡汤。方一。 ［266］

柴胡八两　人参三两　黄芩三两　甘草三两，炙　半夏半升，洗　生姜三两，切　大枣十二枚，擘

右七味，以水一斗二升，煮取六升，去滓，再煎取三升。温服一升，日三服。

《金匮玉函经》 太阳病不解，转入少阳者，胁下坚满，干呕不能食饮，往来寒热，尚未吐下，其脉沉紧，与小柴胡汤。若已吐下、发汗、温针，评语，柴胡证罢，此为坏病。知犯何逆，以法治之。（辨少阳病形证治、辨发汗吐下后病形证治）

《千金翼方》 太阳病不解，转入少阳，胁下坚满，干呕不能食饮，往来寒热，而未吐

下,其脉沉紧,可与小柴胡汤。若已吐下、发汗、温针,评语,柴胡证罢,此为坏病。知犯何逆,以法治之。(少阳病状)

《太平圣惠方》 少阳病,胁下坚满,干呕不能饮食,往来寒热,若未吐下,其脉沉紧,可与柴胡汤。(辨少阳病形证)

本条表述由太阳病转属少阳病的证治。

由太阳病转入少阳病,在本论中,仲景称之为“转属”。邪在太阳,其病在营卫,证以发热恶寒,头痛为特点;转入少阳,转属为少阳病,少火失于条达,则郁而化火。少阳火郁,郁火横逆,故胁下硬满。火郁气结,胃气不和,故干呕不能食。所谓干呕不能食,即恶心欲呕状。少阳火郁,郁火内敛,结聚于里,失于布达则阵有寒意;郁而求伸,郁火外蒸,热势达于表则阵有烘热,此即所谓往来寒热。所谓往来寒热,是指虽然医生切其肌肤而觉发热,但“病人自己感觉”却是身体寒冷,不感觉发热,此时属发热恶寒阶段;而当病人自己感觉身体发热时,则又不觉寒冷,此属不恶寒反发热阶段。这种(发热)恶寒与不恶寒、反发热的反复交替,则形成往来寒热。

“尚未吐下”属仲景自注句,说明后文“脉沉紧”是自然形成的而不是吐下后所致。本太阳病,其脉当浮,今转属为少阳病,其脉必由“浮”而变化为“不浮”,对比而言,不浮曰“沉”。紧脉,在太阳病表证,意象敛束,主邪闭,而在里证则意象邪结,或停水、或寒凝、或气结。如第67条:“伤寒,若吐、若下后,心下逆满,气上冲胸,起则头眩,脉沉紧。”紧主水停;如第283条:“病人脉阴阳俱紧,反汗出者,亡阳也,此属少阴。”紧主寒凝。本条脉沉紧与胁下硬满、往来寒热并见,其脉紧则主火郁气结,此“紧”寓涵“弦”象。

本证属少阳火郁气结,仲景治以小柴胡汤,意在疏达郁火、宣调气机。气机顺畅谓之疏泄。

此前第264条之少阳中风,第265条之少阳伤寒,都属少阳自受寒邪,是原发的少阳病;而本条所述之少阳病,则是由太阳病转属的少阳病。

按:第265条云:“少阳不可发汗。”本证“太阳病不解,转入少阳者”,选用小柴胡汤。而小柴胡汤在《辨可发汗病脉证并治》篇中,被列在发汗剂之中。同时,第101条又云:“若柴胡证不罢者,复与柴胡汤,必蒸蒸而振,却复发热汗出而解。”表达出小柴胡汤确能够发汗。这间接地说明了两个问题:一是在仲景的思路中,小柴胡汤证不是少阳病;二是小柴胡汤在运用过程中,发汗或不发汗,都在“知犯何逆、以法治之”运用的掌控之中。此与第12条中的桂枝汤是用其发汗,而第387条中的桂枝汤则是用其“小和之”而不发汗,异曲同工。

若已吐下、发汗、温针,评语,柴胡汤证罢,此为坏病。知犯何逆,以法治之。[267]

《金匮玉函经》 ……若已吐下、发汗、温针,评语,柴胡证罢,此为坏病。知犯何逆,以法治之。(辨少阳病形证治)(按:本条与第266条连)

《千金翼方》 ……若已吐下、发汗、温针,评语,柴胡证罢,此为坏病。知犯何逆,以法治之。(少阳病状)(按:本条与第266条连)

《太平圣惠方》 少阳病，若已吐下、发汗，评语，服柴胡汤，若不解，此欲为狂病，随其证而治之。（辨少阳病形证）

本条表述少阳病误用吐、下、汗法，若成坏病，当观其脉症，知其病机，以相应方法对治。

本条承接前条。前条太阳病转属少阳病之后，出现若干少阳病脉症，如胁下硬满，往来寒热，脉沉紧等，治以小柴胡汤；仲景特别加自注句，强调“尚未吐下”。本条仲景又指出，若违背第264条与第265条少阳病不可汗吐下之告诫，而误用吐、下、发汗、温针等治法，或挫伤正气，或鼓荡郁火，并以出现谵语为例，指出少阳邪结气滞病机已不复存在，从而导致原本少阳病柴胡汤证被误治而成为坏病。对于坏病，仲景遵循其一贯的思想和方法，即“观其脉症，知犯何逆，随证治之”。

三阳合病，脉浮大，上关上，但欲眠睡，目合则汗。 ［268］

《金匮玉函经》 三阳合病，脉浮大，上关上，但欲寐，目合则汗。（辨少阳病形证治）

《千金翼方》 三阳脉浮大，上关上，但欲寐，目合则汗。（少阳病状）

本条论述三阳合病，其势向内，脉端直而长，热势有郁闭之象，当施以少阳证治之法。

太阳、阳明、少阳三阳合病，是热势弥漫三阳。本证三阳合病的特点是脉浮而大，所谓“上关上”，意即其脉端直而长。太阳之热布达于外，故其脉浮；阳明之热炽盛于内，故其脉大；少阳火郁气滞，郁而求伸，故其脉端直以长，以呈“上关上”之势。

本证虽是三阳合病，但与第219条三阳合病不同。彼以热势鸱张为特点，虽是里热炽盛，但比较而言，其势向外；此以热势郁滞为特点，虽也是里热炽盛，但比较而言，其势向内。故彼证腹满身重，谵语遗尿，口不仁，面垢等热象明显；而本证“但欲眠睡”，热势内蕴，热象外露并不明显。

“但欲眠睡”，昏昏然迷糊貌，此系热势内蕴神明所致。“目合则汗”，即后世所谓“盗汗”；目合则阳气入于里，热得阳熏，其热益盛，盛热迫津，故目合则汗出。本证热势有郁闭之象，故当施以少阳证治之法，以宣泄疏达清透为主。

伤寒六七日，无大热，其人躁烦者，此为阳去入阴故也。 ［269］

《金匮玉函经》 伤寒六七日，无大热，其人躁烦，此为阳去入阴也。（辨少阳病形证治）

《千金翼方》 伤寒六七日，无大热，其人躁烦，此为阳去入阴故也。（少阳病状）

《太平圣惠方》 伤寒三日，无大热，其人烦躁，此为阳去入阴故也，宜茯苓汤。（辨少阳病形证）

本条指出伤寒发病，阳气日渐不支，可显无热恶寒，而发展为少阴病。

机体感受寒邪，发为伤寒，其人发热恶寒，至六七日间，当是热退身凉，脉静自愈之期，此属正胜邪退（参见第8条）。本证伤寒，经过六七日，虽恶寒不止，但热势渐减，而显“无大热”之势，此属正气不足，阳气日渐不支，抗邪无力。若阳气渐虚，病情继续发展，可显无热恶寒，而终于由阳入阴发展为少阴病。其人躁烦是虚阳不耐邪扰之象。躁烦与烦躁义同。

伤寒三日，三阳为尽，三阴当受邪。其人反能食而不呕，此为三阴不受邪也。[270]

《金匮玉函经》 伤寒三日，三阳为尽，三阴当受邪。其人反能食而不呕，此为三阴不受邪也。（辨少阳病形证治）

《千金翼方》 伤寒三日，三阳为尽，三阴当受其邪。其人反能食而不呕，此为三阴不受其邪。（少阳病状）

本条指出机体感受寒邪，三阳均未发病，若胃和脾旺，三阴"正气存内"，亦不能发展为三阴病。

本论第4条云："伤寒一日，太阳受之。"是言机体当日感受寒邪，太阳发病当在一二日。《伤寒例》云："尺寸俱浮者，太阳受病也，当一二日发。"

本论第5条云："伤寒二三日，阳明少阳证不见者，为不传也。"间接地说明了伤寒二三日，阳明少阳证见者，为传也。所谓传，即《素问·水热穴论》所言："人之伤于寒，传而为热。"机体感受了寒邪，而出现以发热为代表的若干症状，这个过程在《伤寒论》中称之为"传"。

机体感受了寒邪，阳明发病当在二三日，少阳发病当在三四日。《伤寒例》云："尺寸俱长者，阳明受病也，当二三日发。""尺寸俱弦者，少阳受病也，当三四日发。"若机体感受寒邪，一日未发展为太阳病，二日未发展为阳明病，三日未发展为少阳病，伤寒三日，三阳未发病，此即所谓"三阳为尽"。

"发热恶寒者，发于阳也。"机体感受寒邪，三阳发病，会出现发热恶寒。三阳未发病，概有两种可能：一是机体正气充盛，感邪轻微，正盛邪微，故虽感邪，而未能罹患典型伤寒，其邪自消自散，此属机体自愈机制。二是机体阳气不足，正气抗邪乏力，故发不起热来，至三日之后，若三阴受邪，其证只能是无热恶寒；此即所谓"无热恶寒者，发于阴也"。但是，三日之后，虽因阳气不足，三阳未能发病，"三阳为尽"，然而，若其人食欲尚可，能食而不呕，则说明其胃气尚和，脾气尚旺，阳气虽不足而未至于虚衰，故还不至于发为太阴病、少阴病或厥阴病。

机体感受外邪，罹患伤寒（广义），虽然因人因时而异，或有发为太阳病者，或有发为阳明病者，或有发为少阳病者，或有发为三阴病者，但是，不论体质强弱，性别长幼，天时地域，大抵有共同的发病规律，即早期—典型症状期—转归期。从具有非特异性症状的早期，到具有病证特点的典型症状期，继而到病情好转痊愈，或逆转恶化，乃至死亡的转归期，这是伤寒发病的一般规律。三阳病、三阴病各自由早期—典型症状期—转归期，形成了自身的纵向发展过程。这种纵向发展过程，是伤寒发病过程中固有的、稳定的、必然的变化，所以它反映了伤寒发病的一般规律。仲景在《伤寒论》中，把这种纵向发展称之为"传"。①

① 李心机．伤寒论疑难解读[M]．第2版．北京：人民卫生出版社，2009

伤寒三日，少阳脉小者，欲已也。 [271]

《金匮玉函经》 伤寒三日，少阳脉小者，为欲已。（辨太阳病形证治）

《千金翼方》 伤寒三日，少阳脉小，欲已。（少阳病状）

本条指出伤寒三日，邪衰而微，不能发为少阳病而自消自散。

《伤寒例》曰："尺寸俱弦者，少阳受病也，当三四日发。"伤寒三日，本当少阳发病，但，少阳病当发而未发。其脉当弦而不弦反小，此脉"小"是与脉"端直而长"对比而言，反映出邪微。此条与第5条所言"伤寒二三日，阳明少阳证不见者，为不传也"义近，系机体感邪之后，三日邪衰而微，脉象提示其"邪""欲已也"，故不能发为少阳病。

少阳病欲解时，从寅至辰上。 [272]

《金匮玉函经》 少阳病欲解时，从寅尽辰。（辨少阳病形证治）

《千金翼方》 少阳病欲解时，从寅尽辰。（少阳病状）

本条论述少阳病在将解未解之际，少阳郁火随天阳舒展、升发之势而解于3~9时。

寅时是3~5时，辰时是7~9时。从趋近黎明3时至上午9时，正是日出日升之时，天之阳气正具舒展、升发之势。少阳病属少阳火郁气滞，在其将解未解之际，少阳郁火易随天阳的舒展、升发之势，而得以宣泄疏解，故少阳病多解于此时。

伤寒论卷第六　　仲景全书第六

汉　张仲景述　晋　王叔和撰次
宋　林　亿校正
明　赵开美校刻
沈　琳仝校

辨太阴病脉证并治第十　辨少阴病脉证并治第十一
辨厥阴病脉证并治第十二厥利呕哕附

辨太阴病脉证并治第十

合三法，方三首

太阴病，脉浮，可发汗，宜桂枝汤。第一。五味。前有太阴病三证。(276)

自利不渴者，属太阴，以其脏寒故也，宜服四逆辈。第二。下有利自止一证。(277)

本太阳病，反下之，因腹满痛，属太阴，桂枝加芍药汤主之；大实痛者，桂枝加大黄汤主之。第三。桂枝加芍药汤五味，加大黄汤六味。减大黄芍药法附。(279)

太阴之为病，腹满而吐，食不下，自利益甚，时腹自痛。若下之，必胸下结硬。 [273]

《脉经》 太阴之为病，腹满而吐，食不下，下之益甚，腹时自痛，胸下结坚。(病不可下证)

《金匮玉函经》 太阴之为病，腹满而吐，食不下，自利益甚，时腹自痛，若下之，必胸下痞坚。(辨太阴病形证治、辨不可下病形证治)

《千金翼方》 太阴之为病，腹满，吐，食不下，下之益甚，时腹自痛，胸下坚结。(太阴病状)

《太平圣惠方》 伤寒四日，太阴受病，腹满吐食，下之益甚，时时腹痛，心胸坚满。……(辨太阴病形证)(按：下连第276条)

《太平圣惠方》 太阴病，其人腹满吐食，不可下，下之益甚。(辨不可下形证)

本条论述典型太阴病的发病、病机与症状。

太阴主脾，主运化。太阴以阳气为贵，若素体太阴阳气不足，运化无能，复感外邪，机体最常见的反应是腹满、腹痛、吐利，从而发展为典型的太阴病。

太阴为病，阳虚里寒，运化失调，寒湿内停。寒凝湿滞，湿阻脾络，故腹满时痛隐隐。寒湿内停，气机逆乱，故在上则恶心呕吐，不欲食，在下则自利逐渐加重。本证属太阴虚寒，故治当温阳化湿祛寒。

若医以腹满、腹痛误认为是阳明病大实大满，而误用下法，必重挫中焦阳气，致太阴阳虚里寒益甚,寒湿滞塞,气血凝聚而胸下结硬。胸下,胃脘之谓。

太阴中风,四肢烦疼,阳微阴涩而长者,为欲愈。 [274]

《金匮玉函经》 太阴中风,四肢烦疼,阳微阴涩而长者,为欲愈。(辨太阴病形证治)

《千金翼方》 太阴中风,四肢烦疼,阳微阴涩而长,为欲愈。(太阴病状)

《太平圣惠方》 太阴中风,四肢烦痛,其脉阳微阴涩而长,为欲愈也。宜青龙汤。……(辨太阴病形证)(按:下接第277条)

本条表述太阴中风,脉由微涩向迢长变化,属正胜邪退,其病欲愈。

所谓太阴中风,并不是因为中了风邪而被称之为太阴中风。太阴中风与太阴伤寒是相对比而言。《素问·阳明脉解》云:"四肢者,诸阳之本也。"本证太阴病,烦疼在四肢,是太阴寒湿之邪与阳气相搏于四肢。"烦",在此是表述疼的程度严重,其特点是疼痛剧烈。对比而言,属实证、轻证,形重而实轻,属动,故称为中风;相比之下,第277条,"自利,不渴者,属太阴,以其脏有寒故也",属虚证、重证,属静,故称之为太阴伤寒。

本证太阴中风,浮取脉由浮转为略不浮曰"微",脉的浮势减弱,说明外邪始衰;沉取脉涩,说明正气尚有不足。脉由微涩而向迢长变化则反映了正胜邪退的过程,故其病为欲愈。欲愈,谓将愈而尚未愈,表述了正胜邪退的动态进程。

太阴病欲解时,从亥至丑上。 [275]

《金匮玉函经》 太阴病欲解时,从亥尽丑。(辨太阴病形证治)

《千金翼方》 太阴病欲解时,从亥尽丑。(太阴病状)

本条表述太阴病在将解未解之际,随天阳萌动之势,而解于夜间21时至次日凌晨3时。

亥时是从夜间21时至23时,子时是从夜间23时至次日凌晨1时,丑时是从凌晨1时至3时。从夜间21时至次日凌晨3时,正是夜半前后,此属阴极阳生之际,本论第30条云:"夜半阳气还。"太阴病是太阴脾局部虚寒,太阴病在邪衰将解未解之际,机体阳气随天阳萌动之势而显现活力,从而得以驱逐残留之阴霾,故太阴病在欲解之际,当解于此时。

太阴病,脉浮者,可发汗,宜桂枝汤。方一。 [276]

桂枝三两,去皮　芍药三两　甘草二两,炙　生姜三两,切　大枣十二枚,擘

右五味,以水七升,煮取三升,去滓。温服一升,须臾,啜热稀粥一升,以助药力,温覆取汗。

《脉经》 太阴病,脉浮者,可发其汗,属桂枝汤证。(病可发汗)

《金匮玉函经》 太阴病,脉浮者,可发其汗,宜桂枝汤。(辨太阴病形证治)

《千金翼方》 太阴病,脉浮,可发其汗。(太阴病状)

《千金翼方》 太阴病,脉浮,宜发其汗。(宜发汗)

《太平圣惠方》 ……若脉浮者,可发其汗;沉者,宜攻其里也。发汗者,宜桂枝汤,

攻里者,宜承气汤。(辨太阴病形证)(按:上接第273条)

本条指出太阴病表证可发汗。

太阴病,其脉浮,此属太阴病表证。机体素禀阳虚,感受外邪,发为太阴病,其典型表现,必是无热恶寒,腹满而吐,手足冷,其脉当沉。而本证无热恶寒,或虽恶寒却稍有发热,热势不扬(此所谓低热),且手足不冷而温,其脉不沉而浮。病虽属太阴,但阴中有阳,故其证属表,仲景选用桂枝汤以温散表邪,助阳祛寒。

桂枝汤,仲景不仅用于太阳中风,而且还用于阳明病表证、太阴病表证。有注家把桂枝汤证都讲成太阳病或太阳中风,非是。

自利不渴者,属太阴,以其脏有寒故也,当温之,宜服四逆辈。二。[277]

《脉经》 自利不渴者,属太阴,其脏有寒故也,当温之,宜四逆辈。(病可温证)

《金匮玉函经》 自利不渴者,属太阴,以其脏有寒故也,当温之,宜四逆辈。(辨太阴病形证治、辨可温病形证治)

《千金翼方》 自利不渴者,属太阴,其脏有寒故也,当温之,宜四逆辈。(太阴病状、宜温)

《太平圣惠方》 …太阴病,利而不渴者,其脏有寒,当温之,以四逆汤。(辨太阴病形证)(按:本条上接第274条)

《太平圣惠方》 太阳病,下利不渴,其脏有寒,当宜温之。(辨可温形证)

本条论述太阴病自利不渴的病机、症状与治则。

机体感受外邪,太阴发病,由于脾阳虚,阴寒内盛,运化失调,寒凝湿滞,故症见腹满时痛;气机逆乱,传导失司,清阳下陷,故大便清稀自利;阴寒清冷之气,泛溢上潮,故其人不渴。仲景把太阴病的病机,概括为"以其脏有寒故也"。此属典型的太阴病,综合第273条所述,对比第276条,此系太阴病里证。

本证特点是自利不渴,"自利"是症状,"不渴"不是症状,之所以突出"不渴",是因为与少阴病"自利而渴"(见第282条)有可比性。渴与不渴是相对而言,太阴病口不渴,是因为太阴阳虚,寒湿内盛,阴寒之气上潮;少阴病口渴,是因为少阴阳虚,阴寒内盛,阳不化气。太阴病属局部虚寒,而少阴病则属全身性虚寒,其阳虚与寒盛的程度有轻重之不同,仲景以"下利不渴""自利而渴"区别其病机。

太阴病,属脾阳虚,阴寒内盛,治当温阳化湿祛寒,仲景指出用"四逆辈",意在强调当用姜、附一类的辛热温阳之剂。辈,类也。

伤寒,脉浮而缓,手足自温者,系在太阴。太阴当发身黄,若小便自利者,不能发黄。至七八日,虽暴烦下利,日十余行,必自止,以脾家实,腐秽当去故也。[278]

《金匮玉函经》 伤寒脉浮而缓,手足自温者,系在太阴。太阴当发身黄,若小便自利者,不能发黄。至七八日,虽暴烦下利,日十余行,必自止。所以然者,此脾家实,腐秽当去也。(辨太阴病形证治)

《千金翼方》 伤寒脉浮而缓，手足温，是为系在太阴。太阴当发黄，小便自利，利者，不能发黄。至七八日，虽烦、暴利十余行，必自止。所以自止者，脾家实，腐秽当去故也。（太阴病状）

《太平圣惠方》 伤寒脉浮而缓，手足自温，是为系在太阴。小便不利，其人当发黄，宜茵陈汤。（辨太阴病形证）

《太平圣惠方》 太阴病不解，虽暴烦下利，十余行而自止。所以自止者，脾家实，腐秽已去故也，宜橘皮汤。（辨太阴病形证）

本条论述伤寒系在太阴有发黄、不发黄与脾阳勃盛、驱邪外出三种转归。

三阳发病，其典型的表现，都有发热恶寒这个症状，手足当发热，若手足不热曰“温”。三阴发病，其典型的表现，都有无热恶寒这个症状，手足当逆冷，若手足不冷亦曰“温”。本证伤寒，脉浮而缓，其脉虽同太阳中风，却不具备太阳中风的症状，故不是太阳中风。脉浮主表，脉缓主湿，虽症见恶寒，但手足温，尚未达到无热恶寒的程度；从手足不厥冷而温可见，其证可有轻微发热，此与“少阴病，始得之，反发热”有相似之处。本证虽似太阴伤寒，却不是典型的太阴伤寒，故仲景称之为伤寒“系在太阴”。所谓“系在太阴”，是说本证伤寒之发病，在病机上与“太阴”有内在关联，有发展为典型太阴病的可能，但其现证还不是典型的太阴病，而只是太阴伤寒发病的一个局部过程。

发黄必有湿，无湿则不发黄。“太阴病当发身黄”，并不是说太阴病一定身黄，而是太阴病湿邪内停，在病机上具备了发黄的基本要素。本证太阴病，发黄还是不发黄，主要决定于湿邪蕴结的程度。小便不利，说明了湿不化气，必湿郁益甚，才有发黄的可能。若小便自利，则反映湿从气化，湿虽停而不郁，故不能发黄。太阴病发黄与不发黄在两可之间。湿邪蕴结程度的轻重、小便利与不利，都是比较而言，体现出太阴病变化的动态过程。

若本证太阴病经过七八日，不仅小便利，不发黄，而且随着湿从气化的进程，太阴蕴结之湿邪逐渐从尿而泄；随着正气日渐来复，症见“暴烦”，反映出脾阳从衰困中争搏而盛，此即所谓“脾家实”；由于“脾家实”，脾阳勃盛，故正胜邪溃，驱邪外出，其寒湿腐秽之邪，随“日十余行”之下利而摈除于外。

按：“伤寒系在太阴”另见阳明病篇第187条，至“至七八日”后，不是“暴烦下利，日十余行”，而是“大便硬者，为阳明病”。此属燥胜则湿从燥化而发为阳明病。

本太阳病，医反下之，因尔腹满时痛者，属太阴也，桂枝加芍药汤主之；大实痛者，桂枝加大黄汤主之。三。 ［279］

桂枝加芍药汤方

桂枝三两，去皮　芍药六两　甘草二两，炙　大枣十二枚，擘　生姜三两，切

右五味，以水七升，煮取三升，去滓。温分三服。本云桂枝汤，今加芍药。

桂枝加大黄汤方

桂枝三两，去皮　大黄二两　芍药六两　生姜三两，切　甘草二两，炙　大枣十二

枚，擘

右六味，以水七升，煮取三升，去滓。温服一升，日三服。

《脉经》 太阳病，医反下之，因腹满时痛，为属太阴，属桂枝加芍药汤；大实痛，属桂枝加大黄汤。（病发汗吐下以后证）

《金匮玉函经》 太阳病，医反下之，因尔腹满时痛者，属太阴也，桂枝加芍药汤主之；大实痛者，桂枝加大黄汤主之。（辨太阴病形证治、辨发汗吐下后病形证治）

《千金翼方》 本太阳病，医反下之，因腹满时痛，为属太阴，桂枝加芍药汤主之；其实痛，加大黄汤主之。（太阴病状）

《太平圣惠方》 太阴病，下之后，腹满时痛，宜桂心芍药汤；若大实腹痛者，宜承气汤下之。（辨太阴病形证）

本条论述太阴病腹痛属气血凝滞、脾络不通的证治。

本条表述的是太阳病误下而转属为太阴病。太阳病本当用汗法，今误用下法，一方面误下挫伤脾阳，气机滞塞而腹满；另一方面误下邪陷太阴，气血凝滞，脾络不通而腹痛。其轻缓者，塞通两兼，故腹痛阵阵；其急重者，滞塞壅遏，故其腹痛峻剧而持续，仲景称之为“大实痛”。按：因尔，“尔”犹“如此”也（见《经传释辞》）。

对其脾络不通而轻缓者，仲景治以桂枝加芍药汤，温脾建中，行气通滞。本方重用芍药至六两，意在破滞止痛。仲景用芍药治腹痛，另见于小柴胡汤证之腹中痛者，加芍药三两（见第96条）；通脉四逆汤证之腹痛者，加芍药二两（见第317条）；《金匮要略方论·水气病脉证并治第十四》：“风水，脉浮身重，汗出恶风者，防己黄芪汤主之。腹痛，加芍药。”芍药，《神农本草经》主邪气腹痛，除血痹；《名医别录》谓其通顺血脉，缓中，散恶血，逐贼血。张志聪总结为：“气味苦平，风木之邪，伤其中土，致脾络不能从经脉而外行，则腹痛，芍药疏通经脉，则邪气在腹而痛者可治也。”[①] 本方重用芍药通经活络以破滞，以桂枝配生姜温阳行气以通滞，脾络通而腹痛自止。桂枝配大枣、甘草，温脾阳建中以除满。

其急重者，治以桂枝加大黄汤，在前桂枝加芍药汤的基础上，再加大黄行血破滞通络以治大腹痛。大黄，《神农本草经》主下瘀血，破癥瘕积聚。桂枝加大黄汤温阳行气，活血通络破滞。本方用大黄，注家多以表里双解而讲成通大便，非是。本证系“太阳病，医反下之”，而致“大实痛”，其“大实痛”，“属太阴也”，与阳明病无涉，本无大便可通，故其说背离原文经旨。至于后世人用其表里双解，则属后世之发明，此在方剂学的发展中，亦属多见，但“源”和“流”是有区别的，不当混淆。

太阴为病，脉弱，其人续自便利，设当行大黄、芍药者，宜减之，以其人胃气弱，易动故也。下利者，先煎芍药三沸。 ［280］

《金匮玉函经》 太阴为病，脉弱，其人续自便利，设当行大黄、芍药者，宜减之，其人胃气弱，易动故也。下利，先煎芍药三沸。（辨太阴病形证治）

① 仲昴庭.本草崇原集说·卷中［M］.北京：人民卫生出版社，1997

《千金翼方》 人无阳证，脉弱，其人续自便利，设当行大黄、芍药者，减之，其人胃气弱，易动故也。(太阴病状)

本条承接上条，指出太阴病自利者，若用大黄、芍药应当慎重。

其人“续自便利”之“续”，是“续”在“太阳病，医反下之”，因而“腹满时痛”和“大实痛”之后。即太阳病，医反下之，一方面因误下而挫伤脾阳，阳虚里寒，气机滞塞而腹满、下利、脉弱；另一方面误下邪陷太阴，气血凝滞，脾络不通而腹痛，此属虚中夹实。其证若因气血凝滞、脾络不通腹痛而需用大黄、芍药行滞通络时，当顾及其胃气弱、腹泄、脉弱之虚寒。对此，仲景告诫，对具有开破之性的大黄、芍药的用量当酌减之。

从本证“续自便利”也“当行大黄”，说明了前条桂枝加大黄汤用大黄的目的不是通大便，而是行滞活血通络，故释仲景用桂枝加大黄汤所谓通大便以表里双解之说当不攻自破。

辨少阴病脉证并治第十一

合二十三法,方一十九首

少阴病,始得之,发热,脉沉者,麻黄细辛附子汤主之。第一。三味。前有少阴病二十证。(301)

少阴病,二三日,麻黄附子甘草汤微发汗。第二。三味。(302)

少阴病,二三日以上,心烦,不得卧,黄连阿胶汤主之。第三。五味。(303)

少阴病,一二日,口中和,其背恶寒,附子汤主之。第四。五味。(304)

少阴病,身体痛,手足寒,骨节痛,脉沉者,附子汤主之。第五。用前第四方。(305)

少阴病,下利便脓血者,桃花汤主之。第六。三味。(306)

少阴病,二三日至四五日,腹痛,小便不利,便脓血者,桃花汤主之。第七。用前第六方。下有少阴病一证。(307)

少阴病,吐利,手足逆冷,烦躁欲死者,吴茱萸汤主之。第八。四味。(309)

少阴病,下利,咽痛,胸满,心烦者,猪肤汤主之。第九。三味。(310)

少阴病二三日,咽痛,与甘草汤,不差,与桔梗汤。第十。甘草汤一味。桔梗汤二味。(311)

少阴病,咽中生疮,不能语言,声不出者,苦酒汤主之。第十一。三味。(312)

少阴病,咽痛,半夏散及汤主之。第十二。三味。(313)

少阴病,下利,白通汤主之。第十三。三味。(314)

少阴病,下利,脉微,与白通汤。利不止,厥逆无脉,干呕者,白通加猪胆汁汤主之。第十四。白通汤用前第十三方。加猪胆汁汤五味。(315)

少阴病,至四五日,腹痛,小便不利,四肢沉重疼痛,自下利,真武汤主之。第十五。五味。加减法附。(316)

少阴病,下利清谷,里寒外热,手足厥逆,脉微欲绝,恶寒,或利止脉不出,通脉四逆汤主之。第十六。三味。加减法附。(317)

少阴病,四逆,或咳,或悸,四逆散主之。第十七。四味。加减法附。(318)

少阴病,下利六七日,咳而呕渴,烦不得眠,猪苓汤主之。第十八。五味。(319)

少阴病二三日,口燥咽干者,宜大承气汤。第十九。四味。(320)

少阴病,自利清水,心下痛,口干者,宜大承气汤。第二十。用前第十九方。(321)

少阴病,六七日,腹满,不大便,宜大承气汤。第二十一。用前第十九方。(322)

少阴病,脉沉者,急温之,宜四逆汤。第二十二。三味。(323)

少阴病,食入则吐,心中温温欲吐,手足寒,脉弦迟,当温之,宜四逆汤。第二十三。用前第二十二方。下有少阴病一证。(324)

少阴之为病,脉微细,但欲寐也。 [281]

《金匮玉函经》 少阴之为病,脉微细,但欲寐。(辨少阴病形证治)

《千金翼方》 少阴之为病，脉微细，但欲寐。(少阴病状)

《太平圣惠方》 伤寒五日，少阴受病，其脉微细，但欲寐。其人欲吐而不烦，五日自利而渴者，属阴虚，故引水以自救。小便白而利者，下焦有虚寒，故不能制水而小便白也。宜龙骨牡蛎汤。(辨少阴病形证)

本条表述典型的少阴病脉症。

典型的少阴病是全身性虚寒，本条所述是少阴病典型的脉症，是举其典型以比照其他，而不是包罗少阴病的全部，因而不存在所谓对少阴病脉症的概括。

在生理上，少阴主水火二气，太阳之阳源于水火之气化，少阴水火不虚，则太阳之阳必盛，机体防御功能健全；少阴水火虚衰，机体会出现全身性的虚弱，机体抗病能力则低下。当外邪侵袭时，前者的反应是脉浮、头项强痛而恶寒的太阳病，而后者的反应则是脉微细、但欲寐的一派虚寒衰惫之少阴病。

少阴病之脉微，反映其病机中阳虚火衰的一面，阳虚不能鼓舞，其脉则微；少阴病之脉细，反映其病机中阴虚水亏的一面，阴虚则失于充盈，其脉则细。脉微细，揭示出少阴病水火二气衰惫之基本病机。阴亏则精少，精不养神则神疲；阳衰则气虚，气不充身则体倦。神疲体倦，故其人精神萎靡。按：但欲寐，精神萎靡的样子。

少阴病，欲吐不吐，心烦，但欲寐，五六日自利而渴者，属少阴也。虚故引水自救。若小便色白者，少阴病形悉具。小便白者，以下焦虚，有寒，不能制水，故令色白也。 [282]

《金匮玉函经》 少阴病，欲吐不吐，心烦，但欲寐，五六日自利而渴者，属少阴也。虚故引水自救，若其人小便色白者，为少阴病形悉具。所以然者，以下焦虚，有寒，不能制溲，故白也。(辨少阴病形证治)

《千金翼方》 少阴病，欲吐而不烦，但欲寐，五六日自利而渴者，属少阴。虚故引水自救，小便白者，少阴病形悉具。其人小便白者，下焦虚寒，不能制溲，故白也。(少阴病状)

《太平圣惠方》 ……其人欲吐而不烦，五日自利而渴者，属阴虚，故引水以自救。小便白而利者，下焦有虚寒，故不能制水而小便白也。宜龙骨牡蛎汤。(辨少阴病形证)(按：本条前与第281条连)

本条表述少阴病发病过程及其病形、病机。

机体感受寒邪，症见无热恶寒，恶心欲呕，精神萎靡，反映出其阳虚里寒之病机，证虽属少阴病，但病证初发，尚不典型。而至五六日，若症见自利而渴，则发展为典型的少阴病，故文曰“属少阴也”。按：欲吐不吐与“心烦”并见，此“心烦”是恶心之意。心，指胃脘；烦，搅扰、纠结貌(详见第76条、第96条)。本证少阴阳虚，阴寒内盛，神疲体倦，故精神萎靡。阳虚寒盛，阴寒之气上逆，故其人恶心欲呕；阴寒之气下迫，故症见自利清冷。少阴阳虚，不能蒸腾化气、布津上承，故其人口渴。

“虚故引水自救”是仲景自注句，以对渴的病机做进一步的阐释，指出其“虚”是阳虚，而不是阴虚。其渴的特点是口干乏润，不欲多饮，且喜热饮。水，水浆。此与第277条，“自利不渴者，属太阴”相对应。从中可见，阳虚寒盛，可以不渴，也可以渴。阴寒之气上潮则不渴，此属其常；阳虚不能蒸化，气不化津则渴，此属其变。

《素问·至真要大论》云："诸病水液，澄澈清冷，皆属于寒"，本证小便澄澈清冷，与恶心欲呕、自利而渴、精神萎靡并见，则少阴阳虚、阴寒内盛之病机毕显，故文曰："少阴病形悉具。"条文最后一句，"小便白者"以下，亦是仲景自注句，是对"小便色白"的病机做进一步分析。所谓"下焦虚，有寒"，即少阴阳虚寒盛；所谓"不能制水"，即阳虚不能蒸腾，水不能化气，故小便澄长清冷。按：小便白谓小便清冷澄澈，与小便黄赤相对应。

病人脉阴阳俱紧，反汗出者，亡阳也，此属少阴，法当咽痛而复吐利。 [283]

《金匮玉函经》 病人脉阴阳俱紧，而反汗出，为亡阳。此属少阴，法当咽痛而复吐利。（辨少阴病形证治）

《千金翼方》 ……夫病其脉阴阳俱紧，而反汗出，为阳，属少阴，法当咽痛而复吐利。（少阴病状）（按：本条接第282条）

本条论述少阴病阴寒内盛，虚阳外越的病机与脉症。

病人寸关尺三部脉俱紧，若是寒邪束表，腠理闭塞，必当无汗，此属太阳伤寒。而本证虽脉阴阳俱紧，但反见汗出，说明其腠理不是闭塞，不是寒邪束表，而是阴寒内盛，虚阳外越，故文曰"亡阳也"。其证虽属虚阳外越，文曰"亡阳"，但证情尚属轻缓，故其脉仍显"阴阳俱紧"之象，若"亡阳"之势急重，则其脉必从"阴阳俱紧"而变化为"脉微欲绝"或浮大中空之象。

本证脉阴阳俱紧，无热恶寒，而反汗出，其"汗出"，当是额头冷汗，此属少阴阳虚，阴寒内盛，故文曰"此属少阴"。

少阴为病，阳虚里寒，咽痛、吐利为常见症状。虚阳上浮，客于咽则咽痛隐隐。阴寒肆虐，寒邪上迫则吐逆，寒邪下注则泄利。治当回阳救逆。

少阴病，咳而下利。谵语者，被火气劫故也，小便必难，以强责少阴汗也。 [284]

《脉经》 少阴病，咳而下利。谵语者，此被火气劫故也，小便必难，为强责少阴汗也。（病不可发汗证、病不可火证）

《金匮玉函经》 少阴病，咳而下利。谵语者，被火气劫故也，小便必难，为强责少阴汗也。（辨少阴病形证治、辨不可发汗病形证治、辨不可火病形证治）

《千金翼方》 少阴病，咳而下利。谵语，是为被火气劫故也，小便必难，为强责少阴汗也。（少阴病状、忌火）

《太平圣惠方》 少阴病，咳而下利。谵语，是为心脏有积热故也，小便必难，宜服猪苓汤。（辨少阴病形证）

本条论述少阴病阴寒内盛，咳而下利，误用火法劫汗的变证。

典型的少阴病，水火俱虚，阴寒内盛，无热恶寒。若症见咳而下利，其咳系寒邪上凌，肺失肃降所致；其利则由寒邪下注，传导失调所因。与第316条对照，此本当温阳祛寒，可选用真武汤；今却误以火法劫汗，不仅未能温阳祛寒，反而引致火邪内迫，劫持津液。火扰心神则谵语，火灼津液则小便短少、涩痛，故仲景自注文曰："以强责少阴汗也。"此属误治。

少阴病，脉细沉数，病为在里，不可发汗。 [285]

《脉经》 少阴病，脉细沉数，病为在里，不可发其汗。（病不可发汗证）

《金匮玉函经》 少阴病，脉细沉数，病为在里，不可发其汗。（辨少阴病形证治、辨不可发汗病形证治）

《千金翼方》 少阴病，脉细沉数，病在里，不可发其汗。（少阴病状、忌发汗）

《太平圣惠方》 少阴病，脉细沉数，病在里，不可发其汗，宜承气汤。（辨少阴病形证）

《太平圣惠方》 凡脉沉数，病在里，不可发汗，无阳故也。（辨不可发汗形证）

本条指出少阴病脉细沉数，属阴亏有热、虚火在里之象。

第 301 条云："少阴病，始得之，反发热。"尽管"脉沉"，因为是"始得之"，且"反发热"，故虽是少阴病，但其病势在表，此属少阴病表证，故仲景用麻黄细辛附子汤发汗以散少阴之表。第 302 条："少阴病，得之二三日。"虽未明言反发热，但"二三日，无证（无里证）"，故其病势亦在表，此也是少阴病表证，仲景选用"麻黄附子甘草汤微发汗"。虽然第 301 条与第 302 条在证候上略有轻重之分，但从这两条的用药中可见，少阴病表证，仍应当温阳解表发汗。

而本证少阴病，是"脉细沉数"，仲景明言是"病为在里"，故可以肯定此非少阴病表证。少阴病，虽水火俱虚，但水火之间却有偏胜之差。本证脉沉主里，脉数主热，而脉细则为少阴阴亏水虚之象，此属少阴病水虚火旺、阴亏有热之征。故仲景告诫，"不可发汗"，若误汗，则竭阴助火，有动血之虞。

数脉亦可见于阳虚寒盛，但其数必是浮大无根，脉数而散，此属亡阳危象。而本证脉数与"细沉"并见，则属阴亏有热、虚火在里之象。

少阴病，脉微，不可发汗，亡阳故也。阳已虚，尺脉弱涩者，复不可下之。 [286]

《脉经》 少阴病，脉微，不可发其汗，无阳故也。阳已虚，尺中弱涩者，复不可下之。（病不可下证、病不可发汗证）

《金匮玉函经》 少阴病，脉微，不可发汗，亡阳故也。阳已虚，尺中弱涩者，复不可下之。（辨少阴病形证治、辨不可发汗病形证治、辨不可下病形证治）

《千金翼方》 少阴病，脉微，不可发其汗，无阳故也。阳已虚，尺中弱涩者，复不可下之。（少阴病状、忌发汗、忌下）

《太平圣惠方》 凡脉微、软弱者，不可发汗。（辨不可发汗形证）

本条指出少阴病脉微，属阳气大虚，不可用汗法，亦不可用下法。

本证少阴病"脉微"，言其脉极细极软，若有若无，似绝非绝，此必阳气大虚，故仲景告诫:“不可发汗。”为什么不可发汗?“亡阳故也”。

“阳已虚,尺脉弱涩者”以下是仲景自注句,对前一句进行补充。“阳已虚”是对“脉微”的阐释。即少阴病,脉微,而尺脉弱涩者,不仅不能发汗,而且由于尺脉主里、主少阴,其脉迟涩无力,反映出少阴水虚精亏之病机,故在这种状况下,即使其人不大便,也不可以用下法。

综合第284条、第285条以及本条所论,少阴病,水火俱虚,故不可用火法劫汗,不可用辛散发汗,也不可用下法,这是少阴病的禁忌大法。但此仅属一般而言,而在特殊病情下,仍当观其脉症,知犯何逆,随证治之。

少阴病,脉紧,至七八日,自下利,脉暴微,手足反温。脉紧反去者,为欲解也。虽烦,下利必自愈。 [287]

《金匮玉函经》 少阴病,脉紧,至七八日,自下利,其脉暴微,手足反温。脉紧去,此为欲解。虽烦,下利必自愈。(辨少阴病形证治)

《千金翼方》 少阴病,脉紧者,至七八日,下利,其脉暴微,手足反温。其脉紧反去,此为欲解。虽烦,下利必自愈。(少阴病状)

本条论述少阴病阳气来复,寒邪退逸的过程与脉症。

少阴病,无热恶寒,但欲寐,其脉紧,紧主阴寒内盛,必症见手足厥冷。第282条云:“五六日,自利而渴者,属少阴也。”表述少阴病初发,其病由始而渐,其证由轻而重,阳气日衰,阴寒之气日盛的过程。

本证“至七八日,自下利”,与“脉紧反去”“脉暴微”“手足反温”“烦”并见,则是其病由渐而微,其证由重而轻,阳气日复,阴寒之气渐退的过程。伴随着“自下利”,其脉由“紧”而变为“不紧”,由“不紧”而直至脉“微”,此所谓“脉紧反去”;其“脉紧反去”而直至脉“微”的过程,短暂、急疾,故文曰“暴微”。暴,急也,疾也。

在“自下利”“脉暴微”的同时,其证由手足厥冷而逐渐变化为“手足反温”;其神志由“但欲寐”而变为“烦”,此属少阴病阳气来复、正邪交争、寒邪退逸的征兆;其下利必自止,其证必自愈。

“虽烦,下利必自愈”,是仲景自注句,以对本证的变化过程进行判断。其过程与本论第278条太阴病“至七八日,虽暴烦,下利日十余行,必自止,以脾家实,腐秽当去故也”类同,都寓含正胜邪退之义。

少阴病,下利,若利自止,恶寒而蜷卧,手足温者,可治。 [288]

《脉经》 少阴病,下利,若利者,恶寒而蜷,手足温者,可治。(热病阴阳交并少阴厥逆阴阳竭尽生死证)

《金匮玉函经》 少阴病,下利,若利自止,恶寒而蜷,手足温者,可治。(辨少阴病形证治)

《千金翼方》 少阴病,下利,若利止,恶寒而蜷,手足温者,可治。(少阴病状)

《太平圣惠方》 少阴病,下利止,恶寒而蜷,手足温者,可治也,宜建中汤。(辨少阴

病形证）

本条论述少阴病阳气来复，利止、手足温者预后良好。

少阴病，无热恶寒而蜷卧、下利、手足厥冷，此属少阴阳虚，阴寒内盛。若其证由下利而逐渐利止，手足由厥冷而逐渐变化为手足温，此属少阴阳气来复之象；其证虽仍恶寒而蜷卧，但其病预后良好，故仲景云“可治”。治当温阳祛寒。

少阴病，恶寒而蜷，时自烦，欲去衣被者，可治。 ［289］

《脉经》 少阴病，恶寒而蜷，时时自烦，欲去衣被者，可治。（热病阴阳交并少阴厥逆阴阳竭尽生死证）

《金匮玉函经》 少有病，恶寒而蜷，时自烦，欲去衣被者，可治。（辨少阴病形证治）

《千金翼方》 少阴病，恶寒而蜷，时自烦，欲去其衣被，不可治。（少阴病状）

《太平圣惠方》 少阴病，恶寒而蜷，时时自烦，不欲厚衣，宜大柴胡汤。（辨少阴病形证）

本条指出少阴病虽恶寒而蜷，但若其人阵阵自烦，欲去衣被，此属少阴阳气来复之征。

少阴病，无热恶寒而蜷，此属少阴阳虚，阴寒内盛，其人必手足厥冷。若其人阵阵自烦，烦自内生，欲去衣被但尚不能去衣被，其“烦”寓含热象，此属少阴阳气来复之征，其病可治，预后良好，治当温阳散寒。

少阴病，恶寒而蜷，手足厥冷，若其人暴烦，欲去衣被，脉浮大无根，此属亡阳之象，预后不良（第296条可参酌）。

少阴中风，脉阳微阴浮者，为欲愈。 ［290］

《金匮玉函经》 少阴中风，脉阳微阴浮，为欲愈。（辨少阴病形证治）

《千金翼方》 少阴中风，其脉阳微阴浮，为欲愈。（少阴病状）

本条指出少阴中风，寸脉由不微而变化为微，尺脉由不浮而变化为浮，此属少阴阴气来复之象。

机体感受外邪，少阴之所以发病，其根本原因在于少阴水火之偏胜。其证有向寒热两极从化之势，若少阴素禀偏倾于阳虚，则病从寒化，形成少阴病阴寒内盛证，表现为脉微细，但欲寐，恶寒蜷卧，下利清谷，这就是后世所谓的少阴寒化证，在仲景书中属少阴伤寒。

若少阴素禀偏倾于阴虚，则病从热化，形成少阴病水亏火旺证，表现为心烦，不得眠，口燥，咽痛，舌红少苔，尿赤，脉沉细数等，这就是后世所谓的少阴热化证，在仲景书中属少阴中风。

本证少阴中风，脉阳微阴浮，即寸脉微，尺脉浮。寸微尺浮，“为欲愈”，间接地说明了其证在尚未至“欲愈”阶段之前，其原来的脉象不是“寸微尺浮”，而是寸脉由不微而变为微，尺脉由不浮而变为浮。

少阴中风，寸脉由不微而变化为微，此是少阴虚火敛降，属火降之象。尺脉由不浮而变化为浮，此是少阴阴气来复，属水升之象。少阴中风，通过阴阳自我调节，“水”升“火”降，阴阳自和，故“为欲愈”。

少阴病欲解时，从子至寅上。 ［291］

《金匮玉函经》 少阴病欲解时，从子尽寅。（辨少阴病形证治）

《千金翼方》 少阴病欲解时，从子尽寅。（少阴病状）

本条论述少阴病在将解未解之际，解于阳气由萌动而伸展，由始生而初长之子至寅上。

从夜间11时至次日凌晨1时，属子时；凌晨3~5时，属寅时。在昼夜之间，阳气生于子时夜半，故子时阳气萌动。子时以后，至寅时，阳气由萌动而伸展，由始生而初长。人体阳气随天阳之升隆降敛而出入。典型的少阴病，阳气虚衰，阴寒内盛，属全身性虚寒。当少阴病在邪衰正复、将解未解之际，机体阳气随天阳伸展、初长之势，驱逐残留之阴霾邪气，故少阴病解于此时。

少阴病，吐利，手足不逆冷，反发热者，不死。脉不至者至一作足，**灸少阴七壮。** ［292］

《脉经》 少阴病，其人吐利，手足不逆，反发热，不死。脉不至者，灸其少阴七壮。（病可灸证）

《金匮玉函经》 少阴病，吐利，手足不逆冷，反发热者，不死。脉不至者，灸少阴七壮。（辨少阴病形证治、辨可灸病形证治）

《千金翼方》 少阴病，其人吐利，手足不逆，反发热，不死。脉不足者，灸其少阴七壮。（少阴病状、宜灸）

《太平圣惠方》 少阴病，其人吐利，手足不逆，反发热者，宜葛根半夏汤。（辨少阴病形证）

《太平圣惠方》 少阴病，吐利，手足逆而发热，脉不足者，灸其少阴。（辨可灸形证）

本条指出少阴病虽吐利交作，但手足温、“反发热”，此属少阴阳气来复。

少阴病，阳气衰微，阴寒内盛，故无热恶寒、吐利、手足逆冷是其典型表现。本证少阴病手足不逆冷，所谓“手足不逆冷”即为“手足温”，虽症见吐利，但与手足温、“反发热”并见，此属少阴阳气来复。虽吐利交作，证属危重，但预后尚有可望，故文曰“不死”。

既吐且利，反映阳虚寒盛；反发热，手足温，反映阳气来复。诸症并见，反映出机体正值阴阳进退、交争相搏的过程；阴阳相争，其气不相顺接，脉气不续，故可见“脉不至”。此时当急灸少阴经的穴位温阳祛寒，鼓舞正气以复脉，此属救急之举。俟脉复之后，仍当治以回阳救逆之剂。七壮，地二生火，天七成之，取火之成数。

手足温对少阴病的预后有重要意义。本证若吐利交作，手足不温而厥冷，其人发热，此“热”亦有可能是虚阳外越。若属亡阳，预后不良。

少阴病，八九日，一身手足尽热者，以热在膀胱，必便血也。 ［293］

《金匮玉函经》 少阴病，八九日，一身手足尽热者，以热在膀胱，必便血也。（辨少阴病形证治）

《千金翼方》 少阴病，八九日，而一身手足尽热，热在膀胱，必便血。（少阴病状）

《太平圣惠方》 少阴病，而一身手足尽热，热在膀胱，必便血也，宜黄芩汤。（辨少阴病形证）

本条论述少阴病阴虚火旺、身热便血之病机与症状。

典型的少阴病本是水火俱虚，全身衰惫，无热恶寒。本证少阴病，病情迁延至八九日之久，证由无热恶寒而变化为一身手足尽热，由"小便色白"而转化为小便黄赤、尿血；此因其人虽素禀阴阳俱虚，但阴虚更为突出，经过八九日，阴阳进退，其证最终从阳化热，而发展为少阴热化证。

本证阴虚火旺，一方面虚热内炽，下注膀胱，灼伤脉络而小便短赤尿血；另一方面，虚热外蒸于表，而一身手足尽热。尽热，谓无处不热。尽，极也，悉也。

根据条文表述，本证少阴病，八九日，一身手足尽热之时，已经出现了"便血"症状，文中未提便血是省文。后文"以热在膀胱，必便血也"，不是根据"热在膀胱"，来判断必出现便血这个症状；而是对已出现的便血症状，进行的病机分析，所谓"热在膀胱"，为热在下焦也。

少阴病，但厥无汗，而强发之，必动其血。未知从何道出，或从口鼻，或从目出者，是名下厥上竭，为难治。 [294]

《脉经》 少阴病，但厥无汗，而强发之，必动其血。未知从何道出，或从口鼻，或从目出一作耳目者，是为下厥上竭，为难治。（病不可发汗证）

《金匮玉函经》 少阴病，但厥无汗，而强发之，必动其血。未知从何道出，或从口鼻，或从目出，是名下厥上竭，为难治。（辨少阴病形证治、辨不可发汗病形证治）

《千金翼方》 少阴病，但厥无汗，强发之，必动血。未知从何道出，或从口鼻目出，是为下厥上竭，为难治。（少阴病状）

本条指出少阴病阴阳俱虚，误用汗法，阳亡于下，血竭于上，属难治之证。

少阴病阴阳俱虚，其典型表现是脉微细，但欲寐，常见症状是手足厥冷。少阴病，本无汗，若汗出则属亡阳（参见第283条）。本证少阴病，手足厥冷，无汗此属其常。而医强发其汗，一方面，误用辛散发越之剂，阳虚不耐辛散鼓动而浮越，致使少阴生阳拔根于下。另一方面，辛散激荡，阴虚不耐劫迫而动血，气血逆乱，妄窜空窍，故血从口、鼻、目等虚处而出，是为血竭于上。本证阴阳俱虚，阳浮血逆，阴阳有离决之势，故仲景叹为难治。

少阴病，恶寒，身蜷而利，手足逆冷者，不治。 [295]

《脉经》 少阴病，恶寒，蜷而利，手足逆者，不治。（热病阴阳交并少阴厥逆阴阳竭尽生死证）

《金匮玉函经》 少阴病，恶寒，身蜷而利，手足逆冷者，不治。（辨少阴病形证治）

《千金翼方》 少阴病，恶寒，蜷而利，手足逆者，不治。（少阴病状）

《太平圣惠方》 伤寒病，恶寒，蜷而利，手足逆者，不可治。（辨伤寒热病不可治形候）

本条指出少阴病下利，手足逆冷，恶寒而至身蜷的程度，证属危候。

少阴病，下利，手足逆冷，属少阴阳虚，阴寒内盛。其恶寒而至于“身蜷”，则反映出其阳虚已达严重的程度。此乃一派阴寒之象，证属危候，故称“不治”。

本证与前第288条、第292条对照可见，彼虽亦属危候，但手足转温，或手足不逆冷，证属阳气来复，故预后良好。

少阴病，吐利，躁烦，四逆者，死。 [296]

《脉经》 少阴病，其人吐利，躁逆者，死。（热病阴阳交并少阴厥逆阴阳竭尽生死证）

《金匮玉函经》 少阴病，吐利，烦躁，四逆者，死。（辨少阴病形证治）

《千金翼方》 少阴病，其人吐利，躁逆者，死。（少阴病状）

本条论述少阴病吐利，手足逆冷，突然出现躁动不宁，此是病情逆转，预后不良。

少阴病，无热恶寒，吐利，手足逆冷，证属少阴阳虚，阴寒内盛，系典型的少阴病。本证突然出现烦躁，躁动不宁，此是病情逆转，阳气浮越，此与第289条之“时自烦”不同。此属濒死之象，证已至阴阳离决之势，故预后不良。

按：《伤寒论》中的烦躁与躁烦是混用的，本条在《金匮玉函经》卷四中，躁烦即作烦躁。又，论中第4条：“若躁烦，脉数急者，为传也。”第48条：“其人躁烦，不知痛处。”第110条：“胃中水竭，躁烦必发谵语。”第134条：“客气动膈，短气躁烦。”第269条：“其人躁烦者，此为阳去入阴故也。”等等，其中之“躁烦”都是“烦躁”之意。

其中第48条原文在《辨发汗后病脉证并治》中复出时，“其人躁烦”作“其人烦躁”。第239条之“烦躁发作有时”，在《金匮玉函经》卷三中作“躁烦发作有时”。从中可见，在仲景书中，躁烦与烦躁义同。

少阴病，下利止而头眩，时时自冒者，死。 [297]

《脉经》 少阴病，下利止而眩，时时自冒者，死。（热病阴阳交并少阴厥逆阴阳竭尽生死证）

《金匮玉函经》 少阴病，下利止而头眩，时时自冒者，死。（辨少阴病形证治）

《千金翼方》 少阴病，下利止而眩，时时自冒者，死。（少阴病状）

本条指出少阴病下利虽止，但头目昏蒙，此属阳衰阴竭之危证。

少阴病，无热恶寒，下利，属少阴阳虚，阴寒内盛。若利止，手足自温者，预后良好，如第288条所云，彼属少阴阳气来复。本证少阴病，虽下利止，但其人头目昏眩，阵阵厥蒙，此为精气下夺，清阳不升，阳衰阴竭，故属危证。按：冒，蒙蔽。在此意为昏厥神蒙。

少阴病，四逆，恶寒而身蜷，脉不至，不烦而躁者死。一作吐利而躁逆者死。 [298]

《脉经》 少阴病，四逆，恶寒而蜷，其脉不至，其人不烦而躁者，死。（热病阴阳交并

少阴厥逆阴阳竭尽生死证）

《金匮玉函经》 少阴病，四逆，恶寒而身蜷，脉不至，不烦而躁者，死。（辨少阴病形证治）

《千金翼方》 少阴病，四逆，恶寒而蜷，其脉不至，其人不烦而躁者，死。（少阴病状）

《太平圣惠方》 伤寒，四逆，恶寒，脉不至，其人不热而躁者，不可治。（辨伤寒热病不可治形候）

本条指出少阴病阳虚寒盛，"脉不至""不烦而躁"，属有阴无阳之危证。

少阴病，症见手足逆冷，恶寒而身蜷，此属少阴阳虚，阴寒内盛。若兼见"脉不至""不烦而躁"，则是阳虚至极，有阴无阳。"脉不至"即脉气断续，指下似有似无，时有时无，在少阴病，若与手足温、身热并见（见第292条），则属阴阳相搏、交争进退之象。

烦，心烦意乱，表述内在的情志状态；躁，肢体躁动不宁，表述外在的动作状态。"烦"与"躁"并用，是对人的烦乱、躁动情志表现的总体概括，对其临床意义，应当依据病情，观其脉症，整体认识。在少阴病阴阳俱虚的状态下，就一般而言，单烦不躁与脉症合参，多属阳回，如第287条："虽烦，下利必自愈。"第289条："时自烦，欲去衣被者，可治。"本证单躁不烦与脉症合参，则属精竭阳亡。此系病人濒危之际，手足轻漫挥动，撮空理线，或循衣摸床等躁扰不安之象，此属危证。

在上述病状下的"脉不至"，是阳极虚，寒极盛，生机枯竭，脉气不续，故曰"死"。

少阴病，六七日，息高者，死。 ［299］

《脉经》 少阴病六七日，其人息高者，死。（热病阴阳交并少阴厥逆阴阳竭尽生死证）

《金匮玉函经》 少阴病六七日，息高者，死。（辨少阴病形证治）

《千金翼方》 少阴病六七日，其息高者，死。（少阴病状）

《太平圣惠方》 伤寒六七日，喘息高者，不可治。（辨伤寒热病不可治形候）

本条表述少阴病阴竭阳亡，真气脱散，病人气息浅表之状。

少阴病，迁延六七日之久，至症见"息高"之时，其证已急转直下，阴竭阳亡。所谓"息高"，即气息浅表，此属真气亡脱之象；系病人濒危之际，引颈张口"吃"气之状，俗谓"倒气"。属临终的气息。

少阴病，脉微细沉，但欲卧，汗出不烦，自欲吐，至五六日自利，复烦躁不得卧寐者，死。 ［300］

《脉经》 少阴病，脉微细沉，但欲卧，汗出不烦，自欲吐，五六日自利，复烦躁，不得卧寐者，死。（热病阴阳交并少阴厥逆阴阳竭尽生死证）

《金匮玉函经》 少阴病，脉微细沉，但欲卧，汗出不烦，自欲吐，五六日自利，复烦躁不得卧寐者，死。（辨少阴病形证治）

《千金翼方》 少阴病，脉微细沉，但欲卧，汗出不烦，自欲吐，至五六日自利，复烦躁不得卧寐者，死。（少阴病状）

《太平圣惠方》 伤寒五六日,脉微细沉,但欲卧,汗出不烦,时自吐利,复烦躁不得卧寐者,不可治。(辨伤寒热病不可治形候)

本条论述少阴病阳虚寒盛,阴不恋阳,阳不固阴,阴阳离决之危证。

少阴病,无热恶寒,其脉微细沉,但欲寐,自欲吐,与第281条、第282条对照,此属少阴阳虚里寒,阴寒内盛。少阴病,阳虚里寒,本不当汗出,第148条有云:"阴不得有汗。"本证少阴病汗出,属亡阳之象。

若"汗出"与"烦"并见,则是亡阳重证,其烦,属阳气外亡之象。本证初起,病虽重,但尚不属危候,故仲景特别指出"汗出不烦"。"烦"是症状,而"不烦"则不是症状,仲景之所以强调"不烦",意在表述"亡阳"的过程有轻重缓急之别。亡阳,作为一个疾病过程,有始有渐,有轻有重,并非亡阳即死。

少阴病,至五六日,出现自利,乃属少阴阳虚,阴寒内盛,此如第282条所言。若病人自利与汗出、烦躁并见,其证由"但欲寐"而变化为"不得卧寐",则是阴不敛阳,阴竭于内而自利;阳不固阴,阳亡于外而汗出。其"烦躁"达到"不得卧寐"的程度,此属阴阳离决之象,病情急转直下,生机已绝,危候至甚,故仲景断为死证。

少阴病,始得之,反发热,脉沉者,麻黄细辛附子汤主之。方一。 [301]

麻黄二两,去节　细辛二两　附子一枚,炮,去皮,破八片

右三味,以水一斗,先煮麻黄,减二升,去上沫,内诸药,煮取三升,去滓。温服一升,日三服。

《金匮玉函经》 少阴病,始得之,反发热,脉沉者,麻黄附子细辛汤主之。(辨少阴病形证治)

《千金翼方》 少阴病,始得之,反发热,脉反沉者,麻黄细辛附子汤主之。(少阴病状)

《太平圣惠方》 少阴病,始得之,其人发热,脉反沉者,宜麻黄附子汤。(少阴病形证)

本条指出少阴病发热、脉沉之表证,当温阳解表以发散少阴表邪。

典型的少阴病,本当无热恶寒。今少阴发病初始,脉沉,发热,此属少阴病表证。系机体感邪之后,虽少阴阳虚,但仍能集已虚之阳气与邪相争,故其脉虽沉,尚能发起热来。脉沉,反映出少阴阳虚的本质;发热,反映出少阴虽阳虚,但仍有与邪相争之势。故少阴病表证,显现出机体对外邪反应不敏感,正邪相争之态势相对"和缓"之象。其证重在阳虚,故治以温阳为主,辅以解表。

第92条云:"病发热,头痛,脉反沉。"表述了典型的太阳病虽属阳证、实证,但仍可有阳虚的因素,故虽发热,脉却浮不起来,而反沉。发热,反映太阳阳盛的本质;脉沉,反映出太阳虽阳盛,但盛中有虚。太阳病,表证兼里虚,其表邪较重,表证突出,但不先温里,正气不充,其表邪难以解散,故先温里,以助其阳,宜四逆汤;后解表,驱散其邪,宜桂枝汤。与本证对照,虽发热与脉沉各有偏重,但从一个侧面表现出少阴与太阳的表里侧重关系。

麻黄细辛附子汤方用麻黄二两、细辛二两、附子一枚。麻黄得细辛、附子,功在温阳散寒以解表邪。细辛从阴引阳、温阳解表,配麻黄以走表散寒,配附子以温里扶阳,仲景

用其祛逐陈寒,《金匮要略方论·痉湿暍病脉证第二》防已黄芪汤方后注云:“下有陈寒者,加细辛三分。”附子温阳固本,使麻黄、细辛虽发汗而不致窜失阳气。三药合用,温阳、散寒、解表,微发少阴表证之汗。

少阴病,得之二三日,麻黄附子甘草汤微发汗。以二三日无证,故微发汗也。方二。 ［302］

麻黄二两,去节　甘草二两,炙　附子一枚,炮,去皮,破八片

右三味,以水七升,先煮麻黄一两沸,去上沫,内诸药,煮取三升,去滓。温服一升,日三服。

《脉经》 少阴病,得之二三日,麻黄附子甘草汤微发汗。以二三日无证,故微发汗也。(病可发汗证)

《金匮玉函经》 少阴病,得之二三日,麻黄附子甘草汤微发汗。以二三日无里证,故微发汗。(辨少阴病形证治、辨可发汗病形证治)

《千金翼方》 少阴病,得之二三日,麻黄附子甘草汤微发汗。以二三日无证,故微发汗。(少阴病状、宜发汗)

本条指出少阴病表证之轻缓者,当温阳解表,微发其汗。

前条云:少阴病,“始得之”,反发热;本条云:病虽已至“二三日”,但尚未出现里证。按:无证,《金匮玉函经》作无里证,义胜。从“微发汗”可知,前证发汗力度比本证发汗力度似要大一些,本证之所以“微发汗”,是因为本证发病已至二三日,表邪始衰。

“以二三日,无证,故微发汗也”,是仲景自注句,以对二三日的病情进行补述,一是表证虽在,但邪已始衰;二是虽已至二三日,但仍无里证。故选用麻黄附子甘草汤微发汗。本证与前证对比,表邪微,里寒轻,故去辛散大热之细辛,加甘缓平和之甘草以外缓麻黄,内和附子,互为依托,温阳散寒,微汗解表。

少阴病,得之二三日以上,心中烦,不得卧,黄连阿胶汤主之。方三。 ［303］

黄连四两　黄芩二两　芍药二两　鸡子黄二枚　阿胶三两,一云三挺

右五味,以水六升,先煮三物,取二升,去滓,内胶烊尽,小冷,内鸡子黄,搅令相得。温服七合,日三服。

《金匮玉函经》 少阴病,得之二三日已上,心中烦,不得卧,黄连阿胶汤主之。(辨少阴病形证治)

《千金翼方》 少阴病,得之二三日以上,心中烦,不得卧者,黄连阿胶汤主之。(少阴病状)

本条论述少阴病阴精不足,水亏火旺的证治。

典型的少阴病,阴阳俱衰;本证少阴病,更偏重于阴精不足,此系机体感邪之后,在二三日之间,从阳化热,形成阴虚火旺之证。正常情况下,人体水火互济,阴阳处于平秘稳态;心火下暖肾水,使肾水行而不泛;肾水上济心火,使心火热而不亢。本证少阴病,

阴精不足，水亏火旺，心火独亢于上，耗伤心阴，心失所养，神不得宁，故心中烦。心阴愈耗，心火益旺，故逐渐至烦甚而不得卧寐。仲景治以滋水益阴，泄火宁神的黄连阿胶汤。

黄连阿胶汤方用黄连、黄芩泄独亢之心火，以除烦宁神。鸡子黄取混沌未凿、元阴之象，以补心阴。阿胶滋阴养血，配鸡子黄以补阴精之不足；配芩、连，化阴以济阳。芍药配芩、连以泄热，配阿胶、鸡子黄以益阴。

少阴病，得之一二日，口中和，其背恶寒者，当灸之，附子汤主之。方四。 [304]

附子二枚，炮，去皮，破八片　茯苓三两　人参二两　白术四两　芍药三两

右五味，以水八升，煮取三升，去滓。温服一升，日三服。

《脉经》 少阴病，得之一二日，口中和，其背恶寒者，当灸之。（病可灸证）

《金匮玉函经》 少阴病，得之一二日，口中和，其背恶寒者，当灸之，附子汤主之。（辨少阴病形证治、辨可灸病形证治）

《千金翼方》 少阴病，得之一二日，口中和，其背恶寒者，当灸之，附子汤主之。（少阴病状、宜灸）

本条论述少阴病阳衰气虚，寒湿内盛，其背恶寒的证治。

典型的少阴病，无热恶寒，手足厥冷；本证少阴病，得之一二日，即以背恶寒为特点，反映出其人素禀寒湿，此不仅少阴阳虚，阴寒内盛，而且寒凝湿滞，阳衰气馁不能温达于背部。其人“口中和”，谓口中不干、不燥、不腻，口中清爽，俱无热象；和，平也，常也。此在常人属正常，此在恶寒、手足厥冷者，则属寒湿之气上泛之象。本证阳衰气虚，寒湿内盛，“其背恶寒”，故仲景灸其背部腧穴，温阳散寒以救其急，治以附子汤温阳散寒祛湿以治其本。

附子汤，重用附子二枚以壮少阴之元阳，散寒祛湿；茯苓、人参、白术益太阴之脾气，温运化湿。芍药性寒，开凝破结，一则监制附子之刚燥，二则配茯苓利尿渗湿。本方重在温阳益气，散寒祛湿。

“背恶寒”另见于第169条白虎加人参汤证。彼系阳盛，邪热结聚于里，阳不外达而“背微恶寒”，故其症与手足热，不恶寒，反恶热，口燥渴并见。而此则属阳虚，阴寒结聚于里，阳衰不达而“背恶寒”，故本症与手足冷，无热恶寒并见。又，《金匮要略方论·痰饮咳嗽病脉证并治第十二》云：“夫心下有留饮，其人背寒冷如掌大。”此属留饮阻遏，胸阳不能展布所致。

任何一个症状，若孤立地进行所谓的比较，则没有临证实际意义，因为任何一个具体症状的产生，都不是孤立的，都存在着特定的证候背景，都是整体病机的局部反映。

少阴病，身体痛，手足寒，骨节痛，脉沉者，附子汤主之。五。用前第四方。 [305]

《金匮玉函经》 少阴病，身体痛，手足寒，骨节痛，脉沉一作微者。附子汤主之。（辨少阴病形证治）

《千金翼方》 少阴病，身体痛，手足寒，骨节痛，脉沉者，附子汤主之。（少阴病状）

《太平圣惠方》 少阴病，身体痛，手足寒，脉沉者，宜四逆汤。（辨少阴病形证）

本条论述少阴病阳衰寒盛，寒凝湿滞，寒湿流注肢节的证治。

少阴病，无热恶寒，手足厥冷，脉沉，此属少阴阳虚，阴寒内盛。阳内虚不达于表，故无热恶寒；阳虚失温于四末，故手足厥寒；阳衰里寒，故脉沉而微，或脉沉而紧。此系典型少阴病之脉症。

本证阳衰寒盛，不能化湿，寒凝湿滞，故身体痛、手足寒；寒湿流注关节，故骨节掣痛。前证与本证都是少阴阳虚，寒湿内盛，而前证重于寒湿结聚，阻遏阳气外达，故突出“背恶寒”；本证则重于寒湿流注肢体关节，故突出“关节痛”。本证与前证俱用附子汤，而本证用之除了温阳益气、散寒祛湿之外，还重在止痛。

少阴病，下利便脓血者，桃花汤主之。方六。 ［306］

赤石脂一斤，一半全用，一半筛末　干姜一两　粳米一升

右三味，以水七升，煮米令熟，去滓。温服七合，内赤石脂末方寸匕，日三服。若一服愈，余勿服。

《金匮玉函经》 少阴病，下利便脓血，桃花汤主之。（辨少阴病形证治）

《千金翼方》 少阴病，下利便脓血，桃花汤主之。（少阴病状）

《太平圣惠方》 少阴病，下利便脓血者，桃花汤。（辨少阴病形证）

本条论述少阴病阳虚不化，寒湿阻滞肠道，便脓血的证治。

典型的少阴病，阳虚寒盛，下利是典型的表现之一。而本证不仅下利，而且便血，其更具有特点的是便血夹脓。故本证少阴病，不仅阳虚不化，寒湿阻滞肠道，肠道脉络受伤，血溢脉外；更重要的是肠道气机失调，气滞血瘀，瘀血与肠道中秽浊之气相搏，血败肉腐而化为脓。故其证不仅泄利、下血，而且便脓，赤白相间，白多赤少，滑脱不禁，其人腹痛隐隐，手足厥冷。

仲景治以桃花汤，方用赤石脂一斤，干姜一两，粳米一升。赤石脂，《神农本草经》味甘平，主洩利，肠澼脓血，阴蚀下血，赤白邪气，痈肿，疽痔，恶疮，头疡，疥瘙；《名医别录》味甘酸辛，大温，主养心气，明目益精，疗腹痛泄澼，下利赤白，小便利及痈疽疮痔，女子崩中漏下，产难胞衣不出。仲景用其散血化瘀，消肿止痛，暖肠固脱，治下利便脓血。粳米，《名医别录》益气止烦止泄，仲景用其和中益气，养肠胃以止下利赤白。干姜，《神农本草经》辛温，温中止血，主肠澼下利；《名医别录》大热，主寒冷腹痛，中恶霍乱腹痛，风邪诸毒，止唾血。仲景在此用桃花汤温中祛寒，散瘀止血，安肠止利。

少阴病，二三日至四五日，腹痛，小便不利，下利不止，便脓血者，桃花汤主之。七。用前第六方。 ［307］

《金匮玉函经》 少阴病，二三日至四五日，腹痛，小便不利，下利不止而便脓血，桃花汤主之。（辨少阴病形证治）

《千金翼方》 少阴病,二三日至四五日,腹痛,小便,下利不止,而便脓血者,以桃花汤主之。(少阴病状)

本条补述少阴病阳虚里寒,寒湿阻滞,气滞血瘀,腐化脓血的证治。

本证少阴病,阳虚里寒,发病后,二三日至四五日,阳衰不化,寒凝湿滞,故腹痛。寒湿阻滞肠道,不泌清浊,水不化气,故小便不利;水谷不别,故下利不止。肠道气机不利,气滞血瘀,故腐化而为秽脓败血。

本证阳虚里寒,寒湿阻滞,气滞血瘀,腐化脓血。故仲景治以温中祛寒,散瘀止血,安肠止利,涩肠固脱之桃花汤。

少阴病,下利便脓血者,可刺。 [308]

《脉经》 少阴病,下利便脓血者,可刺。(病可刺证)

《金匮玉函经》 少阴病,下利便脓血者,可刺。(辨少阴病形证治、辨可刺病形证治)

《千金翼方》 少阴病,下利便脓血者,可刺。(少阴病状、宜刺)

本条指出少阴病下利便脓血亦可用刺法。

本条上承前条,言少阴病,下利便脓血,既可服用前述之桃花汤;也可用刺法以调阴阳,和气血,行滞散瘀,缓痛止利;当然,也可以针药并用。

少阴病,吐利,手足逆冷,烦躁欲死者,吴茱萸汤主之。方八。 [309]

吴茱萸一升　人参二两　生姜六两,切　大枣十二枚,擘

右四味,以水七升,煮取二升,去滓。温服七合,日三服。

《金匮玉函经》 少阴病,吐利而手足逆冷,烦躁欲死者,吴茱萸汤主之。(辨少阴病形证治)

《千金翼方》 少阴病,吐利,手足逆,烦躁欲死者,茱萸汤主之。方见阳明门。(少阴病状)

《太平圣惠方》 少阴病,其人吐利,手足逆,烦躁者,宜吴茱萸汤。(辨少阴病形证)

本条论述少阴病胃虚寒凝,恶心呕吐,窘迫难忍,烦躁至极,呼号欲死的证治。

机体感受寒邪,病发少阴,其典型的表现是无热恶寒、吐利、手足逆冷。由于少阴病是全身性虚寒,故在少阴病发病的总体过程中,可以存在某些局部过程,如前文所述之附子汤证、桃花汤证,后文第316条之真武汤证、第317条之四逆散证等,而本条所述的则是胃虚寒凝的局部过程。从标本关系上讲,少阴病的基本病机为本,胃虚寒凝为标;少阴病的基本症状,下利、手足厥冷为本,呕吐、烦躁为标。

虽然呕吐是少阴病常见症状,但在本证中,呕吐却更具有自己明显的特点,从而成为本证最主要的症状。在本证中,呕吐尤为急迫、剧烈,由于气机逆乱,故其人烦躁呼号欲死。其病机不仅仅是少阴阳虚、阴寒之邪上逆迫胃,而更重要的是在少阴病全身性虚寒的总体发病过程中,存在着尤为突出的胃虚寒凝的局部过程。由于呕吐急迫,烦躁欲死,故在治疗上,遵循急则治标的原则,先以吴茱萸汤温胃散寒、下气止痛以治标,待呕吐平降之后,再以四逆汤祛寒、回阳、救逆以治其本。

后世注家多把本条与第296条“少阴病，吐利，躁烦，四逆者，死”对比，此二条文字表述相差无几，为什么本证用吴茱萸汤治疗，而第296条之证却是死证呢？以成无己为代表的注家们认为躁烦与烦躁不同，“所谓烦躁者，谓先烦渐至躁也；所谓躁烦者，谓先发躁而迤逦复烦也”。[①]认为“躁烦”症危重，故死；“烦躁”症轻缓，故不死。成无己之说，若用学究式的思维方式思考似有些道理，但若从临床角度看，则没有道理，且不说询问一个有烦躁症状的普通病人，即使询问《伤寒论》专家，恐怕也难以回答出自身的先烦后躁或是先躁后烦的不同体验。实际上，《伤寒论》中的烦躁与躁烦是混用的，如论中第4条、第48条、第110条、第134条、第269条中之躁烦都是烦躁之意。如第48条原文在《辨发汗后病脉证并治》中复出时，“其人躁烦”作“其人烦躁”。第239条之“烦躁发作有时”，在《金匮玉函经》卷三中，“烦躁”作“躁烦”。又，第296条“少阴病，吐利，躁烦，四逆者，死”，在《金匮玉函经》卷四中，“躁烦”作“烦躁”。从中可见，在仲景书中，躁烦与烦躁义同。

本证虽是“欲死”，但毕竟没有死。“欲死”，在论中是表述“痛苦难忍”的程度剧甚。本证具有少阴病的一般特征，如下利，四肢逆冷等，但更突出的是一般少阴病所不具备的泛泛恶心不能自持，阵阵呕吐窘迫难忍，气机逆乱、心神不胜扰动而烦躁至极，痛苦无以言表而呼号欲死。它的病机是少阴病阳虚阴寒内盛为本，胃虚寒凝气逆为标，是虚中夹实。由此可见本证与第296条之证，不论在病机方面，还是在临床征象细节方面都完全不同。

典型的少阴病是以下利和四逆为特点，用四逆汤治疗，意在治本，但四逆汤证不是少阴病的全部。少阴病是过程的复合，包含若干个过程，吴茱萸汤证只是其若干过程之一，为少阴病局部阴寒痼冷，属胃虚寒凝证。应用吴茱萸汤意在治标，标急缓解之后，仍当治本，宜用四逆汤。

吴茱萸汤，论中凡三见，不论是本条的呕吐“烦躁欲死”，还是阳明病篇中的“食谷欲呕”，以及厥阴病篇中的“干呕吐涎沫”，其共同之处，都是以“呕吐”为主要症状，都是以胃虚寒凝气逆为主要病机。所以，可以认为，吴茱萸汤是仲景治疗胃虚寒凝、气逆呕吐的专用方药。吴茱萸，《神农本草经》谓其温中下气，止痛。在本方中与生姜配伍，意在温胃散寒，降逆下气（参见第243条）。今人讲吴茱萸入厥阴经，温肝云云，此在《方剂学》中讲是正确的，而诠解《伤寒论》，这样讲则不妥，因为这脱离了仲景用药的时代背景，吴茱萸入厥阴经、温肝，这是宋代以后的认识。仲景对吴茱萸的理解可以从第352条，“其人内有久寒者，当归四逆加吴茱萸生姜汤主之”中窥其一斑；在手足厥寒，脉细欲绝的同时，病机突出阴寒痼冷，在原方当归四逆汤的基础上再加吴茱萸、生姜，其意在于逐阴散寒，温化痼冷。

按：本条吴茱萸汤用人参二两，详阳明病篇第243条、厥阴病篇第378条，人参作三两。

① 成无己．伤寒明理论［M］．上海：上海科学技术出版社，1959

少阴病，下利，咽痛，胸满，心烦，猪肤汤主之。方九。 ［310］

猪肤一斤

右一味，以水一斗，煮取五升，去滓，加白蜜一升；白粉五合，熬香；和令相得。温分六服。

《金匮玉函经》 少阴病，下利，咽痛，胸满，心烦，猪肤汤主之。（辨少阴病形证治）

《千金翼方》 少阴病，下利，咽痛，胸满，心烦，猪肤汤主之。（少阴病状）

《太平圣惠方》 少阴病，下利，咽痛，胸满，心烦，宜猪苓汤。（辨少阴病形证）

本条论述少阴病下利日久，阴津亏耗，虚火上浮，灼咽扰心的证治。

典型少阴病本属阴阳俱虚，而下利，则多缘于阳虚。本证少阴病，下利日久，阴津逐渐亏耗，其病机虽原本属阴阳俱虚，却逐渐呈现阴虚火旺之势；此虚火浮游于上，熏灼咽喉则咽痛；上扰心胸，则心烦胸满。其咽痛属本证整体病机的局部反映，与第283条少阴病之咽痛及第317条通脉四逆汤证或然症状之一"咽痛"相比，彼属虚阳浮越无根之火，而此则为阴虚津亏上炎之火。

本证咽痛，是在原本的少阴病下利过程中出现，其症状突出，故仲景以猪肤汤治其标。猪肤水煮，去滓取汁五升，加白蜜一升、白粉熬香（按：白粉即米粉，熬，炒也）五合，和令相得。此猪肤汤熬热呈粥状半流体，甘润滑爽，不热不燥，不寒不凝，意在滑润咽喉，爽利心胸，此乃治标之法。

少阴病二三日，咽痛者，可与甘草汤；不差，与桔梗汤。十。 ［311］

甘草汤方

甘草二两

右一味，以水三升，煮取一升半，去滓。温服七合，日二服。

桔梗汤方

桔梗一两　甘草二两

右二味，以水三升，煮取一升，去滓。温分再服。

《金匮玉函经》 少阴病二三日，咽痛者，可与甘草汤；不差者，与桔梗汤。（辨少阴病形证治）

《千金翼方》 少阴病二三日，咽痛者，可与甘草汤；不差，可与桔梗汤。（少阴病状）

《太平圣惠方》 少阴病，咽痛者，宜甘草桔梗汤。（辨少阴病形证）

本条论述少阴阳虚，外邪初感，结于咽部的证治。

第301条云："少阴病，始得之，反发热，脉沉者，麻黄细辛附子汤主之。"又，第302条云："少阴病，得之二三日，麻黄附子甘草汤微发汗。以二三日，无证，故微发汗也。"此二条讲的是少阴病表证。本证少阴病，二三日无吐利之里证，仅仅咽痛，其证比前述之少阴病表证还要轻浅。此属少阴阳虚，外邪初感，结于咽部所致。故其咽痛不宜苦寒，轻者用生甘草利血气，清热而不伤正，甘缓以止急痛。重者再配以桔梗。桔梗，《神农本草经》言其味辛微温，利气止痛；《名医别录》疗咽喉痛。仲景在此用之，开结利气，以止咽痛。此二方属治标之法。

少阴病，咽中伤，生疮，不能语言，声不出者，苦酒汤主之。方十一。 [312]

半夏洗，破如枣核，十四枚　鸡子一枚，去黄，内上苦酒，着鸡子壳中

右二味，内半夏著苦酒中，以鸡子壳置刀环中，安火上，令三沸，去滓。少少含咽之，不差，更作三剂。

《金匮玉函经》 少阴病，咽中伤，生疮，不能语言，声不出者，苦酒汤主之。（辨少阴病形证治）

《千金翼方》 少阴病，咽中伤，生疮，不能语言，声不出，苦酒汤主之。（少阴病状）

本条论述少阴病阴虚火旺，虚火上浮，结于咽部，肿疡溃破的证治。

典型少阴病，属阴阳俱衰；本证少阴病，更偏于阴精不足，故形成阴虚火旺之证。少阴虚火浮游于上，结于咽部，局部肿疡、溃破，吞咽疼痛；累及至喉，则声音嘶哑，不能语言。仲景治以苦酒汤，方用半夏、鸡子清、苦酒。

半夏，开结气，《神农本草经》主咽喉肿痛；《名医别录》消痈肿；仲景用其开结利咽、消肿止痛、收涩敛疮。苦酒，即今之醋，味酸，《名医别录》主消痈肿；仲景用其消肿敛疮。鸡子白，《名医别录》微寒，疗目热赤痛，心下伏热，止烦满；仲景用其清热润喉，敛疮止痛。三药相合，成酸苦涩之半流体，"少少含咽"，意在附着咽喉局部，酸苦凉润，消肿开结，敛疮止痛。此属治标之法。

少阴病，咽中痛，半夏散及汤主之。方十二。 [313]

半夏洗　桂枝去皮　甘草炙

右三味，等分，各别捣筛已，合治之。白饮和服方寸匕，日三服。若不能散服者，以水一升，煎七沸，内散两方寸匕，更煮三沸，下火令小冷，少少咽之。半夏有毒，不当散服。

《金匮玉函经》 少阴病，咽中痛，半夏散及汤主之。（辨少阴病形证治）

《千金翼方》 少阴病，咽中痛，半夏散及汤。（少阴病状）

本条论述少阴阳虚，寒凝咽部，气血结滞，咽喉不利的证治。

本证少阴病，属少阴阳虚，感受外邪，寒凝咽部，气血结滞，咽喉不利而疼痛，仲景治以半夏散及汤。方用半夏，《神农本草经》主咽喉肿痛，仲景用其开结利咽、消肿止痛；桂枝，《神农本草经》主结气喉痹，仲景用其散寒解凝，开结行气，活血止痛；甘草和药解毒，利血气，缓急止痛。本方开结利咽，消肿止痛。

"半夏有毒，不当散服"，疑叔和语。按：半夏有毒，涵指口尝半夏麻辣燥涩戟人咽喉。陶弘景曰："凡用，以汤洗十许过，令滑尽。不尔，有毒戟人咽喉。"仲景时代之用半夏，仅洗而已，非后世之制半夏，故其麻辣味犹甚；仲景治渴，每去半夏，即缘于此。咽痛之用半夏，即用其开结利咽、消喉肿痛，但散服其麻辣燥涩之味、戟人咽喉，令人有不适感，故"不当散服"。

按:“若不能散服者,以水一升,煎七沸”,此处“煎”什么?少有人关注,此处不能“滑读”。实际上是对散服的日用量:“白饮和服方寸匕,日三服”,亦即三方寸匕的半夏散,“以水一升,煎七沸”后,再加两方寸匕的散剂“更煮三沸”。此体现出散剂服用量比汤剂药用量需适当减少的原则。同时,本汤剂不是顿服,也不是日二服、三服,而是少少咽之。

少阴病,下利,白通汤主之。方十三。 [314]

葱白四茎　干姜一两　附子一枚,生,去皮,破八片

右三味,以水三升,煮取一升,去滓。分温再服。

《金匮玉函经》 少阴病,下利,白通汤主之。(辨少阴病形证治)

《千金翼方》 少阴病,下利,白通汤主之。(少阴病状)

《太平圣惠方》 少阴病,下利,宜白通汤。(辨少阴病形证)

本条论述少阴病阴寒内盛,衰阳被阴寒之邪凝闭,以下利为主症的证治。

第315条中有云:“少阴病,下利,脉微者,与白通汤。”本证少阴病,下利,虽未言脉微,其脉微当在不言之中。少阴病,下利,脉微,属少阴阳虚、阴寒内盛,其证必是无热恶寒,手足逆冷。与第281条对照,当有少阴阳虚的典型症状,如口渴、小便清长等。

本证少阴病,虽阳虚寒凝诸症俱在,然以下利最为突出,此属阴寒肆虐,衰阳被阴寒之邪凝闭所致。仲景治以白通汤,通阳破阴,散寒解凝。方用附子助阳祛寒以消阴翳,干姜温阳散寒以止利;葱白通阳,以启阴寒凝闭中之生阳布展于内外,合姜、附破阴凝而布阳气。

少阴病,下利,脉微者,与白通汤。利不止,厥逆无脉,干呕烦者,白通加猪胆汁汤主之。服汤,脉暴出者死,微续者生。白通加猪胆汤。方十四。白通汤用上方。 [315]

葱白四茎　干姜一两　附子一枚,生,去皮,破八片　人尿五合　猪胆汁一合

右五味,以水三升,煮取一升,去滓,内胆汁、人尿,和令相得。分温再服。若无胆,亦可用。

《脉经》 少阴病,下利止,厥逆无脉,干烦一本作干呕。服汤药,其脉暴出者,死;微细者,生。右少阴部。(热病阴阳交并少阴厥逆阴阳竭尽生死证)

《金匮玉函经》 少阴病,下利,脉微,服白通汤。利不止,厥逆无脉,干呕烦者,白通加猪胆汁汤主之。服汤,脉暴出者死,微续者生。(辨少阴病形证治)

《千金翼方》 少阴病,下利,脉微,服白通汤。利不止,厥逆无脉,干烦者,白通加猪胆汁汤主之。(少阴病状)

《太平圣惠方》 少阴病,下利,服白通汤。止后,厥逆无脉烦躁者,宜白通猪苓汤。其脉暴出者死,微微续出者生。(辨少阴病形证)

本条论述少阴病衰阳被阴寒凝闭,服白通汤后,寒热格拒的证治。

少阴病,下利,脉微,与前条所述义同,此属阴寒肆虐,衰阳被阴寒之邪凝闭所致,仲景治以白通汤,意在通阳破阴,散寒解凝。服白通汤后,本应阴寒凝闭破除,阳通阴退,

气和利止而脉旺。然而，本证服用白通汤后，不仅利不止，反而病情逆转急下，由原本的但欲寐，变化为昏冒不识；由手足逆冷，变化为通体厥寒；脉由“微”而变为沉伏难寻，指下“无脉”；由“欲吐不吐”变化为更严重的“干呕烦”。按：“干呕烦”，烦，搅扰、纠结貌，恶心意。干呕与“烦”并见，即恶心欲呕其状严重。

其证原本服白通汤虽然方药对证，但由于衰阳被阴寒之邪凝闭，阴阳不能交通，故骤然服下姜、附辛热烈剂，机体凝闭之寒邪，拒而不融，格而不纳，症见干呕恶心，欲吐频频。由于寒热格拒升级，引发气机逆乱，致使寒邪凝闭更加严重，阳气更加虚衰，脉气不续，故其人昏冒不识，通体厥寒，脉伏指下难寻。

为此仲景在原白通汤的基础上，加人尿、猪胆汁反佐辛热，开格拒以交通阴阳。按：人尿咸寒，古称“还元汤”，猪胆汁苦寒，均属生机融汇、化合之品；虽阴柔而不凝重，阴中有阳，故有交通阴阳，益阴和阳，气血相从之效。

服白通加猪胆汁汤后，其转归有二，一是其脉由指下难寻，而骤然暴出，脉来弦劲，此为虚阳暴脱，亡阳在即，此属危证，故文曰“死”。一是其脉由指下难寻，而徐徐来复，脉来和缓，此为阳回，生机渐复，比较而言，预后良好，故文曰“生”。

少阴病，二三日不已，至四五日，腹痛，小便不利，四肢沉重疼痛，自下利者，此为有水气。其人或咳，或小便利，或下利，或呕者，真武汤主之。方十五。［316］

茯苓三两　芍药三两　白术二两　生姜三两，切　附子一枚，炮，去皮，破八片

右五味，以水八升，煮取三升，去滓。温服七合，日三服。若咳者，加五味子半升、细辛一两、干姜一两；若小便利者，去茯苓；若下利者，去芍药，加干姜二两；若呕者，去附子，加生姜，足前为半斤。

《金匮玉函经》 少阴病，二三日不已，至四五日，腹痛，小便不利，四肢沉重、疼痛而利，此为有水气。其人或咳，或小便自利，或下利，或呕者，真武汤主之。（辨少阴病形证治）

《千金翼方》 少阴病，二三日不已，至四五日，腹痛，小便不利，四肢沉重、疼痛而利，此为有水气。其人或咳，或小便不利，或下利，或呕，玄武汤主之。（少阴病状）

《太平圣惠方》 少阴病，四肢、心腹痛，小便不利，或咳，或呕，此为有水气，宜玄武汤。（辨少阴病形证）

本条论述少阴病阴寒凝聚，阳虚水泛，水气窜动的证治。

少阴病，发病早期，在二三日间，其证无热恶寒，脉微细，但欲寐，欲吐不吐，此属少阴阳虚，阴寒内盛。本证少阴病，二三日之后，至四五日间，随着病情的发展，少阴阳气日衰，阴寒日盛，阳虚不化，水气内停，故小便不利；水寒内聚，下迫大肠，故下利不止；水寒凝重，阻滞脾络，故脾络不通而腹痛；水寒阻滞，衰阳不能外达、温煦四肢，故不仅手足逆冷，而且由于寒凝湿滞，四肢沉重、疼痛。仲景把本证的病机概括为“此为有水气”。

本证阳虚水泛，水气窜动不居，若水气犯肺，则肺失宣降，症见咳逆上气；若水气犯胃，则胃寒气逆而呕吐；若水气凝聚大肠，则水泄暴注；若水寒肆虐，少阴阳衰不固，衰阳不能制水，则小便量多而清长。证属少阴阳虚、阴寒凝聚、水气窜动，故仲景治以真武汤

扶阳祛寒镇水。

白术苦温，燥湿散水，茯苓甘平，淡渗利水；本证阳虚不化，故方用附子温经扶阳祛寒，配术、苓以制水；生姜辛温，配附子温阳散寒，配术、苓温中散水；芍药具有开破之性，配附子温阳破滞通络以止腹痛，配茯苓利小便以护阴气。本方重在温阳制水。若咳，加五味子、细辛、干姜，温敛肺气，肃降止咳。若小便量多清利，则去淡渗伐肾利尿之茯苓。若下利，则去开破通滞之芍药，第280条云："太阴为病，脉弱，其人续自便利，设当行大黄、芍药者，宜减之。"本证少阴病下利，故去芍药在法理之中；加干姜以温中散寒止利。若呕，属水寒凝滞胃脘，附子大辛大热，有格拒不纳之虞，故去之。加生姜足前成半斤，重用之，以温胃降逆，散水止呕。俟呕平，再复加附子，以扶阳祛寒制水。

本方与附子汤对比，附子汤重用生附子二枚，白术四两，意在温阳祛湿止痛，配以人参，重在壮元阳、补元气，偏于祛湿。本方用炮附子一枚，白术二两，生姜三两，茯苓三两为君，重在扶阳制水，突出在制水上。真武汤，林亿等校正前作玄武汤（见《千金翼方》与《太平圣惠方》），因避宋圣祖"赵玄朗"讳，改作真武汤。玄武，北方水神也，以玄武命方，意寓镇摄水邪。

少阴病，下利清谷，里寒外热，手足厥逆，脉微欲绝，身反不恶寒，其人面色赤，或腹痛，或干呕，或咽痛，或利止脉不出者，通脉四逆汤主之。方十六。 [317]

甘草二两，炙　附子大者一枚，生用，去皮，破八片　干姜三两，强人可四两

右三味，以水三升，煮取一升二合，去滓。分温再服。其脉即出者愈。面色赤者，加葱九茎；腹中痛者，去葱，加芍药二两；呕者，加生姜二两；咽痛者，去芍药，加桔梗一两；利止脉不出者，去桔梗，加人参二两。病皆与方相应者，乃服之。

《金匮玉函经》　少阴病，下利清谷，里寒外热，手足厥逆，脉微欲绝，身反不恶寒，其人面赤色，或腹痛，或干呕，或咽痛，或利止而脉不出，通脉四逆汤主之。（辨少阴病形证治）

《千金翼方》　少阴病，下利清谷，里寒外热，手足厥逆，脉微欲绝，身反恶寒，其人面赤，或腹痛，或干呕，或咽痛，或利止而脉不出，通脉四逆汤主之。（少阴病状）

《太平圣惠方》　少阴病，下利水谷，里寒外热，手足厥逆，脉微欲绝，身反恶寒，其人面赤，或腹痛，或干呕，或咽痛，或时利止而脉不出者，宜四逆汤。（辨少阴病形证）

本条论述少阴病阳衰至甚，无根虚阳浮越于外之真寒假热的证治。

本证少阴病，下利清谷，手足厥逆，脉微欲绝，此属少阴阳虚，阴寒内盛。阳衰不足以温达四肢，故手足厥逆；阳衰不能鼓舞脉气，故脉微欲绝；阳虚寒凝，水谷不别，故下利清谷。清，同圊。

少阴病，阳虚里寒，本当无热恶寒。而本证"身反不恶寒"，虽"里寒"，但"外热"，"其人面色赤"，此属少阴阳衰至甚，无根虚阳浮越于外之真寒假热之象。仲景治以通脉四逆汤，以通脉回阳救逆。本方即四逆汤增其制，生附子大者一枚，干姜三两，强人可四两，

以振少阴之衰阳，抑阴回阳，复脉救逆。

若其人面色赤，此属虚阳上浮，加葱九茎，以交通阴阳，引浮越之阳以归元。若其人面色不赤，而腹中痛，则属寒凝脾络，脾络不通则腹痛，故去葱加破滞通络之芍药以止痛。此与前条真武汤证“若下利者，去芍药”对比，与第280条“太阴为病，脉弱，其人续自便利，设当行大黄、芍药者，宜减之，以其人胃气弱，易动故也”对比，尽管本证“下利清谷”，但仲景依然加芍药二两以止腹痛，从中可窥见仲景对芍药破滞通络止痛理解之一斑，以及根据病证轻重缓急用药之规矩方圆。

干呕，属胃寒气逆，故加生姜以暖胃降气止呕；咽痛，属阳虚，浮游之火上熏，故去具开破性之芍药，加开结利咽止痛之桔梗；若服汤后，利虽止，而脉仍沉微欲绝，此属阳衰阴竭，生阳不续，故加人参，配姜、附，振奋阳气，鼓舞脉气以通阳复脉。本方另见于第370条：“下利清谷，里寒外热，汗出而厥者。”

本证里寒外热，其人面色赤，有注家称其为“戴阳”，非是。戴阳，见于本论第366条，属表有微邪，系正虚邪微，虽“其人面少赤”，但“必郁冒汗出而解”。而本证“里寒外热”之“面色赤”，属虚阳浮越，若汗出则必亡阳，危在旋踵。

少阴病，四逆，其人或咳，或悸，或小便不利，或腹中痛，或泄利下重者，四逆散主之。方十七。 ［318］

甘草炙　枳实破，水渍，炙干　柴胡　芍药

右四味，各十分，捣筛。白饮和服方寸匕，日三服。咳者，加五味子、干姜各五分，并主下利；悸者，加桂枝五分；小便不利者，加茯苓五分；腹中痛者，加附子一枚，炮令坼；泄利下重者，先以水五升，煮薤白三升，煮取三升，去滓，以散三方寸匕，内汤中，煮取一升半。分温再服。

《金匮玉函经》 少阴病，四逆，其人或咳，或悸，或小便不利，或腹中痛，或泄利下重者，四逆散主之。（辨少阴病形证治）

《千金翼方》 少阴病，四逆，其人或咳，或悸，或小便不利，或腹中痛，或洩利下重，四逆散主之。（少阴病状）

本条论述少阴病阴遏阳郁，阳气被阴寒水湿所阻的证治。

少阴是水火之脏，机体感邪之后，之所以发为少阴病而不是其他，这与少阴水火素虚有根本性关系。少阴发病之后，可以形成若干个类型，实际上，这是机体感邪后的不同反应态。这些不同的反应，是由少阴水火阴阳的盛衰以及它们之间的关系决定的。

机体感邪之后，少阴发病，依少阴水火两虚的偏重不同，病势向寒热两极从化，形成少阴病的寒化证与少阴病的热化证。但是，少阴寒热两极从化，所形成的少阴寒化证和少阴热化证，只是少阴病寒热发病趋向相对对立的两个方面，虽然是非常重要的两个方面，却不是少阴病的全部。由于寒化和热化是少阴发病的动态过程，所以少阴病除了寒热两极从化之外，还有第三个方面，即寒热从化不全。

当机体少阴水火偏虚，水火之间处于假性的稳定状态时，这是一种低于正常水平的病态平衡，在这种状态下，少阴发病，病势的寒热从化，虽有倾向和趋势，但与少阴病的寒化证与少阴病的热化证比较起来，不甚明显，此即所谓的寒热从化不全。这种类型，既不是典型的少阴寒化证，也不是典型的少阴热化证，但是在某些方面，既表现出寒化的倾向，又可见其热化的趋势，症状以寒热并见为特点，程应旄称之为“固非热证，亦非寒深”。其病机可以概括为阴遏阳郁，这是少阴病中症状、病机比较复杂的一个类型。

本条原文中，“四逆”前没有“或”字，看起来属主要症状，而“咳”“悸”“小便不利”“腹中痛”“泄利下重”前有“或”字，属或然症。但对少阴病来说，“四逆”只是一个常见的症状，不具有特异性，更不是应用四逆散的指征。仅以四逆这个症状，不足以揭示本证的病机。因此，本证四逆散的应用指征是“腹中痛”与“泄利下重”。

证作为病的一个过程，它的产生不是孤立的，它的病机变化不是线性因果关系。因此，或然症和主症，虽各有其病机根据，但是在总的病机方面，在动态变化和整体关联上，它们却是不能间断、不可分离的。因此，本证尽管就某个具体症状来说，可能是或然的，或出现，或不出现，然而这些或然症状作为病机整体上的一个个关联，与常见症状四逆的关系却不是或然的，而是存在着内在的必然联系。仲景治以四逆散并加减之法，意在消阴霾，畅阳气，升清降浊。

四逆散方用柴胡、枳实、芍药、甘草。柴胡，散郁通阳以化滞阴。清人邹澍云：“柴胡为用，必阴气不纾，致阳气不达者，乃为恰对。”又云：“柴胡既以升阳为用……则能达阴中之阳者，何止举阳透阴而出哉？即举阴之包阳而藏者，悉皆托出矣。”① 本证四逆用柴胡，说明在病机上有阳郁之势。

枳实，《神农本草经》谓苦寒，除寒热结；《名医别录》除胸胁痰癖，逐停水，破结实，消胀满，心下急，痞痛，逆气，胁风痛，安胃肠，止溏泄。综观今本仲景书，枳实突出的是降泄之性，功在利气开结，导水下行，除寒热结。与柴胡配伍，一升一降，升发郁遏难伸之阳，降泄阴寒水湿之邪。

芍药，《神农本草经》苦平，主邪气腹痛，除血痹，破坚积，寒热疝瘕，止痛，利小便，益气；《名医别录》酸微寒，通顺血脉，缓中，散恶血，逐贼血，去水气，利膀胱、大小肠等。综观《本经》《别录》以及仲景书对芍药的认识和应用，其功大致有二，一是益阴气，二是具有开破之性。仲景在本方中用其利小便，去水气，邹澍谓其“破阴凝，布阳气”。

本证咳加干姜，意在温通宣发生阳之气。五味子，《神农本草经》酸温，主咳逆上气，虽五味俱全，然以酸为胜。本证肺寒气逆而咳，故加五味子配干姜，散敛并用，意在收逆气，安肺止咳，并温中止利。本证心悸与厥并见，此属水气凌心，故加桂枝以通阳行水，壮心阳以定心悸。小便不利属水饮内停、水湿不化，故加茯苓利水湿而通小便。

附子，温阳逐阴，主心腹冷痛，本证腹痛加附子，意在温阳散寒化湿，配芍药以破阴结、温通而止腹痛。邹澍云：“附子、芍药得真武汤之半，抑少阴方兴之水气。”薤白，《神农本草经》主金疮疮败；《名医别录》除寒热，去水气，温中散结；今本仲景书，用薤白者凡四方（四逆散、栝蒌薤白白酒汤、栝蒌薤白半夏汤、括蒌薤白桂枝汤），其意均在疏郁散结，通行阳气。《神农本草经》所谓“金疮疮败”即属阳气内陷之证，用薤白功在通阳内

① 邹澍．本经疏证［M］．上海：上海科学技术出版社，1957

托。本证泄利下重加薤白，意亦在通阳。钱潢云："用薤白通行阳气，即白通汤用葱白之意也。"[①]

综观本方用芍药、枳实，咳加干姜、五味子，腹痛加附子，小便不利加茯苓，心悸加桂枝，可见本证病机中有阴寒水湿的一面。其用柴胡，泄利下重加薤白，可见本证病机中，还有阳气郁结的一面

综合症状、治疗、方药加减讨论，本证四逆是阳气郁结不能外达四末所致。其基本病机是阴遏阳郁，阳气被阴寒水湿所阻。本方柴胡、芍药、枳实、甘草配伍意在消阴霾，畅阳气，升清降浊。根据主要症状和出现的或然症状所反映的病机特点，把握阴遏阳郁两个不同侧面的病机偏重，选用干姜、五味子、附子、桂枝、薤白，或强化原方消阴霾的方面，或强化原方畅阳气的方面，虽然根据病情对原方功效强化偏重不同，但总不离其基本原则：消阴霾，畅阳气，升清降浊。

本条、本证冠以"少阴病"，三字凿凿，因此任何离开少阴病的所谓解释，必背离仲景原文、原旨，其谬误自不待言。

少阴病，下利六七日，咳而呕渴，心烦不得眠者，猪苓汤主之。方十八。 [319]

猪苓去皮　茯苓　阿胶　泽泻　滑石各一两

右五味，以水四升，先煮四物，取二升，去滓，内阿胶烊尽。温服七合，日三服。

《金匮玉函经》 少阴病，下利六七日，咳而呕渴，心烦，不得眠者，猪苓汤主之。（辨少阴病形证治）

《千金翼方》 少阴病，不（下）利六七日，咳而呕渴，心烦，不得眠，猪苓汤主之。方见阳明门。（少阴病状）

《太平圣惠方》 少阴病，下利，咳而呕，烦渴，不得眠卧，宜猪苓汤。（辨少阴病形证）

本条论述少阴病下利日久，阴虚生热，虚热与水气互结的证治。

本证少阴病，阴阳俱虚，其发病早期，当具有典型少阴病的病机与症状。然而，由于其下利已达六七日之久，致使阴津耗伤，阴气益虚，故病机逐渐发生变化，由发病初始的阴阳俱虚，而逐渐转化为阴虚为主；随着下利不止，伤津耗液，致使阴虚日甚。阴虚则生内热，虚热与水湿搏结，阻遏气机，故变生阴虚内热、水气不化之证。

阴虚内热，虚热自内而外蒸，故其人发热；虚热扰动心神，心神不宁，故症见心烦、不眠；虚热与水湿互结，水不化气，故小便短涩而不利；水不化气，水气犯肺，肺失宣降，故症见咳逆上气；水气阻遏，津液不得上滋，故口渴；水气渍胃，胃失和降则呕逆。

本证由少阴下利日久，阴虚生内热，虚热与水气互结所致，故仲景治以猪苓汤。以猪苓、泽泻、茯苓，淡渗利尿，分消水气以止下利；滑石利小便，通九窍六腑水液，清虚热以宁心神；阿胶育阴养血以滋阴气。本方在第223条"若脉浮发热，渴欲饮水，小便不利

① 钱潢.伤寒溯源集[M].上海：上海卫生出版社，1957

者”用之，意在利小便以分利水热。而在本证则重在分利水热以止下利。

少阴病，得之二三日，口燥咽干者，急下之，宜大承气汤。方十九。［320］

枳实五枚，炙　厚朴半斤，去皮，炙　大黄四两，酒洗　芒硝三合

右四味，以水一斗，先煮二味，取五升，去滓，内大黄，更煮取二升；去滓，内芒硝，更上火，令一两沸。分温再服，一服得利，止后服。

《脉经》少阴病，得之二三日，口燥咽干者，急下之，属承气汤。（病可下证）

《金匮玉函经》少阴病，得之二三日，口燥咽干者，急下之，宜大承气汤。（辨少阴病形证治、辨可下病形证治）

《千金翼方》少阴病，得之二三日，口燥咽干，急下之，宜承气汤。（少阴病状、宜下）

《太平圣惠方》少阴病，口燥咽干，急下之，宜承气汤。（辨少阴病形证）

《太平圣惠方》少阴病，得之口燥咽干，宜急下之。（辨可下形证）

本条论述少阴病素禀阴气不足，急速化热，热炽竭阴，口燥咽干之急下证。

典型的少阴病，其发病当是脉微细，但欲寐，自利不渴，此属少阴阴阳俱虚。而本证少阴病初发，得之才二三日，即见口燥咽干，且仲景告诫须“急下之”，此属少阴阴虚热炽。其发病系素禀少阴阴气不足，机体感邪后，急速化热，热炽竭阴，津不上承，故发病较短时间内，即症见口燥咽干。此“口燥咽干”不同于本论中先前论述之热盛、津伤、水停等常见之“口燥咽干”，其证当并见“齿黑唇裂”等真阴欲竭之象。

本证“急下之”，其急，不是急在不大便，即使不大便，也仅仅是二三日间，非急下之列。本证急在“口燥咽干”，齿黑唇裂，大有真阴欲竭之势，故仲景用大承气汤，急下邪热以救阴。此乃仲景无奈之法，以求一线生机。

少阴病，自利清水，色纯青，心下必痛，口干燥者，可下之，宜大承气汤。二十。用前第十九方。一法用大柴胡。［321］

《脉经》少阴病，下利清水，色青者，心下必痛，口干燥者，可下之，属大柴胡汤、承气汤证。（病可下证）

《金匮玉函经》少阴病，下利清水，色纯青，心下必痛，口干燥者，急下之，宜大承气汤。（辨少阴病形证治）

《金匮玉函经》少阴病，下利清水，色青者，心下必痛，口干燥者，可下之，宜大柴胡汤、承气汤。（辨可下病形证治）

《千金翼方》少阴病，利清水，色青者，心下必痛，口干燥者，可下之，宜承气汤。一云大柴胡。（少阴病状、宜下）

《太平圣惠方》少阴病，利清水，色青者，胸心下必痛，口干燥者，宜大柴胡汤。（辨少阴病形证）

本条论述少阴病素禀阴气不足，感邪急速化热，热伤真阴，燥热成实，热结旁流的证治。

本证少阴病系素禀少阴阴气不足，机体感邪后，急速化热，热伤真阴。一方面肠道

燥热成实，另一方面真阴欲竭。燥热成实，故初则燥屎结聚，其人不大便数日，心下疼痛绕脐。继则肠道传导紊乱，肠中积液，旁流而下，腐恶黑臭。按：清水，清同圊，释为清浊之清非是。后世温病学家称其"纯利稀水无粪者，为之热结旁流"[①]。吴又可云："热结旁流者，以胃家实，内热壅闭，先大便秘结，续得下利，纯臭水，全然无粪，日三四次，或十数度，宜大承气汤。得结粪而利止；服汤不得结粪，仍下利并臭水及所进汤药，因大肠邪胜，失之传送之职，知犹在也，病必不减，宜更下之。"[②]

本证下利水泻，其人口干燥渴，并见舌赤苔老齿黑，此属真阴欲竭之象，仲景果断下之，以釜底抽薪，俾邪去正安。阴竭而下之，实属无奈之举，反映出那个时代对温病、瘟疫治疗的局限。

少阴病，六七日，腹胀，不大便者，急下之，宜大承气汤。二十一。用前第十九方。 ［322］

《脉经》 少阴病，六七日，腹满，不大便者，急下之，属承气汤证。（病可下证）

《金匮玉函经》 少阴病，六七日，腹胀，不大便者，急下之，宜大承气汤。（辨少阴病形证治、辨可下病形证治）

《千金翼方》 少阴病，六七日，腹满，不大便者，急下之，宜承气汤。方见承气中。（少阴病状、宜下）

《太平圣惠方》 少阴病，其人腹满，不大便者，急下之，宜承气汤。（辨少阴病形）

本条论述少阴病阴气素虚，感邪急速化热，热炽阴竭，肠道气滞壅塞，不大便的证治。

本证少阴病系少阴阴气素虚，机体感邪后，急速化热，经过六七日，热炽阴竭，肠道干涩，不大便。肠道气滞壅塞，故腹胀难忍至甚，其证必舌赤苔黑、口燥唇裂。仲景以急下之法，通便缓急，以消腹胀；泄热救阴，以顾其本。此属无可处之地，勉尽人力之法。

少阴急下证，实属不得已而为之，在仲景时代，属无奈之举，在方药运用上，显示出《伤寒论》对温病治疗的不成熟之处。这在后世温病学发展过程中，尤其在《温病条辨》的增液承气汤、新加黄龙汤等的创制和运用中，得到进一步完善。

本论阳明病亦有急下证，对比而言，阳明病急下，属实中有虚。阳明热盛，热炽灼阴，阴津有竭涸之势，其急下，意在泄实以护阴气，重在祛邪。此少阴急下证，属虚中有实。少阴水竭，火热炽盛，肠道干涩，其急下，意在撤火救阴以求生机，重在挽救正气。

少阴病，脉沉者，急温之，宜四逆汤。方二十二。 ［323］

甘草二两，炙　干姜一两半　附子一枚，生用，去皮，破八片

右三味，以水三升，煮取一升二合，去滓。分温再服。强人可大附子一枚、干姜三两。

《脉经》 少阴病，脉沉者，急当温之，宜四逆汤。（病可温证）

---

① 吴鞠通．温病条辨·卷二［M］．北京：人民卫生出版社，1963

② 吴又可．温疫论·卷上［M］．北京：人民卫生出版社，1990

《金匮玉函经》 少阴病，脉沉者，急温之，宜四逆汤。（辨少阴病形证治、辨可温病形证治）

《千金翼方》 少阴病，其脉沉者，当温之，宜四逆汤。（少阴病状、宜温）

《太平圣惠方》 少阴病，其脉沉者，急当温之，宜四逆汤。（辨少阴病形证）

本条指出少阴发病，无热恶寒、但欲寐，只要见到“脉沉”，急当以四逆汤温之。

本论第282条云：“少阴病，欲吐不吐，心烦，但欲寐。”尚属少阴病早期表现，而“五六日”之后，出现“自利不渴者”，才“属少阴也”。从发病至其证候典型化是一个过程，因此早期治疗成为重要原则。本条所述，谓少阴发病，无热恶寒、但欲寐，只要见到“脉沉”即属少阴阳虚寒盛，当在“五六日自利而渴”症状出现之前，即急以四逆汤温之，以避免其阳虚里寒之势急剧速展，此有治未病之意。

若失治，贻误病机，则呕吐、下利、肢厥等症状旋即出现，少阴阳虚寒盛之象毕露，根据病情的发展，可显现附子汤证、真武汤证、白通汤证以及通脉四逆汤证等等；至此则又当观其脉症，随证治之。

少阴病，饮食入口则吐，心中温温欲吐，复不能吐。始得之，手足寒，脉弦迟者，此胸中实，不可下也，当吐之。若膈上有寒饮，干呕者，不可吐也，当温之，宜四逆汤。二十三。方依上法。 [324]

《脉经》 少阴病，饮食入则吐，心中温温欲吐，复不能吐。始得之，手足寒，脉弦迟，此胸中实，不可下。若膈上有寒饮，干呕者，不可吐，当温之。（病不可吐证）

《脉经》 少阴病，饮食入则吐，心中温温欲吐，复不能吐，当遂吐之。宿食在上管，当吐之。（病可吐证）

《脉经》 少阴病，其人饮食入则吐，心中温温欲吐，复不能吐。始得之，手足寒，脉弦紧，此胸中实，不可下也。（病不可下证）

《脉经》 少阴病，其人欲食，入则吐，心中温温欲吐，复不能吐。始得之，手足寒，脉弦迟，若膈上有寒饮，干呕者，不可吐，当温之，宜四逆汤。（病可温证）

《金匮玉函经》 少阴病，饮食入口即吐，心下嗢嗢欲吐，复不能吐。始得之，手足寒，脉弦迟者，此胸中实，不可下也，当吐之。若膈上有寒饮，干呕者，不可吐，急温之，宜四逆汤。（辨少阴病形证治、辨不可吐病形证治、辨不可下病形证治、辨可温病形证治）

《金匮玉函经》 少阴病，其人饮食入即吐，心下嗢嗢欲吐，复不能吐，当遂吐之。（辨可吐病形证治）

《千金翼方》 少阴病，其人饮食入则吐，心中温温欲吐，复不能吐。始得之，手足寒，脉弦迟，此胸中实，不可下也，当遂吐之。若膈上有寒饮，干呕者，不可吐，当温之，宜四逆汤。方见阳明门。（少阴病状、忌吐、忌下、宜温）

《千金翼方》 少阴病，其人饮食入则吐，心中温温欲吐，复不能吐，宜吐之。（宜吐）

《太平圣惠方》 少阴病，其人饮食则吐，心中温温欲吐，复不能吐。手足寒，脉弦迟，此胸中实，不可下也，当宜吐之，宜瓜蒂散。（辨少阴病形证）

《太平圣惠方》 少阴病，若膈上有寒，欲干呕者，不可吐，当温之，宜四逆汤。（辨少

阴病形证）

《太平圣惠方》 少阴病，其人欲食，入则吐，心中温温欲吐，复不能吐，手足寒，脉弦迟，干呕，此膈上有寒，不可吐之，当宜温也。（辨不可吐形证）

本条论述少阴病阳虚不化，饮邪停居膈上，当温之；指出痰滞胸阳，当吐之。

对照第 282 条“少阴病，欲吐不吐，心烦（恶心），但欲寐，五六日，自利而渴者，属少阴也”，本条“少阴病，饮食入口则吐，心中温温欲吐，复不能吐”，当属少阴病发病早期。

自“始得之，手足寒”至“不可下也，当吐之”属仲景自注句。少阴病，“始得之”，虽手足不热，但尚未至于“手足寒”即手足厥冷的程度，而且在第 301 条中有云：少阴病“始得之”，尚可“反发热”；而在“自注句”中，仲景特别强调“始得之”即出现“手足寒”，其脉不沉，不微细，而是弦迟。脉弦迟与恶心欲吐、手足厥冷并见，其脉迟必主寒盛，其脉弦当主痰壅，故此不属少阴病，仲景诊断为“此胸中实”。“实”，在此指有形之物，此属痰涎壅遏，阻滞胸阳。

由于痰滞胸阳，胸阳不布，阳不达于四肢，故“始得之，手足寒”；由于痰阻气逆，故亦可见“饮食入口则吐，心中温温欲吐，复不能吐”。胸居高位，对于胸中“实”，仲景指出当因势利导，取“其高者，因而越之”之法，以“吐”而去其“实”。因证属“胸”中实，故又特别告诫“不可下也”。

“若膈上有寒饮”语意上接“复不可吐”。少阴病属全身性虚寒，少阴感邪，阳虚不化，水停为饮；寒饮发动，窜动不居，其势上凌胸膈，则气逆壅滞而干呕，饮食入口则吐。此属少阴阳虚，虽饮邪停居膈上，症见干呕，温温欲吐，然其治则不可误用吐法，当温振少阴阳气以化饮，方用四逆汤。

少阴病，下利，脉微涩，呕而汗出，必数更衣反少者，当温其上，灸之。《脉经》云，灸厥阴可五十壮。 ［325］

《脉经》 少阴病，下利，脉微涩者，即呕、汗出，必数更衣，反少，当温其上，灸之。一云灸厥阴可五十壮。（病可灸证、病可温证）

《金匮玉函经》 少阴病，下利，脉微涩，呕而汗出，必数更衣，反少者，当温其上，灸之。《脉经》云灸厥阴五十壮。（辨少阴病形证治、辨可温病形证治、辨可灸病形证治）

《千金翼方》 少阴病，下利，脉微涩者即呕，汗者，必数更衣，反少，当温其上，灸之。一云灸厥阴五十壮。（少阴病状、宜温、宜灸）

本条论述少阴病阳虚气陷，阴津匮竭，汗出下利，数更衣反少的证治。

本证少阴病，“脉微涩”，微主阳气虚衰，涩主阴血不足，故证属阴阳俱虚。少阴阳虚，胃寒气逆，故症见呕吐；虚阳外越，故症见汗出；阳虚寒盛，故无热恶寒而自利。其人虽便意频频、肛门下坠而屡屡登厕，但利下量少，颇似“里急后重”之感，此属阳虚气陷，阴津匮竭。

本证虽阴阳俱虚，但从“下利”“数更衣反少”中可见，其证重在阳虚气陷，故仲景选用灸法“温其上”。上，巅上，见《素问·骨空论》，《针灸甲乙经》称百会穴。灸巅上，意在升阳举陷以固脱。俟“汗出”与“数更衣反少”等症状消失，再温阳益阴以治其根本。

辨厥阴病脉证并治第十二

厥利呕哕附　合一十九法，方一十六首

伤寒病，蛔厥，静而时烦，为脏寒，蛔上入膈，故烦，得食而呕，吐蛔者，乌梅丸主之。第一。十味。前后有厥阴病四证，厥逆一十九证。 (338)

伤寒，脉滑而厥，里有热，白虎汤主之。第二。四味。 (350)

手足厥寒，脉细欲绝者，当归四逆汤主之。第三。七味。 (351)

若内有寒者，宜当归四逆加吴茱萸生姜汤。第四。九味。 (352)

大汗出，热不去，内拘急，四肢疼，下利，厥逆恶寒者，四逆汤主之。第五。三味。 (353)

大汗，若大下，利而厥冷者，四逆汤主之。第六。用前第五方。 (354)

病人手足厥冷，脉乍紧，心下满而烦，宜瓜蒂散。第七。三味。 (355)

伤寒，厥而心下悸，宜先治水，当服茯苓甘草汤。第八。四味。 (356)

伤寒六七日，大下后，寸脉沉迟，手足厥逆，麻黄升麻汤主之。第九。十四味。下有欲自利一证。 (357)

伤寒本自寒下，医复吐下之，若食入口即吐，干姜黄芩黄连人参汤主之。第十。四味。下有下利一十病证。 (359)

下利清谷，里寒外热，汗出而厥者，通脉四逆汤主之。第十一。三味。 (370)

热利下重者，白头翁汤主之。第十二。四味。 (371)

下利，腹胀满，身疼痛者，先温里，乃攻表。温里宜四逆汤，攻表宜桂枝汤。第十三。四逆汤用前第五方。桂枝汤五味。 (372)

下利，欲饮水者，以有热也，白头翁汤主之。第十四。用前第十二方。 (373)

下利，谵语者，有燥屎也，宜小承气汤。第十五。三味。 (374)

下利后更烦，按之心下濡者，虚烦也，宜栀子豉汤。第十六。二味。 (375)

呕而脉弱，小便利，身有微热，见厥者难治，四逆汤主之。第十七。用前第五方。前有呕脓一证。 (377)

干呕，吐涎沫，头痛者，吴茱萸汤主之。第十八。四味。 (378)

呕而发热者，小柴胡汤主之。第十九。七味。下有哕二证。 (379)

厥阴之为病，消渴，气上撞心，心中疼热，饥而不欲食，食则吐蛔，下之利不止。 [326]

《脉经》 厥阴之为病，消渴，气上撞，心中疼热，饥而不欲食，甚者则欲吐，下之不肯止。(病不可下证)

《金匮玉函经》 厥阴之为病，消渴，气上撞心，心中疼热，饥不欲食，甚者食则吐蛔，下之不肯止。(辨厥阴病形证治、辨不可下病形证治)

《千金翼方》 厥阴之为病，消渴，气上撞，心中疼热，饥而不欲食，甚者则欲吐蛔，下

之不肯止。(厥阴病状)

本条论述典型厥阴病的病机与证候。

《素问·至真要大论》云:“厥阴何也？岐伯曰:两阴交尽也。”两阴交尽,突出的是“尽”。尽,终也。本篇又云:“两阴交尽,故曰幽。”幽,《说文》:“隐也,从山中丝”“丝,微也,从二幺。”段玉裁注云:“二幺者,幺之甚也。”《说文》又云:“幺,小也,象子初生之形。”幽,从山中丝者,微则隐也。两阴交尽,意象阴气衰变之状。与少阴相比,厥阴只能算是微阴。

厥阴又称一阴,《素问·阴阳类论》云:“一阴至绝作朔、晦。”张景岳释之曰:“阴阳消长之道,阴之尽也如月之晦,阳之生也如月之朔,既晦而朔,则绝而复生。”① 太阴、少阴是阴气多少之两极,而算上交尽之象,便成为多、少、衰变三极。

两阴交尽而衰变之厥阴,在天寓朔晦交互之象,含阴气主退,物极必反,阳生于阴,阴中有阳之意。在人体则寓阴气衰少、虚火浮动之象。厥阴发病,阴阳之间的关系处于不稳定状态,在外邪激化下,一方面阴津匮乏,一方面虚火浮动;火灼阴津,阴津枯竭,故症见消渴。所谓消渴,是指口干思饮,饮不解渴,故饮后仍思饮,是一种严重的口渴。消渴的本意是表述渴与饮之间的关系和过程。因渴而思饮,饮水以消除口渴,但由于饮后渴仍不除,故再饮以求消除口渴,从而形成随渴随消,随消随渴的过程。在这里,消不是消失、消耗之意,而是消除、解除之意。渴是状态,消是解除这样一个状态的过程。

所谓“心中疼热”,心,指胃脘部,谓胃脘部热辣感、灼热疼痛。“气上撞心”,表述病人感觉胃脘部的热辣、疼痛,自下而上顶撞翻腾,阵阵发作;此属阴虚津亏,虚火冲逆所致。由于虚火客胃,故其人有饥饿感;但由于胃阴不足,失于濡养,故虽饥而不欲食。胃津乏亏,肠道失润,故其人大便干结。此大便干结,只宜润,不能攻下;若下之,阳虚不固,阴虚不守,故下利不止。

综合上述,本证消渴,胃脘灼热、疼痛、顶撞翻腾,饥不能食,其病机属阴虚津亏,胃阴不足,虚火冲逆;其证必舌红少苔,便干尿赤,或偶有干呕吐逆;若其人素有蛔虫寄生,因饥不欲食,蛔必扰动,蛔闻食臭,窜动不居,可随呕逆而出,故可偶见食则吐蛔。

本条所述,系机体感受外邪之后,厥阴发病,阴虚津亏,胃阴不足之证。

后世注家把本条“厥阴之为病”以及第 1 条“太阳之为病”,第 180 条“阳明之为病”,第 263 条“少阳之为病”,第 273 条“太阴之为病”,第 281 条“少阴之为病”等六条指称为六经病提纲。近世有注家又提出“非纲”说,从而引发“提纲”与“非纲”之争。“提纲”说把《伤寒论》六病诸篇中“之为病”条文,作为提纲置于居高临下的位置,欲以概括三阴三阳各病的全部内容。而“非纲”说则认为,此六条虽然被称之为“提纲”,但其不能包括者尤多,是有纲无目,因此,把“之为病”六条称为提纲是名不符实,没有根据,所谓“提纲”根本不能成立。

从中可见,提纲说与非纲说虽然观点对立,但有一点则是一致的,即都认为“提纲”必须高度概括。什么是纲？纲就是系网的大绳,纲一举而万目悉张,由此看来,举纲或提纲,就是持其最重要的关键地方,因此,提纲就是列举大要,重点在“要”字上,提纲本

① 张景岳. 类经·卷十三[M]. 北京:人民卫生出版社,1965

无概括之意。

由此可见，对“之为病”六条在本论中的意义，应当既不拔高，人为地扩大其内涵，也不应否认它在表述形式上的特殊性，而应当实事求是地、客观地予以评价。“之为病”六条不论称其为提纲，还是其他什么名目，其意义都在于扼其“要”者，别异比类，举一反三；所谓扼其要者，是说“之为病”六条是六病诸篇要点的提示，而不是六病内容的概括，是举其典型以比照其他，而不是包罗六病证候全部；举一可以反三，从而达到异者别之，类者比之，由此而及彼，举一而类推的提纲挈领效果。

厥阴中风，脉微浮为欲愈，不浮为未愈。 ［327］

《金匮玉函经》 厥阴中风，其脉微浮为欲愈。不浮为未愈。（辨厥阴病形证治）

《千金翼方》 厥阴中风，其脉微浮为欲愈，不浮为未愈。（厥阴病状）

《太平圣惠方》 伤寒六日，厥阴受病，其脉微浮为欲愈，不浮为未愈也，宜建中汤。（辨厥阴病形证）

本条指出厥阴中风，阴气自调，正气驱邪出表，其病有向愈之机。

厥阴寓阴气衰少之象，机体素禀阴虚，感受外邪，厥阴发病，突出表现为典型的阴虚之象。厥阴中风属虚属热，前条“厥阴之为病”所述即属厥阴中风。厥阴发病，阴气不足，正气虚衰，故其脉原本浮不起来。本证厥阴中风，其脉由不浮而转为微浮，此属外邪始衰，阴气自调，正气驱邪出表，故其病有向愈趋势。若其人脉不浮，则说明阴虚正馁，外邪深入，故其病无向愈之机。

厥阴病欲解时，从丑至卯上。 ［328］

《金匮玉函经》 厥阴病欲解时，从丑尽卯。（辨厥阴病形证治）

《千金翼方》 厥阴病欲解时，从丑尽卯。（厥阴病状）

本条论述，厥阴病在邪衰正复，将解未解之际，随阴布阳和之势，而解于丑至卯上。

丑时是从凌晨1时至3时，卯时是从晨5时至7时。从丑时至卯时这一段时间，正值天阳由萌生而布达；伴随天阳之萌生布达，机体生机勃然，阳生阴长，阴阳之气由萎顿不振之态势而趋向阴布阳和。厥阴病在此时处于邪衰正复，将解未解之际，随天地阴濡阳温之势，恶寒息而消渴愈，故厥阴病解于此时。

厥阴病，渴欲饮水者，少少与之愈。 ［329］

《脉经》 厥阴病，渴欲饮水者，与水饮之即愈。（病可水证）

《金匮玉函经》 厥阴病，渴欲饮水者，少少与之即愈。（辨厥阴病形证治、辨可水病形证治）

《千金翼方》 厥阴病，渴欲饮水者，与水饮之即愈。（厥阴病状、宜水）

《太平圣惠方》 伤寒六日，渴欲饮水者，宜猪苓汤。（辨厥阴病形证）

本条指出厥阴病将愈之时，阳通阴达，虽渴，少少与之以冲和，必自愈。

厥阴病将愈之时，由严重之消渴而转为轻微之渴欲饮水，发病转机因大势已去，阳气已通，阴气始达，必津液滋润而渴止。少少与饮之，意在冲和、诱导。

按：赵开美翻刻的宋本《伤寒论》，在《辨厥阴病脉证并治》后有“厥利呕哕附”五个小字，意即本篇中以下所列之厥、利、呕、哕诸证是附在厥阴病篇，亦即并非是厥阴病。而在《伤寒论》另一传本《金匮玉函经》中，本条以下之“厥利呕哕”则是单列为《辨厥利呕哕病形证治第十》。

由于林亿等校定的宋本《伤寒论》至明代万历年间已极少见，此后注家中很少有人见过真正宋板《伤寒论》。又由于明万历间赵开美翻刻的宋本《伤寒论》至清初已很少见，至今已绝少于世，所以，此后的注家们也很少见到过真正的赵开美翻刻的宋本《伤寒论》。近几百年，注家们注释、诠解《伤寒论》，多是依据删节宋本、不同于宋本原板系统的成无己《注解伤寒论》。而近 60 年来，教材、著作、论文更多地则是依据 1955 年 4 月重庆人民出版社出版的《新辑宋本伤寒论》。恰恰在成无己《注解伤寒论》与《新辑宋本伤寒论》中，缺少了对于理解厥阴病篇至关紧要的这一行五个小字“厥利呕哕附”。

在明代赵开美翻刻的宋本《伤寒论》原文中，“厥利呕哕”附在厥阴病篇之后，比照《金匮玉函经》“辨厥利呕哕”单独列为一篇，可知北宋治平年间林亿等校订《伤寒论》之本貌。至金代成无己《注解伤寒论》未转录这关键的五个小字，惜前人未能察觉；直至今人所习见的《新辑宋本伤寒论》和各种《伤寒论讲义》等，更从未提及到这五个小字，此间经历了一个漫长的疏忽和误解过程，从而引发了《伤寒论》学术界迄今数百年来的关于厥阴病篇的无端争纷。

金匱玉函經目錄

卷一

䟽序

證治總例

卷二

辨痓濕暍第一

辨脉第二

辨太陽病形證治上第三

卷三

辨太陽病形證治下第四

辨陽明病形證治第五

辨少陽病形證治第六

卷四

辨太陰病形證治第七

辨少陰病形證治第八

辨厥陰病形證治第九

辨厥利嘔噦病形證治第十

辨霍亂病形證治第十一

辨陰陽易差後勞復病形證治第十二

卷五

辨不可發汗病形證治第十三

辨可發汗病形證治第十四

辨不可吐病形證治第十五

辨可吐病形證治第十六

辨不可下病形證治第十七

辨可下病形證治第十八

卷六

辨發汗吐下後病形脉證第十九

辨可溫病形證治第二十

辨不可火病形證治第二十一

辨可火病形證治第二十二

辨不可灸病形證治第二十三

金匱玉函經 七

金匱玉函經卷四

少陰病飲食入口即吐心下嗢嗢欲吐復不能吐始得之手足寒脉弦遲者此胸中實不可下也當吐之若膈上有寒飲乾嘔者不可吐急溫之宜四逆湯

少陰病下利脉微濇嘔而汗出必數更衣反少者當溫其上灸之脉經云灸厥陰五十壯

辨厥陰病形證治第九

厥陰之爲病消渴氣上撞心心中疼熱饑不欲食甚者食則吐蚘下之不肯止

厥陰中風其脉微浮爲欲愈不浮爲未愈

厥陰病欲解時從丑盡卯

厥陰病渴欲飲水者少少與之即愈

辨厥利嘔噦病形證治第十

諸四逆厥者不可下之虛家亦然

傷寒先厥後發熱而利者必自止見厥復利

傷寒始發熱六日厥反九日而利凡厥利者當不能食今反能食恐爲除中食以索餅不發熱者知胃氣尚在必愈恐暴熱來出而復去也後三日脉之其熱續在期之旦日夜半愈後三日脉之而數其熱不罷此爲熱氣有餘必發癰膿

傷寒脉遲六七日而反與黃芩湯徹其熱脉遲爲寒而與黃芩湯復除其熱腹中應冷當不能食今反能食此爲除中必死

傷寒先厥後發熱下利必自止而反汗出咽中痛者其喉爲痺發熱無汗而利必自止不止者必便膿血便膿血者其喉不痺

傷寒一二日至四五日而厥者必發熱前熱者後必厥厥深者熱亦深厥微者熱亦微厥應下之而反發其汗必口傷爛赤

凡厥者陰陽氣不相順接便爲厥厥者手足逆冷是也

傷寒病厥五日熱亦五日設六日當復厥不厥

五二

林亿等校正《金匮玉函经》清康熙本衙藏版本目录，及正文中“辨厥阴病”与“辨厥利呕哕”分列两篇

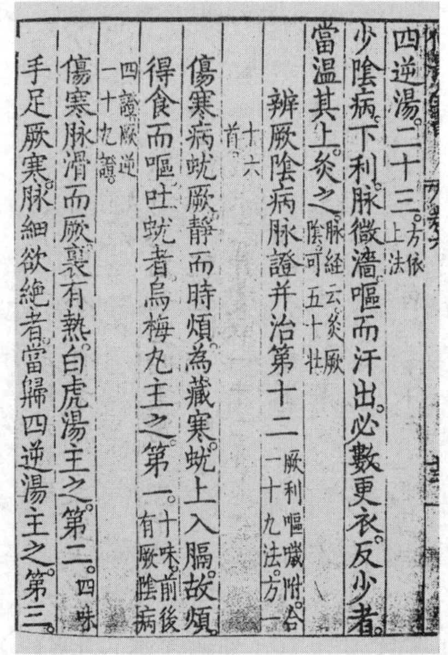

四逆湯。二十三。方依上法

少陰病，下利，脈微濇，嘔而汗出，必數更衣，反少者，當溫其上，灸之。脈經云灸厥陰可五十壯

辨厥陰病脈證并治第十二 厥利嘔噦附 合一十九法 方一十六首

傷寒病，蚘厥，靜而時煩，為藏寒，蚘上入膈，故煩，得食而嘔吐，蚘者，烏梅丸主之。第一。十味。前後有厥陰病四證。厥逆一十九證。

傷寒脈滑而厥，裏有熱，白虎湯主之。第二。四味。

手足厥寒，脈細欲絕者，當歸四逆湯主之。第三。

(左)日本东洋医学会影印台北"故宫博物院"藏本与(右)中国中医科学院藏本，"厥利呕哕"附在厥阴病篇之下

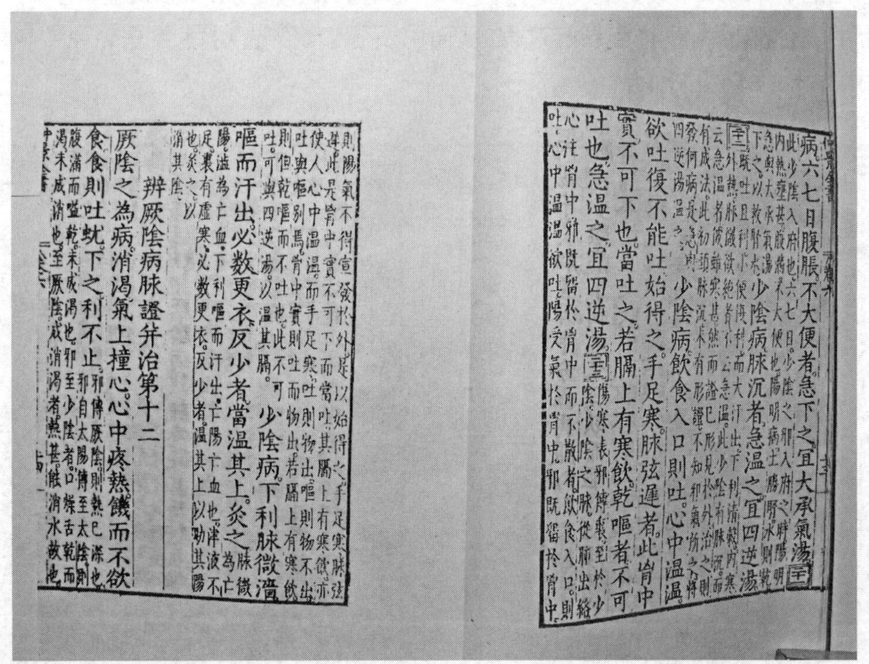

病六七日，腹脹不大便者，急下之，宜大承氣湯。

少陰病，脈沉者，急溫之，宜四逆湯。

少陰病，飲食入口則吐，心中溫溫欲吐，復不能吐，始得之，手足寒，脈弦遲者，此胸中實，不可下也，當吐之。若膈上有寒飲，乾嘔者，不可吐也，急溫之，宜四逆湯。

……嘔而汗出，必數更衣，反少者，當溫其上，灸之。

辨厥陰病脈證并治第十二

厥陰之為病，消渴，氣上撞心，心中疼熱，饑而不欲食，食則吐蚘，下之利不止。

北京中国中医科学院藏明万历二十七年赵开美刻成无己《注解伤寒论》中辨厥阴病篇下无"厥利呕哕附"五个小字

又按：现代某些研究《伤寒论》人的心中也许会有莫名的遗憾，厥阴病怎么会只有四条呢？怎么会没有方剂呢？这是因为这些人的心目中缺少一个观念，即《伤寒论》是产生于东汉时代的医学经典，这对当今的人来说是历史的遗存。仲景撰著《伤寒杂病论》

十六卷后，旋即因战乱而佚散，自东汉末以后，历经魏晋南北朝、隋唐五代，至宋代治平二年朝廷才有组织地进行了校勘。这就是说在宋代林亿等校勘时，不论是底本还是校本，厥阴病只见到有四条，这是历史的事实，这是须要心存敬畏而不能擅自改动的原典本貌。这有点象法国卢浮宫里古希腊“断臂的维纳斯”雕像，她的丰满而圣洁，柔媚而单纯，优雅而高贵，令世人为之倾倒的形象并不因为她的断臂而失去永恒魅力。后人任何接续断臂的“创作”行为，都不能被接受，都会受到嘲讽乃至谴责。就像湖南长沙马王堆出土的帛书《五十二病方》，尽管它存在断行与缺字，但不能擅改擅加；《伤寒论》原典中厥阴病只有四条，这是历史留给我们的现实，今人只能承续并接受这个事实。

厥利呕哕附①

诸四逆厥者，不可下之，虚家亦然。 [330]

《脉经》 诸四逆厥者，不可吐之，虚家亦然。（病不可吐证）

《脉经》 诸四逆厥者，不可下之，虚家亦然。（病不可下证）

《金匮玉函经》 诸四逆厥者，不可下之，虚家亦然。（辨厥利呕哕病形证治）

《金匮玉函经》 诸四逆厥者，不可吐之，虚家亦然。（辨不可吐病形证治）

《千金翼方》 诸四逆厥者，不可下之，虚家亦然。（厥阴病状）

《千金翼方》 诸四逆厥者，忌吐，虚家亦然。（忌吐、忌下）

《太平圣惠方》 夫四逆，病厥者，不可下也。（辨不可下形证）

本条告诫四肢寒冷属阳虚者，不可下。

四逆是指四肢寒冷，而"厥者，手足逆冷者是也"（第337条）。诸四逆厥者，诸，众多，系泛言多数四肢厥冷者。在《伤寒论》中，四肢厥冷虽有寒热虚实之别，但以寒证为多，多属阳虚不能温达四末所致，故仲景告诫"不可下"。"虚家亦然"是仲景自注句，意即厥证而属虚者一类，也不可以误用下法。家，意为"之流"、一辈。

伤寒，先厥后发热而利者，必自止，见厥复利。 [331]

《金匮玉函经》 伤寒，先厥后发热而利者，必自止，见厥复利。（辨厥利呕哕病形证治）

《千金翼方》 伤寒，先厥后发热而利者，必止，见厥复利。（厥阴病状）

本条论述厥利与阳气盛衰的关系。

机体感受寒邪，初始即见无热恶寒，四肢厥冷，自下利者，此属阳虚寒凝。阳虚不能与寒邪相争，故其人无热恶寒；阳虚不能温达于四肢，故四肢厥冷。寒凝于里，运化失调，传导失职，故下利不止。

若随着机体的阴阳自稳调节，阳气逐渐来复，当阳气达到与邪抗争之势，则其证由不发热而逐渐变化为发热；阳胜则阴抑，寒凝日渐自解，故其证可由自下利而逐渐利止，其病预后良好。

若其证由发热而逆转为四肢厥冷，则是阳气虽与邪抗争，但最终抗争无力，阳退阴胜，寒邪肆虐，故下利复作，其病预后不良。

伤寒，始发热六日，厥反九日而利。凡厥利者，当不能食，今反能食者，恐为除中一云消中。**食以索饼，不发热者，知胃气尚在，必愈，恐暴热来出而复去也。后日脉之，其热续在者，期之旦日夜半愈。所以然者，本发热六日，厥反**

① 厥利呕哕附：此五个字在《伤寒论》台北"故宫博物院"藏本与中国中医科学院藏本中，原附列在厥阴病篇篇目下。本书依《金匮玉函经》列为《辨厥利呕哕病形证治第十》例，另列篇目在此。

九日，复发热三日，并前六日，亦为九日，与厥相应，故期之旦日夜半愈。后三日脉之而脉数，其热不罢者，此为热气有余，必发痈脓也。 ［332］

《金匮玉函经》 伤寒，始发热六日，厥反九日而利。凡厥利者，当不能食，今反能食，恐为除中。食以索饼，不发热者，知胃气尚在，必愈，恐暴热来出而复去也。后三日脉之，其热续在，期之旦日夜半愈。后三日脉之而数，其热不罢，此为热气有余，必发痈脓。（辨厥利呕哕病形证治）

《千金翼方》 伤寒，始发热六日，厥反九日而下利。厥利当不能食，今反能食，恐为除中。食之黍饼不发热者，知胃气尚在，必愈，恐暴热来出而复去也。后日脉之，其热续在，期之旦日夜半愈。所以然者，本发热六日，厥反九日，复发热三日，并前六日，亦为九日，与厥相应，故期之旦日夜半愈。后三日脉之数，其热不罢，此为热气有余，必发痈脓。（厥阴病状）

本条论述厥热时间的长短与邪正进退之间的关系以及对"除中"的辨证。

本条文字冗复难懂，可分为五节理解。从"伤寒，始发热"至"恐为除中"为第一节，表述本证从发病初始，虽发热六日，但终因阳衰阴盛，而逐渐变化为四肢厥冷且与下利并见。与前条"见厥复利"对照，其病为进。与前发热六日比较，厥冷"反"持续九日，厥冷的时间比发热的时间较长，意即阳衰阴盛，预后不良。

厥与利并见，阳衰阴盛，本"当不能食"，所谓"不能食"者，即不欲食意。而本证病人"反能食"，即意欲食，恐为胃气将绝之象，仲景称之为"除中"。"恐为除中"包含两层意思，或不除中，或除中。不除中，是病人胃气尚存；除中，是病人胃气败绝。按：除中，除，驱逐；中，中气；除中，谓中气衰败、亡逐之意。

"食以索饼"至"恐暴热来出而复去也"为第二节。本证病人"能食"，是不是除中？仲景用试探之法以辨之。方法是给病人食"索饼"，索饼系仲景时代之条索状面食。按："饼"是汉代及汉代之前饮食中就流行的一种制做面食。"索"，惟言其形，似今之面条之类。《释名·释饮食》中饼类食品计有七种，有胡饼、汤饼、蒸饼、蝎饼、髓饼、金饼、索饼等。蒸、蝎、金、索、髓诸饼"皆随形而名之"。今有解"索"为索取、索要者，非是。食"索饼"之后，病人不发热，可知其人"胃气尚在"，预后良好，故谓之"必愈"。若食"索饼"之后，病人暴热，即发热急而烈，此系阳气暴脱、"回光返照"之象，旋即暴热去而厥寒复至，此属"除中"，危象毕露。

"后日脉之"至"期之旦日夜半愈"为第三节。后日脉之，与下文"后三日脉之而脉数"对照，此"脉之"后无"脉数"二字，属省文。后日，《金匮玉函经》《千金翼方》作后三日。食索饼后，只要不是"暴热来出而复去"，即使发热至三日，其热仍在者，也是阳气来复的征兆，等到旦日夜半病则自愈。旦日，次日，即三日的次日，谓食索饼后之第四天。夜半阳气生，机体乘天阳萌生之势而阳复阴却，故其病可愈。

"所以然者"至"故期之旦日夜半愈"为第四节。进一步阐述前文所言"期之旦日夜半愈"的病机。因为发病初始曾发热六日，加上食索饼后之发热三日，其发热共为九日，与病人原本的厥冷九日相对应，此属厥热相平，故其病自愈，仲景言外之意说明本证阴阳自和的道理。

"后三日脉之而脉数"至"必发痈脓也"为第五节。承接前文,言阳气来复,其病当愈,但又至三日,其人脉数,发热不罢,与前证发热九日厥九日、厥热相平对比,此热多厥少,属阳复太过,阳郁热盛,热壅肉腐,故有发痈脓之虞。下文第 341 条"必便脓血",其病机相同。

伤寒脉迟六七日,而反与黄芩汤彻其热。脉迟为寒,今与黄芩汤复除其热,腹中应冷,当不能食,今反能食,此名除中,必死。 [333]

《金匮玉函经》 伤寒脉迟六七日,而反与黄芩汤彻其热。脉迟为寒,而与黄芩汤复除其热,腹中应冷,当不能食,今反能食,此为除中,必死。(辨厥利呕哕病形证治)

《千金翼方》 伤寒脉迟六七日,而反与黄芩汤彻其热。脉迟为寒,与黄芩汤复除其热,腹中冷,当不能食,今反能食,此为除中,必死。(厥阴病状)

本条指出伤寒阳虚里寒,当禁用苦寒,若误用之必戕伐阳气,有"除中"之虞。

本证伤寒脉迟,属阳虚里寒,其人必无热恶寒且可见下利诸症。病至六七日,阳气有来复之势,故在其证由无热而变为有热之际,医当可见发热而下利(参见 334 条);误认为是热利,而与黄芩汤以彻其热,此属误治。

"脉迟为寒,今与黄芩汤复除其热",进一步对"脉迟"的病机进行解释,并指出用黄芩汤之误。

阳虚里寒之证误与黄芩汤彻其热,使阳气更虚,阴寒更盛,故其人腹中应冷,此本当不欲食;而今反欲食,此属中阳暴脱,胃气亡逐之象,属危证,故仲景有"必死"之诫。

伤寒,先厥后发热,下利必自止;而反汗出,咽中痛者,其喉为痹。发热无汗,而利必自止;若不止,必便脓血,便脓血者,其喉不痹。 [334]

《金匮玉函经》 伤寒,先厥后发热,下利必自止;而反汗出,咽中痛者,其喉为痹。发热无汗,而利必自止;不止者,必便脓血,便脓血者,其喉不痹。(辨厥利呕哕病形证治)

《千金翼方》 伤寒,先厥发热,下利必自止;而反汗出,咽中强痛,其喉为痹。发热无汗,而利必自止,便脓血,便脓血者,其喉不痹。(厥阴病状)

本条论述先厥后热,阳复利止以及阳复太过的变证。

机体感受寒邪,初始即见无热恶寒,四肢厥冷,自下利者,此属阳虚里寒。阳气虚馁不能与寒邪相争,故症见无热恶寒;阳虚不能温达于四肢,故四肢厥冷;寒凝于里,运化、传导失调,故下利不止。若随着机体的阴阳自稳调节,阳气逐渐来复,当阳气达到与邪抗争之势时,则其证由不发热而变化为发热,此所谓"先厥后发热";阳胜则阴抑,寒凝渐趋自解,阴阳自和,故下利自止。

本证由于阳气初复,阴阳之间关系不稳定,表现为阳气持续来复,当阳复达到热盛之势,则属阳复太过,新的自稳状态再被打破,故其证有变。

若下利虽止,但发热,"反汗出",且咽中疼痛,吞咽不利,声喑不扬,此属"阳复太过"之"热"外蒸于表,上结于咽,仲景称之为"其喉为痹"。

"发热无汗,而利必自止"属阳复阴退,阴阳自和;若发热无汗,下利不止,此下利,已不是阳虚寒凝，而是热势下注；系"阳复太过"之热随下利之势，而下注于肠；热伤肠络则便血，热壅肉腐则化脓，故其人便脓血。邪热下注而不上炎，故其证但便脓血，而咽中不痛，其喉不痹。

伤寒，一二日至四五日，厥者必发热。前热者后必厥，厥深者热亦深，厥微者热亦微。厥应下之，而反发汗者，必口伤烂赤。 [335]

《脉经》 伤寒，一二日至四五日，厥者必发热。前厥者后必热，厥深者热亦深，厥微者热亦微。厥应下之，而反发其汗，必口伤烂赤。(病不可发汗证)

《金匮玉函经》 伤寒，一二日至四五日而厥者，必发热。前热者后必厥，厥深者热亦深，厥微者热亦微。厥应下之，而反发其汗，必口伤烂赤。(辨厥利呕哕病形证治)

《金匮玉函经》 伤寒，一二日至四五日厥者，必发热。前厥者后必热，厥深热亦深，厥微热亦微。热应下之，而发其汗者，必口伤烂赤。(辨不可发汗病形证治)

《千金翼方》 伤寒，一二日至四五日，厥者必发热。前厥者后必热，厥深热亦深，厥微热亦微。厥应下之，而发其汗者，口伤烂赤。(厥阴病状)

本条论述机体阳气郁闭，不能达于四末或体表时，则阳郁与厥冷同步进退。

本证伤寒，系感邪后，在一二日至四五日之间，在四肢厥冷的同时，其人发热，此所谓"厥者必发热"。后一句"前热者后必厥"至"厥微者热亦微"属仲景自注句，是对前文"厥者必发热"之"厥"与"热"的关系进行诠释。

本证四肢厥冷的发病特点，是机体感邪后，随着发热症状由轻而重的发展，其手足厥冷由无到有，其厥冷的程度由轻而重、由浅而深，此是机体阳气日渐郁闭；至阳气郁伏不能达于四末或体表时，则其证逐渐可见四肢厥冷，至严重时，则可见通体厥冷。病机中的阳郁与症状表现之厥冷，在程度上同步进退，此即所谓"前热者后必厥，厥深者热亦深，厥微者热亦微"。

"厥应下之"，是针对本证的四肢厥冷而言的治法。此处之"厥"，既不是泛指一切厥证，也不是泛指一切热厥，而是单就本条本证之"厥"而言。由于本证之四肢厥冷，属阳气郁伏于里，不能外达四末与体表所致，故只可用下法以清泄里热，而不可误用汗法。若误汗，必激荡郁热，郁热化火，邪火上炎，灼伤口舌而赤疡糜烂。

按：前热者后必厥，《辨不可发汗病脉证并治》作"前厥者后必热"。

伤寒，病厥五日，热亦五日，设六日当复厥，不厥者，自愈。厥终不过五日，以热五日，故知自愈。 [336]

《金匮玉函经》 伤寒病，厥五日，热亦五日，设六日当复厥，不厥者自愈。厥终不过五日，以热五日，故知自愈。(辨厥利呕哕病形证治)

《千金翼方》 伤寒病，厥五日，热亦五日，设六日当复厥，不厥者自愈。厥不过五日，以热五日，故知自愈。(厥阴病状)

本条再次举例说明邪气不退，机体则厥热往复，交替出现；而厥热相平，不再交替出现，则机体自愈。

第332条云："本发热六日，厥反九日，复发热三日，并前六日，亦为九日，与厥相应，故期之旦日夜半愈。"彼条言厥九日，热亦九日，热与厥相应，故其病为愈。阴寒肆虐则厥，阳气来复则热。实际上，厥与热不是一定要各九日而愈，其要点是热"与厥相应"(第332条)。什么是"与厥相应"？本条以"厥五日，热亦五日"举例，说明四肢厥冷与发热只要在日数上相等，就是热"与厥相应"，它反映出机体阳气来复，阳复阴退，阴阳平和之势。

凡厥者，阴阳气不相顺接，便为厥。厥者，手足逆冷者是也。 [337]

《金匮玉函经》 凡厥者，阴阳气不相顺接，便为厥。厥者，手足逆冷是也。(辨厥利呕哕病形证治)

《千金翼方》 凡厥者，阴阳气不相顺接，便为厥。厥者，手足逆者是。(厥阴病状)

本条论述厥的病机与症状。

厥，《伤寒论》以前，在《内经》中有煎厥、薄厥等，彼指猝然昏仆、神识不清之证。《伤寒论》对"厥"提出新的定义，即"厥者，手足逆冷者是也"。因此，《伤寒论》中之"厥"与《内经》中之"厥"是两个不同的概念。

《素问·阳明脉解》云："四肢者，诸阳之本也。"在正常情况下，人体四肢温和而有活力。本证手足之所以寒冷不温，是因为阳气未能温达于四肢，究其原因：一是由于阳气虚馁，无力布达；二是阳气郁遏或受到阻截，不能布达。其结果是手足四肢失去阳气的温煦，故引发四肢厥冷。

在《伤寒论》中，不论寒厥还是热厥，或者是其他原因诸如水饮、痰湿、瘀血、气滞、以及蛔虫等引发的手足逆冷，其病机变化的本质，都是阴阳运行失序，阴阳气不相顺接，其后果都是阳气不能布达，四末失于温煦。

伤寒，脉微而厥，至七八日肤冷，其人躁无暂安时者，此为脏厥，非蛔厥也。蛔厥者，其人当吐蛔。令病者静，而复时烦者，此为脏寒，蛔上入其膈，故烦，须臾复止，得食而呕；又烦者，蛔闻食臭出，其人常自吐蛔。蛔厥者，乌梅丸主之。又主久利。方一。 [338]

乌梅三百枚　细辛六两　干姜十两　黄连十六两　当归四两　附子六两，炮，去皮　蜀椒四两，出汗　桂枝去皮，六两　人参六两　黄柏六两

右十味，异捣筛，合治之。以苦酒渍乌梅一宿，去核，蒸之五斗米下，饭熟捣成泥，和药令相得，内臼中，与蜜杵二千下，丸如梧桐子大。先食饮服十丸，日三服，稍加至二十丸。禁生冷、滑物、臭食等。

《金匮玉函经》 伤寒脉微而厥，至七八日肤冷，其人躁无暂安时者，此为脏厥，非蛔厥也。蛔厥者，其人当吐蛔。今病者静，而复时烦，此为脏寒，蛔上入膈，故烦，须臾复止，得食而呕；又烦者，蛔闻食臭出，其人当自吐蛔。蛔厥者，乌梅丸主之。(辨厥利呕哕病形证治)

《千金翼方》 伤寒脉微而厥，至七八日肤冷，其人躁无安时，此为脏寒，蛔上入其

膈。蛔厥者，其人当吐蛔。令病者静，而复时烦，此为脏寒，蛔上入其膈，故烦，须臾复止，得食而呕；又烦者，蛔闻食臭必出，其人常自吐蛔。蛔厥者，乌梅丸主之。方。又主久利。（厥阴病状）

本条指出脏厥的脉症特点，论述蛔厥的病机、症状及治疗。

本条可分二节讨论。从"伤寒脉微而厥"至"此为脏厥，非蛔厥也"为第一节，指出脏厥的脉症特点。机体感受寒邪之后，症见脉微而手足逆冷，此属阳虚里寒。阳虚不能鼓舞脉气则脉微，阳虚不能温达于四末则手足逆冷。病发七八日，阳气日衰，阴寒日盛，其脉由"微"而变化为"欲绝"；其证从手足逆冷，而发展为四肢厥寒，进而"肤冷"，所谓"肤冷"即通体厥冷；其神由精神萎靡而发展为躁扰不宁或昏蒙不识，所谓"躁无暂安时者"，此系阳衰阴盛，真阳浮越之象；仲景指出"此为脏厥"。脏厥之脉症至此，已属亡阳在即，故仲景特别警示，本证"脏厥"，不得混淆为"蛔厥"。

从"蛔厥者，其人当吐蛔"至"又主久利"为第二节，论述蛔厥的病机、症状及治疗。所谓"蛔厥"，一则其人手足厥冷，二则其人吐蛔，三则在吐蛔的过程中并见阵阵恶心（条文中称之为"烦"）。

因其人"脏寒"，蛔虫喜温避寒，上窜其膈，扰乱气机，气机逆乱，阴阳气不相顺接，故一方面症见手足厥冷、脉微等全身性症状；另一方面更突出蛔虫窜扰而引发的恶心、吐蛔等局部症状。

蛔厥的特点，表现为病人有时安静，有时"恶心"。按：烦，恶心也。此因其人脏寒，蛔虫窜动无时，故其"恶心"时作时止；当病人不恶心而进食时，蛔虫感觉食臭味而上窜，故又引发恶心、呕吐，此所谓"令病者静，而复时烦者"；这样反反复复地恶心，蛔虫可随呕吐之势而被涌吐出口。

只要诊断为蛔厥，治当燮理寒温，调节气机，安蛔制蛔。仲景治以乌梅丸。乌梅丸方用乌梅、细辛、干姜、黄连、附子、当归、蜀椒、桂枝、人参、黄柏以及苦酒、蜜、米等合丸而成。本方寒热并用，以燮理寒温，调节气机，交通阴阳。方用当归、人参安正养神，米、蜜香甜以诱蛔；蛔得酸则静，以苦酒、乌梅之酸制蛔宁烦；蛔遇辛则伏，以干姜、细辛、附子、桂枝之辛辣安蛔；蛔得麻则酥，以蜀椒之麻辣杀虫驱蛔；蛔得苦则下，以黄连、黄柏之苦降蛔，从而使蛔虫体软而安，体痹而下。

又，本方益气养血，寒温并用，且重用乌梅之酸涩收敛，故又可用于体虚久利、寒热夹杂之证。

按：先食饮服十丸，先食，餐前。

伤寒，热少微厥，指一作稍**头寒，嘿嘿不欲食，烦躁，数日小便利，色白者，此热除也，欲得食，其病为愈。若厥而呕，胸胁烦满者，其后必便血。** ［339］

《金匮玉函经》 伤寒，热少厥微，指头寒，嘿嘿不欲食，烦躁，数日小便利，色白者，此热除也，欲得食，其病为愈。若厥而呕，胸胁烦满者，其后必便血。（辨厥利呕哕病形证治）

《千金翼方》 伤寒，热少微厥，稍头寒，嘿嘿不欲食，烦躁，数日小便利，色白者，热

除也，得食，其病为愈。若厥而呕，胸胁烦满，其后必便血。稍头，一作指头。（厥阴病状）

本条指出阳气郁闭的三种发展趋势，阐述厥微者热亦微、厥深者热亦深的道理。

本证伤寒，所谓"热少"，是说虽发热但不是大热；所谓"微厥"，是说厥冷轻微，仅仅手足指（趾）头寒，而未至四肢厥寒的程度。此正合第335条所云"厥微者热亦微"之象。其证"嘿嘿不欲食"与"烦躁"并见，此属阳气郁闭，郁阳扰胃，胃气不舒，故胃呆不纳、嘿嘿不欲食。嘿嘿，是形容病人对饮食反应淡漠，没有食欲，不欲食的样子；郁阳扰心，心失清宁，故症见烦躁。

本证历经数日之后，依据病机的变化，病情可有三种发展趋势：一是小便由黄赤短涩转变为清长，此属郁解热散，故文曰"此热除也"；郁解热散，"微厥"愈而指头温而不热；胃气舒和，故食欲逐渐恢复，由"嘿嘿不欲食"而转变为"欲得食"，其病趋向痊愈。

二是其证由"指头寒"发展为四肢厥冷，由嘿嘿不欲食而发展为呕吐，由"烦躁"而发展为"胸胁烦满"，此系阳气格拒，郁闭逐渐加重，正合"厥深者，热亦深"之象。

三是厥深热亦深，"其后"热郁更加严重，热深积久，而至邪热下注，热伤肠络时，则必便血。

病者手足厥冷，言我不结胸，小腹满、按之痛者，此冷结在膀胱关元也。 ［340］

《金匮玉函经》 病者手足厥冷，言我不结胸，小腹满、按之痛者，此冷结在膀胱关元也。（辨厥利呕哕病形证治）

《千金翼方》 病者手足厥冷，言我不结胸，少腹满、按之痛，此冷结在膀胱关元也。（厥阴病状）

本条指出手足厥寒与小腹满、按之痛并见，属阳气虚衰，阴寒凝结下焦。

本证病人手足厥冷，病机何在？仲景运用推理的方法得出结论："此冷结在膀胱关元也。"仲景通过问诊，病人言："我不结胸。"此"结胸"出自病人之口，不是病名，不是病机，是言表症状，胸胁不疼、不硬、不满、不结、不塞，故医家可排除上焦之病变。其人"小腹满"且"按之痛"，与"手足厥冷"并见，其满痛属阴寒凝结下焦，其厥冷则属阳气虚衰；故仲景对本证的病机，概括为"此冷结在膀胱关元也"。此膀胱与关元不是具体的脏器与穴位，而是以膀胱、关元概指下焦部位。

伤寒，发热四日，厥反三日，复热四日，厥少热多者，其病当愈。四日至七日，热不除者，必便脓血。 ［341］

《金匮玉函经》 伤寒，发热四日，厥反三日，复热四日，厥少热多，其病当愈。四日至七日，热不除，必清脓血。（辨厥利呕哕病形证治）

《千金翼方》 伤寒，发热四日，厥反三日，复发热四日，厥少热多，其病当愈。四日至六七日不除，必便脓血。（厥阴病状）

本条论述"厥"与"热"随阴阳进退，而交互往复；指出阳复太过，络伤肉腐而便血。

伤寒发病，若发热与手足厥寒交替出现，此反映出机体阴阳进退之势。机体感受寒邪，若先发热，说明机体阳气较盛，阳胜则阴退；若随着病机的变化，阳气渐衰，阴寒日盛，阴胜则阳退，阴盛则手足厥寒；若阳气由衰而来复，则又阴退阳进。如此，阴阳在动态中进退变化，反映在症状上则是“厥”与“热”交互往复（参见第336条）。

条文以热四日，厥三日，复热四日为例，用“发热”与“厥冷”的时间长短来表达“阳”与“阴”进退之势。若厥少热多，则反映阳进阴退，故其病当愈。若阳进至极，四日之后至七日间，其人仍发热，则属阳复太过。太过之热则为邪热，邪热下注，热伤肠络则便血，热壅肉腐则化脓；络伤肉腐，故症见便脓血。可参见332条“热气有余，必发痈脓”。

伤寒，厥四日，热反三日，复厥五日，其病为进。寒多热少，阳气退，故为进也。 [342]

《金匮玉函经》 伤寒，厥四日，热反三日，复厥五日，其病为进。寒多热少，阳气退，故为进。（辨厥利呕哕病形证治）

《千金翼方》 伤寒，厥四日，热反三日，复厥五日，其病为进。寒多热少，阳气退，故为进。（厥阴病状）

本条补述“厥”与“热”随阴阳进退，而交互往复；指出厥多热少，阳气退，其病为进。

机体感受寒邪，若先厥四日，后发热四日，此为厥热平，其病当愈。而本证是先厥四日，后发热仅三日，且又复厥五日，此厥多热少，反映出阳气虽曾来复，但终因无力振展而衰退。其病机以阴寒肆虐为主导，故其病为进。对此，仲景概括为：“寒多热少，阳气退。”阳衰寒盛，病势向深重发展，故预后不良（参见第336条）。

伤寒六七日，脉微，手足厥冷，烦躁，灸厥阴。厥不还者，死。 [343]

《脉经》 伤寒六七日，其脉微，手足厥，烦躁，灸其厥阴。厥不还者，死。（病可灸证、热病阴阳交并少阴厥逆阴阳竭尽生死证）

《金匮玉函经》 伤寒六七日，其脉微，手足厥冷，烦躁，灸厥阴。厥不还者，死。（辨厥利呕哕病形证治、辨可灸病形证治）

《千金翼方》 伤寒六七日，其脉数，手足厥，烦躁，阴，厥不还者死。（厥阴病状）

《千金翼方》 伤寒六七日，其脉微，手足厥，烦躁，灸其厥阴。厥不还者，死。（宜灸）

《太平圣惠方》 伤寒六七日，脉数，手足厥，烦躁不已，灸厥阴，不顺者死。（辨可灸形证）

本条指出阳衰寒盛之脏厥，症见脉微、肢厥、烦躁，当急灸厥阴穴位以回阳救逆。

本证伤寒六七日，症见脉微、手足厥冷、烦躁，此与第338条之“脉微而厥，至七八日，肤冷，其人躁无暂安时者”对照，可见本证属脏厥无疑。阳气虚衰，不能鼓舞脉气，则脉微；阳气不能温达于四肢，则手足厥冷；阳衰寒盛，真阳浮越，故其人烦躁不宁，此属亡阳之象。仲景在此急用灸法，灸“厥阴”，以回阳救逆。

按：灸厥阴，具体穴位不详。北宋郭雍引宋代常器之云：“可灸大冲穴。”（见《伤寒补亡论·卷七》）；清代张锡驹认为：灸厥阴“宜灸荥穴、会穴、关元、百会等处。荥者，行间穴也，在足大趾中缝间；会者，章门穴也，在季胁之端，乃厥阴、少阳之会；关元在脐下三寸，足三阴经之会；百会在顶上中央，厥阴、督脉会也。”（见《伤寒直解·卷五》）可参考。

灸厥阴后，若厥还，即手足由厥冷而变为手足温，则说明阳气有来复之势，其病预后良好。若厥不还，手足仍厥逆不温，则说明阳衰至极，已无来复之势，其病危重，故文曰“死”。

伤寒，发热，下利，厥逆，躁不得卧者，死。 ［344］

《脉经》 伤寒，下利，厥逆，躁不能卧者，死。（热病阴阳交并少阴厥逆阴阳竭尽生死证）

《金匮玉函经》 伤寒，发热，下利，厥逆，躁不得卧者，死。（辨厥利呕哕病形证治）

《千金翼方》 伤寒，下利，厥逆，躁不能卧者，死。（厥阴病状）

《太平圣惠方》 伤寒，下利，厥逆，躁不能卧者，不可治。（辨伤寒热病不可治形候）

本条指出厥利并作，躁不得卧，属阳衰寒盛，虚阳浮越，亡阳在即。

第331条云：“伤寒先厥后发热而利者，必自止，见厥复利。”彼证伤寒发热，与厥利并见，若属阳复发热，则其利必止。本证厥利并作，且躁不得卧，此属阳衰寒盛，虚阳浮越。阳衰寒盛，则手足厥冷，下利不止；虚阳上越，浮热扰心，故躁不得卧。证已至躁不得卧，可知亡阳在即，此属阴阳离决之象，故为死证。

伤寒，发热，下利至甚，厥不止者，死。 ［345］

《脉经》 伤寒，发热，下利，至厥不止者，死。（热病阴阳交并少阴厥逆阴阳竭尽生死证）

《千金翼方》 伤寒，发热，下利，至厥不止者，死。（厥阴病状）

《太平圣惠方》 伤寒，发热，下利，至厥不反者，不可治。（辨伤寒热病不可治形候）

本条论述阳衰阴竭，阳无以恋阴，孤阳离散之死证。

本证伤寒，虽发热，但厥不止，且症见下利至甚，此属阳衰阴寒内盛。虚阳浮越则发热，阳衰失温则厥不止；而“下利至甚”，则突出了下利不止的严重性，下利不止的最直接后果是伤津亡阴。故本证从始发之初的阳虚寒盛，进而发展为阳衰阴竭。

阴阳两衰，互不依恋，大有离散之势，亡阴亡阳在即，故为死证。本证与前证对比，在病机上同中有异，二证虽都属阳衰阴寒内盛，但前者死于寒盛，阴盛格阳，虚阳浮越而亡；本证死于阴竭，阳无阴恋，孤阳离散而亡。

伤寒，六七日不利，便发热而利，其人汗出不止者，死。有阴无阳故也。 ［346］

《脉经》 伤寒，厥逆，六七日不利，便发热而利者，生。其人汗出，利不止者，死。但有阴无阳故也。（热病阴阳交并少阴厥逆阴阳竭尽生死证）

《金匮玉函经》 伤寒，六七日不便利，忽发热而利，其人汗出不止者，死。有阴无阳故也。（辨厥利呕哕病形证治）

《千金翼方》 伤寒，六七日不利，便发热而利，其人汗出不止者，死。有阴无阳故也。

(厥阴病状)

本条指出阳虚寒凝,虚阳外越,有阴无阳者属危证。

本条在《脉经》中,有"厥逆"症状。"便发热而利",《金匮玉函经·辨厥利呕哕病形证治第十》作"忽发热而利"。从"伤寒,六七日不利,便发热而利"可知,本证伤寒发病虽已厥六七日,但并不下利,六七日后,突然发作发热而利。与第331条对照,似属先厥后发热;但,先厥后发热,当先厥利并见,后发热而利止,此为阳气来复。而本证虽由四肢厥冷变化为发热,却由原本不下利变化为下利,由不汗出变化为汗出不止。阳虚寒盛,本不当汗出,汗出为亡阳;今下利与汗出并见,且汗出"不止",故其下利属阳虚寒凝,其汗出则属虚阳外越;虚阳浮于表,故其人发热。本证阳虚寒盛,其汗出"不止",必是额头冷汗频频,此亡阳在即,故曰"死"。因此,仲景对其病机概括为"有阴无阳"。

伤寒五六日,不结胸,腹濡,脉虚,复厥者,不可下,此亡血,下之死。 [347]

《脉经》 伤寒五六日,不结胸,腹濡,脉虚,复厥者,不可下,下之,亡血,死。(病不可下证、热病阴阳交并少阴厥逆阴阳竭尽生死证)

《金匮玉函经》 伤寒五六日,不结胸,腹濡,脉虚,复厥者,不可下,此为亡血,下之死。(辨厥利呕哕病形证治、辨不可下病形证治)

《千金翼方》 伤寒五六日,不结胸,腹濡,脉虚,复厥者,不可下之,下之亡血,死。(厥阴病状、忌下)

本条指出伤寒腹濡、脉虚、复肢厥,虽不大便,不可下。

本条在症状表述上用的是"排除"方法。文曰"不结胸",即排除"膈内拒痛""心下因硬";"腹濡"则排除了"从心下至少腹硬满而痛不可近"。从而在病机上排除了痰、水、热结聚的可能。之所以要排除结胸证,是因为本证病人有与结胸容易混淆的症状。

从至六日"复厥"可知,本证伤寒五六日之前已见发热厥止,所以至六日又"复厥"。从"不可下"可以知道本证病人有"疑似可下"之征——不大便。结合"脉虚""复厥",本证"不大便"不是热与实结之"大便硬"或"燥屎",而是津枯肠燥,所以不可下。若误下,轻则耗伤津液,甚则津枯阴竭,孤阳浮越,亡阳则死。按:这里的"亡血"与第58条同,是泛指耗伤津液。

发热而厥,七日下利者,为难治。 [348]

《脉经》 伤寒,发热而厥,七日下利者,为难治。右厥逆部。(热病阴阳交并少阴厥逆阴阳竭尽生死证)

《金匮玉函经》 伤寒,发热而厥,七日下利者,为难治。(辨厥利呕哕病形证治)

《千金翼方》 伤寒,发热而厥,七日下利者,为难治。(厥阴病状)

本条指出里热郁闭,发热与四肢厥冷并见,热滞肠道下利者,属难治之证。

"发热而厥"是言其病在发热的过程中出现肢厥。本证特点是发热与四肢厥冷并见,此属里热郁闭,不得布达于四末,证系真热假寒。里热郁闭,至七日之久,邪热下注,热滞肠道，则利下滞重。推其病势，其甚者，热伤肠络，热壅肉腐，可见便脓血。郁热内结，七日之久，有伤阴动血之虞，故仲景称其“为难治”。

与第344条、第345条所述之发热厥逆、虚寒下利对照，本证发热而厥至七日才下利，此属里热郁闭，邪热下注，而非虚寒下利。

伤寒脉促，手足厥逆，可灸之。促，一作纵。 [349]

《脉经》 伤寒脉促，手足厥逆，可灸之。为可灸少阴、厥阴，主逆。（病可灸证）

《金匮玉函经》 伤寒脉促，手足厥逆者，可灸之。（辨厥利呕哕病形证治、辨可灸病形证治）

《千金翼方》 伤寒脉促，手足厥逆者，可灸之。（厥阴病状）

《千金翼方》 脉促，手足厥者，宜灸之。（宜灸）

本条指出机体感受外邪，虽手足厥寒，但其脉势仍上壅两寸，可用灸法温阳救逆。

本论第21条：“太阳病，下之后，脉促。”第34条：“脉促者，表未解也。”第140条：“太阳病，下之，其脉促，不结胸者，此为欲解也。”这些脉促，反映的都是正气虽受挫，但郁而求伸，其病势仍有向外之机。

本条所述是机体感受外邪，虽手足厥逆，证属阳虚里寒，然其脉势仍上壅两寸而有促象，反映出机体正气尚有抗邪之力。虽症见手足厥逆，但预后良好，故仲景运用灸法温阳，鼓舞正气以救逆。

伤寒，脉滑而厥者，里有热，白虎汤主之。方二。 [350]

知母六两　石膏一斤，碎，绵裹　甘草二两，炙　粳米六合

右四味，以水一斗，煮米熟汤成，去滓。温服一升，日三服。

《金匮玉函经》 伤寒，脉滑而厥者，里有热也，白虎汤主之。（辨厥利呕哕病形证治）

《千金翼方》 伤寒脉滑而厥者，其表有热，白虎汤主之。表热见里，方见杂疗中。（厥阴病状）

本条论述伤寒脉滑而厥，属热深厥亦深的证治。

伤寒，症见四肢厥冷，其脉若显沉、紧、弦、迟、微、弱、细、涩，那么其证或是阳衰、血少，或是里寒、水饮。本证虽症见四肢厥冷，但其脉显滑象，《伤寒例》曰：“凡脉大、浮、数、动、滑，此名阳也。”滑主热、主实，仲景诊断为“里有热”。证属真热假寒，故用白虎汤清疏里热。

本证若继续发展，可由四肢厥逆变化为通体皆厥，此属热深厥亦深之象，其寒热真假之辨识，除了要平其脉，还应当从口渴、舌赤、尿黄等处观其症。

手足厥寒，脉细欲绝者，当归四逆汤主之。方三。 [351]

当归三两　桂枝三两，去皮　芍药三两　细辛三两　甘草二两，炙　通草二两　大枣二十五枚，擘。一法，十二枚

右七味，以水八升，煮取三升，去滓。温服一升，日三服。[①]

《金匮玉函经》 手足厥寒，脉为之细绝，当归四逆汤主之。若其人内有久寒，当归四逆加吴茱萸生姜汤主之。（辨厥利呕哕病形证治）

《千金翼方》 手足厥寒，脉为之细绝，当归四逆汤主之。（厥阴病状）

本条论述"脉细而厥"，血虚寒凝的证治。

前条"脉滑而厥"，证属真热假寒。本论第317条："少阴病，下利清谷，里寒外热，手足厥逆，脉微欲绝。"此可谓"脉微而厥"，证属真寒假热。本条"手足厥寒，脉细欲绝者"，可概括为"脉细而厥"。脉细主阴血不足，与手足厥寒并见，证属血虚寒凝。仲景治以当归四逆汤，意在温阳祛寒回厥，养血通络复脉。

当归四逆汤方用当归、芍药、大枣、甘草益阴养血；本方之"通草"，即今之木通，《神农本草经》主通利九窍、血脉、关节；桂枝、细辛温阳祛寒，合通草疏通经络以行血脉。本方功在养血复脉，温阳回厥。

若其人内有久寒者，宜当归四逆加吴茱萸生姜汤。方四。 ［352］

当归三两　芍药三两　甘草二两，炙　通草二两　桂枝三两，去皮　细辛三两　生姜半斤，切　吴茱萸二升　大枣二十五枚，擘

右九味，以水六升，清酒六升和，煮取五升，去滓。温分五服。一方，水酒各四升。

《金匮玉函经》 ……若其人内有久寒，当归四逆加吴茱萸生姜汤主之。（辨厥利呕哕病形证治）（按：本条与第351条连）

《千金翼方》 若其人有寒，当归四逆加吴茱萸生姜汤主之。（厥阴病状）

本条论述血虚寒凝，手足厥冷，脉细欲绝兼有沉寒痼冷的证治。

本条承接前条。若在前证血虚寒凝，手足厥冷，脉细欲绝的基础上，其人又素有沉寒痼冷之宿疾，如冷结在膀胱关元、脏厥肤冷、痞块疼痛等，治以当归四逆汤加吴茱萸、生姜。

吴茱萸，《神农本草经》温中下气，止痛，咳逆寒热，除湿血痹，逐风邪，开腠理；《名医别录》谓其大热，去痰冷，腹内绞痛，诸冷实不消等等。仲景在此用其配生姜合当归四逆汤，治血虚阴凝、伏寒痼冷；具有温阳祛寒，养血复脉，行而不破，温而不燥之功。

大汗出，热不去，内拘急，四肢疼，又下利、厥逆而恶寒者，四逆汤主之。方五。 ［353］

甘草二两，炙　干姜一两半　附子一枚，生用，去皮，破八片

右三味，以水三升，煮取一升二合，去滓。分温再服。若强人，可用大附子一枚、干姜三两。

《脉经》 大汗出，热不去，内拘急，四肢疼，下利，厥逆而恶寒，属四逆汤。（病发汗

① 日三服：本书《卷九·第二十》作"半日三服"。

以后证）

《金匮玉函经》 太汗出，热不去，内拘急，四肢疼，又下利、厥逆而恶寒者，四逆汤主之。（辨厥利呕哕病形证治）

《千金翼方》 大汗出，热不去，拘急，四肢疼，若下利、厥而恶寒，四逆汤主之。（厥阴病状）

本条论述汗不得法，大汗淋漓，表证未解，中阳骤虚，阴寒遽凝的证治。

从“大汗出，热不去”一句可知，本证之所以要发其汗，意在去其热，说明本证原本有发热症状。从发热与恶寒、四肢疼并见可知，本证初始，原本是风寒表证。

风寒表证，本当发汗解表，邪散而愈。但本证汗不得法，文曰“大出汗”，点明其误所在。大汗淋漓，一则气血营卫不得氤氲，虽汗出，而邪仍在，其表仍不解，故“热不去”，四肢疼，恶寒依然如故。二则大汗挫伤中阳，中阳骤虚，阴寒遽凝，故症见“内拘急”“下利、厥逆”。按：内，系指脘腹之“内”；拘急，痉挛疼痛。

脘腹内痉挛、疼痛与下利、四肢厥冷并见，此属太阴阳衰寒凝、虚阳不温所致。本证系表兼里虚之证，当先温里，温里宜四逆汤，解表宜桂枝汤。第 91 条可参酌。

大汗，若大下，利而厥冷者，四逆汤主之。六。用前第五方。 [354]

《脉经》 大汗，若大下，而厥冷者，属四逆汤证。（病发汗吐下以后证）

《金匮玉函经》 大汗出，若大下，利而厥冷者，四逆汤主之。（辨厥利呕哕病形证治、辨发汗吐下后病形证治）

《千金翼方》 大汗出，若大下，利而厥，四逆汤主之。方并见阳明门。（厥阴病状）

本条论述汗、下损伤阳气，阳衰寒凝，下利肢冷的证治。

不论大汗或者大下，只要下利与厥冷并见，都是汗、下损伤了阳气，阴寒肆虐。此轻则中阳受挫，寒凝中焦脾胃而下利；重则下焦阳衰，肾阳不固，大肠虚寒而滑泄。不论伤及中阳还是重挫肾阳，只要是阳衰寒凝，阳气不能温达于四肢，都可见肢厥逆冷。治当温阳祛寒，方用四逆汤。四逆汤一方二法，强人可用大附子一枚，干姜三两，此谓之通脉四逆汤。

病人手足厥冷，脉乍紧者，邪结在胸中，心下满而烦，饥不能食者，病在胸中，当须吐之，宜瓜蒂散。方七。 [355]

瓜蒂　赤小豆

右二味，各等分，异捣筛，合内臼中，更治之。别以香豉一合，用热汤七合，煮作稀糜，去滓取汁。和散一钱匕，温顿服之。不吐者，少少加，得快吐乃止。诸亡血虚家，不可与瓜蒂散。

《脉经》 病者手足厥冷，脉乍紧，邪结在胸中，心下满而烦，饥不能食，病在胸中，当吐之。（病可吐证）

《金匮玉函经》 病者手足厥冷，脉乍紧者，邪结在胸中，心中满而烦，饥不能食者，病在胸中，当吐之，宜瓜蒂散。（辨厥利呕哕病形证治、辨可吐病形证治）

《千金翼方》 病者手足逆冷，脉乍紧者，邪结在胸中，心下满而烦，饥不能食，病在胸中，当吐之，宜瓜蒂散。方见疗痞中。（厥阴病状、宜吐）

《太平圣惠方》 病者手足冷，脉乍结，在胸，心下而烦，饥不能食，病在胸中，当宜吐之。（辨可吐形证）

本条论述痰涎结于胸中，胸阳不布，气机不畅的证治。

病人手足厥冷，与脉象忽紧忽疏并见，紧主邪结，仲景诊之为“邪结在胸中”。本条之邪，痰涎之属，虽结滞但尚未至痼实，故其结滞一方面阻遏胸阳，胸阳不布则症见手足厥冷；阻遏气机，气机不畅，乱于胃脘，则心下满闷而恶心，虽饥而不欲食；按：烦，恶心之谓。另一方面，其结滞又能够随气而动，故其脉可见乍紧乍疏之变。

病在胸中，邪滞高位，且其邪结而不固，尚能够随气而动，故仲景选用吐法，邪高者，因而越之。方用瓜蒂散，涌吐痰涎之结，以治其本。邪去阳通气达，则手足自温，胃气舒和。

《金匮要略方论·腹满寒疝宿食病脉证第十》云：“脉紧如转索无常者，有宿食也。”“宿食在上脘，当吐之，宜瓜蒂散。”可参酌。

伤寒，厥而心下悸，宜先治水，当服茯苓甘草汤，却治其厥。不尔，水渍入胃，必作利也。茯苓甘草汤。方八。 [356]

茯苓二两　甘草一两，炙　生姜三两，切　桂枝二两，去皮

右四味，以水四升，煮取二升，去滓。分温三服。

《金匮玉函经》 伤寒，厥而心下悸者，宜先治水，当与茯苓甘草汤，却治其厥。不尔，水渍入胃，必作利也。（辨厥利呕哕病形证治）

《千金翼方》 伤寒，厥而心下悸，先治其水，当与茯苓甘草汤，却治其厥。不尔，其水入胃必利。茯苓甘草汤主之。（厥阴病状）

本条论述心阳虚，不能化水，水气凌心，阻遏阳气的证治。

本证手足厥冷、心下悸，系其人心阳素虚，感受外邪之后，阳虚不耐邪扰，致使心阳更虚；心阳虚，不能化水，水停心下，水气凌心，故症见心下悸。手足厥冷与心下悸并见，其厥冷，乃属心阳虚，水饮阻遏，阳气不能温达于四肢所致；故仲景指出应“先治水”，选用茯苓甘草汤，宣通心阳，化水以治其本。俟阳通水化，厥当自回。

仲景又告诫，若不“先治水”而是先治其厥，则病根不除，本末倒置，贻误病机；阳虚不化，水停益甚，则水邪肆虐；渍浸肠胃，则洞泄不止。

茯苓甘草汤另见于前第73条：“伤寒汗出而渴者，五苓散主之；不渴者，茯苓甘草汤主之。”彼则与五苓散证对比，表重饮轻，其意在解表化饮；此则伤寒水停心下，阳气不得宣通，意在宣通心阳，化水以回厥。方中桂枝配茯苓温阳行水以化饮；桂枝配甘草壮心阳以定心悸；桂枝配生姜既能温阳行水以化饮，又能宣通阳气以温达手足。此二条虽然都运用茯苓甘草汤，但二者在思路、立意上却略有区别。按：本方在《辨发汗后病脉证并治》中，生姜作一两。

伤寒六七日，大下后，寸脉沉而迟，手足厥逆，下部脉不至，喉咽不利，唾脓血，泄利不止者，为难治，麻黄升麻汤主之。方九。 [357]

麻黄二两半，去节　升麻一两一分　当归一两一分　知母十八铢　黄芩十八铢　萎蕤十八铢。一作菖蒲　芍药六铢　天门冬六铢，去心　桂枝六铢，去皮　茯苓六铢　甘草六铢，炙　石膏六铢，碎，绵裹　白术六铢　干姜六铢

右十四味，以水一斗，先煮麻黄一两沸，去上沫，内诸药，煮取三升，去滓。分温三服，相去如炊三斗米顷，令尽，汗出愈。

《脉经》 伤寒六七日，其人大下后，脉沉迟，手足厥逆，下部脉不至，喉咽不利，唾脓血，泄利不止，为难治，属麻黄升麻汤。（病发汗吐下以后证）

《金匮玉函经》 伤寒六七日，大下后，寸脉沉迟，手足厥逆，下部脉不至，咽喉不利，唾脓血，洩利不止者，为难治。麻黄升麻汤主之。（辨厥利呕哕病形证治）

《千金翼方》 伤寒六七日，其人大下后，脉沉迟，手足厥逆，下部脉不至，咽喉不利，唾脓血，洩利不止，为难治，麻黄升麻汤主之（厥阴病状）

本条论述伤寒表证未解，大下，邪陷热郁，挫伤中阳，表邪残留，寒热错杂之证治。

综观本证治疗过程，伤寒六七日之久，医用大下之法，必是表证未解，而里始化热，里实初结，似有可下之征；此本当先解表，表解乃可攻里，而医误用“大下”之法，其后果，一则致使邪陷热郁，二则挫伤中阳，三则有表邪残留之虞。

大下后，其脉由伤寒脉阴阳俱浮，而变化为寸脉沉迟，下部脉不至。沉主里，迟，滞涩之意，寸脉沉迟属邪陷阳郁之象；所谓下部脉不至，谓尺脉微弱、指下难寻，此反映出大下后阳虚之势。邪陷阳郁于上，中阳受挫于下，阳气不达于四末，故其人手足厥冷。大下伤津，咽喉失润，且郁热熏灼，故轻则咽喉不利而疼痛，重则咽干喉燥、不仅疼痛且热壅肉腐而吐脓血。中阳受挫，脾胃虚寒，故其人泄利不止。本证上热下寒，寒热错杂，其脉症错综，故仲景叹为“难治”。方拟寒热并用、补泄兼施之麻黄升麻汤。

麻黄升麻汤以升麻命方，升麻，《神农本草经》主解百毒，辟瘟疫瘴气；《名医别录》主中恶腹痛，时气毒疠，头痛寒热，风肿诸毒，喉痛口疮。本方用麻黄、桂枝、升麻，宣散初陷未尽之表邪；用石膏、知母、黄芩，清解在上之郁热，透泄郁阳以布达四末，合升麻解毒以治咽痛唾血；白术、茯苓、干姜、炙甘草，温振中阳以回厥止利；当归、芍药、天冬、萎蕤养血益阴，生津滋液，润咽喉以止唾血。本方升散透泄、清上温下，益阴滋液、解毒凉血，可谓面面俱到。虽药味较多，但用量较小，要求在较短时间内（相去如炊三斗米顷）“分温三服”，连续服用三升，突出发挥升散宣透之力，方后注云：“令尽，汗出愈。”

按：萎蕤，《本草经》有女萎，无萎蕤；《别录》无女萎，有萎蕤。陶隐居认为：“为用正同，疑女萎即萎蕤也，惟名异尔。”李时珍认为：“诸家误以女萎解萎蕤。”“《本经》女萎，乃《尔雅》委萎二字，即《别录》萎蕤也。上古抄写讹为女萎尔。古方治伤寒风虚用女萎者，即萎蕤也，皆承《本草》之讹而称之。”“今正其误，只依《别录》书萎蕤为纲。”

伤寒四五日，腹中痛，若转气下趣少腹者，此欲自利也。 [358]

《金匮玉函经》 伤寒四五日，腹中痛，若转气下趋少腹者，为欲自利也。（辨厥利呕

哕病形证治）

《千金翼方》 伤寒四五日，腹中痛，若转气下趣少腹，为欲自利。（厥阴病状）

本条指出伤寒四五日腹痛与下利并见，此有阳虚寒凝、无热恶寒之势。

机体感受外邪，若是阳气充盛，必正气抗邪于外，其人必发热恶寒，其病尚在四五日间，不可能出现阳虚寒凝之腹痛泄利。而本证伤寒仅在四五日间，即出现腹中痛与下利并见之症，此属素禀阳虚，机体抗邪无力，寒邪日渐深入，先则腹痛，继则腹中肠鸣转气，自觉有气下趋，随即窘迫欲利，从而形成无热恶寒、阳虚寒凝之太阴病。按：趣，同“趋”。

伤寒本自寒下，医复吐下之，寒格，更逆吐下，若食入口即吐，干姜黄芩黄连人参汤主之。方十。 [359]

干姜　黄芩　黄连　人参各三两

右四味，以水六升，煮取二升，去滓。分温再服。

《脉经》 伤寒本自寒下，医复吐下之，寒格，更遂吐，一本作更逆吐下。食入即出，属干姜黄芩黄连人参汤。（病发汗吐下以后证）

《金匮玉函经》 伤寒本自寒下，医复吐之，寒格，更逆吐下，食入即出者，干姜黄芩黄连汤主之。（辨厥利呕哕病形证治、辨发汗吐下后病形证治）

《千金翼方》 伤寒本自寒下，医复吐之而寒格，更逆吐，食入即出，干姜黄芩黄连人参汤主之。（厥阴病状）

本条论述伤寒误下，虚寒下利，医复吐下，郁热与寒利并见，上热被下寒格拒的证治。

伤寒，本当发汗解表，医反下之，一方面表邪仍有残留，身热不去，如第78条所述；另一方面误伤中阳，“续得下利清谷”，如第91条所述。从中俱可见本条“伤寒本自寒下”形成的原因和症状。按：寒下，谓虚寒下利。

因为本证“伤寒本自寒下”，既有残留未解之表热，又有误下虚寒之泄利，故对其治疗，本当先温里后解表，或表里兼治；而“医复吐下之”，此属再次误治，一方面致使中焦虚寒之利，更加虚寒而利益甚；另一方面致使残留未解之表热，内陷而郁于上焦胸膈，从而在病机上形成上热下寒之势。上热被下寒格拒，气机逆乱，故吐利益甚，此所谓“更逆吐下”，仲景对此名之曰“寒格”。

“食入口即吐”，谓热食纳入，为下寒格拒，故热食随气逆而即吐。仲景治以干姜黄芩黄连人参汤，以黄芩、黄连清上焦胸膈之郁热，以干姜温中焦脾胃之虚寒，以人参补中气、鼓舞呆涩不畅之气机以缓格拒。

下利，有微热而渴，脉弱者，今自愈。 [360]

《金匮玉函经》 下利，有微热而渴，脉弱者，自愈。（辨厥利呕哕病形证治）

《千金翼方》 下利，有微热，其人渴，脉弱者，自愈。（厥阴病状）

本条又见《金匮要略·呕吐哕下利》篇[二十七]：“下利，有微热而渴，脉弱者，今自愈。”

本条指出虽下利，但身有微热与口渴并见，此属阳气来复之象。

无热恶寒、手足厥冷与下利并见，此属阳衰寒凝，必是口中不渴。今虽下利，但身有微热且与口渴并见，此属阳气来复之象。脉弱是从脉紧或脉沉迟变化而来，反映出邪气已衰、正气待复之势。故虽乃下利，必日渐向愈。

下利，脉数，有微热汗出，今自愈。设复紧，为未解。一云，设脉浮复紧。［361］

《金匮玉函经》 下利，脉数，有微热，汗出者，自愈。设复紧，为未解。（辨厥利呕哕病形证治）

《千金翼方》 下利，脉数，若微发热，汗出者，自愈。设脉复紧，为未解。（厥阴病状）

本条又见《金匮要略·呕吐哕下利》篇［二十八］："下利，脉数，有微热汗出，今自愈。设脉紧，为未解。"

本条指出下利脉数，身有微热，属阳气来复，其病有自愈倾向。

无热恶寒，手足厥逆与下利并见，此属阳衰寒凝，其脉必紧或沉迟。今虽下利，但其脉已由紧或沉迟变化为脉数，其证由手足厥逆变化为身有微热，且伴有汗出，此属阳气来复之象，故其病趋向自愈。本证与前证对比，虽都属阳气来复，但表现形式和过程不同。

若其证由脉数又转变为脉紧，紧主寒凝，此属病机逆转，阴胜阳却，其病有正退邪进之势，故复下利不止，病未解。

下利，手足厥冷，无脉者，灸之不温，若脉不还，反微喘者，死。少阴负趺阳者，为顺也。［362］

《脉经》 下利，手足厥，无脉，灸之不温，反微喘者，死。少阴负趺阳者，为顺也。（病可灸证）

《金匮玉函经》 下利，手足厥冷，无脉者，灸之不温，而脉不还，反微喘者，死。（辨厥利呕哕病形证治、辨可灸病形证治）

《金匮玉函经》 少阴负趺阳者，为顺也。（辨厥利呕哕病形证治）

《千金翼方》 下利，手足厥，无脉，灸之不温，反微喘者，死。少阴负趺阳者，为顺。（厥阴病状）

《千金翼方》 下利，手足厥，无脉，灸之，主厥，厥阴是也。灸不温，反微喘者，死。（宜灸）

《太平圣惠方》 夫吐下，手足厥，无脉者，当其厥阴灸之。不温及微喘者，死。（辨可灸形证）

本条又见《金匮要略·呕吐哕下利》篇［二十六］："下利，手足厥冷，无脉者，灸之不温，若脉不还，反微喘者，死。少阴负趺阳者，为顺也。"

本条指出下利、无脉与手足厥冷并见，属濒死之象，灸法虽可挽回生机，但危象丛生。

下利与手足厥冷并见，此属阳衰寒凝。寒凝肠胃则下利，阳虚不能温达于四肢则手足厥冷。阳衰至极，不能鼓舞气血则脉微欲绝，指下难寻，此即所谓"无脉"。阳衰寒凝，下利、无脉与手足厥冷并见，此属濒死之危象，急当回阳救逆为本，仲景急选便捷之灸法，以挽垂危之生机，参照第343条所论，当灸厥阴。按：灸之，此指灸厥阴穴位。灸厥阴后，若利止、脉还、厥回，手足温，则阳复邪退，生机复还，其病尚有向愈的可能。若灸后，厥不回，四肢仍不温，指下仍无脉，则是阳衰至极，生机已无；若兼见微喘，此即第299条之息高，属阳亡气脱，故仲景曰“死”。

若寸口脉不至，还应当运用上古遍身诊脉法，取少阴脉与趺阳脉以诊查。少阴脉，取内踝后，跟骨旁动脉，太溪之分，属足少阴肾经。趺阳脉即足跗上之冲阳，足背胫前动脉搏动处，属足阳明胃经。“少阴负趺阳”，此处所谓“负”，是言少阴太溪脉小于阳明趺阳脉。本论第256条云：“互相克贼，名为负也。”足阳明主土，足少阴主水，本证阳衰寒凝，若足阳明趺阳之脉势胜于足少阴太溪之脉势，则土胜水，胃气犹存，故为顺，其病预后良好。

下利，寸脉反浮数，尺中自涩者，必清脓血。 [363]

《金匮玉函经》 下利，寸脉反浮数，尺中自涩者，必清脓血。（辨厥利呕哕病形证治）

《千金翼方》 下利，脉反浮数，尺中自涩，其人必清脓血。（厥阴病状）

本条又见《金匮要略·呕吐哕下利》篇[三十二]：“下利，寸脉反浮数，尺中自涩者，必圊脓血。”

本条论述久利阴虚生热，脉浮数而涩，大便赤白脓血的证候。

本证下利，从寸脉“反”浮数中可见，其下利原本是虚寒下利，其脉本当沉迟，今不当浮数而浮数，故曰“反”。虚寒下利，其脉由沉迟而变化为浮数，且与尺脉涩并见，最常见的不是阳气来复，也不是由阴转阳，而是久利阴虚生热。因为阴虚津少，故其尺脉显涩象；因为虚热内生，热势外浮，故其脉显浮象，其浮必是浮而无力；综观其脉象，当是浮数而涩。阴虚内热，热灼肠络，络伤则便血，肠腐则化脓，其证必大便赤白脓血，虚坐努责，里急后重。按：清，通圊。

下利清谷，不可攻表，汗出必胀满。 [364]

《脉经》 下利清谷，不可攻其表，汗出必胀满。（病不可发汗）

《金匮玉函经》 下利清谷，不可攻其表，汗出必胀满。（辨厥利呕哕病形证治、辨不可发汗病形证治）

《千金翼方》 下利清谷，不可攻其表，汗出必胀满。（厥阴病状）

《太平圣惠方》 凡下利水谷，忌攻其表，汗出必胀满咳嗽。（辨不可发汗形证）

本条又见《金匮要略·呕吐哕下利》篇[三十三]：“下利清谷，不可攻其表，汗出必胀满。”

本条指出虚寒下利，即使有表证，也不得发汗，若径发其汗，必寒凝腹满。

清，同圊。机体感受外邪，症见泄利并夹杂不消化食物，此属虚寒下利，即使有表证，也不得发汗，当先温里，后解表。若径发其汗，必伤阳气，阳益虚，寒益盛，其下利必更甚。寒凝则气滞，故其人必以腹胀满为患。（第91条可参酌）。

下利，脉沉弦者，下重也；脉大者，为未止；脉微弱数者，为欲自止，虽发热，不死。 ［365］

《金匮玉函经》 下利，脉沉弦者，下重；脉大者，为未止；脉微弱数者，为欲自止，虽发热，不死。（辨厥利呕哕病形证治）

《千金翼方》 下利，脉沉弦者，下重；其脉大者，为未止；脉微弱数者，为欲自止，虽发热，不死。（厥阴病状）

本条又见《金匮要略·呕吐哕下利》篇［二十五］："下利，脉沉弦者，下重；脉大者，为未止；脉微弱数者，为欲自止，虽发热，不死。"

本条从脉象论述下利的变化趋势和预后。

泄利而又下重，脉见沉弦，沉主里，弦主痛、主急、主气机滞涩；泄利下重与脉沉弦并见，证属寒湿下注、气机郁结之滞下。"脉大者"是与后文"脉微弱者"对比而言。《素问·脉要精微论》云："大则病进。"本证脉大，其意在表述脉势沉弦有力，反映出邪气盛实之病机，故下利不止，下重依然。若其脉由沉弦变化为"微弱"，微弱在此属对比之辞，示邪气始衰；其脉由不数变化为微弱中见数，其证由不热而变化为微发热，则显示出本证有阳复阴却之势，其下利有向愈转机，故仲景曰："不死。"

下利，脉沉而迟，其人面少赤，身有微热，下利清谷者，必郁冒汗出而解，病人必微厥。所以然者，其面戴阳，下虚故也。 ［366］

《金匮玉函经》 下利，脉沉而迟，其人面少赤，身有微热，下利清谷，必郁冒汗出而解，病人必微厥。所以然者，其面戴阳，下虚故也。（辨厥利呕哕病形证治）

《千金翼方》 下利，脉沉而迟，其人面少赤，身有微热，下利清谷，必郁冒汗出而解，其人微厥。所以然者，其面戴阳，下虚故也。（厥阴病状）

本条又见《金匮要略·呕吐哕下利》篇［三十三］："下利，脉沉而迟，其人面少赤，身有微热，下利清谷者，必郁冒汗出而解，病人必微厥。所以然者，其面戴阳，下虚故也。"

本条论述下焦阳虚，微邪郁表，面少赤，戴阳的证治。

本证下利、微厥与脉沉迟并见，属阳虚里寒。所谓"戴阳"是指"面少赤"而言。仲景一方面指出"戴阳"是因为"下虚"，即下焦阳气虚；同时又指出，"戴阳"与"身有微热"并见，能够"郁冒汗出而解"。在仲景书中，能够汗出而解的证只能是表证（外证）而不可能是其他。

从"必郁冒汗出而解"和"下虚故也"可见，本证病机，一方面下焦阳虚，另一方面微邪郁表。所谓郁冒，本论第93条曾有云："太阳病，先下之而不愈，因复发汗，以此表里俱虚，其人因致冒，冒家汗出自愈。"在此，仲景对"冒"的病机进行了简单的表述，即"以此表里俱虚，其人因致冒"；同时对"冒"的治疗和预后也进行了表述，即"冒家汗出自愈"。

关于郁冒，在仲景书中还另见于《金匮要略方论·妇人产后病脉证治第二十一》："新产妇人有三病，一者病痉，二者病郁冒，三者大便难。""亡血复汗，寒多，故令郁冒。"从中亦可见，形成郁冒有两大因素：一是阳虚、正气不足，二是微邪郁表。

本证系机体素禀下焦阳气不足，感受外邪后，阳虚寒凝，故下利清谷。因其人“下虚”，虚阳抗邪于表，故“面少赤”，身有微热。由此可见，本证虽有虚的因素，但还不到阴盛格阳的程度，所以尚能够通过郁冒汗出而解；然，在郁冒汗出的同时，手足“微厥”，反映出正虚抗邪之象。若属阴盛格阳，决不可能汗出而解，如果汗出，则必导致亡阳。从中也可见，戴阳不是后世人所说的格阳，也不是格阳于上。本论第317条所言之真寒假热，面色赤，则属格阳；阳浮于外，汗出必亡阳于顷刻。而本条所言之“面少赤”，身有微热属戴阳，是阴中有阳，虚阳抗邪于表，故汗出而邪散。因此，用“戴阳”解说本论通脉四逆汤证和白通汤证以及白通加猪胆汁汤证，实属谬误。

下利，脉数而渴者，今自愈；设不差，必清脓血，以有热故也。 ［367］

《金匮玉函经》 下利，脉反数而渴者，今自愈；设不差，必清脓血，以有热故也。（辨厥利呕哕病形证治）

《千金翼方》 下利，脉反数而渴者，今自愈；设不差，必清脓血，有热故也。（厥阴病状）

本条又见《金匮要略·呕吐哕下利》篇［二十九］：“下利，脉数而渴者，今自愈；设不差，必圊脓血，以有热故也。”

本条指出虚寒下利，若阳复阴却，其证可愈；若阳复太过，热郁下利，则便脓血。

虚寒下利，脉当沉迟。若其证由脉沉迟变化为脉数，由口中和变化为口渴，其下利必由重而渐轻，由轻而渐止，此属阳复阴却，正胜邪退，故其证向愈。（第360条、第361条可参酌。）

若其证虽由脉沉迟变化为脉数，由口中和变化为口渴，但下利不止，且由下利清（同圊）谷变化为下利脓血，此属阳复太过，其证已由虚寒下利转化为热利，故文曰“以有热故也”。阳复热郁，邪热下注，热伤肠络，则便血；热壅肉腐，则便脓。

下利后，脉绝，手足厥冷，晬时脉还，手足温者生，脉不还者死。 ［368］

《金匮玉函经》 下利后，其脉绝，手足厥，晬时脉还，手足温者生，不还不温者死。（辨厥利呕哕病形证治）

《千金翼方》 下利后，脉绝，手足厥，晬时脉还，手足温者生，不还者死。（厥阴病状）

本条又见《金匮要略·呕吐哕下利》篇［三十五］：“下利后，脉绝，手足厥冷，晬时脉还，手足温者生，脉不还者死。”

本条指出下利遽作，阴津暴脱，阳气骤伤，脉绝肢冷可有两种不同的转归。

本证下利之“后”，其病情能达到“脉绝”，即指下无脉或似有似无的程度，说明本证下利发病急骤，其下利属新病暴发。下利遽作，阴津暴脱，脉失充盈；阳气骤伤，脉失鼓舞，故指下无脉。阳气虚衰，不能温达于四肢，故手足厥冷。

由于本证属急病暴作，下利突发，阴阳骤伤，而不是久病耗竭，故虽症见脉绝、肢冷，危象丛生，但仍有可能生机萌复。有生机还是没有生机，其预后如何，当须进一步观察。对此，仲景指出，若在较短的时间内，比如在“晬时”即一昼夜的时间内，手足由厥冷转温，脉由指下难寻，转化为指下脉来徐徐，此反映出其证阴阳虽衰，但尚未至败绝，故仍有生机，其病可治。若经过一昼夜的时间，其证仍手足厥冷，脉仍不还，则是阴阳离散，阳亡阴脱，故属死证。

伤寒，下利日十余行，脉反实者，死。 ［369］

《脉经》 伤寒，下利日十余行，其人脉反实者，死。（热病阴阳交并少阴厥逆阴阳竭尽生死证）。

《金匮玉函经》 伤寒，下利日十余行，脉反实者，死。（辨厥利呕哕病形证治）

《千金翼方》 伤寒，下利日十余行，其人脉反实者，死。（厥阴病状）

本条又见《金匮玉函经》辨厥利呕哕病形证治第十："伤寒，下利日十余行，脉反实者，死。"

本条指出阳虚寒凝，下利滑脱，反见劲急不柔之实脉，此属真脏脉显。

伤寒下利，已达"日十余行"的严重程度，必是竭阴伤阳，阴阳俱衰。有诸内必形诸外，反映在脉象上，本应当是脉微、细、弱、涩，此属其常。而今其脉不见微、细、弱、涩之象，而反显弦、紧、长、大等劲急不柔之实象，此属异常，故文曰"反"。本证阳虚寒凝，下利滑脱，其脉不弱而实，不缓而劲，真脏脉显，证属脏气衰败，尤其是胃气败绝。《素问·玉机真脏论》云："诸真脏脉见者，皆死不治也。"

下利清谷，里寒外热，汗出而厥者，通脉四逆汤主之。方十一。 ［370］

甘草二两，炙　附子大者一枚，生，去皮，破八片　干姜三两，强人可四两

右三味，以水三升，煮取一升二合，去滓。分温再服，其脉即出者愈。

《金匮玉函经》 下利清谷，里寒外热，汗出而厥，通脉四逆汤主之。（辨厥利呕哕病形证治）

《千金翼方》 下利清谷，里寒外热，汗出而厥，通脉四逆汤主之。方见少阴门。（厥阴病状）

本条又见《金匮要略·呕吐哕下利》篇［四十五］："下利清谷，里寒外热，汗出而厥者，通脉四逆汤主之。"

本条论述下利清谷，虚阳外脱，汗出而厥的证治。

本证下利清谷，汗出而厥，属阳衰寒凝，虚阳外脱。阳虚里寒，则下利清谷；阳虚不能温达于四肢，故手足厥冷；寒凝于里，格阳于外，虚阳脱散，故症见冷汗频出。

"里寒外热"不是具体症状，而是仲景针对本证的症状对病机的概括。与第317条对照，本证或可见"身反不恶寒，其人面色赤"；与彼条对比，本证汗出，虚阳脱散，其脉或"脉微欲绝"，或浮大而虚散，证已濒危，死亡在即。方用通脉四逆汤，回阳救逆，虽方治不误，然生死已在两可之间，故仲景方后注曰："其脉即出者愈。"言外之意其脉不出者危。

热利下重者，白头翁汤主之。方十二。 ［371］

白头翁二两　黄柏三两　黄连三两　秦皮三两

右四味，以水七升，煮取二升，去滓。温服一升，不愈，更服一升。

《金匮玉函经》 热利下重，白头翁汤主之。（辨厥利呕哕病形证治）

《千金翼方》 热利下重，白头翁汤主之。（厥阴病状）

本条又见《金匮要略·呕吐哕下利》篇[四十三]："热利下重者，白头翁汤主之。"

本条论述湿热壅聚，气血凝结，热利下重的证治。

本证下利，仲景称之为"热利"，既概括了病机，又突出了主要症状。既称之为热利，其利必伴有发热、口渴、舌红、尿赤。"下重"，更突出了本证下利的特点，其利必是赤白脓血夹杂，肛门灼热疼痛，里急窘迫，后重下坠。热利而下重者，属肠道湿热壅聚、气血凝结，故仲景治以白头翁汤清热化湿，解毒止利。

白头翁汤方用白头翁、黄柏、黄连、秦皮。白头翁，《神农本草经》主癥瘕积聚，逐血，止痛，疗金疮；《名医别录》主治鼻衄。今本仲景书中，白头翁两见，另见于《金匮要略方论·妇人产后病脉证治第二十一》："产后下利，虚极，白头翁加甘草阿胶汤主之。"从中可见，仲景用白头翁不出治血、治利。用白头翁治利，《神农本草经》《名医别录》不见，当属仲景发明，意在入血分，解毒止利，逐瘀止痛。黄连，《神农本草经》主肠澼、腹痛、下利。黄柏，《神农本草经》主黄疸、肠痔，止泄利、女子漏下赤白。秦皮，苦寒除湿，《神农本草经》《名医别录》不载治利，在仲景书中与白头翁配伍，凡两见于治利；可见秦皮治利亦是仲景发明。用白头翁与秦皮治利，从一个侧面反映出仲景时代对药物认识的不断深入。在本方中，仲景以白头翁、秦皮专以治利，用黄柏、黄连重在清热燥湿解毒止利，四药合用，被后世称为治热利之祖方。

下利，腹胀满，身体疼痛者，先温其里，乃攻其表。温里宜四逆汤，攻表宜桂枝汤。十三。四逆汤用前第五方。 [372]

桂枝汤方

桂枝三两，去皮　芍药三两　甘草二两，炙　生姜三两，切　大枣十二枚，擘

右五味，以水七升，煮取三升，去滓。温服一升，须臾，啜热稀粥一升，以助药力。

《脉经》 下利，腹满，身体疼痛，先温其里，宜四逆汤。（病可温证）

《金匮玉函经》 下利，腹胀满，身体疼痛，先温其里，乃攻其表。温里宜四逆汤，攻表宜桂枝汤。（辨厥利呕哕病形证治、辨可发汗病形证治、辨可温病形证治）

《千金翼方》 下利，腹满，身体疼痛，先温其里，乃攻其表，温里宜四逆汤，攻表宜桂枝汤。方并见上。（厥阴病状、宜温）

本条又见《金匮要略·呕吐哕下利》篇[三十六]："下利，腹胀满，身体疼痛者，先温其里，乃攻其表。温里宜四逆汤，攻表宜桂枝汤。"

本条指出下利腹胀满，身体疼痛，属表兼里寒者，当先温里，后解表。

下利与腹胀满并见，属阳虚里寒，此所谓"脏寒生满病"，与第273条对照，本证当属太阴虚寒下利。此与第91条对照，彼属"伤寒医下之，续得下利不止，身疼痛"；而此则属机体感邪后，始发下利，腹满，身体疼痛。二者对比，虽有误下与始发的不同，但其"身

体疼痛”都含有表邪未解之因素，都属表证兼有里虚，故其治疗原则是相同的，即“先温里，后攻表”。若先攻表，发汗则更伤阳气，必犯第364条所诫：“下利清谷，不可攻表，汗出必胀满。”“汗出必胀满”尚属轻者，若大汗重伤阳气，则有亡阳之虞。故仲景一再强调，“先温里，后解表”，温里选用回阳救逆的四逆汤，解表选用温阳解表的桂枝汤，都是以顾护阳气为本。

下利，欲饮水者，以有热故也，白头翁汤主之。十四。用前第十二方。［373］

《金匮玉函经》 下利，欲饮水，为有热也，白头翁汤主之。（辨厥利呕哕病形证治）

《千金翼方》 下利，欲饮水者，为有热，白头翁汤主之。（厥阴病状）

本条又见《金匮玉函经》辨厥利呕哕病形证治第十：“下利，欲饮水，为有热也，白头翁汤主之。”

本条补述湿热壅聚，热利下重的证治。

“下利”与口渴“欲饮水”并见，仲景诊断为“以有热故也”。其下利与口渴都不是孤立的症状，其利必是下重赤白，肛门灼热；其渴必是渴欲饮水，舌红尿赤。故“下利”与渴“欲饮水”，仅仅是湿热壅聚之病机形诸外的若干症状中两个主要具体症状。本条是对前第371条的补充和进一步阐述。

下利，谵语者，有燥屎也，宜小承气汤。方十五。［374］

大黄四两，酒洗　枳实三枚，炙　厚朴二两，去皮，炙

右三味，以水四升，煮取一升二合，去滓。分二服，初一服，谵语止，若更衣者，停后服，不尔，尽服之。

《金匮玉函经》 下利，谵语者，有燥屎也，宜小承气汤。（辨厥利呕哕病形证治）

《金匮玉函经》 下利，而谵语者，为有燥屎也，属承气汤。（辨可下病形证治）

《千金翼方》 下利而谵语，为有燥屎，小承气汤主之。方见承气门。（厥阴病状）

本条又见《金匮要略·呕吐哕下利》篇［四十一］：“下利，谵语者，有燥屎也，宜小承气汤。”

本条论述肠道塞而不全，通而不畅之“热结旁流”，下利谵语的证治。

本证“下利”与“谵语”不是孤立的症状，而是在一派热象之中的两个主要症状。下利与谵语并见，其证必是高热，若里热不盛，热不扰心，其谵语何来？文中不言腹痛，属省文。本证系里热与宿食粪便互结形成坚硬粪块，不完全阻塞肠道，结而未塞，通而不畅，从而使肠道传导失调，气机紊乱，气滞水停。于是一方面坚硬粪块阻滞肠道而腹痛腹满，攻冲疼痛，另一方面又因肠道不完全阻塞，故时时水泄而利下。后世《温病条辨》把此病机与证候概括为“热结旁流”。仲景治以小承气汤，意在宽肠开结调气，通便泄热止利，随着燥屎被攻下，其利自止。此属通因通用之法。

对比第321条“少阴病，自利清水，色纯青，心下必痛，口干燥者，急下之，宜大承气汤。”彼属虚中夹实，阴亏水竭，燥屎结聚，肠道阻滞，用大承气汤重剂急攻燥屎，救死回生于一线之望；实系不得已而为之，不为之则死，反映出那个时代对彼证认识和治疗方

面的局限。而本证则是阳热实证，病虽急而尚不危，故选用小承气汤缓下，以求其全功。

下利后更烦，按之心下濡者，为虚烦也，宜栀子豉汤。方十六。 [375]

肥栀子十四个，擘　香豉四合，绵裹

右二味，以水四升，先煮栀子，取二升半，内豉，更煮取一升半，去滓。分再服，一服得吐，止后服。

《金匮玉函经》 下利后更烦，按之心下濡者，为虚烦也，栀子豉汤主之。（辨厥利呕哕病形证治）

《千金翼方》 下利后更烦，按其心下濡者，为虚烦也，栀子汤主之。方见阳明门。（厥阴病状）

本条又见《金匮要略·呕吐哕下利》篇[四十四]："下利后更烦，按之心下濡者，为虚烦也，栀子豉汤主之。"

本条论述下利后余热未净，胃气不和，胃脘搅扰纠结，恶心欲吐的证治。

本证病人下利后"更烦"，更，续也。下利后，接续出现"烦"，此"烦"，不是心烦，而是胃脘搅扰之恶心（见第76条），此属热利后，利虽止，而热未净，余热郁胃，胃气不和所致。如果是"心中"烦躁，是神志症状，那么仲景为什么要按诊病人的"心下"呢？仲景之所以要按诊本证病人的"心下"，且"按之心下濡"，是因为病人自述心下不适，并伴有恶心，病在胃脘，故仲景才特意按诊心下。

虚烦，既不是虚，也不是烦，不是所谓的神志症状，而是"恶心"伴有"按之心下濡"的空虚感。所谓"心下濡"，是指胃脘部不硬，与"心下痞硬"对比，胃脘部按之有空虚感，从而排除了有形之水饮、积食、湿浊等，此属无形之热郁于胃脘，导致胃气不和。此处之"烦"，系搅扰纠结貌。虚烦，是胃脘部搅扰纠结，饥饿空虚，欲吐不吐，恶心之感。仲景治以栀子豉汤，意在清透胃脘郁热，和胃以止恶心。

按，通过"厥利呕哕附"与《金匮要略·呕吐哕下利》篇有关"利"的条文的对勘可见，厥阴病篇"厥利呕哕附"中有关"利"的论述，自第360条至第375条的15条中，有13条见于《金匮要略·呕吐哕下利》篇；另有第369条、373条见于《金匮玉函经·辨厥利呕哕病形证治第十》。

呕家有痈脓者，不可治呕，脓尽自愈。 [376]

《金匮玉函经》 呕家有痈脓，不可治呕，脓尽自愈。（辨厥利呕哕病形证治）

《千金翼方》 呕家有痈脓，不可治呕，脓尽自愈。（厥阴病状）

本条又见《金匮要略·呕吐哕下利》篇[一]："夫呕家有痈脓，不可治呕，脓尽自愈。"

本条指出"呕"寓涵病机向外之势，故呕家有痈脓者，首当消肿排脓，不可治呕。

"呕家"之"家"，流别之意，即指长期患有有呕吐症状一类的病人；其呕吐的病因、病机各有不同，而对于病发痈脓如肺痈、肠痈等而引起的呕吐者，则不可以止其呕，应当先治其痈。因为"呕"寓涵正气抗邪，病势向外之机，有助于排脓，不当降逆止呕。治其痈消脓尽，病家呕必不治自愈。

“呕家有痈脓者”，注家多讲成呕吐痈脓，此说背离临床。呕血可见，咳唾脓血可见，但呕脓则不可见。故呕脓非是。

呕而脉弱，小便复利，身有微热，见厥者，难治，四逆汤主之。十七。用前第五方。［377］

《金匮玉函经》 呕而脉弱，小便复利，身有微热，见厥者，难治，四逆汤主之。（辨厥利呕哕病形证治）

《千金翼方》 呕而脉弱，小便复利，身有微热，见厥，难治，四逆汤主之。方见上。（厥阴病状）

本条又见《金匮要略·呕吐哕下利》篇［十四］：“呕而脉弱，小便复利，身有微热，见厥者，难治，四逆汤主之。”

本条论述阳虚里寒，虚阳浮越，呕而脉弱，微热肢厥的证治。

呕吐与脉弱、手足厥冷并见，属正虚邪盛，其呕势必是气馁无力。此呕必不是新病，而是伤寒日久，阳气日虚，阴寒日盛，正气已有不支之势。本证原本呕势急迫之时，由于气机逆上，故其小便是短涩不利；今呕而脉弱，气馁无力，故其小便由原本不利而复利，且清长而量多，此属正气不支，阳虚不固。

身有微热、脉弱、小便清长与手足厥冷并见，其热既不可能是表热，也不可能是里热，而是阳虚里寒，虚阳浮越。本证已至虚阳浮越的程度，故虽呕，却急不待治呕，文曰“难治”；而只能从本求治，方用四逆汤，以回阳救逆为急。

干呕，吐涎沫，头痛者，吴茱萸汤主之。方十八。［378］

吴茱萸一升，汤洗七遍　人参三两　大枣十二枚，擘　生姜六两，切

右四味，以水七升，煮取二升，去滓。温服七合，日三服。

《金匮玉函经》 干呕，吐涎沫，而复头痛，吴茱萸汤主之。（辨厥利呕哕病形证治）

《千金翼方》 干呕，吐涎沫，而复头痛，吴茱萸汤主之。方见阳明门。（厥阴病状）

本条又见《金匮要略·呕吐哕下利》篇［九］：“干呕，吐涎沫，头痛者，吴茱萸汤主之。”

本条论述胃寒生浊，浊涎泛涌欲呕，头痛的证治。

干呕，谓呕之无物。之所以干呕，是因为恶心，心中泛泛欲呕而不能自持。涎沫，不是一般所说的唾沫，而是清长透明，粘连绵绵之粘涎。恶心、干呕并见口中不自主地流淌出清长连绵之粘涎，此属中焦阳虚，胃寒生浊，浊气上逆，浊涎泛涌。由于浊涎泛涌，浊阴不降，浊气上冲巅顶，干扰清阳，故症见头痛。仲景治以温胃祛寒，降浊止呕的吴茱萸汤。

吴茱萸汤，本论凡三见，一则见于第243条，“食谷欲呕，属阳明也”；二则见于第309条，“少阴病，吐利，手足逆冷，烦躁欲死”；三则即本条所示。此三条所论，虽症状表现各有所不同，但其基本病机即胃寒生浊、浊气上逆则是一致的。从中亦可见，吴茱萸汤实属仲景治胃寒气逆之专方。

呕而发热者，小柴胡汤主之。方十九。 [379]

柴胡八两 黄芩三两 人参三两 甘草三两，炙 生姜三两，切 半夏半升，洗 大枣十二枚，擘

右七味，以水一斗二升，煮取六升，去滓，更煎取三升。温服一升，日三服。

《金匮玉函经》 呕而发热者，小柴胡汤主之。（辨厥利呕哕病形证治）

《千金翼方》 呕而发热，小柴胡汤主之。方见柴胡门。（厥阴病状）

本条又见《金匮要略·呕吐哕下利》篇［十五］：“呕而发热者，小柴胡汤主之。”

本条论述气机郁结，外连内迫，呕而发热的证治。

本论第3条云：“太阳病，或已发热，或未发热，必恶寒，体痛，呕逆，脉阴阳俱紧者，名为伤寒。”其证中有“呕而发热”之症，但不用小柴胡汤。又，第185条：“伤寒发热，无汗，呕不能食，而反汗出濈濈然者，是转属阳明也。”其证中也有“呕而发热”，但亦不用小柴胡汤，如此者，等等。因此，本条“呕而发热”用小柴胡汤，不是孤立的，而是有条件的。由上可见，虽呕而发热，但是与恶寒并见，则是表证未解，故属麻黄汤证或桂枝汤证，或柴胡桂枝汤证，而不是小柴胡汤证；虽呕而发热，但是与汗出、不恶寒并见，则是证已转属阳明，里热外蒸，故也不是小柴胡汤证。

本证以“呕”为突出的症状，且与发热并见，其“呕而发热”属伤寒气机郁结，外连内迫。邪郁于表，则发热；胃气不和，气逆则呕。故仲景选用小柴胡汤，意在宣调气机，发散郁热，和胃止呕。

按，通过“厥利呕哕附”与《金匮要略·呕吐哕下利》篇中有关“呕”的条文对勘可见，厥阴病篇“厥利呕哕附”中有关“呕”的论述，自第376条至第379条的4条全部见于《金匮要略》“呕吐哕下利”篇。

伤寒，大吐大下之，极虚。复极汗者，其人外气怫郁，复与之水，以发其汗，因得哕。所以然者，胃中寒冷故也。 [380]

《脉经》 伤寒，大吐大下之，极虚。复极汗者，其人外气怫郁，复与之水，以发其汗，因得哕。所以然者，胃中寒冷故也。（病发汗吐下以后证、病不可水证）

《金匮玉函经》 伤寒，大吐大下之，极虚。复极汗出者，以其人外气怫郁，复与之水，以发其汗，因得哕。所以然者，胃中寒冷故也。（辨厥利呕哕病形证治、辨发汗吐下后病形证治、辨不可水病形证治）

《千金翼方》 伤寒，大吐下之，极虚。复极汗者，其人外气怫郁，复与其水，以发其汗，因得哕。所以然者，胃中寒冷故也。（厥阴病状）

本条又见《金匮玉函经》辨厥利呕哕病形证治第十：“伤寒，大吐大下之，极虚。复极汗出者，以其人外气怫郁，复与之水，以发其汗，因得哕。所以然者，胃中寒冷故也。”

本条论述伤寒大吐、大下、复极发汗，重伤阳气，胃寒气逆而哕的证治。

本条“其人外气怫郁，复与之水，以发其汗”属仲景自注句，是对“复极汗者”进行阐释，说明“复极其汗”的原因，及发汗的方法。其句读当是：“伤寒，大吐、大下之，极虚。复极汗者——其人外气怫郁，复与之水，以发其汗——因得哕。所以然者，胃中寒冷故也。”

伤寒用大吐之法，已属误治，而今又再用大下之法，则属一误再误，必重挫正气，故其人其证“极虚”。本证虽经大吐、大下，其人极虚，但表邪衰而未陷，表证残留未解，故“其人外气怫郁”，怫郁，怫亦郁也，郁滞不畅之意。怫郁，前见第48条，“阳气怫郁在表”“阳气怫郁不得越”，意即阳气郁滞于表，不得宣透。本证“外气怫郁”，即外邪郁滞于表，医复与饮热水，鼓荡蒸迫以“复极汗”；汗出虽怫郁之邪得解，但在“极虚”病情下，蒸迫“极汗”，再一次重伤阳气，故其人继发哕逆。按：哕，呃逆是也，后世亦称呃忒。本证继发哕逆，属大吐、大下后，又大发其汗，胃阳虚，胃寒气逆所致，故仲景释其病机为“胃中寒冷故也”。

伤寒，哕而腹满，视其前后，知何部不利，利之即愈。 [381]

《金匮玉函经》 伤寒，哕而腹满，问其前后，知何部不利，利之即愈。（辨厥利呕哕病形证治）

《千金翼方》 伤寒，哕而满者，视其前后，知何部不利，利之则愈。（厥阴病状）

本条又见《金匮要略·呕吐哕下利》篇[七]：“伤寒，哕而腹满，视其前后，知何部不利，利之即愈。”

本条论述伤寒哕而腹满属实证者，或化饮利尿，或通腑祛积，当调气机以除满降逆。

哕，始见于《素问·宣明五气》：“胃为气逆，为哕。”在本论中首见于第98条：“食谷者哕。”另见于第111条：“或不大便，久则谵语，甚者至哕。”第194条：“攻其热必哕。”第209条：“欲饮水者，与水则哕。”第226条：“若胃中虚冷，不能食者，饮水则哕。”第231条：“小便难，有潮热，时时哕。”第232条：“若不尿，腹满加哕者，不治。”等等。尽管哕有虚有实，有寒有热，但其基本病机都如《素问·宣明五气》所言“胃为气逆，为哕”，这就是说，离开胃气上逆，无以言哕。

本证哕而腹满，不是孤立的两个症状，它是在伤寒发病过程中出现的，仲景选用通利之法治之，说明其哕必是哕声高亢而连连，其腹满不是虚证而是实证。仲景文曰：“视其前后，知何部不利。”若小便不利，则证属水停为饮，饮阻气机，气逆而哕，故当化饮利小便，饮散气调，其哕必愈；若大便不通，则属肠道积聚内阻，腑气不降，气逆为哕，故当通腑降气，积除气调，其哕必愈。

又按：在赵开美翻刻的宋本《伤寒论》中，有关厥、利、呕、哕的内容是附在《辨厥阴病》篇之后的，在“辨厥阴病脉证并治”篇目之后，列有“厥利呕哕附”五个小字。

综观《辨厥阴病》篇有关“利”“呕”“哕”的内容与《金匮要略·呕吐哕下利病脉证治》篇内容，可以发现二者之间存在着高度的重叠。这个现象，同赵刻宋本《伤寒论》中的《辨痓湿暍》篇与《金匮要略·痓湿暍病脉证治》篇内容的高度重叠，在性质上是一致的。这是仲景书在历史的流传中，由《伤寒杂病论》被动地被分拆为《伤寒论》与《金匮要略》遗留下的痕迹。这也从一个侧面证明，《厥阴病篇》有关“厥”“利”“呕”“哕”的内容，不论是附在《伤寒论》的《辨厥阴病》篇，还是成为《金匮要略》独立的一篇，都不是《辨厥阴病》篇的固有内容。

“厥”是外感病发病过程中，阴阳在进退失衡之间，经常会出现的“不相顺接”导致的手足逆冷，是“伤寒”发病过程中的常见症状。在前述三阴三阳六病发病过程中，都有可能在某个阶段出现“厥”这个症状，这对“伤寒”发病过程中虚实、寒热的诊断以及预后判断具有重要意义。然而，“厥”在六病诸篇中，虽有论及，但未能进行深入地讨论。厥，作为“厥利呕哕附”的重要内容，在这里得以展开，得到进一步深入的论述，补充了六病各篇对“厥”“述而未论”的不足。

民以食为天，吃饭第一，要想生存，离不开“吃”的行为。吃饱肚子，免于饥饿，一直是古今人类赖以生存的基本需求。古代生产力低下，填饱肚子是那时人类首当其冲的问题。由于汉代人的饮食结构，以及生活条件较为艰苦、气候严寒等因素的影响，因此，与“吃”有关联的“利、呕、哕”成为最常见的杂病症状之属。

《黄帝内经》讲：“邪之所凑，其气必虚。”几乎所有的外感病都是内外合邪。在伤寒发病的不同过程中，勾牵起潜在的宿疾，形成具有个体特征的病证，这是伤寒发病难以避免的大趋势。“利、呕、哕”在杂病中，可能是潜在的宿疾，而在伤寒发病过程中，则是一个具有特征性的“证”。这样一来，以“利、呕、哕”为代表的消化道病证像一条线一样贯穿于三阴三阳六病，从而成为伤寒发病的最主要症状群之属。

所以，在今本《脉经·卷第八》中把“利、呕、哕”单列一章——《平呕吐哕下利脉证第十四》，在内容上与“厥利呕哕附”有极大的重叠；在《金匮要略》中单列一章——《呕吐哕下利病脉证治第十七》；在《金匮玉函经》中单列一章——《辨厥利呕哕病形证治第十》，与《辨太阴病形证治第七》《辨少阴病形证治第八》《辨厥阴病形证治第九》《辨霍乱病形证治第十一》《辨阴阳易差后劳复病形证治第十二》并列。

从形式上看起来，赵刻宋本是把“厥利呕哕”“附”在《辨厥阴病》篇之后；沉思下来，想一想，会感觉到“厥利呕哕”是“附”在三阳三阴六病诸篇之后，是可以和《辨霍乱病脉证并治》篇、《辨阴阳易差后劳复病脉证并治》篇并列的篇章。

伤寒论卷第七　　仲景全书第七

汉　张仲景述　晋　王叔和撰次
宋　林　亿校正
明　赵开美校刻
沈　琳仝校

辨霍乱病脉证并治第十三

合六法,方六首

恶寒,脉微而利,利止者,亡血也,四逆加人参汤主之。第一。四味。前有吐利三证。(385)

霍乱,头痛发热,身疼,热多饮水者,五苓散主之;寒多不用水者,理中丸主之。第二。五苓散五味。理中丸四味。作加减法附。(386)

吐利止,身痛不休,宜桂枝汤小和之。第三。五味。(387)

吐利汗出,发热恶寒,四肢拘急,手足厥冷者,四逆汤主之。第四。三味。(388)

吐利,小便利,大汗出,下利清谷,内寒外热,脉微欲绝,四逆汤主之。第五。用前第四方。(389)

吐已下断,汗出而厥,四肢不解,脉微绝,通脉四逆加猪胆汤主之。第六。四味。下有不胜谷气一证。(390)

问曰:病有霍乱者何?答曰:呕吐而利,此名霍乱。［382］

《脉经》　问曰:病有霍乱者何?师曰:呕吐而利,此为霍乱。(平霍乱转筋脉证)

《金匮玉函经》　问曰:病有霍乱者何?答曰:呕吐而利,名曰霍乱。(辨霍乱病形证治)

《千金翼方》　问曰:病有霍乱者,何也?答曰:呕吐而利,此为霍乱。(霍乱病状)

本条表述霍乱的主要症状及发病特点。

霍乱,病名,最早见于《灵枢·五乱》篇,语云:"清气在阴,浊气在阳,营气顺脉,卫气逆行,清浊相干……乱于肠胃,则为霍乱。"又见于《素问·气交变大论》:"民病飧泄霍乱,体重腹痛。"霍,引申为迅疾、疾速之意,枚乘《七发》:"霍然病已。"

本条以问答的形式,表述了霍乱的主要症状及发病特点,其证以吐利暴作,上吐下泻,发病急骤为特点,所谓挥霍之间,便致缭乱。

问曰:病发热头痛,身疼恶寒,吐利者,此属何病?答曰:此名霍乱。霍乱

自吐下,又利止,复更发热也。 [383]

《脉经》 问曰:病有发热头痛,身体疼,恶寒而复吐利,当属何病?师曰:当为霍乱。霍乱吐利止,而复发热也。伤寒其脉微涩,本是霍乱,今是伤寒,却四五日至阴经上,转入阴必吐利。(平霍乱转筋脉证)

《金匮玉函经》 问曰:病发热头痛,身疼恶寒,不复吐利,当属何病?答曰:当为霍乱。吐下利止,复更发热也。(辨霍乱病形证治)

《千金翼方》 问曰:病者发热头痛,身体疼痛,恶寒而复吐利,当属何病?答曰:当为霍乱。霍乱吐下利止,复更发热也。(霍乱病状)

本条表述霍乱不仅吐利交作,而且还有表证;指出霍乱利止,可有阳气来复之势。

本条对前条表述的霍乱症状进行了补述。霍乱不仅吐利交作、发病急骤,而且还有发热、头痛、身疼、恶寒等表证。说明霍乱症状以发病急暴,气机逆乱,吐利交作为特点,病因却缘于外邪侵袭。霍乱由于吐利骤作,来势凶猛、急迫,以至于在吐利骤作之时,津脱阳衰,其证由发热恶寒而变化为无热恶寒,突出了恶寒、肤冷、神靡等阴阳俱虚之象,其时,机体阳气已无力浮盛于表。而当其证由暴泻变化为"又利止"时,津液得以恢复之机,阳气日渐来复,此时,证从肤冷、厥寒又变化为发热,故文曰"复更发热也"。

"霍乱自吐下,又利止,复更发热也"是仲景自注句,以对霍乱发病特点做进一步补述。

伤寒,其脉微涩者,本是霍乱,今是伤寒。却四五日,至阴经上,转入阴必利,本呕下利者,不可治也。欲似大便,而反失气,仍不利者,此属阳明也,便必硬,十三日愈,所以然者,经尽故也。下利后,当便硬,硬则能食者愈,今反不能食,到后经中,颇能食,复过一经能食,过之一日当愈。不愈者,不属阳明也。 [384]

《脉经》 ……伤寒其脉微涩,本是霍乱,今是伤寒,却四五日至阴经上,转入阴必吐利。(平霍乱转筋脉证)(按:前与第383条连)

《金匮玉函经》 伤寒,其脉微涩,本是霍乱,今是伤寒。却四五日,至阴经上,转入阴当利,本素呕下利者,不治。若其人似欲大便,但反失气,而仍不利,是为属阳明,便必坚,十三日愈。所以然者,经尽故也。(辨霍乱病形证治)

《金匮玉函经》 下利后,便当坚,坚则能食者愈。今反不能食,到后经中颇能食,复过一经能食,过之一日当愈。若不愈,不属阳明也。(辨霍乱病形证治)

《千金翼方》 伤寒,其脉微涩,本是霍乱,今是伤寒。却四五日,至阴经上,转入阴,当利。本素呕下利者,不治。若其人即欲大便,但反失气,而不利者,是为属阳明,必坚,十二日愈。所以然者,经竟故也。(霍乱病状)

《千金翼方》 下利后,当坚,坚,能食者愈。今反不能食,到后经中,颇能食,复一经能食,过之一日当愈。若不愈,不属阳明也。(霍乱病状)

本条论述霍乱初愈,复感伤寒的病机、脉症特点及预后。

本条可分五节理解,自首至"今是伤寒"为一节。"伤寒,其脉微涩者",是言伤寒发病，本当脉浮紧，今见“脉微涩”，必有其因。究其原因，原来本证病人此前患霍乱，吐利交作；现吐利虽止，但津液大量耗伤，正气大虚，故复感伤寒，其脉不浮紧而是微涩，反映出其证阴津亏乏之病机。

自“却四五日”至“不可治也”为一节。上述“其脉微涩”之虚证伤寒，经过四五日，有转入阴经的可能，若转入阴经则必下利，此所谓“阴经”，是指太阴而言。此如第358条所云：“伤寒四五日，腹中痛，若转气下趋少腹者，此欲自利也。”本证伤寒发病之前，原本是霍乱，故“本呕下利”，已重伤阴津；今又伤寒“转入阴经”，必自利，益更伤已匮乏之阴津；其证阴竭阳脱，危象濒临，故文曰“不可治也”。不可治，不是不治，而是治而不效。

第三节自“欲似大便”至“经尽故也”。本证伤寒如果不是“却四五日，至阴经上，转入阴必利”，而是“欲似大便，而反失气，仍不利者”，这是“其脉微涩”之虚证伤寒，正气日渐恢复，阴复阳和，病机趋向化热化燥的过程；虽“欲似大便”，但仅肠中转气，有失气而无大便，说明其下利已止。随着机体燥化进程的发展，大便由不硬而逐渐转化为硬，此“属阳明也”。病势转属阳明而趋愈，这个转化过程大约是十三日。之所以十三日愈，是因为六日为一经，本证已过两经，正气日复，故曰“经尽故也”。

第四节自“下利后”至“过之一日当愈”。本节是仲景自注句，以对上文“十三日愈，所以然者，经尽故也”一句进行阐释。“本是霍乱，今是伤寒”，其证霍乱吐利已止，复感伤寒，病机趋向热化燥化，胃气日渐恢复，大便日益变硬，此时本当能食，“硬则能食者愈”；而“今反不能食”，说明本证由“脉微涩”之虚性伤寒表证，向阳明里实转化过程之艰难费力。“反不能食”，反映出胃气虽日渐恢复，但仍不充盛。

病情由四五日进入六日以后——由于六日为一经，故六日后即所谓“到后经中”——六日之后，胃气继续恢复，“颇能食”，即胃气已趋较充盛时，其证由不能食而逐渐变化为较能食，颇，稍微，略微。“复过一经”，即本证经过两经，累计十二天，当病情进入第三个六天时，其人已经从“颇能食”变化为“能食”，预示正盛邪退，胃气已和。故“复过一经”，“过之一日当愈”，仅一天的时间，即在第十三日，其病当愈。

本证虽属阳明，但由于历经霍乱之吐利，正气大伤，故即使转属为阳明病，也不至于发展为大满大实之证，而仅是正气渐胜、邪气渐却；其大便由不硬而至硬，饮食由“颇能食”而“能食”，故其病为愈。

第五节为“不愈者，不属阳明也”一句。由于前述第四节是仲景自注句，故在语意上此句与“所以然者，经尽故也”相贯，即“欲似大便，而反失气，仍不利者，此属阳明也，便必硬，十三日愈”。若虽历经十三日，但表证仍在，大便不硬或下利，且“不能食”，此为不愈，故“不属阳明也”。当观其脉症，随证治之。

恶寒，脉微一作缓**而复利，利止，亡血也，四逆加人参汤主之。方一**。［385］

甘草二两，炙　附子一枚，生，去皮，破八片　干姜一两半　人参一两

右四味，以水三升，煮取一升二合，去滓。分温再服。

《金匮玉函经》 恶寒，脉微而复利，利止，亡血也，四逆加人参汤主之。（辨霍乱病形证治）

《千金翼方》……恶寒，脉微而复利，利止必亡血，四逆加人参汤主之。（霍乱病状）（按：本条上接第384条。）

本条论述霍乱脉微、利止，属气衰津竭、阴阳俱亡的证治。

典型的霍乱如同第383条所述："发热，头痛，身疼，恶寒，吐利。"本证霍乱，下利与恶寒、脉微并见，属阳虚里寒。其"利止"，既可能是阳回，亦可能是阴竭；若是阳回，则必是由无热恶寒转化为发热恶寒，其脉由微而出现数象。今仲景对其"利止"诊断为"亡血也"，其证必是无热恶寒，脉微欲绝，手足厥冷。

《灵枢·决气》篇云："中焦受气取汁，变化而赤是为血。"血为阴阳所化，此处以"亡血也"泛指气津俱伤，阴阳俱亡。仲景治以四逆加人参汤，意在用四逆汤回阳，加人参以益气养阴复脉。

霍乱，头痛发热，身疼痛，热多欲饮水者，五苓散主之；寒多不用水者，理中丸主之。二。 [386]

五苓散方

猪苓去皮　白术　茯苓各十八铢　桂枝半两，去皮　泽泻一两六铢

右五味，为散，更治之。白饮和服方寸匕，日三服。多饮暖水，汗出愈。

理中丸方下有作汤加减法。

人参　干姜　甘草炙　白术各三两

右四味，捣筛，蜜和为丸，如鸡子黄许大。以沸汤数合，和一丸，研碎，温服之，日三四，夜二服；腹中未热，益至三四丸。然不及汤，汤法，以四物依两数切，用水八升，煮取三升，去滓，温服一升，日三服。若脐上筑者，肾气动也，去术加桂四两；吐多者，去术，加生姜三两；下多者，还用术；悸者，加茯苓二两；渴欲得水者，加术，足前成四两半；腹中痛者，加人参，足前成四两半；寒者，加干姜，足前成四两半；腹满者，去术，加附子一枚。服汤后如食顷，饮热粥一升许，微自温，勿发揭衣被。

《脉经》霍乱而头痛发热，身体疼痛，热多欲饮水，属五苓散。（病可水证）

《金匮玉函经》霍乱，头痛，发热，身疼痛，热多欲饮水，五苓散主之；寒多不用水者，理中汤主之。（辨霍乱病形证治、辨可水病形证治）

《千金翼方》霍乱而头痛，发热，身体疼痛，热多欲饮水，五苓散主之；寒多不用水者，理中汤主之。五苓散见结胸门。（霍乱病状）

本条以热多欲饮水和寒多不用水对霍乱之虚实进行辨证，并提出不同的治疗方法。

本条"寒多"与"热多"后世歧义纷出，多未能达意。仲景对霍乱的基本认识，可以从第382条与第383条的表述中概括。从中可见，霍乱既有突出的里证"呕吐而利"，又有典型的表证"发热恶寒"。而仲景对霍乱的辨治，主要是依据发热恶寒的不同表现。条文中的"热多"与"寒多"是对"发热"与"恶寒"不同状态的表述，所谓"热多"是与"寒少"对比而言；所谓"寒多"是与"热少"对比而言。霍乱的特点是"呕吐而利"，但其发热

恶寒的表证却有热多寒少与寒多热少的不同。这种不同，反映出邪正关系的不同状态。热多寒少、欲饮水，反映的是正邪相搏，正气抗邪有力的状态；寒多热少、不用水，反映出正虚邪盛，阳虚里寒之病机。

霍乱，不论是热多欲饮水，还是寒多不用水，其共同的症状都是“呕吐而利”，其治疗方面的当务之急在于治利。从条文中仲景运用五苓散与理中丸可见，仲景治霍乱之“利”仍未脱离本论第159条之治利思路，即“利不止，医以理中与之，利益甚；理中者，理中焦，此利在下焦，赤石脂禹余粮汤主之。复不止者，当利其小便”。从中可以领悟，理中止利与利小便止利是仲景治利思路中之两大法门。若遵循该条所体现出的仲景治利思路，对其辨治霍乱进行分析，则热多欲饮水者，正气抗邪有力，用五苓散意在调节三焦气机，振奋三焦阳气，分利小便而止水泄；寒多不用水者，有阳虚里寒之势，用理中丸燮理中焦，温中阳以止利。五苓散方义见第71条。

理中丸方用人参、干姜、甘草、白术。人参，《神农本草经》主补五脏，安精神，定魂魄；《名医别录》主肠胃中冷，心腹鼓痛，胸胁逆满，霍乱吐逆。干姜，《神农本草经》辛温大热，主温中止利；《名医别录》主寒冷腹痛，中恶，霍乱胀满。白术，《名医别录》除心下急满，主霍乱吐下不止，益津液，暖胃消谷。甘草主五脏六腑寒热邪气，解毒。四药合用，仲景用其理中祛寒，温阳益气，安腹以平息霍乱吐利。

由于霍乱发病急，症状变化快，所以仲景用理中丸不是直接服用丸药，而是以丸煮汤，“以沸汤数合，和一丸，研碎，温服之；日三四，夜二服；腹中未热，益至三四丸”。此汤法与丸剂相比有两个特点，一是昼夜连续服用，二是根据病情变化，增加每次服用量，可“益至三四丸”。

尽管以丸煮汤比直接服用丸药药效快捷，但仲景依然认为，其药效“然不及汤”，并明示汤法，详列理中汤的制作及煮服方法。汤方比丸法有两个方面的优点：一是急病急治，药效迅捷；二是可据病情特点，随证加减，从而显示出更大的灵活性和应变性。若脐上筑动而悸，此属阳衰及肾，肾阳虚，肾水有上凌之势，故去升散走表之白术，加桂枝以平冲降逆。吐多者，谓霍乱“吐”与“利”两个主要症状比较，吐更为突出，属气机逆上尤重，故去升散之白术，加和胃降逆止呕之生姜。下多者，谓泄利比呕吐更为突出，属气机下脱尤重，故用白术升散固脱以止泻。悸者，指心下悸，此属气机逆乱，气滞水阻，水停心下所致，加茯苓开胸府调脏气，降逆利水，安神定悸。渴欲得水，此属气机逆乱，气滞水阻，津不上达，故重用白术四两半，意在助脾散精，布达津液。腹中痛，属吐泻骤作，气津重伤，脏气失调，故重用人参四两半补五脏，安精神，以疗腹中虚痛。寒者，是指恶寒尤甚，此属阳气虚衰，故重用干姜四两半以温阳祛寒。腹满，此属阳虚寒凝，故去壅滞之白术，加破凝祛寒，温阳祛湿的附子以除腹满。服汤后，饮热粥，病人自觉温热，此属阳和阴复，气津运行，吐利有将止之势，故勿揭衣被，谨慎将息之。

吐利止，而身痛不休者，当消息和解其外，宜桂枝汤小和之。方三。

［387］

桂枝三两，去皮　芍药三两　生姜三两　甘草二两，炙　大枣十二枚，擘右五味，以水七升，煮取三升，去滓，温服一升。

《金匮玉函经》 吐利止，而身痛不休者，当消息和解其外，宜桂枝汤小和之。（辨霍乱病形证治）

《千金翼方》 吐利止，而身体痛不休，当消息和解其外，宜桂枝汤小和之。（霍乱病状）

本条论述霍乱虽吐利止，但仍身痛不休的证治。

典型的霍乱发病，如第383条所言，病发热，头痛，身疼，恶寒，吐利。本证吐利虽止，但身痛仍在，此身痛寓有倦怠疲劳之感，此属霍乱里气虽渐调畅，然表气仍然未和。

本证身痛含有表邪残留与气血营卫不足两个方面的因素，故仲景斟酌选用桂枝汤"小和之"，既不温覆，也不啜粥，顺其自然；外则和表以散残邪，内则和气血以调阴阳。

吐利汗出，发热恶寒，四肢拘急，手足厥冷者，四逆汤主之。方四。 ［388］

甘草二两，炙　干姜一两半　附子一枚，生，去皮，破八片

右三味，以水三升，煮取一升二合，去滓，分温再服。强人可大附子一枚、干姜三两。

《金匮玉函经》 吐利汗出，发热恶寒，四肢拘急，手足厥冷者，四逆汤主之。（辨霍乱病形证治）

《千金翼方》 吐利汗出，发热恶寒，四肢拘急，手足厥，四逆汤主之。……（霍乱病状）（按：本条后连第389条。）

本条论述霍乱吐利交作，亡阳的证治。

本证霍乱吐利交作，耗伤阴津则筋脉失于濡养，损伤阳气则筋脉失于温煦，故症见四肢拘急不舒。阳衰不能温煦于表则恶寒，不能温达于四肢则手足厥冷。发热、汗出与四肢拘急、手足厥冷并见，属阳虚里寒，虚阳外越。本证属霍乱吐利，阴气脱于里，阳气亡于外，虚阳浮越，其证与第370条"下利清谷，里寒外热，汗出而厥者"大同。故治以回阳救急，阳回则阴固，方用四逆汤。

恶寒、四肢拘急与汗出并见而属亡阳，前见于第20条桂枝加附子汤证。不同的是，彼属发汗，遂漏不止，亡其表阳，其证仅见恶风，四肢微急、难以屈伸，故属亡阳之轻证，其治也仅在桂枝汤的基础上加附子以温阳救表。本证则是吐利交作，亡其里阳，主要是肾阳，症见恶寒，四肢拘急，手足厥冷，此属亡阳重证，故重用附子、干姜以温阳救逆。

既吐且利，小便复利，而大汗出，下利清谷，内寒外热，脉微欲绝者，四逆汤主之。五。用前第四方。 ［389］

《金匮玉函经》 既吐且利，小便复利，而大汗出，下利清谷，里寒外热，脉微欲绝者，四逆汤主之。（辨霍乱病形证治）

《千金翼方》 ……既吐且利，小便复利，而大汗出，下利清谷，里寒外热，脉微欲绝，四逆汤主之。（霍乱病状）（按：本条前与第388条连。）

本条论述霍乱吐利交作，下利清谷，脉微欲绝属阴盛格阳的证治。

本证霍乱，吐利交作，下利清谷，脉微欲绝，此属阳虚里寒。其小便由不利而转为利，与下利清谷并见，则是阳虚不能固摄。大汗出与脉微欲绝并见，则是虚阳外越。仲景把本证概括为"内寒外热"，从中可以领悟，本证不仅有上述这些"里寒"症状，而且还有所谓的"外热"症状，诸如发热、面赤等，证属阴盛格阳，故仲景治以四逆汤以回阳救逆。

有注家认为本证阳气外亡，"内寒外热"，应当用通脉四逆汤，文中用四逆汤有误云云。实际上，四逆汤与通脉四逆汤是一方两法，这从本方干姜与附子的用量上可以看出：通脉四逆汤干姜三两，附子大者一枚；而四逆汤干姜一两半，方后注云"强人可三两"，附子一枚，方后注云"强人可大附子一枚"。故四逆汤与通脉四逆汤并无本质差别。

把本条与第386条对照，可见治霍乱吐利交作，热多欲饮水者用五苓散调节三焦气机，分利小便而止泄；寒多不用水者，用理中丸燮理中焦，温中阳以止泄利；若小便由不利转利，内寒外热，脉微欲绝，则是虚阳外脱，亡阳恐于顷刻之间，治当急救回阳，方用四逆汤或通脉四逆汤。从中可以清晰看出仲景关于霍乱轻则分利，重则理中，危则回阳的治疗思路。

吐已下断，汗出而厥，四肢拘急不解，脉微欲绝者，通脉四逆加猪胆汤主之。方六。 ［390］

甘草二两，炙　干姜三两，强人可四两　附子大者一枚，生，去皮，破八片　猪胆汁半合

右四味，以水三升，煮取一升二合，去滓，内猪胆汁。分温再服，其脉即来。无猪胆，以羊胆代之。

《金匮玉函经》 吐已下断，汗出而厥，四肢拘急不解，脉微欲绝者，通脉四逆加猪胆汁汤主之。（辨霍乱病形证治）

《千金翼方》 吐已下断，汗出而厥，四肢不解，脉微欲绝，通脉四逆加猪胆汤主之。（霍乱病状）

本条论述霍乱吐利，阴竭津枯已至无物可吐、无物可下的证治。

霍乱由吐利交作而转变为呕吐停息、下利自止，此有两种可能：一是并见手足由厥冷转温，脉来徐徐和缓，此属阳气来复，正胜邪退之象。二是并见手足厥冷、挛急，冷汗频频，脉微欲绝，此属阴竭津枯，其证已至无物可吐、无物可下的程度，病已濒危。其脉微欲绝与汗出、手足厥冷并见，属亡阳之象。本证阳亡阴竭，危在旋踵，故仲景治以通脉四逆汤急回其阳，且又加猪胆汁交通阴阳，以防格拒。

吐利发汗，脉平，小烦者，以新虚不胜谷气故也。 ［391］

《脉经》 吐下、发汗后，其人脉平，而小烦者，以新虚不胜谷气故也。（病发汗吐下以后证）

《金匮玉函经》 吐下，发汗后，其人脉平，而小烦者，此新虚不胜谷气故也。（辨阴阳易差后劳复病形证治、辨发汗吐下后病形证治）

《千金翼方》 吐利发汗，其人脉平，而小烦，此新虚不胜谷气故也。（霍乱病状）

本条指出霍乱大病初愈，胃气尚弱，食后，可有轻微恶心，当将息调养。

霍乱而至“脉平”，即脉象由病脉恢复到平和徐缓的程度，说明其吐利、汗出已止；此属霍乱大势已去，正气渐复，脏气尚弱；其证亟需调养胃气，以待康复。按：吐利发汗，《辨发汗吐下后病脉证并治》用“吐利发汗后”。

本证病人虽脉平，但从“新虚不胜谷气”一句看，其人食后胃中不适。按：小烦，稍觉恶心；烦，恶心（见前文）。大病初愈，其人食后，有轻微恶心，此属胃气尚弱，消谷乏力，不耐食物所致。本条强调大病初愈，胃气待复，还须将息调养。

辨阴阳易差后劳复病脉证并治第十四

合六法，方六首

伤寒，阴易病，身重，少腹里急，热上冲胸，头重不欲举，眼中生花，烧裈散主之。第一。一味。(392)

大病差后，劳复者，枳实栀子汤主之。第二。三味。下有宿食加大黄法附。(393)

伤寒差以后，更发热，小柴胡汤主之。第三。七味。(394)

大病差后，从腰以下有水气者，牡蛎泽泻散主之。第四。七味。(395)

大病差后，喜唾，久不了了，胸上有寒，当以丸药温之，宜理中丸。第五。四味。(396)

伤寒解后，虚羸少气，气逆欲吐，竹叶石膏汤主之。第六。七味。下有病新差一证。(397)

伤寒，阴易之为病，其人身体重，少气，少腹里急，或引阴中拘挛，热上冲胸，头重不欲举，眼中生花花，一作眵，**膝胫拘急者，烧裈散主之。方一。**［392］

妇人中裈，近隐处取，烧作灰。

右一味，水服方寸匕，日三服，小便即利，阴头微肿，此为愈矣。妇人病取男子裈烧服。

《金匮玉函经》 伤寒，阴阳易之为病，其人身体重，少气，少腹里急，或引阴中拘挛，热上冲胸，头重不欲举，眼中生花，眼胞赤，膝胫拘急，烧裈散主之。(辨阴阳易差后劳复病形证治)

《千金翼方》 伤寒，阴易之为病，身体重，少气，少腹里急，或引阴中拘挛，热上冲胸，头重不欲举，眼中生花，痂胞赤，膝胫拘急，烧裈散主之。(阴易病已后劳复)

本条论述伤寒未愈或虽愈而气血未平，放恣纵欲，引致肾精亏虚，气血逆乱的证治。

阴易，《金匮玉函经》卷七作“阴阳易”，参考本篇题“辨阴阳易差后劳复病脉证并治”，义胜。

阴阳，在此是指“男女交媾”。易，变也。阴阳易是指男女病人在罹患伤寒期间，或伤寒病后，因性交耗伤精气，而变易出的证候。

伤寒发病其间，或伤寒病后，邪气或盛或衰，其人阴阳失调，气血失养；其时若病人不知慎养，务快其心，逆于生乐，放恣纵欲，以致竭其精，耗其真，形与神俱损，从而病情变易，由原本的外感伤寒转化为内伤劳倦。纵情房劳之后，气力衰退，病人身体沉重，乏力困倦，头重不举，眼中生花，少气懒言，底气不足，胫膝拘急，此属肾精大亏、元气大虚、形衰神疲之象。

“少腹里急，引阴中拘挛”，谓少腹挛急疼痛牵掣阴茎或阴户挛缩，此系寒邪乘交媾精亏之隙，内袭胞宫或精室所致。男女媾精，必气血奔腾，神志荡漾。无奈伤寒未愈，或虽愈但气血未复，令已衰惫之气血奔腾，令已困怯之神志荡漾，必致气血逆乱，神志溃散，引发虚热冲逆，故病人自觉热上冲胸，胸中烦热。

本证属伤寒未愈或虽愈而气血未平之际，男女媾精，引致肾亏气泄，病由外感伤寒转易内伤劳倦。仲景限于历史与实践的制约，方用烧裈散。按：裈，满裆裤；中裈，内裤。烧裈散，当是仲景时代民间习用之方，系仲景博采而来。

大病差后，劳复者，枳实栀子汤主之。方二。 [393]

枳实三枚，炙　栀子十四个，擘　豉一升，绵裹

右三味，以清浆水七升，空煮取四升，内枳实、栀子，煮取二升，下豉，更煮五六沸，去滓。温分再服，覆令微似汗。若有宿食者，内大黄如博碁子五六枚，服之愈。

《金匮玉函经》 大病差后，劳复者，枳实栀子汤主之。若有宿食者，加大黄如博碁子大五六枚。（辨阴阳易差后劳复病形证治）

《千金翼方》 大病已后，劳复，枳实栀子汤主之。（阴易病已后劳复）

本条论述大病差后，阴阳初调，过劳致使阳气浮散的证治。

大病必耗伤气血，差后病虽似愈，但阴阳初调，气血尚弱，故将养不慎，过劳，包括劳作用力、久坐、久立、久视、过饱、房劳等耗力伤神之举，都能使阳气浮散，且与病后未了了之浮游余热相聚，使阴阳之间脆弱的平秘初调关系重新失调。从而病人由差后的初适而复觉周身违和不舒，最常见的症状是发热，倦怠，腹胀不欲食，食则恶心。仲景名之曰劳复，治以枳实栀子汤。

枳实栀子汤，方用枳实以消胀满，除心下急、痞痛气逆，和胃以止呕恶，栀子豉汤清热和胃，重用香豉至一升，后下。服后，“令微似汗”，意在发散浮游之热。本方用清浆水七升浓缩为四升煮药，按：清浆水，《素问·上古天真论》云：“以酒为浆。”汉代许慎《说文解字》云：“浆，酢浆也。”从中似可见，在汉代以前，清浆水当是一种人工酿造的带酸味的可饮用水液，当属醋（酢）类之一种（见第233条）。马王堆汉墓医书《养生方》有“以瘨（颠）棘为酱（浆）方”，以蒸熟的秫米做浆。后世人多援引明·陈嘉谟《本草蒙筌》所言：“炊粟米熟，投冷水中，浸五六日，味酢生白花，名曰浆水。”实际上北魏贾思勰《齐民要术》中已有类似制作方法。

方后注云：“以清浆水七升，空煮取四升。”浆水经过浓缩，其酸度增大，可强化本方和胃消食止恶心之效。又，清浆水可泛称为水浆，见第150条、第236条。

若有宿食，加大黄如博棋子大。按：大黄，不仅下瘀血、荡涤肠胃，《神农本草经》亦云“调中化食”，本方用大黄意即在此。按：博棋，博弈、下棋；棋子大，不可确考，孙思邈《备急千金要方·服松脂方》云：“服如博棋一枚，博棋长二寸，方一寸。”可参考。

伤寒差以后，更发热，小柴胡汤主之。脉浮者，以汗解之；脉沉实一作紧**者，以下解之。方三。** [394]

柴胡八两　人参二两　黄芩二两　甘草二两，炙　生姜二两　半夏半升，洗　大枣十二枚，擘右七味，以水一斗二升，煮取六升，去滓，再煎取三升。温服一升，

日三服。

《金匮玉函经》 伤寒差以后，更发热者，小柴胡汤主之。脉浮者，以汗解之；脉沉实者，以下解之。（辨阴阳易差后劳复病形证治）

《千金翼方》 伤寒差已后，更发热，小柴胡汤主之。脉浮者，以汗解之；脉沉实一作紧者，以下解之。（阴易病已后劳复）

本条论述伤寒差后，劳力，复感，更发热的证治；指出伤寒劳复的治疗原则。

伤寒愈后，必是脉静身凉。其病初差，阴阳虽和，但气血尚弱，故劳作过力，复感风寒，阳气张，阴气泄，都能引发"更发热"。因其病愈新虚，故虽发热但不可能是大热，仅见周身违和、倦怠，故治以轻宣郁热，疏调气机为本，方用小柴胡汤之轻剂。此仅属一法，举例以示，故仲景又加自注句曰："脉浮者，以汗解之；脉沉者，以下解之。"仲景在此言外之意，对于"伤寒差以后，更发热"者，或汗、或下、或疏解之，"观其脉症，知犯何逆，随证治之"，仍是不变之法则。

按：本条小柴胡汤属轻剂，方中的人参、黄芩、甘草、生姜各二两；其用量与太阳病篇第96条小柴胡汤正剂略有轻省，本方在第96条中，人参、黄芩、甘草、生姜各三两。

大病差后，从腰以下有水气者，牡蛎泽泻散主之。方四。 [395]

牡蛎熬　泽泻　蜀漆暖水洗去腥　葶苈子熬　商陆根熬　海藻洗去咸　栝楼根各等分

右七味，异捣，下筛为散，更于臼中治之。白饮和服方寸匕，日三服。小便利，止后服。

《金匮玉函经》 大病差后，从腰以下有水气，牡蛎泽泻散主之。（辨阴阳易差后劳复病形证治）

《千金翼方》 大病已后，腰以下有水气，牡蛎泽泻散主之。（阴易病已后劳复）

本条论述热病差后，少腹、阴囊、胫股、足跗水肿的病机与证治。

此所谓大病，即热病。热病初愈，阴阳初和，气血尚虚，气机未调，此时正气不足，极易继发多种病证。本证即属热病后，气机未调，水停下焦，浸渍皮间为肿，而引发的"腰以下有水气"之证。

所谓"腰以下有水气"，主要是指少腹、阴囊、胫股、足跗水肿，此属内伤导致，虚实夹杂。一方面脏气虚，阳不化气，气不化水，水气内停，浸渍为肿；另一方面热病初愈，余热未净，热与水结，其证小便不利，短涩赤黄。仲景治以牡蛎泽泻散，此属治标之法，意在清热泄水，消肿除满以治其急；俟水气一开，水肿始消，则当继以扶正治本之法。

牡蛎泽泻散方用牡蛎、泽泻、蜀漆、葶苈子、商陆根、海藻、栝楼根。牡蛎，《名医别录》谓除留热在关节，营卫虚热；仲景用其消疝瘕积块以治阴囊水肿。泽泻，《神农本草经》主消水；《名医别录》谓逐膀胱三焦停水；仲景用其泄水消肿。蜀漆，《神农本草经》主腹中癥瘕痞结，积聚邪气；仲景用其泄浊消水以治少腹水肿。葶苈子，《神农本草经》主通利水道；《名医别录》下膀胱水，伏留热气，利小腹；仲景用其泄水消肿。商陆根，《神农本草经》主水胀疝瘕痹；《名医别录》疗水肿痿痹腹满，疏五脏，散水气；仲景用其逐水，以消水肿腹满。海藻,《神农本草经》主下十二水肿;《名医别录》疗皮间积聚,利小便;仲景用其治疝气下坠,疼痛卵肿。栝楼根,苦寒,清热解毒,消肿散结,仲景用其治疝疼囊肿。本方用诸多逐水消肿、清热散结之品,意在清泄少腹阴囊水肿,治胫股足跗肿胀沉重。

大病差后,喜唾,久不了了,胸上有寒,当以丸药温之,宜理中丸。方五。 [396]

人参　白术　甘草炙　干姜各三两

右四味,捣筛,蜜和为丸,如鸡子黄许大。以沸汤数合,和一丸,研碎,温服之,日三服。

《金匮玉函经》 大病差后,其人喜唾,久不了了者,胃上有寒,当温之,宜理中丸。(辨阴阳易差后劳复病形证治)

《千金翼方》 大病已后,其人喜唾,久久不了,胸上有寒,当温之,宜理中丸。(阴易病已后劳复)

本条论述大病初愈,唾沫频频的病机与证治。

大病初愈,气血方平,其人吐唾频频,所谓"久不了了"者,即连绵不绝之意。此属病后胸阳不振,脾阳虚馁,肺脾阳虚,不能化气,气虚不能摄津所致,故文曰"胸上有寒"。

仲景治以理中丸,方中干姜、甘草配伍名曰甘草干姜汤,仲景用以治肺中冷之肺痿吐涎沫(见《金匮要略方论》)。本方用甘草干姜汤振奋胸阳以温散胸上之寒;配白术温运脾阳以散水津,加人参温阳益气以布化水津,水津得布则喜唾自了。

伤寒解后,虚羸少气,气逆欲吐,竹叶石膏汤主之。方六。 [397]

竹叶二把　石膏一斤　半夏半升,洗　麦门冬一升,去心　人参二两　甘草二两,炙　粳米半升

右七味,以水一斗,煮取六升,去滓,内粳米,煮米熟汤成,去米。温服一升,日三服。

《金匮玉函经》 伤寒解后,虚羸少气,气逆欲吐,竹叶石膏汤主之。(辨阴阳易差后劳复病形证治)

《千金翼方》 伤寒解后,虚羸少气,气逆欲吐,竹叶石膏汤主之。(阴易病已后劳复)

本条论述伤寒初愈,气阴不足,虚热内生,胃气不和的证治。

羸,弱也。少气,气不足以言,语无后音,底气不足。伤寒虽病愈,但仍体虚气弱,此属热病伤阴耗气,气阴不足所致。其证并见气逆、恶心欲吐,属气阴两虚,虚热内生,胃气不和。

综观本条所述,此系热病愈后,气阴不足,虚热滋扰之证,故仲景治以清退虚热,益气养阴,和胃调中的竹叶石膏汤。

竹叶,《名医别录》大寒,除烦热,止呕吐,与石膏配伍意在清透虚热。麦冬,《神农本草经》主伤中伤饱,胃络脉绝,羸瘦短气;《名医别录》主虚劳客热,口干燥渴,止呕吐,强阴益精,消谷调中保神,定肺气,安五脏,令人肥健。仲景用其配人参,补气润燥,强阴

益精，以调补虚羸少气；且养胃健胃，以治疗恶心呕吐。甘草、粳米调中和胃以养气培本；半夏开结气，交通阴阳，和胃降逆止呕。本方甘凉除热，益阴滋液，养胃健胃，养气培本，和中止呕，正合热病愈后，气阴不足，虚热内生诸症。

病人脉已解，而日暮微烦，以病新差，人强与谷，脾胃气尚弱，不能消谷，故令微烦，损谷则愈。 [398]

《金匮玉函经》 伤寒脉已解，而日暮微烦者，以病新差，人强与谷，脾胃气尚弱，不能消谷，故令微烦，损谷即愈。（辨阴阳易差后劳复病形证治）

《千金翼方》 病人脉已解，而日暮微烦者，以病新差，人强与谷，脾胃气尚弱，不能消谷，故令微烦，损谷即愈。（阴易病已后劳复）

本条论述大病初愈，虽邪解正复，但脾胃之气尚弱，纳食不慎，胃失和降的证治。

本条以脉示证，所谓“脉已解”，即其脉已由病脉而变化为常脉，其时原本的症状也同步消解，故后文曰“病新差”。本证大病初愈，虽邪解正复，阴阳平和，但脾胃之气尚弱，运化乏力，故食不宜过量。今将养调护不善，“人强与谷”，故致日暮时刻，机体随天阳潜降，阳虚气弱加重，脾胃气弱更加突显，运化无能，消谷乏力，胃失和降，故症见“微烦”。按：烦，恶心之谓。对本证因“强食”引致的胃失和降，恶心欲呕，仲景指出，“损谷则愈”，意即减少食量，食不宜饱，调养即愈。

辨不可发汗病脉证并治第十五

一法，方本阙

汗家，不可发汗，发汗必恍惚心乱，小便已阴疼，宜禹余粮丸。第一。方本阙。前后有二十九病证。(21)①

夫以为疾病至急，仓卒寻按，要者难得，故重集诸可与不可方治，比之三阴三阳篇中，此易见也。又，时有不止是三阳三阴，出在诸可与不可中也。 [1]②

本条旨在说明重集“诸可”与“诸不可”的目的。

本条赵刻宋本六病诸篇不载，见《金匮玉函经·卷五》辨不可发汗病形证治第十三。

夫，发语辞；至，非常、极也。《说文》：“疾，病也。”“病，疾加也。苞咸注《论语》曰：疾甚曰病。”由于临证中疾病往往发作急骤、变化迅速，匆忙之间诊治，难以把握要领，翻检三阴三阳六病诸篇寻方不易，故以汗、吐、下三法之可用与不可用方治为纲领篇题，重新辑录相关方证条文，与三阴三阳六病诸篇并列，以作为应急治疗、处置需要查阅时的指南。按：卒，同“猝”，仓促，急速。比，并列，并排，《说文》：“密也。二人为从，反从为比。”本“重集”与内容丰富的三阴三阳诸篇比较起来，更容易检索查找，于“至急”中，得心应手，不至于慌乱妄施。又，病证复杂，常有三阴三阳六病诸篇中，未能涵括之病象治法，可在此重集之“诸可”与“诸不可”篇中求索。

按：寻按，诊脉浮取曰举，中取曰寻，沉取曰按，在此泛指诊病与治疗；方治，犹处置办法；方，办法；治，处理。

少阴病，脉细沉数，病为在里，不可发汗。 [2]

此条阐释详见少阴病篇第285条。

脉浮紧者，法当身疼痛，宜以汗解之。假令尺中迟者，不可发汗。何以知然？以荣气不足，血少故也。 [3]

此条阐释详见太阳病篇第50条。

少阴病，脉微，不可发汗，亡阳故也。 [4]

---

① 在赵刻宋本中，自卷二《辨太阳病脉证并治上第五》至卷十《辨发汗吐下后病脉证并治第二十二》(第十八、第十九除外)，每卷的篇目与正文之间另有若干有方有证的条文，这些条文比正文中的条文低一格以示与正文的区别；同时，这些条文与正文相比，缺少了修饰辞语，使条文显得更加简练。本书此类条文后的(　)内编号与同篇正文条文后[　]内的编号相对应。此下“诸可”与“诸不可”各篇均同。

② 为检索方便，本书对《辨不可发汗病脉证并治第十五》以下至《辨发汗吐下后病脉证并治第二十二》八篇“诸可”与“诸不可”条文，各自按篇分别单独编列序号。

此条阐释详见少阴病篇第 286 条。

脉濡而弱，弱反在关，濡反在巅。微反在上，涩反在下。微则阳气不足，涩则无血。阳气反微，中风汗出，而反躁烦。涩则无血，厥而且寒。阳微发汗，躁不得眠。 [5]

本条强调脉见濡弱微涩，属阳虚血少，不可发汗。

本条赵刻宋本六病诸篇不载，见《金匮玉函经·卷五》辨不可发汗病形证治第十三，又见《脉经·卷第七》辨不可发汗证第一。

本条可分解为六节理解。第一节："脉濡而弱，弱反在关，濡反在巅。"脉浮而细软谓之濡，沉而细软谓之弱。《平脉法》第 17 条云："二月之时，脉当濡弱。"彼言脉之濡弱属有胃气。与彼不同，本条关脉凸显之弱濡，浮取沉取均显细软无力，此属胃气虚馁。按：反，犹突出之意。巅，原意为山顶，此寓意掌后高骨，意指关脉。

第二节："微反在上，涩反在下。"表述寸脉与尺脉特点。上为寸，下为尺。寸脉微，属阳气不足之象，尺脉涩，属血虚之象。纵观第一节与第二节所论寸口三部，寸微、关濡弱、尺涩，此属阳虚血少之象。

第三节："微则阳气不足，涩则无血。"分承第二节"微反在上，涩反在下"。寸脉独微，微则阳气不足。尺脉独涩，涩则无血。进一步分析其人素禀特质。

第四节："阳气反微，中风汗出，而反躁烦。"上承第三节第一语"微则阳气不足"。反映出其人卫虚不固，不能卫外，故中风汗出，而反躁烦。躁烦即同烦躁[①]，其状有如太阳病篇第 102 条："伤寒二三日，心中悸而烦，小建中汤主之。"其烦躁属胃气虚馁，中焦气血化源不足。血不奉心，气不养神，心虚神摇，不堪邪扰故烦躁不宁。

第五节："涩则无血，厥而且寒。"上承第三节第二语"涩则无血"。表达中风后，血虚寒凝，手足厥冷，其状有如厥阴病篇第 351 条："手足厥寒，脉细欲绝者，当归四逆汤主之。"此属血虚寒厥。

第六节："阳微发汗，躁不得眠。"上承第四节"阳气反微，中风汗出，而反躁烦"。阳气本虚，若再发汗必更伤阳气；本已躁烦，更发汗，阳气浮越，扰动心神，故更烦躁不得眠。

动气在右，不可发汗，发汗则衄而渴，心苦烦，饮即吐水。 [6]

动气在左，不可发汗，发汗则头眩，汗不止，筋惕肉瞤。 [7]

动气在上，不可发汗，发汗则气上冲，正在心端。 [8]

动气在下，不可发汗，发汗则无汗，心中大烦，骨节苦疼，目运恶寒，食则反吐，谷不得前。 [9]

上述四条强调动气不可发汗，若误汗，依据动气在右左上下部位之不同，会引发不同的变证。

---

① 李心机．伤寒论疑难解读[M]．第 2 版．北京：人民卫生出版社，2009

此四条赵刻宋本六病诸篇不载，见《金匮玉函经·卷五》辨不可发汗病形证治第十三，又见《脉经·卷第七》病不可发汗证第一。

所谓动气，即人身脉搏或部位跳动之象。正常情况下，这些脉搏或部位的跳动是感觉不到的，此属“气至脉动”。病情危笃之际，可查动气之有无，探知脏气、真气之存亡。故《素问·至真要大论》有云：“所谓动气，知其脏也。”

当能够自我感觉到身体某处“筑筑然”跳动时，其人已是处于发病状态之下。人在发病过程中，动气又作为“内证”的外在征象，用以判断病情之轻重，病势之趋向。

《难经·十六难》把病情的表现分为外证与内证，外证是外在之症状，把筑筑然动于脐旁上下左右之“动气”，作为五脏患病之征象，称之为内证。“脐左有动气”是肝病，“脐上有动气”是心病，“脐右有动气”是肺病，“脐下有动气”是肾病，“当脐有动气”是脾病，虽以肚脐为中心“动气”各有不同位置，但均“按之牢若痛”。

太阳病篇第65条：“发汗后，其人脐下悸，欲作奔豚。”此属肾水涌动有上凌之势；霍乱病篇第386条，理中丸方后注云：“若脐上筑者，肾气动也。”此肾水亦有上凌之势。《金匮要略方论·五脏风寒聚积病脉证并治第十一》：心伤者，“当脐跳”，此属心气虚于上，肾气动于下；《痰饮咳嗽病脉证并治第十二》：“假令瘦人脐下有悸，吐涎沫而癫眩，此水也。”在仲景书中，“当脐”“脐上”“脐下”动悸，或筑筑然，均与“肾气动于下”，“肾水凌于上”有关联。

本篇上述四条动气于脐上、脐下、脐右、脐左，概言之，即是脐周动悸，均缘于肾气虚，水气有凌动之势。

脐上动悸主要责之于心与肾，心阳虚，不能下暖肾水，肾气动，肾水有上泛之势。文曰：伤寒“动气在上”，即使外有表证，也不可径直发汗，发汗则心阳更虚，引致气上冲逆，“正在心端”。治疗可选用桂枝加桂汤、五苓散、苓桂术甘汤及奔豚汤之属。

脐下动悸主要责之于下焦元气大虚，肾阳衰不能镇水，水气上凌。文曰：伤寒“动气在下”，即使外有表证，亦不可发汗，发汗则更伤肾气，阳不化气则无汗；水不济火，心火独盛，则心中大烦；肾主骨，肾虚水动，水寒凝滞，则骨节苦疼；肾虚精亏，目睛失荣，则目运头眩。按：运，通“晕”。肾亏阳虚，水寒弥漫，故畏寒怕冷。肾衰及脾，火不燠土，故食欲不振；胃失于纳，则气逆反吐，食难下咽。前，导也；“谷不得前”，犹言不得吞咽。治疗如真武汤，八味丸之属可参酌。

同样动悸，若发生于脐右，则与肺有关联。《素问·刺禁论》有云：“脏有要害，不可不察，肝生于左，肺藏于右，心布于表，肾治于里，脾为之使，胃为之市。”《素问》此语，切不可与现代解剖学概念相混淆，此系医学发轫之初，古人方位观面南背北而定位，此与先民崇拜太阳有关。故人身面南而左东右西，肝在象属东方，主春，主生发之气，意蕴肝气左升之象。肺在象属西方，主秋，主收敛之气，意蕴肺气右降之势。《刺禁论》此语是言脏气从内达外，各有分野，气机升降，各有节度。故动气在右，反映出肾气虚，水气动与肺气的关系。

伤寒肾虚水动伤及肺气，必是内外合邪之痰饮。表邪外束，冲气上逆，水气动则脐右筑筑然。此不可发汗，发汗则虚阳浮越，浮游之火伤及肺络则衄血；发汗则激发冲气弥加上逆，气津升散紊乱，津液输布失调则口渴。此“心苦烦”与本条文中的“心中大烦”含意不同，此处“心苦烦”的“心”是指“胃”而言；“烦”是恶心的意思；苦，困扰之意。此属下焦阳虚，水饮上盛，水气犯胃，肺不行“通调水道，下输膀胱”之令，胃气更加不降，故虽饮水而不受纳，冲气排斥，水入即吐。本证属下焦阳虚，水饮上逆，肺胃不降之证。治疗苓桂术甘汤、桂苓五味甘草汤、桂苓五味甘草去桂加姜辛夏汤以及真武汤诸方可参酌。

动悸，若发生于脐左，则与肝有关联。伤寒肾虚水动伤及肝气，内外合邪，一则肾气虚，水寒之气上逆，寒滞肝脉；二则风寒之邪外袭，阳虚寒凝，必影响厥阴肝分野——两胁疼痛；阳虚寒凝，肝气郁滞，可引发血痹、虚劳、胸痹、心痛、寒疝、呕吐、少腹弦急等肝肾阳虚血寒之证，“此虚寒从下上也，当与温药服之”（《金匮要略方论·腹满寒疝宿食病证治第十》）。此不可发汗，若误汗，轻则耗散肝肾之虚阳，浊阴上蒙清窍，则症见头晕；重则虚阳浮越，则冷汗不止；至重则阳衰水泛，水气浸润则筋肉瞤动。治疗桂枝加龙骨牡蛎汤、桂枝去芍药加蜀漆牡蛎龙骨救逆汤、真武汤、黄芪桂枝五物汤等可参酌。

咽中闭塞，不可发汗，发汗则吐血，气微绝，手足厥冷，欲得蜷卧，不能自温。 ［10］

本条讨论咽中闭塞不利，属少阴阳虚者，不可发汗。

本条赵刻宋本六病诸篇不载，见《金匮玉函经·卷五》辨不可发汗病形证治第十三，又见《脉经·卷第七》病不可发汗证第一。

少阴之脉循喉咙，咽属肾少阴分野。本证咽中有阻滞不利之感，属少阴阳气素虚，外邪初感，结于喉咽。此不可发汗，若误汗，虚火上浮则动血吐血，虚阳耗气则气微，虚阳浮越则有亡阳之势，故手足厥冷，蜷卧，不能自温。少阴咽病，甘草汤与桔梗汤可参酌；若属无根虚阳浮越，则可用通脉四逆汤去芍药加桔梗一两（参见少阴篇第317条）。

诸脉得数动微弱者，不可发汗，发汗则大便难，腹中干一云小便难，胞中干，**胃躁而烦。其形相像，根本异源。** ［11］

本条讨论脉数急而微弱者，虽有可汗之征，也不可径直发汗。

本条赵刻宋本六病诸篇不载。见《金匮玉函经·卷五》辨不可发汗病形证治第十三，文字有异；大便，《金匮玉函经》作小便。又见《脉经·卷第七》病不可发汗证第一。

本证三部脉数而短促、慌急，又有微弱之象，其象必是数急而无力，此“数急”即本条之所谓“动”象，此不是言动脉。在本条，“动”是与“静”相对应的，比照太阳病篇第4条：“脉若静者，为不传。”“脉数急者，为传也。”可参悟。所以此“动”是对上述数脉形态的描述，此属气阴两虚之脉象。诸，众也，诸多也；诸脉，泛指寸关尺三部脉。虽有表证，亦不可发汗；若误汗，则气阴益加两伤，伤津则“大便难”、肠燥“腹中干”；胃气不和，则胃脘搅扰不安，恶心欲呕。按：躁，扰也，搅动也，非“燥”之误，亦非“燥”之假借；烦，“恶心”之意。

“诸脉得数动微弱者”，脉数急而微弱有似太阳表证，但脉显微弱之象，故只是“其形相像”，而病机“根本异源”。本证虽外有表邪，但正气虚馁，故不可径直发汗。

脉濡而弱，弱反在关，濡反在巅。弦反在上，微反在下。弦为阳运，微为阴寒。上实下虚，意欲得温。微弦为虚，不可发汗，发汗则寒栗，不能自还。 ［12］

本条强调阳气抗邪于外，阴寒结聚于内，上实下虚，不可径直发汗。

本条赵刻宋本六病诸篇不载，见《金匮玉函经·卷五》辨不可发汗病形证治第十三，又见《脉经·卷第七》病不可发汗证第一。

本条可分三节讨论。第一节：“脉濡而弱，弱反在关，濡反在巅。”同前第五条之第一节。讨论本证关脉弱濡之特点，浮沉两取均细软无力，此属胃气虚馁。

第二节：“弦反在上，微反在下。弦为阳运，微为阴寒。上实下虚，意欲得温。”上为寸，下为尺。本节讨论寸脉弦，主阳气布达肤表以抗邪，按：运，犹运行流转。尺脉微，主阳气虚馁于里，阴寒凝聚于内。综观第一节与本节，虚阳抗邪于外，胃气虚馁于中，阴寒结聚于内，虚实夹错，以虚为本，有畏寒喜温的感觉，故文曰“意欲得温”。条文把病机概括为“上实下虚”。

第三节：“微弦为虚，不可发汗，发汗则寒栗，不能自还。”强调仲景书中之一贯原则，即在表兼里虚的情况下，应先温里，后解表，如厥阴病篇第372条所述。若先发汗，轻则耗散阳气，恶寒战栗，重则亡阳，厥逆不能自还。

咳者则剧，数吐涎沫，咽中必干，小便不利，心中饥烦，晬时而发，其形似疟，有寒无热，虚而寒栗。咳而发汗，蜷而苦满，腹中复坚。 ［13］

本条强调痰饮咳嗽，寒栗阵阵，不可发汗。

本条赵刻宋本六病诸篇不载，见《金匮玉函经·卷五》辨不可发汗病形证治第十三，又见《脉经·卷第七》病不可发汗证第一。

本条可分为两节讨论，“咳者则剧”至“虚而寒栗”为第一节，归纳出本证痰饮病人的具体症状。条文中的若干症状，可分为三组：第一组是以咳嗽为代表的痰饮症状。虽然引发咳嗽的原因很多，但是，在痰饮病，咳嗽却是带有标志性的主要症状。咳且“剧”，吐且“数”，反映出本证咳吐涎沫之剧烈程度。按：涎沫，不是一般所言之口水，而是清长透明，粘连绵绵之黏涎。在本论中，见于厥阴病篇第378条之吴茱萸汤证，《金匮要略方论·呕吐哕下利病脉证治》篇之半夏干姜散证、《妇人杂病脉证并治》篇之妇人吐涎沫之小青龙汤证，吐涎沫多属寒痰水饮之证。阳虚寒凝，气不化津，水聚为饮，津饮同源，故咳吐涎沫，必伤津耗液，口燥咽干。《痰饮咳嗽病脉证并治》篇有云：“水在肺，吐涎沫，欲饮水。”与此在病机上是相通的。本条中之“吐涎沫”，包括两个方面的含意：一是寒痰水饮犯肺，肺寒咳吐清稀痰涎，二是寒痰水饮犯脾，脾寒呕吐清稀涎沫。

第二组症状是以小便不利与胃中嘈杂等局部症状为主。饮停于肺，既不能化气以生津，又伤损肺通调水道之功能，水精难以四布，下输膀胱不畅，故小便不利。“心中饥烦”与“数吐涎沫”并见，属寒饮泛溢脾胃，胃失和降。心中，在此是指“胃脘”而言；饥，犹胃中嘈杂感，在仲景书中称之为“懊侬”，在本篇后文第 28 条中有云：“心懊侬如饥。”烦，胃中搅扰、恶心、欲吐不吐之感。

第三组症状是以“寒栗”“形似疟”为主的全身症状。本证“有寒无热”本质为“虚”，如太阳病篇第 7 条所言之“无热恶寒”，后世称之畏寒，《素问·调经论》云：“阳虚则外寒。”纵观其症，“形似疟”“有寒无热”“寒栗”，此病人的形象是是阵阵畏寒而战栗。此属太阴少阴阳衰，寒饮内停之证。文曰：“晬时而发。”按：晬时，一昼夜。指出本证的严重程度，即剧咳频吐涎沫，小便不利，胃中嘈杂恶心，不能进食，阵阵畏寒战栗等诸多症状，昼夜持续发作，治当温阳化饮，方属真武汤之类。

第二节：“咳而发汗，蜷而苦满，腹中复坚。”指出若误用汗法，必发越阳气，阳亡于外，故身寒蜷卧；阳衰于上，胸阳痹困，故心胸“苦满”，苦，困扰也，满，通懑（mèn），心胸烦闷至极；阳衰脾困，阴寒凝聚中焦，故腹中痞硬。坚与满对举，复，又也，表示并列，坚与满互兼。

厥，脉紧，不可发汗，发汗则声乱，咽嘶舌萎，声不得前。 ［14］

本条强调阳虚寒厥，不可发汗，发汗可引发咽嘶舌萎。

本条赵刻宋本六病诸篇不载，见《金匮玉函经·卷五》辨不可发汗病形证治第十三，又见《脉经·卷第七》病不可发汗证第一，文字均略有不同。声，《脉经》作“谷”。

厥阴病篇第 337 条云：“凡厥者，阴阳气不相顺接，便为厥。厥者，手足逆冷是也。”此条文提示了两个问题，一是厥的症状，二是厥的基本病机。

本证厥与脉紧并见，紧属寒象，故本证属少阴病阳虚寒厥。此只宜温阳散寒，交通阴阳，不可发汗。若误汗，则发越虚阳，竭夺气津。虚阳上浮，结于喉咽则声嘶音哑，发声变音，严重者不能发声；耗伤气津，舌失温润则枯萎不泽。按：声败而变曰声乱；声破曰嘶；声不得前，前，导也，犹声音不能传引出来，发不出声音，嗓音嘶哑。

诸逆发汗，病微者难差，剧者言乱，目眩者死，一云谵言目眩睛乱者死。**命将难全。** ［15］

本条强调“诸”逆之中，不论寒热，均不可发汗。

本条赵刻宋本六病诸篇不载，见《金匮玉函经·卷五》辨不可发汗病形证治第十三，《脉经·卷第七》病不可发汗证第一，文字均略有不同。

“逆”，一字多义，在《伤寒论》中言“逆”，其意各有不同。太阳病篇第 3 条中有“呕逆”，第 116 条中有“火逆”，少阴病篇第 318 条中有“四逆”，厥阴病篇第 330 条中有“诸四逆厥者”等，而在本条中，诸逆之“逆”，则是专指四肢手足寒冷。

在《伤寒论》中，手足厥冷有寒热之分。第 318 条“少阴病，四逆”之四逆散证，属阴遏阳郁，阳气郁结不能外达四末，以四逆散消阴霾，畅阳气，升清降浊。第317条，少阴病，“手足厥逆”，属少阴阳衰，阴寒内盛，阳衰不足以温达四肢，以通脉四逆汤回阳救逆。

在“诸”逆之中，不论寒热，均不可发汗。若阳郁于里之四逆误汗，必鼓荡郁结之邪热，轻则加重热结，延误病情，逆冷不愈。按：差，同“瘥”。重则热结炽盛，扰害心神，神志不清，语言妄谬，文曰“言乱”；热窜空窍则“目眩”睛乱，或幻视如见鬼神，此属危证。

若阳衰阴寒之手足逆冷，误用汗法，轻则阳衰益甚，逆冷难愈。重则虚阳浮越，亡阳在即，精脱气陷，心竭神摇，呢喃郑声，此亦属“言乱”；目光浮散、模糊，此亦属“目眩”。证均属五脏精气枯竭，病情危笃。

太阳病，得之八九日，如疟状，发热恶寒，热多寒少，其人不呕，清便续自可，一日二三度发，脉微而恶寒者，此阴阳俱虚，不可更发汗也。 [16]

此条阐释详见太阳病篇第23条。与前条文字稍有差异。

太阳病，发热恶寒，热多寒少，脉微弱者，无阳也，不可发汗。 [17]

此条阐释详见太阳病篇第27条。与前条文字稍有差异。

咽喉干燥者，不可发汗。 [18]

此条阐释详见太阳病篇第83条。

亡血，不可发汗，发汗则寒栗而振。 [19]

此条阐释详见太阳病篇第87条。与前条文字稍有差异。

衄家，不可发汗，汗出必额上陷脉急紧，直视不能眴，不得眠。音见上。 [20]

此条阐释详见太阳病篇第86条。按：小字“音见上”，见太阳病篇第86条，是言“眴”字的读音“音唤，又胡娟切，下同”。

汗家，不可发汗，发汗必恍惚心乱，小便已阴疼，宜禹余粮丸。一。方本阙。 [21]

此条阐释详见太阳病篇第88条。与前条文字稍有差异。

淋家，不可发汗，发汗必便血。 [22]

此条阐释详见太阳病篇第84条。

疮家，虽身疼痛，不可发汗，汗出则痓。 [23]

此条阐释详见太阳病篇第85条。

下利，不可发汗，汗出必胀满。 [24]

此条阐释详见厥阴病篇第364条。与前条文字稍有差异。

咳而小便利，若失小便者，不可发汗，汗出则四肢厥逆冷。 [25]

本条强调少阴阳虚，下焦水寒之气凌肺之咳，不可发汗。

本条赵刻宋本六病诸篇不载,见《金匮玉函经·卷五》辨不可发汗病形证治第十三,又见《脉经·卷第七》病不可发汗证第一。

咳与小便清利或小便失禁并见,属少阴阳虚,下焦水寒之气凌肺。少阴阳衰不固,衰阳不能制水,则小便量多而清长,膀胱失约则小便失禁。按:若,或、或者的意思。此当温阳化饮止咳,真武汤去茯苓加五味子、细辛、干姜可参酌使用。不可发汗,若误汗,轻则阳衰益甚,重则亡阳,阴阳气不相顺接,则四肢厥冷。

伤寒,一二日至四五日,厥者必发热。前厥者后必热,厥深者热亦深,厥微者热亦微。厥应下之,而反发汗者,必口伤烂赤。 [26]

此条阐释详见厥阴病篇第335条。按:前厥者后必热,在第335条中作"前热者后必厥"。

伤寒,脉弦细,头痛发热者,属少阳。少阳不可发汗。 [27]

此条阐释详见少阳病篇第265条。

伤寒头痛,翕翕发热,形象中风,常微汗出,自呕者,下之益烦,心懊侬如饥。发汗则致痓,身强难以伸屈。熏之则发黄,不得小便。久则发咳唾。 [28]

本证强调"呕而发热",禁下、禁汗、禁熏、禁灸。

本条赵刻宋本六病诸篇不载,见《金匮玉函经·卷五》辨不可发汗病形证治第十三,又见《脉经·卷第七》病不可发汗证第一。

"伤寒头痛,翕翕发热,形象中风,常微汗出,自呕者",表述本证的基本症状。此处之"伤寒"是感受外邪之意。头痛、发热、微汗出,"形象中风","象"中风,而实非中风。

从本证"伤寒头痛,翕翕发热,形象中风,常微汗出,自呕"的表述中,凸显出三个方面的病机要点。一是"伤寒头痛""发热""微汗出",反映出本证外感寒邪,表证仍在。二是"常微汗出","常"说明时间的延续,反映出本证病程已有数日;虽微汗出,"形"象中风,但又不是中风,反映出外邪深入的过程。三是本证突出"自呕",且与"翕翕发热"并见,其"呕而发热"属伤寒气机郁结,外连内迫,邪郁于表则热,胃气不和则呕,此属太阳病发病过程中的小柴胡汤证。太阳病篇149条、厥阴病篇第379条有曰:"呕而发热者,柴胡汤证具。"故当以小柴胡汤主之。

若用下法,此属误治,下后"益烦",烦,犹恶心也(见本篇第13条)。原本恶心自呕,下后恶心呕吐加剧。"心懊侬如饥",是胃中嘈杂的意思[①]。此属下后,挫伤胃气,胃失和降。

本证"头痛,翕翕发热,形象中风,常微汗出",因只是"形"象中风,而不是真正中风。故误用汗法,伤津耗气,筋脉失养而致痓,肢体僵滞,屈伸不利。

---

① 李心机.伤寒论疑难解读[M].第2版.北京:人民卫生出版社,2009

仲景时代及其以前，火法是以火热劫迫取汗以达到治疗伤寒的一种方法，包括熏法、熨法、灸法、烧针等。本条误认为表证未解，若用熏法取汗，引发邪热亢盛，气机逆乱，水道失于通调，故小便不利；气机失调，水不化气，则停而为湿，湿热熏蒸、黄化，溢于肌肤，则面目发黄。

“久则发咳唾”，久，“灸”之古字，灸灼。艾炷灸灼，热力熏腾肺叶，肺伤则咳唾。视其病情，或唾黏涎，或唾稠痰，或唾脓血。

太阳与少阳并病，头项强痛，或眩冒，时如结胸，心下痞硬者，不可发汗。 ［29］

此条阐释详见太阳病篇第142条。文字有删减。

太阳病，发汗，因致痓。 ［30］

本条赵刻宋本六病诸篇不载，见《金匮玉函经·卷五》辨不可发汗病形证治第十三，又见《脉经·卷第七》病不可发汗证第一。

此条阐释详见本论《辨痓湿暍病脉证第四》第5条。按：太阳病，发汗属正治之法，本条“致痓”，不会是因为“发汗”，而是因为“发汗太多”。与《辨痓湿暍病脉证第四》第5条对勘，恰缺“太多”二字。

少阴病，咳而下利。谵语者，此被火气劫故也，小便必难，以强责少阴汗也。 ［31］

此条阐释详见少阴病篇第284条。

少阴病，但厥无汗，而强发之，必动其血。未知从何道出，或从口鼻，或从目出者，是名下厥上竭，为难治。 ［32］

此条阐释详见少阴病篇第294条。

辨可发汗病脉证并治第十六

合四十一法，方一十四首

太阳病，外证未解，脉浮弱，当以汗解，宜桂枝汤。第一。五味。前有四法。 (5)

脉浮而数者，可发汗，属桂枝汤证。第二。用前第一方。一法用麻黄汤。 (6)

阳明病，脉迟，汗出多，微恶寒，表未解也，属桂枝汤证。第三。用前第一方。下有可汗二证。 (7)

病人烦热，汗出解。又如疟状，脉浮虚者，当发汗，属桂枝汤证。第四。用前第一方。 (10)

病常自汗出，此营卫不和也，发汗则愈，属桂枝汤证。第五。用前第一方。 (11)

病人脏无他病，时发热汗出，此卫气不和也，先其时发汗则愈，属桂枝汤证。第六。用前第一方。 (12)

脉浮紧，浮为风，紧为寒。风伤卫，寒伤营，营卫俱病，骨节烦疼，可发汗，宜麻黄汤。第七。四味。 (13)

太阳病不解，热结膀胱，其人如狂，血自下愈。外未解者，属桂枝汤证。第八。用前第一方。 (14)

太阳病，下之，微喘者，表未解，宜桂枝加厚朴杏子汤。第九。七味。 (15)

伤寒，脉浮紧，不发汗，因衄者，属麻黄汤证。第十。用前第七方。 (16)

阳明病，脉浮，无汗而喘者，发汗愈，属麻黄汤证。第十一。用前第七方。 (17)

太阴病，脉浮者，可发汗，属桂枝汤证。第十二。用前第一方。 (18)

太阳病，脉浮紧，无汗发热，身疼痛，八九日表证在，当发汗，属麻黄汤证。第十三。用前第七方。 (19)

脉浮者，病在表，可发汗，属麻黄汤证。第十四。用前第七方。一法用桂枝汤。 (20)

伤寒，不大便六七日，头痛有热者，与承气汤。其小便清者，知不在里，续在表，属桂枝汤证。第十五。用前第一方。 (21)

下利，腹胀满，身疼痛者，先温里，乃攻表。温里宜四逆汤，攻表宜桂枝汤。第十六。四逆汤三味。桂枝汤用前第一方。 (22)

下利后，身疼痛，清便自调者，急当救表，宜桂枝汤。第十七。用前第一方。 (23)

太阳病，头痛发热，汗出恶风寒者，属桂枝汤证。第十八。用前第一方。 (24)

太阳中风，阳浮阴弱，热发汗出，恶寒恶风，鼻鸣干呕者，属桂枝汤证。第十九。用前第一方。 (25)

太阳病，发热汗出，此为营弱卫强，属桂枝汤证。第二十。用前第一方。 (26)

太阳病，下之，气上冲者，属桂枝汤证，第二十一。用前第一方。 (27)

太阳病，服桂枝汤反烦者，先刺风池、风府，却与桂枝汤愈。第二十二。用前第一方。 (28)

烧针被寒，针处核起者，必发奔豚气，与桂枝加桂汤。第二十三。五味。 (29)

太阳病，项背强几几，汗出恶风者，宜桂枝加葛根汤。第二十四。七味。注见第二卷中。 (30)

太阳病，项背强几几，无汗恶风者，属葛根汤证。第二十五。用前方。 (31)

太阳阳明合病，自利，属葛根汤证。第二十六。用前方。一云用后第二十八方。 (32)

太阳阳明合病，不利，但呕者，属葛根加半夏汤。第二十七。八味。 (33)

太阳病，桂枝证，反下之，利遂不止，脉促者，表未解也，喘而汗出，属葛根黄芩黄连汤。第二十八。四味。 (34)

太阳病，头痛发热，身疼，恶风无汗，属麻黄汤证。第二十九。用前第七方。 (35)

太阳阳明合病，喘而胸满者，不可下，属麻黄汤证。第三十。用前第七方。 (36)

太阳中风，脉浮紧，发热恶寒，身疼，不汗而烦躁者，大青龙汤主之。第三十一。七味。下有一病证。 (37)

阳明中风，脉弦浮大，短气腹满，胁下及心痛，鼻干，不得汗，嗜卧，身黄，小便难，潮热，外不解，过十日，脉浮者，与小柴胡汤。脉但浮，无余症者，与麻黄汤。第三十二。小柴胡汤七味。麻黄汤用前第七方。 (38)

太阳病，十日以去，脉浮细嗜卧者，外解也。设胸满胁痛者，与小柴胡汤。脉但浮，与麻黄汤。第三十三。并用前方。 (39)

伤寒，脉浮缓，身不疼、但重，乍有轻时，无少阴证，可与大青龙汤发之。第三十四。用前第三十一方。 (40)

伤寒表不解，心下有水气，干呕，发热而咳，或渴，或利，或噎，或小便不利，或喘，小青龙汤主之。第三十五。八味。加减法附。 (41)

伤寒，心下有水气，咳而微喘，发热不渴，属小青龙汤证。第三十六。用前方。 (42)

伤寒五六日，中风，往来寒热，胸胁苦满，不欲饮食，心烦喜呕者，属小柴胡汤证。第三十七。用前第三十二方。 (43)

伤寒四五日，身热恶风，颈项强，胁下满，手足温而渴，属小柴胡汤证。第三十八。用前第三十二方。 (44)

伤寒六七日，发热，微恶寒，支节烦疼，微呕，心下支结，外证未去者，柴胡桂枝汤主之。第三十九。九味。 (45)

少阴病，得之二三日，麻黄附子甘草汤微发汗。第四十。三味。 (46)

脉浮，小便不利，微热，消渴者，与五苓散。第四十一。五味。 (47)

按：本篇在重集、删纂六病诸篇中可发汗条文之过程中，对三阴三阳篇文字进行了调整，并对三阴三阳篇六病证治中所运用的“方”进行了排序。在本篇中，把小柴胡汤与五苓散列为汗法之剂，对今人解读、应用当有启发意义。

从重集、删纂的条文中，可见“主之”“宜”“属”“与”是相互通用的，并不含有今人所臆想的不同意义。

大法，春夏宜发汗。 [1]

本条结合时令，提示汗法是春夏时节感受外邪之治疗大法。

本条赵刻宋本六病诸篇不载，见《金匮玉函经·卷五》辨可发汗病形证治第十四，又见《脉经·卷第七》病可发汗证第二。

春三月阳气升发，人体也随之阳生阴长，正气存内，邪不可干。夏三月，阳气隆盛，人体阴精阳气充沛，阴平阳秘，精神乃治。春夏时节即使感受外邪，也多是卫气御邪于外，营气守正于内，故对其治疗也应因势利导，以发汗散邪为原则。大法，犹治则也。此属举其大要以概言之。

凡发汗，欲令手足俱周，时出似漐漐然，一时間许益佳，不可令如水流离。若病不解，当重发汗。汗多者必亡阳，阳虚不得重发汗也。 [2]

本条强调发汗一要遍身周到，二不可大汗淋漓。

本条赵刻宋本六病诸篇不载，见《金匮玉函经·卷五》辨可发汗病形证治第十四，又见《脉经·卷第七》病可发汗证第二。

发汗所谓“手足俱周”，是要求遍身周到。汗出似“漐漐然”，“不可令如水流离”，是要求微汗。按：閒，间隔也，后作“间”。大汗伤阳耗津，轻者损折正气，甚者亡阳。若发汗，不论出汗还是未出汗，只要是病不解，表证仍在，均需再发汗。如《金匮要略方论·水气病脉证并治》篇甘草麻黄汤方后注云：“重覆汗出，不汗，再服。”太阳病篇第12条桂枝汤方后注，有更详尽的论述。但是，发汗后，若阳气已虚，不得更发汗。太阳病篇第68条云：“发汗，病不解，反恶寒者，虚故也。”第82条，“太阳病发汗，汗出不解，其人仍发热……”等，均属汗后阳虚，故不得再发其汗。

按：如水流离，离，太阳病篇第12条作“漓”，水流貌。“流离”“流漓”同，司马相如《长门赋》：“左右悲而垂泪兮，涕流离而从横。”

凡服汤发汗，中病便止，不必尽剂也。 [3]

本条提示服汤药发汗，中病即止。

本条赵刻宋本六病诸篇不载，见《金匮玉函经·卷五》辨可发汗病形证治第十四，又见《脉经·卷第七》病可发汗证第二。

《素问·阴阳别论》云：“阳加于阴谓之汗。”汗为津液所化，发汗当能振奋阳气，通阳化气，祛邪外出；不当则伤津耗气，阴阳俱伤。故发汗必须遵法，微汗即能祛邪，大汗则反伤正。凡服发汗汤药，邪去则正安，阴阳自和者愈，故一服汗出病解，则余药不必服尽，此即文中所言“中病便止，不必尽剂”的意思。参见本篇第38条方后注：“一服汗者，勿更服。若复服，汗出多者，亡阳遂虚。”本篇第2条：“汗多者必亡阳，阳虚不得重发汗也。”

凡云可发汗，无汤者，丸散亦可用，要以汗出为解，然不如汤随证良验。 [4]

本条强调发汗首选汤剂。

本条赵刻宋本六病诸篇不载，见《金匮玉函经·卷五》辨可发汗病形证治第十四，又见《脉经·卷第七》病可发汗证第二。

在今本仲景书中，大凡需要发汗的疾病，多属表邪未解之类。比较起来，多数属于新发病或发病急，其时汤剂调配及时，制作方便，汤液热服发挥作用快，且根据病情变化加减灵活，故首选汤剂。在调配、制作汤剂不方便情况下，若有相应的丸药、散药也可以应急使用。不论用汤还是用丸、散，都是以发汗祛邪，汗出病解为目的。对比而言，丸与散不如汤剂随证加减灵活、效捷。但，此在仲景书中，也不可一概而论，五苓散，内通三焦，外达皮腠，通阳化气，行水散精，此方选用散剂，服后，多饮暖水，汗出愈。对比而言，五苓散振奋三焦，通阳化气行水，更需要一个相对缓慢的氤氲过程。故用五苓散通阳化气，发汗行水，用散剂更为合理。

太阳病，外证未解，脉浮弱者，当以汗解，宜桂枝汤。方一。 [5]

桂枝三两，去皮　芍药三两　甘草二两，炙　生姜三两，切　大枣十二枚，擘

右五味，以水七升，煮取三升，去滓。温服一升，啜粥，将息如初法。

此条阐释详见太阳病篇第42条，方见第12条。

脉浮而数者，可发汗，属桂枝汤证。二。用前第一方。一法用麻黄汤。 [6]

此条阐释参见太阳病篇第52条。彼条作"宜麻黄汤"。

阳明病，脉迟，汗出多，微恶寒者，表未解也，可发汗，属桂枝汤证。三。用前第一方。 [7]

此条阐释详见阳明病篇第234条。彼条作"宜桂枝汤"。

夫病脉浮大，问病者，言但便硬耳。设利者，为大逆。硬为实，汗出而解。何以故？脉浮当以汗解。 [8]

本条强调表兼里实当先解表后攻里。

本条赵刻宋本六病诸篇不载，见《金匮玉函经·卷五》辨可发汗病形证治第十四，又见《脉经·卷第七》病可发汗证第二。

本条可分三节理解。第一节，表述病人的脉象与症状。夫，发语辞。病人脉显浮大，大，表述其脉浮盛。病者自言"但便硬耳"，大便不溏曰"硬"。此"便硬"与"设利者"对举，是大便正常的意思，不是言大便干硬或燥屎之类。大便正常与脉浮盛并见，此属"顺证"。第二节，"设利者，为大逆"属自注句，与前句"便硬"对举，指出设若"脉浮大"与下"利"并见，此属重证，故文曰"逆"，逆在脉与症不符。

第三节，"硬为实，汗出而解"语意上承第一节"言但便硬耳"。指出脉浮大是表邪未解，伴见大便正常，此属表证实证，故"汗出而解"。最后一语，"何以故?"以下亦属自注句，用反诘自问自答，强调脉浮属表证，故当以汗解。

伤寒，其脉不弦紧而弱，弱者必渴。被火必评语。弱者，发热脉浮，解之

当汗出愈。 [9]

此条阐释详见太阳病篇第113条。与前条文字稍有差异。

病人烦热，汗出即解，又如疟状，日晡所发热者，属阳明也。脉浮虚者，当发汗，属桂枝汤证。四。用前第一方。 [10]

此条阐释详见阳明病篇第240条。与前条文字稍有差异。

病常自汗出者，此为营气和，营气和者，外不谐，以卫气不共营气谐和故尔。以营行脉中，卫行脉外。复发其汗，营卫和则愈，属桂枝汤证。五。用前第一方。 [11]

此条阐释详见太阳病篇第53条。彼条作"宜桂枝汤"。

病人脏无他病，时发热自汗出而不愈者，此卫气不和也，先其时发汗则愈，属桂枝汤证。六。用前第一方。 [12]

此条阐释详见太阳病篇第54条。彼条作"宜桂枝汤"。

脉浮而紧，浮则为风，紧则为寒，风则伤卫，寒则伤营，营卫俱病，骨节烦疼，可发其汗，宜麻黄汤。方七 [13]

麻黄三两，去节　桂枝二两　甘草一两，炙　杏仁七十个，去皮尖

右四味，以水八升，先煮麻黄，减二升，去上沫，内诸药，煮取二升半，去滓。温服八合，温覆取微似汗，不须啜粥，余如桂枝将息。

此条文字赵刻宋本六病诸篇不载，见《辨脉法》第23条（无方），《辨不可下病脉证并治第二十》第13条。又见《金匮玉函经·卷五》辨可发汗病形证治第十四，再见《脉经·卷第七》病可发汗证第二。方见太阳病篇第35条。阐释详见《辨脉法》第23条。

太阳病不解，热结膀胱，其人如狂，血自下，下者愈。其外未解者，尚未可攻，当先解其外，属桂枝汤证。八。用前第一方。 [14]

此条阐释详见太阳病篇第106条。与前条文字稍有差异。

太阳病，下之，微喘者，表未解也，宜桂枝加厚朴杏子汤。方九。 [15]

桂枝三两，去皮　芍药三两　生姜三两，切　甘草二两，炙　厚朴二两，炙，去皮　杏仁五十个，去皮尖　大枣十二枚，擘

右七味，以水七升，煮取三升，去滓。温服一升。

此条阐释详见太阳病篇第43条。与前条文字稍有差异，彼作"桂枝加厚朴杏子汤主之"。

伤寒，脉浮紧，不发汗，因致衄者，属麻黄汤证。十。用前第七方。 [16]

此条阐释详见太阳病篇第 55 条。彼条作“麻黄汤主之”。

阳明病，脉浮，无汗而喘者，发汗则愈，属麻黄汤证。十一。用前第七方。 [17]

此条阐释详见阳明病篇第 235 条。彼条作“宜麻黄汤”。

太阴病，脉浮者，可发汗，属桂枝汤证。十二。用前第一方。 [18]

此条阐释详见太阴病篇第 276 条。彼条作“宜桂枝汤”。

太阳病，脉浮紧，无汗发热，身疼痛，八九日不解，表证仍在，当复发汗。服汤已微除，其人发烦目瞑，剧者必衄，衄乃解。所以然者，阳气重故也。属麻黄汤证。十三。用前第七方。 [19]

此条阐释详见太阳病篇第 46 条。与前条文字稍有差异，彼作“麻黄汤主之”。

脉浮者，病在表，可发汗，属麻黄汤证。十四。用前第七方。一法用桂枝汤。 [20]

此条阐释详见太阳病篇第 51 条。与前条文字稍有差异，彼作“宜麻黄汤”。

伤寒，不大便六七日，头痛有热者，与承气汤。其小便清者一云大便青**，知不在里，续在表也，当须发汗。若头痛者，必衄。属桂枝汤证。十五。**用前第一方。 [21]

此条阐释详见太阳病篇第 56 条。与前条文字稍有差异，彼作“宜桂枝汤”。

下利，腹胀满，身体疼痛者，先温其里，乃攻其表。温里宜四逆汤，攻表宜桂枝汤。十六。用前第一方。 [22]

四逆汤方

甘草二两，炙　干姜一两半　附子一枚，生，去皮，破八片

右三味，以水三升，煮取一升二合，去滓。分温再服。强人可大附子一枚、干姜三两。

此条阐释详见厥阴病篇第 372 条。四逆汤方见太阳病篇第 92 条。

下利后，身疼痛，清便自调者，急当救表，宜桂枝汤发汗。十七。用前第一方。 [23]

此条阐释参见太阳病篇第 91 条。

太阳病，头痛发热，汗出恶风寒者，属桂枝汤证。十八。用前第一方。 [24]

此条阐释详见太阳病篇第 13 条。与前条文字稍有差异。

太阳中风，阳浮而阴弱，阳浮者，热自发，阴弱者，汗自出，啬啬恶寒，淅淅恶风，翕翕发热，鼻鸣干呕者，属桂枝汤证。十九。用前第一方。 [25]

此条阐释详见太阳病篇第12条。与前条文字稍有差异，彼作“桂枝汤主之”。

太阳病，发热汗出者，此为营弱卫强，故使汗出，欲救邪风，属桂枝汤证。二十。用前第一方。 [26]

此条阐释详见太阳病篇第95条。与前条文字稍有差异，彼作“宜桂枝汤”。

太阳病，下之后，其气上冲者，属桂枝汤证。二十一。用前第一方。 [27]

此条阐释详见太阳病篇第15条。与前条文字稍有差异，彼作“可与桂枝汤”。

太阳病，初服桂枝汤，反烦不解者，先刺风池、风府，却与桂枝汤则愈。二十二。用前第一方。 [28]

此条阐释详见太阳病篇第24条。

烧针令其汗，针处被寒，核起而赤者，必发奔豚。气从少腹上撞心者，灸其核上各一壮，与桂枝加桂汤。方二十三。 [29]

桂枝五两，去皮　甘草二两，炙　大枣十二枚，擘　芍药三两　生姜三两，切

右五味，以水七升，煮取三升，去滓。温服一升。本云桂枝汤，今加桂满五两。所以加桂者，以能泄奔豚气也。

此条阐释详见太阳病篇第117条。与前条文字稍有差异。

太阳病，项背强几几，反汗出恶风者，宜桂枝加葛根汤。方二十四。 [30]

葛根四两　麻黄三两，去节　甘草二两，炙　芍药三两　桂枝二两　生姜三两　大枣十二枚，擘

右七味，以水一斗，煮麻黄、葛根，减二升，去上沫，内诸药，煮取三升，去滓。温服一升，覆取微似汗，不须啜粥助药力，余将息依桂枝法。注见第二卷中。

此条阐释详见太阳病篇第14条。与前条文字稍有差异，太阳病篇芍药作二两。

太阳病，项背强几几，无汗恶风者，属葛根汤证。二十五。用前第二十四方。 [31]

此条阐释详见太阳病篇第31条。与前条文字稍有差异。

太阳与阳明合病，必自下利，不呕者，属葛根汤证。二十六。用前方。一云用后第二十八方。 [32]

此条阐释详见太阳病篇第32条。与前条文字稍有差异。

太阳与阳明合病，不下利，但呕者，宜葛根加半夏汤。方二十七。 [33]

葛根四两　半夏半升，洗　大枣十二枚，擘　桂枝去皮，二两　芍药二两　甘草二两，炙　麻黄三两，去节　生姜三两

右八味，以水一斗，先煮葛根、麻黄，减二升，去上沫，内诸药，煮取三升，去滓。温服一升，覆取微似汗。

此条阐释详见太阳病篇第33条。与前条文字稍有差异，彼作“葛根加半夏汤主之”，生姜作二两。

太阳病，桂枝证，医反下之，利遂不止，脉促者，表未解也，喘而汗出者，宜葛根黄芩黄连汤。方二十八。促作纵。 [34]

葛根八两　黄连三两　黄芩三两　甘草二两，炙

右四味，以水八升，先煮葛根，减二升，内诸药，煮取二升，去滓。分温再服。

此条阐释详见太阳病篇第34条。与前条文字稍有差异，彼作“葛根黄芩黄连汤主之”。

太阳病，头痛发热，身疼腰痛，骨节疼痛，恶风无汗而喘者，属麻黄汤证。二十九。用前第七方。 [35]

此条阐释详见太阳病篇第35条。与前条文字稍有差异，彼作“麻黄汤主之”。

太阳与阳明合病，喘而胸满者，不可下，属麻黄汤证。三十。用前第七方。 [36]

此条阐释详见太阳病篇第36条。与前条文字稍有差异，彼作“宜麻黄汤”。

太阳中风，脉浮紧，发热恶寒，身疼痛，不汗出而烦躁者，大青龙汤主之。若脉微弱，汗出恶风者，不可服之，服之则厥逆，筋惕肉瞤，此为逆也。大青龙汤。方三十一。 [37]

麻黄六两，去节　桂枝二两，去皮　杏仁四十枚，去皮尖　甘草二两，炙　石膏如鸡子大，碎　生姜三两，切　大枣十二枚，擘

右七味，以水九升，先煮麻黄，减二升，去上沫，内诸药，煮取三升，温服一升，覆取微似汗。汗出多者，温粉粉之。一服汗者，勿更服。若复服，汗出多者，亡阳遂一作逆虚，恶风烦躁，不得眠也。

此条阐释详见太阳病篇第38条。方后文字略有增减。

阳明中风，脉弦浮大而短气，腹都满，胁下及心痛，久按之气不通，鼻干，不得汗，嗜卧，一身及目悉黄，小便难，有潮热，时时哕，耳前后肿，刺之小差。外不解，过十日，脉续浮者，与小柴胡汤。脉但浮，无余症者，与麻黄汤。用前

第七方。**不溺，腹满加哕者，不治。三十二。** [38]

小柴胡汤方

柴胡八两　黄芩三两　人参三两　甘草三两，炙　生姜三两，切　半夏半升，洗　大枣十二枚，擘

右七味，以水一斗二升，煮取六升，去滓，再煎取三升。温服一升，日三服。

此条阐释详见阳明病篇第231条、232条。与前条文字稍有差异。方见太阳病篇第96条。

太阳病，十日以去，脉浮而细，嗜卧者，外已解也。设胸满胁痛者，与小柴胡汤。脉但浮者，与麻黄汤。三十三。并用前方。 [39]

此条阐释详见太阳病篇第37条。与前条文字稍有差异。

伤寒，脉浮缓，身不疼但重，乍有轻时，无少阴证者，可与大青龙汤发之。三十四。用前第三十一方。 [40]

此条阐释详见太阳病篇第39条。与前条文字稍有差异。

伤寒表不解，心下有水气，干呕，发热而咳，或渴，或利，或噎，或小便不利、少腹满，或喘者，宜小青龙汤。方三十五。 [41]

麻黄二两，去节　芍药二两　桂枝二两，去皮　甘草二两，炙　细辛二两　五味子半升　半夏半升，洗　干姜三两

右八味，以水一斗，先煮麻黄，减二升，去上沫，内诸药，煮取三升，去滓。温服一升。若渴，去半夏，加栝楼根三两；若微利，去麻黄，加荛花如一鸡子，熬令赤色；若噎，去麻黄，加附子一枚，炮；若小便不利，少腹满，去麻黄，加茯苓四两；若喘，去麻黄，加杏仁半升，去皮尖。且荛花不治利，麻黄主喘，今此语反之，疑非仲景意。注见第三卷中。

此条阐释详见太阳病篇第40条。与前条文字稍有差异，彼作“小青龙汤主之”，且麻黄、芍药、细辛、桂枝、甘草各作三两。

伤寒，心下有水气，咳而微喘，发热不渴。服汤已渴者，此寒去欲解也。属小青龙汤证。三十六。用前方。 [42]

此条阐释详见太阳病篇第41条。与前条文字稍有差异。

中风，往来寒热，伤寒五六日以后，胸胁苦满，嘿嘿不欲饮食，烦心喜呕，或胸中烦而不呕，或渴，或腹中痛，或胁下痞硬，或心下悸、小便不利，或不渴、身有微热，或咳者，属小柴胡汤证。三十七。用前第三十二方。 [43]

此条阐释详见太阳病篇第96条。与前条文字稍有差异，彼作“小柴胡汤主之”。

伤寒四五日，身热恶风，颈项强，胁下满，手足温而渴者，属小柴胡汤证。三十八。用前第三十二方。 [44]

此条阐释详见太阳病篇第99条。与前条文字稍有差异，彼作“小柴胡汤主之”。

伤寒六七日，发热，微恶寒，支节烦疼，微呕，心下支结，外证未去者，柴胡桂枝汤主之。方三十九。 [45]

柴胡四两　黄芩一两半　人参一两半　桂枝一两半，去皮　生姜一两半，切　半夏二合半，洗　芍药一两半　大枣六枚，擘　甘草一两，炙

右九味，以水六升，煮取三升，去滓。温服一升，日三服。本云人参汤，作如桂枝法；加半夏、柴胡、黄芩，如柴胡法。今著人参，作半剂。

此条阐释详见太阳病篇第146条。方后注文字略有不同。

少阴病，得之二三日，麻黄附子甘草汤微发汗。以二三日无证，故微发汗也。四十。 [46]

麻黄二两，去根节　甘草二两，炙　附子一枚，炮，去皮，破八片

右三味，以水七升，先煮麻黄一二沸，去上沫，内诸药，煮取二升半，去滓。温服八合，日三服。

此条阐释详见少阴病篇第302条。方后注文字略有不同，彼作“煮取三升”。

脉浮，小便不利，微热，消渴者，与五苓散，利小便发汗。四十一。 [47]

猪苓十八铢，去皮　茯苓十八铢　白术十八铢　泽泻一两六铢　桂枝半两，去皮

右五味，捣为散。以白饮和服方寸匕，日三服。多饮暖水，汗出愈。

此条阐释详见太阳病篇第71条。与前条文字稍有差异，彼作“五苓散主之”。

伤寒论卷第八　　　　仲景全书第八

汉　张仲景述　晋　王叔和撰次
宋　林　亿校正
明　赵开美校刻
沈　琳仝校

辨发汗后病脉证并治第十七　辨不可吐第十八　辨可吐第十九

辨发汗后病脉证并治第十七

合二十五法，方二十四首

太阳病，发汗，遂漏不止，恶风，小便难，四肢急，难以屈伸者，属桂枝加附子汤。第一。六味。前有八病证。（9）

太阳病，服桂枝汤，烦不解，先刺风池、风府，却与桂枝汤。第二。五味。（10）

服桂枝汤，汗出，脉洪大者，与桂枝汤。若形似疟，一日再发者，属桂枝二麻黄一汤。第三。七味。（11）

服桂枝汤，汗出后，烦渴不解，脉洪大者，属白虎加人参汤。第四。五味。（12）

伤寒脉浮，自汗出，小便数，心烦，恶寒，脚挛急，与桂枝攻表，得之便厥，咽干，烦躁，吐逆，作甘草干姜汤；厥愈，更作芍药甘草汤，其脚即伸；若胃气不和，与调胃承气汤；若重发汗，加烧针者，与四逆汤。第五。甘草干姜汤、芍药甘草汤并二味。调胃承气汤、四逆汤并三味。（13）

太阳病，脉浮紧，无汗发热，身疼，八九日不解，服汤已，发烦，必衄，宜麻黄汤。第六。四味。（14）

伤寒，发汗已解，半日复烦，脉浮数者，属桂枝汤证。第七。用前第二方。（15）

发汗后，身疼，脉沉迟者，属桂枝加芍药生姜各一两人参三两新加汤。第八。六味。（16）

发汗后，不可行桂枝汤，汗出而喘，无大热者，可与麻黄杏子甘草石膏汤。第九。四味。（17）

发汗过多，其人叉手自冒心，心下悸，欲得按者，属桂枝甘草汤。第十。二味。（18）

发汗后，脐下悸，欲作奔豚，属茯苓桂枝甘草大枣汤。第十一。四味，甘烂水法附。（19）

发汗后，腹胀满者，属厚朴生姜半夏甘草人参汤。第十二。五味。（20）

发汗，病不解，反恶寒者，虚也，属芍药甘草附子汤。第十三。三味。（21）

发汗后，不恶寒，但热者，实也，当和胃气，属调胃承气汤证。十四。用前第五方。（22）

太阳病，发汗后，大汗出，胃中干，烦躁不得眠。若脉浮，小便不利，渴者，属五苓散。第十五。五味。(23)

发汗已，脉浮数，烦渴者，属五苓散证。第十六。用前第十五方。(24)

伤寒，汗出而渴者，宜五苓散；不渴者，属茯苓甘草汤。第十七。四味。(25)

太阳病，发汗不解，发热，心悸，头眩，身瞤动，欲擗一作僻地者，属真武汤。第十八。五味。(26)

伤寒，汗出解之后，胃中不和，心下痞，干噫，腹中雷鸣下利者，属生姜泻心汤。第十九。八味。(27)

伤寒，汗出不解，心中痞，呕吐下利者，属大柴胡汤。第二十。八味。(28)

阳明病，自汗，若发其汗，小便自利，虽硬不可攻，须自欲大便，宜蜜煎，若土瓜根、猪胆汁为导。第二十一。蜜煎一味，猪胆方二味。(29)

太阳病三日，发汗不解，蒸蒸发热者，属调胃承气汤证。第二十二。用前第五方。(30)

大汗出，热不去，内拘急，四肢疼，又下利、厥逆恶寒者，属四逆汤证。第二十三。用前第五方。(31)

发汗后不解，腹满痛者，急下之，宜大承气汤。第二十四。四味。(32)

发汗多，亡阳谵语者，不可下，与柴胡桂枝汤和其营卫，后自愈。第二十五。九味。(33)

二阳并病，太阳初得病时，发其汗，汗先出不彻，因转属阳明，续自微汗出，不恶寒。若太阳病证不罢者，不可下，下之为逆，如此可小发汗。设面色缘缘正赤者，阳气怫郁在表，当解之熏之。若发汗不彻，不足言，阳气怫郁不得越，当汗不汗，其人烦躁，不知痛处，乍在腹中，乍在四肢，按之不可得，其人短气但坐，以汗出不彻故也，更发汗则愈。何以知汗出不彻？以脉涩故知也。[1]

此条阐释详见太阳病篇第48条。烦躁，彼条作“躁烦”。

未持脉时，病人叉手自冒心，师因教试令咳而不即咳者，此必两耳聋无闻也。所以然者，以重发汗，虚故如此。[2]

此条阐释详见太阳病篇第75条。

发汗后，饮水多必喘，以水灌之亦喘。[3]

此条阐释详见太阳病篇第75条。

发汗后，水药不得入口为逆，若更发汗，必吐下不止。[4]

此条阐释详见太阳病篇第76条。

阳明病，本自汗出，医更重发汗，病已差，尚微烦不了了者，必大便硬故也。以亡津液，胃中干燥，故令大便硬。当问小便日几行，若本小便日三四行，今日再行，故知大便不久出。今为小便数少，以津液当还入胃中，故知不久必大便也。 [5]

此条阐释详见阳明病篇第203条。

发汗多，若重发汗者，亡其阳；谵语，脉短者死，脉自和者不死。 [6]

此条阐释详见阳明病篇第211条。

伤寒发汗已，身目为黄，所以然者，以寒湿一作温**在里不解故也。以为不可下也，于寒湿中求之。** [7]

此条阐释详见阳明病篇第259条。

病人有寒，复发汗，胃中冷，必吐蛔。 [8]

此条阐释详见太阳病篇第89条。

太阳病，发汗，遂漏不止，其人恶风，小便难，四肢微急，难以屈伸者，属桂枝加附子汤。方一。 [9]

桂枝三两，去皮　芍药三两　甘草二两，炙　生姜三两，切　大枣十二枚，擘　附子一枚，炮

右六味，以水七升，煮取三升，去滓。温服一升。本云桂枝汤，今加附子。

此条阐释详见太阳病篇第20条。与前条文字稍有差异，彼作“桂枝加附子汤主之”，甘草作三两。

太阳病，初服桂枝汤，反烦不解者，先刺风池、风府，却与桂枝汤则愈。方二。 [10]

桂枝三两，去皮　芍药三两　生姜三两，切　甘草二两，炙　大枣十二枚，擘

右五味，以水七升，煮取三升，去滓，温服一升。须臾啜热稀粥一升，以助药力。

此条阐释详见太阳病篇第24条。

服桂枝汤，大汗出，脉洪大者，与桂枝汤如前法。若形似疟，一日再发者，汗出必解，属桂枝二麻黄一汤。方三。 [11]

桂枝一两十七铢　芍药一两六铢　麻黄一十六铢，去节　生姜一两六铢　杏仁十六个，去皮尖　甘草一两二铢，炙　大枣五枚，擘

右七味，以水五升，先煮麻黄一二沸，去上沫，内诸药，煮取二升，去滓。温服一升，日再服。本云桂枝汤二分，麻黄汤一分，合为二升，分再服。今合

为一方。

此条阐释详见太阳病篇第25条。与前条文字稍有差异，彼作“宜桂枝二麻黄一汤”。

服桂枝汤，大汗出后，大烦渴不解，脉洪大者，属白虎加人参汤。方四。 ［12］

知母六两　石膏一斤，碎，绵裹　甘草二两，炙　粳米六合　人参二两

右五味，以水一斗，煮米熟汤成，去滓。温服一升，日三服。

此条阐释详见太阳病篇第26条。与前条文字稍有差异，彼作“白虎加人参汤主之”，人参作三两。

伤寒脉浮，自汗出，小便数，心烦，微恶寒，脚挛急，反与桂枝欲攻其表，此误也；得之便厥，咽中干，烦躁，吐逆者，作甘草干姜汤与之，以复其阳；若厥愈足温者，更作芍药甘草汤与之，其脚即伸；若胃气不和，谵语者，少与调胃承气汤；若重发汗，复加烧针者，与四逆汤。五。 ［13］

甘草干姜汤方

甘草四两，炙　干姜二两

右二味，以水三升，煮取一升五合，去滓。分温再服。

芍药甘草汤方

白芍药四两　甘草四两，炙

右二味，以水三升，煮取一升五合，去滓。分温再服。

调胃承气汤方

大黄四两，去皮，清酒洗　甘草二两，炙　芒硝半升

右三味，以水三升，煮取一升，去滓，内芒硝，更上微火煮令沸。少少温服之。

四逆汤方

甘草二两，炙　干姜一两半　附子一枚，生用，去皮，破八片

右三味，以水三升，煮取一升二合，去滓。分温再服。强人可大附子一枚，干姜三两。

此条阐释详见太阳病篇第29条。按：白芍药，《金匮玉函经·卷七》作芍药，《神农本草经》中，芍药不分赤白。故“白”字当衍于后世。

太阳病，脉浮紧，无汗发热，身疼痛，八九日不解，表证仍在，此当复发汗。服汤已微除，其人发烦目瞑，剧者必衄，衄乃解。所以然者，阳气重故也。宜麻黄汤。方六。 ［14］

麻黄三两，去节　桂枝二两，去皮　甘草一两，炙　杏仁七十个，去皮尖

右四味，以水九升，先煮麻黄，减二升，去上沫，内诸药，煮取二升半，去滓。温服八合，覆取微似汗，不须啜粥。

此条阐释详见太阳病篇第46条。与前条文字稍有差异，彼作"麻黄汤主之"。

伤寒，发汗已解，半日许复烦，脉浮数者，可更发汗，属桂枝汤证。七。用前第二方。［15］

此条阐释详见太阳病篇第57条。与前条文字稍有差异，彼作"宜桂枝汤"。

发汗后，身疼痛，脉沉迟者，属桂枝加芍药生姜各一两人参三两新加汤。方八。［16］

桂枝三两，去皮　芍药四两　生姜四两　甘草二两，炙　人参三两　大枣十二枚，擘

右六味，以水一斗二升，煮取三升，去滓。温服一升。本云桂枝汤，今加芍药、生姜、人参。

此条阐释详见太阳病篇第62条。与前条文字稍有差异，彼作"桂枝加芍药生姜各一两人参三两新加汤主之"。

发汗后，不可更行桂枝汤，汗出而喘，无大热者，可与麻黄杏子甘草石膏汤。方九。［17］

麻黄四两，去节　杏仁五十个，去皮尖　甘草二两，炙　石膏半斤，碎

右四味，以水七升，先煮麻黄，减二升，去上沫，内诸药，煮取二升，去滓。温服一升，本云黄耳杯。

此条阐释详见太阳病篇第63条。

发汗过多，其人叉手自冒心，心下悸，欲得按者，属桂枝甘草汤。方十。［18］

桂枝二两，去皮　甘草二两，炙

右二味，以水三升，煮取一升，去滓。顿服。

此条阐释详见太阳病篇第64条。与前条文字稍有差异，彼作"桂枝甘草汤主之"，桂枝作四两。

发汗后，其人脐下悸者，欲作奔豚，属茯苓桂枝甘草大枣汤。方十一。［19］

茯苓半斤　桂枝四两，去皮　甘草一两，炙　大枣十五枚，擘

右四味，以甘烂水一斗，先煮茯苓，减二升，内诸药，煮取三升，去滓。温服一升，日三服。作甘烂水法：取水二斗，置大盆内，以杓扬之，水上有珠子五六千颗相逐，取用之。

此条阐释详见太阳病篇第65条。与前条文字稍有差异，彼作“茯苓桂枝甘草大枣汤主之”，甘草作二两。

发汗后，腹胀满者，属厚朴生姜半夏甘草人参汤。方十二。 ［20］

厚朴半斤，炙　生姜半斤　半夏半升，洗　甘草二两，炙　人参一两

右五味，以水一斗，煮取三升，去滓。温服一升，日三服。

此条阐释详见太阳病篇第66条。与前条文字稍有差异，彼作“厚朴生姜半夏甘草人参汤主之”。

发汗，病不解，反恶寒者，虚故也，属芍药甘草附子汤。方十三。 ［21］

芍药三两　甘草三两　附子一枚，炮，去皮，破六片

右三味，以水三升，煮取一升二合，去滓。分温三服。疑非仲景方。

此条阐释详见太阳病篇第68条。与前条文字稍有差异，彼作“芍药甘草附子汤主之”，“以水五升，煮取一升五合”。

发汗后，恶寒者，虚故也。不恶寒，但热者，实也，当和胃气，属调胃承气汤证。十四。用前第五方，一法用小承气汤。 ［22］

此条阐释详见太阳病篇第70条。与前条文字稍有差异，彼作“与调胃承气汤证”。

太阳病，发汗后，大汗出，胃中干，烦躁不得眠，欲得饮水者，少少与饮之，令胃气和则愈。若脉浮，小便不利，微热，消渴者，属五苓散。方十五。 ［23］

猪苓十八铢，去皮　泽泻一两六铢　白术十八铢　茯苓十八铢　桂枝半两，去皮

右五味，捣为散。以白饮和服方寸匕，日三服。多饮暖水，汗出愈。

此条阐释详见太阳病篇第71条。与前条文字稍有差异，彼作“五苓散主之”。

发汗已，脉浮数，烦渴者，属五苓散证。十六。用前第十五方。 ［24］

此条阐释详见太阳病篇第72条。与前条文字稍有差异，彼作“五苓散主之”。

伤寒，汗出而渴者，宜五苓散；不渴者，属茯苓甘草汤。方十七。 ［25］

茯苓二两　桂枝二两　甘草一两，炙　生姜一两

右四味，以水四升，煮取二升，去滓。分温三服。

此条阐释详见太阳病篇第73条。与前条文字稍有差异，彼作“五苓散主之”“茯苓甘草汤主之”，生姜作三两。

太阳病发汗，汗出不解，其人仍发热，心下悸，头眩，身瞤动，振振欲擗一作僻**地者，属真武汤。方十八。** ［26］

茯苓三两　芍药三两　生姜三两，切　附子一枚，炮，去皮，破八片　白术二两

右五味，以水八升，煮取三升，去滓。温服七合，日三服。

此条阐释详见太阳病篇第 82 条。与前条文字稍有差异，彼作“真武汤主之”。

伤寒，汗出解之后，胃中不和，心下痞硬，干噫食臭，胁下有水气，腹中雷鸣下利者，属生姜泻心汤。方十九。 [27]

生姜四两　甘草三两，炙　人参三两　干姜一两　黄芩三两　半夏半升，洗　黄连一两　大枣十二枚，擘

右八味，以水一斗，煮取六升，去滓，再煎取三升。温服一升，日三服。生姜泻心汤，本云理中人参黄芩汤，去桂枝、术，加黄连，并泻肝法。

此条阐释详见太阳病篇第 157 条。与前条文字稍有差异，彼作“生姜泻心汤主之”。

伤寒发热，汗出不解，心中痞硬，呕吐而下利者，属大柴胡汤。方二十。 [28]

柴胡半斤　枳实四枚，炙　生姜五两　黄芩三两　芍药三两　半夏半升，洗　大枣十二枚，擘

右七味，以水一斗二升，煮取六升，去滓，再煎取三升。温服一升，日三服。一方加大黄二两，若不加，恐不名大柴胡汤。

此条阐释详见太阳病篇第 165 条。与前条文字稍有差异，彼作“大柴胡汤主之”。大柴胡汤见太阳病篇第 136 条，方后注作“去滓，再煎。温服”。

阳明病，自汗出，若发汗，小便自利者，此为津液内竭，虽硬不可攻之，须自欲大便，宜蜜煎导而通之。若土瓜根及大猪胆汁，皆可为导。二十一。 [29]

蜜煎方。

食蜜七合

右一味，于铜器内，微火煎，当须凝如饴状，搅之勿令焦著，欲可丸，并手捻作挺，令头锐，大如指许，长二寸。当热时急作，冷则硬。以内谷道中，以手急抱，欲大便时乃去之。疑非仲景意，已试甚良。

又，大猪胆一枚，泻汁，和少许法醋，以灌谷道内，如一食顷，当大便出宿食恶物，甚效。

此条阐释详见阳明病篇第 233 条。与前条文字稍有差异。

太阳病三日，发汗不解，蒸蒸发热者，属胃也，属调胃承气汤证。二十二。用前第五方。 [30]

此条阐释详见阳明病篇第 248 条。与前条文字稍有差异，彼作“调胃承气汤主之”。

大汗出，热不去，内拘急，四肢疼，又下利、厥逆而恶寒者，属四逆汤证。

二十三。用前第五方。 ［31］

此条阐释详见厥阴病篇第353条。与前条文字稍有差异，彼作“四逆汤主之”。

发汗后不解，腹满痛者，急下之，宜大承气汤。方二十四。 ［32］

大黄四两，酒洗　厚朴半斤，炙　枳实五枚，炙　芒硝三合

右四味，以水一斗，先煮二物，取五升，内大黄，更煮取二升，去滓，内芒硝，更一二沸。分再服。得利者，止后服。

此条阐释详见阳明病篇第254条。与前条文字稍有差异。

发汗多，亡阳谵语者，不可下，与柴胡桂枝汤，和其营卫，以通津液，后自愈。方二十五。 ［33］

柴胡四两　桂枝一两半，去皮　黄芩一两半　芍药一两半　生姜一两半　大枣六个，擘　人参一两半　半夏二合半，洗　甘草一两，炙

右九味，以水六升，煮取三升，去滓。温服一升，日三服。

本条讨论大汗后，病证由表向里转化之过程，治以外和营卫，内调气机之法。

本条赵刻宋本不载，见今本《金匮玉函经·卷六》辨发汗吐下后病形证治第十九，又见《脉经·卷第七》病发汗以后证第三。再见《千金翼方·卷第九·伤寒上》，谵语作狂语。

律以上下文意，本条在此语境下之亡阳，非同一般意义之亡阳。纵观“发汗多”“谵语”“不可下”“柴胡桂枝汤”“和其荣卫”“通津液”“自愈”等表述，本条中之“亡阳”即是指亡津液。

本证发汗多，不是“漐漐微似有汗”，故表证未解；因“发汗多”扰乱气机，伤津化燥化热，故病证有向里发展之趋势。热扰心神则症见谵语，气滞津伤则可见大便干。本证虽似有可下之征，但文曰“不可下”，说明表证依存，仍有不可下之因素，反映出其证属由表向里转化之过程。故以桂枝汤与小柴胡汤各取其半，一则和其营卫，以解在表之余邪，二则宣调气机，枢转内外，通利三焦。上焦得通，津液得下，则气行津布而自愈。

辨不可吐第十八

合四证

太阳病，当恶寒发热，今自汗出，反不恶寒发热，关上脉细数者，以医吐之过也。若得病一二日吐之者，腹中饥，口不能食；三四日吐之者，不喜糜粥，欲食冷食，朝食暮吐，以医吐之所致也。此为小逆。 [1]

此条阐释详见太阳病篇第120条。与前条文字稍有差异。

太阳病吐之，但太阳病当恶寒，今反不恶寒，不欲近衣者，此为吐之内烦也。 [2]

此条阐释详见太阳病篇第121条。

少阴病，饮食入口则吐，心中温温欲吐，复不能吐。始得之，手足寒，脉弦迟者，此胸中实，不可下也。若膈上有寒饮，干呕者，不可吐也，当温之。 [3]

此条阐释详见少阴病篇第324条。

诸四逆厥者，不可吐之，虚家亦然。 [4]

此条阐释详见厥阴病篇第330条。与前条文字稍有差异。

辨可吐第十九

合二法，五证

大法，春宜吐。 [1]

本条结合时令，提示吐法是春三月感受外邪之治疗大法之一。

本条赵刻宋本六病诸篇不载，见《金匮玉函经·卷五》辨可吐病形证治第十六，又见《脉经·卷第七》病可吐证第五。

春三月，天、地、人体阳气升发，吐法具因势利导之功，故春三月之病证，其势在上在表者，可选用吐法。

吐法自《黄帝内经》成书以前，及至仲景时代，尚属病在上、在外，因而越之之法。吐法能引邪上越，除了能排出痰饮、宿食之外，尚能宣导正气，且在吐的过程中伴有汗出，故吐法寓有散邪之效，多用于痰饮在上，宿食不化，外邪在表等病证。由于其法具体运用时，在分寸之间难以把握掌控，不当易损及正气，故后世逐渐少用，尤其在外邪束表情况下，运用更少或几近禁绝——从仲景书中亦可见其运用不当之弊端。本条列其为大法，反映出仲景医学的时代痕迹。

凡用吐汤，中病便止，不必尽剂也。 [2]

本条提示，凡用吐法，中病即止。

本条赵刻宋本六病诸篇不载，见《金匮玉函经·卷五》辨可吐病形证治第十六，又见《脉经·卷第七》病可吐证第五。

吐法是将胸、膈、胃脘等其位高者之痰涎、宿食从口排出，或通过涌吐方式发汗的一种治疗方法。虽属因势利导，但蓄有夺取劫迫之力，故有损伤正气之虞。其法不可用其极，得效即停。

病如桂枝证，头不痛，项不强，寸脉微浮，胸中痞硬，气上撞咽喉不得息者，此为有寒，当吐之。一云，此以内有久痰，宜吐之。 [3]

此条阐释详见太阳病篇第166条。与前条文字稍有差异。

病胸上诸实一作寒**，胸中郁郁而痛，不能食，欲使人按之，而反有涎唾，下利日十余行。其脉反迟，寸口脉微滑，此可吐之，吐之利则止。** [4]

本条讨论痰饮停滞胸膈，气机郁遏不畅，病势偏上，可吐之。

本条赵刻宋本六病诸篇不载，见《金匮玉函经·卷五》辨可吐病形证治第十六，又见《脉经·卷第七》病可吐证第五。

本条之所以称“胸上诸实”，是因为本证病人胸中有胀、闷、塞、满等自觉症状，一个“诸”字表达出多种“实”的感觉。除了“诸实”之胀闷塞满之外，还伴有胸中隐隐作痛与虽欲食而不能食等症状，此属痰饮停滞胸膈，气机郁遏不畅。病人渴望“按之”。“按之”，注家多顺文释意，理解为按压，非是。按，抚也；抚摸、按摩；系用手在病人胸上轻力推抚、揉摩。本证病人渴望对其胸部抚摩、按揉，以缓解胸部之胀闷塞满痛感，渴望胀闷塞满之感向下移动。

经过抚摩、按揉，气机得到暂时宣通，趋升者则升，趋降者则降，故病人反而上涌涎唾，下利急迫，上下分驰。

脉迟与上涌涎唾、下利日十余行并见，反映出其人素体阳虚里寒；寸脉微滑，反映出痰饮停滞上焦。本证邪居上焦，病势偏上，治可因势利导，故文曰“此可吐之”。吐后，“胸上诸实”随痰饮涌泄而除却，下利因痰饮涌泄而自止。

少阴病，饮食入口则吐，心中温温欲吐，复不能吐者，宜吐之。 [5]

此条阐释详见少阴病篇第 324 条。文字有删节。

宿食在上管者，当吐之。 [6]

本条强调宿食停在上脘，病在上，应因势利导，当用吐法。

本条赵刻宋本六病诸篇不载，见《金匮玉函经·卷五》辨可吐病形证治第十六，又见《脉经·卷第七》病可吐证第五。

上管，《金匮玉函经·卷五》作上脘。管、脘，同（参见张介宾《类经》针刺类·四十八）。《脉经·卷第二》：“寸口脉数，即为吐，以有热在胃管，熏胸中。”此胃管即胃脘。《灵枢·上膈》：“虫寒则积聚，守于下管，则肠胃充郭……虫上食则下管虚，下管虚则邪气胜之。积聚以留，留则痈成，痈成则下管约。”此所谓下管者，即胃之下脘也。《脉经·卷第十》又云：“中央如内者，足太阴也。动，苦腹满，上管有寒，食不下。病以饮食得之。”上管，上脘也。

本条另见《金匮要略方论·腹满寒疝宿食病脉证第十》：“宿食在上脘，当吐之，宜瓜蒂散。”本证宿食停在上脘，病在上，“因其高者，因而越之”，因势利导，故用吐法。

病手足逆冷，脉乍结，以客气在胸中，心下满而烦，欲食不能食者，病在胸中，当吐之。 [7]

此条阐释详见厥阴病篇第 355 条。与前条文字稍有差异，“脉乍结”作“脉乍紧”。脉结主寒痰食积。

伤寒论卷第九　　仲景全书第九

汉　张仲景述　晋　王叔和撰次
宋　林　亿校正
明　赵开美校刻
沈　琳仝校

辨不可下病脉证并治第二十

合四法，方六首

阳明病，潮热，大便微硬，与大承气汤；若不大便六七日，恐有燥屎，与小承气汤和之。第一。大承气四味。小承气三味。前有四十病证。(41)

伤寒中风，反下之，心下痞，医复下之，痞益甚，属甘草泻心汤。第二。六味。(42)

下利脉大者，虚也，以强下之也。设脉浮革，肠鸣者，属当归四逆汤。第三。七味。下有阳明病二证。(43)

阳明病，汗自出，若发汗，小便利，津液内竭，虽硬不可攻，须自大便，宜蜜煎，若土瓜根、猪胆汁导之。第四。蜜煎一味。猪胆汁二味。(46)

脉濡而弱，弱反在关，濡反在巅。微反在上，涩反在下。微则阳气不足，涩则无血。阳气反微，中风汗出，而反躁烦；涩则无血，厥而且寒。阳微则不可下，下之则心下痞硬。 [1]

本条强调脉见濡弱微涩，属阳虚血少，不可用下法。

本条赵刻宋本六病诸篇不载，《金匮玉函经·卷五》辨不可下病形证治第十七中，“弱反在关，濡反在巅”一语，“弱”“濡”倒错反转。又见《脉经·卷第七》病不可下证第六。

本条中“脉濡而弱”至“厥而且寒”一段文字另见于《辨不可发汗病》篇第5条，其脉象、症状、病机相同，证属阳虚血少，阐释详见彼条。这段文字在《辨不可发汗病》篇中，强调不可发汗；在本篇则强调不可用下法。若误下必更挫伤阳气，尤其戕伐中焦脾胃阳气，诱致寒凝气滞，从而引发心下痞硬。

动气在右，不可下。下之则津液内竭，咽燥鼻干，头眩心悸也。 [2]

本条提示肺肾两虚，水气动，不可误用下法。

本条赵刻宋本六病诸篇不载，见《金匮玉函经·卷五》辨不可下病形证治第十七，又见《脉经·卷第七》病不可下证第六。

“动气在右”一语另见《辨不可发汗病》篇第6条，其机理相同。

动气，若发生于脐右，则与肺有关联，提示肾气虚，水气动对肺气有影响。伤寒肾虚水动伤及肺气，必是内外合邪之痰饮。表邪外束，冲气上逆，水气动则脐右筑筑然，并“按之牢若痛”(《难经·十六难》)，牢，坚也，引申为硬。脐右动悸且按之硬痛，有似可下之征。但由于上有寒饮停肺，下有肾水冲逆，故不可下，只宜壮阳镇水，温肺化饮。

若误用下法，耗气夺津，会导致肺肾两伤。下后肾阳愈衰，肾水上泛，水气凌心则心悸，水气上蒙清窍则头眩。肺气衰，水精不得布散，则寒饮肆虐，水不化气，正津匮乏，同时下法泄注伤津，津液内竭，故咽燥鼻干。

动气在左，不可下。下之则腹内拘急，食不下，动气更剧，虽有身热，卧则欲蜷。 [3]

本条提示肝肾两虚，水气动，不可误用下法。

本条赵刻宋本六病诸篇不载，见《金匮玉函经·卷五》辨不可下病形证治第十七，又见《脉经·卷第七》病不可下证第六。

“动气在左”一语另见《辨不可发汗病》篇第7条，其机理相同。

动气，若发生于脐左，则与肝有关联。伤寒肾虚水动伤及肝气，内外合邪，一则肾气虚，水寒之气上逆，二则风寒之邪外袭，阳虚寒凝，可犯害肝的分野，影响肝的疏泄，引发虚劳、胸痹、心痛、寒疝、少腹弦急等肝肾阳虚血寒之证。脐左筑筑然，并“按之牢若痛”(《难经·十六难》)，似有可下之征，但不可下。只宜壮阳制水，潜敛浮阳，疏肝缓急，调气和胃。

若误下，重挫已虚之肾阳，阴寒剧凝，寒滞脾络，脾络不通，则腹内拘急，按：拘急，痉挛疼痛；中阳骤虚，脾困胃呆，故食不下；肾阳虚极，已动之水更加无制，则脐左动气加剧；阴寒内盛，则畏寒欲蜷；虚阳外越，则身有浮热。

动气在上，不可下。下之则掌握热烦，身上浮冷，热汗自泄，欲得水自灌。 [4]

本条提示心肾两虚，水气动，不可误用下法。

本条赵刻宋本六病诸篇不载，见《金匮玉函经·卷五》辨不可下病形证治第十七，又见《脉经·卷第七》病不可下证第六。

“动气在上”一语另见《辨不可发汗病》篇第8条，其机理相同。

脐上动悸主要责之于心与肾。心阳虚，不能下暖肾水，肾阳虚，不能制水，故肾气动，水有上泛之势，表现为脐上“筑筑然”，并“按之牢若痛”(《难经·十六难》)。脐上虽动悸且硬，但不可用下法；若下之，乃重伤心肾之阳，且大亏津液。心阳虚，则身上阵阵冷感。按：浮，不固定之意，引申为时间短暂，暂时；浮冷，犹肌肤阵阵毛耸洒洒冷感。肾阳虚，则虚阳外浮，热汗自泄。津液大亏，阴虚火动，则手掌灼热，欲得水灌洗清凉。按：掌握，犹掌心也，掌中为握；热烦，犹极热之意，烦，表达热的程度。

动气在下，不可下。下之则腹胀满，卒起头眩，食则下清谷，心下痞也。 [5]

本条提示肾阳虚，水气动，不可误用下法。

本条赵刻宋本六病诸篇不载，见《金匮玉函经·卷五》辨不可下病形证治第十七，又见《脉经·卷第七》病不可下证第六。

"动气在下"一语另见《辨不可发汗病》篇第9条，其机理相同。

脐下动悸主要责之于肾阳衰，不能镇水，水气有上凌之势；脐下筑筑然，并"按之牢若痛"(《难经·十六难》)。此水寒之气凝结，治宜扶阳镇水，温通寒凝，不可误用下法。若下之，重挫肾阳、脾阳，引致水寒之气冲逆，故心下痞满；上蒙清窍则头眩。按：卒，突然；起，站立也。脾阳虚衰，运化失调，则腹胀满，食则下利清谷。

咽中闭塞，不可下。下之则上轻下重，水浆不下，卧则欲蜷，身急痛，下利日数十行。 [6]

本条提示少阴阳虚，咽塞不利，不可用下法。

本条赵刻宋本六病诸篇不载，见《金匮玉函经·卷五》辨不可下病形证治第十七，又见《脉经·卷第七》病不可下第六。

"咽中闭塞"一语另见《辨不可发汗病》篇第10条。彼不可汗，此不可下。

少阴之脉循喉咙，咽属少阴分野。本证咽中有阻滞不利之感，属少阴阳虚，外邪初感，结于喉咽。在少阴病篇中，少阴咽病，除了外邪初感，结于喉咽之甘草汤证、桔梗汤证之外，尚有少阴虚火浮游于上，熏灼喉咽之猪肤汤证、苦酒汤证，以及少阴阳虚，寒凝咽部，气血结滞之半夏散及汤证等。

若误认本证属少阴病第320条之口燥咽干、急下之大承气汤证，而用下法，则必重伤阳气，导致阳气大衰；肾阳衰困，阴寒内盛，故身冷，卧则欲蜷，身紧缩而痛。按：急，紧缩感。脾肾阳虚，升降失调，则水浆不下，下利日数十行。清阳虚于上，飘飘然而头眩，谓之上轻；阴寒聚于下，下利后重，日数十行，则谓之下重。

诸外实者，不可下。下之则发微热，亡脉厥者，当齐握热。 [7]

本条提示，外邪在表，不可用下法。

本条赵刻宋本六病诸篇不载，见《金匮玉函经·卷五》辨不可下病形证治第十七，又见《脉经·卷第七》病不可下证第六。

邪气盛则实，所谓"诸外实"，当是泛指外邪在表。本论治疗大法之一，是凡表邪未解，不可下，下之为逆。若表证未解，而径用下法，此属误治，故太阳病篇第90条文曰："本发汗而复下之，此为逆也。"

本证外邪在表，误用下法，表邪陷而未尽，其热势外连于表，内迫于里。邪外连于表，则其由原本之发热，变化为"发微热"；脉由原本之浮，变化为不浮。按：亡脉，犹言脉搏由浮显而变化为隐而不显；亡，隐匿也。热迫于里，结于内而不达于四末则肢冷，故曰"厥"。热聚下焦，则脐中有热感。当齐握热，就像用手掌捂盖肚脐，使脐内有热感那样。按：齐，"脐"之本字。握热，握，同捂，犹遮盖；又，掌心曰握。

诸虚者，不可下。下之则大渴，求水者，易愈；恶水者，剧。 [8]

本条提示，各种虚证，不可用下法。

本条赵刻宋本六病诸篇不载，见《金匮玉函经·卷五》辨不可下病形证治第十七，又见《脉经·卷第七》病不可下证第六。

阴阳表里，五脏气血，若有虚损之象，均不可用下法。虚证若误用下法，根据虚的性质与程度不同，可喘汗少气，可大汗亡阳，可脱阴竭津，可下利不止，可厥逆不回，等等，预后各有不同，总非佳兆。本条举例，下后大渴欲饮水者，说明胃气未绝，故易愈；若渴而恶水不欲饮，则是胃气败绝，预后不良。

脉濡而弱，弱反在关，濡反在巅。弦反在上，微反在下。弦为阳运，微为阴寒，上实下虚，意欲得温。微弦为虚，虚者不可下也。微则为咳，咳则吐涎。下之则咳止，而利因不休，利不休，则胸中如虫啮。粥入则出，小便不利，两胁拘急，喘息为难，颈背相引，臂则不仁，极寒反汗出，身冷若冰，眼睛不慧，语言不休。而谷气多入，此为除中亦云消中**，口虽欲言，舌不得前。** [9]

本条提示，阳气抗邪于外，胃气虚馁于中，阴寒结聚于内，虚实夹错，不可用下法，若误下，则变证蜂起。

本条赵刻宋本六病诸篇不载，见《金匮玉函经·卷五》辨不可下病形证治第十七，又见《脉经·卷第七》病不可下证第六。

“微弦为虚”之前的一段文字与《辨不可发汗病》篇第 12 条中的文字相同，意义亦同，表达关脉弱濡，寸脉弦，尺脉微，证属阳气抗邪于外，胃气虚馁于中，阴寒结聚于内，虚实夹错，以虚为本，治当温里为先。《辨不可发汗病》篇第 12 条强调不可用汗法，本条则强调不可用下法，文曰：“虚者不可下也。”

“微则为咳，咳则吐涎”属自注句，上承“微为阴寒”一语。“阴寒”，在本证是指寒饮内停而言，痰饮水寒之气上逆，则咳吐涎沫。文中告诫：“虚者不可下。”若误下，虽可顿挫上逆之气机，短时“咳止”，但痰饮未除，气机逆乱，升降失调，必挫伤脾肾阳气，变证蜂起。

一则误下气陷，寒饮仍滞塞胸胁，肺气不利，出现胸中刺痛如虫啃咬，按：啮（niè），咬也；误下挫伤肾阳，肺肾两虚，肾不纳气，故其证由咳吐痰涎逆转为“喘息为难”，并伴有“两胁拘急”，“颈背相引”。

二则误下脾虚不运，胃虚不纳，则“粥入则出”。

三则误下脾肾阳衰，阴寒内盛，则下利不止，“极寒”“身冷若冰”；虚阳外越，则“反汗出”；肾阳虚衰，阳不化气，故小便不利。

四则误下挫伤肾阳，败损督脉。督脉起于下极而贯脊属肾，上属于脑而通于髓，总督一身阳气，充养髓海，交通心肾与太阳经脉并行颈背而络于肩臂。肾阳虚衰，损败督脉与太阳经脉之气。轻则寒凝肌腠，故颈背板滞而痛；阳虚血寒，经络肌肤失养，故臂膊麻木不仁。重则肾阳衰败，清阳不升，血不奉心，心不养神，则神志恍惚，或幻视幻觉，如见鬼神；按：“眼睛不慧”，犹言视物不真切。寒凝血瘀脑髓空窍，则呢喃郑声，喋喋不休，或语言謇涩不利，口虽欲言，但舌强不能语；按："舌不得前"，在此犹言虽欲言，但舌僵硬声不能出。

"而谷气多入，此为除中"为自注句。若病至危笃，病人突然一反"粥入则出"，而变化为"谷气多入"，进食量突增，则属回光返照，此乃弥留之际之死证，文称"除中"。除中，言中气衰败之意，另见厥阴病篇第332条、333条。

脉濡而弱，弱反在关，濡反在巅。浮反在上，数反在下。浮为阳虚，数为无血。浮为虚，数生热。浮为虚，自汗出而恶寒；数为痛，振而寒栗。微弱在关，胸下为急，喘汗而不得呼吸，呼吸之中，痛在于胁，振寒相搏，形如疟状。医反下之，故令脉数发热，狂走见鬼，心下为痞，小便淋漓，少腹甚硬，小便则尿血也。 [10]

本条强调脾胃虚衰，寒饮内停胸胁，阳虚血少者，若误下，变证蜂起。

本条赵刻宋本六病诸篇不载，见《金匮玉函经·卷五》辨不可下病形证治第十七，又见《脉经·卷第七》病不可下证第六。

为方便讨论，本条可分为三节。第一节："脉濡而弱，弱反在关，濡反在巅。浮反在上，数反在下。浮为阳虚，数为无血。"本节主要表述脉象特点，又可分为两小段。第一小段"脉濡而弱，弱反在关，濡反在巅"一语见于《辨不可发汗病》篇第5条、第12条和本篇第1条、第9条，关脉凸显弱濡，浮沉两取均显细软无力，此属胃气虚馁。

第二小段"浮反在上，数反在下。浮为阳虚，数为无血"，寸脉属上，尺脉属下；寸脉浮为虚阳外越之象，此尺脉数为阴虚血少、内热蕴生之象。血虚则气浮阳越，故显脉数而无力。纵观第一节，寸关尺三部，寸脉浮，关脉弱濡细，尺脉数而无力，此属阴阳气血两虚之象。

第二节，自"浮为虚，数生热"至"形如疟状"，分析脉象与症状的关系。现以脉为纲，进行疏理，文中纷杂症状可分为三组。

一是寸浮为纲，"浮为阳虚"，症见"自汗出而恶寒"。寸脉主表，文曰"浮为阳虚"，此属虚阳外浮于表，故汗出而恶寒。

二是尺数为纲，"数为无血"，"数生热"，"数为痛，振而寒栗"。尺脉主里，尺脉数而无力，与"浮为阳虚"并见，此"数"为阴虚血少，故文曰"数为无血"。血虚，伴见"自汗出而恶寒"，肌腠经脉失养，故身疼痛，寒栗而振；血虚气浮阳越，故脉数无力；虚火浮游于表，故身有微热。

三是关微弱为纲，症见"胸下为急"，"喘汗而不得呼吸，呼吸之中，痛在于胁，振寒相搏，形如疟状"。关脉微弱，反映出其人中焦脾胃之气衰困。"胸下为急"，急，紧缩、憋闷感，与"痛在于胁"并见，其病痛势居胸胁。其症与喘而汗出，"不得呼吸"，"呼吸之中"，引胁下痛，时时振寒，"形如疟状"同在，此属寒饮内停胸胁。

纵观第一节与第二节所述，当系胸胁停饮，若属实证，可选用十枣汤。但本证其人素禀中焦脾胃虚衰，阳虚血少，证见发热恶寒如疟状，喘息自汗振栗，身痛、胸胁牵痛，故不可以径用下法。当以扶阳温运为本，兼以调气化饮以缓图治。

第三节自“医反下之”至文末。上述之证，医反下之，血虚气浮阳越之势更加严重，故“脉数发热”症状更为凸显。误下后，阴血更少不能奉心，阳气益虚不能养神，故神志恍惚，心神不定而疾走似狂，幻觉幻视如见鬼状。下法挫伤气机，引发气血郁滞，故可见心下痞硬而满。

误下挫伤三焦气机，气化失调，阳不化气，则小便淋漓；戕伐脾肾阳气，下焦寒结则少腹硬满；脾虚不能统血，血随气陷，肾失封藏，疲于固摄，均可引发血尿。

脉濡而紧，濡则卫气微，紧则营中寒。阳微卫中风，发热而恶寒。营紧胃气冷，微呕心内烦。医谓有大热，解肌而发汗。亡阳虚烦躁，心下苦痞坚，表里俱虚竭，卒起而头眩，客热在皮肤，怅快不得眠。不知胃气冷，紧寒在关元，技巧无所施，汲水灌其身。客热应时罢，栗栗而振寒，重被而覆之，汗出而冒巅，体惕而又振，小便为微难。寒气因水发，清谷不容間，呕变反肠出，颠倒不得安，手足为微逆，身冷而内烦，迟欲从后救，安可复追还！ [11]

本条用韵文形式总结出阳虚里寒复有外感，应当先温里后解表的道理，并诫谕误用汗法之教训。

本条赵刻宋本六病诸篇不载，见《金匮玉函经·卷五》辨不可下病形证治第十七，又见《脉经·卷第七》病不可下证第六。

本条分三节讨论，第一节自“脉濡而紧”至“微呕心内烦”，表述本证的脉象、病机与症状。

“脉濡而紧”一语具有总起全文之效。“濡则卫气微，紧则营中寒”，属对偶结构，分承上文“濡”与“紧”二字。上句解析脉濡的病机是卫气微弱，微，虚衰的意思，按：脉浮而细软谓之濡；下句解析脉紧的病机是营中寒。

“阳微卫中风，发热而恶寒”，文意上承“濡则卫气微”，进一步展开分析脉濡卫虚，其证是卫气虚而中风，中，音 zhòng。“卫中风”即“风伤卫”，症见“发热而恶寒”。

“营紧胃气冷，微呕心内烦”，文意上承“紧则营中寒”，进一步分析脉紧营寒，肌腠受邪，寒性凝敛，腠理闭拒。“营中寒”即“寒伤营”，症见“微呕心内烦”，即恶心欲呕。按：心，此处指胃脘也；烦，恶心的意思（详见太阳病篇第 76 条）（风伤卫、寒伤营，详见《辨脉法》第 23 条，《辨可发汗病脉证》篇第 13 条）。

本证外邪“循毫毛而入腠理”（《灵枢·五变》），卫气失调，营气凝滞，营卫俱病，本可发其汗，但其人素禀“胃气冷”，中焦虚寒，故应先温里，后解表。

第二节自“医谓有大热”至“怅快不得眠”，讨论误用汗法后的变证。医生忽视“胃气冷”，中焦虚寒之病机，而据“发热而恶寒”症状，“医谓有大热，解肌而发汗”，因误汗而引发了变证。

误汗后，一则阳气骤虚，阳虚阴盛，虚阳与阴邪相争，其人烦躁不得安卧。按：眠，卧息，偃卧之意；怅快，伤感而闷闷不乐。二则外虚其表，内竭其里，更伤中焦阳气，虚寒结聚胃脘，而心下“苦痞坚”，故文曰“表里俱虚竭”。按：心下，指胃脘而言；苦痞坚，为痞坚所困；苦，困扰；痞，胃脘胀满塞闷感；坚，硬也。同时，表邪未尽，邪外连于表则“客热在皮肤”；阳虚于内，清阳不升则“卒起而头眩”。按：卒，突然的意思；起，站起也。

第三节，自“不知胃气冷”至“安可复追还”，表述误汗后，又再用冷水潠灌，引发亡阳厥逆之证。

“胃气冷，紧寒在关元”是对误汗后各种变证病机的总概括。“胃气冷”，言中焦虚寒；“紧寒在关元”，言下焦虚寒。按：关元，本属任脉穴位，位在脐中下3寸，此处是指代下焦。

医生面对蜂起的变证，束手无策，于是针对“客热在皮肤”而选用“汲水灌其身”。汲水，从井里打水。用刚从井里打上来的冷水，灌洗冲凉，阳气骤虚而外亡，阴寒结聚而肆虐。肌表虚热被劫虽得以暂退，但继发振栗颤抖而恶寒，于是“重被而覆之”。按：重，厚也；被，盖也；覆，遮盖，蒙也。参见《伤寒例》第7条：“欲得被覆向火。”而又大汗出，亡阳气，引致恶寒更加严重，乃至“冒巅”。按：冒巅，与前文“重被”呼应，律以上下文意，在此语境下，犹厚盖遮蒙头部；冒，盖蒙也；巅，头部也。“体惕而又振”一语表述振寒更加严重。大汗亡阳，阳不化气，故小便量少，略有不畅。

原本“胃气冷，紧寒在关元”，中焦下元已虚寒至极，体内的“寒气”因冷水潠灌而更加激荡横厉，故下利清谷不止。按：清，同“圊”，厕也；容，允许；閒，同间，间隔也，引申为暂停。“清谷不容閒”，犹言下利不止，无稍停的时候。呕吐频频更加严重，有如把胃肠吐出来的感觉。按：反肠，反，通翻，犹倾倒之意。

“反肠”表达呕吐严重，有若肠胃倾倒之程度，非指脱肛。脱肛作为术语，更早见于《伤寒论》前之《神农本草经》蛞蝓条下，亦见于《伤寒论》后之《针灸甲乙经·卷九》足太阳脉动发下部痔脱肛第十二。把此处之“反肠”释为“脱肛”，似有望文生义之嫌。

“颠倒不得安”，语意上承“呕变反肠出”，表述严重之呕吐，反反复复发作，不得安宁。在呕吐的同时，其人外则身厥肢冷，内则心绪烦乱。“内烦”与“颠倒不得安”相呼应，表达烦躁情绪，此属阴阳离决之象。按：颠倒，重复，反反复复的意思，引申为折腾。

最后一句“迟欲从后救，安可复追还！”是戒饬医生当机立断，抓紧救治。若迟疑、犹豫，救治延误，怎么可能追回亡阳而挽救重疴！按：后救，犹救治迟晚了；后，迟也。安，副词，表示疑问，犹“怎么”的意思。

脉浮而大，浮为气实，大为血虚。血虚为无阴。孤阳独下阴部者，小便当赤而难，胞中当虚。今反小便利而大汗出，法应卫家当微，今反更实。津液四射，营竭血尽，干烦而不眠，血薄肉消，而成暴一云黑**液。医复以毒药攻其胃，此为重虚，客阳去有期，必下如污泥而死。** ［12］

本条讨论阳盛阴弱，卫强营亏，气实血虚的脉症，及误下后阴阳离绝之死证。

本条赵刻宋本六病诸篇不载，见《金匮玉函经·卷五》辨不可下病形证治第十七，又见《脉经·卷第七》病不可下证第六。

“脉浮而大”一语具总起全文之效。“浮为气实，大为血虚”是对偶结构，分承上文中的“浮”与“大”二字。上句解析脉浮为“气实”，“气实”在此处是阳盛卫强之意；下句解析脉“大”为血虚，此“大”必是浮而中空之芤象，故主血虚。

“血虚为无阴”，属自注句，语意上承“大为血虚”，进一步对血虚进行阐释。“孤阳独下阴部者，小便当赤而难，胞中当虚”一语，属假设之辞。所谓“孤阳”是承接前文之“无阴”，对比而言。“阴部”指代下焦。如果阳盛于下焦，小便当赤少而涩。“胞中当虚”，是泛指膀胱尿少的意思。

“小便利而大汗出”是本证病人的真实症状，故文曰“今”。“今反小便利”与前文之“小便当赤而难”对举，一“反”一“当”，突出一真实一假设之反衬。此处之“小便利”不是表达小便量多或特别畅利，而是言小便正常，是与小便“赤而难”对比而言。

本证“大汗出”按常理应属卫虚不固，即文曰“卫家当微”。但却不是卫气虚，而是阳气盛，迫津外越，故文曰“今反更实”，此“更实”是承接前文“浮为气实”而言。“今反更实”与“法应”对举，突出一真实一推测之反衬。前一句“反”凸显的是症状，后一句“反”凸显的是病机。

阳盛迫津，大汗出，此所谓“津液四射”；热盛津亏，“营竭血尽”，反证其基本病机是“血虚为无阴”。“营竭”与“气实”对举，表达出阳盛卫强与无阴营弱之势。

干烦而不眠，按：干烦，无缘无故地心烦；干，无故而然的意思。血虚无阴，血不养心，故心烦而不寐。血薄肉消，即血少肉削，形容其人消瘦；薄，淡薄；消，削也，衰也。“而成暴液”，表达“血薄肉消”的变化趋势，形容形体急剧枯瘦。暴液，暴，急骤也；液，消融，溶化。

医生误认为此是阳明胃家热炽烁阴，急用峻烈攻下之剂以急下之，再伤正气。按：毒药，犹峻烈药；毒，猛烈也。重虚，虚上加虚；重，音 chóng。客阳指邪热而言，峻烈之剂攻伐肠胃，泻下黏稠溏便如污泥，阳气随邪热去而亡，阴竭阳脱，死期在即。

脉浮而紧，浮则为风，紧则为寒，风则伤卫，寒则伤营，营卫俱病，骨节烦疼，当发其汗，而不可下也。 [13]

本条讨论寸口脉浮而紧的病机与症状，指出当发汗不可攻下。

本条赵刻宋本六病诸篇不载，见本书《辨脉法》第 23 条（无方），《辨可发汗病脉证治第十六》第 13 条，又见《金匮玉函经·卷五》辨可发汗病形证治第十四，《脉经·卷第七》病可发汗证第二，后三处条文结尾均作“可发其汗，宜麻黄汤”。

此条阐释详见《辨脉法》第 23 条。

趺阳脉迟而缓，胃气如经也。趺阳脉浮而数，浮则伤胃，数则动脾，此非本病，医特下之所为也。营卫内陷，其数先微，脉反但浮，其人必大便硬，气噫而除，何以言之？本以数脉动脾，其数先微，故知脾气不治，大便硬，气噫而除。今脉反浮，其数改微，邪气独留，心中则饥，邪热不杀谷，潮热发渴，数脉当迟缓，脉因前后度数如法，病者则饥，数脉不时，则生恶疮也。 [14]

本条阐述趺阳脉迟而缓，胃气正常，误用下法后脉症的变化。

本条赵刻宋本六病诸篇不载，见本书《辨脉法》第 24 条，又见《金匮玉函经·卷五》辨不可下病形证治第十七，《脉经·卷第七》病不可下证第六。

此条阐释详见《辨脉法》第 24 条。

脉数者，久数不止。止则邪结，正气不能复，正气却结于脏。故邪气浮之，与皮毛相得。脉数者不可下，下之必烦，利不止。 [15]

本条提示表邪未净，不可下。

本条赵刻宋本六病诸篇不载，见《金匮玉函经·卷五》辨不可下病形证治第十七，又见《脉经·卷第七》病不可下证第六。

本证病人持续的脉数，其原因是邪气浮于表，据于皮毛之间，不得宣散。“止则邪结，正气不能复，正气却结于脏”属自注句。此句是对“脉数者，久数不止”一语做出解析与推论。

如果脉由持续的“数”而变为不数，即所谓数“止”，则属邪始入里，当此之时，若正气与邪相争，正气“能复”，则正胜邪退，今“正气不能复”，与邪相争无力，故邪进而结，正气退却而据于里，正邪相持。却，退也，“脏”泛指“里”而言。自注句表达的是病势发展，正邪相持的一个过程或阶段，病势仍偏于表。若正邪相争于此“半在里，半在外”，正邪互为进退，则可能表现出寒热往来之小柴胡汤证。

“故邪气浮之，与皮毛相得”一语，文意上承“久数不止”。由于本证虽邪始入里，但仍脉“数不止”，邪气浮于表，“邪气浮之，与皮毛相得”，故可选用柴胡桂枝汤之属，断不可误用下法。脉数是邪气浮于表，若误下之，可引发表邪内陷，热扰心神则烦，挫伤脾阳，脾失健运则利不止。

少阴病，脉微，不可发汗，亡阳故也。阳已虚，尺中弱涩者，复不可下之。 [16]

此条阐释详见少阴病篇第286条。

脉浮大，应发汗；医反下之，此为大逆也。 [17]

本条提示脉浮大，邪在表，应发汗，不可下的大原则。

本条赵刻宋本六病诸篇不载，见《金匮玉函经·卷五》辨不可下病形证治第十七，又见《脉经·卷第七》病不可下证第六。

本条“脉浮大，应发汗”，讲的是大原则。在大原则下，浮、大是表述脉象的浮而有力，反映邪在外，正气抗邪于表之病势。故因势利导，发其汗是正确的治法。若误用下法，或引发表邪内陷、或挫伤正气，其证必不得解。故太阳病篇第90条有云：“本发汗，而复下之，此为逆也；若先发汗，治不为逆。”

但是，在具体病例下，“脉浮大”之底面所蕴涵的病机却是非常复杂的，必须依据望闻问切互参，才能确定其病机本质。如《辨脉法》第26条：“脉浮而大，心下反硬，有热。属脏者，攻之，不令发汗。”与心下硬并见，“脉浮而大”，可攻之。而同篇第28条：“寸口脉浮大，而医反下之，此为大逆。”此是因为“浮则无血，大则为寒”，故不可下之。又《平脉法》第3条云：“若里有病者，脉当沉而细，今脉浮大，故知愈也。”此表达的是脉象由沉细变为浮大，此为愈也。《伤寒例》第19条：“谵言妄语，身微热，脉浮大，手足温者生。”此“脉浮大”表述的是其脉由“洪大”变化为“浮大”，显现出邪气已有衰相。故读本条不可死于句下。

脉浮而大，心下反硬，有热，属脏者，攻之，不令发汗。属腑者，不令溲数，溲数则大便硬。汗多则热愈，汗少则便难。脉迟，尚未可攻。 [18]

本条从“脉浮而大，心下反硬，有热”，讨论变证分浅深，治法有汗下之法则。

本条赵刻宋本六病诸篇不载，见《金匮玉函经·卷五》辨不可下病形证治第十七，又见《脉经·卷第七》病不可下证第六。

此条阐释详见《辨脉法》第26条。

二阳并病，太阳初得病时，而发其汗，汗先出不彻，因转属阳明，续自微汗出，不恶寒。若太阳证不罢者，不可下，下之为逆。 [19]

此条阐释详见太阳病篇第48条。与前条文字稍有差异。

结胸证，脉浮大者，不可下，下之即死。 [20]

此条阐释详见太阳病篇第132条。与前条文字稍有差异。

太阳与阳明合病，喘而胸满者，不可下。 [21]

此条阐释详见太阳病篇第36条。“不可下”后，彼条有“宜麻黄汤”。

太阳与少阳合病者，心下硬，颈项强而眩者，不可下。 [22]

此条阐释详见太阳病篇第171条。与前条文字略有差异。

诸四逆厥者，不可下之，虚家亦然。 [23]

此条阐释详见厥阴病篇第330条。

病欲吐者，不可下。 [24]

本条提示病势向上，病位偏上，应因势利导，不可用下法。

本条赵刻宋本六病诸篇不载，见《金匮玉函经·卷五》辨不可下病形证治第十七，又见《脉经·卷第七》病不可下证第六。

病人时时想呕吐，此是病势向上，病位偏上。《素问·阴阳应象大论》云：“其高者，因而越之。”其理不可违。治当因势利导，因而越之，可选用吐法，不可妄用下法。

太阳病，有外证未解，不可下，下之为逆。 [25]

此条阐释详见太阳病篇第44条。与前条文字略有差异。

病发于阳，而反下之，热入因作结胸；病发于阴，而反下之，因作痞。 [26]

此条阐释详见太阳病篇第131条。与前条文字略有差异。

病脉浮而紧，而复下之，紧反入里，则作痞。 [27]

此条阐释详见太阳病篇第151条。与前条文字略有差异。

夫病阳多者热，下之则硬。 [28]

本条提示阳病无形，邪热炽盛，不可用下法。

本条赵刻宋本六病诸篇不载，见《金匮玉函经·卷五》辨不可下病形证治第十七，又见《脉经·卷第七》病不可下证第六。

"阳多"，即阳盛，阳盛则热。若是无形弥漫之热，则不可下，误下则邪热内陷而成结胸，或气血结聚而心下痞硬。如太阳病篇第131条，："病发于阳，而反下之，热入因作结胸。"第158条："伤寒中风，医反下之……心下痞硬而满。"第159条："伤寒服汤药，下利不止，心下痞硬。"在《伤寒论》中，只有阳明病肠中有燥屎、大便硬，或热结旁流等有形积热，才可放手使用下法；另，肠道热滞，大便黏溏不爽或里急后重，亦可选用下法清热，以去肠道垢滞。

本虚，攻其热必哕。 [29]

此条阐释详见阳明病篇第194条。

无阳阴强，大便硬者，下之必清谷腹满。 [30]

本条强调阳虚阴寒结聚之大便硬，不可用下法。

本条赵刻宋本六病诸篇不载，见《金匮玉函经·卷五》辨不可下病形证治第十七，又见《脉经·卷第七》病不可下证第六。

"无阳阴强"即阳极虚、阴过盛。本证阳气虚馁、阴寒过盛为本，肠道积滞为标，阴寒之邪与肠道积滞互结而大便硬，此不可用承气汤类苦寒泄下以荡涤。若误用必阳气更虚，阴寒更盛，腹满而下利完谷。清，通圊，厕也。

阳虚阴盛，阴寒结聚之大便硬，仲景《金匮要略方论·腹满寒疝宿食病脉证》篇有云："以温药下之，宜大黄附子汤。"其原则、原理可参酌。

太阴之为病，腹满而吐，食不下，自利益甚，时腹自痛。下之，必胸下结硬。 [31]

此条阐释详见太阴病篇第273条。与前条文字稍有差异。

厥阴之为病，消渴，气上撞心，心中疼热，饥而不欲食，食则吐蛔，下之利不止。 [32]

此条阐释详见厥阴病篇第326条。

少阴病，饮食入口则吐，心中温温欲吐，复不能吐。始得之，手足寒，脉弦迟者，此胸中实，不可下也。 [33]

此条阐释详见少阴病篇第 324 条。与前条文字略有差异。

伤寒五六日，不结胸，腹濡，脉虚，复厥者，不可下。此亡血，下之死。 [34]

此条阐释详见厥阴病篇第 347 条。

伤寒，发热头痛，微汗出。发汗，则不识人；熏之，则喘，不得小便，心腹满；下之，则短气，小便难，头痛背强；加温针，则衄。 [35]

本条提示温热之邪弥漫表里，不可汗下，不可熏之，不可温针。

本条赵刻宋本六病诸篇不载，见《金匮玉函经·卷五》辨不可下病形证治第十七，又见《脉经·卷第七》病不可下证第六。

对照太阳病篇第 6 条之太阳温病与第 219 条之三阳合病，本证“伤寒，发热头痛，微汗出”，既不能发汗，又不能下，亦不能熏，更不能温针，可见本证不是太阳伤寒，而是温病或三阳合病之类的热病。文中之“伤寒”二字，明显表达出是广义热病。

本证虽“发热头痛，微汗出”，但不恶寒，此属温热之邪弥漫表里。故发汗必鼓荡邪热，热蒙心窍则神志昏蒙不识人。以火熏之，则以热得热，二阳相熏灼，邪热壅肺，肺失宣降，则喘逆息贲；肺气不降，水道通调不畅，下输膀胱失利，水精不布，则“不得小便”。热壅气滞则“心腹满”，心，在此指胃脘而言。下之，一则挫伤气津，清气不升则头痛背强，气不足以相续则短气；二则无形之热内陷，气机失调，升降紊乱，气化不利，则小便难。若加温针，则追虚逐实，邪热迫血妄行，可有衄血之虞。

伤寒，脉阴阳俱紧，恶寒发热，则脉欲厥。厥者，脉初来大，渐渐小，更来渐大，是其候也。如此者恶寒，甚者翕翕汗出，喉中痛；若热多者，目赤脉多，睛不慧。医复发之，咽中则伤；若复下之，则两目闭，寒多便清谷，热多便脓血；若熏之，则身发黄；若熨之，则咽燥。若小便利者，可救之；若小便难者，为危殆。 [36]

本条讨论阳虚外感误用汗、下、熏、熨后之变证。

本条赵刻宋本六病诸篇不载，见《金匮玉函经·卷五》辨不可下病形证治第十七，又见《脉经·卷第七》病不可下证第六。

本条分四节讨论。第一节：“伤寒，脉阴阳俱紧，恶寒发热，则脉欲厥。”表述本证的脉象与症状特点。“脉阴阳俱紧”与“恶寒发热”并见，此本属伤寒，但其脉又有“欲厥”的趋势，故又不是典型的伤寒，“脉欲厥”突显出本证的特点。

第二节：“厥者，脉初来大，渐渐小，更来渐大，是其候也。”属自注句，对前文“脉欲厥”进行注释。厥的含义很广泛，用“厥”字表述脉来去之象，具有特别含意。文曰：“脉初来大，渐渐小，更来渐大。”此表述反映出脉势强弱不等，蕴涵乍大乍小，脉律迟数不一，间或凸显短、缺、顿等结、促、代之象。此属素体羸弱，元气衰惫，阳虚外感，与《辨脉法》第 10 条“上下无头尾，如豆大，厥厥动摇者”互参，可谓三焦元气虚损之象。

第三节："如此者恶寒，甚者翕翕汗出，喉中痛；若热多者，目赤脉多，睛不慧。"此节文意分承前文"恶寒"与"发热"。前一句解说恶寒多者，与汗出并见，且喉中痛，突出本虚元气不足之象。后一句解说发热多者，目中白睛赤脉多，视物不清，突出标实邪热之象。热多与寒多只是相对比而言。按：睛不慧，见前第9条，不同语境下，蕴意会略有差异。

第四节，"医复发之"以下，讨论各种误治及变证与预后。

纵观第一节、第二节、第三节之脉症，此属虚人外感，本应调水火元气以顾其本，温清兼施以散外邪，但"医复发之"，阳虚发汗，虚阳上浮，结于喉咽，肿疡溃破，故"咽中则伤"。"若复下之"，则阴阳两伤。目为五脏六腑之精气所系，误下，精虚则不养目，故目懒睁无神；若以阳气受挫为重点，则寒盛便溏下利，完谷不化；若以热陷阴伤为重点，则热伤肠络而便血，热壅肉腐则化脓。若火熏之，则邪热得火熏之助，热灼营血，孙络渗溢，蕴蒸肌表，蒸变发黄。若熨之，则伤阴烁津，故咽燥口干。在上述阴阳两伤情况下，若小便通畅正常，说明气化尚存；若小便难，则说明气化败毁，生机全无，生命危殆。按：小便利，不是小便特别多，是言小便正常。

伤寒，发热，口中勃勃气出，头痛目黄，衄不可制。贪水者必呕，恶水者厥。若下之，咽中生疮，假令手足温者，必下重便脓血。头痛目黄者，若下之，则目闭。贪水者，若下之，其脉必厥，其声嘤，咽喉塞；若发汗，则战栗，阴阳俱虚。恶水者，若下之，则里冷不嗜食，大便完谷出；若发汗，则口中伤，舌上白胎，烦躁。脉数实，不大便六七日，后必便血。若发汗，则小便自利也。 [37]

本条讨论湿热发病，有寒热从化的动态倾向。

本条赵刻宋本六病诸篇不载，见《金匮玉函经·卷五》辨不可下病形证治第十七，又见《脉经·卷第七》病不可下证第六。

本条内容较繁杂，在表现形式上是夹叙夹议，需要先把条文结构与内容疏理顺畅。

一、"伤寒，发热，口中勃勃气出，头痛目黄，衄不可制"是本证的主干表述，也是基本症状。在此基础上又分两歧表现，一是"贪水者必呕"，二是"恶水者厥"。此兼贪水、恶水之二歧，相对于主干症状，则是或然之症。同时也可以把"贪水者必呕，恶水者厥"一语作自注句看待。另，本条最后一节，"脉数实，不大便六七日，后必便血。若发汗，则小便自利也"，文意上承"衄不可制"，属本证的主干表述。本条全文体现出夹叙夹议的结构。

上述主干症状，"伤寒发热""头痛目黄"，若与阳明病篇第187条、太阴病篇第278条互参，可以发现本证"伤寒""目黄"并见，在病机上与湿热密切相关。发黄必有湿，无湿之酿则不能发黄；发黄必有热，无热之蒸亦不能发黄。只有湿热郁蒸，才能濡染黄化，溢于肌表，身目发黄。湿热郁蒸，热重则湿热发黄，热轻则寒湿发黄。[①]

本证属不典型伤寒。湿为阴邪，阻遏阳气，外遏内蒸，故既有卫闭营郁之外征，形似"伤寒"，又有湿热郁遏中焦阳明或太阴之内征。湿热壅塞，则胸闷脘痞，气机不畅，呼吸

① 李心机．伤寒论疑难解读[M]．第2版．北京：人民卫生出版社，2009

粗促，气从口急出，有似喘息貌，故文曰“口中勃勃气出”。

“脉数实，不大便六七日，后必便血”上承前文“衄不可制”，反映出本证有从阳化热倾向，与阳明病篇第187条有相似之处，便血属湿热伤络、胶结下注之象。从“若发汗，则小便自利”中，可以知道本证原本还有小便不利症状。邪热蕴结，外不得汗出，内不得尿排，故水停为湿，小便涩滞短少；无汗尿少，湿热益加蕴蒸，上熏黄化，则目黄；邪热壅盛、郁结，上冲则头痛，迫血妄行，则衄血不止。

二、从阳明病篇第187条、太阴病篇第278条中可以悟解，湿热郁遏之证，有寒热从化倾向，或热重于湿，邪从阳、热化；或湿重于热，邪从阴、寒化。不论从阳化热或从阴化寒，都应以化湿为本，游刃于清、温之间。若误用下法，“口中勃勃气出”随下势塞于喉，外蒸之热结于咽，热灼气结津伤，则咽痛生疮。下后，如果手足由“热”变为不热而“温”，反映出里热有下陷之势，湿热下注，可见大便脓血，里急后重。“假令”二字，表明本证下后变化的不确定性，此既与病情轻重、病势发展趋向有关，同时也与病人的素禀条件、误下过程有关。

从文中单独强调“头痛目黄者，若下之，则目闭”来看，本证“头痛目黄”也属或然症状。头痛目黄者，下后，外蒸之热内闭，热蒙清窍，则羞光目闭而不欲睁。若发汗，虽湿热难以清化，却得清气暂时由上而升，启动气化之机，故小便由涩滞短少而变化为暂时畅利。

三、“贪水者，若下之，其脉必厥，其声嘤，咽喉塞；若发汗，则战栗，阴阳俱虚。”此节讨论湿热从阳化热倾向。所谓“贪水”即渴而引饮。水，凉可解热，淡可增津，唯本证热与湿胶结，湿阻脾困，脾不运化，虽欲饮水，但湿阻而不受纳，故水入则胃逆而呕吐，仲景文曰：“贪水者必呕。”贪水者，系热重于湿，邪从阳，热化。其证湿热胶结，正津不布，故渴而引饮。

误下之后，湿热未得清化，却大伤气津，脉失充盈鼓舞，其脉必厥，此厥，表达脉来沉伏欲绝之象；中气下陷，其人语言声低而细微，此所谓“其声嘤”，嘤，音 yīng；气津亏乏，咽失润腻，故塞滞闷满不利。若发汗，湿热未得宣散，却大伤气阴，致“阴阳俱虚”，证见身冷战栗。

四、“恶水者，若下之，则里冷不嗜食，大便完谷出；若发汗，则口中伤，舌上白胎，烦躁。”此节讨论湿热从阴化寒倾向。恶水者，系湿重于热，湿邪从阴化寒。此属阳虚阴寒或中焦湿郁而热未盛，证见四肢厥冷，没有饮水的渴望，仲景文曰：“恶水者厥。”

若误下，必更伤中焦脾胃之阳，故“里冷不嗜食”。嗜，《说文》：“欲喜之也”。脾阳虚，运化失调，故大便溏泄，完谷不化。若发汗，必重伤阳气，虚寒益盛，寒邪在里，故舌上苔白；虚阳浮越，灼熏口舌，则口舌疮痛；虚阳扰动心神，则烦躁不宁。此属一派虚寒之证，其病机是阳虚里寒。

纵观本证原发症状与误治后可能出现的若干或然症状，可以认为本证属湿热发黄证，并有热入血分之倾向。

得病二三日，脉弱，无太阳柴胡证，烦躁，心下痞，至四日，虽能食，以承气

汤少少与，微和之，令小安，至六日，与承气汤一升。若不大便六七日，小便少，虽不大便，但头硬，后必溏，未定成硬，攻之必溏；须小便利，屎定硬，乃可攻之。 [38]

此条阐释详见阳明病篇第251条。与前条文字稍有差异。

脏结无阳证，不往来寒热，其人反静，舌上胎滑者，不可攻也。 [39]

此条阐释详见太阳病篇第130条。

伤寒呕多，虽有阳明证，不可攻之。 [40]

此条阐释详见阳明病篇第204条。

阳明病，潮热，大便微硬者，可与大承气汤，不硬者，不可与之。若不大便六七日，恐有燥屎，欲知之法，少与小承气汤，汤入腹中，转失气者，此有燥屎也，乃可攻之。若不转失气者，此但初头硬，后必溏，不可攻之，攻之必胀满不能食也，欲饮水者，与水则哕。其后发热者，大便必复硬而少也，宜小承气汤和之。不转失气者，慎不可攻也。大承气汤。方一。 [41]

大黄四两　厚朴八两，炙　枳实五枚，炙　芒硝三合

右四味，以水一斗，先煮二味，取五升，下大黄，煮取二升，去滓，下芒硝，再煮一二沸。分二服，利则止后服。

小承气汤方

大黄四两，酒洗　厚朴二两，炙，去皮　枳实三枚，炙

右三味，以水四升，煮取一升二合，去滓。分温再服。

此条阐释详见阳明病篇第209条。与前条文字稍有差异。

伤寒中风，医反下之，其人下利，日数十行，谷不化，腹中雷鸣，心下痞硬而满，干呕心烦不得安，医见心下痞，谓病不尽，复下之，其痞益甚。此非结热，但以胃中虚，客气上逆，故使硬也。属甘草泻心汤。方二。 [42]

甘草四两，炙　黄芩三两　干姜三两　大枣十二枚，擘　半夏半升，洗　黄连一两

右六味，以水一斗，煮取六升，去滓，再煎取三升。温服一升，日三服。有人参，见第四卷中。

此条阐释详见太阳病篇第158条。彼条作“甘草泻心汤主之”。按：《金匮要略方论·百合狐惑阴阳毒病脉证并治》中，甘草泻心汤方有人参三两。

下利脉大者，虚也，以强下之故也。设脉浮革，因尔肠鸣者，属当归四逆汤。方三。 [43]

当归三两　桂枝三两，去皮　细辛三两　甘草二两，炙　通草二两　芍药三两

大枣二十五枚，擘。

右七味，以水八升，煮取三升，去滓。温服一升，半日三服。①

本条讨论下利后，阳虚气衰，血虚津亏、寒凝肠间之证治。

本条赵刻宋本六病诸篇不载，见《金匮玉函经·卷五》辨不可下病形证治第十七，又见《脉经·卷第八》平呕吐哕下利脉证第十四，方见于厥阴病篇第351条，文字略有不同。

不当下而用下法，谓之"强下"。强下后，下利不止与脉大无力并见，此属正气匮乏。从脉大来看，则阳虚气衰为主。若脉浮中兼革（按：革脉本有浮的要素），轻按浮取时指下有弹力，若略用力，则指下有中空外坚之感（见《辨脉法》第13条），此属下利后，津亏血虚，寒凝肠间。所谓"肠鸣"，此属水寒之气窜走肠间，气窜水行，气过水而沥沥有声。

纵观本证属阳虚气衰，血虚津亏、寒壅肠道，故选用当归四逆汤以温阳祛寒，养血护阴。按：半日三服，此服药法，六病诸篇少见。《伤寒例》第13条有云："凡发汗温暖汤药，其方虽言日三服，若病剧不解，当促其间，可半日中尽三服。"

阳明病，身合色赤，不可攻之。必发热，色黄者，小便不利也。 ［44］

此条阐释详见阳明病篇第206条。与前条文字稍有差异。

阳明病，心下硬满者，不可攻之。攻之，利遂不止者死，利止者愈。 ［45］

此条阐释详见阳明病篇第205条。

阳明病，自汗出，若发汗，小便自利者，此为津液内竭，虽硬不可攻之，须自欲大便，宜蜜煎导而通之。若土瓜根及猪胆汁，皆可为导。方四。 ［46］

食蜜七合

右一味，于铜器内，微火煎，当须凝如饴状，搅之勿令焦著，欲可丸，并手捻作挺，令头锐，大如指，长二寸许。当热时急作，冷则硬。以内谷道中，以手急抱，欲大便时乃去之。疑非仲景意，已试甚良。

又，大猪胆一枚，泻汁，和少许法醋，以灌谷道内，如一食顷，当大便出宿食恶物，甚效。

此条阐释详见阳明病篇第233条。与前条文字稍有差异。

① 半日三服：本书《卷六·第十二》当归四逆汤作"日三服"。

辨可下病脉证并治第二十一

合四十四法，方一十一首

阳明病，汗多者，急下之，宜大柴胡汤。第一。加大黄，八味。一法用小承气汤，前别有二法。(3)

少阴病，得之二三日，口燥咽干者，急下之，宜大承气汤。第二。四味。(4)

少阴病，六七日，腹满，不大便者，急下之，宜大承气汤。第三。用前第二方。(5)

少阴病，下利清水，心下痛，口干者，可下之，宜大柴胡、大承气汤。第四。大柴胡汤用前第一方，大承气汤用前第二方。(6)

下利，三部脉平，心下硬者，急下之，宜大承气汤。第五。用前第二方。(7)

下利，脉迟滑者，内实也。利未止，当下之，宜大承气汤。第六。用前第二方。(8)

阳明少阳合病，下利，脉不负者，顺也。脉滑数者，有宿食，当下之，宜大承气汤。第七。用前第二方。(9)

寸脉浮大反涩，尺中微而涩，故知有宿食，当下之，宜大承气汤。第八。用前第二方。(10)

下利，不欲食者，以有宿食，当下之，宜大承气汤。第九。用前第二方。(11)

下利差，至其年月日时复发者，以病不尽，当下之，宜大承气汤。第十。用前第二方。(12)

病腹中满痛，此为实，当下之，宜大承气、大柴胡汤。第十一。大承气用前第二方，大柴胡用前第一方。(13)

下利，脉反滑，当有所去，下乃愈，宜大承气汤。第十二。用前第二方。(14)

腹满不减，减不足言，当下之，宜大柴胡、大承气汤。第十三。大柴胡用前第一方，大承气用前第二方。(15)

伤寒后，脉沉，沉者，内实也，下之解，宜大柴胡汤。第十四。用前第一方。(16)

伤寒六七日，目中不了了，睛不和，无表里证，大便难，身微热者，实也。急下之，宜大承气、大柴胡汤。第十五。大柴胡用前第一方，大承气用前第二方。(17)

太阳病未解，脉阴阳俱停，先振栗汗出而解。阴脉微者，下之解，宜大柴胡汤。第十六。用前第一方。一法用调胃承气汤。(18)

脉双弦而迟者，心下硬。脉大而紧者，阳中有阴也，可下之，宜大承气汤。第十七。用前第二方。(19)

结胸者，项亦强，如柔痓状，下之和。第十八。结胸门用大陷胸丸。(20)

病人无表里证，发热七八日，虽脉浮数者，可下之，宜大柴胡汤。第十九。用前第一方。(21)

太阳病，表证仍在，脉微而沉，不结胸，发狂，少腹满，小便利，下血愈。宜下之，以抵当汤。第二十。四味。(22)

太阳病，身黄，脉沉结，少腹硬，小便自利，其人如狂，血证谛，属抵当汤证。第

二十一。用前第二十方。(23)

伤寒有热，少腹满，应小便不利，今反利，为有血，当下之，宜抵当丸。第二十二。四味。(24)

阳明病，但头汗出，小便不利，身必发黄，宜下之，茵陈蒿汤。第二十三。三味。(25)

阳明证，其人喜忘，必有畜血。大便色黑，宜抵当汤下之。第二十四。用前第二十方。(26)

汗出谵语，以有燥屎，过经可下之，宜大柴胡、大承气汤。第二十五。大柴胡用前第一方，大承气用前第二方。(27)

病人烦热，汗出，如疟状，日晡发热，脉实者，可下之，宜大柴胡、大承气汤。第二十六。大柴胡用前第一方。大承气用前第二方。(28)

阳明病，谵语，潮热，不能食，胃中有燥屎；若能食，但硬耳。属大承气汤证。第二十七。用前第二方。(29)

下利，谵语者，有燥屎也，属小承气汤。第二十八。三味。(30)

得病二三日，脉弱，无太阳柴胡证，烦躁，心下痞，小便利，屎定硬，宜大承气汤。第二十九。用前第二方。一云大柴胡汤。(31)

太阳中风，下利，呕逆，表解，乃可攻之，属十枣汤。第三十。二味。(32)

太阳病不解，热结膀胱，其人如狂，宜桃核承气汤。第三十一。五味。(33)

伤寒七八日，身黄如橘子色，小便不利，腹微满者，属茵陈蒿汤证。第三十二。用前第二十三方。(34)

伤寒发热，汗出不解，心中痞硬，呕吐下利者，属大柴胡汤证。第三十三。用前第一方。(35)

伤寒十余日，热结在里，往来寒热者，属大柴胡汤证。第三十四。用前第一方。(36)

但结胸，无大热，水结在胸胁也，头微汗出者，属大陷胸汤。第三十五。三味。(37)

伤寒六七日，结胸热实，脉沉紧，心下痛者，属大陷胸汤证。第三十六。用前第三十五方。(38)

阳明病，多汗，津液外出，胃中燥，大便必硬，谵语，属小承气汤证。第三十七。用前第二十八方。(39)

阳明病，不吐下，心烦者，属调胃承气汤。第三十八。三味。(40)

阳明病，脉迟，虽汗出不恶寒，身必重，腹满而喘，有潮热，大便硬，大承气汤主之；若汗出多，微发热恶寒，桂枝汤主之。热不潮，腹大满不通，与小承气汤。三十九。大承气汤用前第二方，小承气汤用前第二十八方，桂枝汤五味。(41)

阳明病，潮热，大便微硬，与大承气汤。若不大便六七日，恐有燥屎，与小承气汤。若不转气，不可攻之；后发热，大便复硬者，宜以小承气汤和之。第四十。并用前方。(42)

阳明病，谵语，潮热，脉滑疾者，属小承气汤证。第四十一。用前第二十八方。(43)

二阳并病，太阳证罢，但发潮热，汗出，大便难，谵语者，下之愈，宜大承气汤。第四十二。用前第二方。(44)

病人小便不利，大便乍难乍易，微热喘冒者，属大承气汤证。第四十三。用前第二方。(45)

大下，六七日不大便，烦不解，腹满痛者，属大承气汤证。第四十四。用前第二方。(46)

大法，秋宜下。 [1]

本条提示顺应秋季阳气收敛之势，宜清下夏日郁积之邪热。

本条赵刻宋本六病诸篇不载，见《金匮玉函经·卷五》辨可下病形证治第十八，又见《脉经·卷第七》病可下证第七。

《素问·脉要精微论》在论及常人的脉象时有云："春日浮，如鱼之游在波；夏日在肤，泛泛乎万物有余；秋日下肤，蛰虫将去。"秋日下肤，蛰虫将去，反映出人体阴阳、脏腑、气血与天地阴阳升降密切相关。夏季，烈日炎炎，暑气逼人，人体多有积热。夏至以后，天阳即开始了潜降的进程，至立秋时节，处于阳气收敛过程之初，人体阳气随天阳同步潜敛。值入秋季，凡属阳热宜下之证，均可顺时令之降势以清泄之。故本条在此提出秋季治疗大法，其实质是顺应秋季阳气收敛之势，清下夏日郁积之邪热。

凡可下者，用汤胜丸散，中病便止，不必尽剂也。 [2]

本条强调汤剂之优长，并提示用药之分寸。

本条赵刻宋本六病诸篇不载，见《金匮玉函经·卷五》辨可下病形证治第十八，又见《脉经·卷第七》病可下证第七，文字略有不同。

本论《辨可发汗病脉证并治第十六》第 4 条有云："凡云可发汗，无汤者，丸散亦可用。"本条又提出"凡可下者，用汤胜丸散。"从中可见，不论汗法还是下法，汤剂为首选的最常用剂型。之所以如此，因为汤剂发挥治疗作用快，配制方便，制作简单；更重要的原因，是可以因人因时而制方，故文曰："汤胜丸散。"

但，下法是祛邪之法，恐有伤正气之虞，故不可过用，文中提出"中病便止，不必尽剂"，已成千年来用药不移之法。

阳明病，发热汗多者，急下之，宜大柴胡汤。方一。一法用小承气汤。 [3]

柴胡八两　枳实四枚，炙　生姜五两　黄芩三两　芍药三两　大枣十二枚，擘　半夏半升，洗

右七味，以水一斗二升，煮取六升，去滓，更煎取三升，温服一升，日三服。一方云，加大黄二两。若不加，恐不成大柴胡汤。

此条阐释详见阳明病篇第 253 条。彼条作"宜大承气汤"。

少阴病，得之二三日，口燥咽干者，急下之，宜大承气汤。方二。 [4]

大黄四两，酒洗　厚朴半斤，炙，去皮　枳实五枚，炙　芒硝三合

右四味，以水一斗，先煮二物，取五升，内大黄，更煮取二升，去滓，内芒

硝，更上微火一两沸。分温再服，得下，余勿服。

此条阐释详见少阴病篇第320条。

少阴病，六七日，腹满，不大便者，急下之，宜大承气汤。三。用前第二方。 [5]

此条阐释详见少阴病篇第322条。与前条文字稍有差异。

少阴病，下利清水，色纯青，心下必痛，口干燥者，可下之，宜大柴胡、大承气汤。四。用前第一、第二方。 [6]

此条阐释详见少阴病篇第321条。与前条文字稍有差异，彼条无“宜大柴胡”。

按：小字注文“用前第一、第二方”，原作“用前第二方”；本篇篇目后，正文前低一格对应条文末尾小字注文作：“大柴胡汤用前第一方，大承气汤用前第二方。”律以上下文例，补小字注文“第一”。

下利，三部脉皆平，按之心下硬者，急下之，宜大承气汤。五。用前第二方。 [7]

本条脉症合参，讨论下利而用急下之法。

本条赵刻宋本六病诸篇不载，见《金匮玉函经·卷五》辨可下病形证治第十八，又见《金匮要略方论·呕吐哕下利病脉证治第十七》，《脉经·卷第七》病可下证第七，文字略有不同。

“下利”是症状，“按之心下硬”属体征。“下利”并见“按之心下硬”，此利属实证。“下利”并见寸关尺三部脉皆“平”，印证此利不是虚证，不是寒证，即使有热象尚不够凸显，但却能够确定是实证，属肠道垢积、燥屎滞塞，结者自结，未结者见旁流。故当予急下之法，通因通用，以泄其垢积燥屎。按：三部脉皆平，凸显无虚象。

本证之所以急下，是因为肠道梗阻，胃脘疼硬，急下属无奈之举。此与少阴篇第321条在病机上有类同之处。

下利，脉迟而滑者，内实也。利未欲止，当下之，宜大承气汤。六。用前第二方。 [8]

本条讨论阳明热积盛实，宿食燥屎阻滞肠道，下利不止之证治。

本条赵刻宋本六病诸篇不载，见《金匮玉函经·卷五》辨可下病形证治第十八，又见《金匮要略方论·呕吐哕下利病脉证治第十七》，《脉经·卷第八》平呕吐哕下利脉证第十四，文字略有不同。

迟脉，脉率“呼吸三至，去来极迟”（《脉经·卷第一》），态势怠缓，反映出宿食燥屎阻滞肠道，肠道滞塞气壅，中焦气机不畅之病机；滑脉，脉势“往来前却流利”（《脉经·卷第一》），反映出阳明热积盛实之病机。“内实”二字，清楚地表达出本证的病机特点。本证属阳明燥屎阻滞，结者自结，未结者旁流，利下清水，色纯青。下利不见停止迹象，通因通用，当用下法，后世吴又可《温疫论》云："热结旁流者，以胃家实，内热壅闭，先大便闭结；续得下利，纯臭水，全然无粪，日三四度，或十数度。宜大承气汤，得结粪而利止。"

《医宗金鉴》谓："脉迟不能兼滑，惟浮取之迟，沉取之滑，则有之矣。"[①] 其说非是。迟脉表达的是脉率，浮取沉取必皆迟；滑脉表达的是脉势，不论浮取沉取，必与迟脉相兼，文献中虽似少见，但合乎医理。近人蒲辅周先生曾治一眩晕证病人，头晕较剧，呕吐、血压低，耳鸣如蝉声。头昏头晕，胃部不适，兼有摇晃欲倒，食纳减退，体重亦减，常嗳气，矢气多，大便正常，晚间皮肤发痒、头昏头晕加重，小便稍频，有少许痰，有时脱肛，脉弦细无力，舌淡无苔，根据脉症，认为属中虚脾弱夹痰，兼心气不足，治宜先益中气，调脾胃，佐以宁心豁痰，用补中益气汤加味，服药后诸症均见轻。由于看报稍久，又失眠严重，大便有时燥，近日二便尚调，脉迟滑，舌正中心苔薄黄腻，似有食滞之象，仍宜调和脾胃，强健中气兼消胃滞[②]。蒲辅周先生本案脉迟滑，证属食滞，有助于本条的理解，可参悟。

阳明少阳合病，必下利，其脉不负者，为顺也。负者，失也，互相克贼，名为负也。脉滑而数者，有宿食，当下之，宜大承气汤。七。用前第二方。 [9]

此条阐释详见阳明病篇第256条。与前条文字稍有差异。

问曰：人病有宿食，何以别之？师曰：寸口脉浮而大，按之反涩，尺中亦微而涩，故知有宿食，当下之，宜大承气汤。八。用前第二方。 [10]

本条用问答的形式，讨论宿食证脉象特点及治疗原则与方药。

本条赵刻宋本六病诸篇不载，见《金匮玉函经·卷五》辨可下病形证治第十八，又见《金匮要略方论·腹满寒疝宿食病脉证第十》、《脉经·卷第八》平腹满寒疝宿食脉证第十一，文字略有不同。

宿食证的脉象与症状呈多样化表现，宿食证在不同病人身上的表现与同一病人在不同阶段的表现不同，因此运用望闻问切四诊，从不同侧面，不同角度审视，诊断要点亦有不同。本条从脉象方面凸显宿食证的诊断要领。

文曰"寸口脉浮而大"，是指寸关尺三部"脉浮而大"，是言浮取脉盛实有力，反映出邪实之病机。"按之反涩"是言沉取脉涩，此"涩"寓迟滞之意，一方面反映食积热盛，热壅脉道；另一方面蕴阴津不足之象。不当"涩"而"涩"，故曰"反"。若尺脉滞涩尤甚，则反映其人津亏，阴气有不足之象，此用大承气汤当有所顾忌、审慎。而本证只是"尺中亦微而涩"，此尺中涩是与前文之"按之反涩"对举，故曰"亦"；但是，虽同是涩脉，"尺中涩"与"按之反涩"对比，涩的程度却有不同——此证尺中涩只是略显涩象，故文曰"微而涩"。此处之"而"，不是表示脉象的并列关系，而是连接状语，表示修饰关系；此处之"微"，是表达涩的程度微浅，不是言脉象之微弱。本条宿食证，虽尺中微涩，仍放手"下之，宜大承气汤"。

---

① 吴谦．医宗金鉴·卷十五[M]．第2版．北京：人民卫生出版社，1982

② 高辉远．蒲辅周医案[M]．北京：人民卫生出版社，1972

本条宿食证虽“当下之，宜大承气汤”，但非大热大实大满之证，故大承气汤的运用当与阳明病篇第209条互参。

下利，不欲食者，以有宿食故也，当下之，宜大承气汤。九。用前第二方。［11］

本条从症状角度讨论宿食证之诊断与治疗。

本条赵刻宋本六病诸篇不载，见《金匮玉函经·卷五》辨可下病形证治第十八，又见《金匮要略方论·腹满寒疝宿食病脉证第十》，《脉经·卷第八》平腹满寒疝宿食脉证第十一，文字略有不同。

下利，不欲饮食，若急性发作，多有可能是宿食证，此不欲食，属厌食。此下利伴有不消化之腐败食物，且时有嗳腐食臭、腹胀痞满等症状。

若久利与不欲食并见，一则多系脾阳虚衰，其不欲食，属食欲不振；二则亦可能肠道宿食日久，垢积肠间皱襞，证属虚中夹实，其久利可飧泄与滞下间见。故本条用大承气汤，意在荡涤肠中之腐败宿食垢积，然于用药方法与用量上当据病人具体症状斟酌。

下利差，至其年月日时复发者，以病不尽故也，当下之，宜大承气汤。十。用前第二方。［12］

本条强调下利证瘥后，若下利复发，属余邪未尽，仍当下之。

本条赵刻宋本六病诸篇不载，见《金匮玉函经·卷五》辨可下病形证治第十八，又见《金匮要略方论·呕吐哕下利病脉证治第十七》，《脉经·卷第八》平呕吐哕下利脉证第十四，文字略有不同。

下利虽似已愈，但如果在其后某个时间再次发作，此属余邪未尽，宿食肠垢嵌入肠道皱襞，故此引发下利的病机依然残留。按：差，同“瘥”；其年月日时，在此处泛指下次可能发生下利的不确定之时间。若其后下利复发，当再下之，方宜大承气汤，荡涤、搜剔嵌入肠道皱襞之宿食垢积。

病腹中满痛者，此为实也，当下之，宜大承气、大柴胡汤。十一。用前第一、第二方。［13］

本条强调腹中满痛属实者，当下之。

本条赵刻宋本六病诸篇不载，见《金匮玉函经·卷五》辨可下病形证治第十八，又见《金匮要略方论·腹满寒疝宿食病脉证第十》，《脉经·卷第八》平腹满寒疝宿食脉证第十一，文字略有不同。

腹中满痛，其势偏上者，表现为胃脘痞满硬痛，此属热壅中焦，选用大柴胡汤开心下、腹中结气，降泄清疏，以除腹中满痛。

腹中满痛，其势偏下者，表现为脐周痞满硬痛，此属邪热与积聚结于肠道，当下之，选用大承气汤，攻下宿食、硬便、燥屎。

虽同为腹中满痛，同为“实”，但性质不同，大承气汤所治之“实”凸显有形之积垢；

大柴胡汤所治之“实”凸显无形之实热为主，抑或兼夹滞积。

下利，脉反滑，当有所去，下乃愈，宜大承气汤。十二。用前第二方。 ［14］

本条提示下利与脉滑并见，属宿食证，下乃愈。

本条赵刻宋本六病诸篇不载，见《金匮玉函经·卷五》辨可下病形证治第十八，又见《金匮要略方论·呕吐哕下利病脉证治第十七》，《脉经·卷第八》平呕吐哕下利脉证第十四，文字略有不同。

脉滑与下利并见，此滑主宿食不化，此利属实证。其人必腹满胀痞痛，结合宿食诸条表述，其脉或“迟而滑”（本篇第8条）或“滑而数”（本篇第9条），其症或“不欲食”（本篇第11条）。只要是诊断为宿食不化，嗳腐食臭，肠道垢结，均“当有所去”，下乃愈，仲景选用大承气汤。按：宿食证，在仲景时代，下法是正治之法，大承气汤是首选方药；在其后的发展中，宿食证的治疗更注重消食导滞与下气通便相结合。

腹满不减，减不足言，当下之，宜大柴胡、大承气汤。十三。用前第一、第二方。 ［15］

此条阐释详见阳明病篇第255条。彼条无“大柴胡”三字。

伤寒后，脉沉，沉者，内实也，下之解，宜大柴胡汤。十四。用前第一方。 ［16］

本条提示邪热深入，热结于里，宜用大柴胡汤下之。

本条赵刻宋本六病诸篇不载，见《金匮玉函经·卷五》辨可下病形证治第十八，又见《脉经·卷第七》病可下证第七，文字略有不同。

“伤寒后”，后，在此突出发病后的进程。其脉由“浮”变化为不浮，不浮曰“沉”，此属邪热逐渐深入之过程，邪外连于表，内结于里，宜用大柴胡汤外清内降。

大柴胡汤在六病诸篇中凡三见，第103条之“呕不止，心下急，郁郁微烦”；第165条之“伤寒发热，汗出不解，心中痞硬，呕吐而下利”；第136条“伤寒十余日，热结在里，复往来寒热者”。此三条表达的均属伤寒后，邪热逐渐深入之过程，其证系热壅中焦，气结胃脘，属无形之热结聚，其脉象由早期的浮象转变为不浮，所谓“脉沉”只是相比较而言。此属热结之内实，在此选用大柴胡汤，而不用大承气汤，恰反映出本证病机仍是邪外连于表，内结于里，用大柴胡汤意在外清稽留之表邪，内降郁结之滞积。本条可与《金匮要略方论·腹满寒疝宿食病脉证第十》“按之心下满痛者，此为实也，当下之，宜大柴胡汤”互参。

伤寒六七日，目中不了了，睛不和，无表里证，大便难，身微热者，此为实也。急下之，宜大承气、大柴胡汤。十五。用前第一、第二方。 ［17］

此条阐释详见阳明病篇第252条。彼条无“大柴胡”三字。

太阳病未解，脉阴阳俱停一作微，**必先振栗汗出而解。但阴脉微**一作尺脉实**者，下之而解，宜大柴胡汤。十六**。用前第一方。一法用调胃承气汤。 [18]

此条阐释详见太阳病篇第94条。与前条文字有较多删改。

脉双弦而迟者，必心下硬。脉大而紧者，阳中有阴也，可下之，宜大承气汤。十七。用前第二方。 [19]

本条讨论脉弦极而迟，宿食不化，停滞脘腹，宜大承气汤祛邪以护正。

本条赵刻宋本六病诸篇不载，见《金匮玉函经·卷五》辨可下病形证治第十八，《脉经·卷第七》病可下证第七，文字略有不同。

本条另见《金匮要略方论·腹满寒疝宿食病脉证第十》，文曰："其脉数而紧乃弦，状如弓弦，按之不移。脉数弦者，当下其寒；脉紧大而迟者，必心下坚；脉大而紧者，阳中有阴，可下之。"本条与《腹满寒疝宿食》篇中上述文字对勘，可以发现，本条文意源于此文后半节。不同之处只是本条用"脉双弦"替代了《腹满寒疝宿食》篇中"脉紧大"①。

要理解"脉双弦"与"脉紧大"的关系，还得从弦脉之"弦"说起。

《腹满寒疝宿食》篇曰："其脉数而紧乃弦。"从医理角度审视，此处之"数"表达的不是脉率，不是表述脉的至数，因为弦脉中无"数"之要素。因此，此处之"数"，犹急也。

脉之"数"，在仲景书中，根据医理、文理与事理，根据语境，上下文义，可有不同的蕴意。在此表达的不是脉的至数，而是脉搏起伏来去之态势。表达出弦脉中除了脉势应指挺劲，端长平直之外，还有"紧""急"之要素。因为"弦"不能离开"弓"，"弦"一旦离开"弓"，即不能称之为"弦"，只能称之为"丝"，故可谓"无弓不成弦"。在此，"弓"的作用就是向外撑张，使"丝"保持一定的紧张度。从此事理常识中，还可以得出结论：即"无紧亦不成弦"。从中也可以悟解，在脉象中，弦中无速度迟数之要素。明白了上述事理，也就理解了"脉数而紧乃弦"的道理。

《辨脉法》第12条又云："脉浮而紧者，名曰弦也。弦者，状如弓弦，按之不移也。"浮，在此是言弦脉的脉位浅表，举之有余。紧，在此言弦脉脉势应指有力，脉来指下有一定的绷紧感。通过对《腹满寒疝宿食病脉证》篇之"其脉数而紧乃弦"与《辨脉法》第12条之"脉浮而紧者，名曰弦"的对比讨论，可以得出结论：丝，无弓则不成弦，所以弦中必有紧象。"紧"的程度，决定了"弦"的程度，在一定范围内，"弦"的程度越高，那么其中蕴含的"紧"象越是明显。

理解了紧脉与弦脉的关系，那么可以认为，《腹满寒疝宿食病脉证》之"脉数而紧乃弦"，是对弦脉脉象的一般表述，属常规的表达。而"脉紧大"表述的是"更弦"，是对弦的程度特别高之状态的特殊表述。

本篇从《金匮要略方论·腹满寒疝宿食病脉证》"其脉数而紧乃弦，状如弓弦，按之不移。脉数弦者，当下其寒；脉紧大而迟者，必心下坚；脉大而紧者，阳中有阴，可下之"条文中，撷取后半节，作为独立的一条，并以"脉双弦"意象"脉紧大"之内蕴。似可以断

① 李心机."脉双弦""脉偏弦"索隱[N].中国中医药报，2016-08-05(4)

言，“脉双弦而迟”等同于“脉紧大而迟”。本条之“脉双弦”，表述脉“弦”的程度特别明显。双，两也，加倍也。双弦犹言倍弦，更弦。

本证所谓“双弦而迟”，即脉弦极而迟，亦即后文所言之“脉大而紧”，此正合《灵枢·五色》所云：“气口盛坚者，伤于食。”本证宿食结滞，壅积气机，气血不畅，故脉来弦极而迟涩有力，即所谓气口脉“盛坚者”。宿食不化，停滞胃脘，“必心下硬”。按：必，若也（见裴学海《古书虚字集释·卷十》）。此属正邪俱盛，正邪相搏，方用大承气汤荡下祛邪以护正。

双弦，又见《金匮要略方论·痰饮咳嗽病脉证并治》篇：“脉双弦者，寒也，皆大下后善虚。脉偏弦者，饮也。”意同。偏弦，犹略弦；偏，《说文》：“颇也。”颇，稍，略微也。又《脉经·卷第六》有云“寸口脉双紧”，双，意亦同。

结胸者，项亦强，如柔痉状，下之则和。十八。结胸门用大陷胸丸。 ［20］

此条阐释详见太阳病篇第131条。系彼条之一节。

病人无表里证，发热七八日，虽脉浮数者，可下之，宜大柴胡汤。十九。用前第一方。 ［21］

此条阐释详见阳明病篇第257条。与前条文字有较多增减。

太阳病六七日，表证仍在，脉微而沉，反不结胸，其人发狂者，以热在下焦，少腹当硬满，而小便自利者，下血乃愈。所以然者，以太阳随经，瘀热在里故也，宜下之，以抵当汤。方二十。 ［22］

水蛭三十枚，熬　桃仁二十枚，去皮尖　虻虫三十枚，去翅足，熬　大黄三两，去皮，破六片

右四味，以水五升，煮取三升，去滓。温服一升，不下者更服。

此条阐释详见太阳病篇第124条。与前条文字有增减。

太阳病，身黄，脉沉结，少腹硬满；小便不利者，为无血也；小便自利，其人如狂者，血证谛，属抵当汤证。二十一。用前第二十方。 ［23］

此条阐释详见太阳病篇第125条。与前条文字有增减，彼条作“抵当汤主之”。

伤寒有热，少腹满，应小便不利，今反利者，为有血也，当下之，宜抵当丸。方二十二。 ［24］

大黄三两　桃仁二十五个，去皮尖　虻虫去翅足，熬　水蛭各二十个，熬

右四味，捣筛，为四丸。以水一升，煮一丸，取七合服之，晬时当下血。若不下者，更服。

此条阐释详见太阳病篇第126条。与前条文字有增减。

阳明病，发热汗出者，此为热越，不能发黄也。但头汗出，身无汗，剂颈而还，小便不利，渴引水浆者，以瘀热在里，身必发黄，宜下之，以茵陈蒿汤。方二十三。 ［25］

茵陈蒿六两　栀子十四个，擘　大黄二两，破

右三味，以水一斗二升，先煮茵陈，减六升；内二味，煮取三升，去滓。分温三服。小便当利，尿如皂荚汁状，色正赤，一宿腹减，黄从小便去也。

此条阐释详见阳明病篇第236条。与前条文字稍有差异。

阳明证，其人喜忘者，必有畜血。所以然者，本有久瘀血，故令喜忘。屎虽硬，大便反易，其色必黑，宜抵当汤下之。二十四。用前第二十方。 ［26］

此条阐释详见阳明病篇第237条。与前条文字稍有差异。

汗一作卧**出谵语者，以有燥屎在胃中，此为风也。须下者，过经乃可下之。下之若早者，语言必乱，以表虚里实故也。下之愈，宜大柴胡、大承气汤。二十五。**用前第一、第二方。 ［27］

此条阐释详见阳明病篇第217条。与前条文字稍有差异，彼条无“大柴胡”三字。

病人烦热，汗出则解，又如疟状，日晡所发热者，属阳明也。脉实者，可下之，宜大柴胡、大承气汤。二十六。用前第一、第二方。 ［28］

此条阐释详见阳明病篇第240条。与前条文字有较多增减，彼条无“大柴胡”三字。

阳明病，谵语，有潮热，反不能食者，胃中有燥屎五六枚也；若能食者，但硬耳。属大承气汤证。二十七。用前第二方。 ［29］

此条阐释详见阳明病篇第215条。与前条文字稍有差异，彼条作“宜大承气汤下之”。

下利，谵语者，有燥屎也，属小承气汤。方二十八。 ［30］

大黄四两　厚朴二两，炙，去皮　枳实三枚，炙

右三味，以水四升，煮取一升二合，去滓。分温再服，若更衣者，勿服之。

此条阐释详见厥阴病篇第374条。与前条文字稍有差异，彼条作“宜小承气汤”。

得病二三日，脉弱，无太阳柴胡证，烦躁，心下痞，至四五日，虽能食，以承气汤少少与，微和之，令小安，至六日，与承气汤一升。若不大便六七日，小便少者，虽不大便，但初头硬，后必溏，此未定成硬也，攻之必溏；须小便利，屎定硬，乃可攻之，宜大承气汤。二十九。用前第二方。一云大柴胡汤。 ［31］

此条阐释详见阳明病篇第251条。与前条文字稍有差异。

太阳病中风，下利，呕逆，表解者，乃可攻之。其人漐漐汗出，发作有时，头

痛，心下痞硬满，引胁下痛，干呕则短气，汗出不恶寒者，此表解里未和也，属十枣汤。方三十。 ［32］

芫花熬赤　甘遂　大戟各等分

右三味，各异捣筛。称已，合治之。以水一升半，煮大肥枣十枚，取八合，去枣，内药末。强人服重一钱匕，羸人半钱，温服之，平旦服。若下少，病不除者，明日更服加半钱。得快下利后，糜粥自养。

此条阐释详见太阳病篇第152条。与前条文字稍有差异，彼条作“十枣汤主之”。

太阳病不解，热结膀胱，其人如狂，血自下，下者愈。其外未解者，尚未可攻，当先解其外；外解已，但少腹急结者，乃可攻之，宜桃核承气汤。方三十一。 ［33］

桃仁五十枚，去皮尖　大黄四两　甘草二两，炙　芒硝二两　桂枝二两，去皮

右五味，以水七升，煮四物，取二升半，去滓，内芒硝，更上火，煎微沸。先食温服五合，日三服。当微利。

此条阐释详见太阳病篇第106条。与前条文字稍有差异。

伤寒七八日，身黄如橘子色，小便不利，腹微满者，属茵陈蒿汤证。三十二。用前第二十三方。 ［34］

此条阐释详见阳明病篇第260条。彼条作“茵陈蒿汤主之”。

伤寒发热，汗出不解，心中痞硬，呕吐而下利者，属大柴胡汤证。三十三。用前第一方。 ［35］

此条阐释详见太阳病篇第165条。彼条作“大柴胡汤主之”。

伤寒十余日，热结在里，复往来寒热者，属大柴胡汤证。三十四。用前第一方。 ［36］

此条阐释详见太阳病篇第136条。彼条作“与大柴胡汤”。

但结胸，无大热者，以水结在胸胁也，但头微汗出者，属大陷胸汤。方三十五。 ［37］

大黄六两　芒硝一升　甘遂末一钱匕

右三味，以水六升，先煮大黄，取二升，去滓，内芒硝，更煮一二沸，内甘遂末。温服一升。

此条阐释详见太阳病篇第136条。此为彼条中之一节，彼作“大陷胸汤主之”。

伤寒六七日，结胸热实，脉沉而紧，心下痛，按之石硬者，属大陷胸汤证。三十六。用前第三十五方。 ［38］

此条阐释详见太阳病篇第 135 条。彼条作“大陷胸汤主之”。

阳明病，其人多汗，以津液外出，胃中燥，大便必硬，硬则评语，属小承气汤证。三十七。用前第二十八方。 ［39］

此条阐释详见阳明病篇第 213 条。与前条文字稍有差异，彼作“小承气汤主之”。

阳明病，不吐不下，心烦者，属调胃承气汤。方三十八。 ［40］

大黄四两，酒洗　甘草二两，炙　芒硝半升

右三味，以水三升，煮取一升，去滓，内芒硝，更上火微煮令沸，温顿服之。

此条阐释详见阳明病篇第 207 条。与前条文字稍有差异，彼条作“可与调胃承气汤”。

阳明病，脉迟，虽汗出不恶寒者，其身必重，短气，腹满而喘，有潮热者，此外欲解，可攻里也。手足濈然汗出者，此大便已硬也，大承气汤主之。若汗出多，微发热恶寒者，外未解也，桂枝汤主之。其热不潮，未可与承气汤。若腹大满不通者，与小承气汤，微和胃气，勿令至大泄下。三十九。大承气汤用前第二方，小承气汤用前第二十八方。 ［41］

桂枝汤方

桂枝去皮　芍药　生姜切。各三两　甘草二两，炙　大枣十二枚，擘

右五味，以水七升，煮取三升，去滓。温服一升。服汤后，饮热稀粥一升余，以助药力，取微似汗。

此条阐释详见阳明病篇第 208 条。与前条文字稍有差异，彼条系有大、小承气汤方，此则删承气汤方而系桂枝汤方。

阳明病，潮热，大便微硬者，可与大承气汤，不硬者，不可与之。若不大便六七日，恐有燥屎，欲知之法，少与小承气汤，汤入腹中，转失气者，此有燥屎也，乃可攻之。若不转失气者，此但初头硬，后必溏，不可攻之，攻之必胀满不能食也，欲饮水者，与水则哕。其后发热者，大便必复硬而少也，宜以小承气汤和之。不转失气者，慎不可攻也。四十。并用前方。 ［42］

此条阐释详见阳明病篇第 209 条。与前条文字稍有差异。

阳明病，评语，发潮热，脉滑而疾者，小承气汤主之。因与承气汤一升，腹中转气者，更服一升；若不转气者，勿更与之。明日又不大便，脉反微涩者，里虚也，为难治，不可更与承气汤。四十一。用前第二十八方。 ［43］

此条阐释详见阳明病篇第 214 条。

二阳并病，太阳证罢，但发潮热，手足漐漐汗出，大便难而评语者，下之则

愈，宜大承气汤。四十二。用前第二方。 ［44］

此条阐释详见阳明病篇第 220 条。

病人小便不利，大便乍难乍易，时有微热，喘冒不能卧者，有燥屎也，属大承气汤证。四十三。用前第二方。 ［45］

此条阐释详见阳明病篇第 242 条。彼条作“大承气汤主之”。

大下后，六七日不大便，烦不解，腹满痛者，此有燥屎也。所以然者，本有宿食故也，属大承气汤证。四十四。用前第二方。 ［46］

此条阐释详见阳明病篇第 241 条。彼条作“宜大承气汤”。

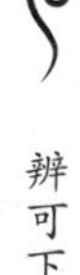

伤寒论卷第十　　仲景全书第十

汉　张仲景述　晋　王叔和撰次
宋　林　亿校正
明　赵开美校刻
沈　琳仝校

辨发汗吐下后病脉证并治第二十二

合四十八法，方三十九首

太阳病八九日，如疟状，热多寒少，不呕，清便，脉微而恶寒者，不可更发汗吐下也。以其不得小汗，身必痒，属桂枝麻黄各半汤。第一。七味。前有二十二病证。(24)

服桂枝汤，或下之，仍头项强痛，发热，无汗，心下满痛，小便不利，属桂枝去桂加茯苓白术汤。第二。六味。(25)

太阳病，发汗不解，而下之，脉浮者，为在外，宜桂枝汤。第三。五味。(26)

下之后，复发汗，昼日烦躁，夜安静，不呕，不渴，无表证，脉沉微者，属干姜附子汤。第四。二味。(27)

伤寒，若吐下后，心下逆满，气上冲胸，起则头眩，脉沉紧，发汗则身为振摇者，属茯苓桂枝白术甘草汤。第五。四味。(28)

发汗，若下之，病不解，烦躁者，属茯苓四逆汤。第六。五味。(29)

发汗、吐下后，虚烦不眠，若剧者，反复颠倒，心中懊恼，属栀子豉汤；少气者，栀子甘草豉汤；呕者，栀子生姜豉汤。第七。栀子豉汤二味。栀子甘草豉汤、栀子生姜豉汤，并三味。(30)

发汗，下之，而烦热、胸中窒者，属栀子豉汤证。第八。用上初方。(31)

太阳病，过经十余日，心下欲吐，胸中痛，大便溏，腹满，微烦。先此时极吐下者，与调胃承气汤。第九。三味。(32)

太阳病，重发汗，复下之，不大便五六日，舌上燥而渴，日晡潮热，心腹硬满痛不可近者，属大陷胸汤。第十。三味。(33)

伤寒五六日，发汗复下之，胸胁满微结，小便不利，渴而不呕，头汗出，寒热，心烦者，属柴胡桂枝干姜汤。第十一。七味。(34)

伤寒发汗，吐下解后，心下痞硬，噫气不除者，属旋覆代赭汤。第十二。七味。(35)

伤寒下之，复发汗，心下痞，恶寒，表未解也，表解乃可攻痞。解表宜桂枝汤，攻痞宜大黄黄连泻心汤。第十三。桂枝汤用前第三方。大黄泻心汤二味。(36)

伤寒，吐下后，七八日不解，热结在里，表里俱热，恶风，大渴，舌上燥而烦，欲饮水数升者，属白虎加人参汤。第十四。五味。(37)

伤寒，吐下后不解，不大便至十余日，日晡发潮热，不恶寒，如见鬼状。剧者不识人，

循衣摸床，惕而不安，微喘直视，发热谵语者，属大承气汤。第十五。四味。 (38)

三阳合病，腹满身重，口不仁，面垢，谵语遗尿。发汗则谵语，下之则额上汗，手足逆冷，自汗出者，属白虎汤。第十六。四味。 (39)(40)

阳明病，脉浮紧，咽燥口苦，腹满而喘，发热汗出，反恶热，身重。若发汗，则谵语；加温针，必怵惕烦躁不眠；若下之，则心中懊憹，舌上胎者，属栀子豉汤证。第十七。用前第七方。 (41)

阳明病，下之，心中懊憹而烦，胃中有燥屎，可攻，宜大承气汤。第十八。用前第十五方。 (42)

太阳病，吐下、发汗后，微烦，小便数，大便硬者，与小承气汤和之。第十九。三味。 (43)

大汗、大下而厥者，属四逆汤。第二十。三味。 (44)

太阳病，下之，气上冲者，与桂枝汤。第二十一。用前第三方。 (45)

太阳病，下之后，脉促，胸满者，属桂枝去芍药汤。第二十二。四味。 (46)

若微寒者，属桂枝去芍药加附子汤。第二十三。五味。 (47)

太阳桂枝证，反下之，利不止，脉促，喘而汗出者，属葛根黄芩黄连汤。第二十四。四味。 (48)

太阳病，下之，微喘者，表未解也，属桂枝加厚朴杏子汤。第二十五。七味。 (49)

伤寒，不大便六七日，头痛有热者，与承气汤。小便清者一云大便青，知不在里，当发汗，宜桂枝汤。第二十六。用前第三方。 (50)

伤寒五六日，下之后，身热不去，心中结痛者，属栀子豉汤证。第二十七。用前第七方。 (51)

伤寒下后，心烦腹满，卧起不安，属栀子厚朴汤。第二十八。三味。 (52)

伤寒，以丸药下之，身热不去，微烦者，属栀子干姜汤。第二十九。二味。 (53)

伤寒下之，续得下利不止，身疼痛，急当救里；后身疼痛，清便自调者，急当救表。救里宜四逆汤，救表宜桂枝汤。第三十。并用前方。 (55)

太阳病，过经十余日，二三下之，柴胡证仍在，与小柴胡。呕止小安，郁郁微烦者，可与大柴胡汤。第三十一。八味。 (56)

伤寒，十三日不解，胸胁满而呕，日晡发潮热，微利。潮热者，实也。先服小柴胡汤以解外，后以柴胡加芒硝汤主之。第三十二。八味。 (57)

伤寒十三日，过经谵语，有热也。若小便利，当大便硬，而反利者，知以丸药下之也。脉和者，内实也，属调胃承气汤证。第三十三。用前第九方。 (58)

伤寒八九日，下之，胸满烦惊，小便不利，谵语，身重不可转侧者，属柴胡加龙骨牡蛎汤。第三十四。十二味。 (59)

火逆。下之，因烧针烦躁者，属桂枝甘草龙骨牡蛎汤。第三十五。四味。 (60)

太阳病，脉浮而动数，头痛发热，盗汗，恶寒，反下之，膈内拒痛，短气躁烦，心中懊憹，心下因硬，则为结胸，属大陷胸汤证。第三十六。用前第十方。 (61)

伤寒五六日，呕而发热者，小柴胡汤证具，以他药下之，柴胡证仍在者，复与柴胡汤。

必蒸蒸而振，却发热汗出而解。若心满而硬痛者，此为结胸，大陷胸汤主之。但满而不痛者，为痞，属半夏泻心汤。第三十七。七味。(62)

本以下之，故心下痞，其人渴而口燥烦，小便不利者，属五苓散。第三十八。五味。(63)

伤寒中风，下之，其人下利，日数十行，腹中雷鸣，心下痞硬，干呕心烦，复下之，其痞益甚，属甘草泻心汤。第三十九。六味。(64)

伤寒服药，下利不止，心下痞硬。复下之，利不止，与理中，利益甚，属赤石脂禹余粮汤。第四十。二味。(65)

太阳病，外证未除，数下之，遂协热而利，利不止，心下痞硬，表里不解，属桂枝人参汤。第四十一。五味。(66)

下后，不可更行桂枝汤，汗出而喘，无大热者，属麻黄杏子甘草石膏汤。第四十二。四味。(67)

阳明病，下之，外有热，手足温，心中懊憹，饥不能食，但头汗出，属栀子豉汤证。第四十三。用前第七方。(68)

伤寒吐后，腹胀满者，属调胃承气汤证。第四十四。用前第九方。(69)

病人无表里证，发热七八日，脉虽浮数，可下之。假令已下，脉数不解，不大便者，有瘀血，属抵当汤。第四十五。四味。(70)

本太阳病，反下之，腹满痛，属太阴也，属桂枝加芍药汤。第四十六。五味。(71)

伤寒六七日，大下，寸脉沉而迟，手足厥，下部脉不至，喉咽不利，唾脓血者，属麻黄升麻汤。第四十七。十四味。(72)

伤寒本自寒下，复吐下之，食入口即吐，属干姜黄芩黄连人参汤。第四十八。四味。(73)

师曰：病人脉微而涩者，此为医所病也。大发其汗，又数大下之，其人亡血，病当恶寒，后乃发热，无休止时，夏月盛热，欲著复衣，冬月盛寒，欲裸其身。所以然者，阳微则恶寒，阴弱则发热，此医发其汗，使阳气微，又大下之，令阴气弱。五月之时，阳气在表，胃中虚冷，以阳气内微，不能胜冷，故欲著复衣。十一月之时，阳气在里，胃中烦热，以阴气内弱，不能胜热，故欲裸其身。又阴脉迟涩，故知亡血也。［1］

本条表述汗下后伤阴亡阳之脉象、症状特点与机理。

本条赵刻宋本六病诸篇不载，见《金匮玉函经·卷六》辨发汗吐下后病形证治第十九，又见《脉经·卷第七》病发汗吐下以后证第八。

此条阐释详见《辨脉法》第25条。

寸口脉浮大，而医反下之，此为大逆。浮则无血，大则为寒，寒气相搏，则为肠鸣。医乃不知，而反饮冷水，令汗大出，水得寒气，冷必相搏，其人则䭇。［2］

此条阐释详见《辨脉法》第 28 条。

本条赵刻宋本六病诸篇不载，见《金匮玉函经·卷六》辨不可水病形证治第二十七，又见《脉经·卷第七》病不可水证第十四。

太阳病三日，已发汗，若吐、若下、若温针，仍不解者，此为坏病，桂枝不中与之也。观其脉症，知犯何逆，随证治之。 [3]

此条阐释详见太阳病篇第 16 条。

脉浮数者，法当汗出而愈。若下之，身重、心悸者，不可发汗，当自汗出乃解。所以然者，尺中脉微，此里虚，须表里实，津液和，便自汗出愈。 [4]

此条阐释详见太阳病篇第 49 条。与前条文字稍有差异。

凡病，若发汗、若吐、若下，若亡血、无津液，阴阳脉自和者，必自愈。 [5]

此条阐释详见太阳病篇第 58 条。与前条文字稍有差异。

大下之后，复发汗，小便不利者，亡津液故也。勿治之，得小便利，必自愈。 [6]

此条阐释详见太阳病篇第 59 条。与前条文字稍有差异。

下之后，复发汗，必振寒，脉微细。所以然者，以内外俱虚故也。 [7]

此条阐释详见太阳病篇第 60 条。

本发汗，而复下之，此为逆也；若先发汗，治不为逆。本先下之，而反汗之，为逆；若先下之，治不为逆。 [8]

此条阐释详见太阳病篇第 90 条。

太阳病，先下而不愈，因复发汗，以此表里俱虚，其人因致冒，冒家汗出自愈。所以然者，汗出表和故也。得表和，然后复下之。 [9]

此条阐释详见太阳病篇第 93 条。与前条文字稍有差异。按：得表和，第 93 条作“里未和”。

得病六七日，脉迟浮弱，恶风寒，手足温。医二三下之，不能食，而胁下满痛，面目及身黄，颈项强，小便难者，与柴胡汤，后必下重。本渴饮水而呕者，柴胡不中与也。食谷者哕。 [10]

此条阐释详见太阳病篇第 98 条。与前条文字稍有差异。

太阳病，二三日，不能卧，但欲起，心下必结，脉微弱者，此本有寒分也。

反下之，若利止，必作结胸；未止者，四日复下之，此作协热利也。 [11]

此条阐释详见太阳病篇第139条。

太阳病，下之，其脉促一作纵。**不结胸者，此为欲解也。脉浮者，必结胸。脉紧者，必咽痛。脉弦者，必两胁拘急。脉细数者，头痛未止。脉沉紧者，必欲呕。脉沉滑者，协热利。脉浮滑者，必下血。** [12]

此条阐释详见太阳病篇第140条。

太阳少阳并病，而反下之，成结胸，心下硬，下利不止，水浆不下，其人心烦。 [13]

此条阐释详见太阳病篇第150条。

脉浮而紧，而复下之，紧反入里，则作痞。按之自濡，但气痞耳。 [14]

此条阐释详见太阳病篇第151条。

伤寒吐下、发汗后，虚烦，脉甚微，八九日心下痞硬，胁下痛，气上冲咽喉，眩冒，经脉动惕者，久而成痿。 [15]

此条阐释详见太阳病篇第160条。与前条文字稍有差异。

阳明病，能食，下之不解者，其人不能食，若攻其热必哕。所以然者，胃中虚冷故也。以其人本虚，攻其热必哕。 [16]

此条阐释详见阳明病篇第194条。与前条文字有增减。

阳明病，脉迟，食难用饱，饱则发烦头眩，必小便难，此欲作谷疸。虽下之，腹满如故，所以然者，脉迟故也。 [17]

此条阐释详见阳明病篇第195条。与前条文字稍有差异。按：疸，原作“疽”，讹；第195条作“瘅”，《说文通训定声》：“瘅，假借为疸。”据改。

夫病阳多者热，下之则硬；汗多，极发其汗亦硬。 [18]

本条指出，热势弥漫，误用汗下，伤津化燥，大便必硬。

本条赵刻宋本六病诸篇不载，见《金匮玉函经·卷六》辨发汗吐下后病形证治第十九，又见《脉经·卷第七》病发汗吐下以后证第八。

在《伤寒论》中，谓“阳多者”，无一能超出三阳合病（见阳明病篇第219条）。三阳合病是热势燎原，三阳俱热，属无形之热弥漫于表里，鸱张内外，虽热盛，但不可用下法；若误下之，阴津劫夺，则液枯肠燥便结，故大便由不硬而变化为硬。

三阳合病，本自大汗出，故文曰“汗多”，若再大发其汗，则必更耗伤津液，液枯肠燥，故大便亦硬。按：极，有作上读为“汗多极”者，结合条文似难合文理。律以上下文例，可见太阳病篇第123条“极吐下者”，厥阴病篇“厥利呕哕附”第380条“复极汗者”，故依文例作下读“极发其汗”更合文理，亦合医理。

太阳病，寸缓、关浮、尺弱，其人发热汗出，复恶寒，不呕，但心下痞者，此以医下之也。 [19]

此条阐释详见阳明病篇第244条。此条属彼之一节。

太阴之为病，腹满而吐，食不下，自利益甚，时腹自痛。若下之，必胸下结硬。 [20]

此条阐释详见太阴病篇第273条。

伤寒，大吐大下之，极虚。复极汗者，其人外气怫郁，复与之水，以发其汗，因得哕。所以然者，胃中寒冷故也。 [21]

此条阐释详见厥阴病篇“厥利呕哕附”第380条。

吐利发汗后，脉平，小烦者，以新虚不胜谷气故也。 [22]

此条阐释详见霍乱病篇第391条。与前条文字稍有差异。

太阳病，医发汗，遂发热恶寒，因复下之，心下痞，表里俱虚，阴阳气并竭，无阳则阴独，复加烧针，因胸烦，面色青黄，肤瞤者，难治；今色微黄，手足温者，易愈。 [23]

此条阐释详见太阳病篇第153条。

太阳病，得之八九日，如疟状，发热恶寒，热多寒少，其人不呕，清便欲自可，一日二三度发，脉微缓者，为欲愈也。脉微而恶寒者，此阴阳俱虚，不可更发汗、更下、更吐也。面色反有热色者，未欲解也，以其不能得小汗出，身必痒，属桂枝麻黄各半汤。方一。 [24]

桂枝一两十六铢　芍药一两　生姜一两，切　甘草一两，炙　麻黄一两，去节　大枣四枚，擘　杏仁二十四个，汤浸，去皮尖及两人者

右七味，以水五升，先煮麻黄一二沸，去上沫，内诸药，煮取一升八合，去滓。温服六合。本云桂枝汤三合、麻黄汤三合，并为六合，顿服。

此条阐释详见太阳病篇第23条。与前条文字稍有差异，彼作“宜桂枝麻黄各半汤”。

服桂枝汤，或下之，仍头项强痛，翕翕发热，无汗，心下满微痛，小便不利者，属桂枝去桂加茯苓白术汤。方二。 [25]

芍药三两　甘草二两，炙　生姜三两，切　白术三两　茯苓三两　大枣十二枚，擘

右六味，以水八升，煮取三升，去滓。温服一升，小便利则愈。本云桂枝汤，

今去桂枝，加茯苓、白术。

此条阐释详见太阳病篇第 28 条。与前条文字稍有差异，彼作“桂枝去桂加茯苓白术汤主之”。

太阳病，先发汗不解，而下之，脉浮者不愈。浮为在外，而反下之，故令不愈；今脉浮，故在外。当须解外则愈，宜桂枝汤。方三。 ［26］

桂枝三两，去皮　芍药三两　生姜三两，切　甘草二两，炙　大枣十二枚，擘

右五味，以水七升，煮取三升，去滓，温服一升。须臾啜热稀粥一升，以助药力，取汗。

此条阐释详见太阳病篇第 45 条。与前条文字稍有差异。

下之后，复发汗，昼日烦躁不得眠，夜而安静，不呕，不渴，无表证，脉沉微，身无大热者，属干姜附子汤。方四。 ［27］

干姜一两　附子一枚，生用，去皮，破八片

右二味，以水三升，煮取一升，去滓。顿服。

此条阐释详见太阳病篇第 61 条。与前条文字稍有差异，彼作“干姜附子汤主之”。

伤寒，若吐、若下后，心下逆满，气上冲胸，起则头眩，脉沉紧，发汗则动经，身为振振摇者，属茯苓桂枝白术甘草汤。方五。 ［28］

茯苓四两　桂枝三两，去皮　白术二两　甘草二两，炙

右四味，以水六升，煮取三升，去滓。分温三服。

此条阐释详见太阳病篇第 67 条。与前条文字稍有差异，彼作“茯苓桂枝白术甘草汤主之”。

发汗，若下之后，病仍不解，烦躁者，属茯苓四逆汤。方六。 ［29］

茯苓四两　人参一两　附子一枚，生用，去皮，破八片　甘草二两，炙　干姜一两半

右五味，以水五升，煮取二升，去滓。温服七合，日三服。

此条阐释详见太阳病篇第 69 条。与前条文字稍有差异，彼作“茯苓四逆汤主之”。

发汗、吐下后，虚烦不得眠，若剧者，必反复颠倒，心中懊憹，属栀子豉汤；若少气者，栀子甘草豉汤；若呕者，栀子生姜豉汤。七。 ［30］

肥栀子十四枚，擘　香豉四合，绵裹

右二味，以水四升，先煮栀子，得二升半，内豉，煮取一升半，去滓。分为二服，温进一服，得吐者，止后服。

栀子甘草豉汤方

肥栀子十四个，擘　甘草二两，炙　香豉四合，绵裹

右三味，以水四升，先煮二味，取二升半，内豉，煮取一升半，去滓。分二服，温进一服，得吐者，止后服。

栀子生姜豉汤方

肥栀子十四个，擘　生姜五两，切　香豉四合，绵裹

右三味，以水四升，先煮二味，取二升半，内豉，煮取一升半，去滓。分二服，温进一服，得吐者，止后服。

此条阐释详见太阳病篇第76条。与前条文字稍有差异，彼作"栀子豉汤主之"。

发汗，若下之，而烦热、胸中窒者，属栀子豉汤证。八。用前初方。［31］

此条阐释详见太阳病篇第77条。与前条文字稍有差异，彼作"栀子豉汤主之"。

太阳病，过经十余日，心下温温欲吐，而胸中痛，大便反溏，腹微满，郁郁微烦。先此时极吐下者，与调胃承气汤；若不尔者，不可与。但欲呕，胸中痛，微溏者，此非柴胡汤证，以呕故知极吐下也。调胃承气汤。方九。［32］

大黄四两，酒洗　甘草二两，炙　芒硝半升

右三味，以水三升，煮取一升，去滓，内芒硝，更上火令沸。顿服之。

此条阐释详见太阳病篇第123条。与前条文字稍有差异。

太阳病，重发汗而复下之，不大便五六日，舌上燥而渴，日晡所小有潮热一云，日晡所发心胸大烦。**从心下至少腹硬满而痛不可近者，属大陷胸汤。方十。**［33］

大黄六两，去皮，酒洗　芒硝一升　甘遂末一钱匕

右三味，以水六升，煮大黄，取二升，去滓，内芒硝，煮两沸，内甘遂末。温服一升，得快利，止后服。

此条阐释详见太阳病篇第137条。与前条文字稍有差异，彼作"大陷胸汤主之"。大陷胸汤方见太阳病篇第134条。

伤寒五六日，已发汗而复下之，胸胁满、微结，小便不利，渴而不呕，但头汗出，往来寒热，心烦者，此为未解也，属柴胡桂枝干姜汤。方十一。［34］

柴胡半斤　桂枝三两，去皮　干姜二两　栝楼根四两　黄芩三两　甘草二两，炙　牡蛎二两，熬

右七味，以水一斗二升，煮取六升，去滓，再煎取三升。温服一升，日三服，初服微烦，后汗出便愈。

此条阐释详见太阳病篇第147条。与前条文字稍有差异，彼作"柴胡桂枝干姜汤主之"。

伤寒发汗，若吐、若下，解后，心下痞硬，噫气不除者，属旋覆代赭汤。方十二。 [35]

旋覆花三两　人参二两　生姜五两　代赭一两　甘草三两，炙　半夏半升，洗　大枣十二枚，擘

右七味，以水一斗，煮取六升，去滓，再煎取三升。温服一升，日三服。

此条阐释详见太阳病篇第161条。与前条文字稍有差异，彼作“旋覆代赭汤主之”。

伤寒大下之，复发汗，心下痞，恶寒者，表未解也。不可攻痞，当先解表，表解乃攻痞。解表宜桂枝汤，用前方；攻痞宜大黄黄连泻心汤。方十三。 [36]

大黄二两，酒洗　黄连一两

右二味，以麻沸汤二升渍之，须臾，绞去滓。分温再服。有黄芩，见第四卷中。

此条阐释详见太阳病篇第164条。与前条文字稍有差异，文字略有增减。

伤寒，若吐、下后，七八日不解，热结在里，表里俱热，时时恶风，大渴，舌上干燥而烦，欲饮水数升者，属白虎加人参汤。方十四。 [37]

知母六两　石膏一斤，碎　甘草二两，炙　粳米六合　人参三两

右五味，以水一斗，煮米熟汤成，去滓。温服一升，日三服。

此条阐释详见太阳病篇第168条。与前条文字稍有差异，彼作人参二两。

伤寒，若吐、若下后，不解，不大便五六日，上至十余日，日晡所发潮热，不恶寒，独语如见鬼状。若剧者，发则不识人，循衣摸床，惕而不安一云顺衣妄撮，怵惕不安。**微喘直视，脉弦者生，涩者死。微者，但发热谵语者，属大承气汤。方十五。** [38]

大黄四两，去皮，酒洗　厚朴半斤，炙　枳实五枚，炙　芒硝三合

右四味，以水一斗，先煮二味，取五升，内大黄，煮取二升，去滓，内芒硝，更煮令一沸。分温再服；得利者，止后服。

此条阐释详见阳明病篇第212条。与前条文字稍有差异，彼作“大承气汤主之”。

三阳合病，腹满身重，难以转侧，口不仁，面垢又作枯，一云向经。 [39]

此条阐释详见阳明病篇第219条。

评语遗尿，发汗则评语，下之则额上生汗，若手足逆冷，自汗出者，属白虎汤。十六。 [40]

知母六两　石膏一斤，碎　甘草二两，炙　粳米六合

右四味，以水一斗，煮米熟汤成，去滓。温服一升，日三服。

此条阐释详见阳明病篇第219条。本篇第39条与第40条，在阳明病篇中合为一

条（第 219 条），且作"白虎汤主之"；在本篇正文前之低一格文字中，亦并作一条。

阳明病，脉浮而紧，咽燥口苦，腹满而喘，发热汗出，不恶寒反恶热，身重。若发汗则躁，心愦愦而反谵语。若加温针，必怵惕、烦躁不得眠。若下之，则胃中空虚，客气动膈，心中懊憹，舌上胎者，属栀子豉汤证。十七。用前第七方。 [41]

此条阐释详见阳明病篇第 221 条。与前条文字稍有差异，彼作"栀子豉汤主之"。

阳明病，下之，心中懊憹而烦，胃中有燥屎者，可攻。腹微满，初头硬，后必溏，不可攻之。若有燥屎者，宜大承气汤。第十八。用前第十五方。 [42]

此条阐释详见阳明病篇第 238 条。

太阳病，若吐、若下、若发汗后，微烦，小便数，大便因硬者，与小承气汤，和之愈。方十九。 [43]

大黄四两，酒洗　厚朴二两，炙　枳实三枚，炙

右三味，以水四升，煮取一升二合，去滓。分温二服。

此条阐释详见阳明病篇第 250 条。

大汗，若大下，而厥冷者，属四逆汤。方二十。 [44]

甘草二两，炙　干姜一两半　附子一枚，生用，去皮，破八片

右三味，以水三升，煮取一升二合，去滓。分温再服。强人可大附子一枚、干姜四两。

此条阐释详见厥阴病篇厥利呕哕附第 354 条。与前条文字稍有差异。四逆汤方见厥阴病篇厥利呕哕附第 353 条，彼作"若强人，可用""干姜三两"。

太阳病，下之后，其气上冲者，可与桂枝汤；若不上冲者，不得与之。二十一。用前第三方。 [45]

此条阐释详见太阳病篇第 15 条。与前条文字略有删减。

太阳病，下之后，脉促，胸满者，属桂枝去芍药汤。方二十二。促，一作纵。 [46]

桂枝三两，去皮　甘草二两，炙　生姜三两　大枣十二枚，擘

右四味，以水七升，煮取三升，去滓。温服一升。本云桂枝汤，今去芍药。

此条阐释详见太阳病篇第 21 条。与前条文字稍有差异，彼作"桂枝去芍药汤主之"。

若微寒者，属桂枝去芍药加附子汤。方二十三。 [47]

桂枝三两，去皮　甘草二两，炙　生姜三两，切　大枣十二枚，擘　附子一枚，炮

右五味，以水七升，煮取三升，去滓。温服一升。本云桂枝汤，今去芍药加附子。

此条阐释详见太阳病篇第22条。与前条文字稍有差异，彼作“桂枝去芍药加附子汤主之”。

太阳病，桂枝证，医反下之，利遂不止，脉促者，表未解也。喘而汗出者，属葛根黄芩黄连汤。方二十四。促，一作纵。 [48]

葛根半斤　甘草二两，炙　黄芩三两　黄连三两

右四味，以水八升，先煮葛根，减二升，内诸药，煮取二升，去滓。温分再服。

此条阐释详见太阳病篇第34条。与前条文字稍有差异，彼作“葛根黄芩黄连汤主之”。

太阳病，下之，微喘者，表未解故也，属桂枝加厚朴杏子汤。方二十五。 [49]

桂枝三两，去皮　芍药三两　生姜三两，切　甘草二两，炙　厚朴二两，炙，去皮　大枣十二枚，擘　杏仁五十个，去皮尖

右七味，以水七升，煮取三升，去滓。温服一升。

此条阐释详见太阳病篇第43条。与前条文字稍有差异，彼作“桂枝加厚朴杏子汤主之”。

伤寒，不大便六七日，头痛有热者，与承气汤。其小便清者一云大便青，**知不在里，仍在表也，当须发汗。若头痛者，必衄。宜桂枝汤。二十六。**用前第三方。 [50]

此条阐释详见太阳病篇第56条。

伤寒五六日，大下之后，身热不去，心中结痛者，未欲解也，属栀子豉汤证。二十七。用前第七方。 [51]

此条阐释详见太阳病篇第78条。与前条文字稍有差异，彼作“栀子豉汤主之”。

伤寒下后，心烦腹满，卧起不安者，属栀子厚朴汤。方二十八。 [52]

栀子十四枚，擘　厚朴四两，炙　枳实四个，水浸，炙令赤

右三味，以水三升半，煮取一升半，去滓。分二服，温进一服，得吐者，止后服。

此条阐释详见太阳病篇第79条。与前条文字稍有差异，彼作“栀子厚朴汤主之”；又枳实作“炙令黄”。

伤寒，医以丸药大下之，身热不去，微烦者，属栀子干姜汤。方二十九。 [53]

栀子十四个，擘　干姜二两

右二味，以水三升半，煮取一升半，去滓。分二服，一服得吐者，止后服。

此条阐释详见太阳病篇第80条。与前条文字稍有差异，彼作“栀子干姜汤主之”。

凡用栀子汤，病人旧微溏者，不可与服之。 ［54］

此条阐释详见太阳病篇第81条。

伤寒，医下之，续得下利，清谷不止，身疼痛者，急当救里；后身疼痛，清便自调者，急当救表。救里宜四逆汤，救表宜桂枝汤。三十。并用前方。 ［55］

此条阐释详见太阳病篇第91条。

太阳病，过经十余日，反二三下之，后四五日，柴胡证仍在者，先与小柴胡。呕不止，心下急一云，呕止小安，**郁郁微烦者，为未解也，可与大柴胡汤，下之则愈。方三十一。** ［56］

柴胡半斤　黄芩三两　芍药三两　半夏半升，洗　生姜五两　枳实四枚，炙　大枣十二枚，擘

右七味，以水一斗二升，煮取六升，去滓，再煎取三升。温服一升，日三服。一方加大黄二两，若不加，恐不为大柴胡汤。

此条阐释详见太阳病篇第103条。与前条文字稍有差异。

伤寒，十三日不解，胸胁满而呕，日晡所发潮热，已而微利。此本柴胡，下之不得利，今反利者，知医以丸药下之，此非其治也。潮热者，实也。先服小柴胡汤以解外，后以柴胡加芒硝汤主之。方三十二。 ［57］

柴胡二两十六铢　黄芩一两　人参一两　甘草一两，炙　生姜一两　半夏二十铢，旧云五枚，洗　大枣四枚，擘　芒硝二两

右八味，以水四升，煮取二升，去滓，内芒硝，更煮微沸。温分再服，不解更作。

此条阐释详见太阳病篇第104条。与前条文字稍有差异。

伤寒十三日，过经谵语者，以有热也，当以汤下之。若小便利者，大便当硬，而反下利，脉调和者，知医以丸药下之，非其治也。若自下利者，脉当微厥，今反和者，此为内实也，属调胃承气汤证。三十三。用前第九方。 ［58］

此条阐释详见太阳病篇第105条。与前条文字稍有差异，彼作“调胃承气汤主之”。

伤寒八九日，下之，胸满烦惊，小便不利，谵语，一身尽重，不可转侧者，属柴胡加龙骨牡蛎汤。方三十四。 ［59］

柴胡四两　龙骨一两半　黄芩一两半　生姜一两半，切　铅丹一两半　人参一两

半　桂枝一两半，去皮　茯苓一两半　半夏二合半，洗　大黄二两　牡蛎一两半，熬　大枣六枚，擘

右十二味，以水八升，煮取四升，内大黄，切如碁子，更煮一两沸，去滓。温服一升。本云柴胡汤，今加龙骨等。

此条阐释详见太阳病篇第107条。

火逆。下之，因烧针烦躁者，属桂枝甘草龙骨牡蛎汤。方三十五。 [60]

桂枝一两，去皮　甘草二两，炙　龙骨二两　牡蛎二两，熬

右四味，以水五升，煮取二升半，去滓。温服八合，日三服。

此条阐释详见太阳病篇第118条。与前条文字稍有差异，彼作"桂枝甘草龙骨牡蛎汤主之"。

太阳病，脉浮而动数，浮则为风，数则为热，动则为痛，数则为虚，头痛发热，微盗汗出，而反恶寒者，表未解也。医反下之，动数变迟，膈内拒痛一云，头痛即眩，**胃中空虚，客气动膈，短气躁烦，心中懊憹，阳气内陷，心下因硬，则为结胸，属大陷胸汤证。若不结胸，但头汗出，余处无汗，剂颈而还，小便不利，身必发黄。三十六。**用前第十方。 [61]

此条阐释详见太阳病篇第134条。与前条文字稍有差异，彼作"大陷胸汤主之"。

伤寒五六日，呕而发热者，柴胡汤证具，而以他药下之，柴胡证仍在者，复与柴胡汤。此虽已下之，不为逆，必蒸蒸而振，却发热汗出而解。若心下满而硬痛者，此为结胸也，大陷胸汤主之，用前方。但满而不痛者，此为痞，柴胡不中与之，属半夏泻心汤。方三十七。 [62]

半夏半升，洗　黄芩三两　干姜三两　人参三两　甘草三两，炙　黄连一两　大枣十二枚，擘

右七味，以水一斗，煮取六升，去滓，再煎取三升。温服一升，日三服。

此条阐释详见太阳病篇第149条。与前条文字稍有差异，彼作"宜半夏泻心汤"。

本以下之，故心下痞。与泻心汤，痞不解。其人渴而口燥烦，小便不利者，属五苓散。方三十八。一方云，忍之一日乃愈。 [63]

猪苓十八铢，去黑皮　白术十八铢　茯苓十八铢　泽泻一两六铢　桂心半两，去皮

右五味，为散。白饮和服方寸匕，日三服。多饮暖水，汗出愈。

此条阐释详见太阳病篇第156条。与前条文字稍有差异，彼作"五苓散主之"。

伤寒中风，医反下之，其人下利，日数十行，谷不化，腹中雷鸣，心下痞硬而满，干呕心烦不得安。医见心下痞，谓病不尽，复下之，其痞益甚。此非结热，但以胃中虚，客气上逆，故使硬也。属甘草泻心汤。方三十九。 [64]

甘草四两，炙　黄芩三两　干姜三两　半夏半升，洗　大枣十二枚，擘　黄连一两

右六味，以水一斗，煮取六升，去滓，再煎取三升。温服一升，日三服。有人参，见第四卷中。

此条阐释详见太阳病篇第158条。与前条文字稍有差异，彼作“甘草泻心汤主之”。

伤寒服汤药，下利不止，心下痞硬。服泻心汤已，复以他药下之，利不止；医以理中与之，利益甚。理中，理中焦，此利在下焦，属赤石脂禹余粮汤。复不止者，当利其小便。方四十。 [65]

赤石脂一斤，碎　太一禹余粮一斤，碎

右二味，以水六升，煮取二升，去滓。分温三服。

此条阐释详见太阳病篇第159条。与前条文字稍有差异，彼作“赤石脂禹余粮汤主之”。

太阳病，外证未除，而数下之，遂协热而利，利下不止，心下痞硬，表里不解者，属桂枝人参汤。方四十一。 [66]

桂枝四两，别切，去皮　甘草四两，炙　白术三两　人参三两　干姜三两

右五味，以水九升，先煮四味，取五升，内桂，更煮取三升，去滓。温服一升，日再、夜一服。

此条阐释详见太阳病篇第163条。与前条文字稍有差异，彼作“桂枝人参汤主之”。

下后，不可更行桂枝汤，汗出而喘，无大热者，属麻黄杏子甘草石膏汤。方四十二。 [67]

麻黄四两，去节　杏仁五十个，去皮尖　甘草二两，炙　石膏半斤，碎

右四味，以水七升，先煮麻黄，减二升，去上沫，内诸药，煮取三升，去滓。温服一升，本云黄耳杯。

此条阐释详见太阳病篇第162条。与前条文字稍有差异，彼作“可与麻黄杏子甘草石膏汤”。

阳明病，下之，其外有热，手足温，不结胸，心中懊侬，饥不能食，但头汗出者，属栀子豉汤证。四十三。用前第七初方。 [68]

此条阐释详见阳明病篇第228条。与前条文字稍有差异，彼作“栀子豉汤主之”。

伤寒吐后，腹胀满者，属调胃承气汤证。四十四。用前第九方。 [69]

此条阐释详见阳明病篇第249条。与前条文字稍有差异，彼作“与调胃承气汤”。

病人无表里证，发热七八日，脉虽浮数者，可下之。假令已下，脉数不解，

今热则消谷喜饥，至六七日不大便者，有瘀血，属抵当汤。方四十五。 ［70］

大黄三两，酒洗　桃仁二十枚，去皮尖　水蛭三十枚，熬　虻虫去翅足，三十枚，熬

右四味，以水五升，煮取三升，去滓。温服一升，不下，更服。

此条阐释详见阳明病篇第257条。与前条文字稍有差异，彼作“宜抵当汤”。

本太阳病，医反下之，因尔腹满时痛者，属太阴也，属桂枝加芍药汤。方四十六。 ［71］

桂枝三两，去皮　芍药六两　甘草二两，炙　大枣十二枚，擘　生姜三两，切

右五味，以水七升，煮取三升，去滓。分温三服。本云桂枝汤，今加芍药。

此条阐释详见太阴病篇第279条。与前条文字稍有差异，彼作“桂枝加芍药汤主之”。

伤寒六七日，大下，寸脉沉而迟，手足厥逆，下部脉不至，喉咽不利，唾脓血，泄利不止者，为难治，属麻黄升麻汤。方四十七。 ［72］

麻黄二两半，去节　升麻一两六铢　当归一两六铢　知母十八铢　黄芩十八铢　萎蕤十八铢。一作菖蒲　芍药六铢　天门冬六铢，去心　桂枝六铢，去皮　茯苓六铢　甘草六铢，炙　石膏六铢，碎，绵裹　白术六铢　干姜六铢

右十四味，以水一斗，先煮麻黄一两沸，去上沫，内诸药，煮取三升，去滓。分温三服，相去如炊三斗米顷，令尽，汗出愈。

此条阐释详见厥阴病篇“厥利呕哕附”第357条。与前条文字稍有差异，彼作“麻黄升麻汤主之”。按：萎蕤下小字注文“菖蒲”原作“昌蒲”，据厥阴病篇“厥利呕哕附”第357条改。

伤寒本自寒下，医复吐下之，寒格，更逆吐下，若食入口即吐，属干姜黄芩黄连人参汤。方四十八。 ［73］

干姜　黄芩　黄连　人参各三两

右四味，以水六升，煮取二升，去滓。分温再服。

此条阐释详见厥阴病篇“厥利呕哕附”第359条。与前条文字稍有差异，彼作“干姜黄芩黄连人参汤主之”。

伤寒论后序

夫治伤寒之法，历观诸家方书，得仲景之多者，唯孙思邈。犹曰[①]："见大医疗伤寒，唯大青、知母等诸冷物投之，极与仲景本意相反。"又曰："寻方之大意，不过三种，一则桂枝，二则麻黄，三则青龙。凡疗伤寒，不出之也。"呜呼！是未知法之深者也。奈何？仲景之意，治病发于阳者，以桂枝、生姜、大枣之类；发于阴者，以干姜、甘草、附子之类，非谓全用温热药，盖取《素问》辛甘发散之说。且风与寒，非辛甘不能发散之也。而又中风自汗用桂枝，伤寒无汗用麻黄，中风见寒脉、伤寒见风脉用青龙，若不知此，欲治伤寒者，是未得其门矣。然则，此之三方，春冬所宜用之，若夏秋之时，病多中暍，当行白虎也。故《阴阳大论》云："脉盛身寒，得之伤寒；脉虚身热，得之伤暑。"又云："五月六月，阳气已盛，为寒所折，病热则重。"别论[②]云："太阳中热，暍是也。其人汗出恶寒，身热而渴，白虎主之。[③]"若误服桂枝、麻黄辈，未有不黄发斑出、脱血而得生者。此古人所未至，故附于卷之末云。

本文文末无署名，无纪年，据现有文献，未能确定出自何人之手。但通过"中风见寒脉，伤寒见风脉"这句话可以得出几个推论：

其一，"中风见寒脉，伤寒见风脉"这句话的立论是源于孙思邈《千金翼方·卷九》中的一段论述："寻方之大意，不过三种，一则桂枝，二则麻黄，三则青龙。凡疗伤寒，不出之也。"孙思邈此段论述是针对今本赵刻宋板《伤寒论》太阳病篇第38条与第39条之大青龙汤证。第38条文曰："太阳中风，脉浮紧。"第39条文曰："伤寒，脉浮缓。"在讨论"太阳中风，脉浮紧"与"伤寒，脉浮缓"的病机时，后世医家提出了一种说法即"中风见寒脉，故脉浮紧"，"伤寒见风脉，故脉浮缓"，在此不讨论此说法之误失。据案头文献所及，此说最早当见于北宋朱肱《类证活人书》第四十问，朱肱（1050—1125年）于1108年著成《类证活人书》；次见于北宋许叔微（1079—1154年）《伤寒百证歌》第二十五证。故此文必晚于朱肱与许叔微。比对治平二年（1065年）时间，可以得出结论：此文不是出自孙奇、高保衡、林亿之手。

其二，据现有文献，北宋治平二年（1065年）林亿等校正《伤寒论》白文本并镂板印造之后，北宋元祐三年（1088年）国子监奉旨又刊印小字板。至明代万历赵开美翻刻前，《伤寒论》白文本未见另有翻刻刊行记载。

因此，是赵开美所依据小字板《伤寒论》白文本书末，另有后人追加《后序》？抑或《后序》出自赵开美之手？因无文献依据，今无法判断。

---

① 犹曰：此下引文见孙思邈《千金翼方·卷九·太阳病上》。

② 别论：在这里可能是指《金匮玉函经》或《金匮要略方论》。

③ 太阳中热，暍是也……：语见《金匮玉函经·卷二·第一》、《金匮要略方论·痓湿暍病脉证第二》，又见《脉经·卷第八·第二》。

附篇

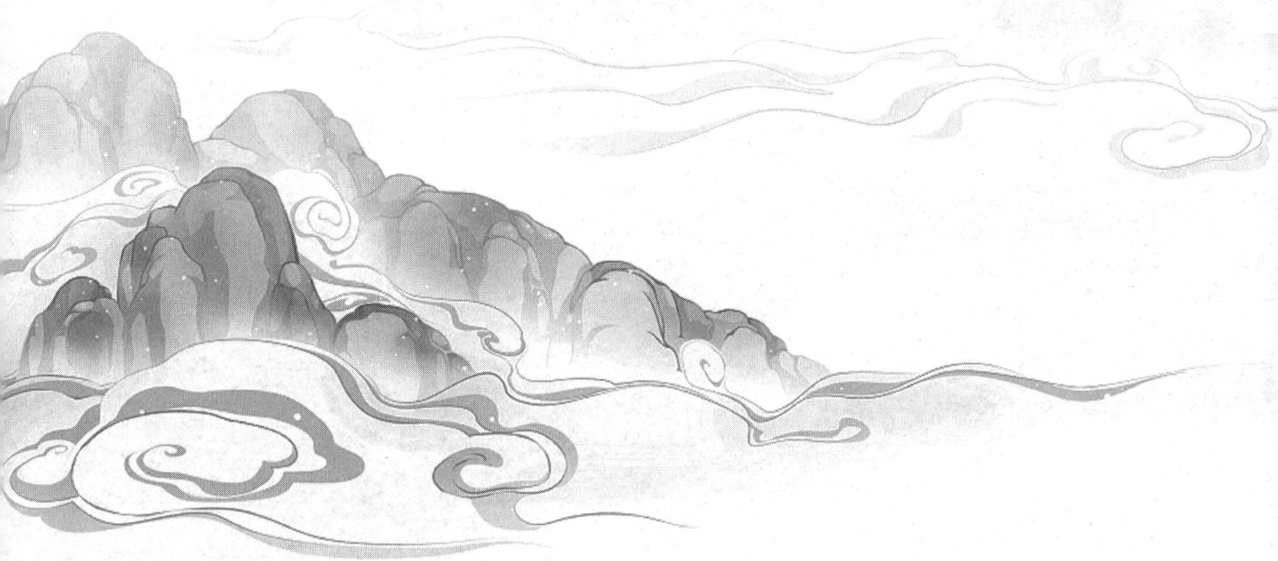

按首字汉语拼音顺序，词目后是条文序号；序号前未冠篇名者是六病诸篇及《辨霍乱病脉证并治》与《辨阴阳易差后劳复病脉证并治》统一序号；序号前冠篇名者是该篇单列序号。

篇名	索引中的篇名简称
《辨脉法》	《辨》
《平脉法》	《平》
《伤寒例》	《例》
《辨痓湿暍》	《暍》
《辨不可发汗病脉证并治》	《不可汗》
《辨可发汗病脉证并治》	《可汗》
《辨发汗后病脉证并治》	《发汗后》
《辨不可吐》	《不可吐》
《辨可吐》	《可吐》
《辨不可下病脉证并治》	《不可下》
《辨可下病脉证并治》	《可下》

一、词语索引（按首字汉语拼音字母顺序，词目后是条文序号）

E

F

G

H

J

K

L

M

N

O

P

Q

R

S

T

W

X

Y

Z

二、药物索引(按首字汉语拼音字母顺序,词目后是条文序号)

干姜

H

J

R

S

T

W

X

Y

Z

三、方剂索引（按首字汉语拼音字母顺序，词目后是条文序号）

H

J

K

L

M

S

T

W

X

Y

Z

附篇

四、《伤寒类方歌纂》

清·耿刘霖编次　李心机修订

1. 桂枝汤类

（1）桂枝汤、桂枝加桂汤、桂枝去桂加茯苓白术汤

桂枝汤内甘同芍，项强头痛汗恶风，
引用生姜同大枣，解肌还借粥之功。
桂枝加桂奔豚主，针处寒凝核起红，
桂去桂加苓白术，散邪利水妙无穷。

（2）桂枝去芍药汤、桂枝去芍药加附子汤、桂枝加附子汤

桂枝去芍下之余，脉促胸中满不舒，
若见恶寒阳不振，方加附子一枚咀。
桂枝加附仍留芍，发汗因教汗孔疏，
小便维艰见风恶，肢难伸屈此方储。

（3）桂枝加厚朴杏子汤、桂枝加芍药汤、桂枝加大黄汤、小建中汤、桂枝加葛根汤

桂枝加朴杏子汤，下后微喘解表方，
若是桂枝加芍药，太阳误下腹痛尝。
腹中实痛当通络，又有桂枝加大黄，
腹痛悸烦宜小建，桂枝倍芍入饴糖。
桂枝加入葛根法，汗恶风兮项背强。

（4）桂枝加芍药生姜各一两人参三两新加汤

桂枝汤法有新加，加芍姜兮参入嘉，
汗后脉沉且身痛，和营解表妙无涯。

（5）桂枝甘草汤、茯苓桂枝甘草大枣汤

桂枝甘草汗伤阳，叉手冒心心悸吞，
又有茯苓桂甘枣，汗多脐悸欲奔豚。

（6）桂枝麻黄各半汤、桂枝二麻黄一汤、桂枝二越婢一汤

桂枝麻黄汤各半，面红肤痒身无汗，
桂枝汤二一麻黄，解肌达表邪能散，
桂枝二兮越一汤，轻疏微散属无阳，
若询越婢汤中药，膏草麻黄并枣姜。

（7）桂枝去芍药加蜀漆牡蛎龙骨救逆汤、桂枝甘草龙骨牡蛎汤

桂枝汤中去芍药，蜀漆龙牡称救逆，
脉浮火劫致亡阳，惊狂起卧难安适。

桂枝甘草龙牡汤，壮心敛神炎威释，
火逆缘于先下之，烧针烦躁遵良策。

2. 麻黄汤类

(1) 麻黄汤、大青龙汤、麻黄杏仁甘草石膏汤

麻黄汤内杏甘桂，开表逐邪发汗方，
身热恶风无汗喘，头身俱痛服之良。
大青龙即麻黄法，添入石膏大枣姜，
证备麻黄惟不喘，躁烦审别少阴乡。
汗出而喘无大热，麻杏甘草石膏尝。

(2) 小青龙汤

小青龙是麻黄草，桂芍干姜半味辛，
表不解兮心下水，咳而发热此方遵。

(3) 麻黄附子细辛汤、麻黄附子甘草汤

麻黄细辛附子称，病在少阴热脉沉，
又有麻黄附甘草，未见里证最堪钦。

3. 葛根汤类

(1) 葛根汤、葛根加半夏汤

葛根汤桂加麻葛，项背几几更恶风。
若是葛根加半夏，二阳合病呕家崇。

(2) 葛根黄芩黄连汤

葛根黄芩黄连法，芩连葛草四般洽，
太阳误下利难禁，脉促喘而自汗呷。

4. 柴胡汤类

(1) 小柴胡汤、小柴胡加芒硝汤、四逆散铺

小柴胡汤疏阳郁，芩半参甘姜枣俱，
邪气因入结胁下，煎成去滓再煎铺。
加芒硝法呕微利，胸胁满兮热在晡。
四逆散柴甘芍枳，阳被湿郁加减图。

(2) 柴胡桂枝汤、柴胡桂枝干姜汤、柴胡加龙骨牡蛎汤

柴胡桂枝汤两合，表邪气结双解决，
微寒发热肢疼烦，更兼微呕心支结。
柴胡桂枝干姜汤，蒌根牡蛎草芩襄，
往来寒热胁胸满，不呕渴烦头汗尝。
柴胡加龙骨牡蛎，溲难胸满惊烦际，

柴芩龙牡夏参苓，大黄姜枣铅丹桂。

(3) 大柴胡汤

大柴胡是黄芩芍，夏枳枣姜又大黄，
热结里兮复寒热，枢转降泄是良方。

5. 栀子豉汤类

栀子豉汤、栀子甘草豉汤、栀子生姜豉汤、栀子干姜汤、栀子厚朴汤、栀子柏皮汤、枳实栀子汤

懊侬嘈杂栀豉推，恶心难眠胸窒宜。
栀草豉汤司少气，栀豉生姜呕能治。
豉除栀子干姜法，丸药误下热不离，
伤脾邪陷火郁胃，寒热并用重在里。
栀厚朴汤宜枳实，恶心腹满是良规。
若逢发热身黄候，栀子柏皮甘草随。
枳实山栀同豆豉，消磨宿食有神奇。
大黄再向方中入，实热能除法可师。

6. 承气汤类

(1) 小承气汤、大承气汤、调胃承气汤、桃核承气汤、麻仁子丸

小承气枳朴黄拜，通下之方和以平，
加入芒硝大承气，攻坚破积便通行。
硝黄甘草称调胃，和下兼施法最轻。
破血桃核承气法，硝黄甘草桂枝烹。
小承加杏麻仁芍，麻子仁丸脾约名。

(2) 十枣汤、抵当汤、抵当丸

十枣芫花甘遂戟，攻除积饮与停痰，
抵当虫蛭桃黄共，蓄血癥瘕总可探。

(3) 大陷胸汤、大陷胸丸、小陷胸汤、三物白散

大陷胸汤黄遂硝，丸加葶杏蜜同调。
名称小陷蒌连半，白散巴仁贝桔饶。
四法同科须细审，结胸缓急各分条。

7. 泻心汤类

(1) 半夏泻心汤、生姜泻心汤、甘草泻心汤

半夏泻心汤治痞，干姜参草枣芩连，
伤寒下早邪陷里，心满不痛呕吐痓。
生姜泻心两姜萃，汗余痞满腹鸣利。

甘草泻心除去参，下后腹鸣下利饵。

（2）大黄黄连泻心汤、附子泻心汤

大黄黄连亦泻心，痞缘热结效如神，
加芩附子泻心法，心痞恶寒汗出频。

（3）黄连汤、黄芩汤、黄芩加半夏生姜汤

黄连汤内干姜枣，半夏人参草桂枝，
胃有邪兮胸有热，腹痛欲呕此方施。
黄芩汤芍枣甘草，太少两阳自利宜。
半夏生姜方内入，利而兼呕最称奇。

（4）旋覆代赭汤

旋覆代赭汤姜枣，人参半夏同甘草，
胸中痞硬噫气频，胃虚气逆斯为宝。

（5）干姜黄芩黄连人参汤、厚朴生姜半夏甘草人参汤

干姜芩连与人参，和中止吐是专精，
朴姜草夏人参法，发汗后兮胀满生。

8. 白虎汤类

白虎汤、白虎加人参汤、竹叶石膏汤

白虎甘膏知母粳，清金泻火法昭明，
若从白虎加参入，大汗脉浮烦渴平。
竹叶石膏甘草夏，人参粳米麦冬拜，
虚羸呕逆伤寒后，调养之方滋以清。

9. 五苓散类

（1）五苓散、猪苓汤、茯苓甘草汤

五苓化气更通阳，泽术桂枝猪茯襄，
取汗还须多饮水，小溲不利渴烦尝。
猪苓茯泽阿胶滑，专主滋阴利水方。
证同五苓口不渴，水停更偏身热扬，
若是厥而心下悸，茯苓甘草桂生姜。

（2）文蛤散

文蛤散方一味调，肉中粟起更烦焦，
意思饮水反无渴，湿热双清法最超。

10. 四逆汤类

（1）四逆汤、四逆加人参汤、茯苓四逆汤、通脉四逆汤、通脉四逆加猪胆汤

四逆汤中姜附草，里寒表热脉浮迟，

身疼厥逆利清谷，温里扶阳自不危。
四逆加参养津液，何愁亡血与阴亏。
茯苓四逆加参茯，汗下之余烦躁罹。
通脉逆汤益葱白，专司阴盛格阳时，
若逢汗出肢拘厥，方内还将胆汁施。

（2）当归四逆汤、当归四逆加吴茱萸生姜汤

当归四逆桂枝通，芍药草辛大枣同，
手足厥寒兼脉细，血虚实凝有神功。
吴茱萸并生姜入，酒水同煎冷结融。

（3）干姜附子汤、白通汤、白通加猪胆汤

干姜附子主回阳，阳气衰微独擅长，
葱白加之白通号，脉微下利少阴方，
若还无脉厥烦呕，猪胆汁同人尿襄。

11. 理中汤类

（1）理中汤、理中丸、桂枝人参汤

理中参术草姜是，温里和中推妙旨，
加桂桂枝人参汤，协热下利心中痞。

（2）附子汤、真武汤

附子汤术参苓芍，背冷脉沉身痛灵。
真武扶阳能镇水，生姜术附芍药苓。

（3）甘草附子汤、芍药甘草附子汤

甘草附子汤桂术，风湿身疼而汗出，
芍药甘草附子汤，里虚汗后恶寒疾。

（4）桂枝附子汤、桂枝附子去桂加白术汤

桂去芍加附子汤，炮附一枚佐通阳，
桂枝附子仍其法，桂附皆多细审详。
风湿身疼难转侧，脉虚浮涩最称良。
若逢便硬小溲利，去桂还将白术襄。

（5）茯苓桂枝白术甘草汤

苓桂术甘四味朋，病因吐下气冲膺，
起而头眩身摇振，降逆温中效有凭。

12. 杂方类

（1）赤石脂禹馀粮汤、桃花汤

赤石余粮二味奇，涩能固脱利家宜，
桃花汤治便脓血，粳米干姜赤石脂。

(2) 炙甘草汤

炙甘草法胶冬桂，姜枣麻仁地与参，
脉结代兮心动悸，名传复脉是良箴。

(3) 甘草干姜汤、芍药甘草汤

甘草干姜姜用炮，温里复阳厥能消，
又方芍药同甘草，和血舒挛法最超。

(4) 茵陈蒿汤

茵陈蒿内大黄栀，头汗身黄腹满时，
渴饮水浆溲不利，阳明瘀热服之宜。

(5) 麻黄连轺赤小豆汤、麻黄升麻汤

麻黄连轺赤小豆，梓皮杏草枣姜凑，
热瘀在里致身黄，降火除湿而清透。
麻黄升麻汤术甘，天冬归芍石膏参，
知芩萎蕤苓姜桂，唾脓血兮泄利谙。

(6) 瓜蒂散

瓜蒂散中赤豆研，豉汤调服吐方专，
咽喉气逆冲难息，心满而烦寒饮缠。

(7) 黄连阿胶汤、白头翁汤

黄连阿胶烦不寐，黄芩芍药鸡黄萃。
白头翁法利家求，秦皮连柏四般异。

(8) 吴茱萸汤

吴萸汤用枣姜参，胃寒浊逆病最深，
手足冷兮烦且躁，头痛吐利急须寻。

(9) 半夏散及汤、苦酒汤

半夏散中甘桂承，或汤或散治咽痛。
咽疮苦酒汤为主，鸡子白兮半夏朋。

(10) 甘草汤、桔梗汤

甘草汤兮一味优，少阴咽痛不须愁，
如其不效宜何法？桔梗汤中甘桔侔。

(11) 猪肤汤

猪肤汤粉蜜和匀，下利咽痛属少阴，
更见心烦胸膈满，水升火降妙如霖。

(12) 乌梅丸

乌梅参柏细归姜，桂附椒连苦酒勷，
蛔厥恶心须臾止，得食而呕饮吞尝。

(13) 牡蛎泽泻散

牡蛎泽泻散葶苈，商陆蒌根藻蜀漆，

病差腰下水停留，疏通水道功难述。

（14）蜜煎导方、猪胆汁导方

蜜煎导法蜜熬浓，栓纳肛门便自通，
又有一方猪胆汁，滑能去着建奇功。

（15）烧裈散

烧裈散治阴阳易，裈裆烧灰方最异，
身重少气热冲胸，眼中生花膝胫急。

后记

《赵刻宋本伤寒论疏证》强化版本意识，充分利用近十多年来学者对明代赵开美翻刻宋本《伤寒论》版本研究的成果，对赵刻宋本《伤寒论》十卷二十二篇进行全文诠释。依循我1999年在《伤寒论疑难解读》中所首先倡导的“让《伤寒论》自己诠解自己，让张仲景自己为自己作注释”的学术主张，反复绎读原典，细心体会原文的寓意，从而尽可能做出最接近《伤寒论》原典本义的解释。

设想构思挺费心思，待端坐在电脑前把思绪通过敲出来的一个字一个字清楚表达出来，则更是一件累人的事情；但在写作的过程中有一种撩人的愉悦感，若没有乐处，也早就敲不下去了，这正像著名电视主持人白岩松先生所言：“痛并快乐着。”追求与享受的正是这个过程。这也如同八百五十年前的诗人陆游所言：“事非经过不知难”。书稿完成之后，才又体味出“事缘涉历方知难”。

写完最后一段，最后一行，最后一个字后，当word文档的页面上蹦出了最后一个圆圆的句号时，我深深地舒了一口气。借用名震四海的大作家林语堂先生的话：“那最后一行便成为我脚步走过的一条踪迹。”这句话正是我心里想要表达的意思。

《赵刻宋本伤寒论疏证》时断时续地花费了六年时间，总算是完成了。当心思放下来之后，伴随着一阵轻松，一团疲倦袭来，是有些累了。我闭上眼睛，在静思的瞬间，一首歌从心底远处飘来：“当你老了，头发白了，睡意昏沉；当你老了，走不动了，炉火旁打盹；回忆青春……”歌词中流淌出了浓浓的真情，人老了常常会沉浸回忆中。诗言志，歌传情。情，情愫也，老伴周玲美是一位敬业的护士，从年轻时一起与我从农村基层医院走到今天，由青年、中年到老年，伴我几十年，家务全是她在默默操劳，在我七十五岁时能完成《赵刻宋本伤寒论疏证》，全靠她几十年的辛苦担当。写到这里感激之情油然而生，正像另一首歌唱的那样：“和你一起慢慢变老……不管岁月多寂寥，世事变换了多少……”听起来是缓缓的旋律，但飘散出来的却是人生匆匆岁月脚步不停的节奏。

2020年是恩师李克绍先生诞辰110周年。20世纪60年代初，那时的先生正值中年，曾参加原中央卫生部委托成都中医学院（现为成都中医药大学）举办的全国中医院校《伤寒论》师资培训班，聆听过邓绍先先生讲授的《伤寒论》课程，对《伤寒论》教学方法的提高大有裨益。

先生是一位具有批判精神的学者，且属性情中人，很有《九辩》之遗风：“独耿介而不随兮，愿慕先圣之遗教”。当然，这里的“先圣”我是指仲景而言。先生对学习班所讲授的内容并不是全盘接受，而是包容性接纳，选择性吸收。在我读研究生期间，先生曾对我这个入门弟子用其一贯的风格，坦荡爽直、毫不隐讳地表达出自己对学习班所讲授内容的看法与观点。这时我才明白先生在为我们1962年级中医六年制本科讲授《伤寒论》时，我与同学们心中都疑惑的问题：为什么先生不直接选用当时的《伤寒论》二版教材？原来先生认为二版教材基本上是沿袭金成无己的解析。在中医专业高等教育初创时期，中医界老一辈学人学《伤寒论》既不可能见到真正的宋本白文，也见不到明代赵开美翻刻的宋本白文；能见得到或用来习读的多是成无己《注解伤寒论》，并旁及喻昌、尤在泾、柯韵伯、张志聪等诸说。于是在那个时代讲授《伤寒论》的课堂上，充斥日传一经、直中、经证腑证、标本中气等术语，不是引证成无己的话，就是引证柯韵伯的论说，如此等等。而先生则有自己的独到见解，于是自己动手编写了体现自己学术见解的《伤寒论讲义》，在那个时代，业内这种具有独创性的著述还是极少有的。这本《讲义》是1962年前后先生52岁左右时撰写的，反映出先生的早期学术思想。这正是我手边这本小32开，深灰色封面，用纸粗糙，装订简易的自编教材《伤寒论讲义》。先生是以二版教材的进度做比照，按教学计划用两个学期200课时，为1962年级讲授自编教材的内容。我非常珍爱这本讲义，它镌镂着韶华岁月磨不掉的记忆。1978年当先生68岁撰写《伤寒解惑论》时，则对《伤寒论》原文又有了若干新的不同于早期的认识，学术思想又有了新的发展。

1978年秋，国家经过十年“文革”后，恢复招收研究生制度，这一年是先生平生第一次招收研究生，第一届只招收我与蔡绪江两人，当时是导师制。因为李克绍先生晚年名气越来越大，于是就有人刻意混淆，明明不是李克绍先生的研究生，却硬在搅和，自称并通过学生宣称自己是先生的研究生。“彼虽硁硁，有类沽名”。绪江比我小十多岁，尊我为师兄，我高兴地承受了。绪江师弟年轻、聪明、好学，为人正直豪爽。开学伊始，一次我师兄弟二人去拜访先生，先生极为高兴，并许以期望。交谈中先生说，读《伤寒论》得读白文，以避免先入为主，重要的是，要“读于虚字处”，“读于无字处”。我们对于“读于虚字处”，尚可理解，但对“读于无字处”，这话过去听说过，但从导师口中说出来，则是训诲，是要求必须做到的。从导师家中出来，我与绪江师弟仍在讨论、琢磨这个“读于无字处”的含义，多有些懵然。绪江师弟说，不管怎样，咱们还是先从“有字处”读吧。于是我师兄弟二人开始了天天早晚、课余时间诵读《伤寒论》原文的日子。绪江师弟原在一家省级大医院工作，有自己的宿舍，加之年轻聪明，原文很快就背得烂熟了。我则住学校的4人一间的研究生宿舍，老牛慢车。背诵原文的功夫，就是这时的“读有字处”练就的，后来受益了几十年。

怎么去“读于无字处”呢？心中仍在缭绕，不得要领。过后又一次与绪江师弟拜访导师，坐定后，先生大声开讲，引孔夫子的话说：“学而不思则罔，思而不学则殆。”读书不能呆涩，思考不能妄臆。学则读在无字处，思则明辨是与非。如果不扎实读书、不认真思考《伤寒论》原文精神，而是去读前人的旧注，那就可能会误入歧途。旧注家的错误往往就是脱离实践，凭空揣度，挖空心思，牵强附会。对这些旧注，如果你不能分辨正确与错误，把前人一些错误的注释当成正确的去理解、学习，那你就学不到《伤寒论》的真正东西。前人的注解，有一些是真知灼见，不是不可以学；但是，要知道这些注解中，也存在一些不正确乃至错误的见解。所以只是取法前人的注解，而自己不用心去认真思索、分辨，那么你就容易被前人的一些错误观点牵着鼻子走，这就是“不思”而“罔”。如果你不扎实学习《伤寒论》原文，只是一味地凭着一知半解的条文词句，胡思乱想，东拉西扯，那对《伤寒论》来说是一种流毒危害，对自己来说则是一事无成，这就是“不学”而“殆”。几十年来，先生的训诲，念兹在兹，无日或忘。

先生讲的道理非常明白、浅显，但当时我还是没有完全解决怎么去“读于无字处”的问题。进入到专业课学习阶段，先生用毛笔题字，赐予1978年10月刚刚出版的专著《伤寒解惑论》，绪江与我各得一本，我俩喜出望外，因为当时能得到先生亲笔题字赠书的人恐只有我师兄弟二人。于是我终日捧读，一日读至“读于无字处和语法上的一些问题”一节，先生写道：“读于无字处，就是说要从原文的简略处下功夫，找问题。因为古人的著作，有时略去人所共知的一面，而只写人们所不知的一面；有时只写突出的一面，而略去普通的一面；有时只写其中的某一面，而那一面由读者自己去体会。”

书中举第174条为例，文曰：“伤寒八九日，风湿相搏，身体疼烦，不能自转侧，不呕，不渴，脉浮虚而涩者，桂枝附子汤主之。若其人大便硬，小便自利者，去桂加白术汤主之。”先生说，历来注家对本条分歧是：为什么大便硬，小便自利，还要去桂加白术呢？成无已认为，桂枝“发汗走津液，此小便利，大便硬，为津液不足，去桂加术”。先生认为成氏解析不能令人信服，没有讲清楚为什么不用桂枝，反加白术。因为本条服药后并没有发汗，如何能伤津？先生又引尤在泾所言，认为其说前后矛盾。先生指出成氏与尤氏解析的错误所在：一是不知道去桂枝加白术汤证的“大便硬”是大便不溏薄，是大便正常；“小便自利”是小便不涩不少，是小便正常。二是不会读于无字处，不知道从“若其人大便硬，小便自利者，去桂加白术汤主之”的“若”字去考虑——“桂枝附子汤”之上，是略去了“小便不利，大便不硬”几个字，也就是说，不知道桂枝附子汤证还应当有小便短少、大便溏薄这些症状。我读到此两处，才恍然明白了先生一再强调的“读于无字处”的思路与方法。遵照先生的教导，以“读于无字处”的思路与方法，举一反三，还试用于“读于有字处”。在解读具体条文时，从脉“浮”中，读出“脉不沉”，不沉曰浮。从脉“沉”中，读出“脉不浮”，不浮曰沉。从脉“实”中，读出“脉不弱”，不弱曰“实”，从脉“弱”中读出脉不实，不实曰“弱”，诸如此类，不胜枚举。用这样的思路读《伤寒论》，《伤寒论》中的某些难以理解、注解纷纭的章句文辞，不知不觉流畅了起来，文理、医理、事理吻合起来，一些看似难解、莫衷一是的条文循理而释。

南宋朱熹在《论语集注》的序中，引用程颐的话说：“今人不会读书。如读《论语》，未读时是此等人，读了后又只是此等人，便是不曾读。”在这里套用程子这句话：今人不会读书。如读《伤寒论》，未读时是此等人，读了后又只是此等人，便是不曾读。这就是说，没有自己的思考，书白读了。

回瞰岁月流，《伤寒论》让我钟爱了几十年。五十多年来，虽然生活几经变迁，从公社医院到省城读硕士研究生、工作，几次搬家，读本科时的其他资料保存不多了，但直至今日，先生为1962年级从大一第二学期至大二第一学期，讲授《伤寒论》200课时，我所做的课堂笔记仍完好地保存在我的书橱里，屈指算来，它伴随我57年了。在跟随李克绍先生读硕士研究生期间，1980年先生主编的《伤寒论语释》还没有出版，先生曾把底稿全部拿出来，作为教材让我阅读。那时国内还少有复印机，我利用这个机会，昼夜抄录，一面抄，一面思考，收获极大，为以后的研究打下了基础。这个手抄本也完好地保存在我的书橱里。《伤寒论语释》实际上就是在我读本科时，先生为1962年级编写的自编教材基础上的深化、提高。从自编教材《伤寒论讲义》到《伤寒论语释》，是先生从中年到老年，从思考到总结，经过《伤寒解惑论》的锤锻，学术思想升华、成熟的过程。

今年，2020年是李克绍先生诞辰110周年。在《赵刻宋本伤寒论疏证》即将出版之际，恩师李克绍先生离开我们已经23年了，我爱吾师，感铭无限，怀念永远的恩师。

李心机

于历下感佩居三步书屋

2017年5月

2020年1月再修